鄂伦春药用植物图鉴

ELUNCHUN YAOYONG ZHIWU TUJIAN

主编 晋洪生 何雪光 张春红

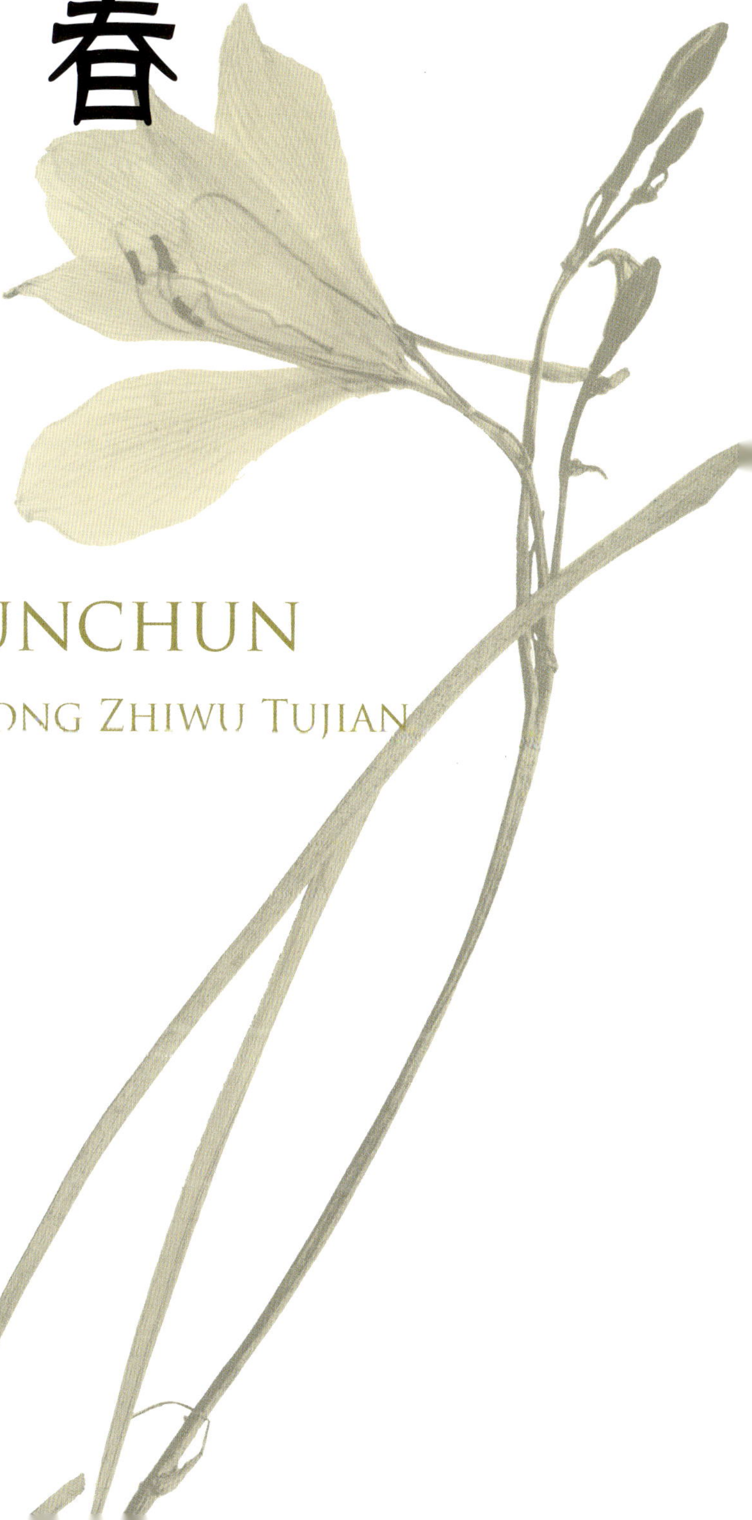

海峡出版发行集团
福建科学技术出版社

图书在版编目（CIP）数据

鄂伦春药用植物图鉴 / 晋洪生，何雪光，张春红主编.-- 福州: 福建科学技术出版社，2025.6.-- ISBN 978-7-5335-7578-6

I. R282.71-64

中国国家版本馆CIP数据核字第2025VR3324号

出 版 人 郭 武
责任编辑 沈贤娟 张镌文 陈冬磊
装帧设计 刘 丽
责任校对 林锦春

鄂伦春药用植物图鉴

主　　编 晋洪生 何雪光 张春红
出版发行 福建科学技术出版社
社　　址 福州市东水路76号（邮编350001）
网　　址 www.fjstp.com
经　　销 福建新华发行（集团）有限责任公司
印　　刷 福州德安彩色印刷有限公司
开　　本 889毫米×1194毫米 1/16
印　　张 47.25
字　　数 1096千字
插　　页 4
版　　次 2025年6月第1版
印　　次 2025年6月第1次印刷
书　　号 ISBN 978-7-5335-7578-6
定　　价 498.00元

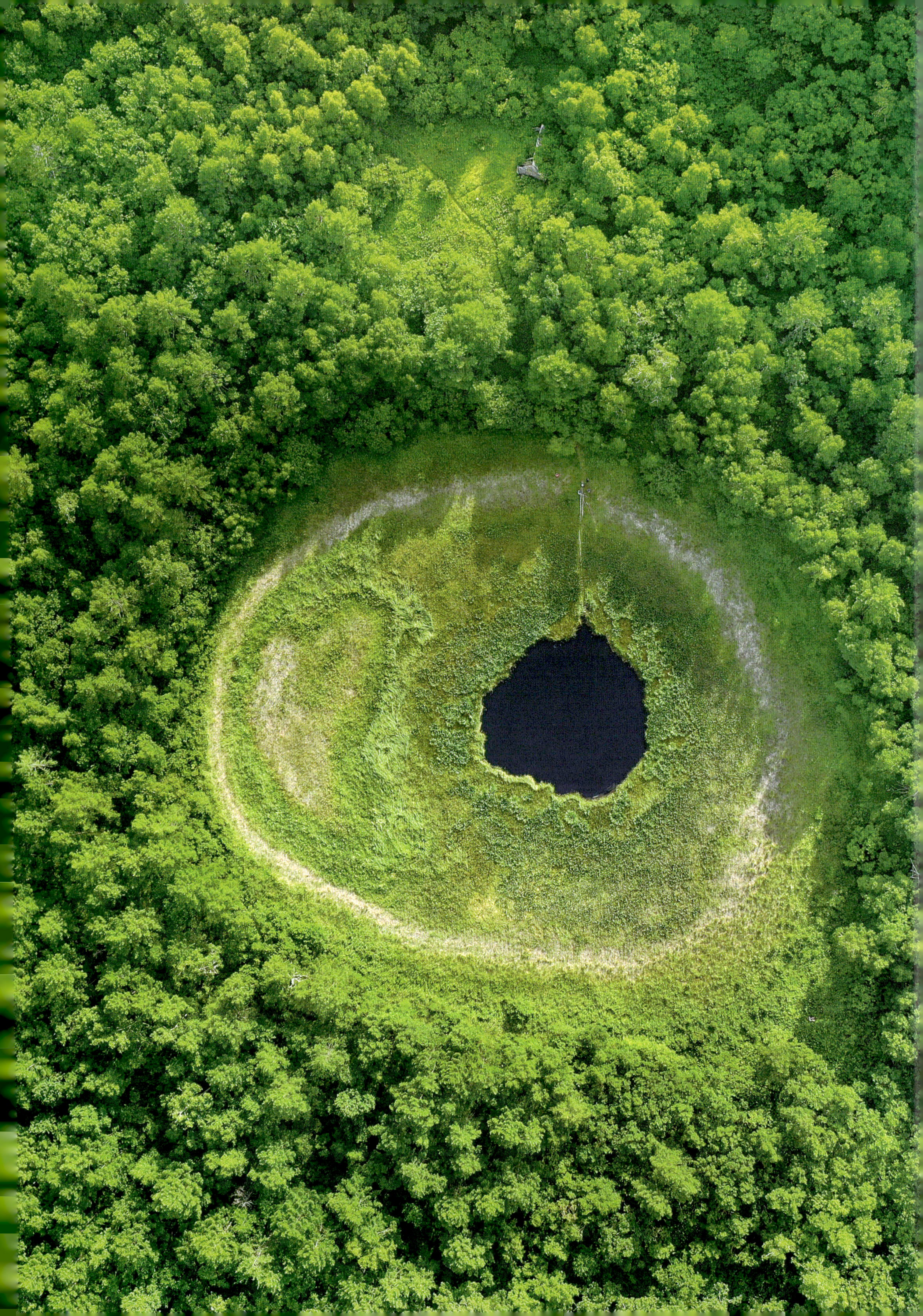

鄂伦春自治旗，位于内蒙古自治区呼伦贝尔市，地处呼伦贝尔市东北部，位于嫩江西岸、大兴安岭南麓，地理坐标介于北纬 48° 50'~51° 25′、东经 121° 55′ ~126° 10' 之间，其东面与黑龙江省嫩江市隔江相望，西面与内蒙古自治区呼伦贝尔市根河市、牙克石市相邻，南面与内蒙古自治区呼伦贝尔市莫力达瓦达斡尔族自治旗、阿荣旗接壤，北面则以伊勒呼里山为界与黑龙江省呼玛县相隔。鄂伦春自治旗南北最长 261 km，东西最宽 280 km，边界线总长 1294 km，总面积 59880 km^2（含黑龙江大兴安岭地区管辖的加格达奇、松岭两区，面积 17386 km^2，占自治旗总面积的三分之一）。截至 2023 年 6 月，鄂伦春自治旗下辖 8 个镇、2 个乡，分别是阿里河镇、大杨树镇、甘河镇、吉文镇、诺敏镇、乌鲁布铁镇、宜里镇、克一河镇、古里乡、托扎敏乡，共有 82 个行政村。

“鄂伦春”一词源自鄂伦春语，意为“山岭上的人”。鄂伦春自治旗境域最早见诸史籍时为东胡之地，公元前 209 年，匈奴东征大败东胡，并占领其地，此后该境域便一直是多民族聚居地。如今，这里居住着鄂伦春族、蒙古族、汉族、回族、满族、朝鲜族、达斡尔族、鄂温克族、壮族、藏族、锡伯族、苗族、土家族、彝族、俄罗斯族、布依族、黎族、侗族等多个民族。鄂伦春族是中国人口较少的少数民族之一，自古以来便在黑龙江流域和大、小兴安岭的密林深处繁衍生息，世代以狩猎和游猎为生。鄂伦春自治旗是鄂伦春族的栖息地，旗内建有鄂伦春民族博物馆，该馆 2009 年被国家文物局授予“国家三级博物馆”称号；2015 年，中国民族博物馆第一块“人类学研究基地”挂牌落户在鄂伦春民族博物馆；2016 年鄂伦春民族博物馆荣登内蒙古名片优秀文化旅游景区品牌榜。鄂伦春族的狍皮制作技艺、赞达仁、桦树皮制作技艺等先后经国务院批准列入国家级非物质文化遗产名录。截至 2024 年末，鄂伦春自治旗户籍人口为 223618 人，其中蒙古族人口 10384 人，鄂伦春族人口 3046 人，鄂温克族人口 3240 人，达斡尔族人口 5835 人。民族团结工作一直是鄂伦春自治旗政府的工作重点之一，2021 年 1 月，鄂伦春自治旗入选第八批全国民族团结进步示范区示范单位。

鄂伦春自治旗地势北高南低，由西北向东南缓慢倾斜。其最高海拔高度为西北的大白山，高达 1528m；最低海拔高度为东南角的多布库尔河入嫩江的汇合处，仅 265m；中部地区海拔为 500~1000m，地貌单元可分为山地、丘陵、河谷平原。鄂伦春自治旗属寒温带半湿润大陆性季风气候，春季光照充足；夏季雨热同期；冬季寒冷漫长。年平均无霜期为 105 天，年平均降水量为 562mm，年有效积温为 1850~2250℃。土壤主要为暗棕壤和黑色草甸土，土质肥沃，腐殖质深厚。境内水资

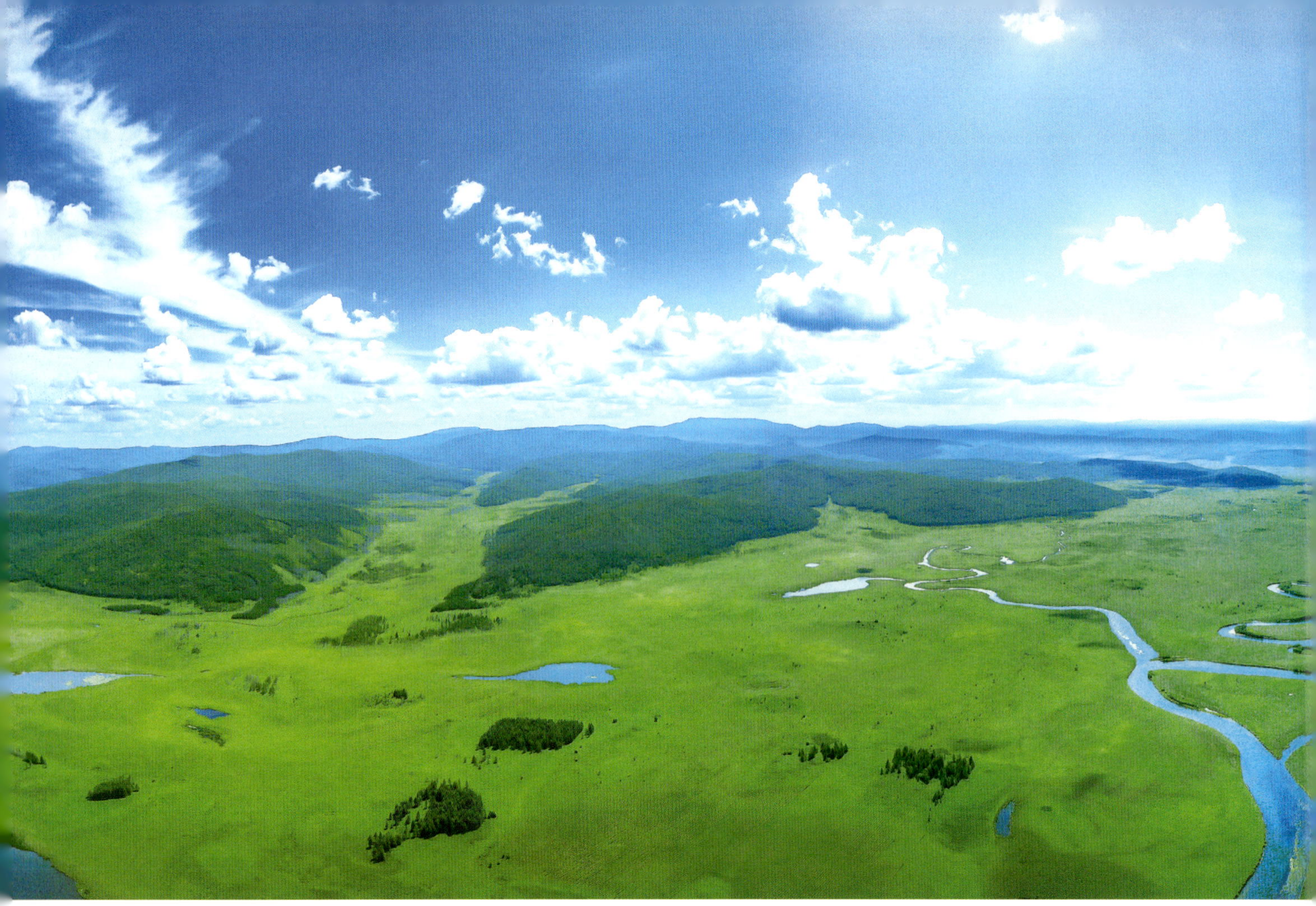

源丰富，水蚀作用强烈，河谷较多，河网发育，河网密度 0.2~0.3km/km^2。各河流均发源于大兴安岭南侧和伊勒呼里山南侧，自西北流向东南，汇入嫩江干流，均属嫩江水系。

鄂伦春自治旗土地面积为 3652704hm^2（此数据为 2023 年国土变更调查成果，已通过国家最终审核确认下发）。其中，林地面积为 2776559hm^2，耕地面积为 321095hm^2，草地面积为 15727hm^2。地带性植被是大兴安岭山地落叶松林，在东坡有狭窄的落叶松—阔叶林带，在东南部向草甸草原过渡的地方则出现混有较为耐旱的蒙古栎、黑桦木。山地落叶松宽度由北向南逐渐变窄。鄂伦春自治旗独特的生态环境孕育了丰富的动植物资源，其中有许多种类具有药用价值，如灌木类有榛、兴安杜鹃、狭叶杜香、胡枝子等，草本类有芍药、柴胡、黄芩、黄芪、石竹、金莲花、百合、龙胆等；此外，还有药食兼用类植物如蕨菜、小黄花菜、山韭、柳蒿、山荆子、稠李、越橘、笃斯越橘（都柿）等。近年来，旗政府高度重视植物资源相关产业的开发利用。2023 年，鄂伦春自治旗启动建设大豆示范基地 10 个，食用菌示范基地 8 个，中草药种植示范基地 10 个、紫苏示范基地 5 个，为“一主三特”产业向标准化、规模化发展提供了样板。经济作物提质增效，食用菌、中草药产值和效益明显提升。2023 年，食用菌年栽培量稳定在 2196.4 万袋，鄂伦春自治旗已成为岭东重要的食用菌输出基地。中草药产业起

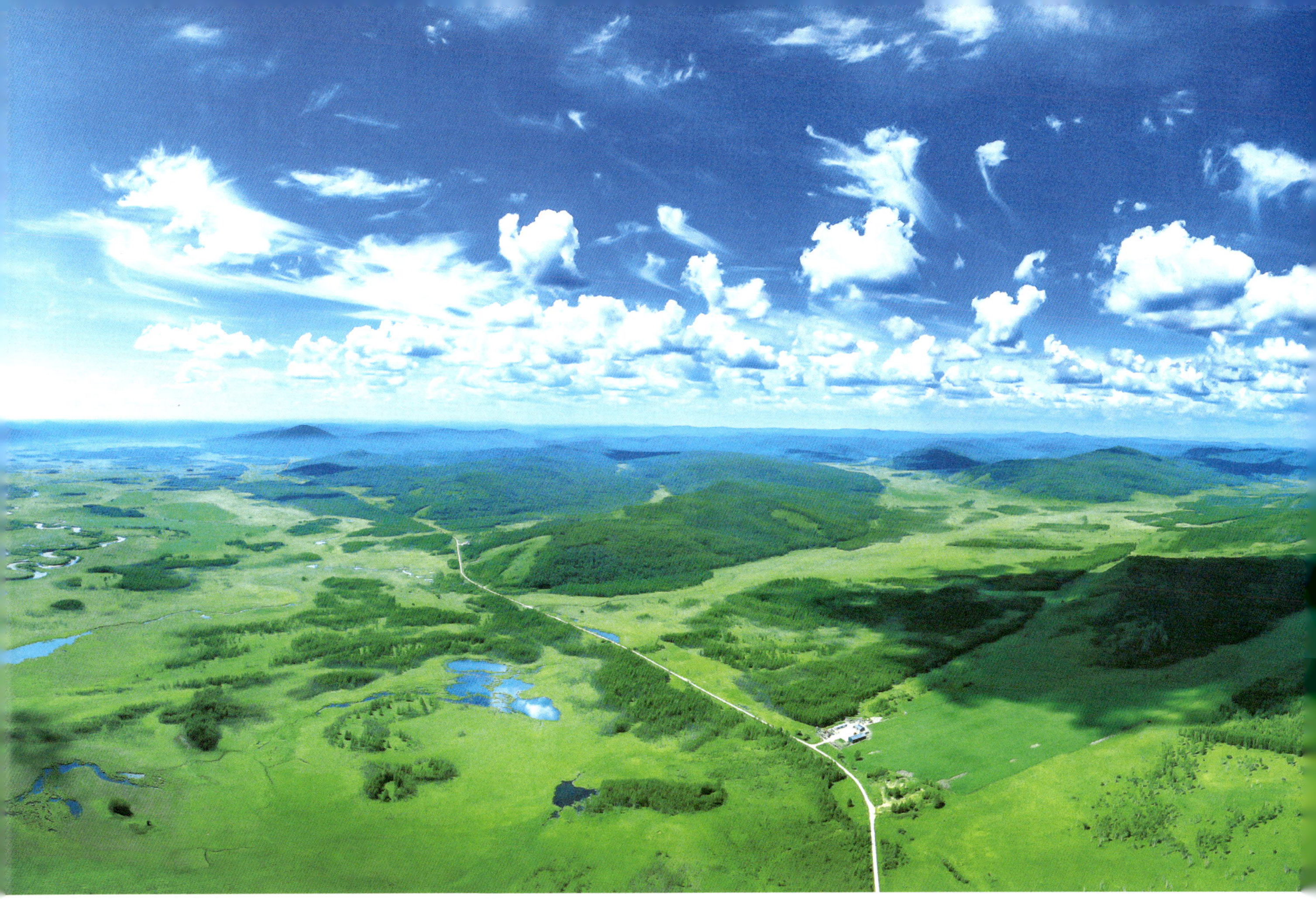

步破题，带动周边累计种植达 7 万亩（1 亩≈ 666.67m^2），鄂伦春自治旗已成为北京同仁堂中草药原料供应基地，后发优势明显，市场开发潜力巨大。紫苏带动周边种植面积达 5 万亩。鄂伦春蓝莓、鄂伦春北五味子是内蒙古呼伦贝尔市鄂伦春自治旗特产，也是全国农产品地理标志产品。

在鄂伦春自治旗现有的公共医疗体系中，中医、蒙医传统医疗在当地医疗体系中占据重要地位。结合中蒙药、针灸、推拿等，这些传统医疗方式被广泛应用于疾病治疗与康复，并积极开展“治未病”医疗服务，强调预防为主的健康管理理念。然而，与之相比，鄂伦春、鄂温克、达斡尔民族医药的应用几近缺失，其独立体系逐渐淡化。“三少民族”的传统医药体系深受独特的自然环境与民族文化影响，形成了以草药采集、动物药使用、经验疗法为特色的医药体系，具有强烈的地域性和民族特色。可随着现代化进程的加快，“三少民族”医药的传承主要依赖家族传承，目前主要用于部分慢性病辅助治疗或日常保健，其应用范围不断缩小。同时，药用资源减少、传统采集方式改变，加之缺乏系统整理与研究，“三少民族”医药知识体系面临严重的失传风险，亟待加强保护与传承。

2012 年 9 月，内蒙古自治区开始筹备第四次全国中药资源普查——内蒙古地区蒙药中药资源普查试点工作。2013 年 5 月 30 日，内蒙古自治区卫生厅下发《关于内蒙

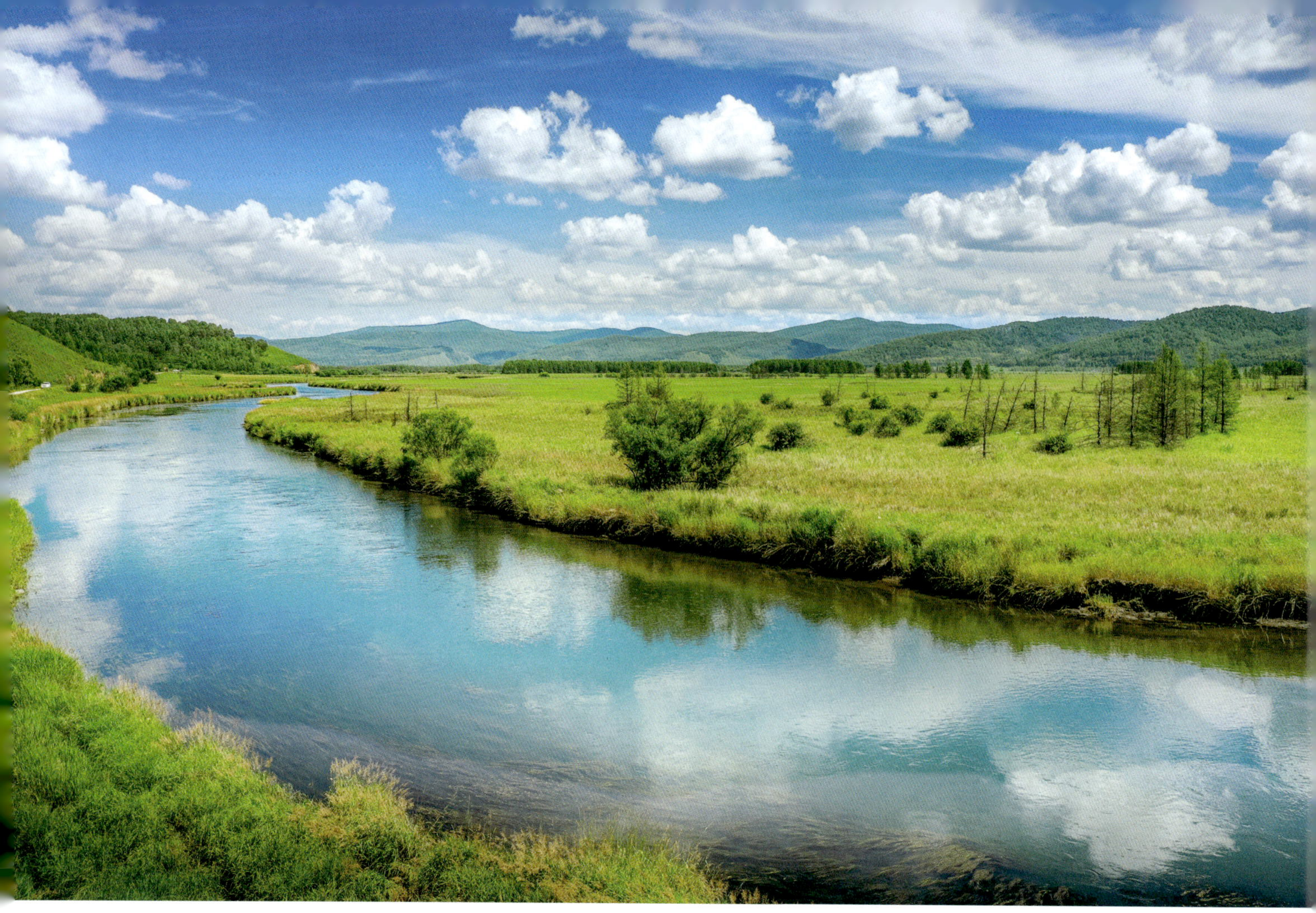

古自治区蒙中药资源普查试点工作方案的通知》，包括呼伦贝尔地区在内的普查工作正式开始。在国家中医药管理局、中国中医科学院中药资源中心、内蒙古自治区卫生健康委员会、呼伦贝尔市卫生健康委员会的组织和领导下，团队于2018年开始开展鄂伦春自治旗野外调查，历经3年，探明了该旗中药及少数民族药资源的种类、分布、流通、传统用药知识及重点中药材的资源等情况。在此基础上，编写组承担了《鄂伦春药用植物图鉴》的编写任务，并于2024年，集中对鄂伦春自治旗中药及少数民族药资源进行了补充调查，极大丰富了普查工作成果。《鄂伦春药用植物图鉴》重点收录鄂伦春自治旗境内的野生药用植物资源107科356属649种，其中约180种为此次普查工作中发现的新记录，全面系统地呈现鄂伦春第四次全国中药资源普查工作的丰硕成果。

该书从标本采集、照片拍摄到图书编写，历经数载，倾注了编者的大量心血。然而，由于编者水平有限，书中难免存在不妥之处，恳请读者、同行批评指正。

《鄂伦春药用植物图鉴》共 1 卷，收录鄂伦春自治旗有野生分布的药用植物资源 107 科 356 属 649 种，按低等到高等的顺序排列，囊括了药用藻类、菌类、地衣、苔藓、蕨类、裸子和被子植物资源，其中药用蕨类、裸子、被子植物参照《内蒙古植物志（第三版）》的分类系统进行排序。

科名：维管植物部分采用《内蒙古植物志（第三版）》记载的科名。

属名、属特征：科下各属均重点介绍属名及属特征，维管植物部分以《内蒙古植物志（第三版）》中记载的信息为主要依据；并介绍其中鄂伦春可供药用的种数。

分类检索表：若该属有 2 种或 2 种以上物种时，则结合《内蒙古植物志（第三版）》的记载，以及物种的鉴别特征，编制属下种间分类检索表，采用定距检索表。

名称：①记述每种药用植物资源的中文名、拉丁学名，其中，维管植物部分主要以《内蒙古植物志（第三版）》中记载的信息为依据。②记述部分资源的别名，一般收录 3~5 个，为常用的俗名或地方名。

生活型：维管植物部分介绍其生活型。

花果期：介绍该物种的花期、果期。

生境：记述野生药用植物资源的生长环境，包括海拔、群落特征等，主要参考《内蒙古植物志（第三版）》。

功能主治、民族应用：介绍该物种作为中药或民族药（主要是蒙古族、鄂伦春族、达斡尔族、鄂温克族的民族用药经验）的入药部位、药名（括注）、功能主治，其中各文献均未记载其内容的项目从略。上述内容在结合地方用药特色的基础上，主要参考《中华人民共和国药典》《中华本草》《全国中草药汇编》《中国中药资源大典（内蒙古卷）》《内蒙古大兴安岭中药资源图鉴》《内蒙古植物药志》《内蒙古中草药》《中国民族药辞典》等。

附　注：如《内蒙古植物志（第三版）》中未记载该药用植物资源在鄂伦春自治旗有分布，而在第四次全国中药资源普查（以下简称“四普”）中发现确有分布，则以“附注”的形式标注出“该种为鄂伦春‘四普’新分布”。

图片：每种药用植物资源均配有高清照片，主要包括整体植株及细部特征。

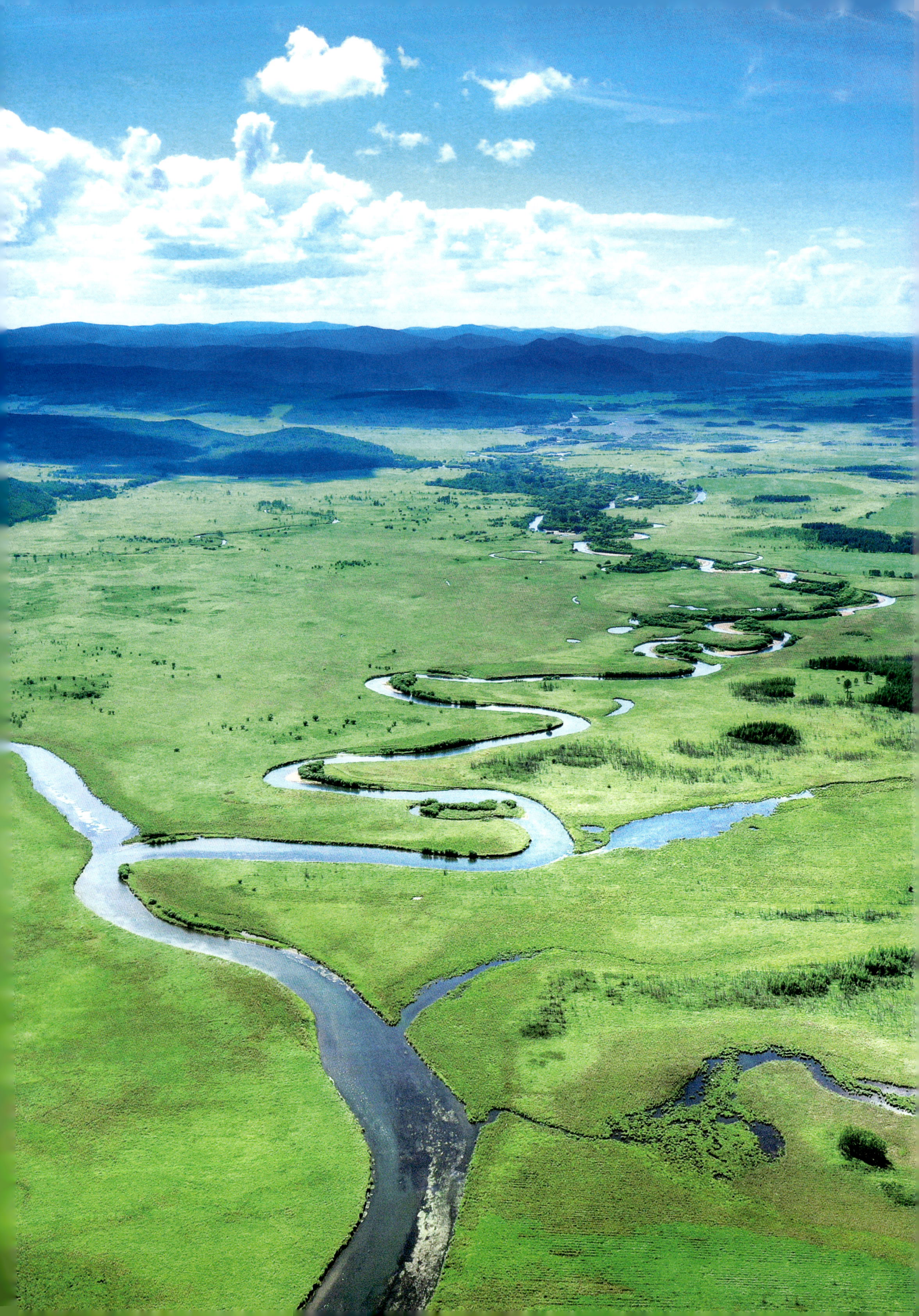

目录

CONTENTS

伍

第五章　鄂伦春药用蕨类植物资源 15

陆

第六章　鄂伦春药用裸子植物资源 37

柒

第七章 鄂伦春药用被子植物资源 47

第一章

鄂伦春
药用藻类植物资源

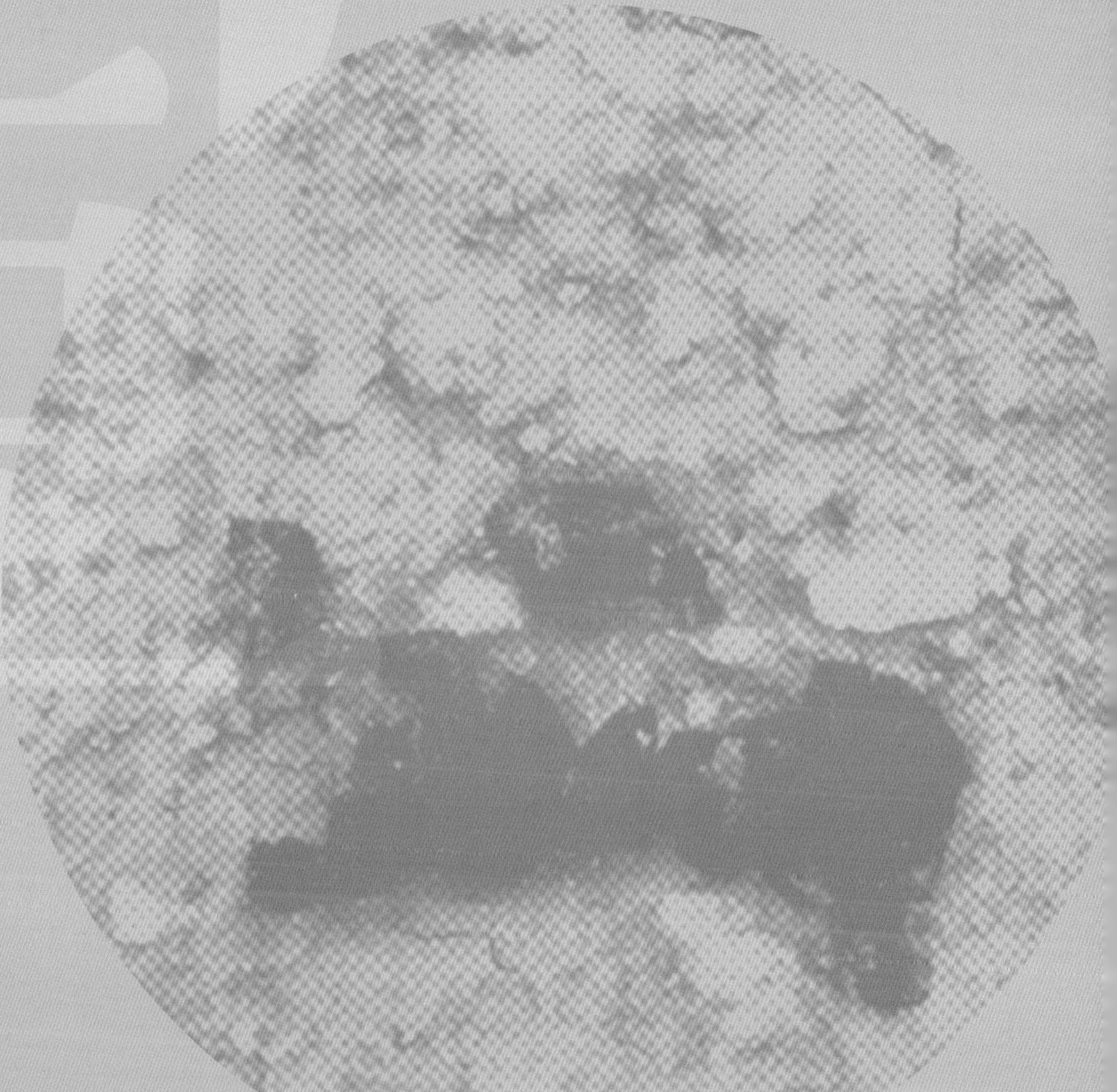

念珠藻属　*Nostoc* Vauch.

藻体为多细胞的丝状体，单一或多数藻丝在公共的胶质被中。藻丝由单细胞串成念珠形，细胞为球形、椭圆形、圆柱形、腰鼓形等，同大或从基部至梢端逐渐变细；藻丝平直、弯曲或规则地卷曲、旋绕，丝状体无分枝或具各式伪分枝。依属种的不同，其胶鞘为透明无色或有颜色，均质或有层理，胶状或坚韧。藻丝大多数具有异形胞，为球形、长球形或锥形，位于藻丝的基部（基生）、在营养细胞之间（间生）或在藻丝的两端（端生）。伪分枝发生的位置往往和异形胞有关。在老年藻体的藻丝中，许多甚至全部介于两个异形胞间的营养细胞可转化为厚壁孢子。

鄂伦春有 1 种。

· 普通念珠藻

【别名】地瓜皮、天仙菜、地木耳

Nostoc commune Vauch.

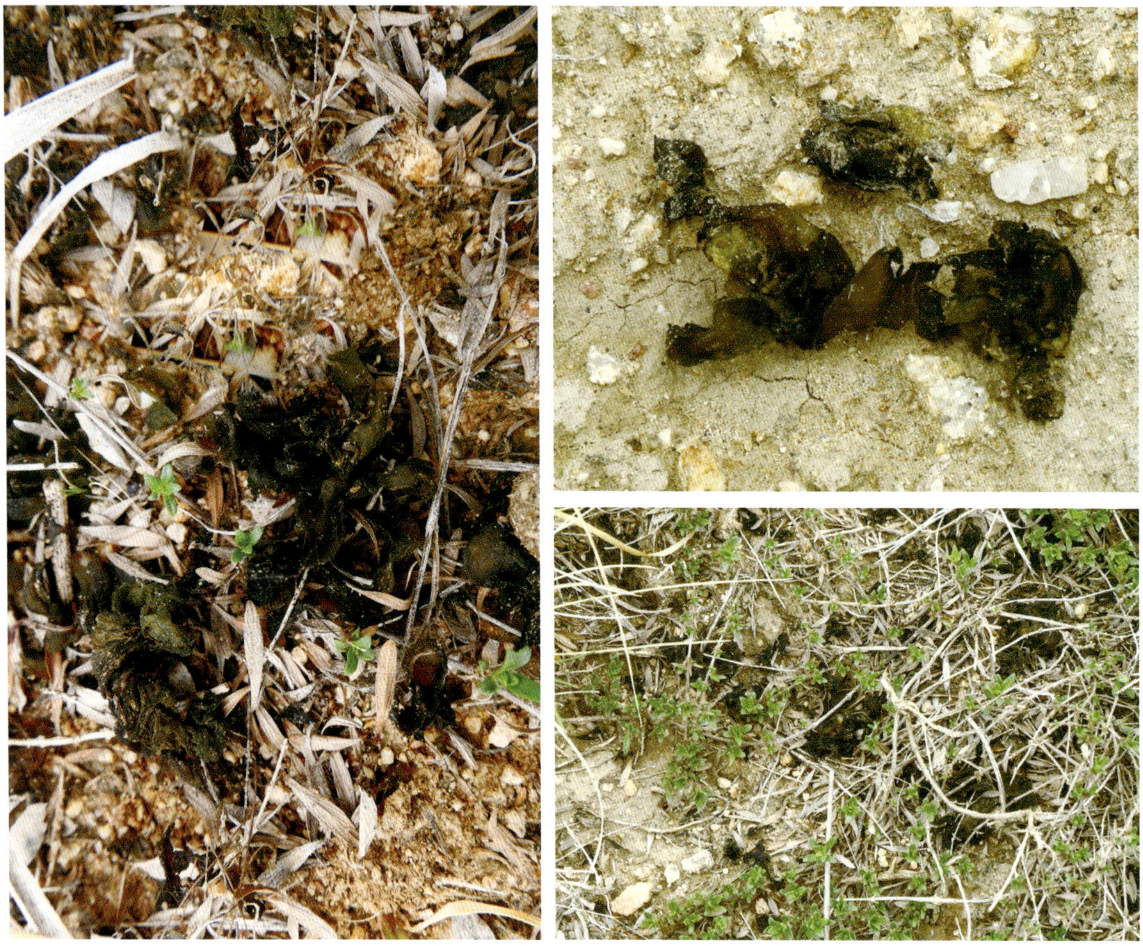

【生　　境】生于潮湿土壤、荒地。

【功能主治】藻体（葛仙米）：清热明目，收敛益气。用于目赤红肿，夜盲症，烫火伤，久痢，脱肛。

第二章

鄂伦春
药用菌类植物资源

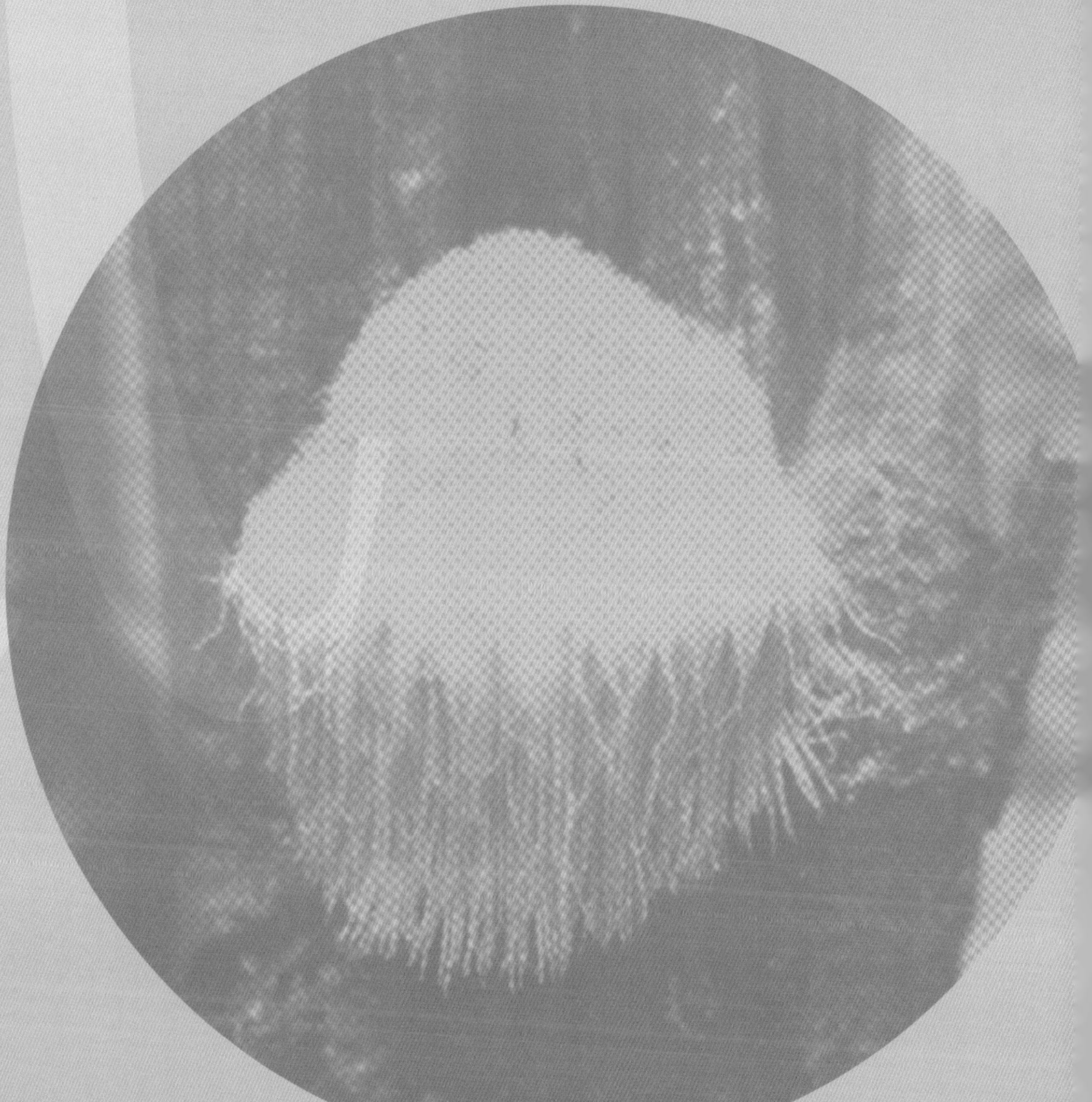

香蘑属 *Lepista* (Fr.) W. G. Smith

菌盖肉质，吸水性、近吸水性或非吸水性。菌褶与柄贴生、弯生至稍延生。菌柄中生，纤维性肉质，菌肉不坚韧，浸水不能复原。担子果有时丛生为一大块，或稠密聚生形成蘑菇圈（仙人环）。孢子印淡污粉红色至乳黄粉红色；孢子椭圆形至卵圆形，稀椭圆状长方形，表面粗糙至具麻点，有时部分光滑，薄壁，透明，非淀粉质。缺囊状体。缘囊体不明显。菌褶、菌髓规则型，所有菌丝皆非淀粉质，锁状联合丰富。

鄂伦春有 1 种。

·紫丁香蘑

【别名】裸口蘑、紫晶蘑

Lepista nuda (Bull.) Cooke

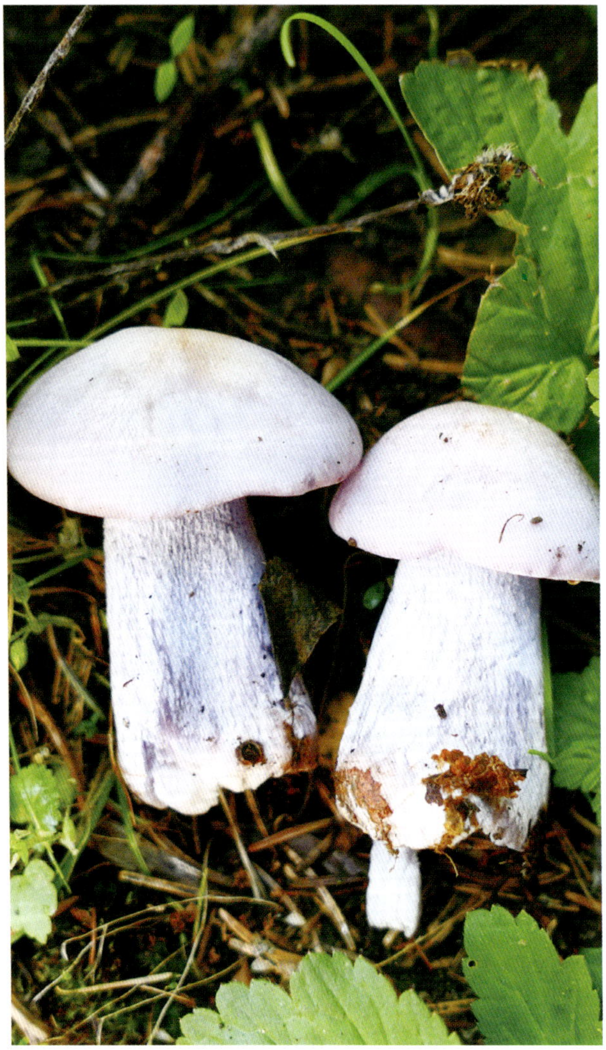

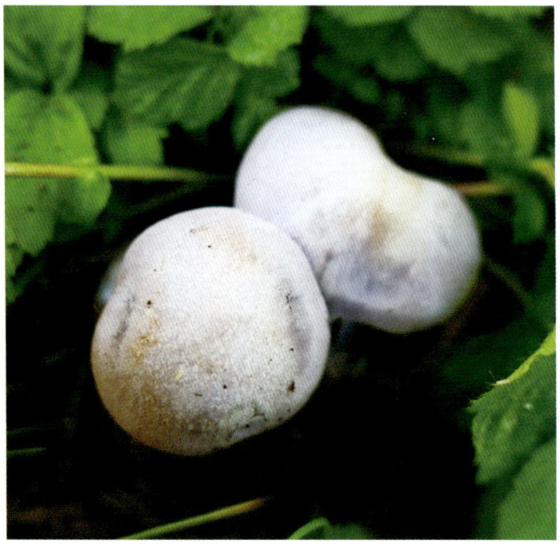

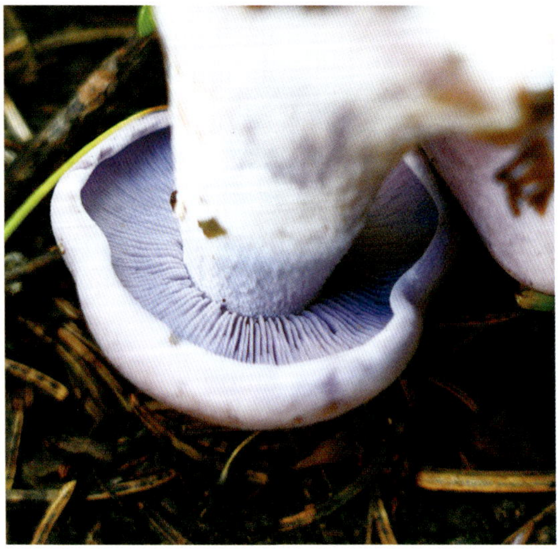

【生　　境】林中地上群生，有时近丛生或单生。

【功能主治】子实体（紫丁香蘑）：健脾祛湿。用于脚气病。

鳞伞属 *Pholiota* (Fr.) P. Kumm.

菌盖凸镜形至钟形，少数扁半球形，后期渐平展；菌盖表面干、湿时黏或黏至胶黏，覆有污状物；颜色多变；具绒毛至小鳞片或光滑。菌肉薄或厚，软至结实，伤后不变色，有时变淡褐色或红褐色；气味和味道温和或不明显。菌褶直生、弯生至近延生，初期颜色浅，后期颜色渐深，宽至窄，密至疏。菌柄中生，上具绒毛至小鳞片或光滑，干或黏，基部常暗色，内实或中空。菌幕常形成蛛网状至膜质菌环，易脱落，少数具永存性。孢子印锈褐色至肉桂褐色；担孢子小型至中型，卵圆形至椭圆形，光滑，土黄色至浅绣色或锈褐色，芽孔有或无；担子棒状，具小梗 2~4 个。常具缘囊体。

鄂伦春有 1 种。

· 多脂鳞伞

【别名】肥鳞蘑、黄伞、柳膜

Pholiota adiposa (Batsch) P. Kumm.

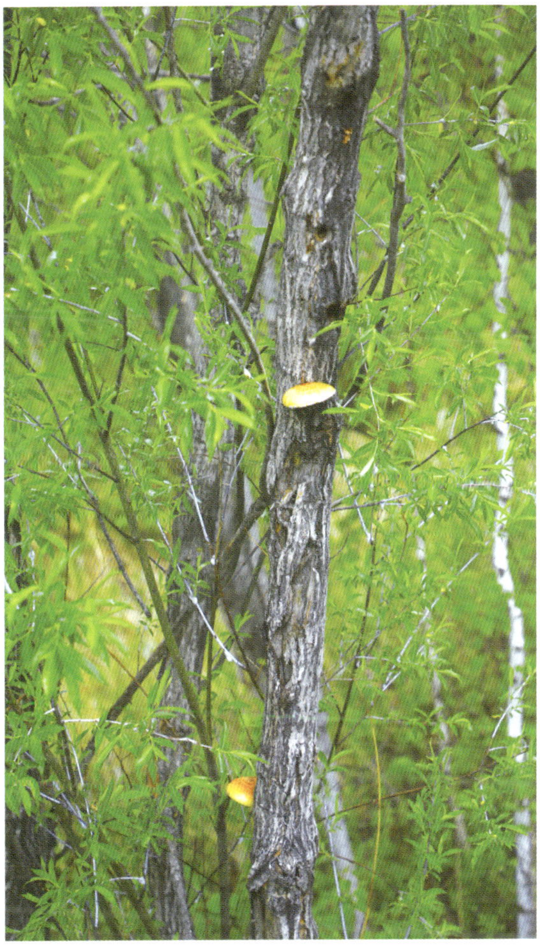

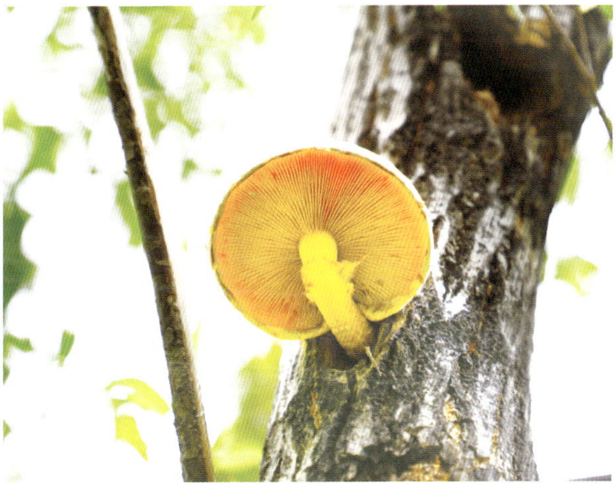

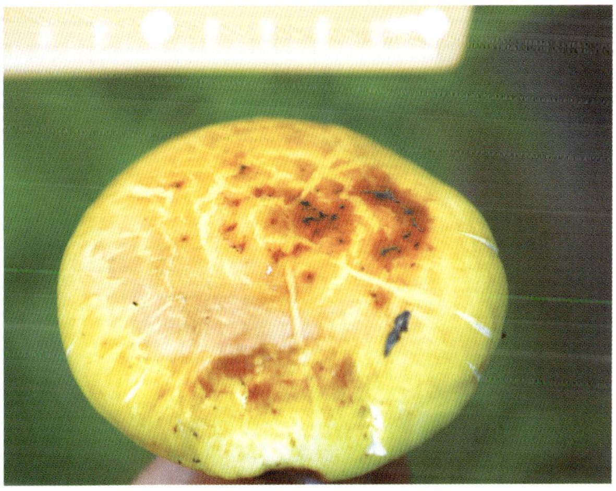

【生　　境】生于白桦、杨树、柳树等阔叶树的树干上或枯枝基部。

【功能主治】子实体（多脂鳞伞）：化积消食，清神醒脑。用于食积不化，神昏健忘。

猴头菌属 *Hericium* Pers. : Gray

子实体肉质、近肉质，块状、瘤状或树枝状等。无明显的菌盖，基部无柄或具有短柄，白色、淡黄色并稍带浅玫瑰色调，干燥时表面褐色。菌刺很多，针形，下垂。子实层中有囊状体；孢子无色，透明，光滑，椭圆形至近圆形，孢子内有液滴。

鄂伦春有 2 种。

分种检索表

1a. 子实体椭圆形至球形，下半部长满长刺 .... 猴头菇 *H. erinaceum*

1b. 子实体树枝状 .... 珊瑚状猴头菇 *H. coralloides*

· 猴头菇

【别名】刺猬菌、猬菊、针猴头菇

Hericium erinaceum (Bull.) Pers.

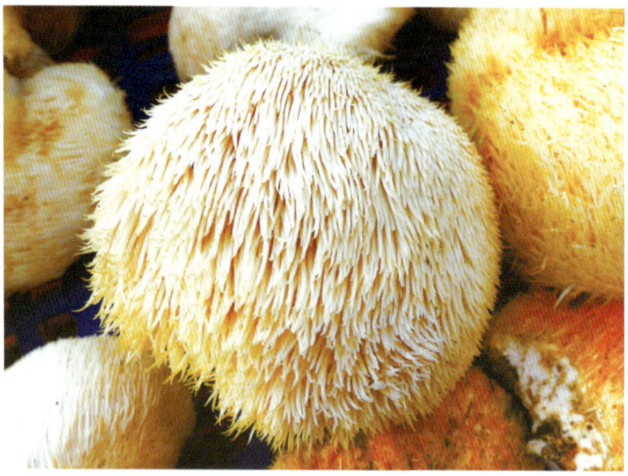

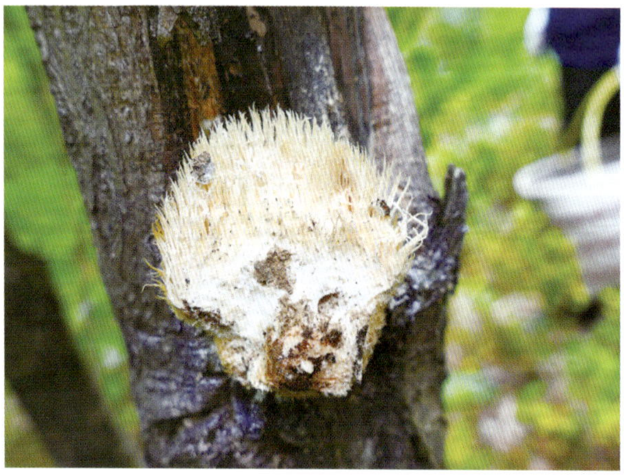

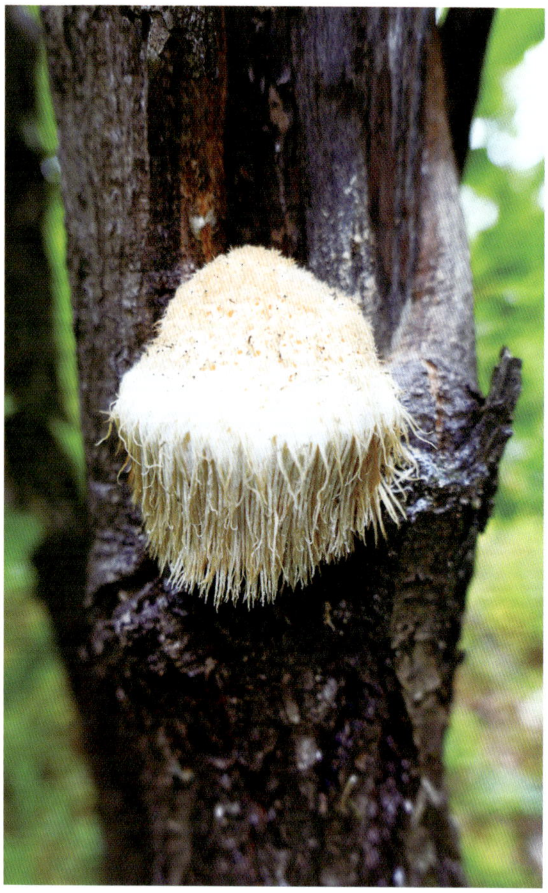

【生　　境】生于白桦、杨树、栎树、胡桃等阔叶树的立木及腐木上。

【功能主治】子实体（猴头菇）：健脾养胃，安神，抗癌。用于体虚乏力，消化不良，失眠，胃及十二指肠溃疡，慢性胃炎，消化道肿瘤。

·珊瑚状猴头菇

【别名】玉髯、松花蘑

Hericium coralloides (Scop.) Pers.

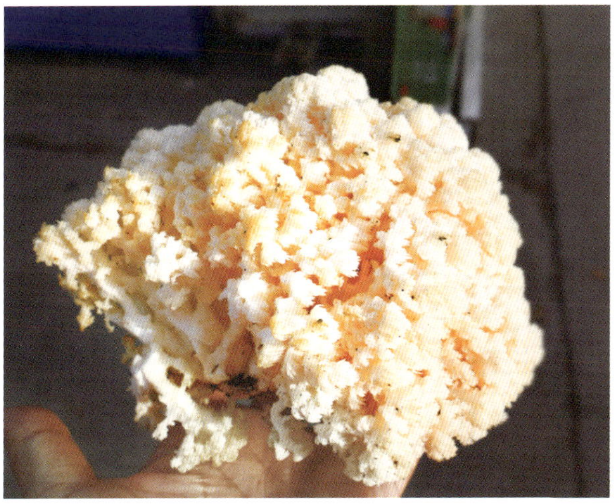

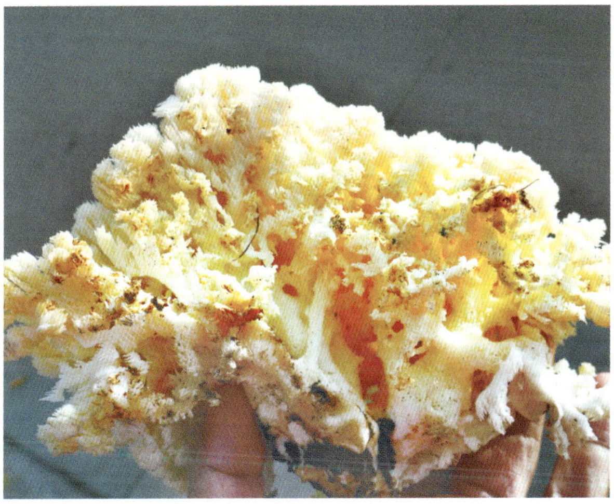

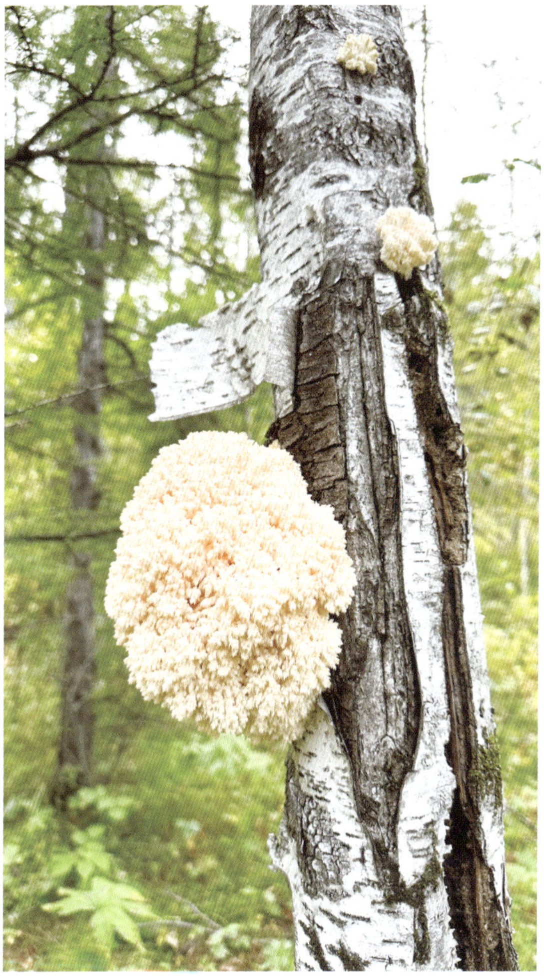

【生　　境】生于白桦、杨树、栎树、胡桃等阔叶树的立木及腐木上。

【功能主治】子实体（珊瑚状猴头菇）：健脾养胃，安神，抗癌。用于体虚乏力，消化不良，失眠，胃及十二指肠溃疡，慢性胃炎，消化道肿瘤。

层孔菌属 *Fomes* (Fr.) Fr.

担子果多年生，无柄，木质。菌盖马蹄形，表面灰色、灰褐色到黑色，具硬而平滑的皮壳。菌肉淡褐色至褐色。菌管与菌肉同色，成层。孔面与菌管同色；管口规则，略圆形，中等大小。菌丝系统三体型；生殖菌丝具锁状联合；骨架菌丝和缠绕菌丝厚壁，淡黄色。担孢子圆柱形，透明、平滑。

鄂伦春有 1 种。

· 木蹄层孔菌

【别名】桦菌芝、木蹄、引火层孔菌

Fomes fomentarius (L.) J. Kickx f.

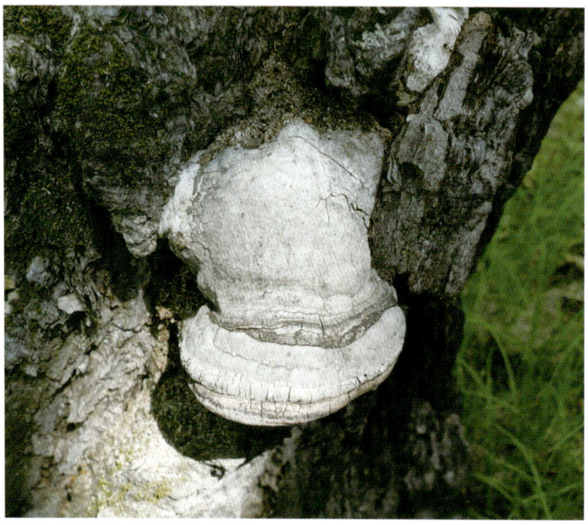

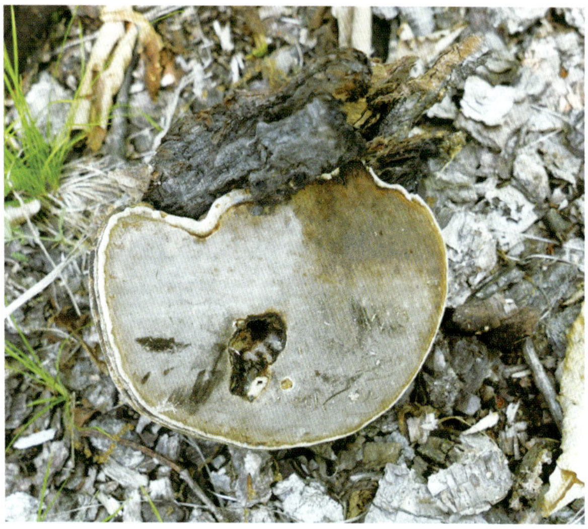

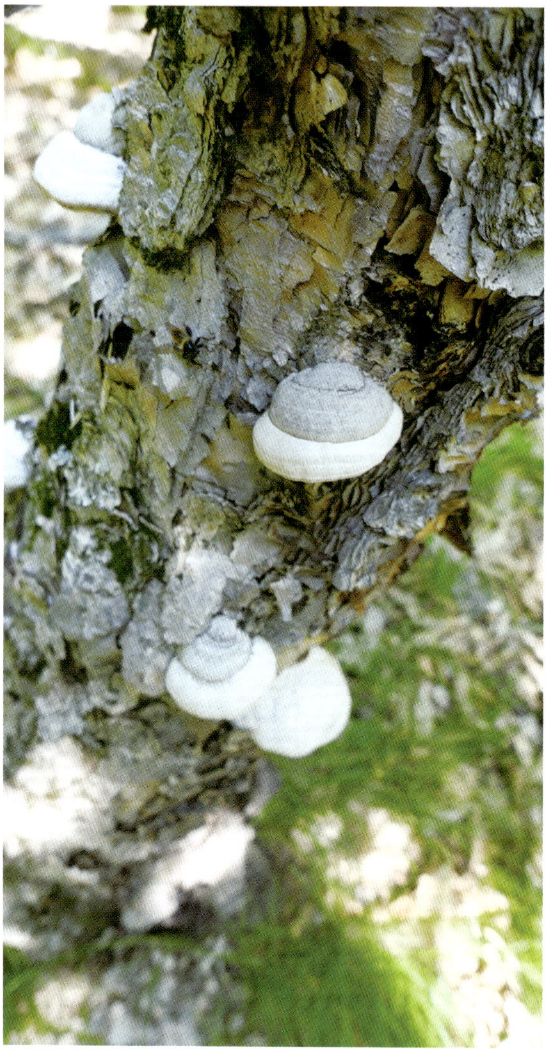

【生　　境】生于白桦、枫、栎及山杨等的活立木或腐木上。

【功能主治】子实体（木蹄层孔菌）：消积，化瘀，抗癌。用于小儿食积，食管癌，胃癌，子宫癌等。

栓菌属 *Trametes* Fr.

担子果一年生到多年生，有菌盖、无柄。菌盖半圆形至扇形，单一或覆瓦状，柔韧至坚硬，表面有粗毛至光滑，常有环带。菌肉白色、蛋壳色至各种淡黄色，均质或2层。菌丝系统三体型；生殖菌丝具锁状联合；骨架菌丝厚壁到实心；缠绕菌丝厚壁，扭曲，分枝。担孢子圆柱形、长椭圆形到椭圆形，透明、薄壁、平滑。无囊状体。

鄂伦春有1种。

·云　芝

【别名】杂色云芝、彩绒革盖菌、黄云芝

Trametes versicolor (L.) Pilát

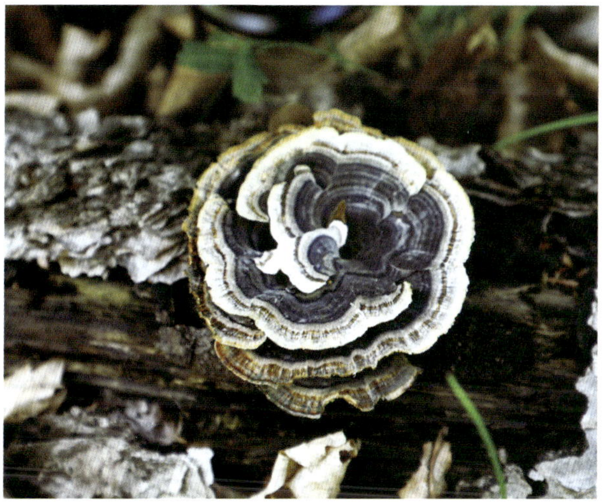

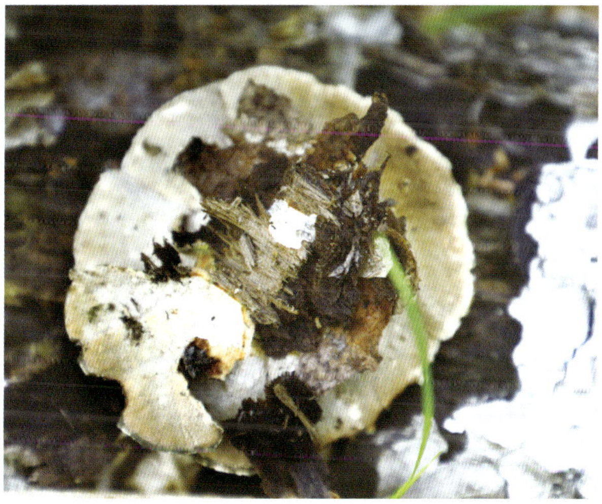

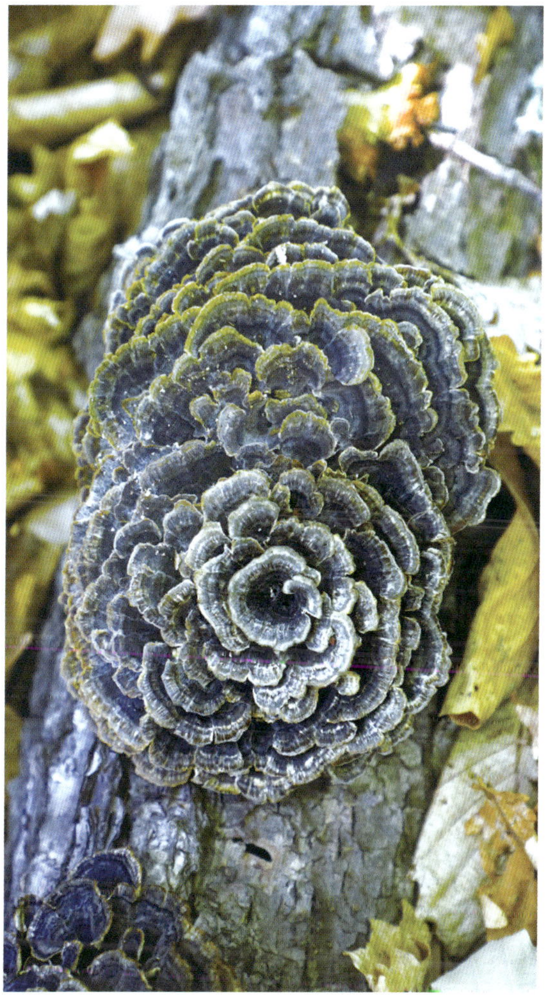

【生　　境】春至秋季生于阔叶树的腐朽木上。

【功能主治】成熟子实体（云芝）：健脾利湿，止咳平喘，清热解毒，抗肿瘤。用于慢性活动性肝炎，肝硬化，慢性支气管炎，小儿痉挛性支气管炎，喉咙肿痛，肿瘤，类风湿关节炎，白血病，湿热黄疸，胁痛，纳呆，倦怠乏力。

第三章

鄂伦春
药用地衣植物资源

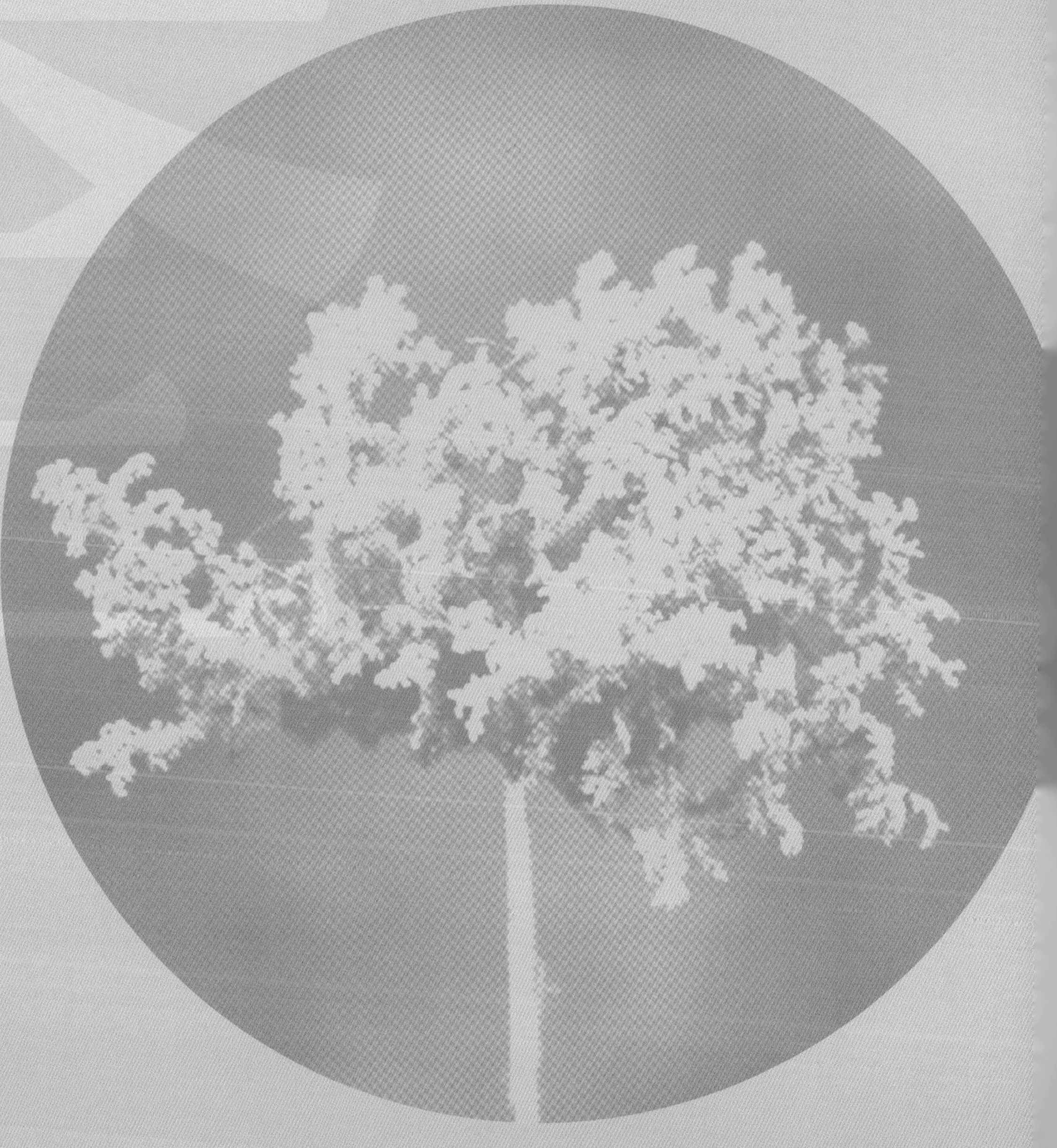

珊瑚枝属 *Stereocaulon* (Scherb.) Hoffm.

初生衣体壳状，往往消失；拟果柄枝状，发育良好，表面布有各种形状的小芽及囊状或粒状衣瘿。子囊盘网衣型，有时（早期）茶渍型，顶生或侧生，子囊内含孢 8；孢子 4 至数胞。

鄂伦春有 1 种。

· 东方珊瑚枝

【别名】指状珊瑚枝、东方衣

Stereocaulon paschale (L.) Hoffm.

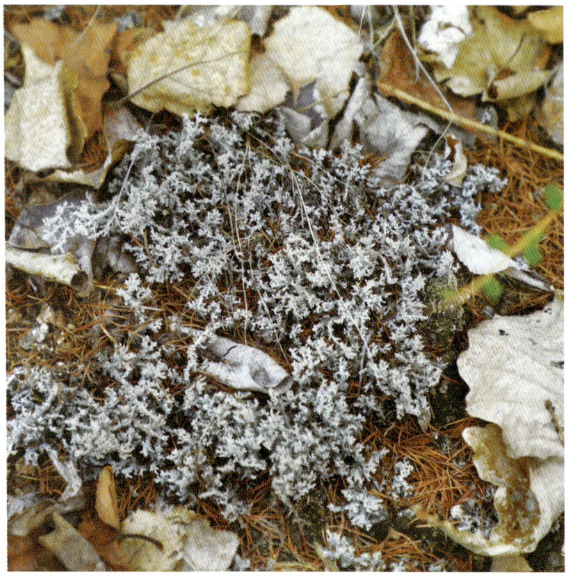

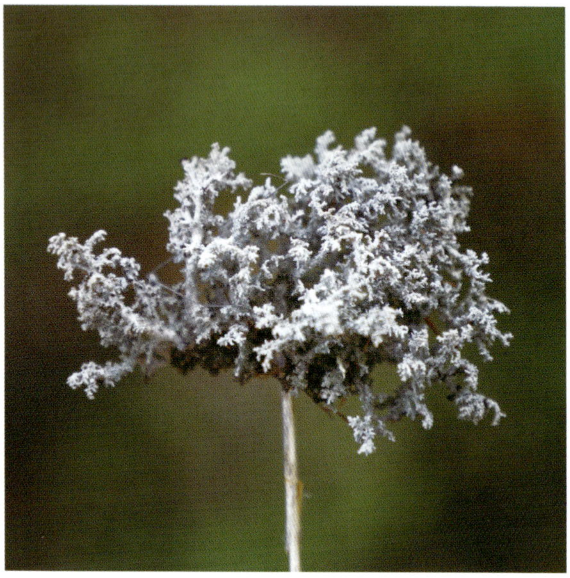

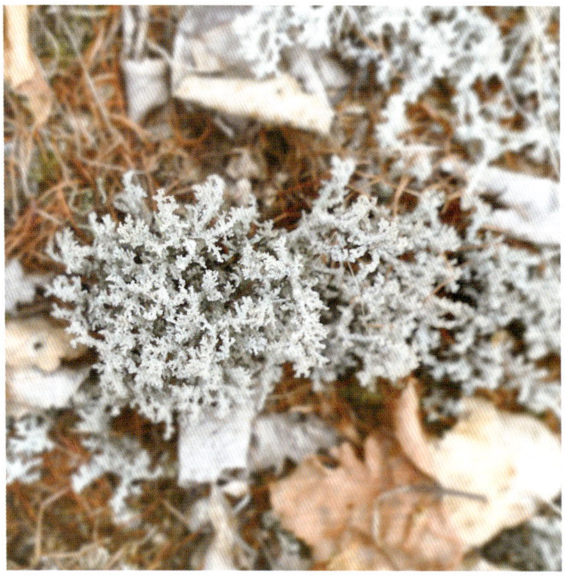

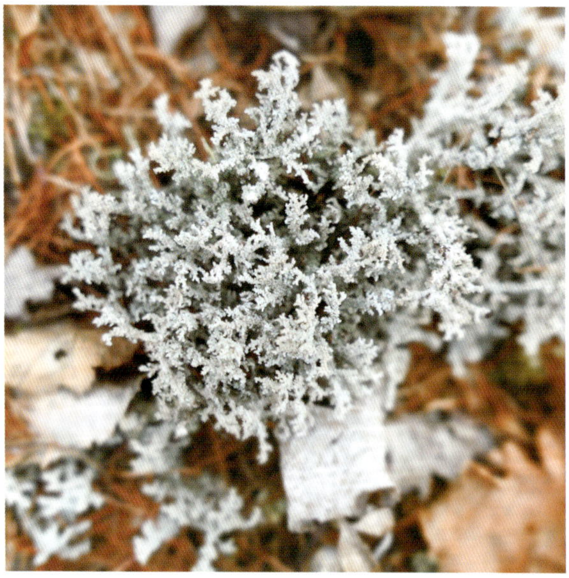

【生　　境】生于岩石或沙土地表的腐殖质土上。

【功能主治】地衣体（石寄生）：凉血，平肝。用于血热妄行，吐血，衄血，肝阳上亢，头晕目眩。

第四章

鄂伦春
药用苔藓植物资源

地钱属 *Marchantia* L.

植物体深绿色，中间有条黑色中肋，气室中有分枝的营养丝，气孔有 4 个环绕细胞。基本组织具黏液细胞和油细胞，腹面具鳞片及假根；鳞片无色透明至红色，形态多样；雌器托高出叶状体，盘形浅裂或具 8 ~ 9 裂；每个总苞中有颈卵器多个，每个颈卵器苞为钟形。孢蒴长圆形，黄绿色，壁细胞有环状加厚。孢子具瘤状突起或近于平滑。胞芽杯生于叶状体表面。

鄂伦春有 1 种。

·地　钱

【别名】地浮萍、龙眼草

Marchantia polymorpha L.

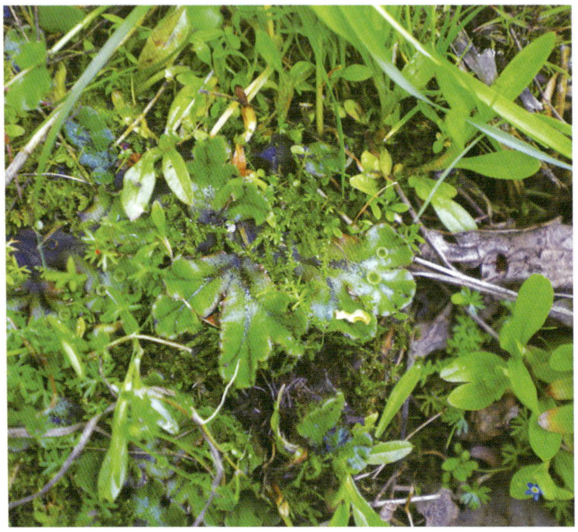
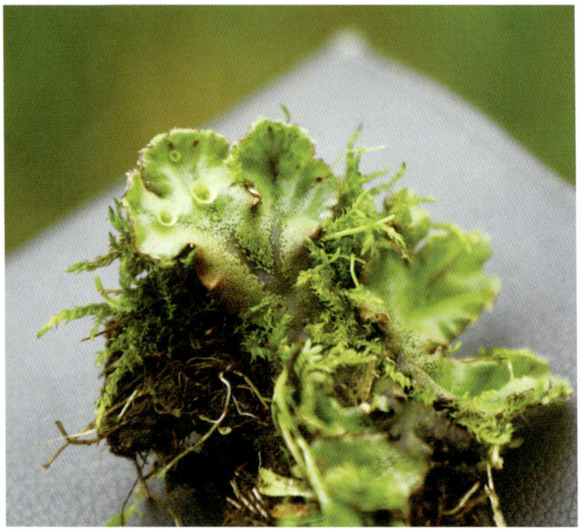
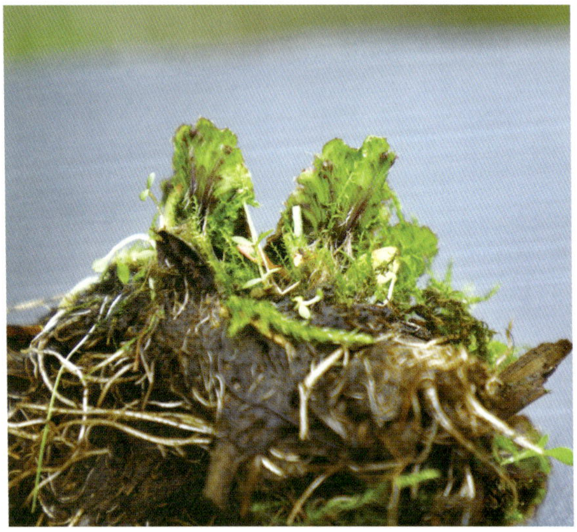
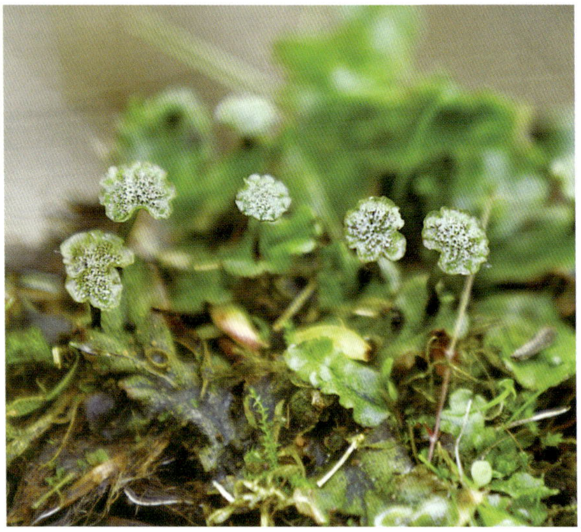

【生　　境】生于山沟阴湿地、乱石堆及村落墙阴面、屋后。

【功能主治】叶状体（地钱）：清热利湿，解毒敛疮。用于湿热黄疸，疮痈肿毒，毒蛇咬伤，水火烫伤，骨伤，刀伤。

第五章

鄂伦春
药用蕨类植物资源

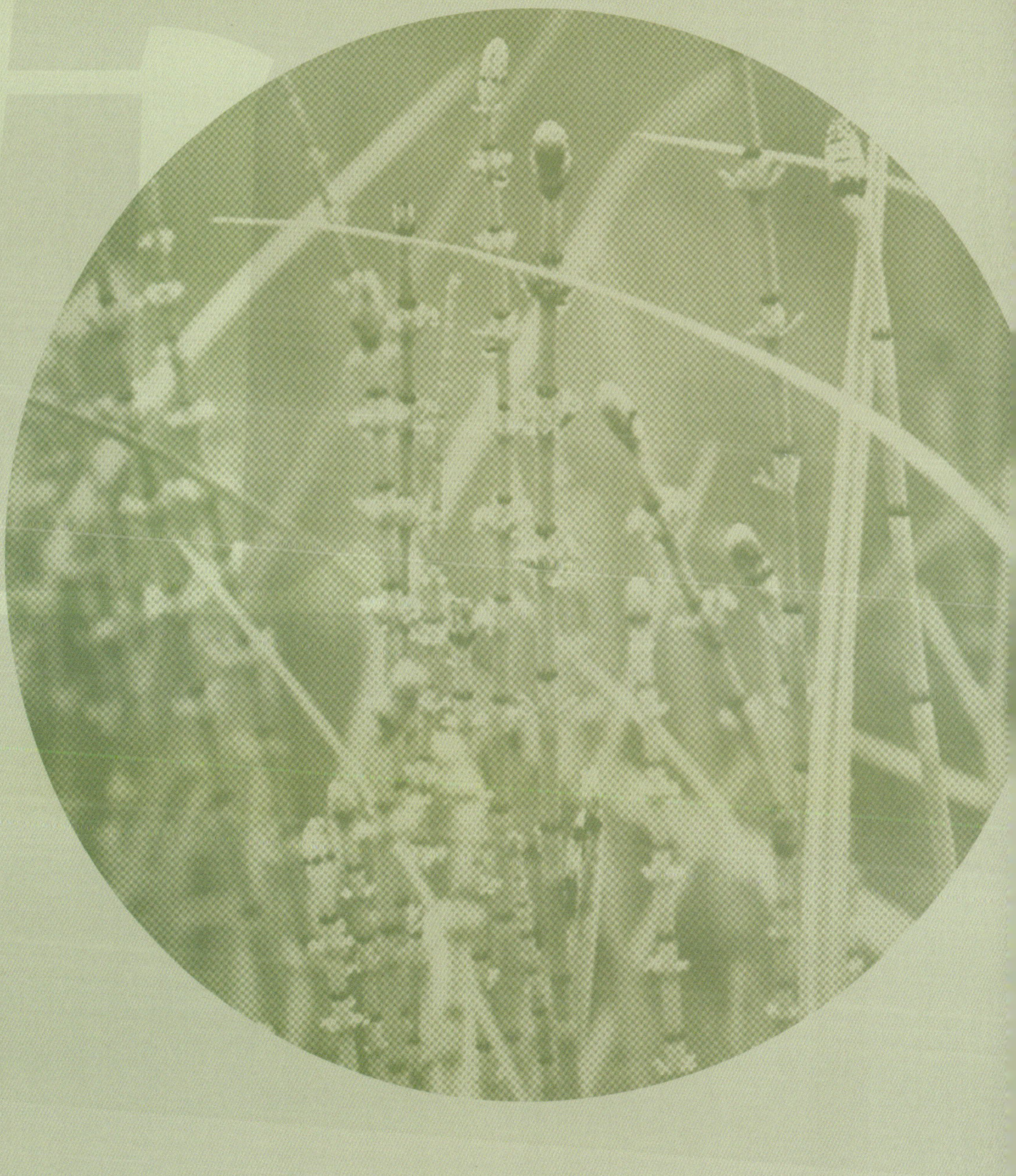

卷柏属 *Selaginella* P. Beauv.

陆生，多年生中小型草本。主茎常匍匐，有背腹面，二歧分枝或合轴分枝，分枝处生不定根，具原生中柱或分体中柱。营养叶通常二型，背腹各 2 列，背叶常大于腹叶，无柄，近轴面叶腋有小叶舌。孢子叶同型，少异型；孢子囊肾形，单生于枝顶的叶腋，或聚成孢子囊穗；孢子异型，球状四面形，表面有疣状突起。

鄂伦春有 2 种。

分种检索表

1a. 分枝圆柱形；叶 4 列，紧贴枝上，无背腹之分……………………………西伯利亚卷柏 ***S. sibirica***

1b. 分枝背腹扁平；叶背腹各 2 列，背叶向两侧斜展，腹叶指向上…………小卷柏 ***S. helvetica***

· 西伯利亚卷柏

Selaginella sibirica (Milde) Hieron.

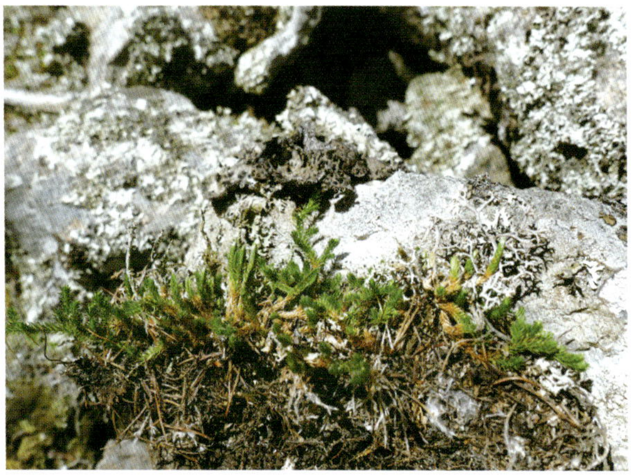

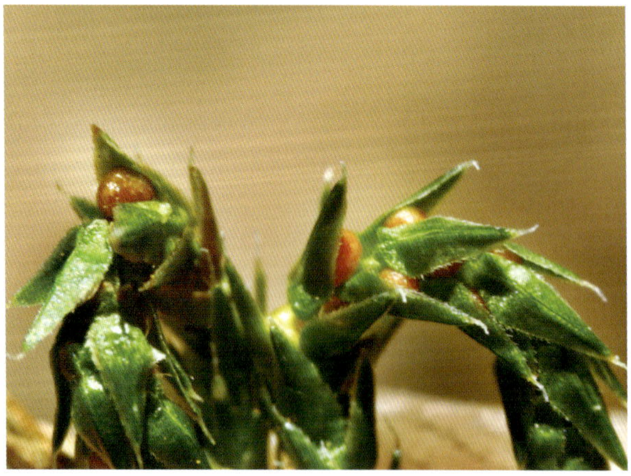

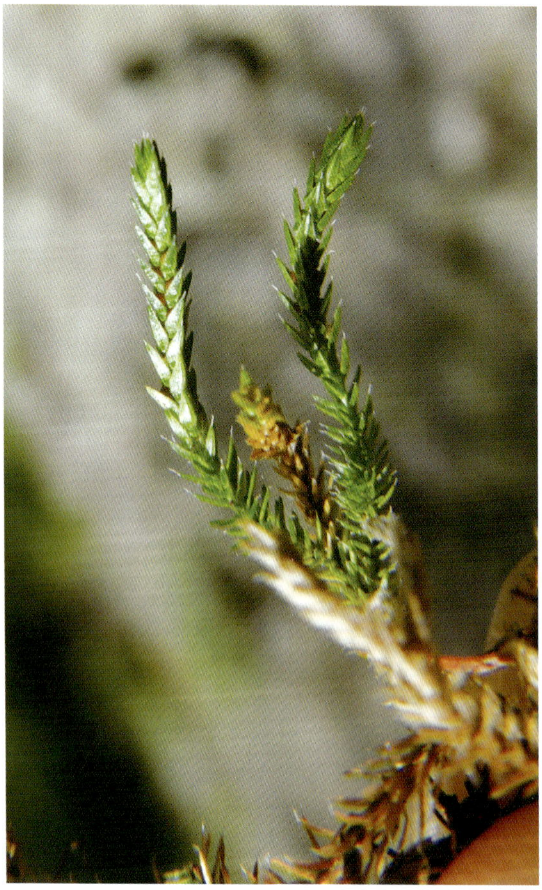

【生 活 型】多年生中生草本。

【生　　境】生于森林区的山顶岩石阴面、山坡岩面。

【功能主治】全草（西伯利亚卷柏）：清热利湿，活血舒筋，止血。用于湿热痢疾，跌打损伤，内外伤出血，烫伤。

【民族应用】

▪ 蒙古族

全草（西伯日－麻特日音－好木苏）：利尿，止血，清血热，杀虫。用于尿闭，陈久性伏热，经血淋漓，鼻衄，外伤出血，产后发热，阴道虫病等。

·小卷柏

Selaginella helvetica (L.) Link

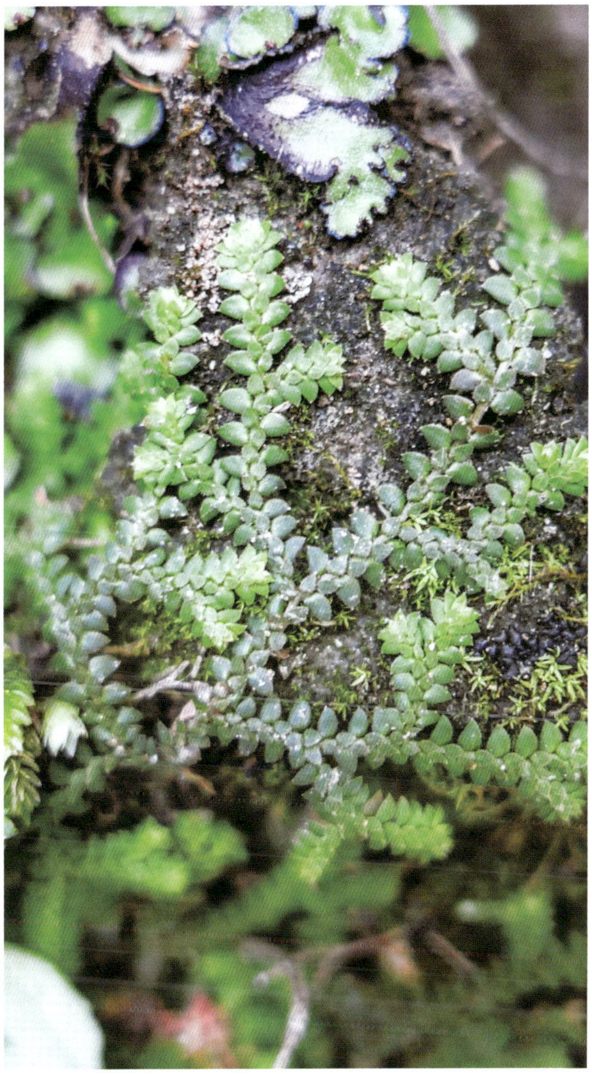

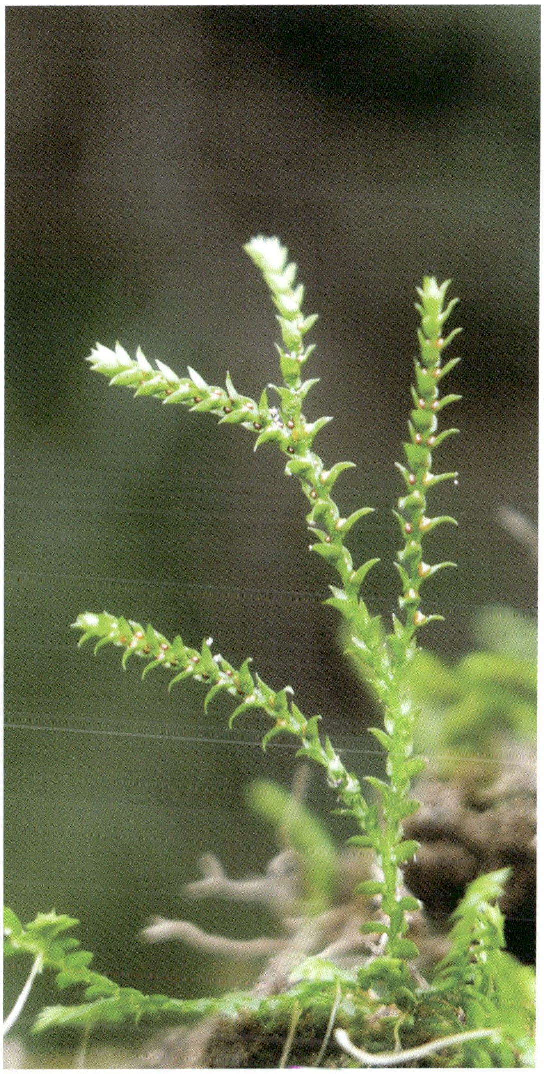

【生 活 型】多年生湿中生草本。

【生　　境】生于森林区和草原区的阴湿山坡、林下湿地。

【功能主治】全草（小卷柏）：清热利湿，活血通经，止血。用于肝炎，胆囊炎，痢疾，下肢湿疹，烧烫伤，痛经，闭经，跌打损伤，脱肛，外伤出血。

问荆属 *Equisetum* L.

多年生草本。根茎匍匐，深埋地下。茎同型或异型，入冬即枯萎，具节，节上常轮生分枝，节间中空，外具肋棱，肋上常有硅质瘤状突起，槽内有气孔，气孔不下陷于表皮细胞之下，茎具外韧管状中柱。叶退化，轮生，常联合成叶鞘筒，上部分裂成多数小齿。孢子叶盾形，下面生数个孢子囊，在顶端聚生成孢子叶球；孢子囊穗钝头；孢子同型，圆球形，外壁特化为弹丝，螺旋状缠绕于孢子上。

鄂伦春有 5 种

分种检索表

1a. 茎或分枝表面明显具硅质刺瘤，侧枝常向下弧曲。

2a. 营养枝生茎上的侧枝较少，不再分枝；主茎叶鞘通常具鞘齿 14~22，鞘齿分离，具宽膜质白边 .... 草问荆 ***E. pratense***

2b. 营养枝生茎上的侧枝多而密集，再次分枝；主茎叶鞘鞘齿通常数个合生，红褐色 .... 林问荆 ***E. sylvaticum***

1b. 茎或分枝表面光滑，有时粗糙，但不具硅质刺瘤，侧枝通常不向下弧曲。

3a. 茎中心孔（髓腔）约占茎断面积的 4/5，主茎叶鞘具鞘齿 18~20（~30） .... 水问荆 ***E. fluviatile***

3b. 茎中心孔（髓腔）约占茎断面积的 1/3，主茎叶鞘一般具鞘齿 8~12。

4a. 侧枝的第一个节间长于该侧枝发生处茎生叶鞘长度；绿色的营养茎不育，即顶端不产生孢子囊穗；侧枝多从茎上部发出，多而长，不再分枝......... 问荆 ***E. arvense***

4b. 侧枝的第一个节间短于该侧枝发生处茎生叶鞘长度；茎顶端产生孢子囊穗；主茎单一或自基部发出少数茎状枝，其上部轮生分枝........................ 犬问荆 ***E. palustre***

· 草问荆

【别名】马胡须、接骨草

Equisetum pratense Ehrh.

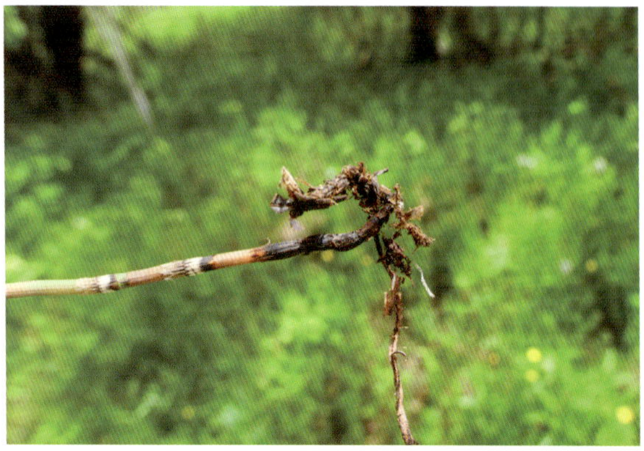

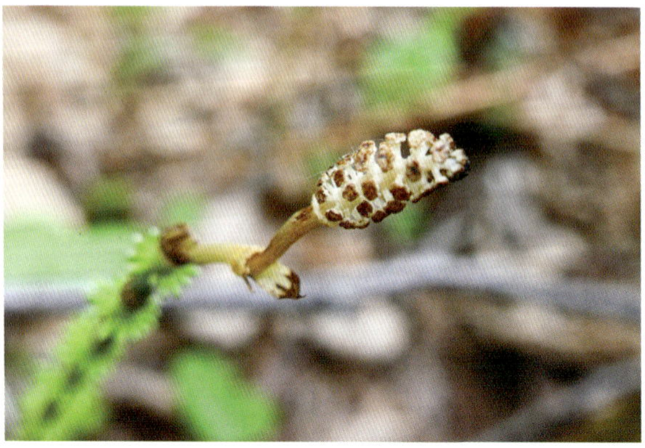

【生 活 型】多年生中生草本。

【生　　境】生于森林区和森林草原区的林下草地、林间灌丛。

【功能主治】全草（草问荆）：活血，利尿，驱虫。用于动脉粥样硬化，小便涩痛不利，肠道寄生虫病。

【民族应用】

▪ 蒙古族

全草（呼呼格-额布苏）：利尿，破痞，止血，生津。用于水肿，尿闭，石淋，尿道灼痛，月经过多，创伤出血，鼻出血，吐血，病后体虚。

*附　注 | 该种为鄂伦春"四普"新分布。

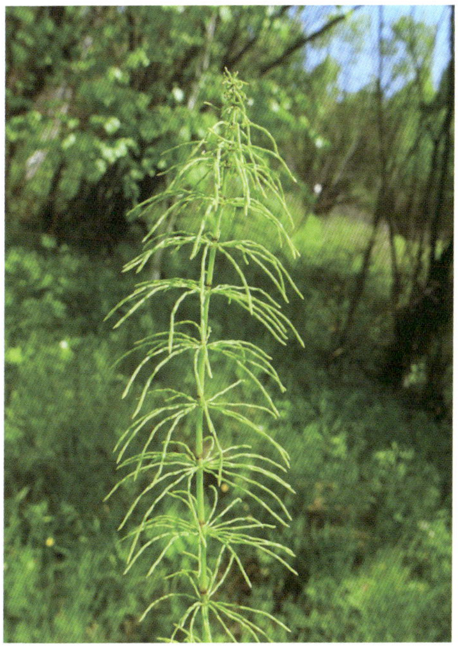

• 林问荆

【别名】林木贼

Equisetum sylvaticum L.

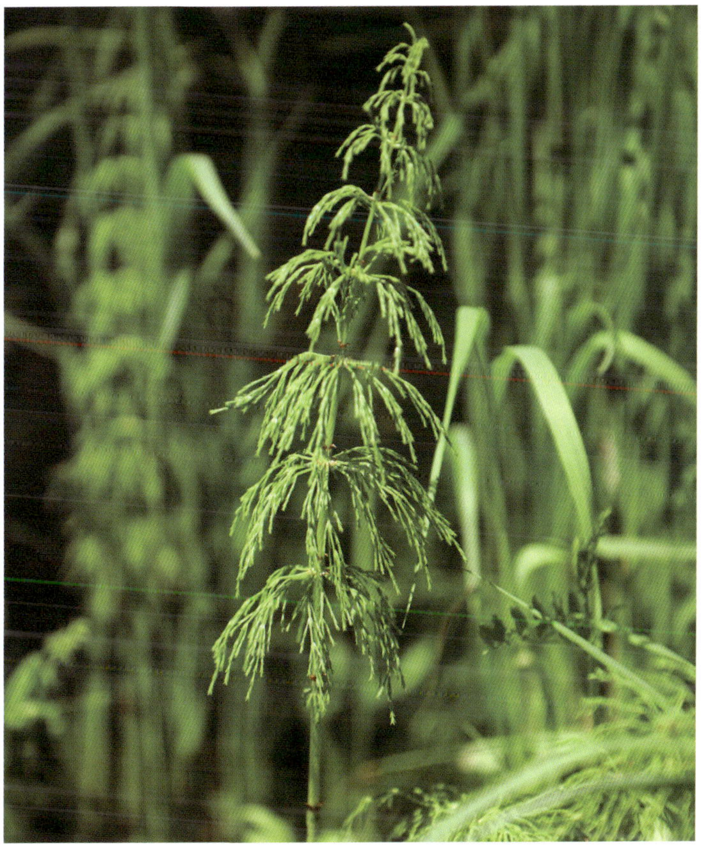

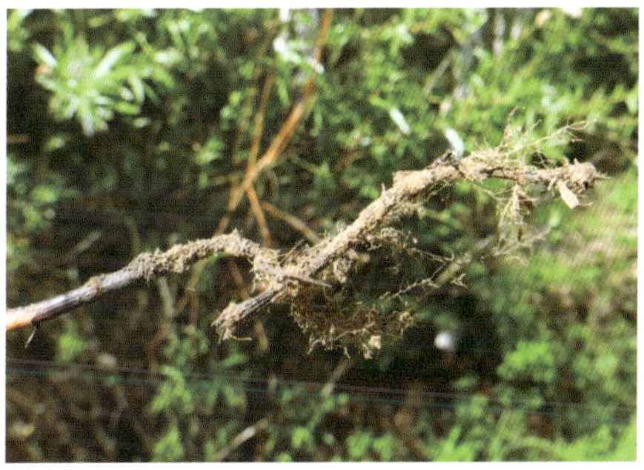

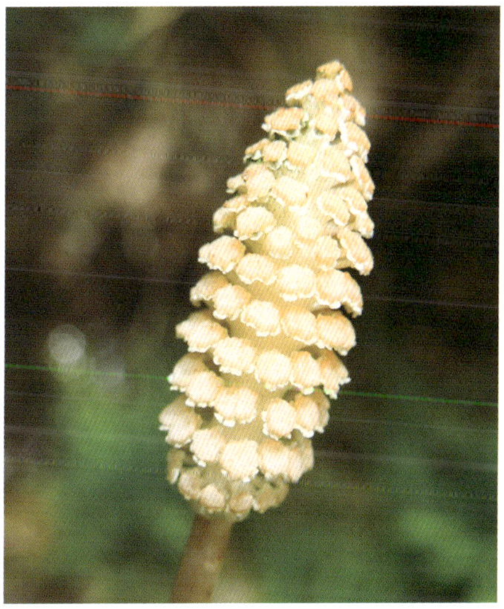

【生 活 型】多年生中生草本。

【生　　境】生于森林区的山地林下草地、灌丛、湿地。

【功能主治】全草（林问荆）：凉血止血，清热利尿，祛风止痛。用于咯血，尿血，淋病，痛风，风湿疼痛，癫痫。

【民族应用】

■ 蒙古族

全草（呼荷－乌布斯）：开窍，利尿，破石痞，滋补，止血。用于膀胱结石，水肿，病后体虚，外伤出血，月经淋漓，鼻衄，呕血。

*附 注 | 该种为鄂伦春“四普”新分布。

·水问荆

【别名】水木贼、溪木贼

Equisetum fluviatile L.

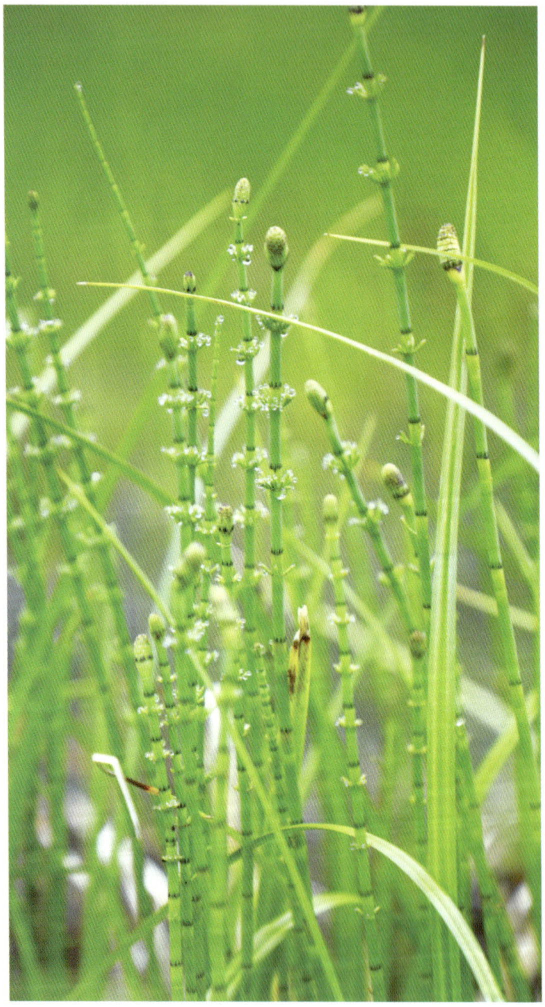

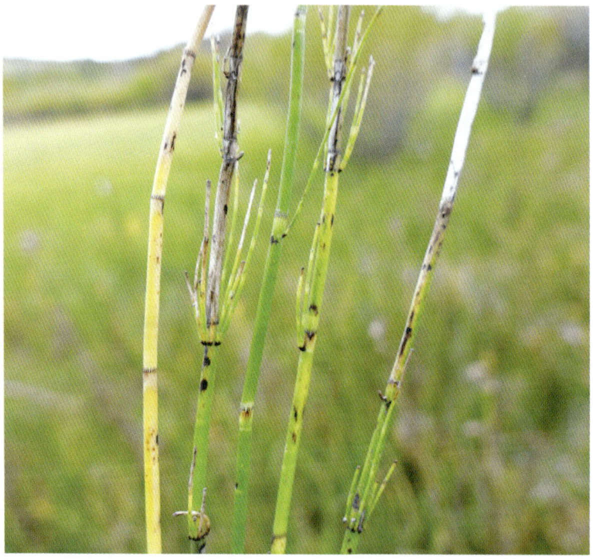

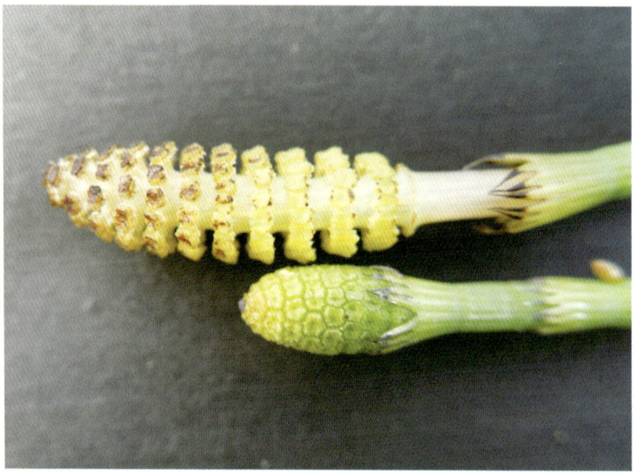

【生 活 型】多年生湿生草本。

【生　　境】生于森林区和草原区的沼泽、踏头沼泽、湿生草地浅水中。

【功能主治】全草（问荆）：止血，利尿，明目。用于鼻出血，吐血，咯血，便血，崩漏，外伤出血，淋证，目赤翳膜。

【民族应用】

■ 蒙古族

全草（呼荷－乌布斯）：开窍，利尿，破石痞，滋补，止血。用于膀胱结石，水肿，病后体虚，外伤出血，月经淋漓，鼻衄，呕血。

·问　荆

【别名】土麻黄、接续草

Equisetum arvense L.

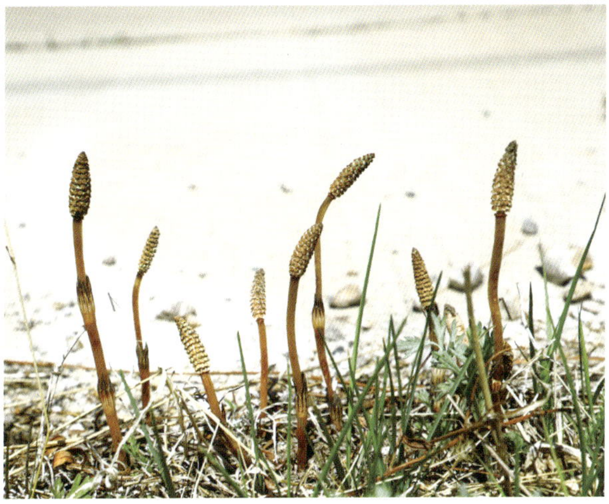

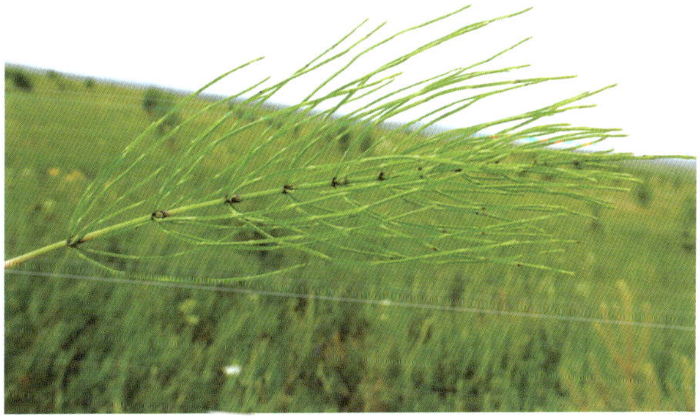

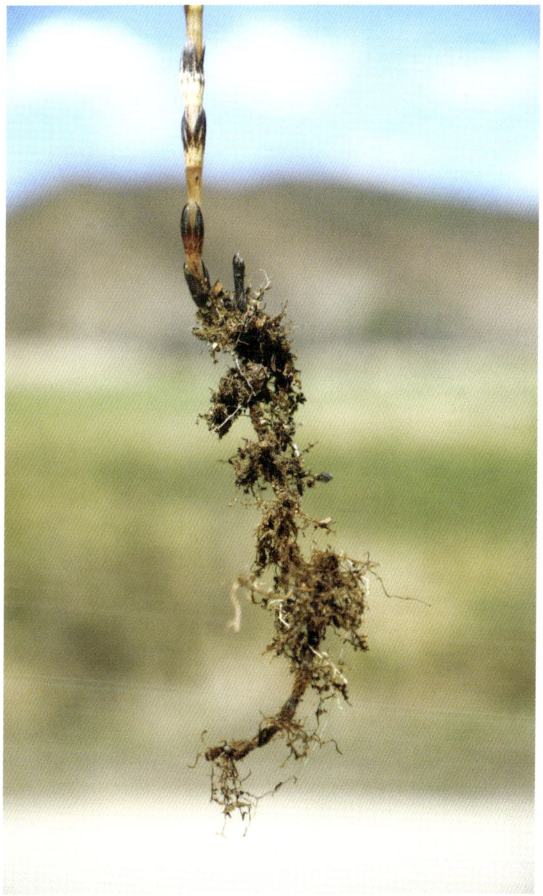

【生 活 型】多年生中生草本。

【生　　境】生于森林区和草原区的草地、河边、沙地。

【功能主治】全草（问荆）：止血，利尿，明目。用于鼻出血，吐血，咯血，便血，崩漏，外伤出血，淋证，目赤翳膜。

【民族应用】

■ 蒙古族

全草（呼呼格－额布苏）：利尿，破痞，止血，生津。用于水肿，尿闭，石淋，尿道灼痛，月经过多，创伤出血，鼻出血，吐血，病后体虚。

*附　注｜该种为鄂伦春“四普”新分布。

• 犬问荆

Equisetum palustre L.

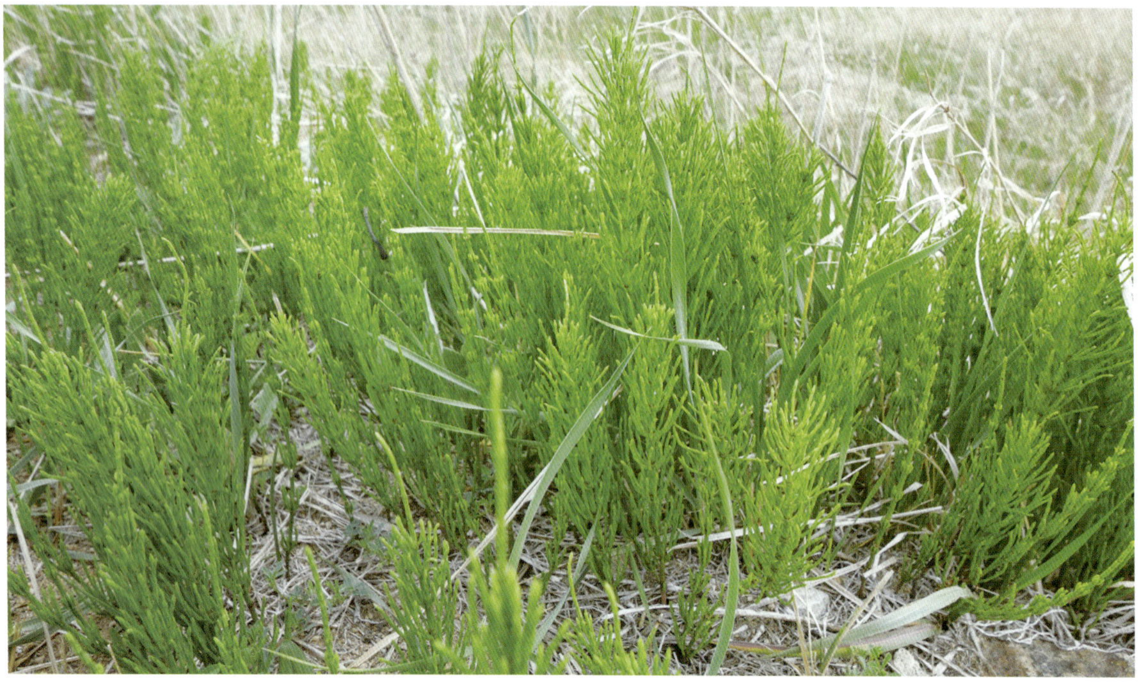

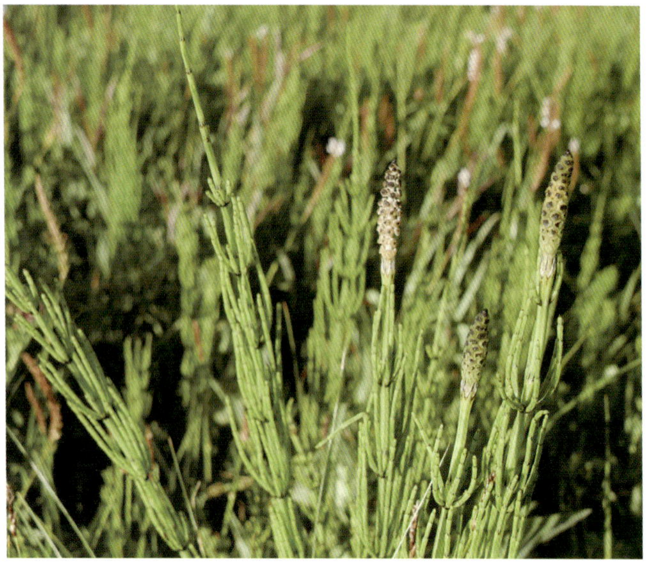

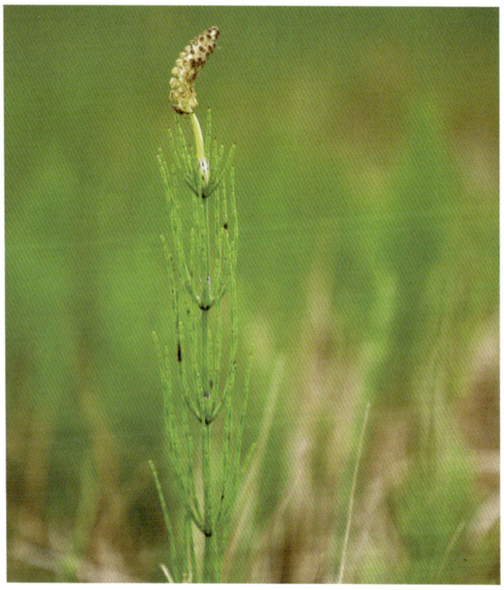

【生 活 型】多年生中生草本。

【生　　境】生于森林区和草原区林下湿地、水沟边。

【功能主治】全草（犬问荆）：清热，止血，利尿，止咳。用于小便不利，热淋，吐血，衄血，月经过多，咳嗽气喘。

【民族应用】

■ 蒙古族

全草（呼呼格－额布苏）：利尿，破痞，止血，生津。用于水肿，尿闭，石淋，尿道灼痛，月经过多，创伤出血，鼻出血，吐血，病后体虚。

蕨属 *Pteridium* Gled. ex Scop.

大型植物。根茎长而横走，内有复杂分裂的两重管状中柱，外被锈黄色短毛。叶远生；叶片革质或近革质，卵形或卵状三角形，二至三回羽状分裂；羽片互生或对生，基部1对最大，呈卵状三角形；叶脉羽状，侧脉多伸向叶缘内的1条边脉上；有长柄。孢子囊群条形，沿叶缘内的1条边脉着生；囊群盖条形，有内、外两层，外层由变质叶缘反卷成膜质假盖，内层为真盖，常发育不全或近退化；孢子具周壁，表面具颗粒、小刺状纹饰，外壁较薄，不形成赤道环。

鄂伦春有1种。

• 蕨

【别名】猴腿、蕨菜

Pteridium aquilinum (L.) Kuhn var. *latiusculum* (Desv.) Underw. ex A. Heller

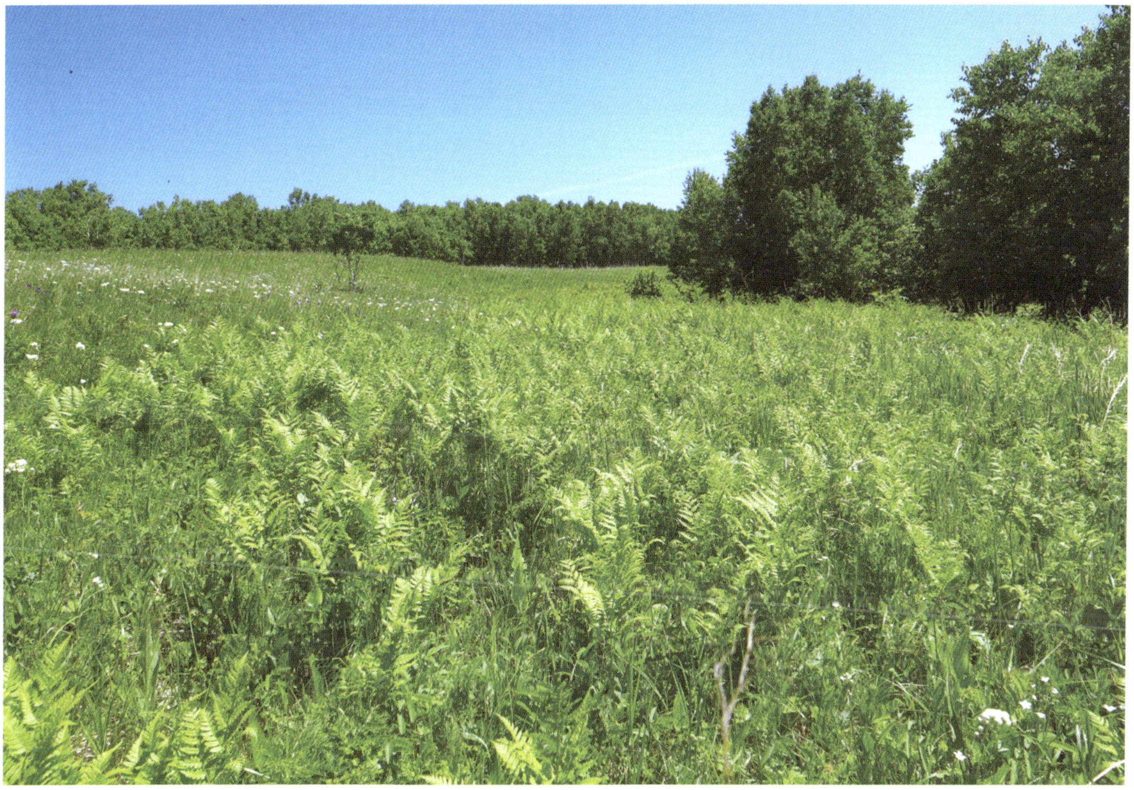

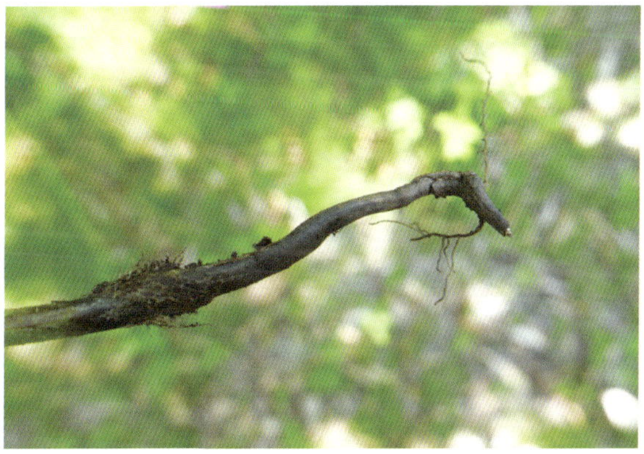

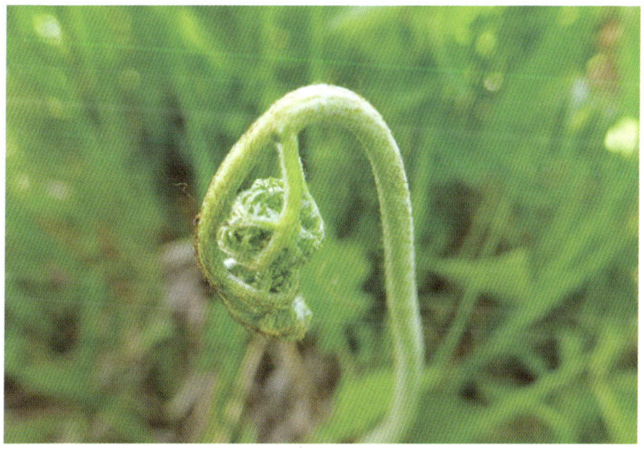

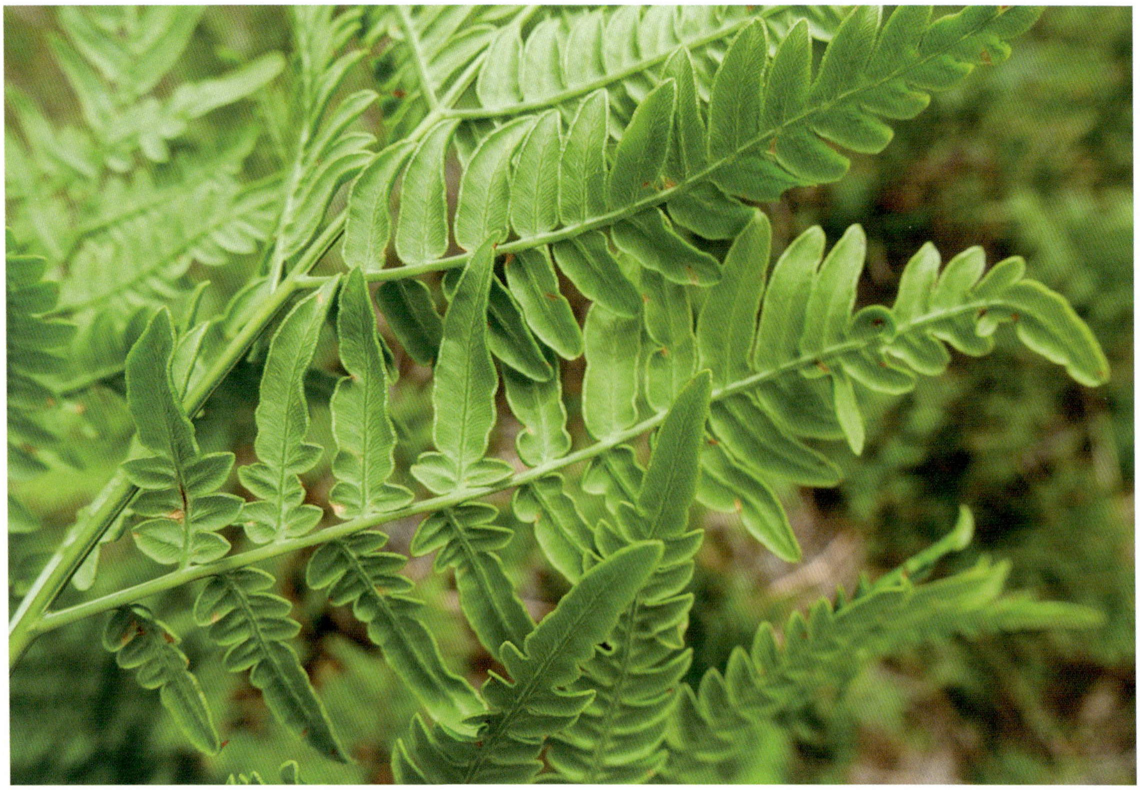

【生 活 型】多年生中生草本。

【生　　境】生于森林区和草原区的山地林下、林缘草地、山坡草丛。

【功能主治】

（1）嫩叶（蕨）：清热利湿，止血，降气化痰。用于感冒发热，黄疸，痢疾，带下，噎膈，肺结核咯血，肠风便血，风湿痹痛。

（2）蕨根（根茎）：清热利湿，平肝安神，解毒消肿。用于发热，咽喉肿痛，腹泻，痢疾，黄疸，带下，高血压，头昏失眠，风湿痹痛，痔疮，脱肛，湿疹，烫伤，蛇虫咬伤。

【民族应用】

蒙古族

全草（奥依麻）：清热，活血，消肿，利尿，止痛。用于发热，气膈，痔疮，风湿关节痛，痢疾。

粉背蕨属　*Aleuritopteris* Fée

中小型旱生草本。根茎短，直立或斜升，被棕色或黑色披针形至卵状披针形鳞片。叶簇生，三角形、五角形，少为披针形，二至三回羽裂；羽片对生或近对生，通常基部 1 对最大，纸质，下面被白色或乳黄色粉末，稀无粉；叶脉羽状，分离，通常不甚明显；叶柄连同叶轴为栗褐色或红棕色，光滑，有光泽。孢子囊群圆形，顶生脉端，靠近叶边，幼时分离，成熟时汇合成条形；囊群盖膜质，由变质叶缘反卷而成；孢子近圆形，周壁薄而透明，具褶皱或无，表面具颗粒状或拟网状纹饰。

鄂伦春有 1 种。

• 银粉背蕨

【别名】五角叶粉背蕨、铁杆草、通经草

Aleuritopteris argentea (Gmél.) Fée

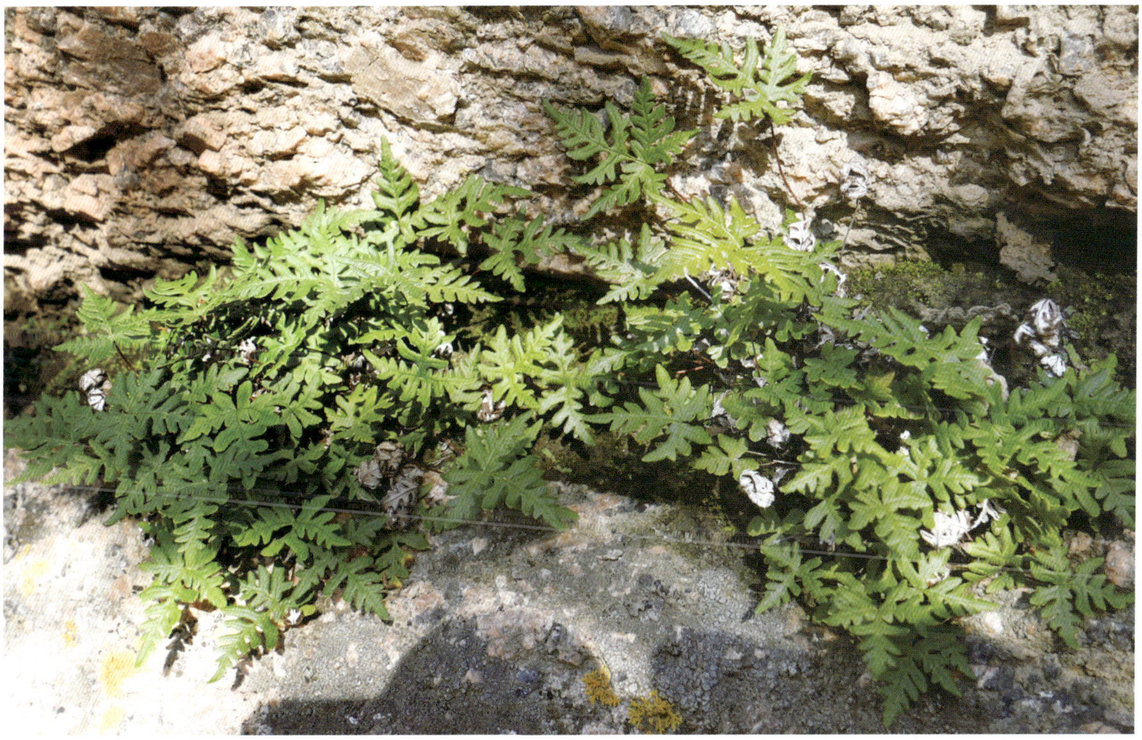

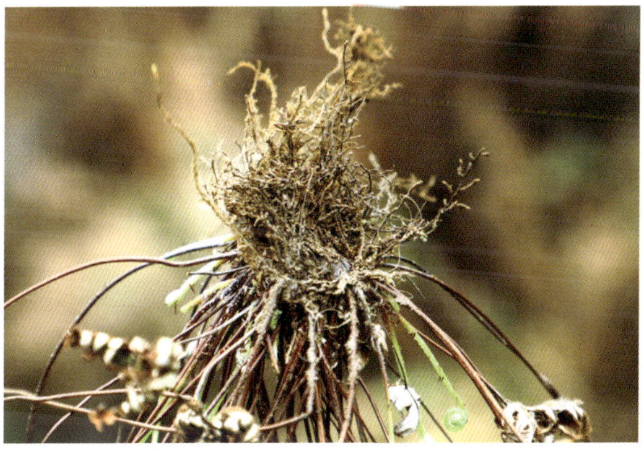

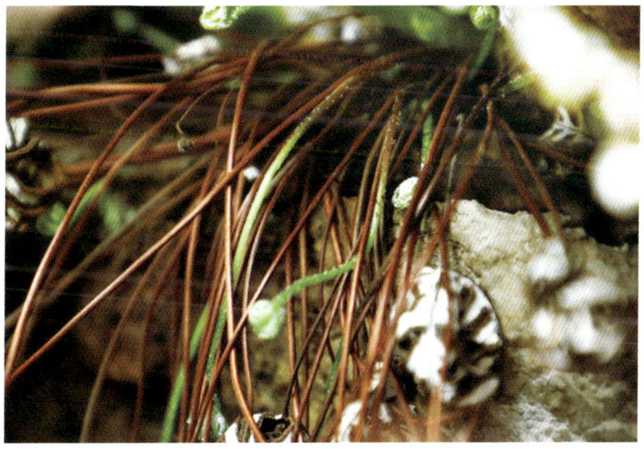

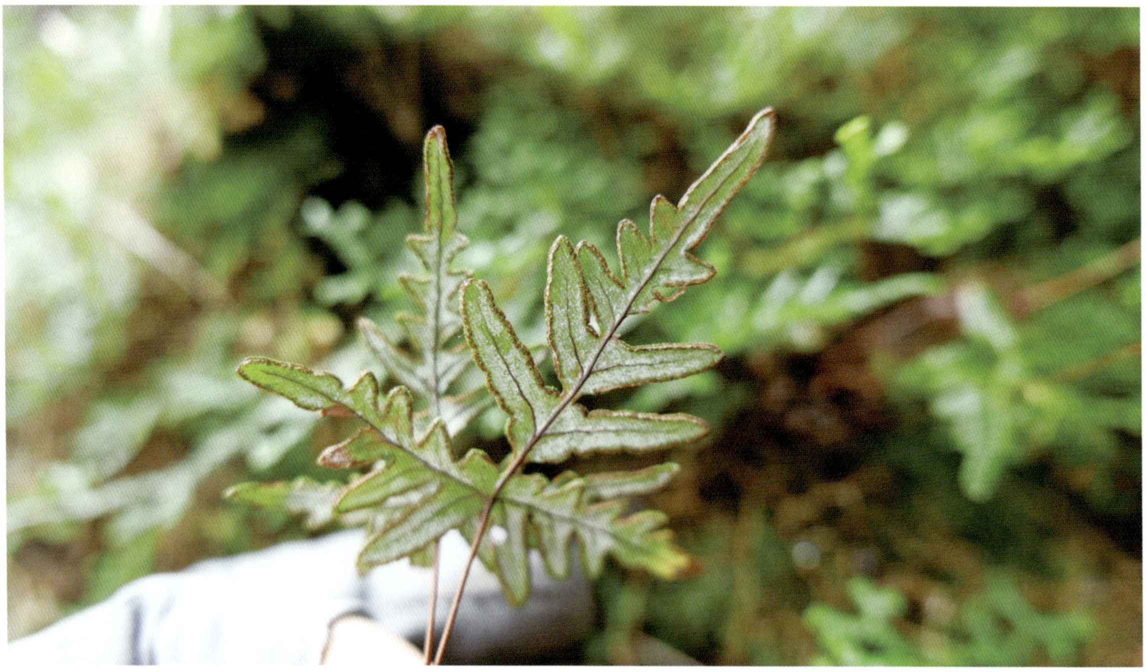

【生 活 型】多年生旱中生草本。

【生　　境】生于森林区和森林草原带的山地石灰岩石缝中。

【功能主治】全草（通经草）：祛痰止咳，活血通经，利湿，解毒消肿。用于月经不调，经闭腹痛，赤白带下，肺痨咯血，大便泄泻，小便涩痛，肺痈，乳痈，风湿关节痛，跌打损伤，肋间神经痛，暴发火眼，疮肿。

【民族应用】

蒙古族

全草（吉斯－额布斯）：愈伤，明目，止咳，止血。用于胸伤，骨折，目赤，视力减退，肺痨咳嗽，吐血。

冷蕨属　*Cystopteris* Bernh.

陆生小型植物。根茎细长而横走，或短而横卧，顶端疏生鳞片。叶草质，光滑无毛；叶片矩圆形、卵形或近五角形，一至三回羽状，稀四回羽裂；羽片有短柄；叶脉羽状，侧脉单一或分叉；叶柄禾秆色，基部被鳞片。孢子囊群圆形，背生于叶脉上；囊群盖卵形或近圆形，着生于囊托基部，被压在成熟的孢子囊群下面；孢子囊球形，环带直立；孢子肾形，周壁紧包于孢子外面，表面具刺状或细网状纹饰。

鄂伦春有 1 种。

·冷　蕨

Cystopteris fragilis (L.) Bernh.

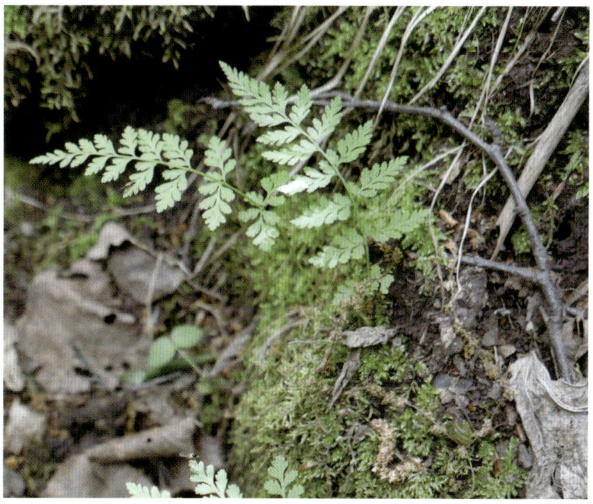

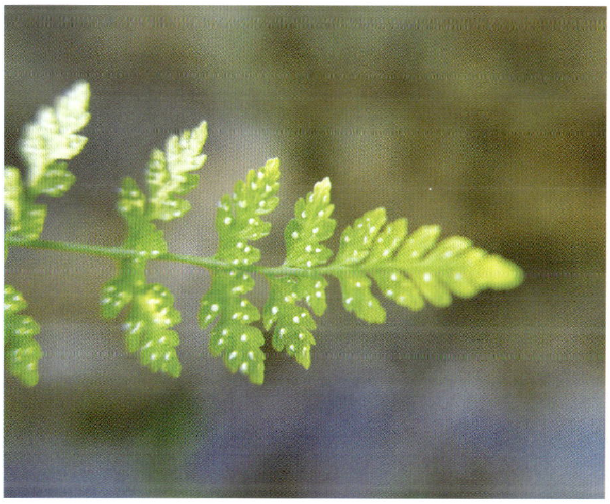

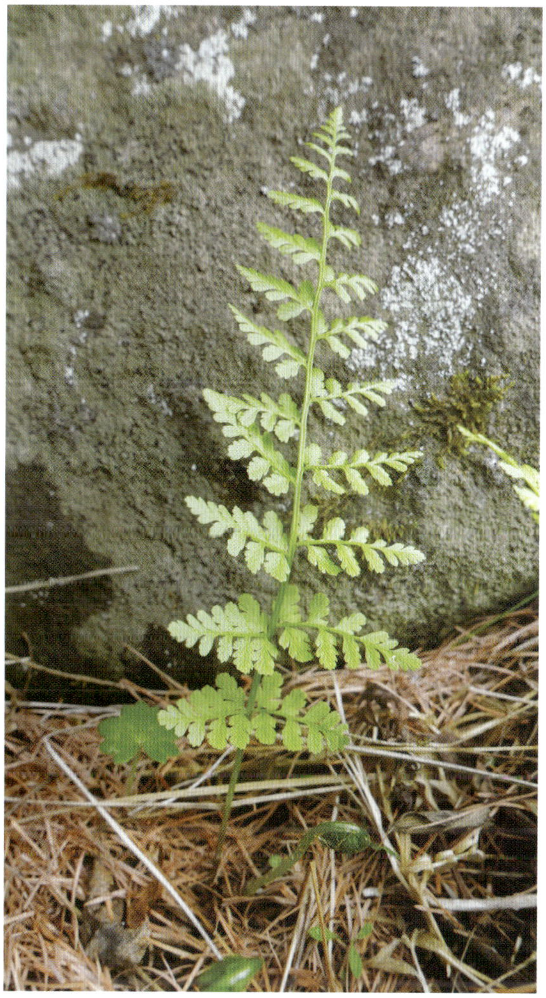

【生 活 型】多年生中生草本。

【生　　境】生于森林区和草原区的山地林下阴湿处、山沟或阴坡石缝中。

【功能主治】全草（冷蕨）：和胃，解毒。用于胃病，食物中毒。

蹄盖蕨属 *Athyrium* Roth

中型植物。根茎短，横卧、直立或斜升。叶簇生，草质或厚纸质。叶片矩圆形、卵形或宽披针形，二至三回羽状分裂，叶轴和羽轴上面有纵沟，彼此互通，在羽片着生处，沟的两侧常有肉刺状突起；叶脉羽状分叉，小脉伸达锯齿顶端；叶柄长，基部加厚，呈腹凹背凸形，背部两侧各有瘤状气囊体 1 列，向下削尖，密被鳞片；鳞片卵状披针形或披针形，全缘，红棕色或褐色。孢子囊群马蹄形、新月形、矩圆形，或上部弯曲成钩形；囊群盖同形，全缘或多少有缘毛或啮蚀状，宿存；孢子肾形，具周壁或不具周壁，周壁具细网状、颗粒状小瘤状纹饰，或纹饰不明显。

鄂伦春有 2 种。

分种检索表

1a. 根茎上的鳞片多为棕褐色；叶片矩圆状披针形，下部 2~3 对羽片明显缩短.. **中华蹄盖蕨 *A. sinense***

1b. 根茎上的鳞片多为黑褐色；叶片卵形至宽卵形，下部羽片不缩短，稀基部 1 对羽片缩短.. **东北蹄盖蕨 *A. brevifrons***

• 中华蹄盖蕨

【别名】狭叶蹄盖蕨

Athyrium sinense Rupr.

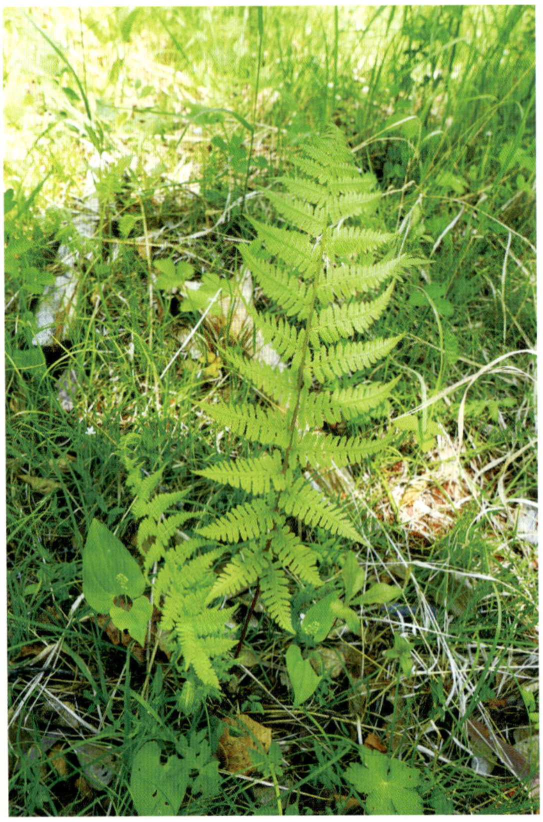

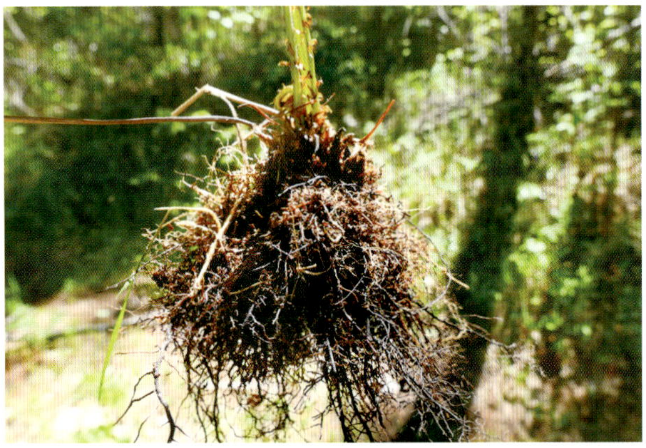

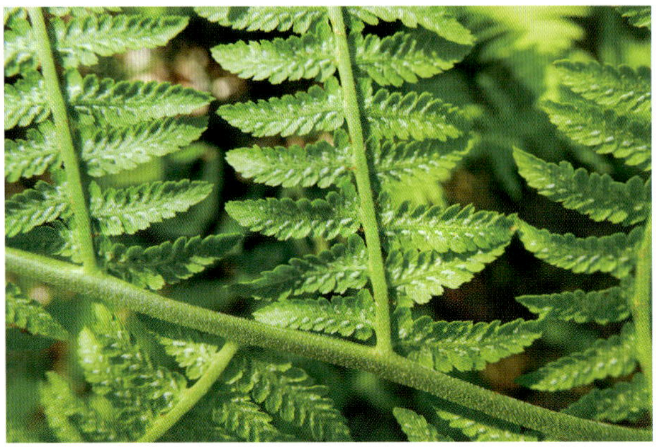

【生 活 型】多年生中生草本。

【生　　境】生于森林区的山地林下。

【功能主治】**根茎及叶柄残基（中华蹄盖蕨）**：清热解毒，止血，杀虫。用于流行性感冒，麻疹，流行性乙型脑炎，异常子宫出血，蛔虫病，蛲虫病，钩虫病。

*附　注 | 该种为鄂伦春“四普”新分布。

·东北蹄盖蕨

【别名】多齿蹄盖蕨、短叶蹄盖蕨、猴腿蹄盖蕨

Athyrium brevifrons Nakai ex Tagawa

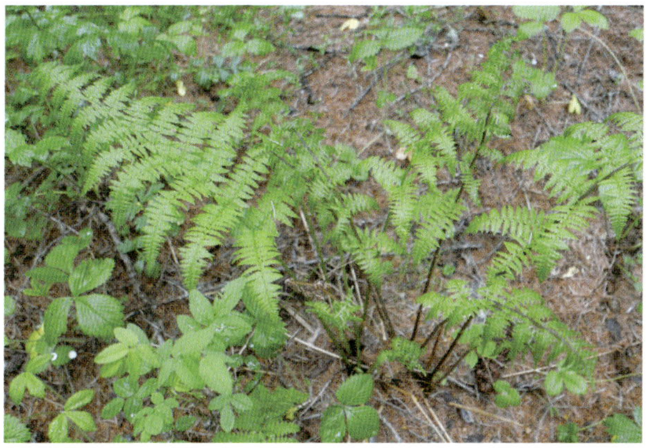

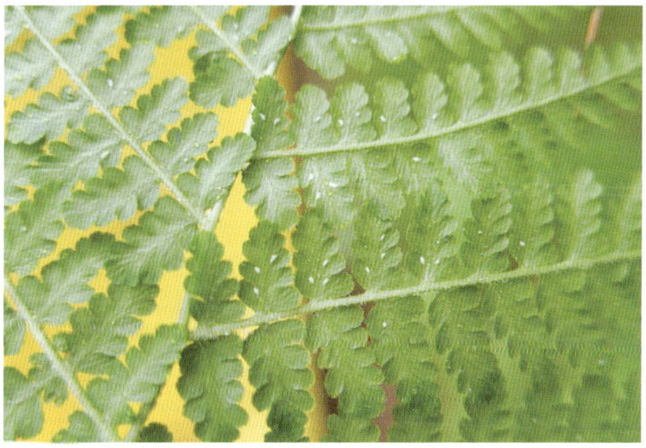

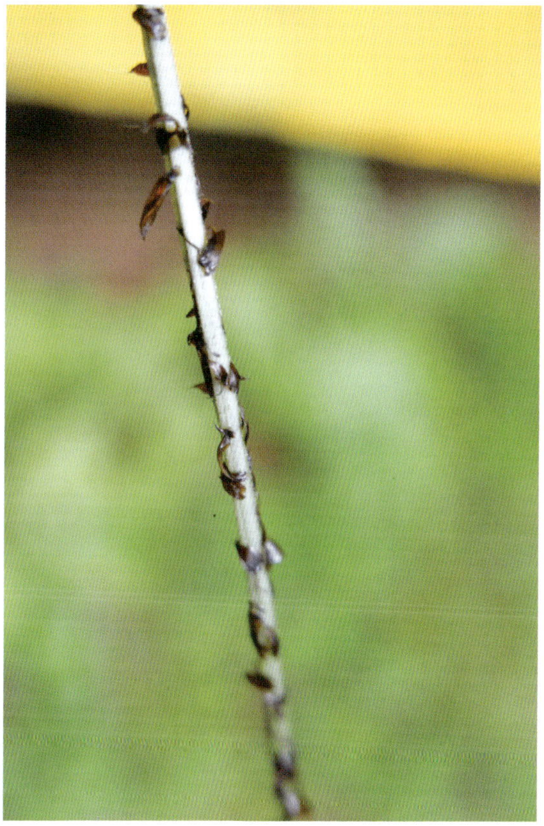

【生 活 型】多年生中生草本。

【生　　境】生于森林区和草原区的山地林下。

【功能主治】**根茎（短叶蹄盖蕨）**：驱虫，止血。用于蛔虫病，外伤出血。

*附　注 | 该种为鄂伦春“四普”新分布。

过山蕨属 *Camptosorus* Link

小型植物。根茎短，顶端有栗黑色、粗筛孔状鳞片。叶簇生，草质或纸质，无毛；叶近二型，单一，披针形，先端长渐尖，常呈鞭状延伸，着地生根进行营养繁殖，基部楔形或垂耳形，全缘；叶脉网状，网眼 1~2（~3）行在主脉两侧不规则排列，无内藏小脉，网眼外的小脉分离，不达叶边。孢子囊群短条形或矩圆形，沿主脉两侧排成 1~3 行，近主脉的 1 行较规则；囊群盖同形，膜质；孢子囊的环带由 19 个加厚细胞组成。

鄂伦春有 1 种。

· 过山蕨

【别名】马蹬草、过桥草

Camptosorus sibiricus Rupr.

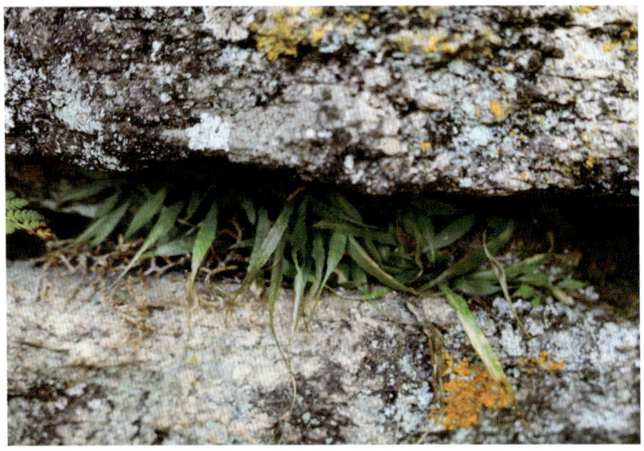

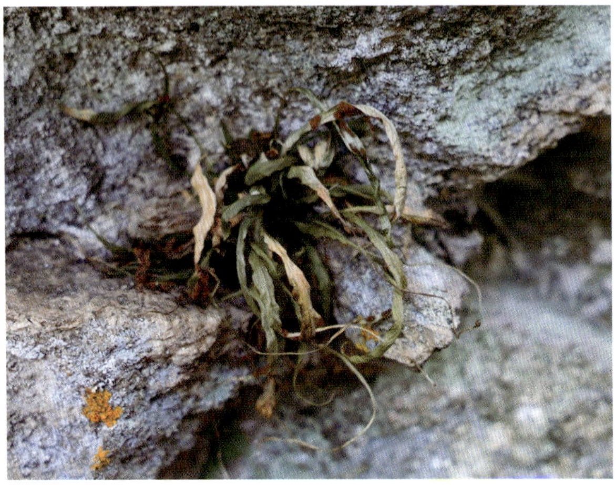

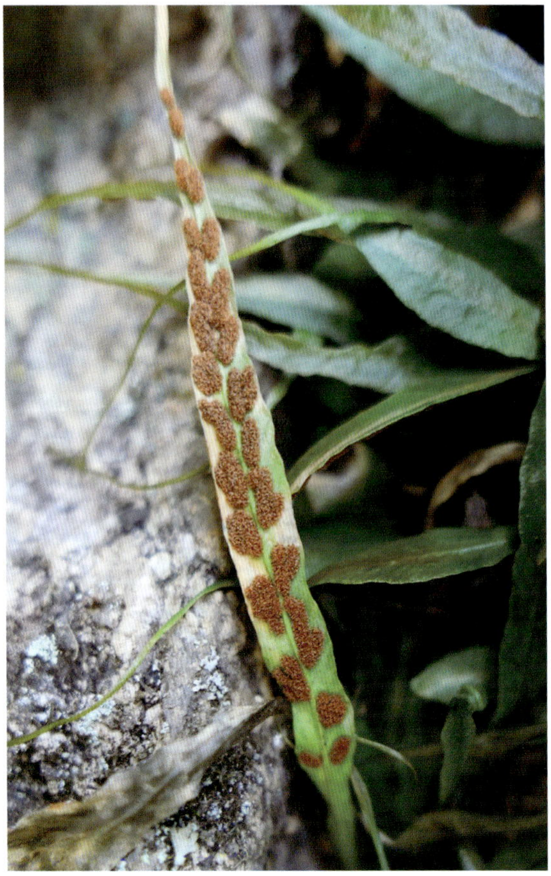

【生 活 型】多年生中生草本。

【生　　境】生于森林区的山地林下、林缘潮湿的石壁上。

【功能主治】全草（过山蕨）：活血化瘀，止血解毒。用于血栓闭塞性脉管炎，偏瘫，异常子宫出血，外伤出血，神经性皮炎，下肢溃疡。

*附　注 | 该种为鄂伦春“四普”新分布。

荚果蕨属 *Matteuccia* Todaro

中型植物。根茎短而粗壮，直立或斜升，被棕色披针形鳞片。叶簇生，二型，有柄。营养叶矩圆状披针形或倒披针形，二回羽状深裂；羽片狭披针形，互生，平展，无柄；叶脉羽状，分离，伸达叶边；叶草质或纸质，近光滑，或仅沿叶轴、羽轴和中脉有少数柔毛，或疏生鳞片。孢子叶矩圆形至披针形，一回羽状；羽片条形，互生，近无柄，两侧反卷成荚果状，包裹着孢子囊群。孢子囊群球形，着生于小脉背上的囊托上；有囊群盖或无；孢子肾形，周壁透明，稍具褶皱，表面具小刺状纹饰。

鄂伦春有1种。

• 荚果蕨

【别名】黄瓜香、小叶贯众、野鸡膀子

Matteuccia struthiopteris (L.) Tod.

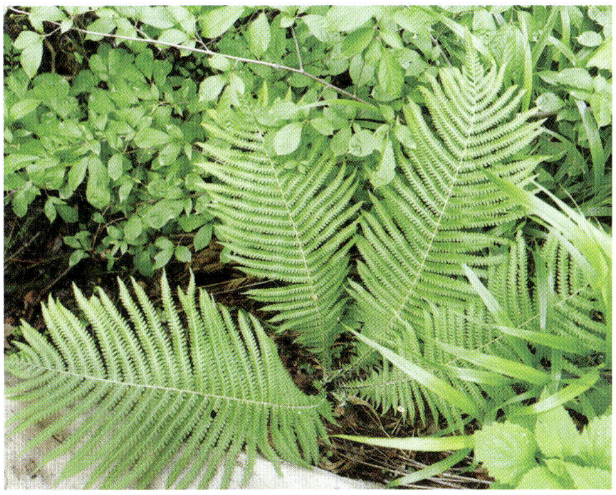
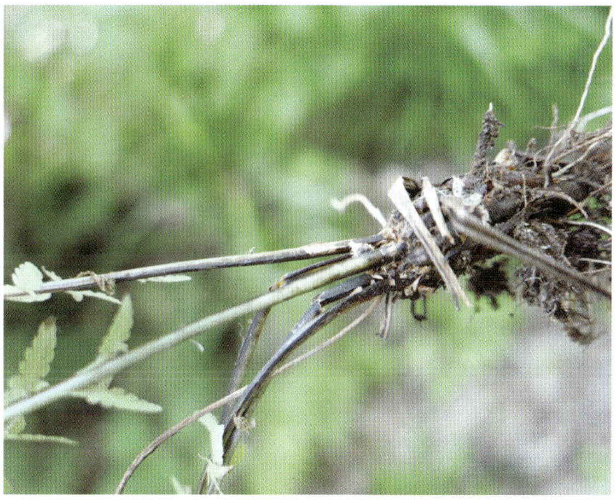
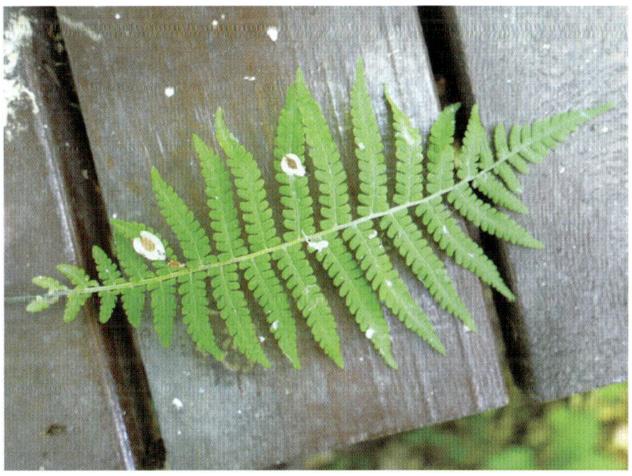
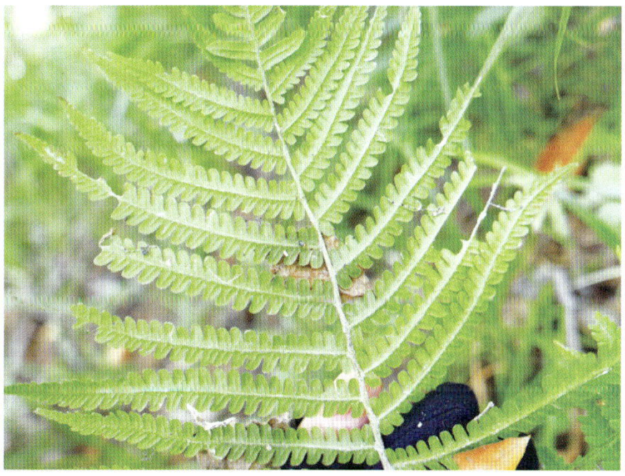

【生 活 型】多年生中生草本。

【生　　境】生于森林区和草原区的山地林下、溪边疏林下。

【功能主治】根茎及叶柄残基（荚果蕨贯众）：清热解毒，凉血止血，杀虫。用于热病发斑，腮腺炎，风热感冒，湿热瘢疹，吐血，衄血，血痢，血崩，带下，崩漏。

【民族应用】

■ 蒙古族

根茎及叶柄残基（纳日苏 - 额布斯）：清热解毒，治伤。用于毒热，狂犬病，肉食中毒，温病，视力减退，旧伤复发。

球子蕨属 *Onoclea* L.

陆生，中型植物。根茎横走，黑色，有网状中柱，被鳞片。叶疏生，二型，有柄。营养叶绿色革质，一回羽状；羽片宽披针形，基部 1~2 对，有短柄；叶脉明显连接成六角形网眼，无内藏小脉。孢子叶二回羽状；羽片条形，有短柄，一回羽状深裂；小羽片反卷成小圆球形，彼此分离。孢子囊群背生于小脉的囊托上；囊群盖下位，包被囊群，外面被反卷的小羽片包裹成念珠状；孢子两面型，表面有细纹。

鄂伦春有 1 种。

· 球子蕨

【别名】间断球子蕨

Onoclea sensibilis L. var. *interrupta* Maxim.

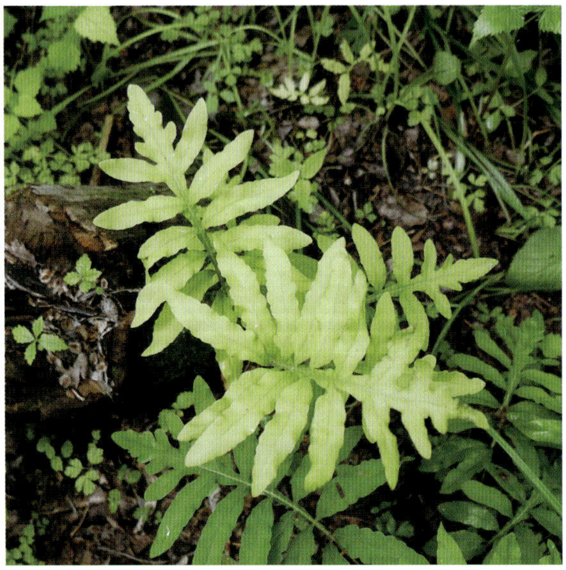

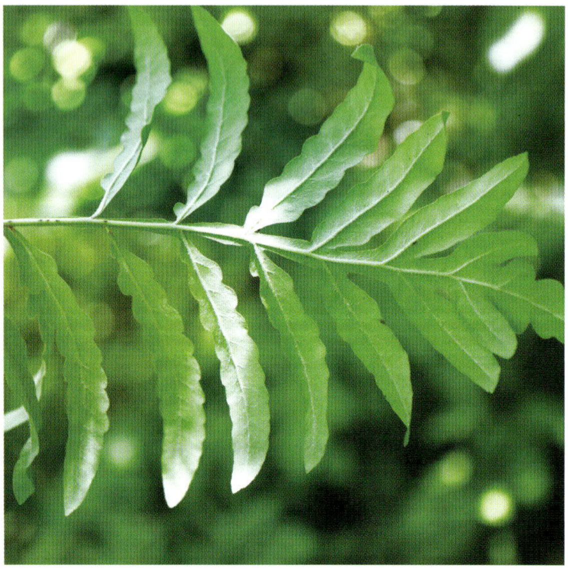

【生 活 型】多年生中生草本。

【生　　境】生于森林区的阔叶林下阴湿草地、林缘草甸上。

【功能主治】根茎（球子蕨）：利尿。

*附　注 ｜ 该种为鄂伦春“四普”新分布。

岩蕨属 *Woodsia* R. Br.

小型石生植物。根茎短，直立或斜升，被棕色膜质的鳞片。叶簇生，草质或近纸质，光滑无毛，或有节状长柔毛和短腺毛，或沿叶脉疏生鳞片；叶片狭披针形，一至二回羽状；羽片全缘至羽状深裂；叶脉羽状，不达叶边；叶柄禾秆色至栗色，基部被鳞片，向上被毛或光滑，通常在不同部位有 1 个关节。孢子囊群圆形，顶生或背生于小脉上；囊群盖下位，碟形、杯形，边缘具流苏状睫毛，或退化为卷曲长毛。

鄂伦春有 1 种。

·岩　蕨

Woodsia ilvensis (L.) R. Br.

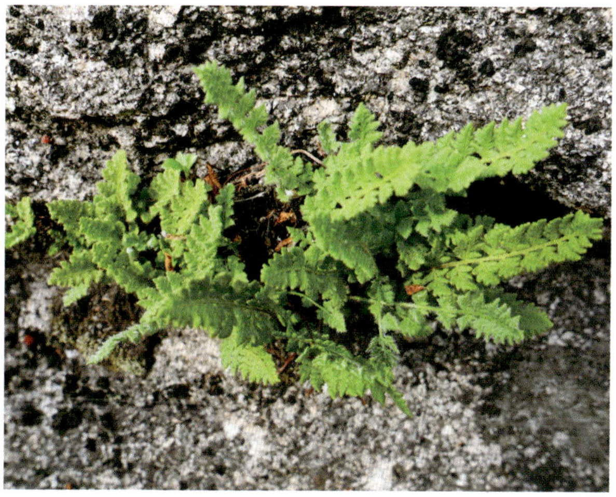

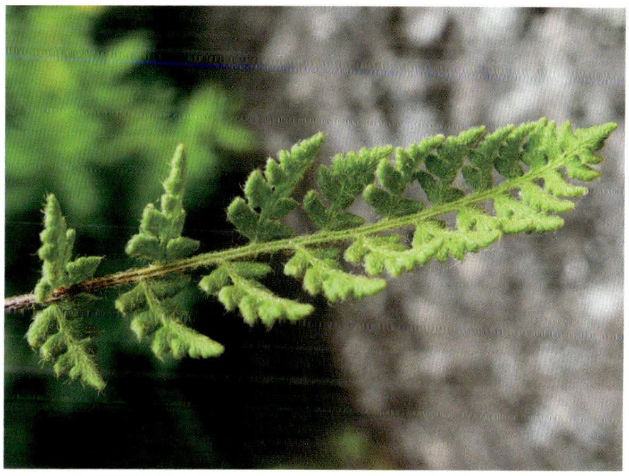

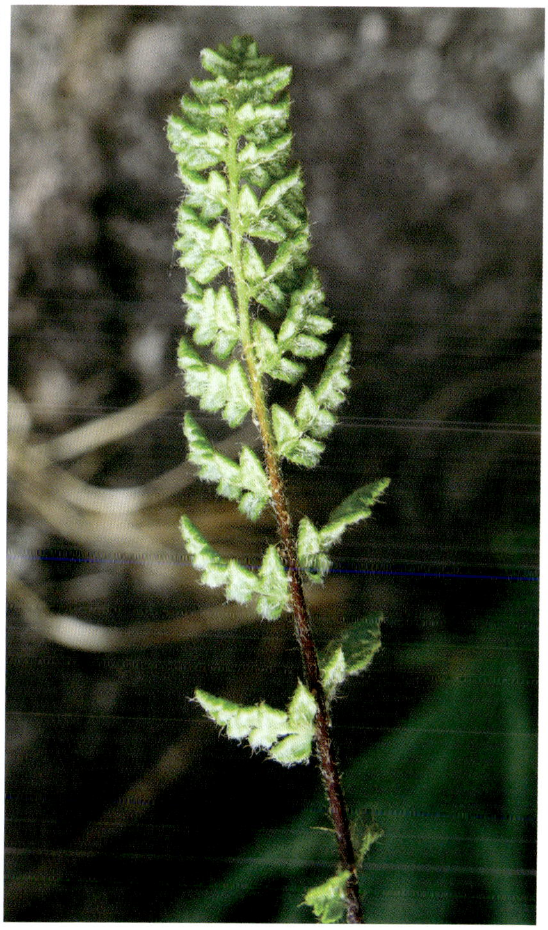

【生 活 型】多年生中生草本。

【生　　境】生于森林区和草原区的山地岩石缝中。

【功能主治】全草（岩蕨）：舒筋活血。用于伤筋，跌打损伤。

*附　注 | 该种为鄂伦春“四普”新分布。

鳞毛蕨属 *Dryopteris* Adans.

陆生中型植物。根茎短粗，直立或斜升。叶簇生，纸质或草质；叶片卵状披针形至披针形，一至三回羽状或四回羽裂；小羽片基部对称或少有不对称，上侧不为耳状突起；叶脉羽状，侧脉单一或二至三叉，通常伸达叶边，下侧小脉先出；叶柄上面凹，下面凸，密被鳞片；鳞片棕色、栗色、棕褐色或栗黑色，卵形至披针形，边缘有齿牙，或呈流苏状，或全缘。孢子囊群圆形，生于小脉上；囊群盖圆肾形，膜质或纸质，以深缺刻着生于叶脉，宿存或早脱落；孢子单裂缝，周壁具褶皱，常形成片状突起。

鄂伦春有 1 种。

• 香鳞毛蕨

【别名】香叶鳞毛蕨

Dryopteris fragrans (L.) Schott

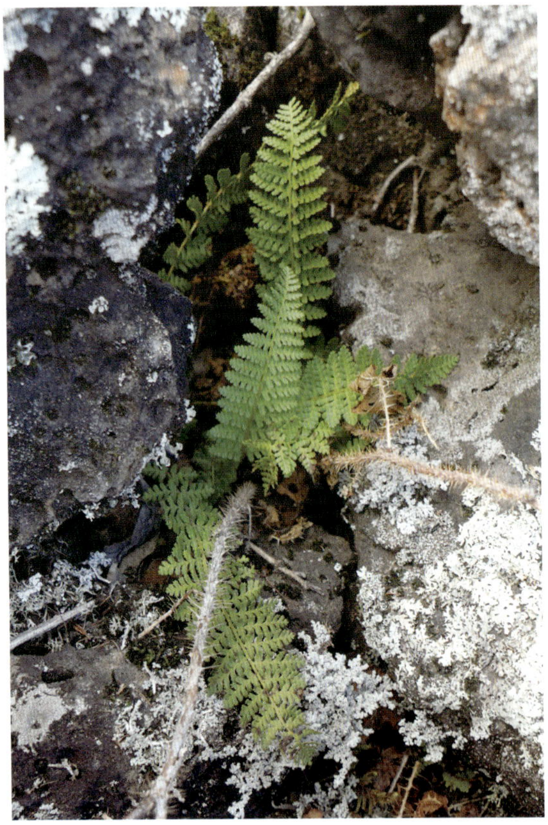

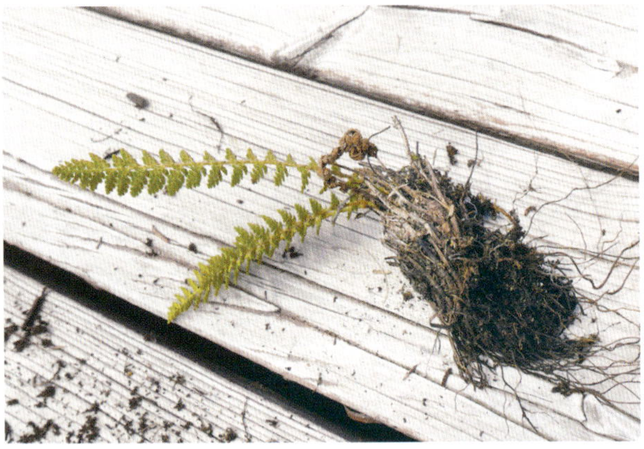

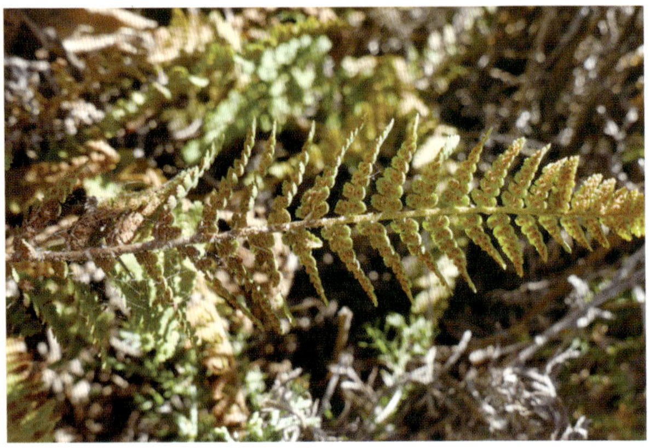

【生 活 型】多年生中生草本。

【生　　境】生于森林区和草原区的山地碎石山坡或石砬子上。

【功能主治】全草（香鳞毛蕨）：用于治疗各种皮肤病和关节炎，如牛皮癣、皮疹、皮炎、脚气病和干癣等，尤其对牛皮癣和关节炎的治疗效果非常显著。

*附　注 | 该种为鄂伦春“四普”新分布。

多足蕨属 *Polypodium* L.

中小型附生植物。根茎长而横走，密生鳞片。叶一型；叶片羽状深裂或一回羽状，无毛或稍被柔毛；叶脉分离，或沿主脉两侧各有 1 行大网眼，每网眼内有 1 条内藏小脉，网眼外的小脉分离，伸达叶边。孢子囊群圆形，着生于侧脉基部上侧一小脉顶端，在裂片中脉两侧各排成 1 行，通常无隔丝；孢子椭圆形，不具周壁，外壁具疣状纹饰。

鄂伦春有 1 种。

·小多足蕨

【别名】东北水龙骨、小水龙骨

Polypodium sibiricum Sipliv.

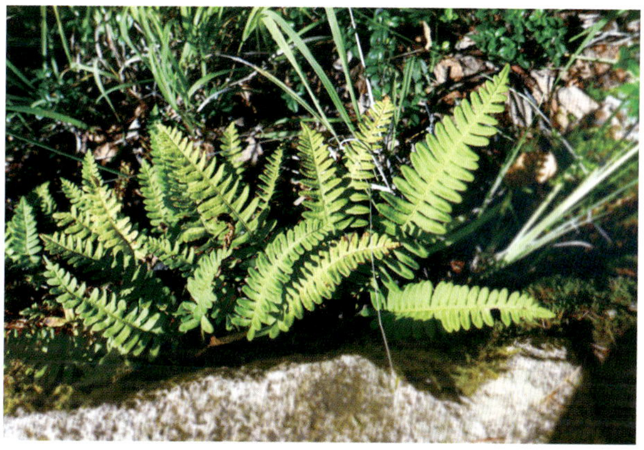

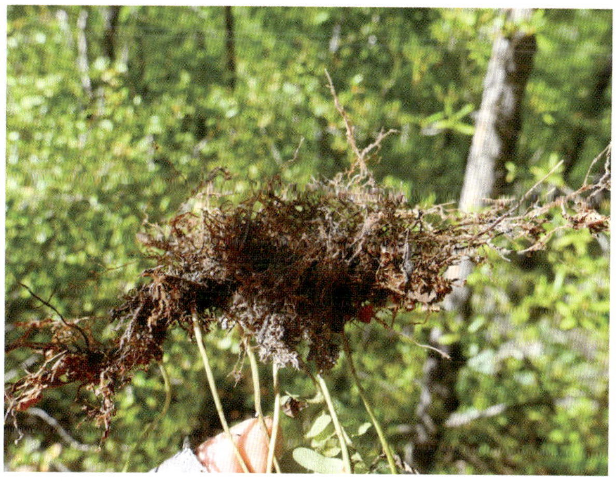

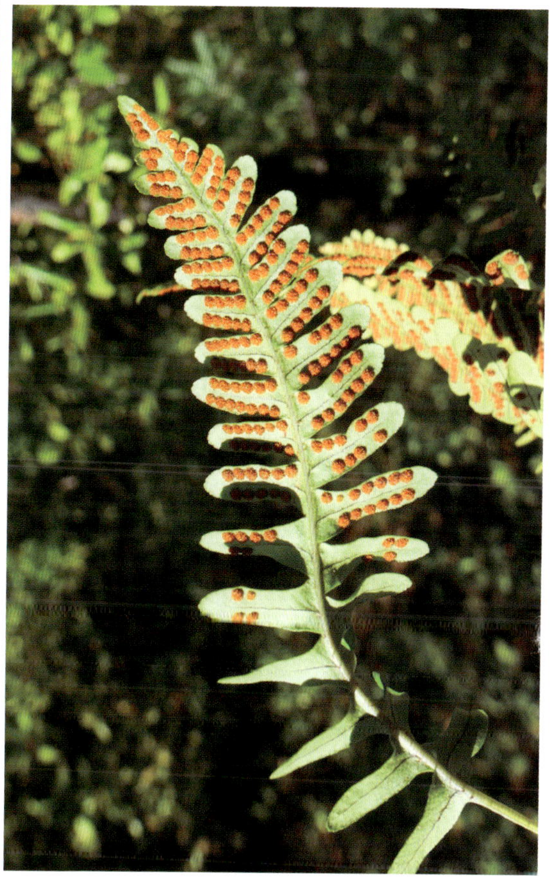

【生 活 型】多年生中生草本。

【生　　境】生于森林区的山地林下、林缘石缝中。

【功能主治】全草（小水龙骨）：祛风除湿，清热解毒，止咳平喘，利尿通淋，消肿止痛。用于痹证，小儿高热，疮疖痈肿，咳嗽气逆，热淋，小便短赤，淋沥涩痛，牙痛；外用于荨麻疹，跌打损伤，疮疖肿毒。

*附　注｜　该种为鄂伦春“四普”新分布。

第六章

鄂伦春
药用裸子植物资源

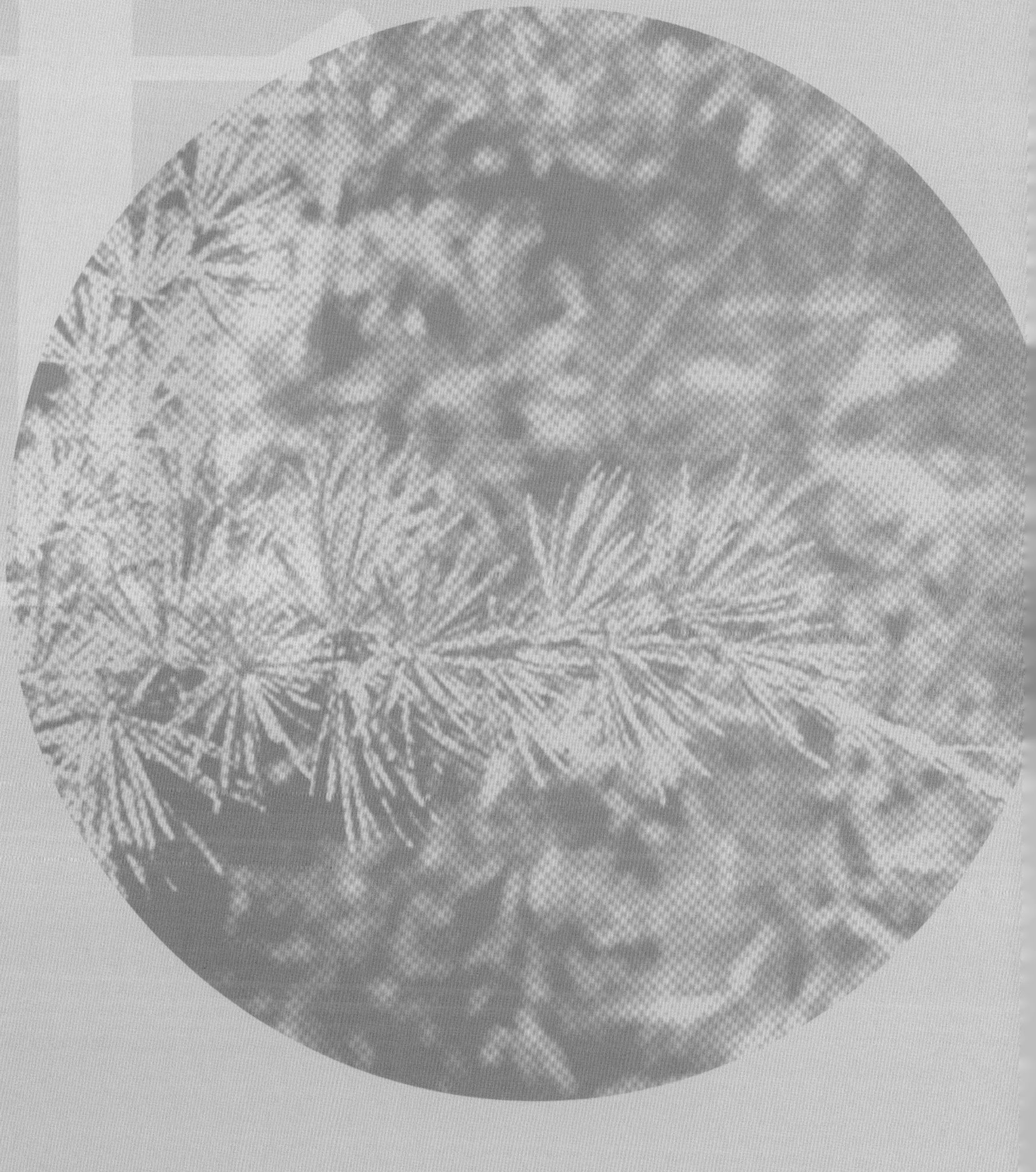

云杉属 *Picea* A. Dietr.

常绿乔木。树皮薄，鳞片状；枝轮生，小枝具隆起叶枕。叶螺旋状排列，辐射伸展，四棱状锥形，四面有白色气孔线，或仅上面有气孔线；树脂道 2，边生，稀无树脂道。雄球花黄色或红色，单生于叶腋，稀单生于枝顶，雄蕊多数，花药 2，药隔圆卵形，花粉粒有气囊；雌球花绿色或紫红色，单生于枝顶，直立，珠鳞多数，腹面基部生 2 枚胚珠，背面下部有极小苞鳞。球果当年成熟，下垂；种鳞薄木质，宿存；苞鳞短小，不露出；种子有翅，膜质。

鄂伦春有 1 种。

·红皮云杉

【别名】红皮臭

Picea koraiensis Nakai

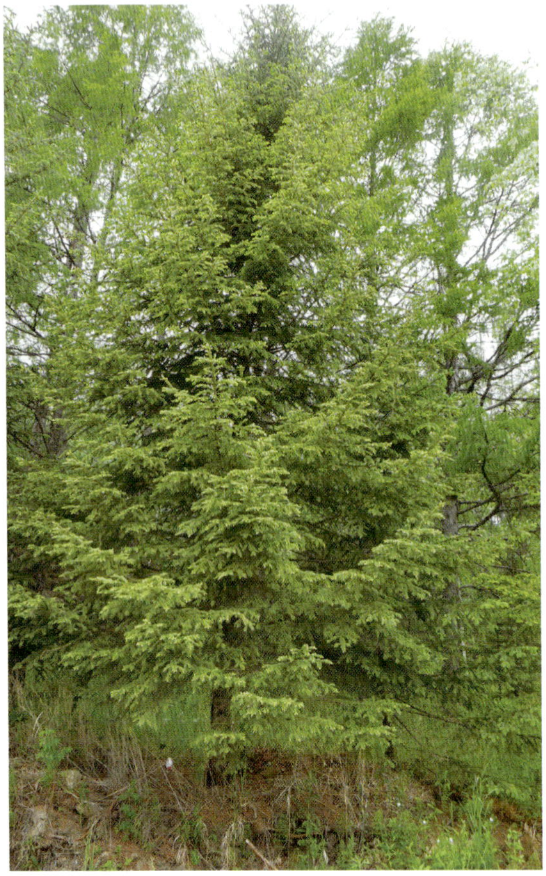

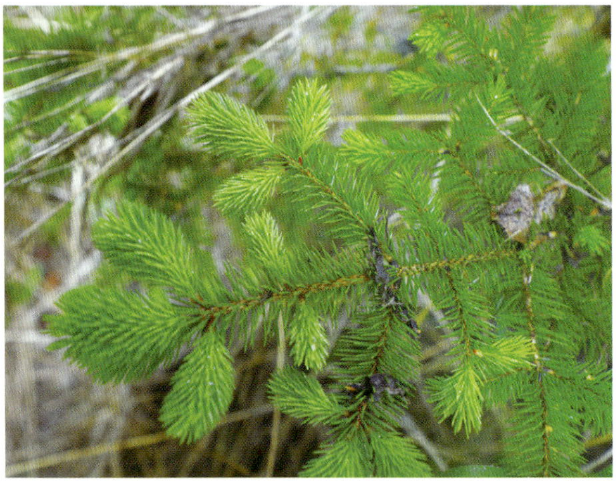

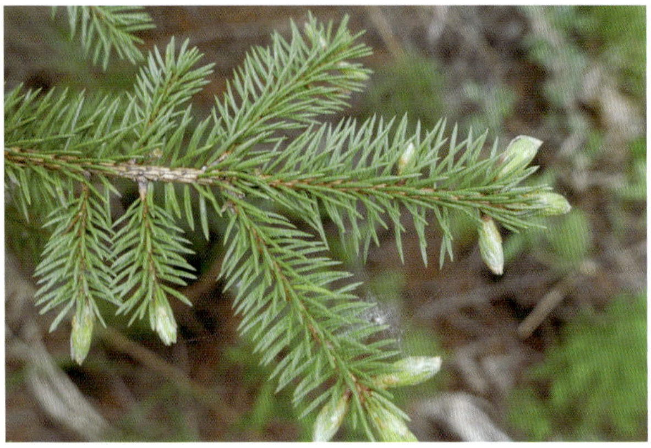

【生 活 型】寒温性中生乔木。

【花 果 期】花期 5~6 月，果期 9 月。

【生　　境】生于山地河谷低湿地、河流两旁、溪边及山坡平缓坡脚地带。

【功能主治】叶、枝、树皮（红皮云杉）：祛风除湿。用于风湿痹痛。

*附　注 | 该种为鄂伦春“四普”新分布。

松属 *Pinus* L.

常绿乔木，稀灌木，有树脂。冬芽有鳞片。针叶 2、3 或 5 针为一束，每束基部为被芽鳞组成的叶鞘包围，叶鞘脱落或宿存。球花单性同株；雄球花腋生，簇生于幼枝的基部，多数呈穗状花序，雄蕊多数，花药 2，花粉有气囊；雌球花单生或 2~4 朵生于新枝顶端。球果直立或下垂，二年（稀三年）成熟；种鳞木质，厚，宿存，上部露出部分为鳞盾，有横脊或无横脊，鳞盾的先端或中央有呈瘤状突起的鳞脐，鳞脐有刺或无刺；种子有翅或无翅，子叶 3~18。

鄂伦春有 1 种。

·偃　松

【别名】千叠松、矮松、爬松

Pinus pumila (Pall.) Regel

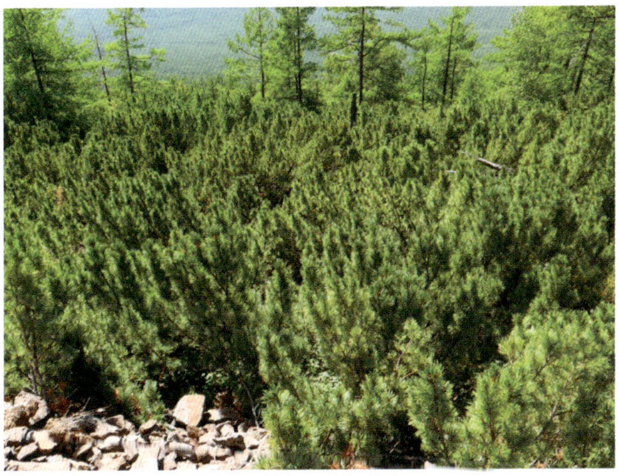
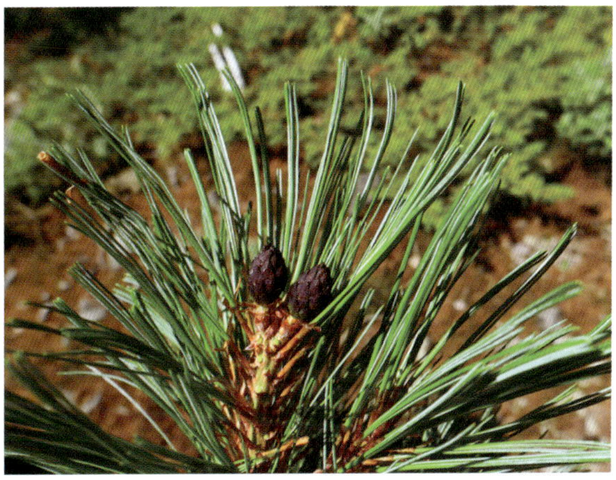
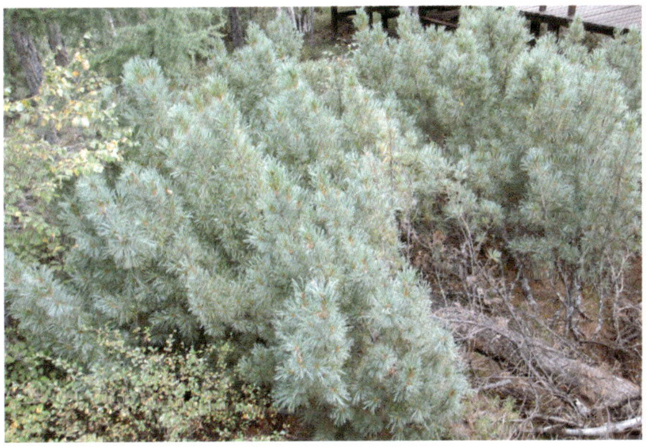
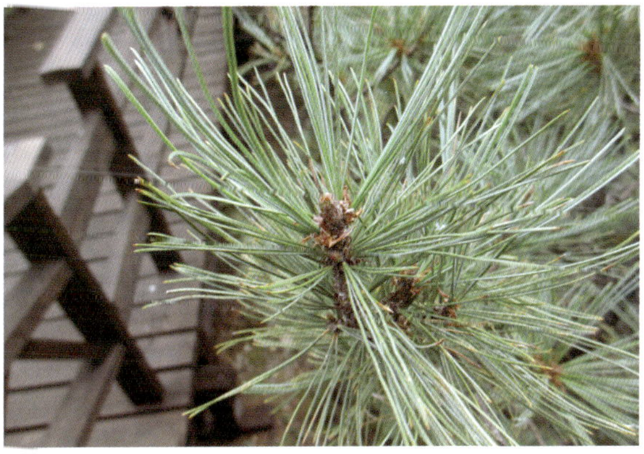

【生 活 型】中生灌木，稀小乔木。

【花 果 期】花期 6~7 月，球果成熟于翌年 9 月。

【生　　境】生于海拔 1200m 以上的山顶或山脊，常组成矮林，或与西伯利亚刺柏混生，或在兴安落叶松林下形成茂密的矮林。

【功能主治】

（1）花粉（偃松花粉）：祛风，益气，燥湿，止血。用于眩晕，胃痛，久痢，咳嗽；外用于创伤出血。

（2）果实（偃松果）、枝叶（长松）：祛痰止咳，平喘。用于慢性支气管炎，哮喘。
（3）种子（偃松子）：润肺止咳，滑肠。用于肺燥咳嗽，便秘。

落叶松属 *Larix* Mill.

落叶乔木，有树脂。树皮厚，有沟纹；枝有长短之分。叶倒披针状窄条形，扁平，有气孔线，螺旋状排列于主枝，簇生于短枝。球花单性同株，单生于短枝顶端；雄球花黄色，球形或长椭圆形，雄蕊多数，花药 2，药隔小、鳞片状，花粉无气囊；雌球花长椭圆形，珠鳞多，每珠鳞腹面基部着生 2 倒生胚珠。球果近球形或卵状长椭圆形，当年成熟，具短梗；种鳞革质，宿存；苞鳞短小，不露出或露出，露出部分直伸、反曲或向后反折；种子有翅，子叶 6~8。

鄂伦春有 1 种。

·兴安落叶松

【别名】落叶松

Larix gmelinii (Rupr.) Kuzen.

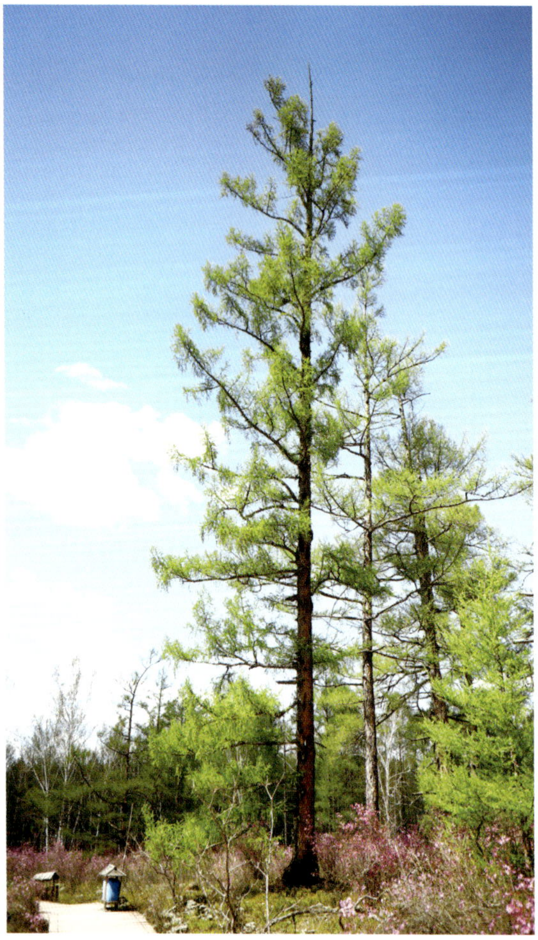

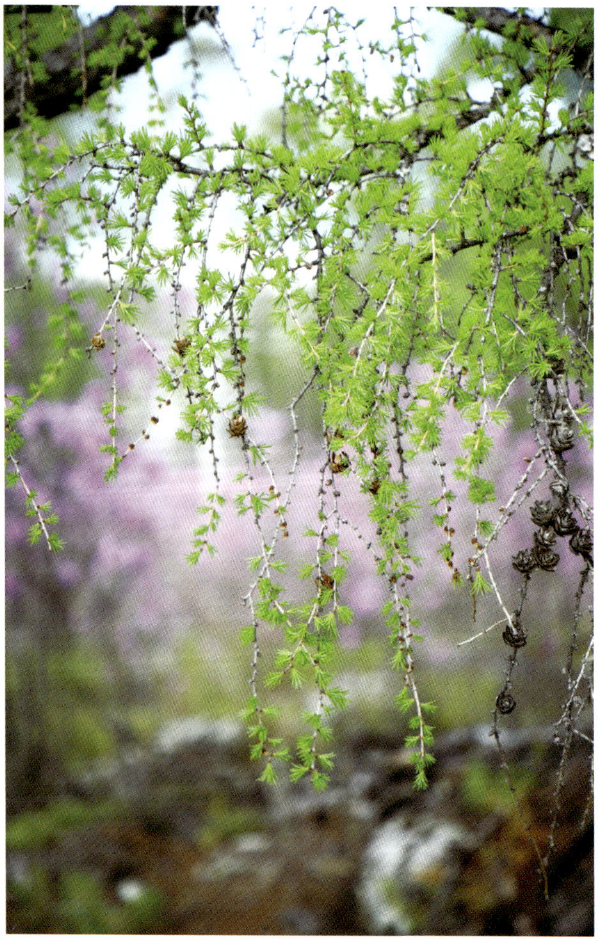

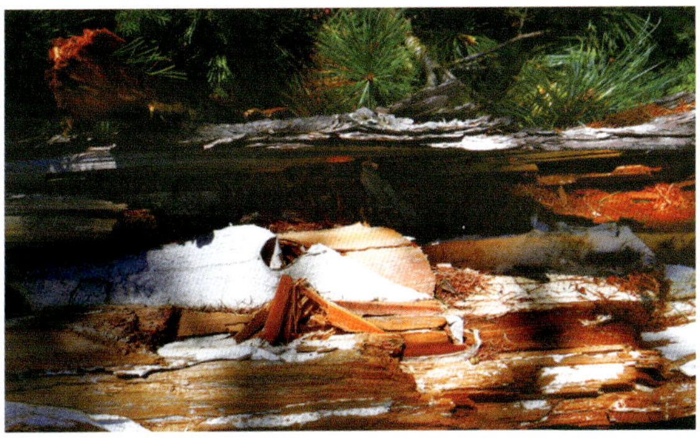
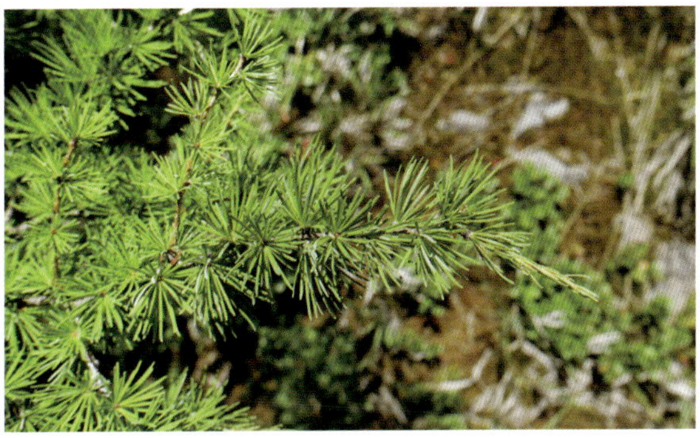
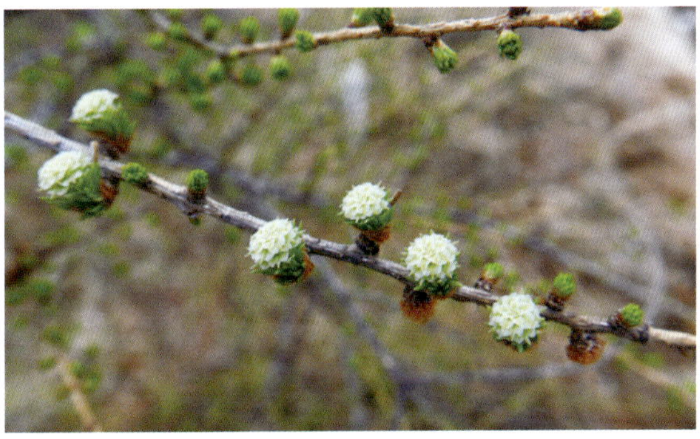
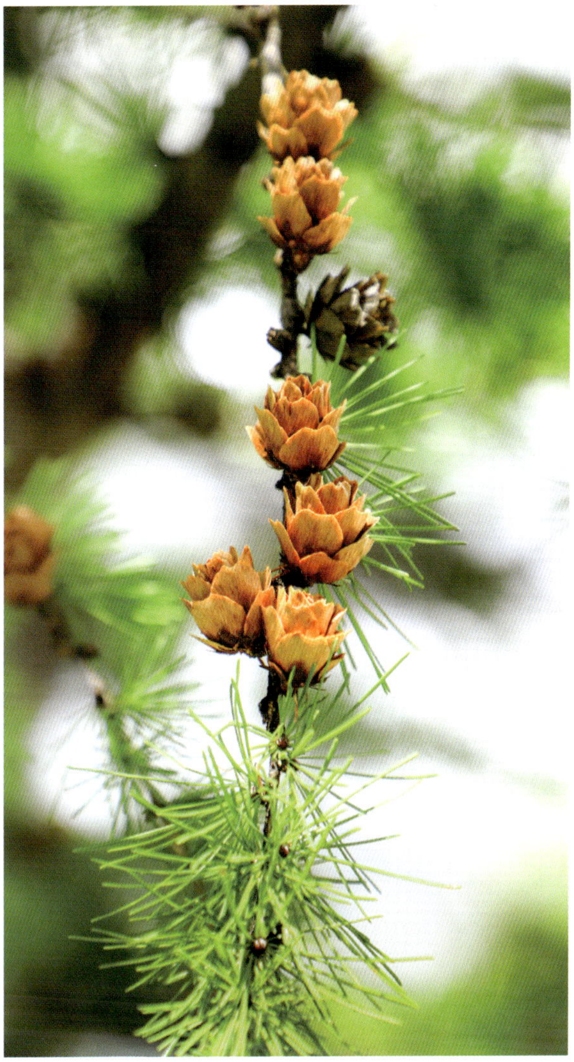

【生活型】中生乔木。

【花果期】花期5~6月，球果成熟期9月。

【生　　境】生于海拔300~1670m山地的各种立地环境条件，如阴坡、阳坡、山麓、山顶、沼泽、泥炭沼泽、草甸、湿润河谷、火山喷出物等处，常组成大面积纯林，或与白桦、黑桦、山杨、樟子松、蒙古栎、偃松等组成混交林，为寒温性明亮针叶林的建群种。

【功能主治】树脂（落叶松）：活血止痛。用于肌肉疼痛，关节痛。

圆柏属 *Sabina* Mill.

常绿乔木、灌木，直立或匍匐。冬芽不显著。叶刺形或鳞形，幼树之叶全为刺形，老树之叶为刺形或鳞形或二者兼有；刺叶基部无关节，下延生长，3叶轮生，稀交叉对生；鳞叶交叉对生，菱形。雌雄异株或同株，球花单生于短枝顶；雌球花具2~4对珠鳞，胚珠1~2。球果通常于翌年成熟，稀当年或第三年成熟；种鳞合生，肉质，不张开；种子1~6，无翅，子叶2~6。

鄂伦春有1种。

· 兴安圆柏

【别名】兴安桧

Sabina davurica (Pall.) Ant.

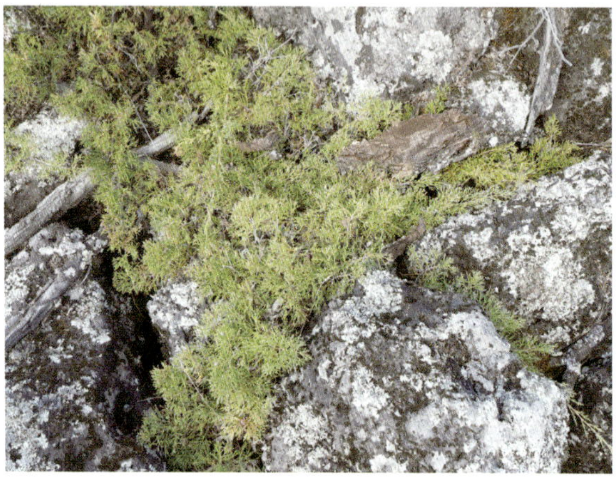
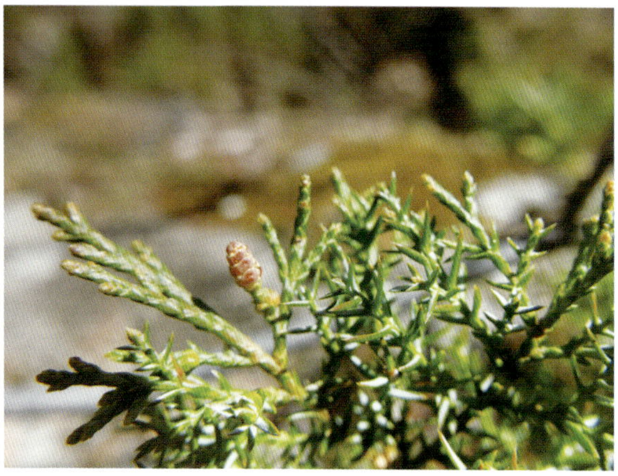
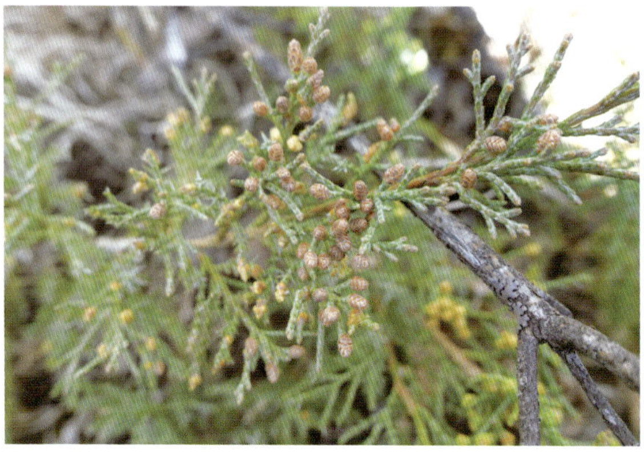
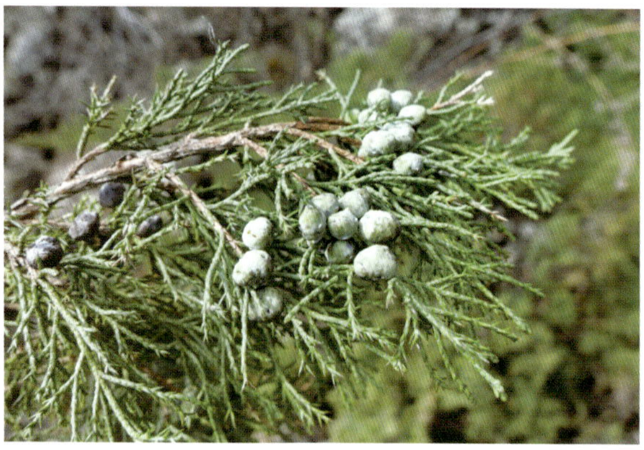

【生 活 型】中生匍匐灌木。

【花 果 期】花期6月，球果成熟于翌年8月。

【生　　境】生于海拔400~1400m的多石山地、山顶岩石缝中或沙丘上，常与偃松、岳桦伴生。

【功能主治】枝叶（兴安圆柏）：发汗，利尿。用于风湿痹痛，小便不利。

【民族应用】

▪ 蒙古族

叶（杭根－乌和日－阿日查）：清热，止血，利尿，燥协日乌素，愈伤，消肿。用于肾脏损伤，尿血，膀胱热，尿闭，浮肿，发症，痛风，游痛症，协日乌素症，创伤。

鄂伦春族

茎枝（阿叉，兴安桧，蟠龙桧）：用于风湿类疾病，骨质增生。

鄂温克族

地上部分：用于肝炎。

刺柏属 *Juniperus* L.

常绿乔木或灌木。小枝圆柱形或四棱形，冬芽显著。叶刺形，3 叶轮生，基部有关节，不下延生长。雌雄同株或异株，球花单生于叶腋；雄球花具 5 对雄蕊；雌球花具 3 枚珠鳞，胚珠 3，生于珠鳞之间。球果浆果状，球形，2~3 年成熟；种鳞 3，合生，肉质，苞鳞与种鳞合生，仅顶端尖头分离，成熟时不张开或仅球果顶端微张开；种子 3，有棱脊及树脂槽。

鄂伦春有 1 种。

· 西伯利亚刺柏

【别名】鲜卑刺柏、高山桧、山桧

Juniperus sibirica Burgsd.

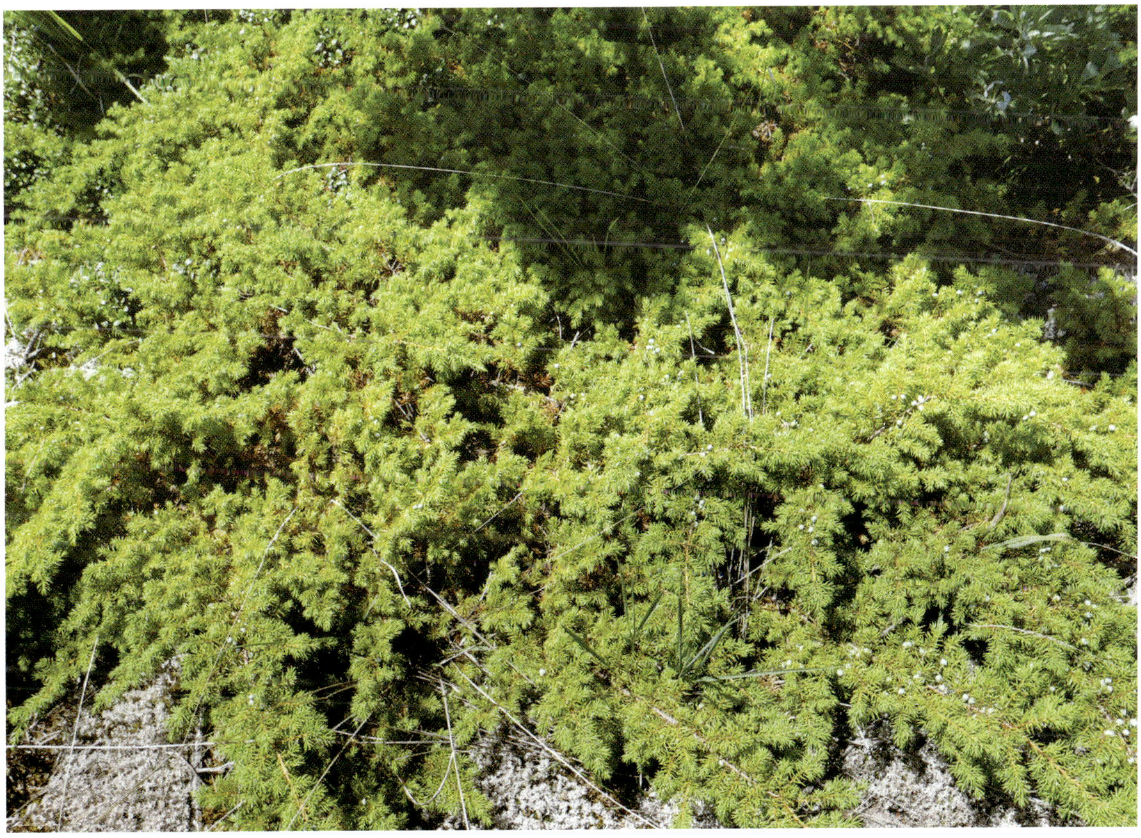

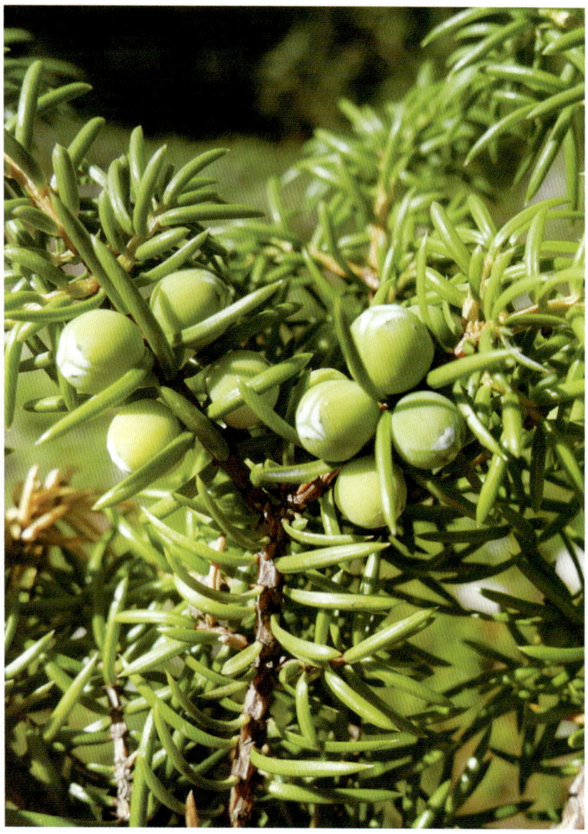

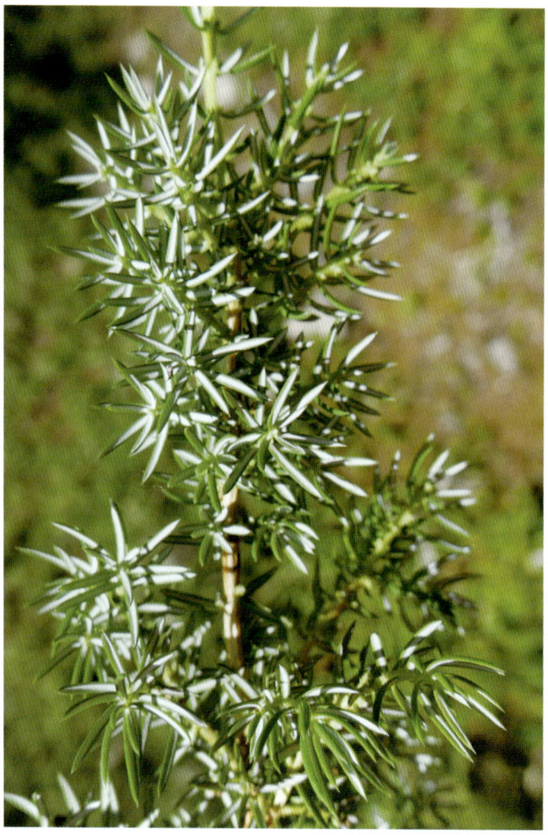

【生 活 型】中生匍匐灌木。

【花 果 期】花期 6 月，球果成熟于翌年 8 月。

【生　　境】生于针叶林区海拔 600~1700 m 的干燥石砾质山地或疏林下。

【功能主治】果实（西伯利亚刺柏）：发汗，利尿，镇痛。用于风湿关节痛，小便淋沥涩痛，布鲁氏菌病等。

【民族应用】

▪ 蒙古族

枝叶（乌日格斯图 – 阿日查）：清肾热，利尿，燥协日乌素，愈伤，止血。用于肾热，尿血，尿道灼热，肾伤，小便脓血不利，炭疽，陶赖，赫如虎，协日乌素病，肾达日干。

麻黄属 *Ephedra* L.

灌木、亚灌木或草本状灌木。茎直立或匍匐，多分枝；小枝绿色，有节，对生成轮生。叶退化为鞘状，膜质，先端2或3裂成三角状裂片，在节上对生或轮生。花单性，雌雄异株，稀同株。雄球花单生或数朵密集生，雄花有2~8对交叉对生或轮生（每轮3枚）的苞片，每苞片内具雄花1；花被膜质，先端2裂；雄蕊2~8，花丝合成1~2束或于先端分离。雌球花的苞片2~8对，交叉对生或轮生（每轮3枚），雌花着生在上端的1~3枚苞片内；具顶端开口的囊状假花被，包于胚珠外；花序上部的4~6枚苞片于种子成熟时变为肉质，呈红色或橘红色，或为膜质。种子1~3。

鄂伦春有1种。

·草麻黄

【别名】麻黄、华麻黄

Ephedra sinica Stapf

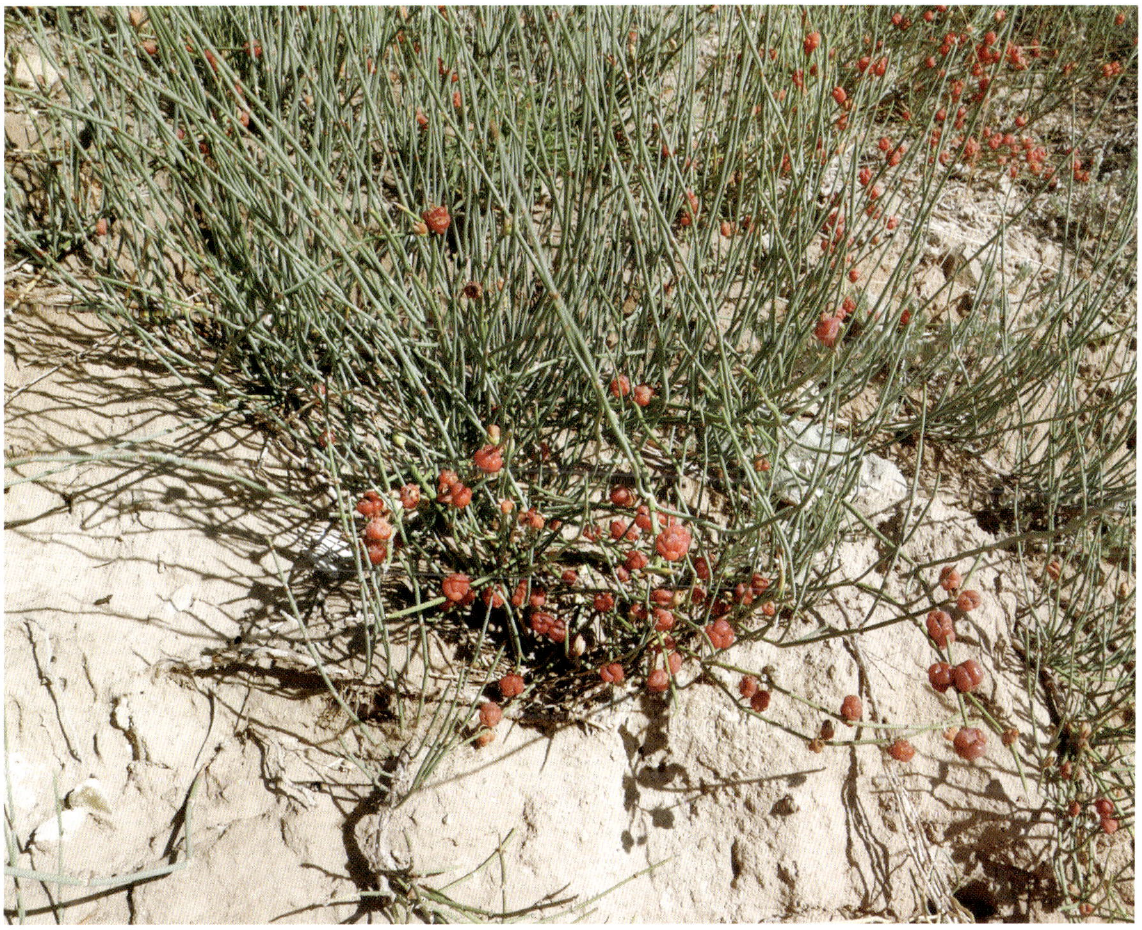

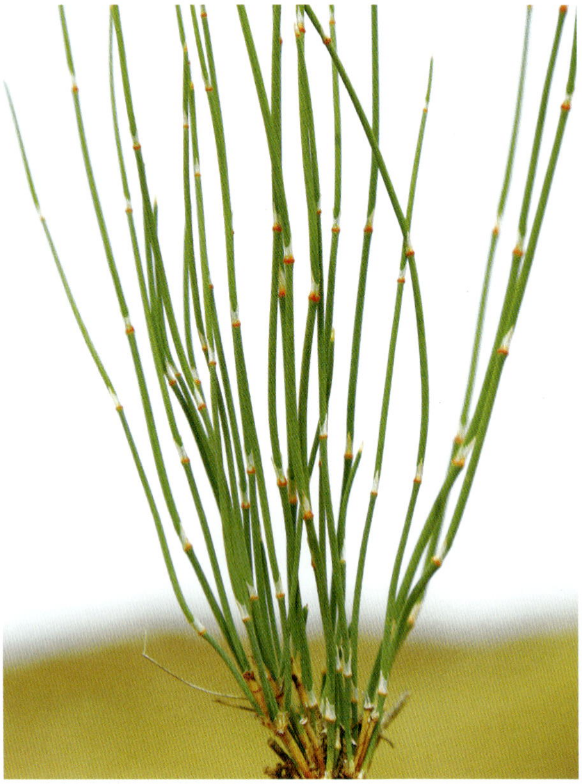
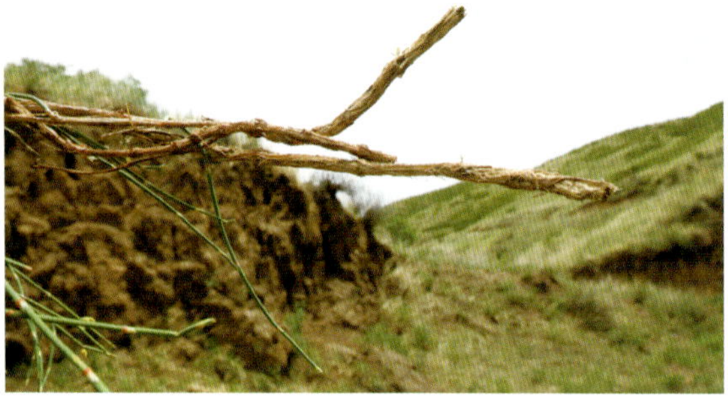
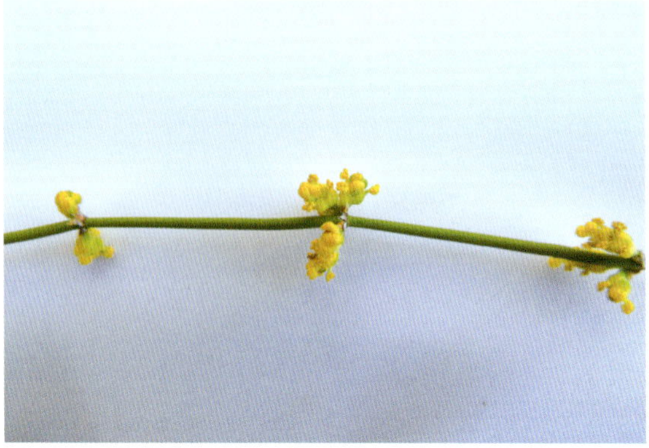

【生 活 型】旱生草本状灌木。

【花 果 期】花期 5~6 月，种子成熟期 8~9 月。

【生　　境】生于草原区的丘陵坡地、平原、沙地，为石质和沙质草原的伴生种，局部地段可形成群聚，为草原种。

【功能主治】

（1）草质茎（麻黄）：发汗散寒，宣肺平喘，利水消肿。用于风寒感冒，胸闷喘咳，风水浮肿。

（2）根和根茎（麻黄根）：固表止汗。用于自汗，盗汗。

【民族应用】

蒙古族

草质茎（哲日根）：清肝热，止血，破痞，消肿，愈伤，发汗。用于肝损伤，肝血炽盛，身目发黄，鼻出血，咯血，吐血，异常子宫出血，血痢，外伤出血，讧热，协日热，毒热，查哈亚，苏日亚，肾伤，白脉病后遗症。

鄂温克族

全草：用于关节炎，胃病，风湿，腰腿疼。

第七章

鄂伦春药用被子植物资源

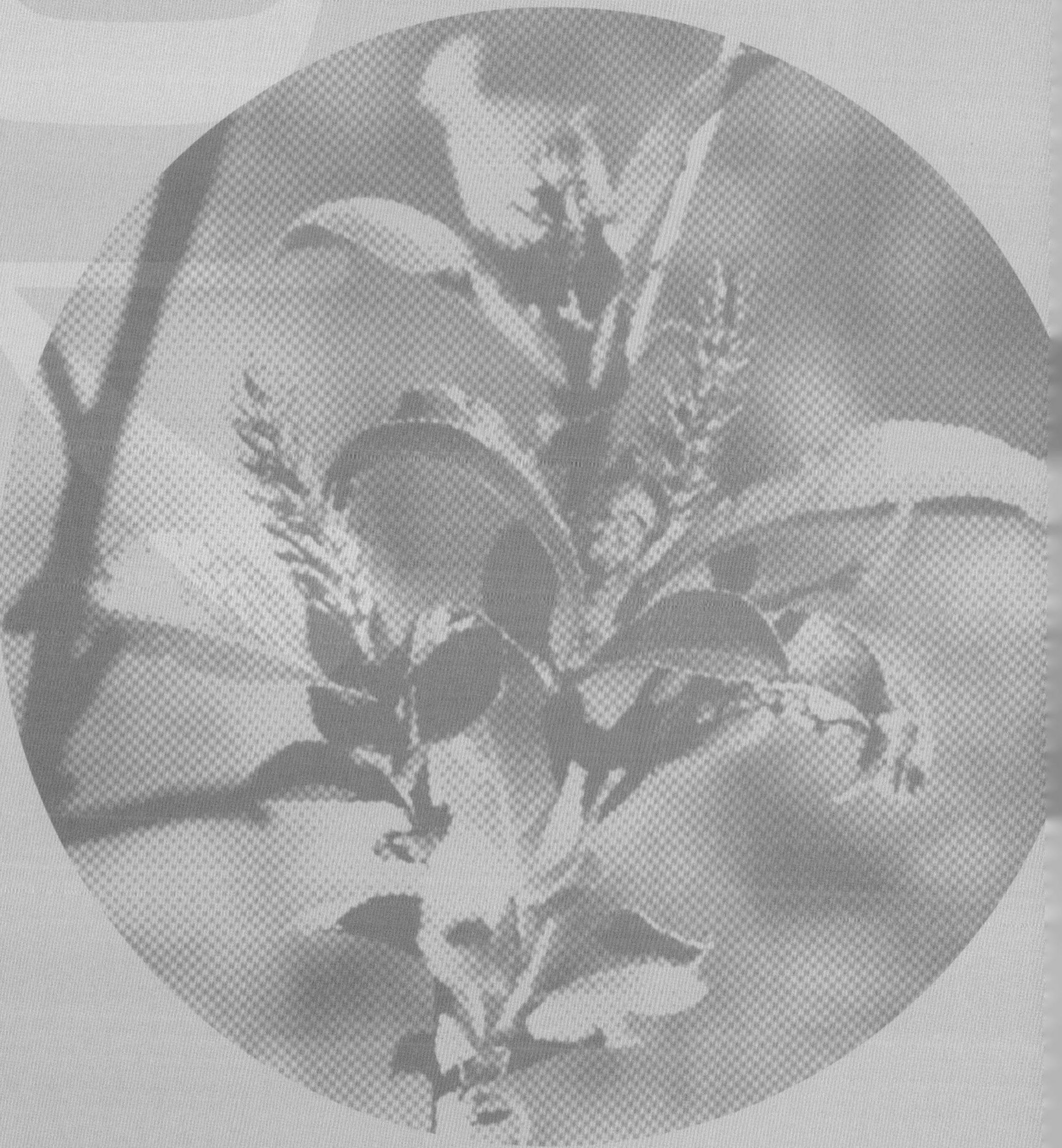

杨属 *Populus* L.

落叶乔木。除胡杨外均具顶芽，芽鳞多数；有长枝及短枝之分，髓心五角状。叶互生，在不同枝条上常呈不同形状；叶柄较长。雄柔荑花序下垂，花常先叶开放；苞片先端为不规则分裂，稀为齿裂或全缘，具杯状花盘；雄蕊 3 至多数，花药红色，稀黄色。蒴果 2~4（5）瓣裂。种子多数，细小，有白色绵毛。

鄂伦春有 2 种。

分种检索表

1a. 叶缘具波状齿或内曲圆锯齿 ……………………………………山杨 ***P. davidiana***

1b. 叶缘具整齐锯齿 ……………………………………………………甜杨 ***P. suaveolens***

·山　杨

【别名】火杨

Populus davidiana Dode

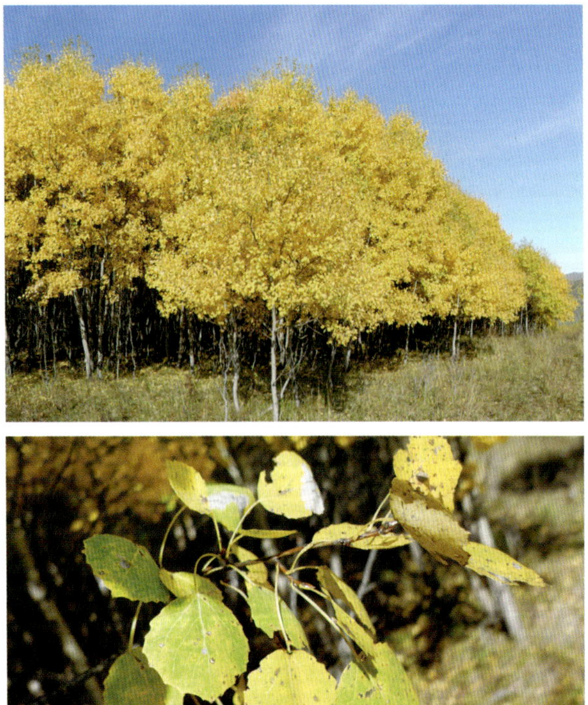

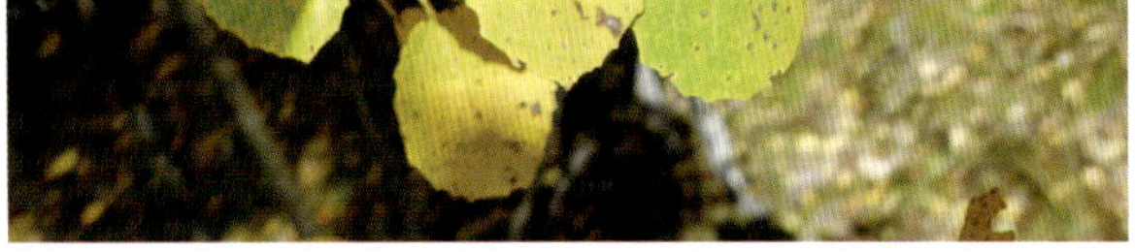

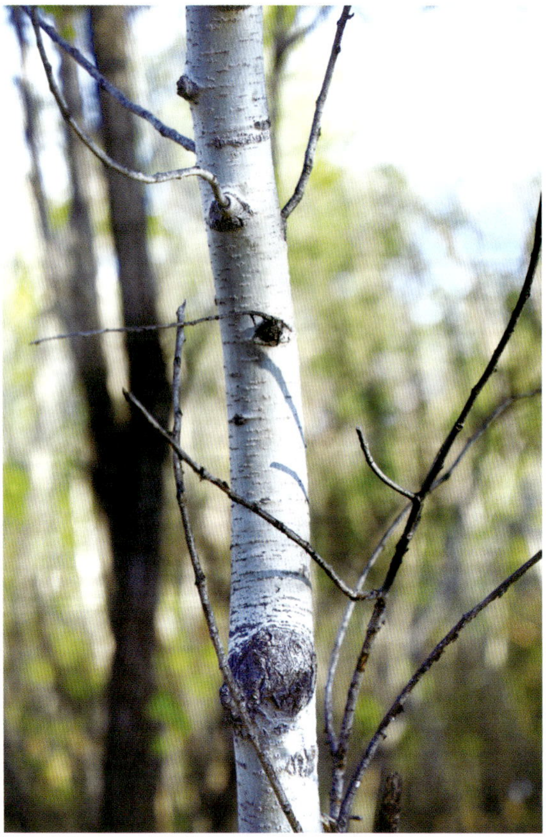

【生 活 型】中生乔木。

【花 果 期】花期 4~5 月，果期 5~6 月。

【生　　境】生于森林区和森林草原带的山地阴坡或半阴坡上，在森林区也见于阳坡，为落叶阔叶林的建群种，常与白桦形成混交林。

【功能主治】

（1）树皮（白杨树皮）：祛风活血，清热利湿，驱虫。用于风痹，脚气病，扑损瘀血，痢疾，肺热咳嗽，口疮，牙痛，小便淋沥，蛔虫病。

（2）叶（白杨叶）：祛风止痛，解毒敛疮。用于龋齿疼痛，附骨疽，臁疮。

【民族应用】

■ 蒙古族

树皮（奥力牙苏）：燥脓，燥协日乌素。用于肺热。

·甜　杨

【别名】西伯利亚白杨

Populus suaveolens Fisch.

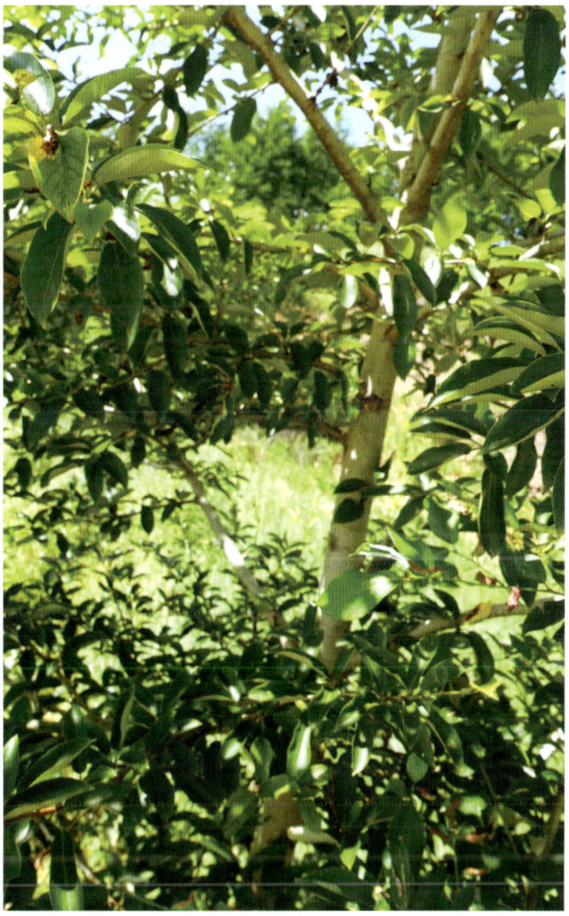

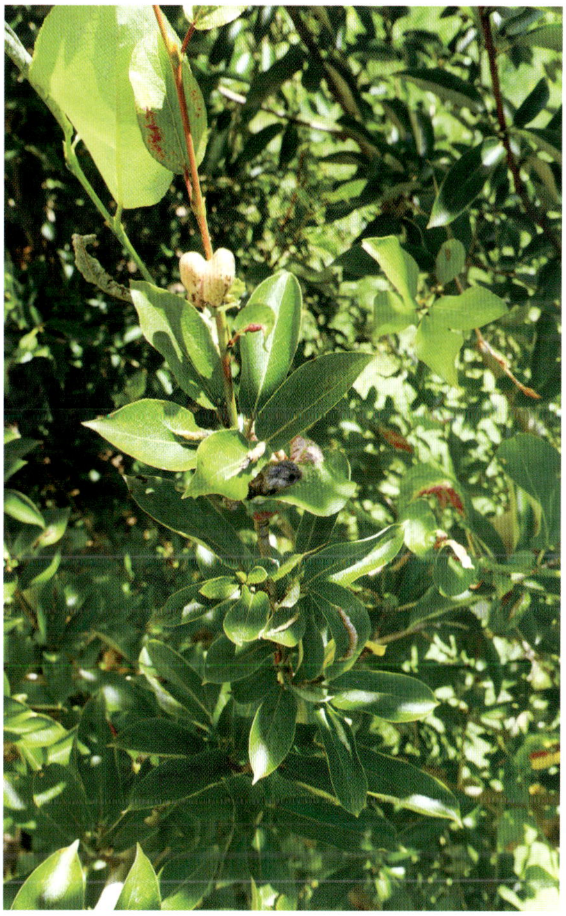

【生 活 型】湿中生乔木。

【花 果 期】花、果期 5~6 月。

【生　　境】生于森林区的山谷河岸。

【功能主治】

（1）树皮（甜杨树皮）：祛风活血，清热利湿，驱虫。用于风痹，脚气病，扑损瘀血，痢疾，肺热咳嗽，口疮，牙痛，小便淋沥，蛔虫病。

（2）叶（甜杨叶）：祛风止痛，解毒敛疮。用于龋齿疼痛，附骨疽，臁疮。

*附 注 | 该种为鄂伦春“四普”新分布。

钻天柳属 *Chosenia* Nakai

大乔木，高可达 30m。树皮灰色，不规则纵裂。叶互生，倒披针状矩圆形、披针状矩圆形或披针形，先端渐尖，基部楔形，边缘疏生细齿或近于全缘，两面无毛，上面深绿色，下面苍白色；无托叶。雄花序细圆柱形，下垂；苞片宽倒卵形或近圆形，淡紫色，边缘具疏毛；雄蕊 5，花丝基部与苞片联合；无腺体。雌花序斜展，基部有明显的花序梗，梗上着生小叶 1~2 枚；雌花在花序轴上稀疏排列；苞片矩圆形，绿色，光滑或有疏毛，果期苞片脱落；子房有短柄，花柱 2，离生，柱头 2 裂。蒴果 2 瓣开裂。

鄂伦春有 1 种。

• 钻天柳

【别名】上天柳、朝鲜柳、红毛柳

Chosenia arbutifolia (Pall.) A. K. Skv.

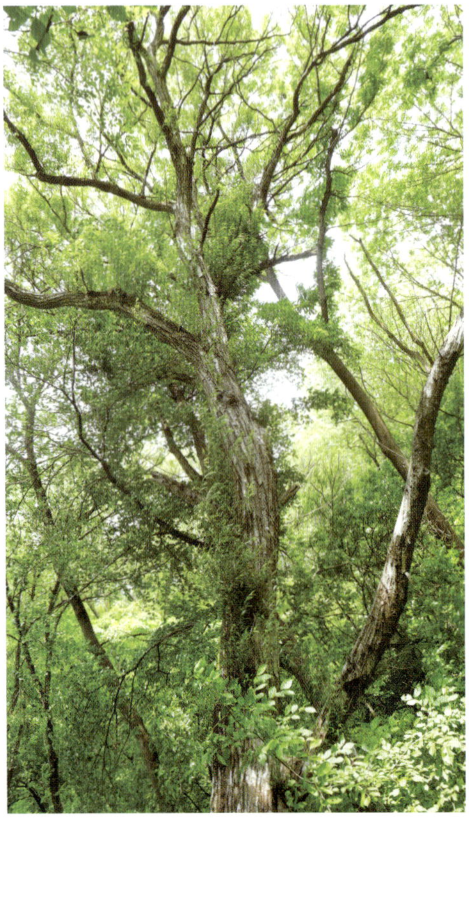

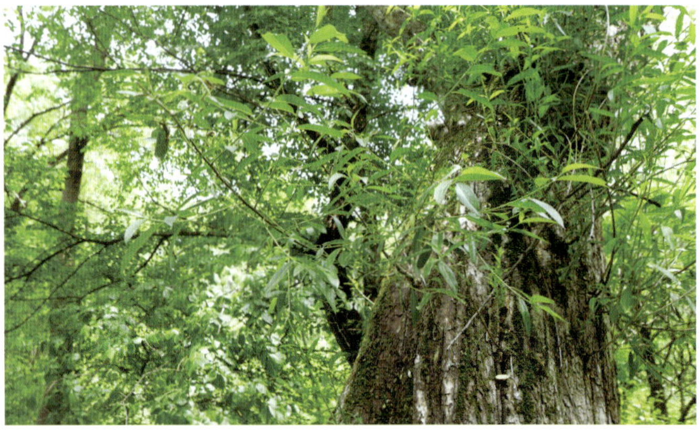

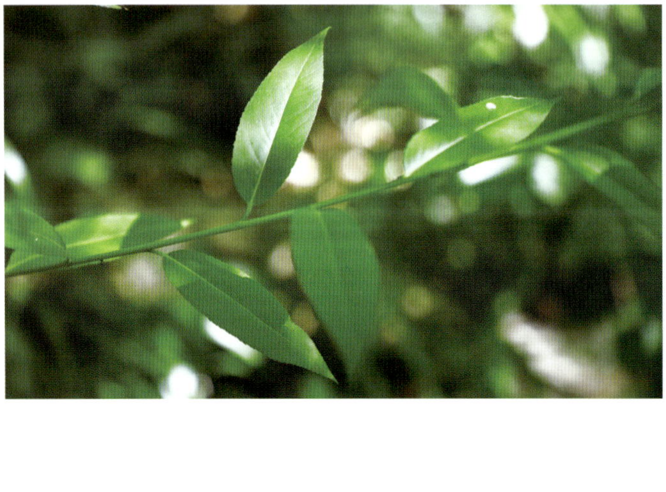

【生 活 型】中生大乔木。

【花 果 期】花期 5 月，果期 6 月。

【生　　境】生于森林区的河流两岸及低湿地。

【功能主治】叶（钻天柳）：清热平喘，止渴化痰。用于龋齿。

柳属　*Salix* L.

乔木或灌木。无顶芽，侧芽外只有 1 枚芽鳞。单叶，常互生，全缘或有腺齿，有托叶或缺。花单性，雄雌异株；柔荑花序先叶开放或与叶同时开放，常直立或弯曲，少下垂；每花有苞片 1，全缘，常宿存；腺体 1 或 2；雄花有 2 至多数雄蕊，花丝分离、联合或部分联合；雌蕊由 2 心皮组成，子房无柄或有柄，花柱明显或近于无花柱，柱头 1 或 2 裂。蒴果 2 瓣开裂。种子极小，有白色丝状长毛。

鄂伦春有 5 种。

以雄株为主的分种检索表

1a. 雄花有雄蕊 4~9，多为 5 ...... 五蕊柳 ***S. pentandra***

1b. 雄花的雄蕊 2。

　2a. 叶披针形、条状披针形、倒披针形或条形，长比宽大 5 倍以上。

　　3a. 叶两面无毛或仅幼时疏被毛，边缘多有细锯齿，少为波状缘。

　　　4a. 叶缘有细密腺齿 ...... 粉枝柳 ***S. rorida***

　　　4b. 叶全缘或呈波状，幼时被短柔毛，后脱落 ...... 卷边柳 ***S. siuzevii***

　　3b. 叶下面密被白色绢毛，全缘或有不规则的皱褶 ...... 蒿柳 ***S. schwerinii***

　2b. 叶有各种形状，长不超过宽的 5 倍（个别萌枝叶除外）...... 兴安柳 ***S. hsinganica***

以雌株为主的分种检索表

1a. 子房无毛。

　2a. 花柱短或近无花柱 ...... 五蕊柳 ***S. pentandra***

　2b. 花柱明显 ...... 粉枝柳 *S. rorida*

1b. 子房被毛。

　3a. 子房有长柄或较明显的柄 ...... 兴安柳 ***S. hsinganica***

　3b. 子房无长柄或几无柄。

　　4a. 叶下面被绢毛 ...... 蒿柳 ***S. schwerinii***

　　4b. 叶下面无毛 ...... 卷边柳 ***S. siuzevii***

·五蕊柳

Salix pentandra L.

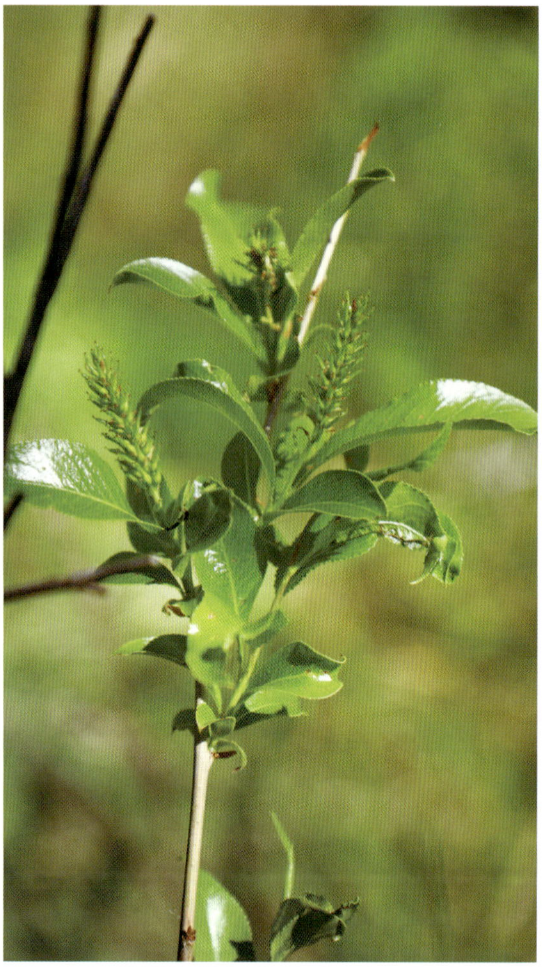
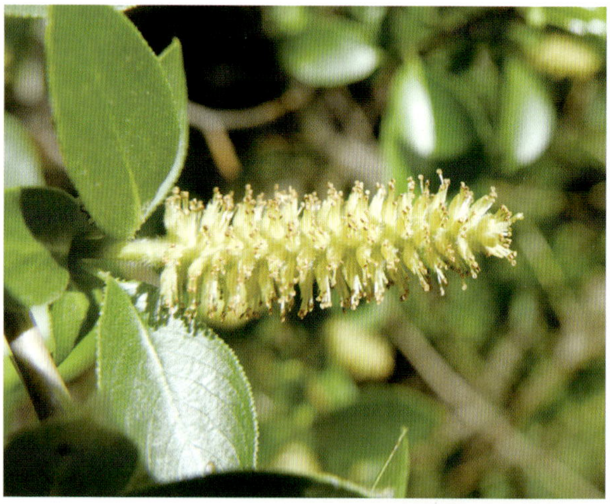
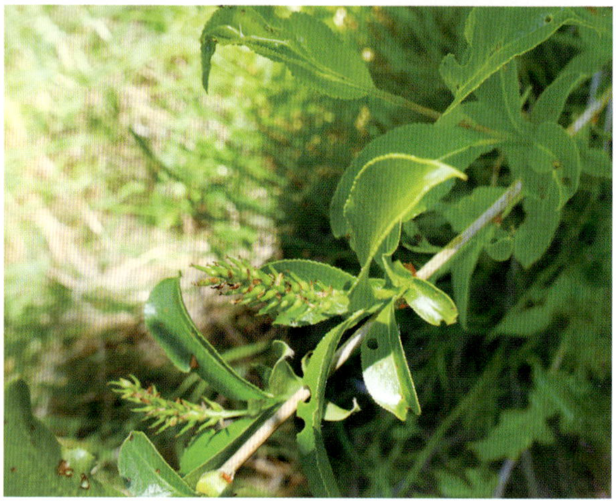

【生 活 型】湿中生灌木或小乔木。

【花 果 期】花期5月下旬至6月上旬，果期7~8月。

【生　　境】生于森林区和草原区积水的草甸、沼泽地、林缘或较潮湿的山坡上，为山地柳灌丛的建群种或优势种。

【功能主治】

（1）叶（柳叶）：清热解毒，透疹，利尿。用于手术后尿潴留。

（2）花序（柳花）：祛风利湿，止血，散瘀。

（3）枝（柳枝）、树皮（柳皮）：祛风利湿，止痛消肿，清热利尿。

【民族应用】

▪ 蒙古族

树皮（布日嘎森－杜日苏）：清热，利尿。用于产后热，疟疾发热。

· 粉枝柳

Salix rorida Laksch.

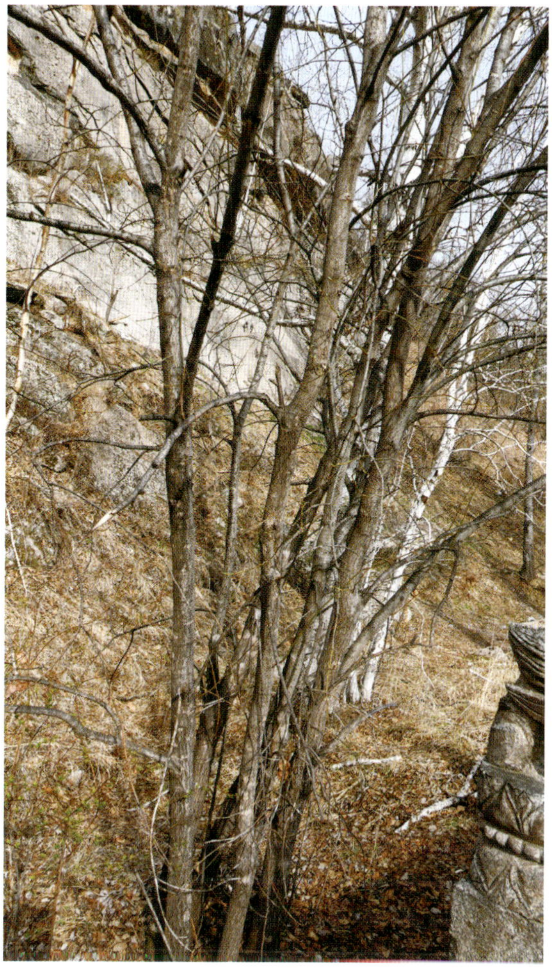

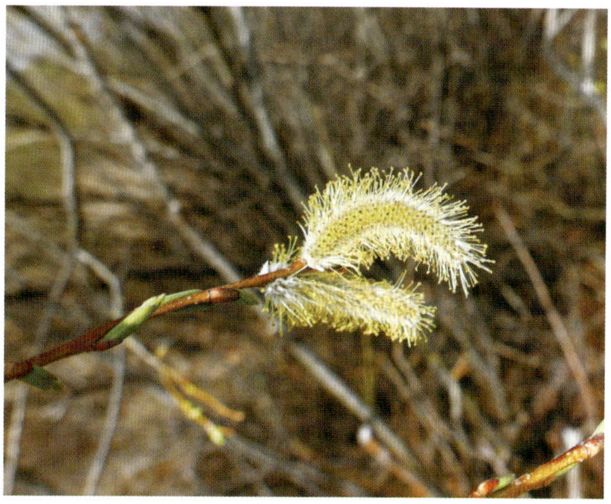

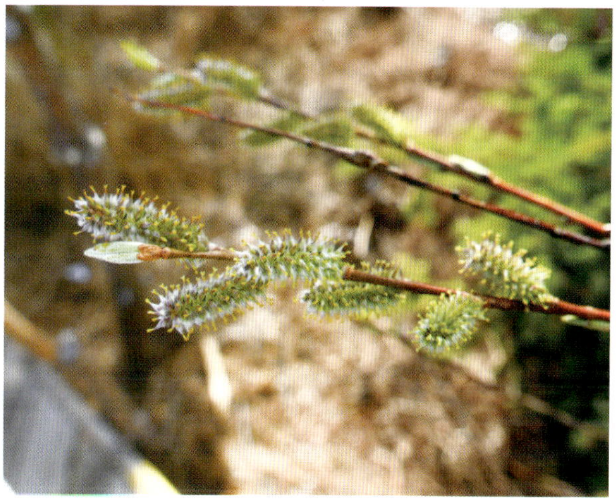

【生 活 型】中生乔木。

【花 果 期】花期 5 月，果期 6 月。

【生　　境】生于森林区的河流两岸、山沟、林地，为山地或河岸柳灌丛的建群种或优势种。

【功能主治】

（1）叶（柳叶）：清热解毒，透疹，利尿。用于手术后尿潴留。

（2）花（柳花）：祛风利湿，止血，散瘀。

（3）枝（柳枝）、树皮（柳皮）：祛风利湿，止痛消肿，清热利尿。

【民族应用】

▪ 蒙古族

树皮（布日嘎森 – 杜日苏）：清热，利尿。用于产后热，疟疾发热。

• 卷边柳

Salix siuzevii Seemen

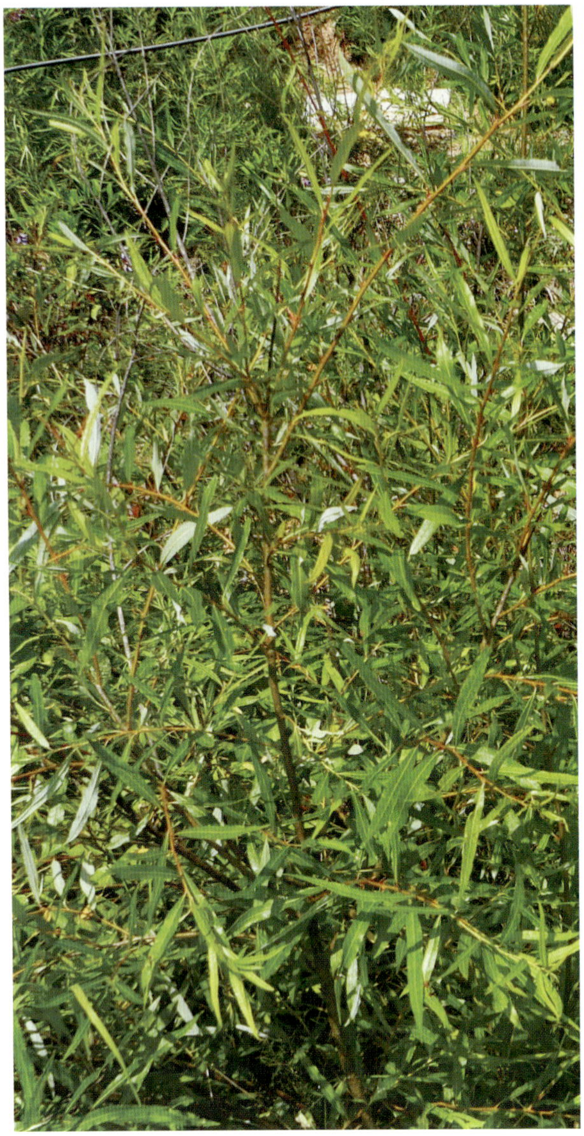

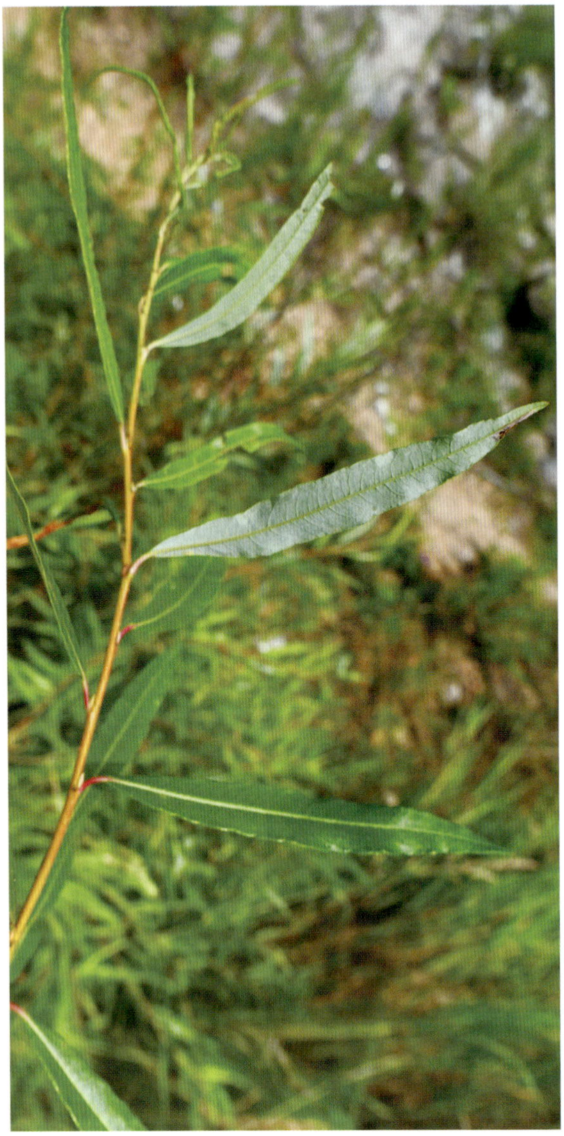

【生 活 型】湿生灌木或乔木。

【花 果 期】花期 5 月，果期 6 月。

【生　　境】生于森林区的河流两岸、沟塘。

【功能主治】

（1）树皮（卷边柳）：用于收敛剂。

（2）芽（卷边柳）：用于肿毒恶疮。

【民族应用】

▪ 蒙古族

树皮（布日嘎森 – 杜日苏）：清热，利尿。用于产后热，疟疾发热。

·蒿　柳

【别名】绢柳、清钢柳

Salix schwerinii E. L. Wolf

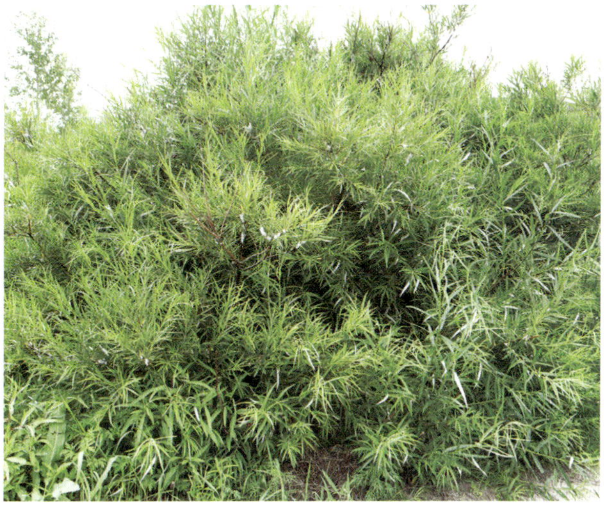
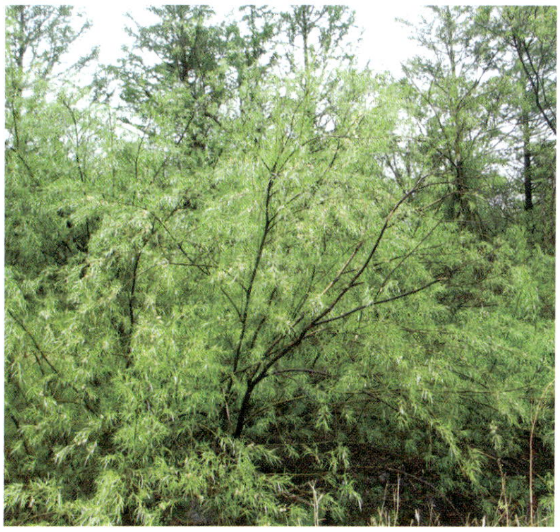
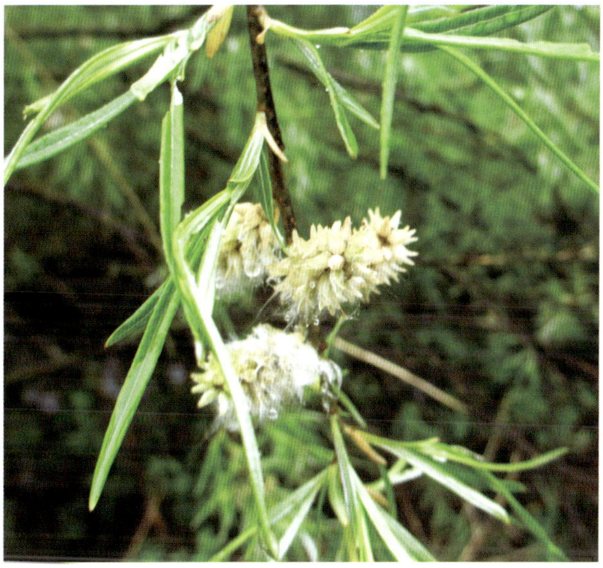
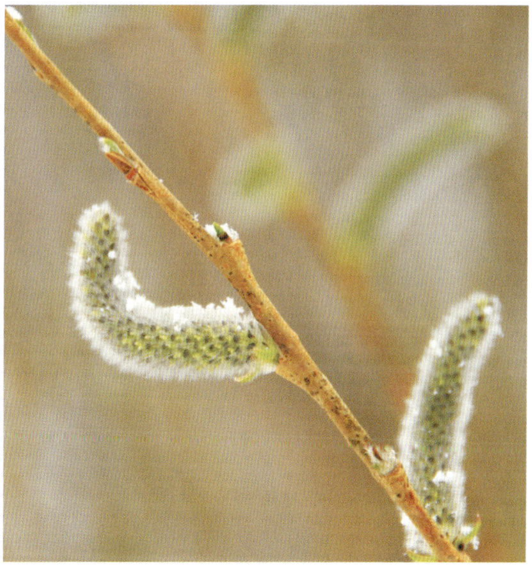

【生 活 型】湿中生灌木或小乔木。

【花 果 期】花期 5 月上中旬，果期 5 月下旬至 6 月上旬。

【生　　境】生于森林区的林缘湿地、河流两岸。

【功能主治】

（1）叶（柳叶）：清热解毒，透疹，利尿。用于手术后尿潴留。

（2）花（柳花）：祛风利湿，止血，散瘀。

（3）枝（柳枝）、树皮（柳皮）：祛风利湿，止痛消肿，清热利尿。

【民族应用】

▪ 蒙古族

树皮（布日嘎森 - 杜日苏）：清热，利尿。用于产后热，疟疾发热。

• 兴安柳

Salix hsinganica Y. L. Chang et Skv.

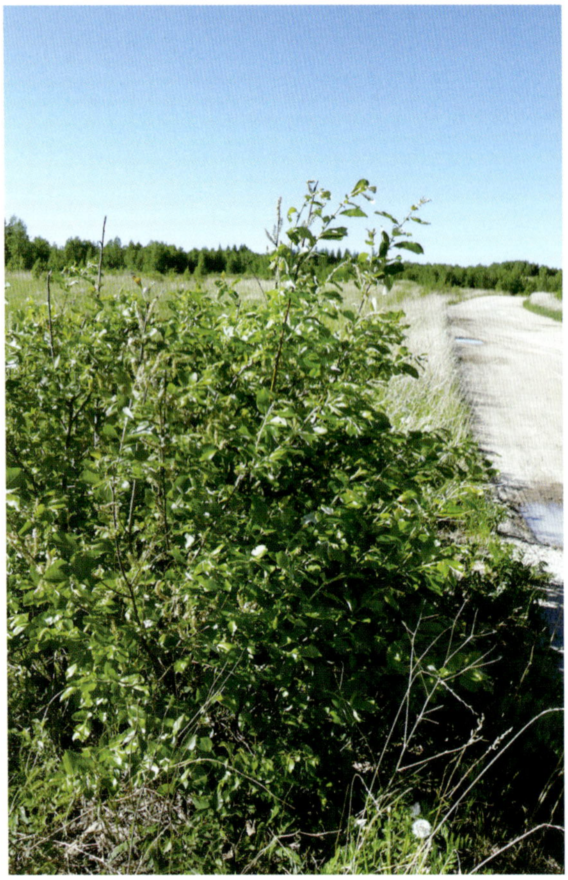

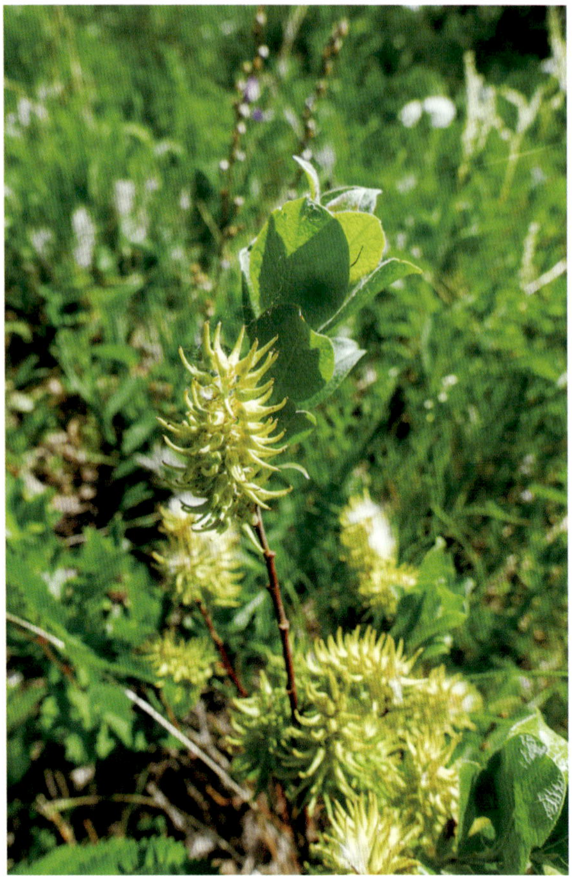

【生 活 型】湿中生灌木。

【花 果 期】花期 5~6 月，果期 6~7 月。

【生　　境】生于森林区和草原区的沼泽中或较潮湿的山坡上。

【功能主治】

(1) 叶（柳叶）：清热解毒，透疹，利尿。用于手术后尿潴留。

(2) 花（柳花）：祛风利湿，止血，散瘀。

(3) 枝（柳枝）、树皮（柳皮）：祛风利湿，止痛消肿，清热利尿。

【民族应用】

■ 蒙古族

树皮（布日嘎森 - 杜日苏）：清热，利尿。用于产后热，疟疾发热。

*附　注 ｜ 该种为鄂伦春“四普”新分布。

桦木属 *Betula* L.

落叶乔木或灌木。树皮呈薄纸质分层剥落或块状剥落；幼枝通常密生隆起的树脂状腺体或腺点，皮孔横扁，冬芽无柄，芽鳞多数。单叶，下面常具腺点。雄蕊 2，药室分离，顶端有毛；雌柔荑花序生于小枝顶，每苞鳞内着生雌花 3 朵，无花被。果苞革质，成熟时脱落；果序轴纤细，宿存；小坚果扁平，两侧具或宽或窄的膜质翅，花柱宿存。种子单生，种皮膜质。

鄂伦春有 2 种。

分种检索表

1a. 树皮白色，薄层状剥裂；叶下面和叶柄无毛；膜质翅与果等宽或稍宽……………………白桦 ***B. platyphylla***

1b. 树皮黑褐色，龟裂或小块状剥裂；叶下面和叶柄被毛；膜质翅宽约为小坚果的 1/2……………………黑桦 ***B. dahurica***

·白　桦

【别名】粉桦、桦木

Betula platyphylla Suk.

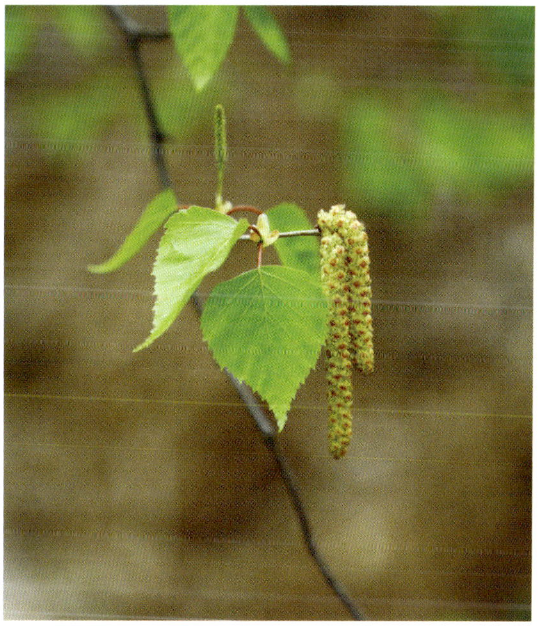

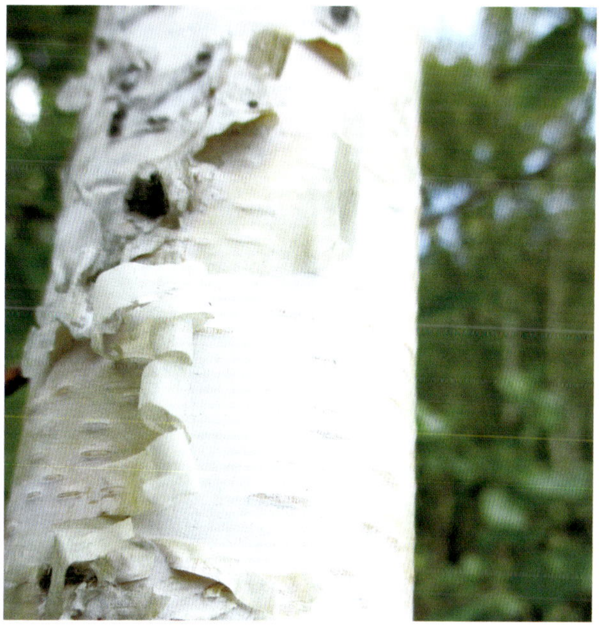

【生 活 型】中生乔木。

【花 果 期】花期 5~6 月，果期 8~9 月。

【生　　境】生于原始林被采伐后或火烧迹地上，常与山杨混生构成次生林，为先锋树种；有时组成纯林，或散生在其他针阔混交林中，为山地白桦林的建群种或落叶松－白桦林的优势种。

【功能主治】

（1）树皮（桦木皮）：清热利湿，祛痰止咳，解毒。用于咽痛喉痹，咳嗽气喘，黄疸，腹泻，痢疾，淋证，小便不利，乳痈，疮毒，痒疹。

（2）树干中流出的汁液（桦树液）：祛痰止咳，清热解毒。用于咳嗽，气喘，小便赤涩。

【民族应用】

■ 蒙古族

树皮（胡森－哈利苏）：祛痰止咳，清热解毒。用于肺热咳嗽，耳脓，牙痛，烫伤。

·黑　桦

【别名】棘皮桦、千层桦

Betula dahurica Pall.

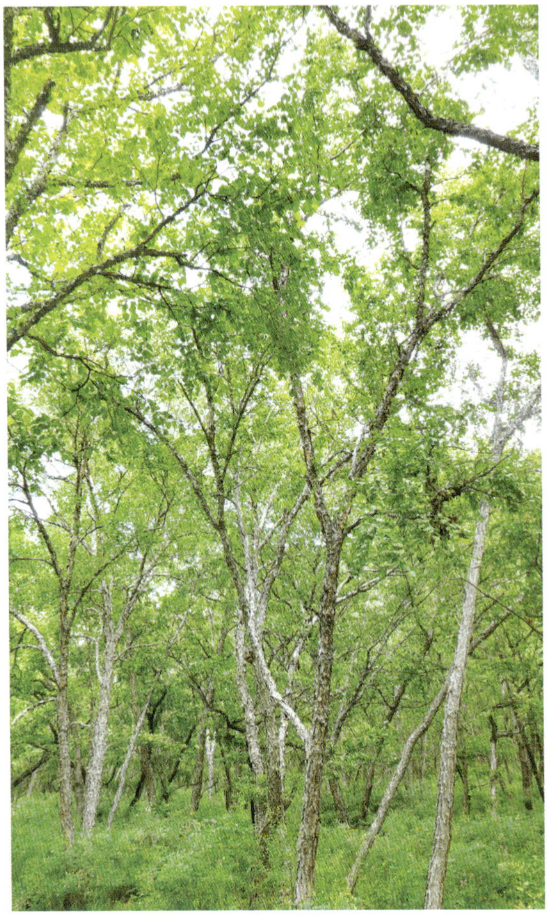

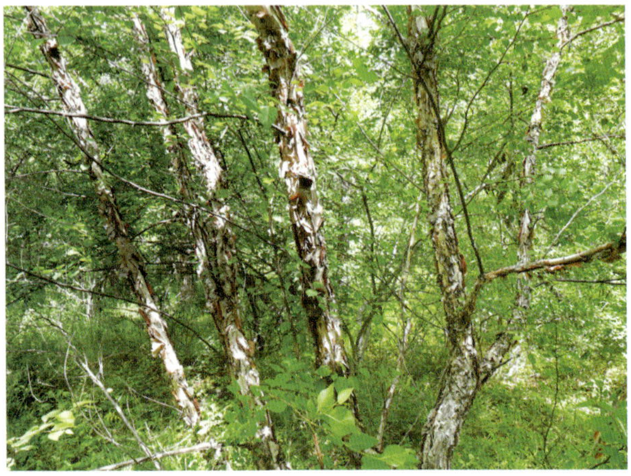

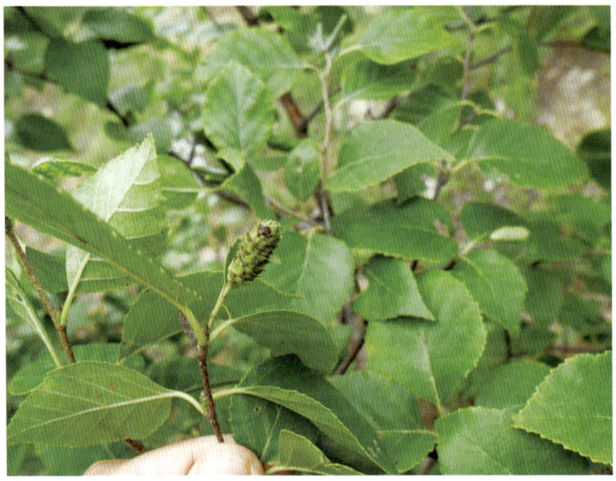

【生 活 型】中生乔木。

【花 果 期】花期 5~6 月，果期 8~9 月。

【生　　境】喜生于土壤较薄而干燥的阳坡或平坦的小丘陵上，常散生于落叶松林中，有时也和蒙古栎混生。

【功能主治】

（1）树皮（黑桦）：用于乳痈，咳嗽。

（2）芽（黑桦）：用于胃病。

【民族应用】

■ 鄂温克族

树皮（桦树皮）：用于痢疾，腹泻。

桤木属 *Alnus* Mill.

落叶乔木或灌木。冬芽具柄或无。单叶，互生，边缘具锯齿或浅裂；托叶早落。花单性，雌雄同株。雄柔荑花序细长，下垂；雄蕊 4，稀 1~ 3；药瓣不分离，先端无毛。雌柔荑花序短，矩圆形或圆柱形，每苞鳞内着生雌花 2 朵，子房 2 室。果苞木质，宿存，顶端 5 浅裂；小坚果小而扁平，具膜质或厚纸质翅。种子单生，种皮膜质。

鄂伦春有 2 种。

■ 分种检索表

1a. 冬芽具柄；小枝密被锈黄色短柔毛，间有长柔毛；叶近圆形，稀卵形，边缘具浅波状裂片，裂片具不规则粗锯齿；膜质翅窄厚，宽约为果的 1/4 ....**水冬瓜赤杨 *A. hirsuta***

1b. 冬芽无柄；小枝通常无毛，有时被稀疏毛；叶宽卵形或椭圆形，边缘具不规则的密而细的尖锯齿，上面无毛，下面有时被疏长柔毛；膜质翅与果等宽 ....**矮桤木 *A. mandshurica***

• 水冬瓜赤杨

【别名】辽东桤木、水冬瓜

Alnus hirsuta Turcz. ex Rupr.

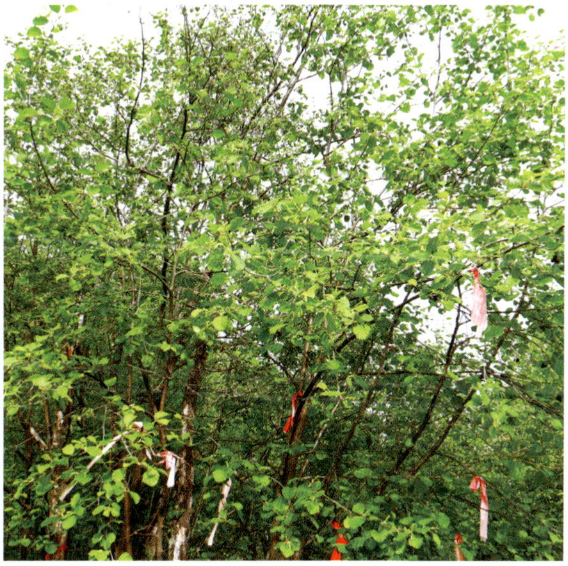

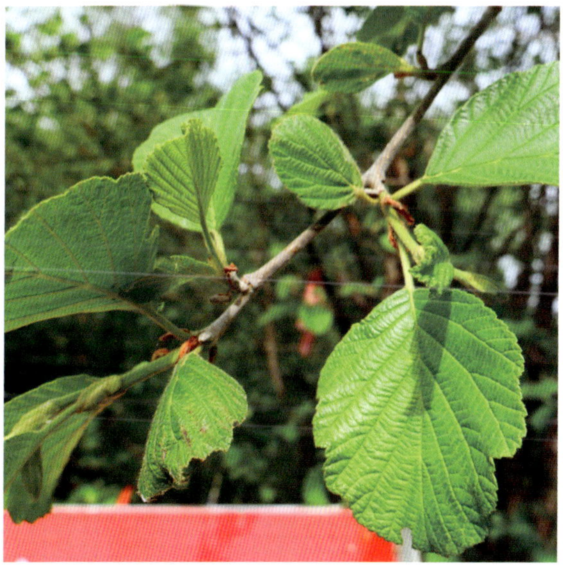

【生 活 型】中生小乔木或乔木。

【花 果 期】花期 5 月中下旬，果期 8~9 月。

【生　　境】生于针叶林带的山坡林中、水湿地或河流两岸。

【功能主治】树皮（色赤杨）：清热止咳，化痰平喘。用于慢性支气管炎。

【民族应用】

■ 鄂伦春族

果实、树皮（朱地林，水冬瓜，辽东毛赤杨）：用于腹泻，外伤出血；外用于疮肿疼痛。

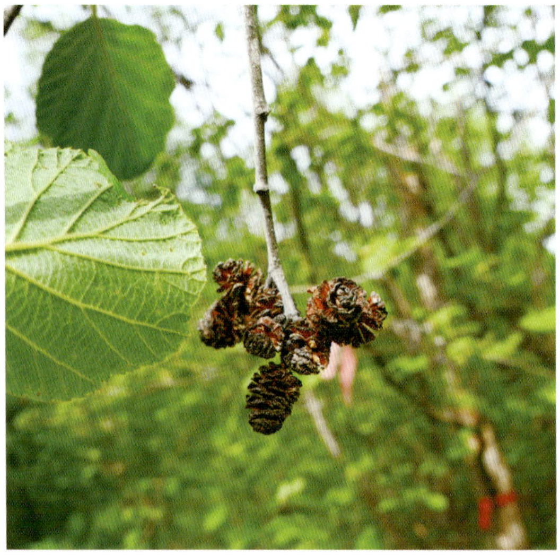

·矮桤木

【别名】东北赤杨、东北桤木、矮赤杨

Alnus mandshurica (Callier ex C. K. Schneid.) Hand.-Mazz.

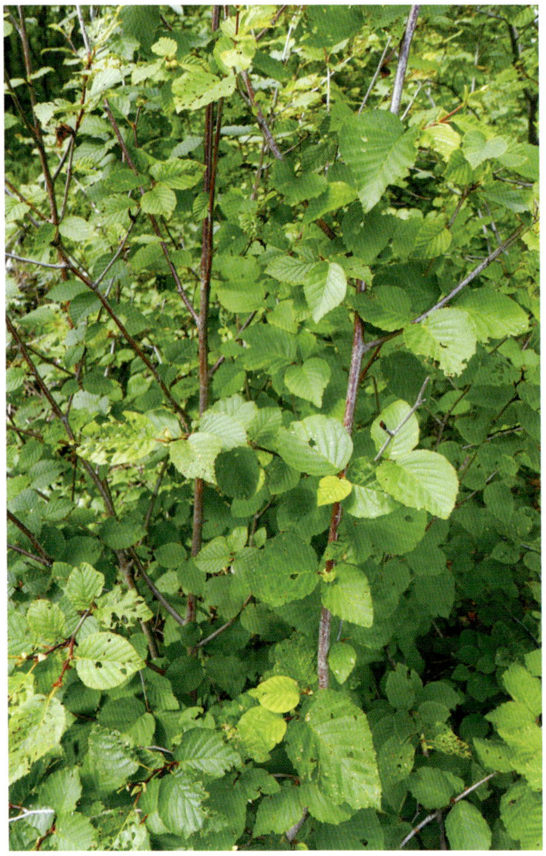

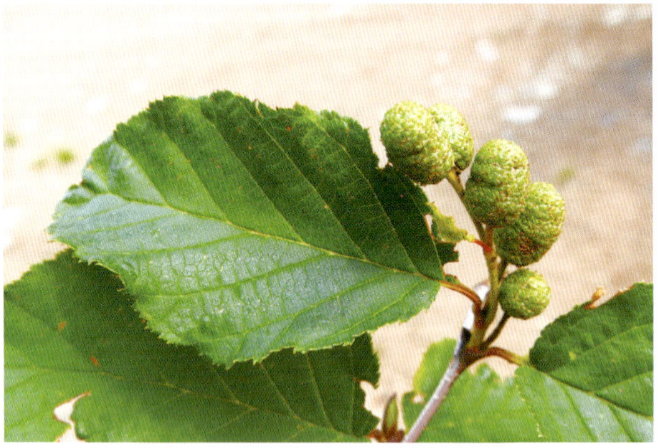

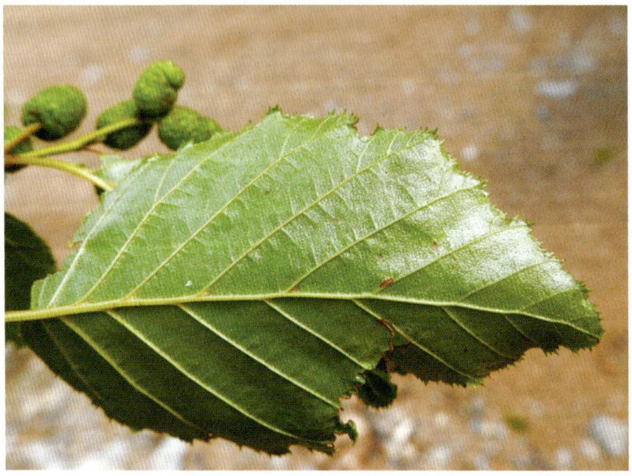

【生 活 型】中生灌木或小乔木。

【花 果 期】花期 5 月中下旬，果期 8~9 月。

【生　　境】生于针叶林带海拔 300~1000m 的山坡、林缘、泉源附近及溪流两岸。

【功能主治】树皮、果实（东北桤木）：清热解毒，收敛固涩。用于腹泻，外伤出血。

榛属　*Corylus* L.

落叶灌木或小乔木。单叶，互生，较大，边缘多为重锯齿或小浅裂。花单性，雌雄同株。雄柔荑花序圆柱形，下垂，无花被；雄蕊 4~8，花丝短，2 裂，花药先端被疏柔毛。雌花序为头状，具花被，顶端具不规则的小齿；子房下位，1~2 室，每室具倒生胚珠 1。坚果簇生或单生，部分或全部被钟状或管状总苞所包围。种子 1，子叶肉质肥厚，发芽时留在壳内。

鄂伦春有 1 种。

・榛

【别名】榛子、平榛

Corylus heterophylla Fisch. ex Trautv.

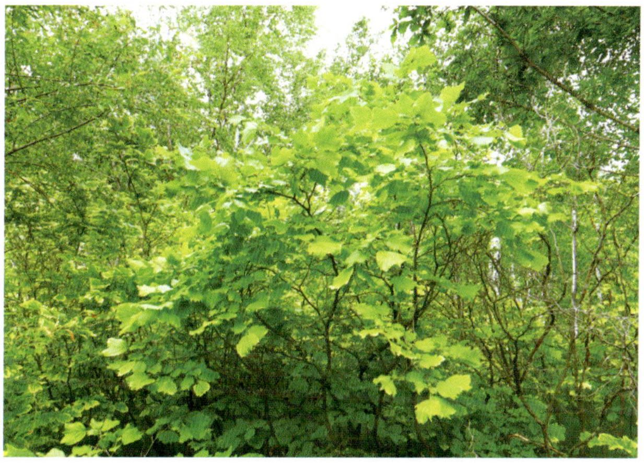
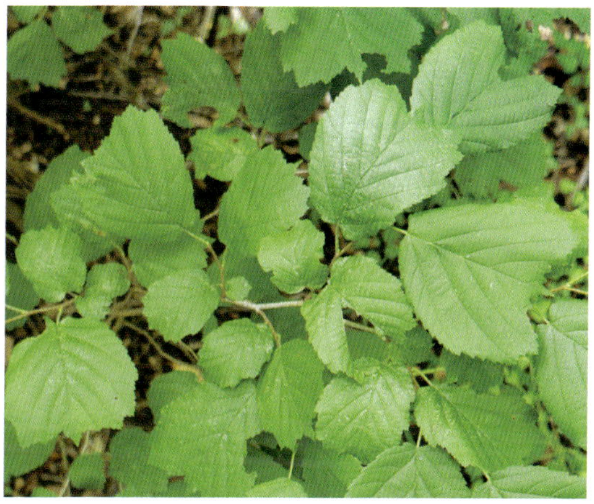
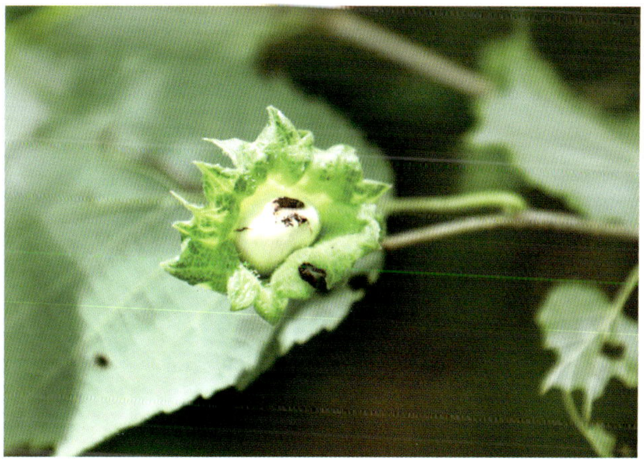
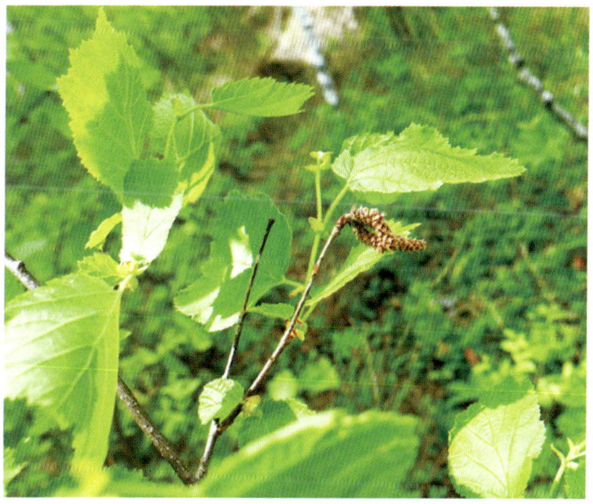

【生 活 型】中生灌木或小乔木。

【花 果 期】花期 4~5 月，果期 9 月。

【生　　境】生于落叶阔叶林带的向阳山地、多石的沟谷两岸、林缘或采伐迹地。

【功能主治】

（1）种仁（榛子）：健脾和胃，润肺止咳。用于病后体弱，脾虚泄泻，食欲不振，咳嗽。

（2）雄花（榛子花）：止血，消肿，敛疮。用于外伤出血，冻伤，疮疖。

栎属 *Quercus* L.

落叶或常绿乔木，稀灌木。具顶芽，芽鳞多数。叶互生，边缘具锯齿或分裂，稀全缘。雄柔荑花序细长，下垂；花被 4~ 7 裂；雄蕊 4~ 12，通常 6。雌花单生，或多数构成穗状花序；花被 4~9 裂；子房 3 室，每室具 2 胚珠，花柱与子房室同数。坚果，基部为杯状总苞，外被覆瓦状鳞片。

鄂伦春有 1 种。

• 蒙古栎

【别名】五台栎、辽东栎、柞树

Quercus mongolica Fisch. ex Ledeb.

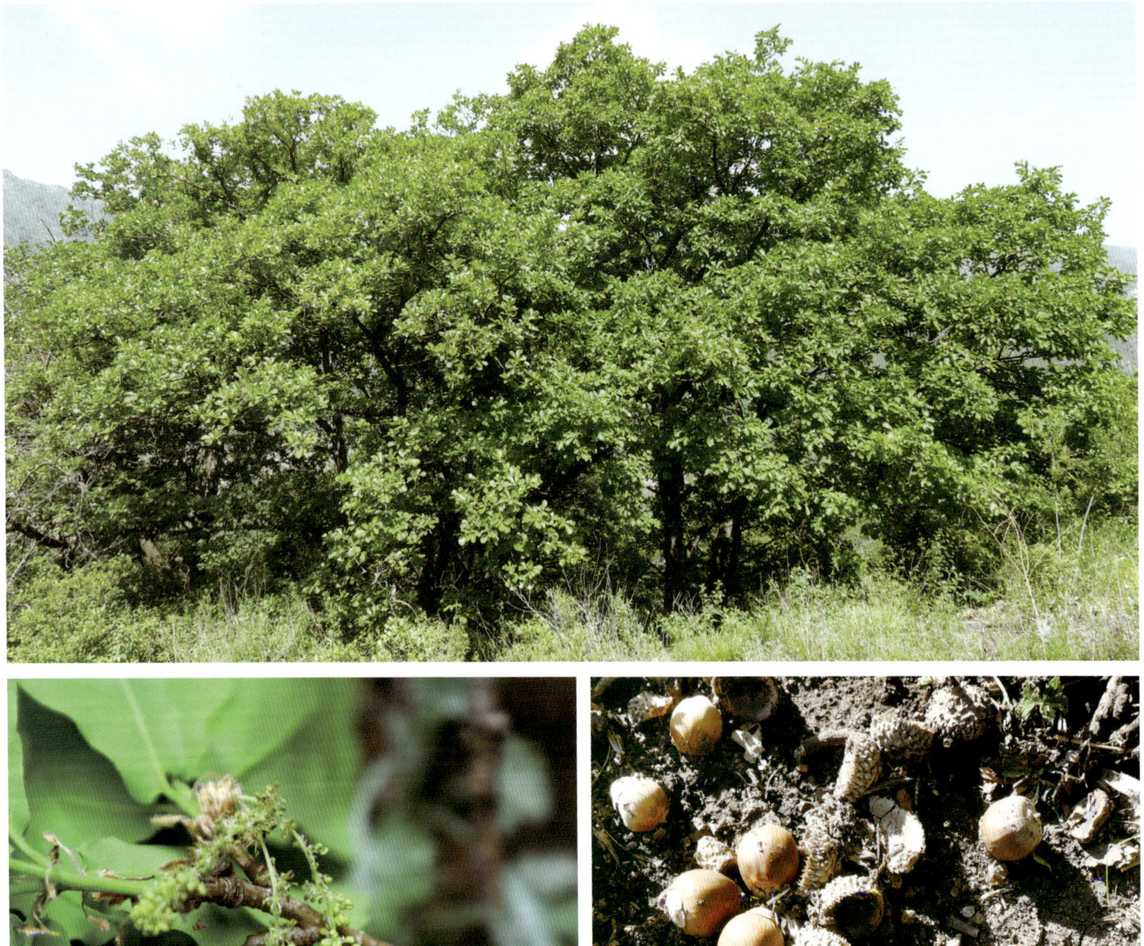

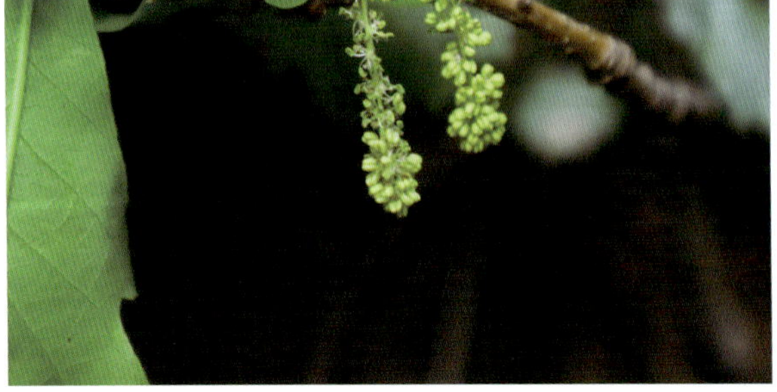

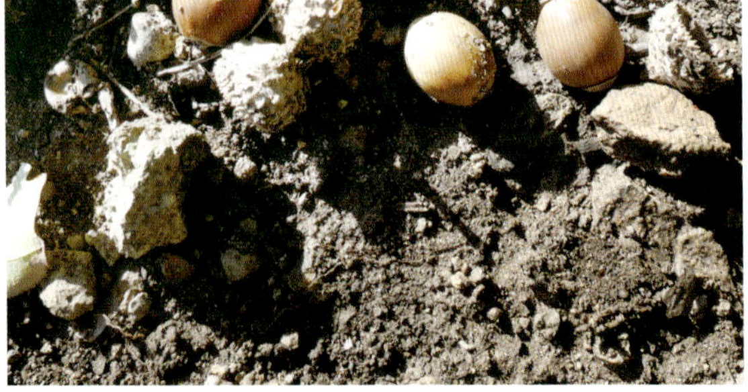

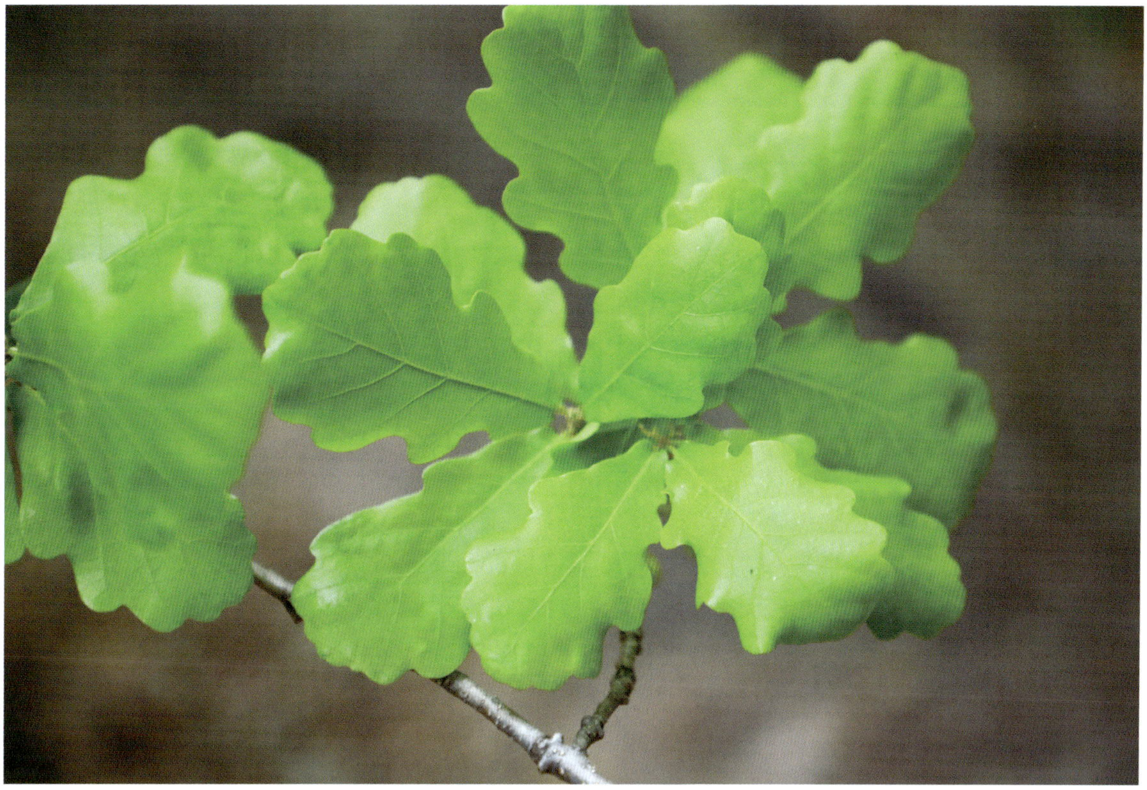

【生 活 型】中生落叶乔木。

【花 果 期】花期6月，果期10月。

【生　　境】生于土壤深厚、排水良好的坡地上，常与山杨、白桦或黑桦混生；或生于干燥山坡上，常与油松、蒙椴、色木槭等混生；有时为纯林。本种为东亚北部落叶阔叶林的主要建群种之一。

【功能主治】

（1）树皮（柞树皮）：清热利湿，解毒消肿。用于痢疾，肠炎，小儿消化不良，支气管炎，黄疸，痔疮。

（2）树叶（柞树叶）：清热止痢，止咳，解毒消肿。用于痢疾，肠炎，消化不良，支气管炎，痈肿，痔疮。

【民族应用】

蒙古族

果实（辽东－查日苏）：止泻，止血，祛黄水。用于血痢，腹痛，肠刺痛，小肠痧，痔疮出血。

鄂伦春族

（1）树皮（插汗库拉，辽东栎，橡子树）：利湿，清热，解毒。用于肠炎腹泻，痢疾，黄疸，痔疮。

（2）树叶（插汗库拉，辽东栎，橡子树）：用于细菌性痢疾，小儿消化不良，痈肿，痔疮。

榆属 *Ulmus* L.

乔木，少灌木。单叶互生，2 列，多具重锯齿，稀单齿，叶基常偏斜；托叶膜质。花两性，簇生或组成短聚伞花序，少散生于当年枝基部；花萼钟形，先端 4（~9）裂；雄蕊与花萼裂片同数而对生；雌蕊由 2 心皮合生。翅果周围具膜质翅，先端有缺口，基部有宿存的花萼。种子无胚乳。

鄂伦春有 3 种。

分种检索表

1a. 果核位于翅果的中部、近中部或中下部，上端不接近缺口。

  2a. 翅果两面及边缘被毛……………………………………………………… **大果榆 *U. macrocarpa***

  2b. 翅果除顶端凹缺处被毛外，其余处光滑无毛 …………………………… **榆树 *U. pumila***

1b. 果核位于翅果的上部或中上部，上端接近缺口 ………………… **春榆 *U. davidiana* var. *japonica***

· 大果榆

【别名】黄榆、蒙古黄榆

Ulmus macrocarpa Hance

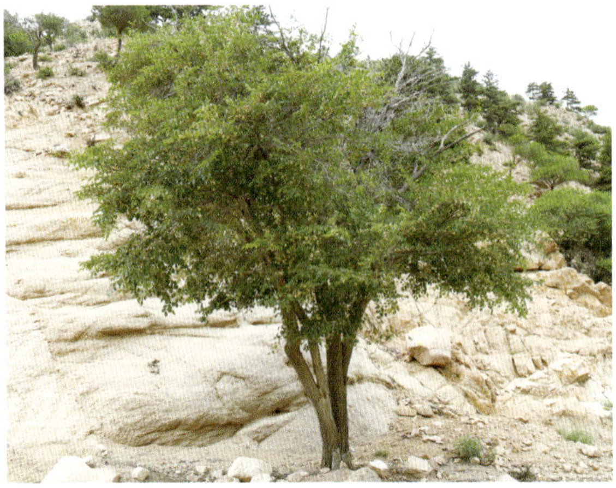

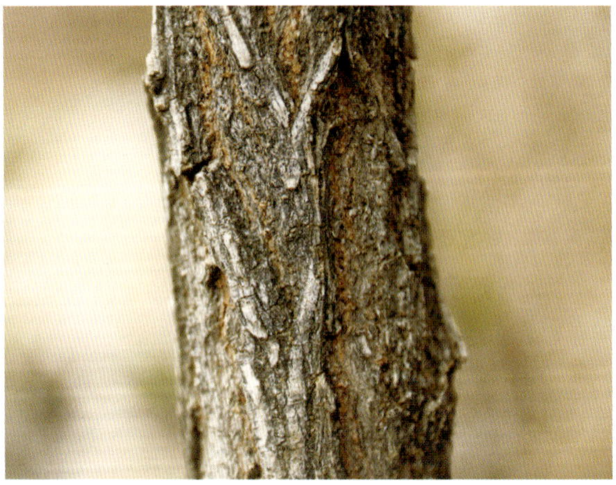

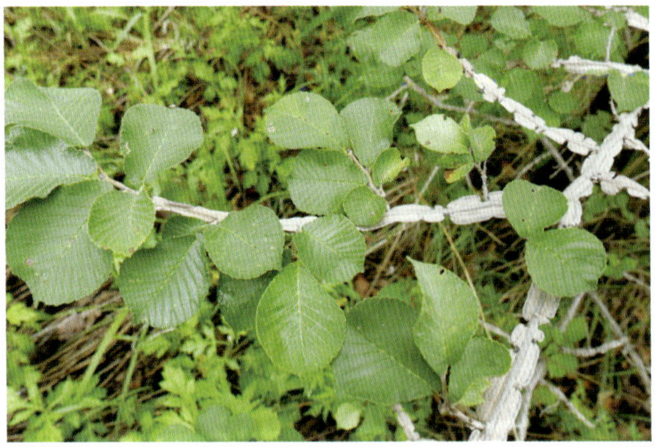

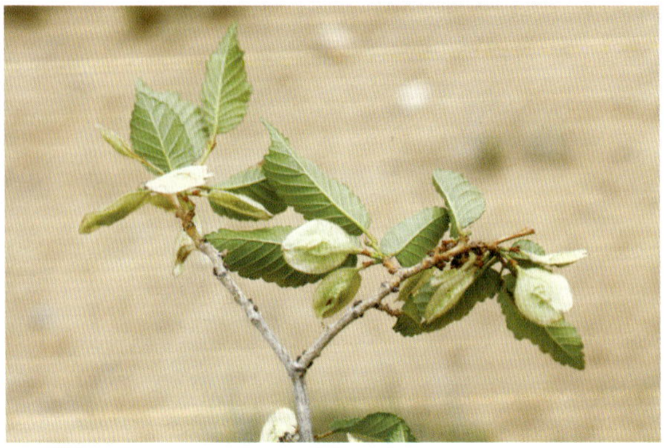

【生 活 型】旱中生小落叶乔木或灌木。

【花 果 期】花期 4 月，果熟期 5~6 月。

【生　　境】生于森林草原带和草原带海拔 700~1800m 的山地、沟谷及固定沙地，可形成片状大果榆灌丛或矮林。

【功能主治】

（1）果实（大果榆）：祛痰，利尿，杀虫。用于咳嗽痰多，小便不利，蛔虫病，蛲虫病。

（2）种子加工品（芜荑）：杀虫消积，除湿止痢。用于虫积腹痛，小儿疳积，久泄久痢，疮疡，疥癣。

（3）果实与面曲等加工制成的酱（芜荑酱）：杀虫。用于虫积腹痛，疮癣。

·榆　树

【别名】家榆、白榆

Ulmus pumila L.

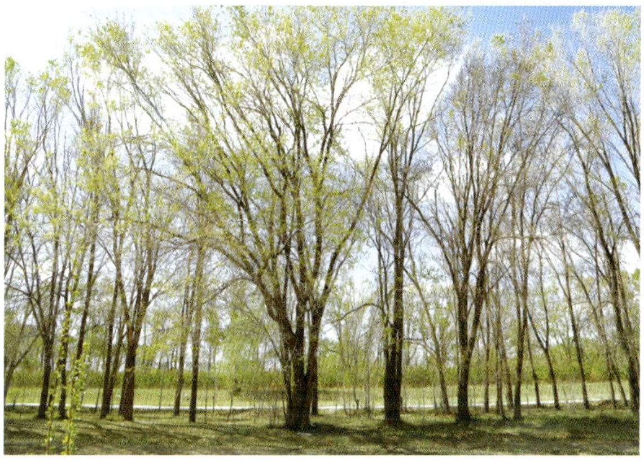

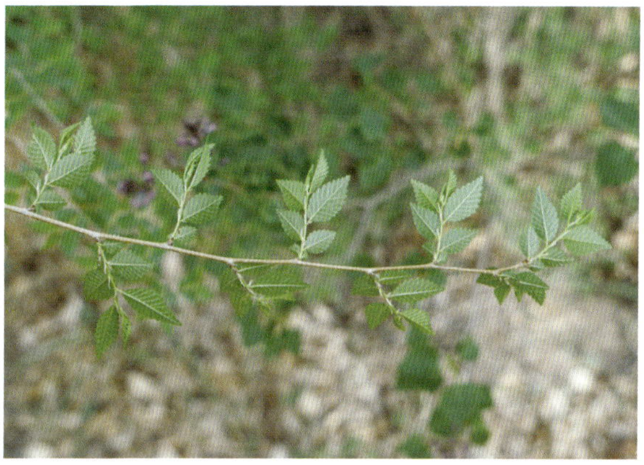

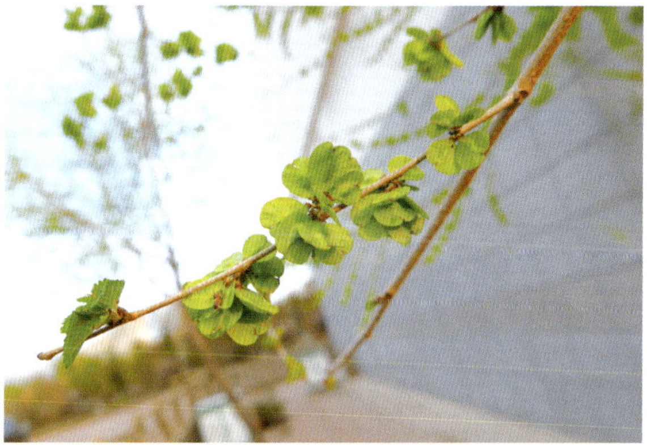

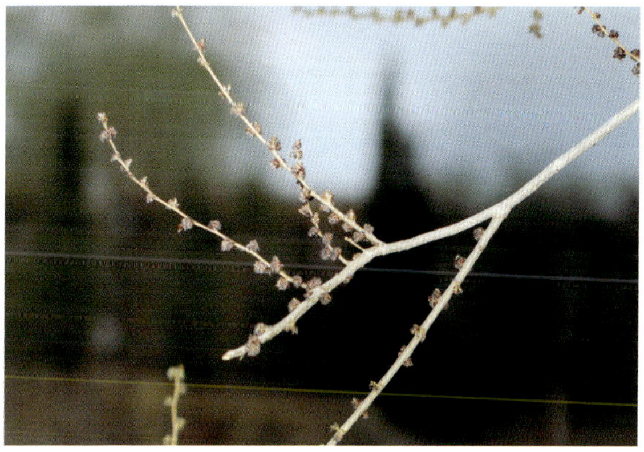

【生 活 型】旱中生乔木。

【花 果 期】花期 4 月，果熟期 5 月。

【生　　境】生于森林草原带及草原带的山地、沟谷及固定沙地上，在干草原带和荒漠草原带则往往沿着古河道两岸稀疏生长，或在固定沙地形成榆树疏林，形成特殊的稀树景观。

【功能主治】

（1）叶（榆叶）：清热利尿，安神，祛痰止咳。用于水肿，小便不利，石淋，尿浊，失眠，暑热困闷，痰多咳嗽，酒渣鼻。

（2）花（榆花）：清热定惊，利尿疗疮。用于小儿惊痫，小便不利，头疮。

（3）枝（榆枝）：利尿通淋。用于气淋。

（4）树皮、根皮（榆白皮）：利水通淋，祛痰，消肿解毒。用于水肿，小便不利，淋浊，带下，咳喘痰多，失眠，内外出血，难产，胎死不下，痈疽，瘰疬，秃疮，疥癣。

（5）果实、种子（榆荚仁）：健脾安神，清热利水，消肿杀虫。用于失眠，食欲不振，带下，小便不利，水肿，小儿疳热羸瘦，烫火伤，疮癣。

（6）茎皮部的涎汁（榆皮涎）：杀虫。用于疥癣。

【民族应用】

■ 蒙古族

树皮（海拉苏）：清热，治伤。用于金伤，伤热，痈肿。

·春　榆

【别名】沙榆

Ulmus davidiana Planch. var. *japonica* (Rehd.) Nakai

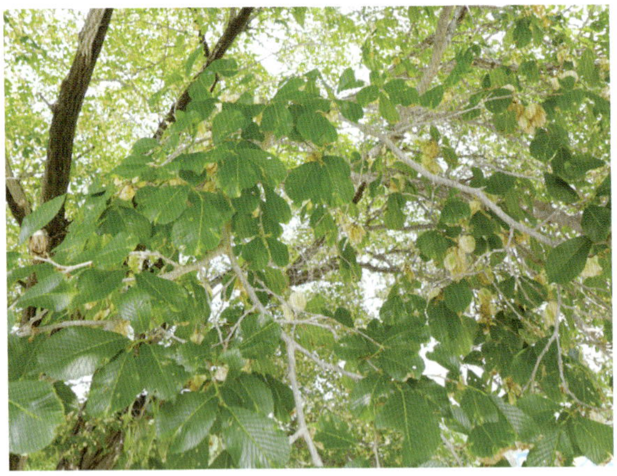

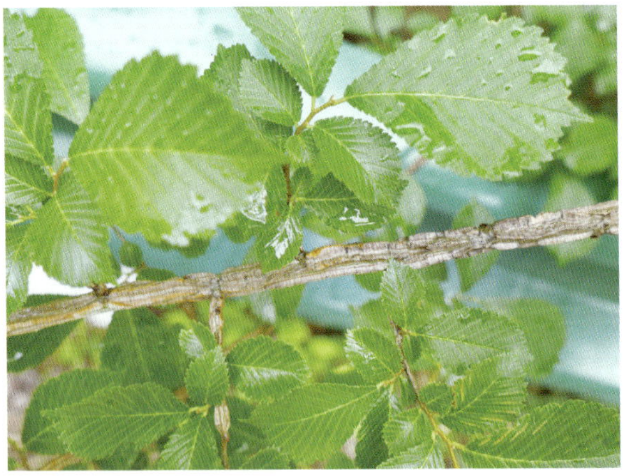

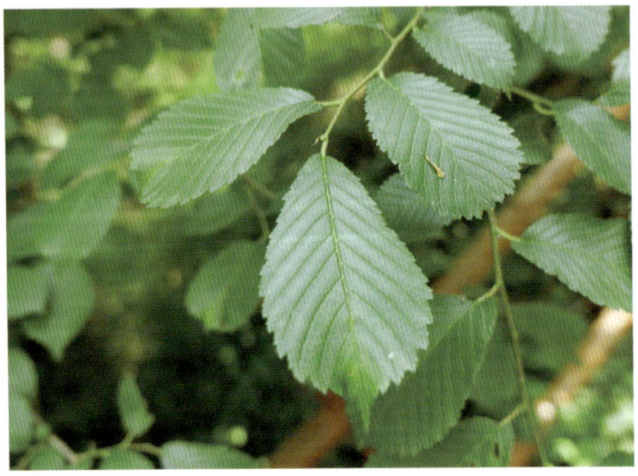

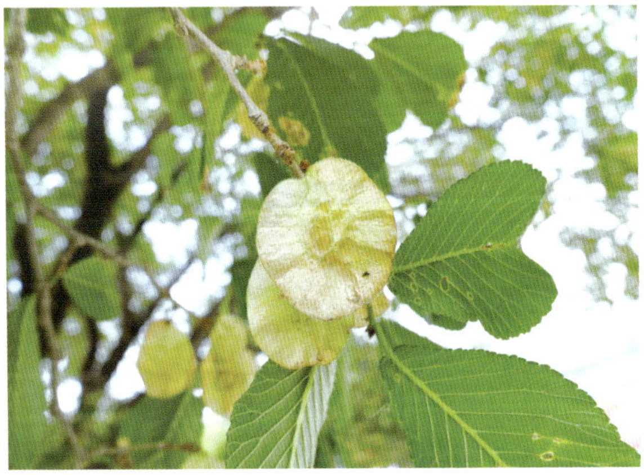

【生 活 型】中生乔木。

【花 果 期】花期 4~5 月，果熟期 5~6 月。

【生　　境】生于森林带和草原带的河岸、沟谷及山麓。

【功能主治】树皮、根皮（翼枝榆）：驱虫消积，祛痰利尿。用于小儿疳积，骨瘤，骨结核。

葎草属 *Humulus* L.

多年生草质藤本。茎粗糙。单叶对生，3~7 裂。花单性异株；雄花排成圆锥花序式的总状花序，萼 5 裂，雄蕊 5；雌花每 2 朵生于宿存、覆瓦状排列的苞片内，排成一假柔荑花序，结果时变成球果状体，每花有一全缘萼包围子房，花柱 2。果为扁平的瘦果。

鄂伦春有 1 种。

·葎　草

【别名】勒草、葛勒子秧、拉拉秧

Humulus scandens (Lour.) Merr.

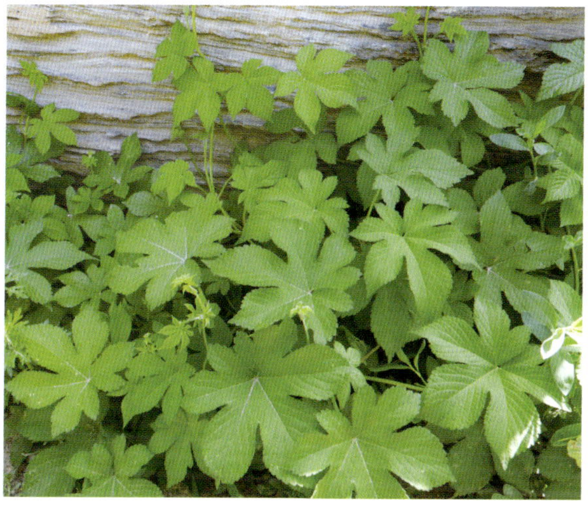

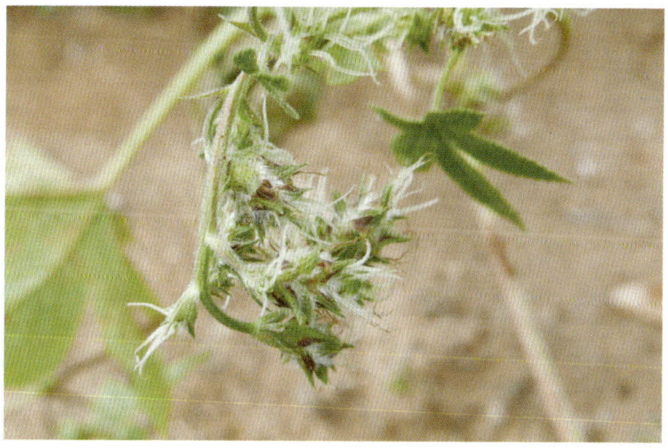

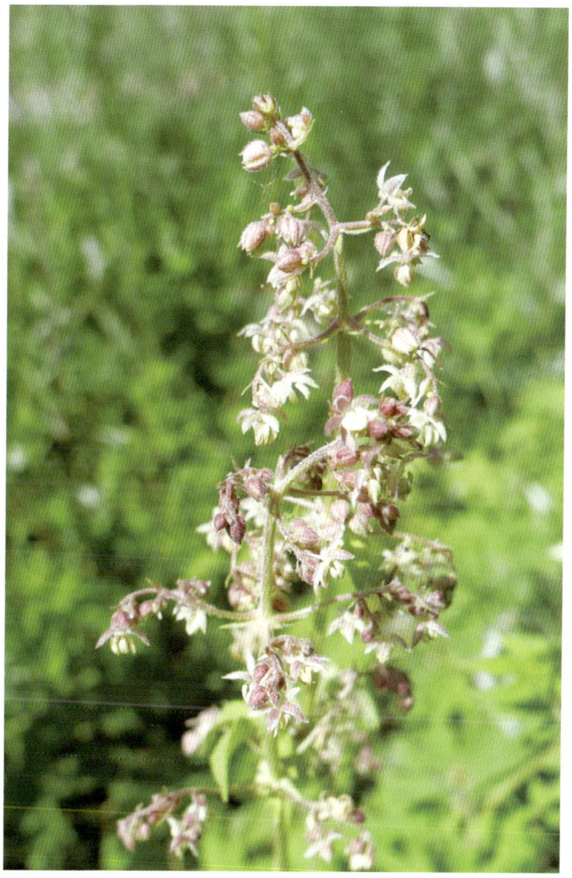

【生 活 型】一年生缠绕中生草本。

【花 果 期】花期 7~8 月，果期 8~9 月。

【生　　境】生于路边、路旁荒地。

【功能主治】全草（葎草）：清热解毒，利尿消肿。用于肺结核潮热，肺脓肿，肺炎，疟疾，胃肠炎，痢疾，消化不良，急性肾炎，肾盂肾炎，热淋，石淋，小便不利；外用于痈肿疔毒，痔疮，毒蛇咬伤，湿疹，荨麻疹。

*附　注 | 该种为鄂伦春“四普”新分布。

荨麻属 *Urtica* L.

一年生或多年生草本，具螫毛。单叶对生，有托叶。花单性，穗状、总状聚伞花序或叉状聚伞花序；雄花花被4裂，雄蕊4，与花被裂片对生，花蕾时内曲；雌花花被4裂，不同型，背生2枚花后增大，子房直立，几无花柱，柱头为画笔状，胚珠直生。瘦果包被于花后增大的花被内。

鄂伦春有2种。

分种检索表

1a. 叶掌状3深裂或3全裂，裂片再呈缺刻状羽状分裂……………………**麻叶荨麻 *U. cannabina***

1b. 叶不分裂，边缘有锯齿或牙齿……………………………………**狭叶荨麻 *U. angustifolia***

• 麻叶荨麻

【别名】火麻草、螯麻子、焮麻

Urtica cannabina L.

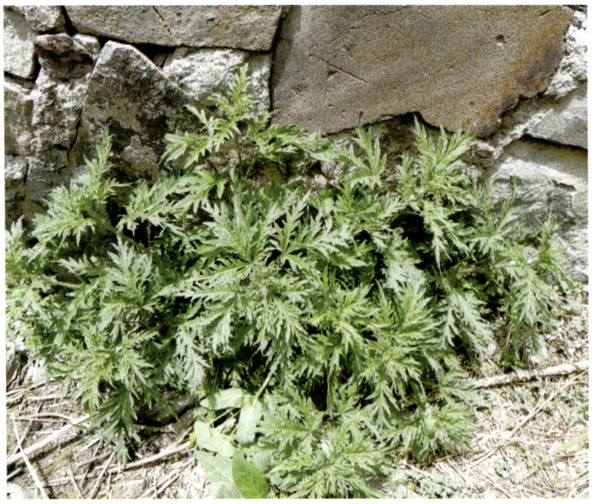

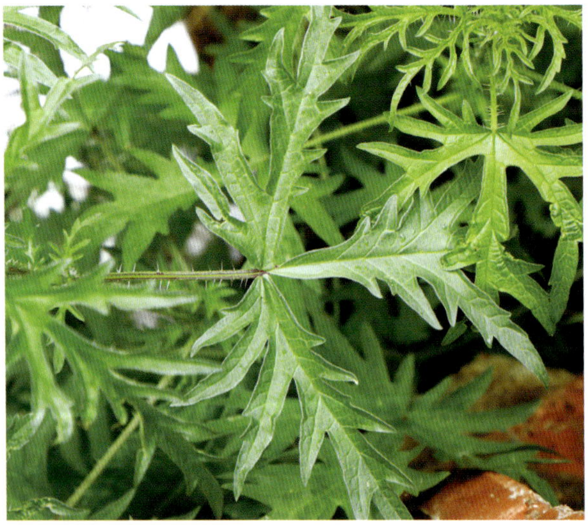

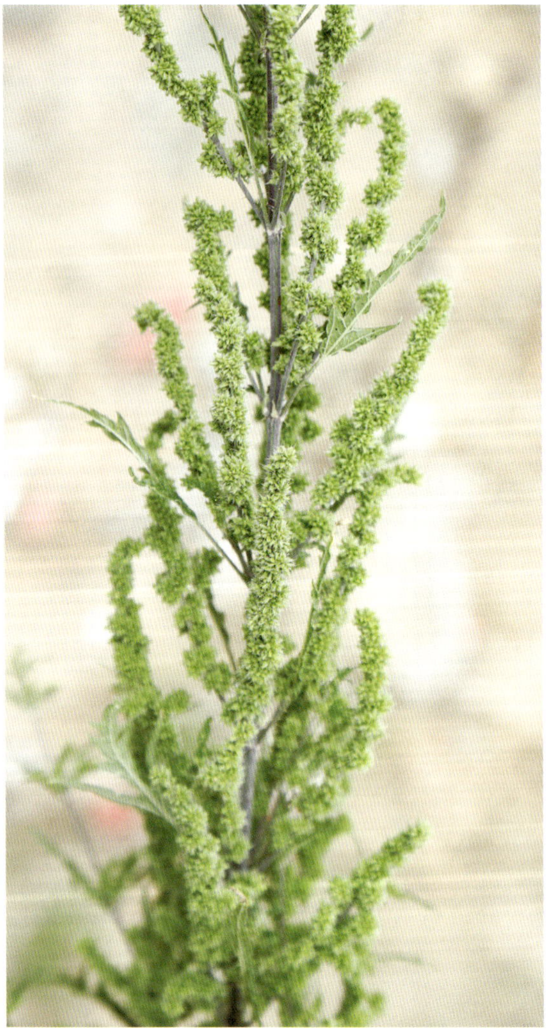

【生 活 型】多年生中生草本。

【花 果 期】花期 7~8 月，果期 8~9 月。

【生　　境】生于人类和动物经常活动的干燥山坡、丘陵坡地、沙丘坡地、山野路旁、居民点附近。

【功能主治】

（1）全草（荨麻）：祛风通络，平肝定惊，消积通便，解毒。用于风湿痹痛，产后抽风，小儿惊风，小儿麻痹后遗症，高血压，消化不良，大便不通，荨麻疹，跌打损伤，蛇虫咬伤。

（2）根（荨麻根）：祛风，活血，止痛。用于风湿疼痛，荨麻疹，湿疹，高血压。

【民族应用】

■ 蒙古族

全草（哈拉盖 – 敖嘎）：除协日乌素，解毒，镇赫依，温胃，破痞。用于腰腿及关节疼痛，虫咬伤。

■ 鄂温克族

地上部分（麻叶荨麻）：用于巴木病，腿脚肿痛。

• 狭叶荨麻

【别名】螯麻子、小荨麻、哈拉海

Urtica angustifolia Fisch. ex Hornem.

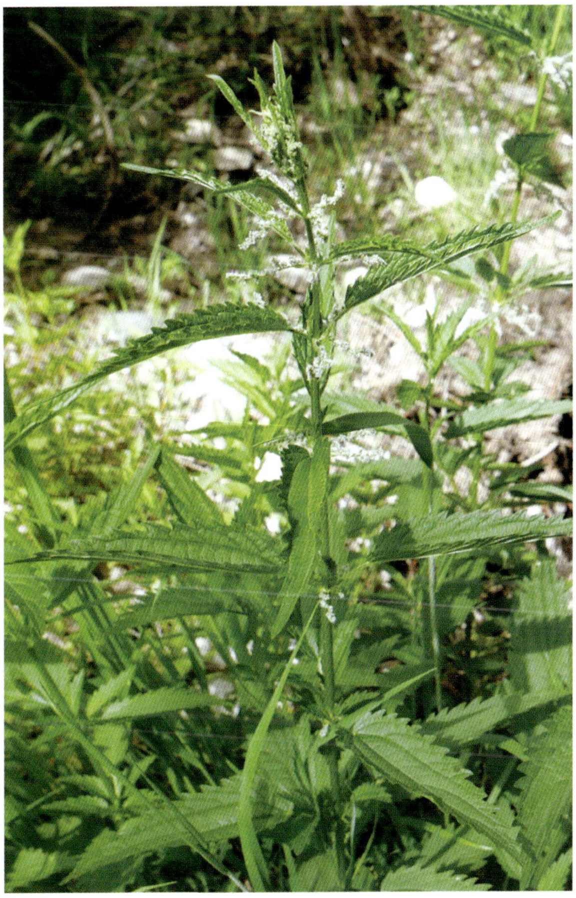

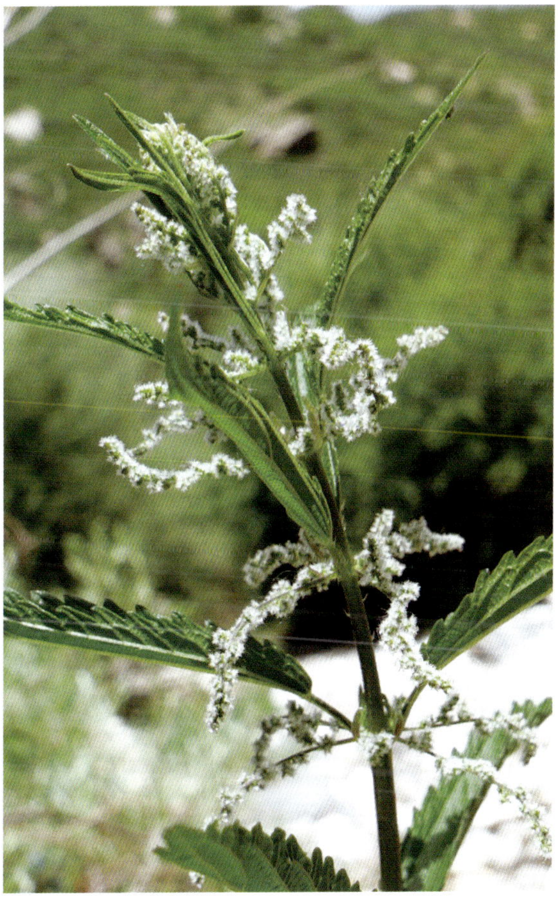

【生 活 型】多年生中生草本。

【花 果 期】花期 7~8 月，果期 8~9 月。

【生　　境】生于森林区和草原区的山地林缘、灌丛间、溪沟旁、湿地、山野阴湿处、水边、沙丘灌丛间。

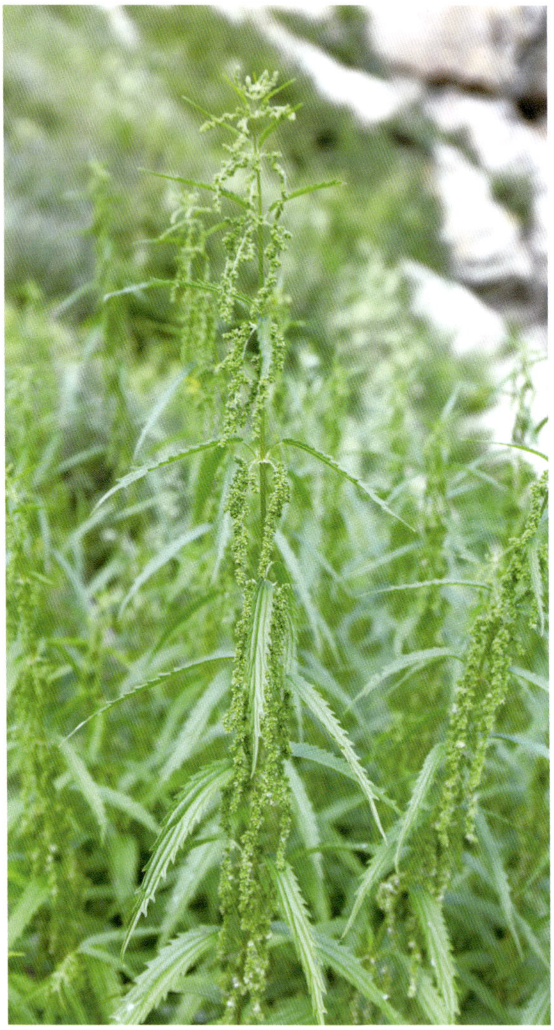

【功能主治】

（1）全草（荨麻）：祛风通络，平肝定惊，消积通便，解毒。用于风湿痹痛，产后抽风，小儿惊风，小儿麻痹后遗症，高血压，消化不良，大便不通，荨麻疹，跌打损伤，蛇虫咬伤。

（2）根（荨麻根）：祛风，活血，止痛。用于风湿疼痛，荨麻疹，湿疹，高血压。

【民族应用】

■ 蒙古族

全草（奥存 – 哈拉盖）：除协日乌素，解毒，镇赫依，温胃，破痞。用于腰腿及关节疼痛，虫咬伤。

■ 鄂伦春族

全草（切里桂黑，螫麻子，哈拉海）：用于关节炎，产后抽风，小儿惊风，荨麻疹初起，蛇虫咬伤。

■ 鄂温克族

全株：用于风湿关节痛。

墙草属 *Parietaria* L.

一年生或多年生草本，全株无螫毛。叶互生，小型，全缘，具三出脉，有柄；无托叶。花杂性，在叶腋组成团集的聚伞花序；苞片离生或合生；两性花和雄花花被片 4 或 3 深裂，镊合状排列；雄蕊 4 或 3，着生于花被基部，与花被片对生，花丝内折；雌花花被基部筒状，顶端 4 浅裂，果期宿存，花后不增大，子房椭圆形，花柱短或无花柱，柱头较长，呈画笔状或头状。瘦果包于宿存的花被内。种子有丰富的胚乳。

鄂伦春有 1 种。

·小花墙草

【别名】墙草、石薯、软骨石薯

Parietaria micrantha Ledeb.

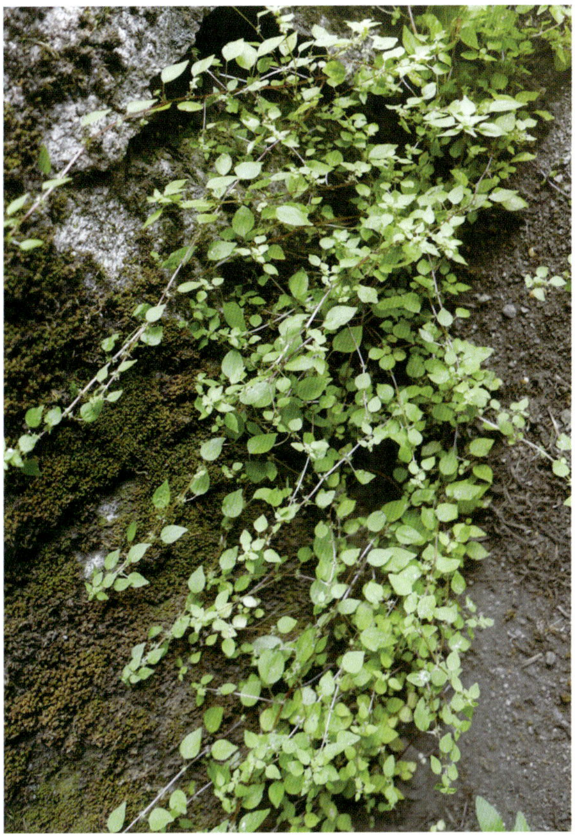
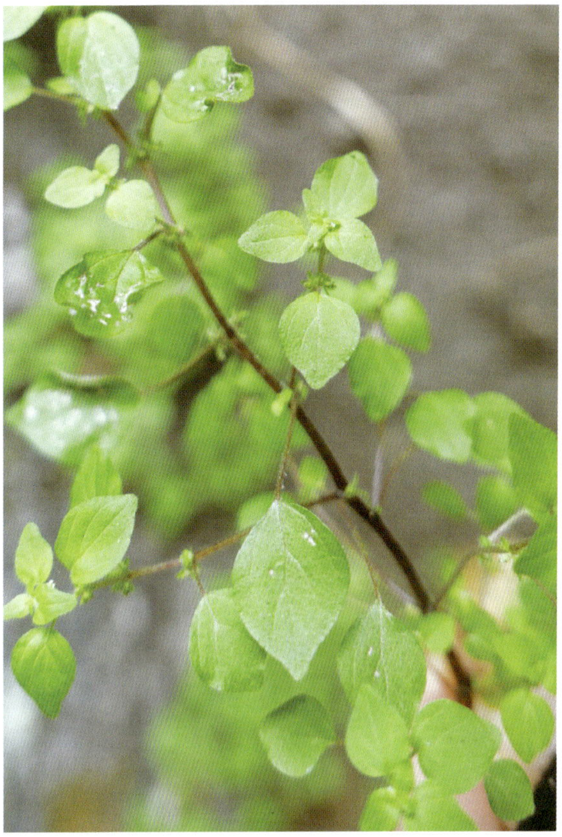
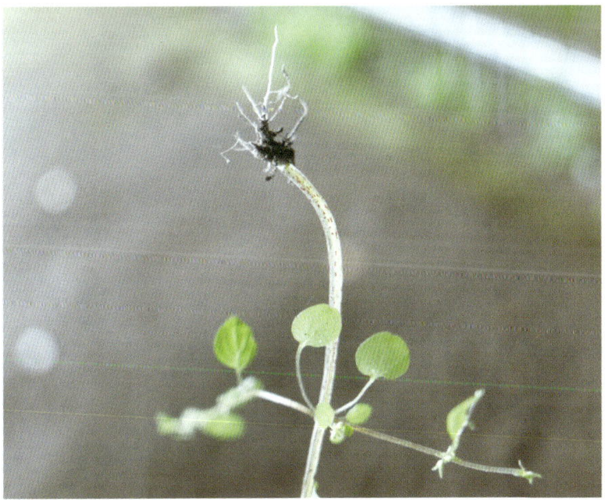
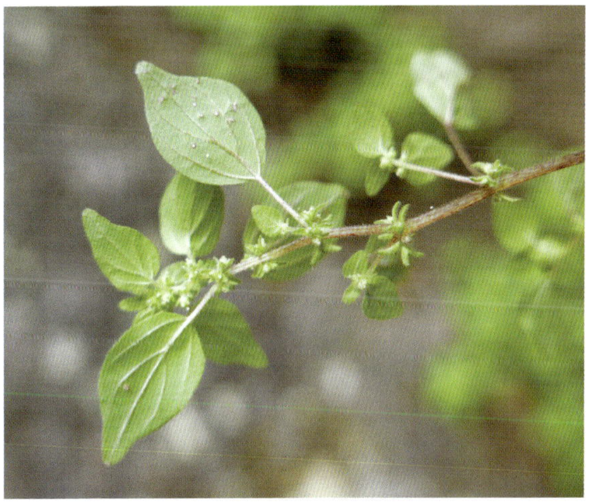

【生 活 型】一年生中生草本。

【花 果 期】花期 7~8 月，果期 8~9 月。

【生　　境】生于森林区和森林草原带的山坡阴湿处、石缝间、湿地上。

【功能主治】根（墙草根）：清热解毒，消肿拔脓。用于痈疽疔疖，睾丸炎，乳腺炎，多发性脓肿，秃疮。

*附　注 | 该种为鄂伦春“四普”新分布。

百蕊草属 *Thesium* L.

多年生草本，绿色，常半寄生于其他植物根上，稀为一年生草本或灌木状。叶互生，条形或鳞片状。花小，两性，单生于叶腋或组成二歧聚伞花序；苞片通常叶状，生于花下，小苞片 2（有时缺）；花被绿色或绿黄色，下部筒状、漏斗状或钟状，并与子房合生，上部 4~5 裂；雄蕊 4~5；子房下位，花柱丝状，柱头头状或有时 3 裂，胚珠 1~3；花盘不明显。核果或小坚果，表面有纵棱或有皱缩状网状棱。

鄂伦春有 1 种。

· 急折百蕊草

【别名】珍珠草、九仙草、反折百蕊草

Thesium refractum C. A. Mey.

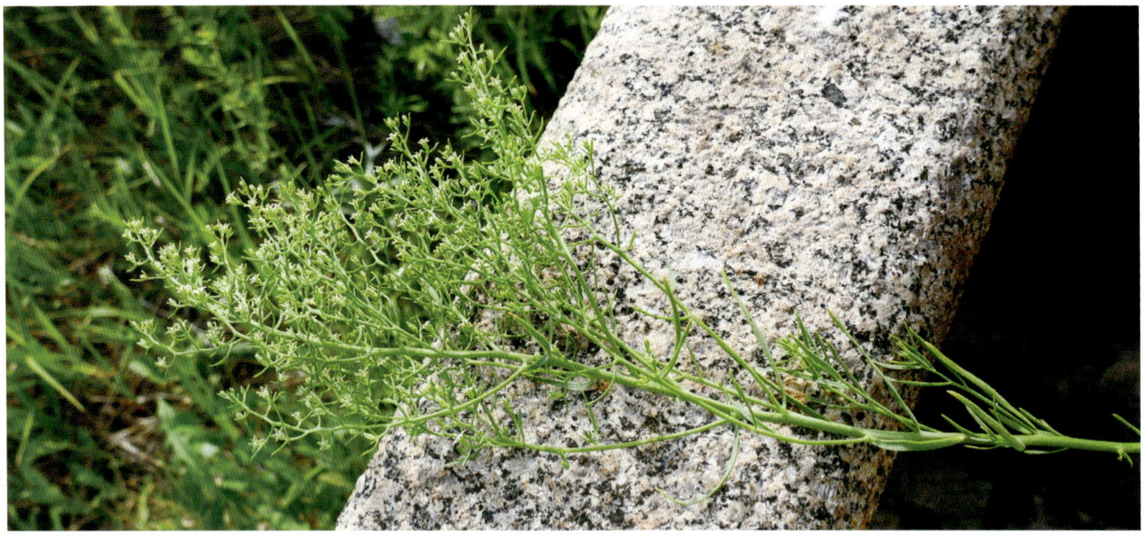

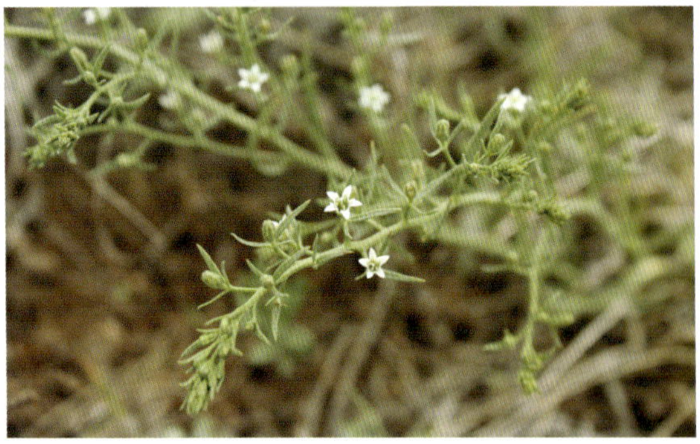

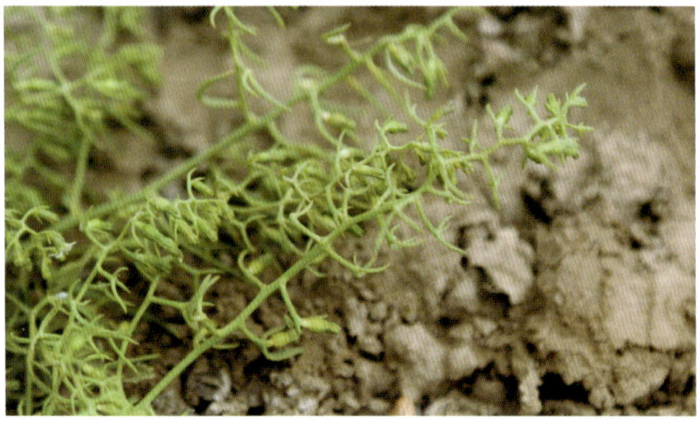

【生 活 型】多年生中旱生草本。

【花 果 期】花期 6~7 月，果期 7~9 月。

【生　　境】生于森林带和草原带的山坡草地、砾石质坡地、沙地、林缘、草甸。

【功能主治】全草（急折百蕊草）：清热解表，化痰止咳。用于感冒，中暑，咳嗽，小儿惊风等。

酸模属　*Rumex* L.

一年生或多年生草本，稀为半灌木。茎直立，通常具沟纹，分枝或仅上部分枝。叶基生和茎生，有柄或无柄，全缘或皱波状；托叶鞘易破裂脱落。花两性，稀单性；花序由簇生的花组成顶生圆锥花序；花梗具关节；花被片 6，排列为 2 轮，宿存，外轮 3 枚不增大，内轮 3 枚通常于果期增大，全缘，有牙齿或针刺状细裂片，通常其中 1 枚、2 枚或每枚的背面中脉基部具 1 个瘤状突起，或全部无瘤状突起；雄蕊通常 6，排列成 3 对，与外轮花被片对生，花丝短，细弱；花柱 3，柱头画笔状，向外弯曲。瘦果三棱形，包于增大的内轮花被片内。

鄂伦春有 5 种。

分种检索表

1a. 基生叶和茎下部叶的基部为戟形或箭形，花单性。

　2a. 叶基部为戟形，两侧有耳状裂片，直伸或稍弯；内花被片果期不增大或稍增大 .... **小酸模 *R. acetosella***

　2b. 叶基部为箭形；内花被片果期显著增大 .... **酸模 *R. acetosa***

1b. 基生叶和茎下部叶的基部为楔形、圆形或心形，花两性。

　3a. 内花被片背面无小瘤 .... **毛脉酸模 *R. gmelinii***

　3b. 内花被片部分或全部背面有小瘤。

　　4a. 多年生草本，内花被片边缘有不规则锐尖齿 .... **狭叶酸模 *R. stenophyllus***

　　4b. 一年生草本，内花被片边缘有针状齿 .... **刺酸模 *R. maritimus***

• 小酸模

Rumex acetosella L.

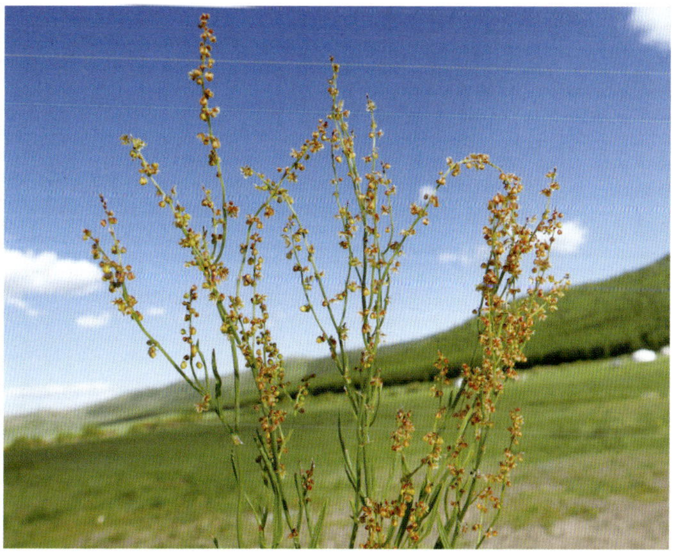

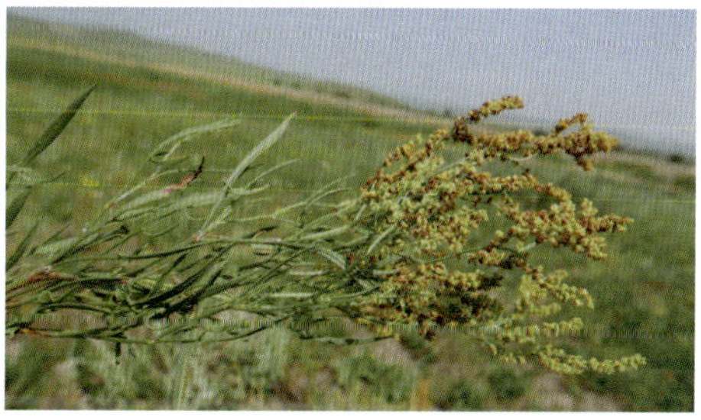

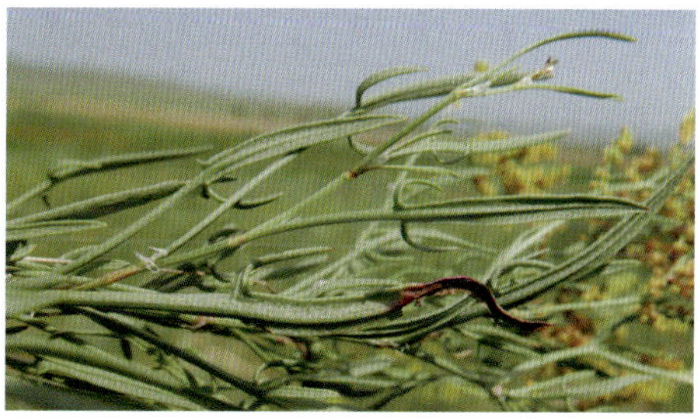

【生 活 型】多年生旱中生草本。

【花 果 期】花期 6~7 月，果期 7~8 月。

【生　　境】生于草甸草原及典型草原地带的沙地、丘陵坡地、砾石地、路旁。

【功能主治】全草（小酸模）：清热凉血，利尿通便，解毒杀虫。用于肠炎，痢疾，黄疸，便秘，尿路结石，内出血，维生素 C 缺乏症，发热，目赤肿痛，肺结核，疥癣疮疡，湿疹，神经性皮炎。

【民族应用】

■ 蒙古族

根（霍日根－其赫）：杀黏，泻下，消肿，愈伤。用于黏疫，痧症，发症，丹毒，乳腺炎，腮腺炎，骨折，金疮，结喉，痈肿，烫伤。

*附　注 | 该种为鄂伦春"四普"新分布。

·酸　模

【别名】水牛舌头、山羊蹄、酸不溜、酸溜溜

Rumex acetosa L.

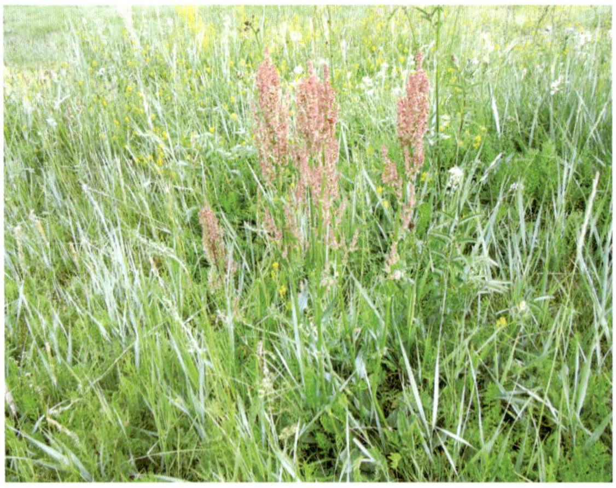

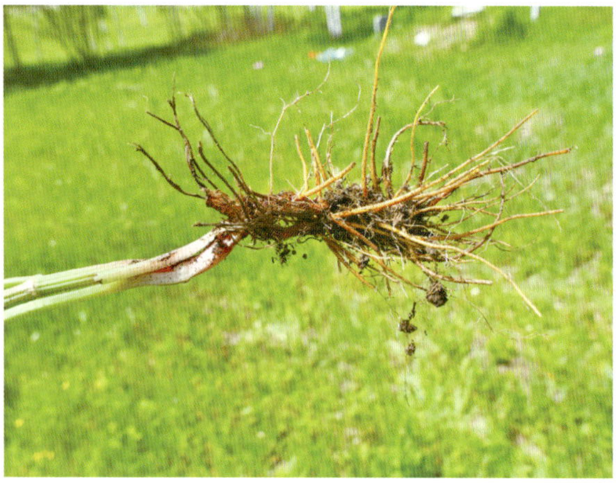

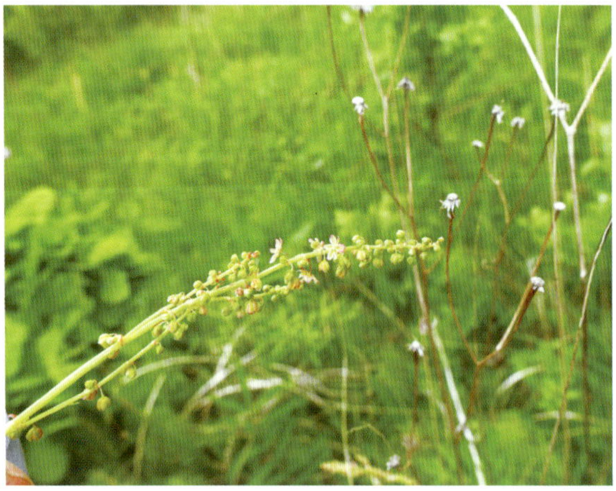

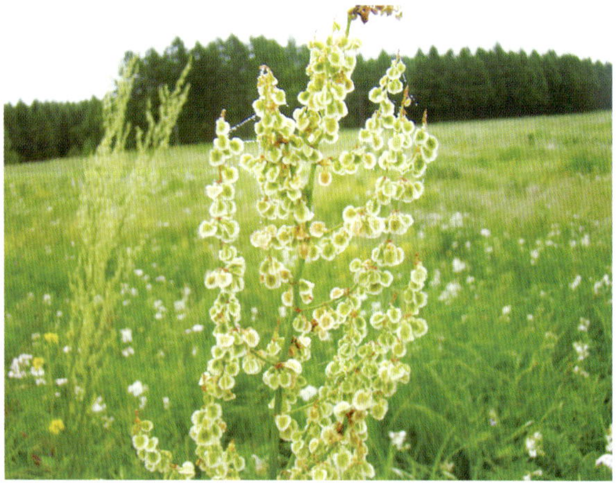

【生 活 型】多年生中生草本。

【花 果 期】花期 6~7 月，果期 7~8 月。

【生　　境】生于森林区和草原区的山地林缘、草甸、路旁。

【功能主治】

（1）全草（酸模）：泄热通便，利尿，凉血止血，解毒。用于便秘，小便不利，内痔出血，疮疡，丹毒，疥癣，湿疹，烫伤。

（2）根（酸模）：凉血，解毒，通便，杀虫。用于内出血，痢疾，便秘，内痔出血，疥癣，疔疮，神经性皮炎，湿疹。

【民族应用】

■ 蒙古族

根（爱日干纳）：杀黏，泻下，消肿，愈伤。用于黏疫，痧疾，丹毒，乳腺炎，腮腺炎，骨折，金伤。

■ 鄂伦春族

根及根茎（既出温，酸浆，土大黄）：外用于疥癣，疔疮，神经性皮炎，湿疹。

• 毛脉酸模

Rumex gmelinii Turcz. ex Ledeb.

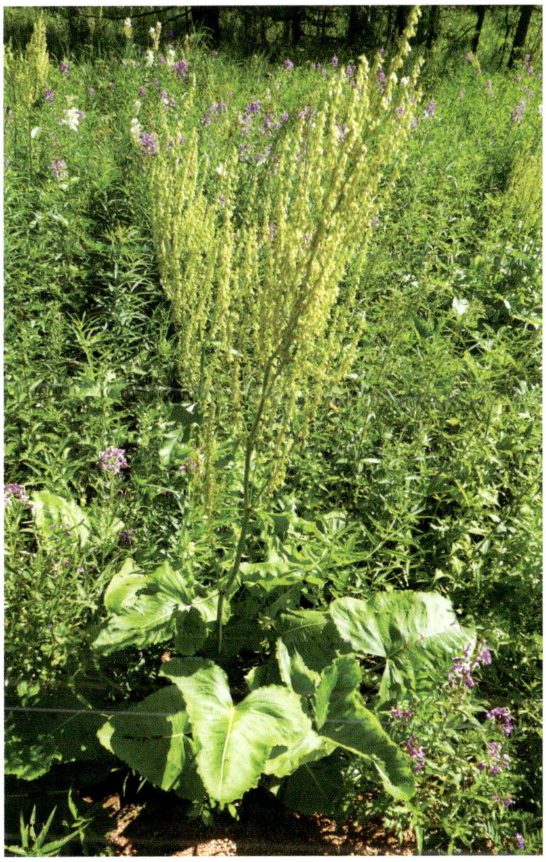

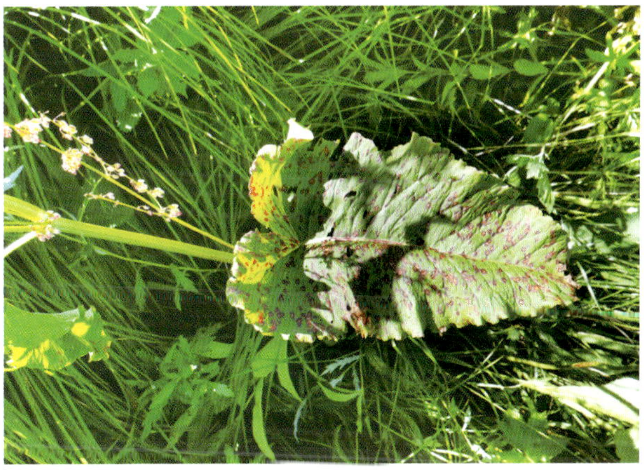

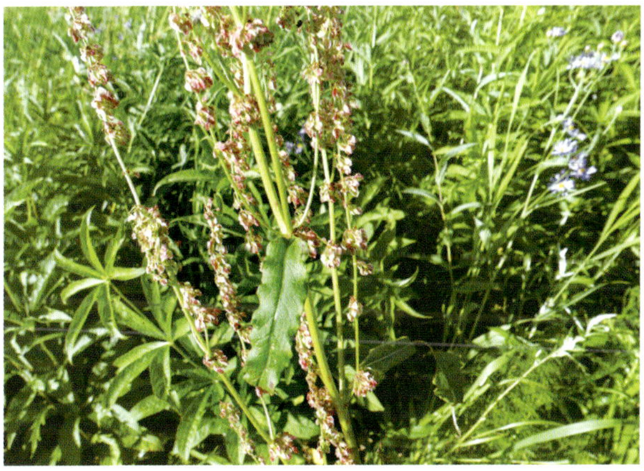

【生 活 型】多年生湿中生草本。

【花 果 期】花期 6~7 月，果期 8~9 月。

【生　　境】多散生于森林区和草原区的河岸、林缘、草甸或山地，为草甸或沼泽化草甸群落的伴生种。

【功能主治】根及根茎（毛脉酸模）：清热泻下，解毒消肿。用于热结便秘，痈肿疮毒，疥癣等。

【民族应用】

蒙古族

根（霍日根－其赫）：杀黏，泻下，消肿，愈伤。用于黏疫，痧疾，丹毒，乳腺炎，腮腺炎，骨折，金伤。

*附　注 | 该种为鄂伦春"四普"新分布。

·狭叶酸模

Rumex stenophyllus Ledeb.

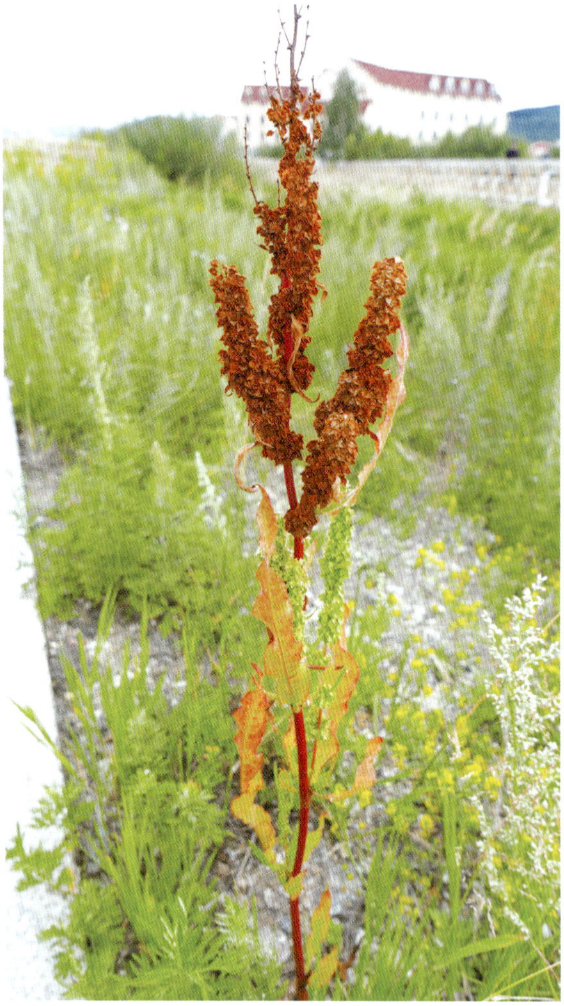

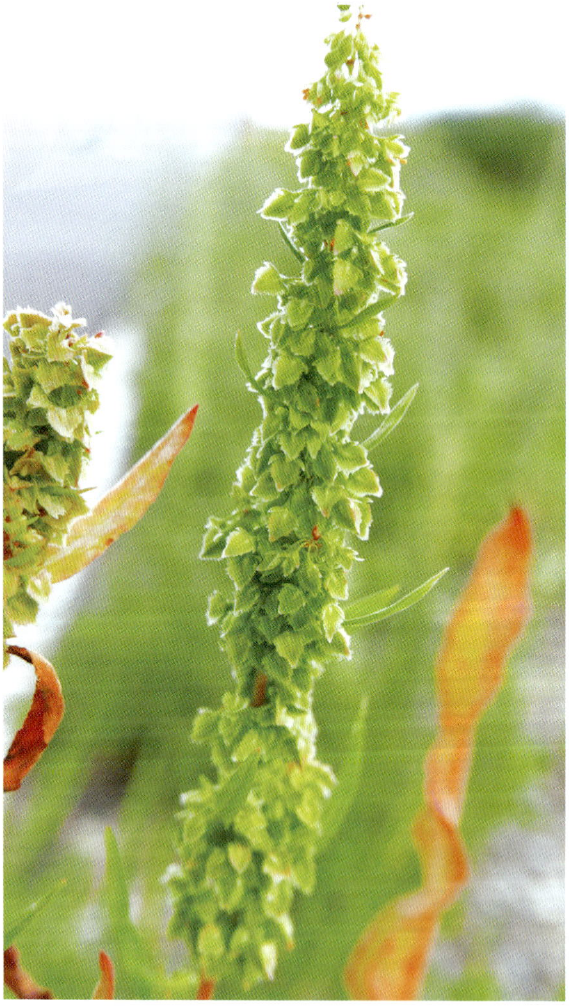

【生 活 型】多年生湿中生草本。

【花 果 期】花期 6~7 月。

【生　　境】生于草原区的低湿草甸。

【民族应用】

蒙古族

根（牛西西）：用于咯血，吐血，鼻衄，牙龈出血，胃及十二指肠出血，便血，异常子宫出血，紫癜，便秘，水肿；外用于疥癣，疮疖，脂溢性皮炎。

· 刺酸模

【别名】长刺酸模

Rumex maritimus L.

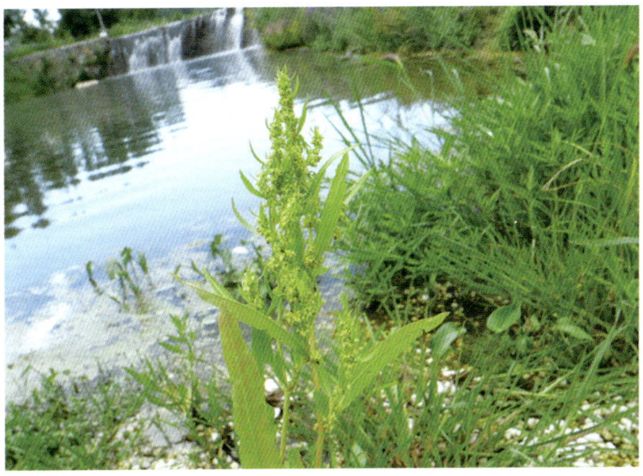

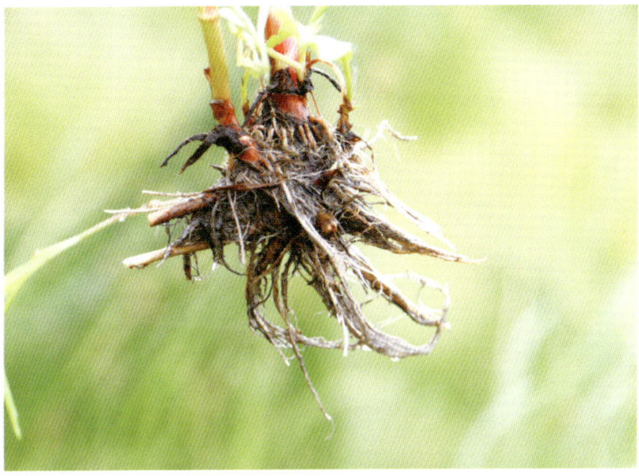

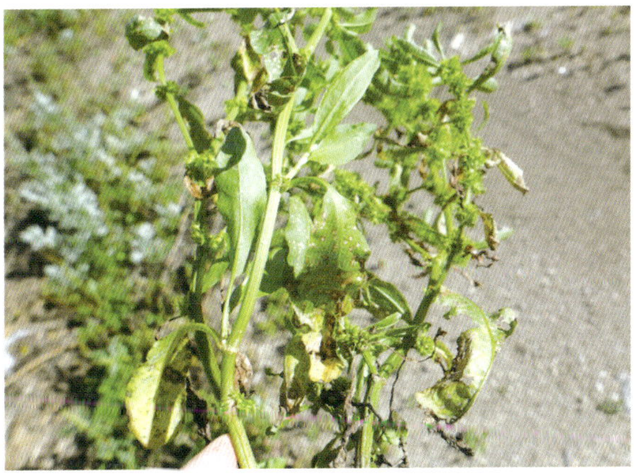

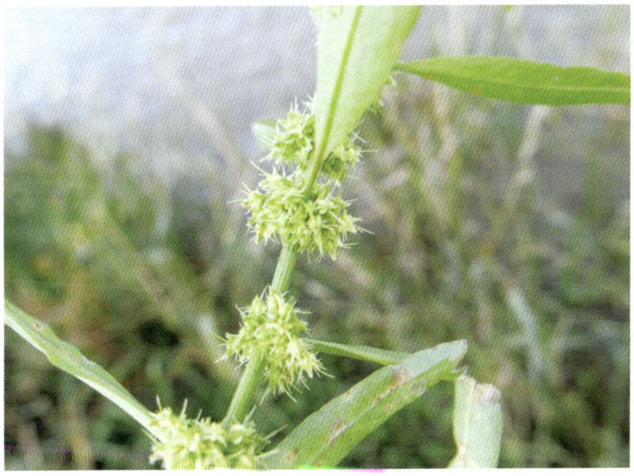

【生 活 型】一年生耐盐中生草本。

【花 果 期】花、果期 6~9 月。

【生　　境】生于森林带和草原带的河流沿岸、湖滨盐化低地，为草甸或盐化草甸群落的伴生种。

【功能主治】全草（野菠菜）：凉血，解毒，杀虫。用于肺结核咯血，痔疮出血，痈疮肿痛，秃疮，疥癣，跌打肿痛。

【民族应用】

蒙古族

根（霍日根－其赫）：杀黏，泻下，消肿，愈伤。用于黏疫，痧症，发症，丹毒，乳腺炎，腮腺炎，骨折，金疮，结喉，痈肿，烫伤。

*附　注 | 该种为鄂伦春“四普”新分布。

蓼属 *Polygonum* L.

一年生或多年生草本，稀灌木。茎直立、平卧、斜升或缠绕，稀漂浮水上，通常茎节显著膨大。叶互生，多为全缘；叶柄与托叶鞘多少合生；托叶鞘膜质或草质，通常呈圆筒形，先端截形或斜形，全缘或开裂。花两性，稀单性，簇生；花簇具苞，腋生或集生，呈穗状、头状或圆锥花序；花梗短，通常具关节，基部具小苞；苞片和小苞片均膜质；花被4或5深裂，稀6裂，宿存；花盘发达，腺状，环形或缺少；雄蕊3~9，通常8；花柱2~3，离生或中部以下多少合生，柱头头状，子房扁平或三棱形。果实为瘦果，两面突起，卵形、圆球形或三棱形，包于宿存花被内或微露于花被之外；胚位于一侧，子叶扁平。

鄂伦春有8种。

分种检索表

1a. 叶基部具关节，托叶鞘通常分裂；花单生或数朵簇生于叶腋，稀呈总状花序，花丝条形，基部扩大……………………………………………………………………………… **萹蓄 *P. aviculare***

1b. 叶基部不具关节，托叶鞘不分裂或2裂；花序头状、穗状、总状或圆锥状，花丝条形，狭窄。

　2a. 托叶鞘圆筒形，先端截形。

　　3a. 多年生草本，根茎横卧，叶柄由托叶鞘中部以上伸出，水生、沼生或陆生植物……………………………………………………………………………… **两栖蓼 *P. amphibium***

　　3b. 一年生草本，茎直立或基部伏卧，叶柄由托叶鞘中部以下或近基部伸出，陆生植物。

　　　4a. 托叶鞘上部边缘具草质环状翅，或干膜质裂片；植株高可达200cm……………………………………………………………………………… **荭草 *P. orientale***

　　　4b. 托叶鞘上部边缘截形，无草质翅，亦无干膜质裂片；植株较低矮……………………………………………………………………………… **酸模叶蓼 *P. lapathifolium***

　2b. 托叶鞘斜形。

　　5a. 花序圆锥状……………………………………………… **西伯利亚蓼 *P. sibiricum***

　　5b. 花序不为圆锥状。

　　　6a. 茎无刺，不分枝；根茎肥厚，肉质或木质；叶主要为基生叶；花序不分枝，穗状…………………………………………………… **狐尾蓼 *P. alopecuroides***

　　　6b. 茎具倒生钩刺，分枝；植株无根茎，或具有非肉质的根茎；叶主要为茎叶；花序分枝。

　　　　7a. 茎攀缘；叶正三角形，叶柄盾状着生……………… **穿叶蓼 *P. perfoliatum***

　　　　7b. 茎直立或平卧；叶披针形、长卵状披针形或戟形，叶柄不为盾状着生……………………………………………………………… **箭叶蓼 *P. sagittatum***

·萹　蓄

【别名】异叶蓼、萹竹竹、道生草

Polygonum aviculare L.

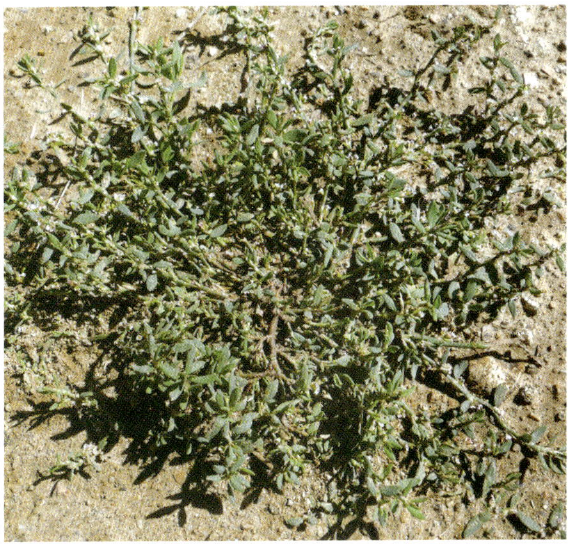

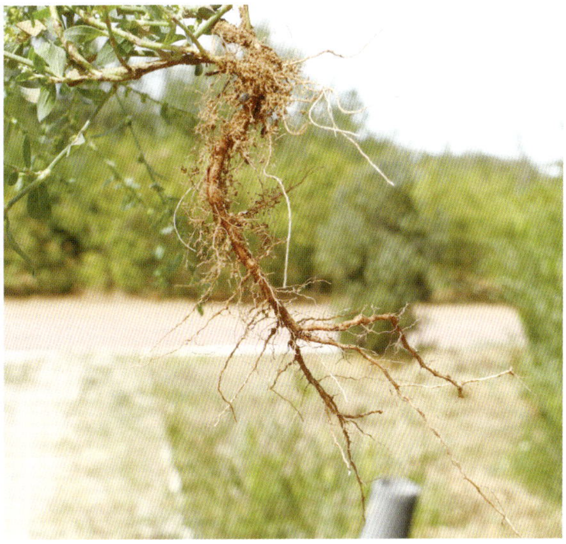

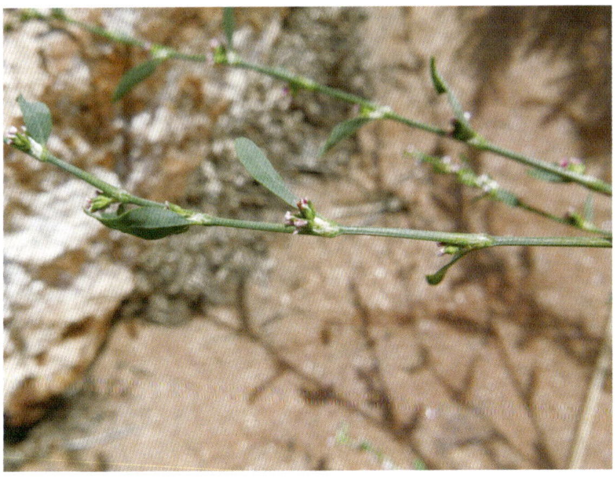

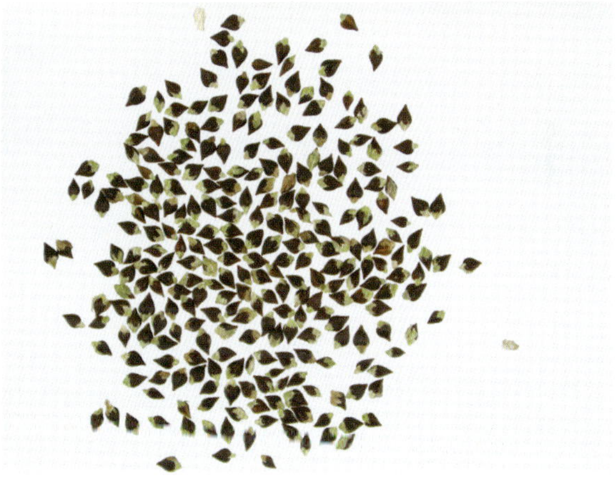

【生 活 型】一年生中生草本。

【花 果 期】花、果期 6~9 月。

【生　　境】群生或散生于路边、田野、村舍附近、河边湿地等处，为盐化草甸和草甸群落的伴生种。

【功能主治】地上部分（萹蓄）：利尿通淋，杀虫，止痒。用于热淋涩痛，小便短赤，虫积腹痛，皮肤湿疹，阴痒带下。

【民族应用】

▪ 蒙古族

全草（布杜讷音－苏勒）：清热，止泻。用于肠热，腹泻，肠刺痛。

▪ 鄂伦春族

全草（老乌特，扁竹，乌蓼）：清热，利尿，杀虫。用于尿路感染，黄疸，湿疹，赤白带下，滴虫阴道炎，水泄，小便不利。

·两栖蓼

【别名】湖蓼、醋柳

Polygonum amphibium L.

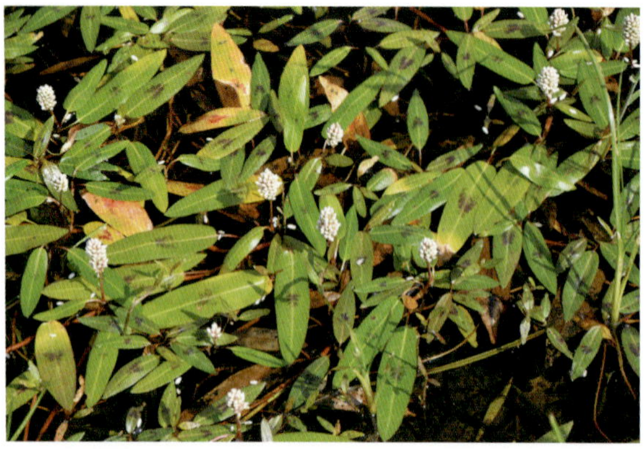
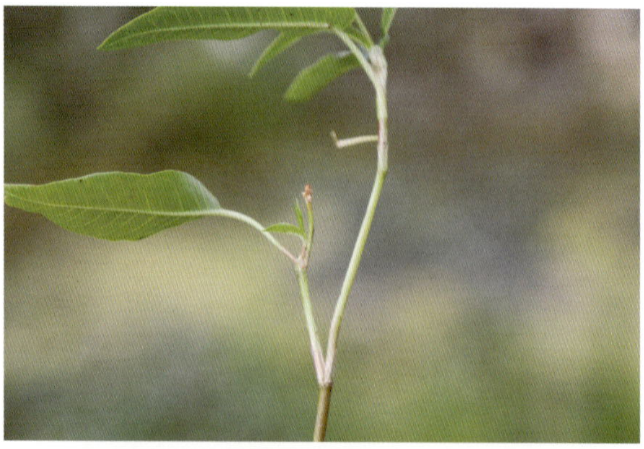
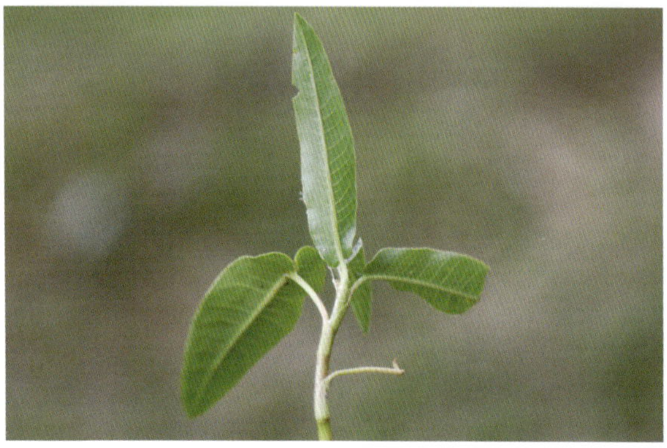
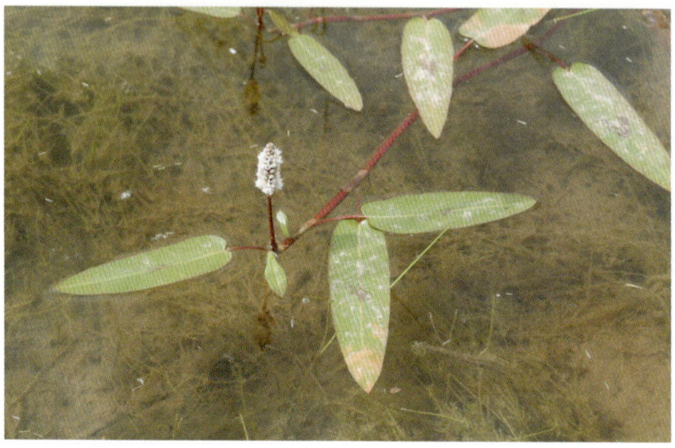

【生 活 型】多年生水生－中生草本。

【花 果 期】花期 7~8 月，果期 8~9 月。

【生　　境】生于河溪岸边、湖滨、低湿地、农田。

【功能主治】全草（两栖蓼）：清热利湿，解毒。用于脚浮肿，痢疾，尿血，潮热，多汗，疔疮，无名肿毒等。

·荭　草

【别名】红蓼、东方蓼、水红花

Polygonum orientale L.

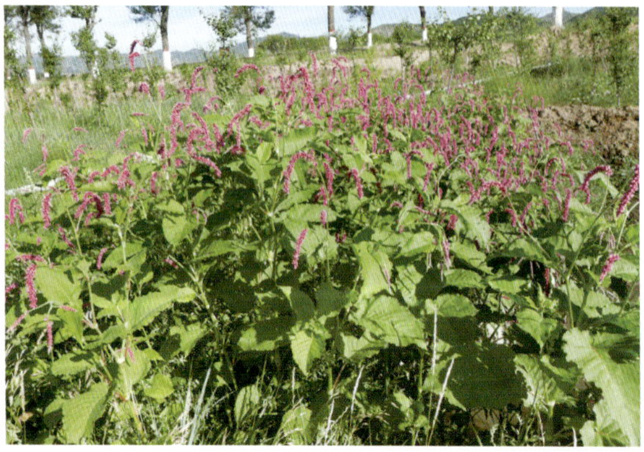
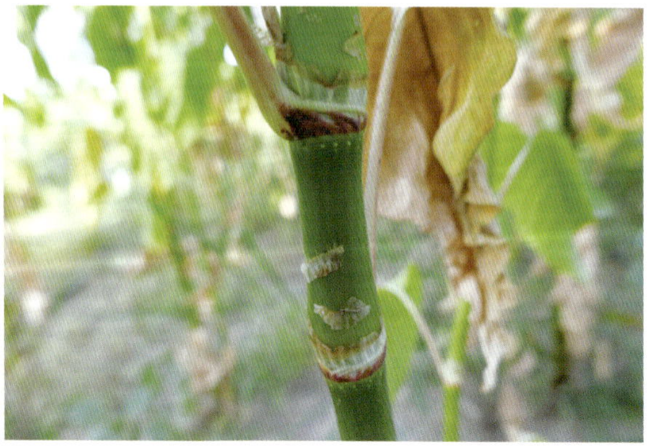

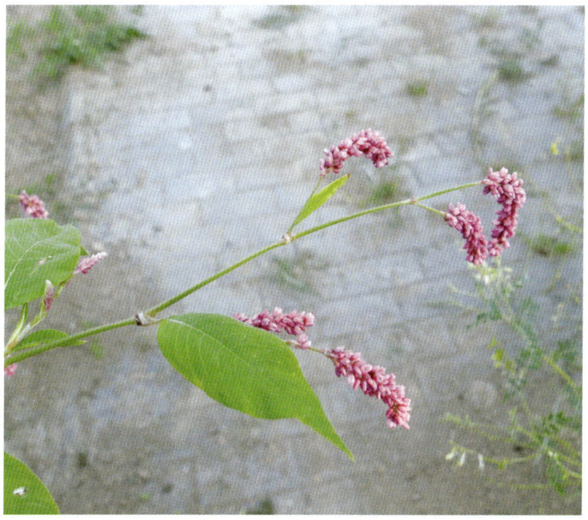
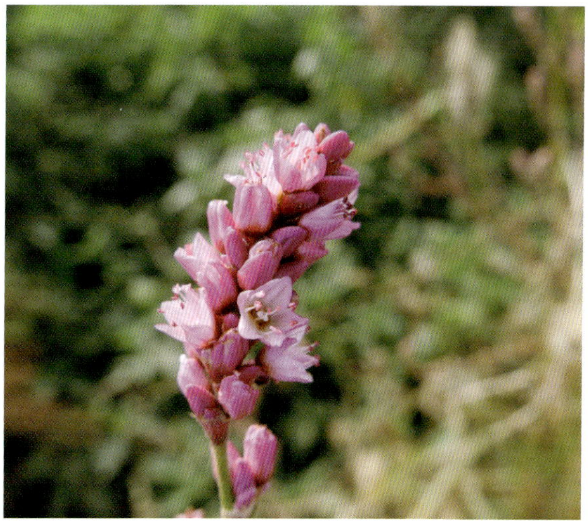

【生 活 型】一年生高大中生草本。

【花 果 期】花、果期 6~9 月。

【生　　境】生于田边、路旁、水沟边、庭园住舍附近。多栽培，也有逸生。

【功能主治】

（1）果实（水红花子）：散血消癥，消积止痛，利水消肿。用于癥瘕痞块，瘿瘤，食积不消，胃脘胀痛，水肿腹水。

（2）茎叶（荭草）：祛风除湿，清热解毒，活血，截疟。用于风湿痹痛，痢疾，腹泻，吐泻转筋，水肿，脚气病，痈疮疔疖，蛇虫咬伤，小儿疳积疝气，跌打损伤，疟疾。

（3）花序（荭草花）：行气活血，消积，止痛。用于头痛，心胃气痛，腹中痞积，痢疾，小儿疳积，横痃。

*附　注｜ 该种为鄂伦春“四普”新分布。

· 酸模叶蓼

【别名】大马蓼、早苗蓼、柳叶蓼

Polygonum lapathifolium L.

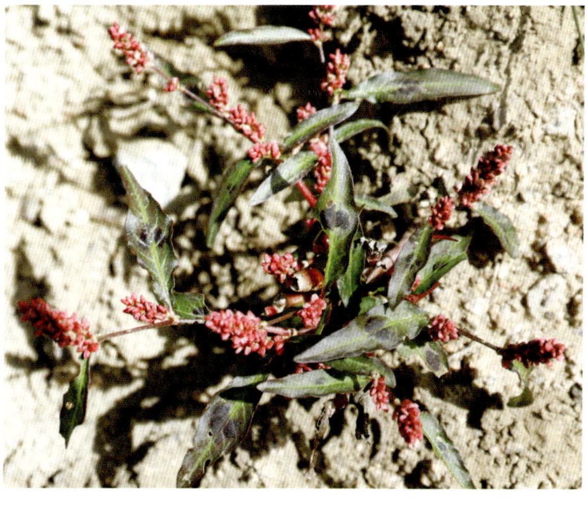
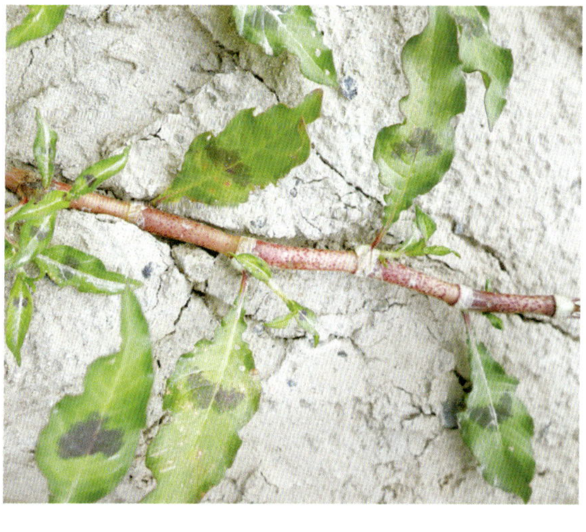

【生 活 型】一年生轻度耐盐湿中生草本。

【花 果 期】花期 6~8 月，果期 7~10 月。

【生　　境】多散生于阔叶林带、森林草原带、草原带及荒漠草原带的低湿草甸、河谷草甸和山地草甸。

【功能主治】全草或果实（酸模叶蓼）：解毒，健脾，化湿，活血，截疟。用于疮疡肿痛，暑湿腹泻，肠炎痢疾，小儿疳积，跌打伤痛，疟疾。

【民族应用】

蒙古族

全草（乌兰 – 初麻孜）：利尿，消肿，祛协日乌素，止痛，止吐。用于协日乌素病，关节痛，疥，脓疱疮，巴木病。

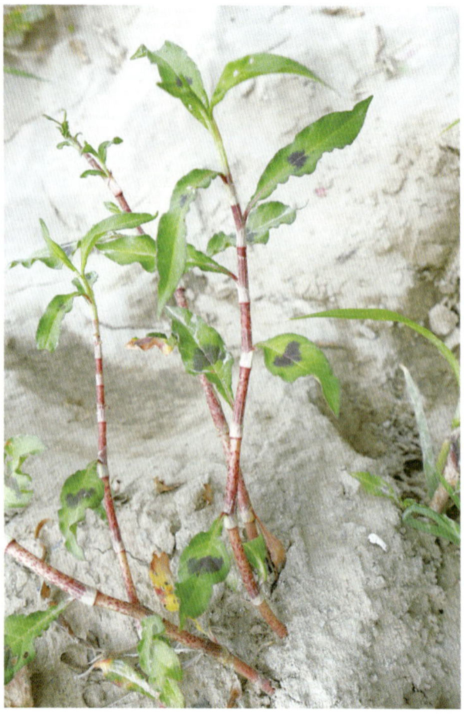

·西伯利亚蓼

【别名】剪刀股、醋柳、驴耳朵

Polygonum sibiricum Laxm.

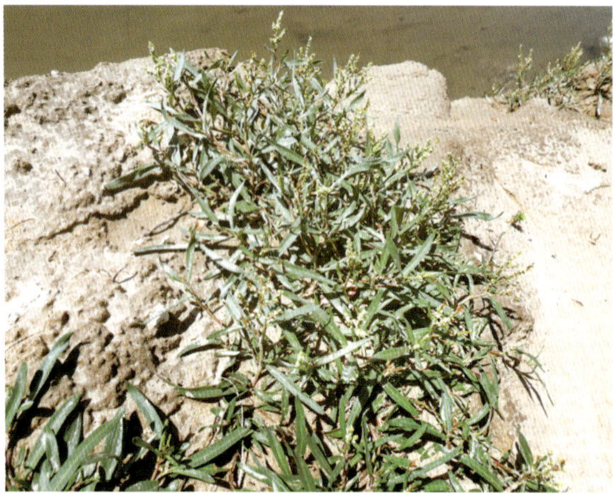

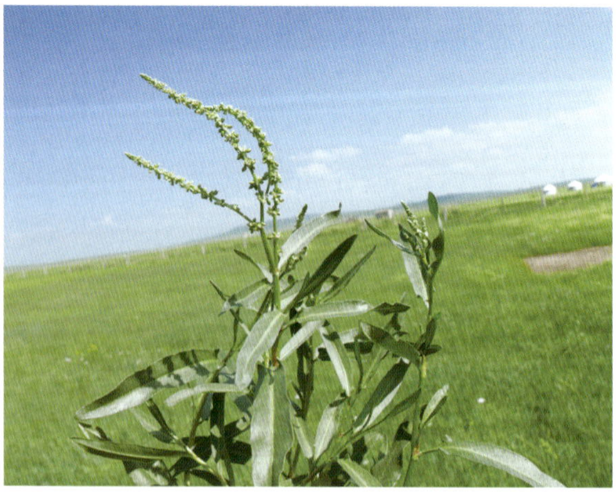

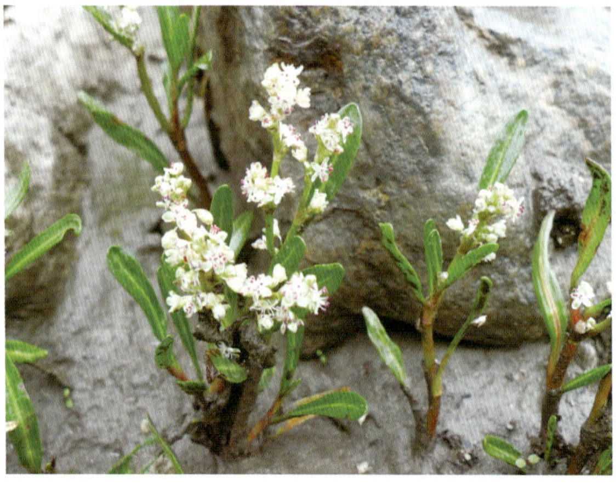

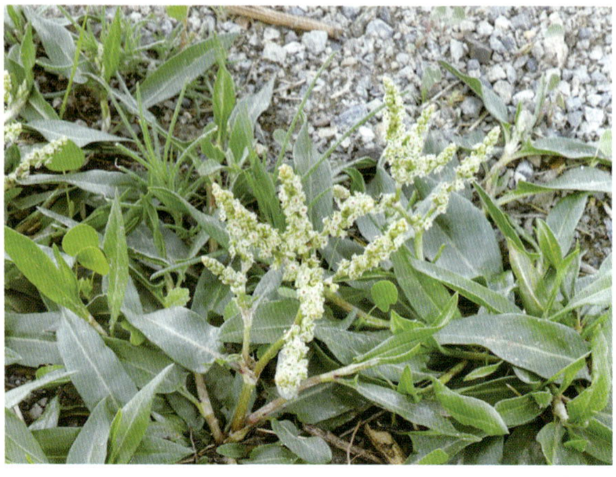

【生 活 型】多年生耐盐中生草本。

【花 果 期】花期 6~7 月，果期 8~9 月。

【生　　境】广泛生于草原和荒漠地带的盐化草甸，为盐生植物群落的优势种。

【功能主治】根茎（西伯利亚蓼）：疏风清热，利水消肿。用于目赤肿痛，皮肤湿痒，水肿，腹水。

【民族应用】

蒙古族

根或根茎（西伯日 – 西莫勒德格）：消肿，燥协日乌素。用于水肿，口渴，协日乌素病。

• 狐尾蓼

Polygonum alopecuroides Turcz. ex Bess.

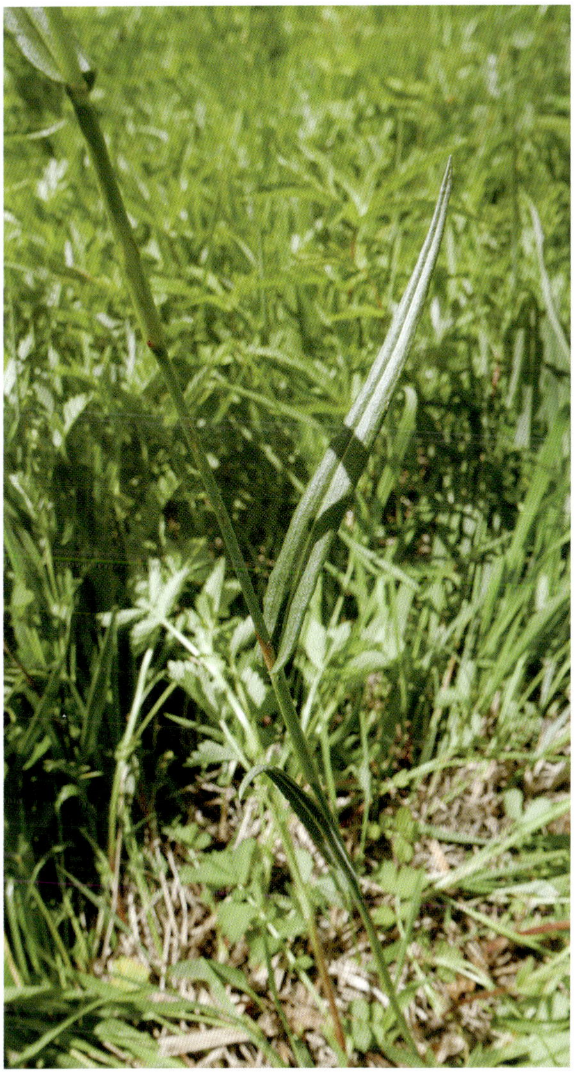

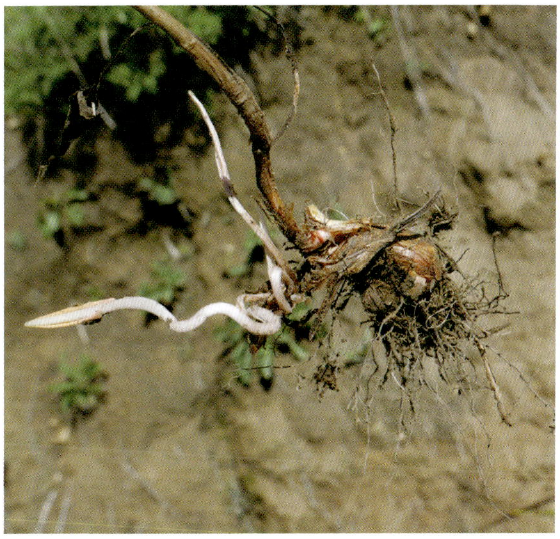

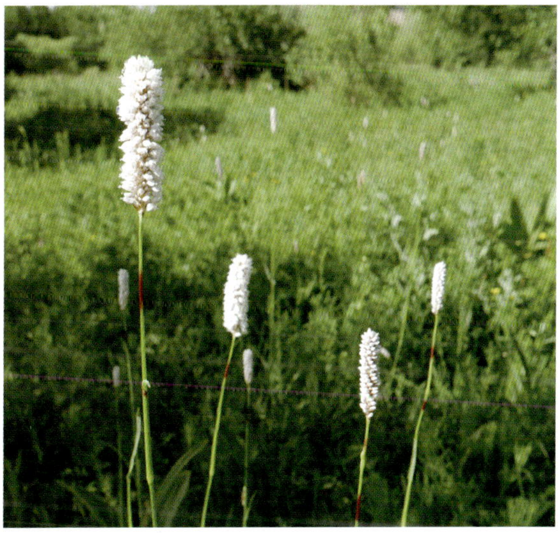

【生 活 型】多年生中生草本。

【花 果 期】花、果期 6~8 月。

【生　　境】生于针叶林带和森林草原带的山地河谷草甸，为禾草、杂类草草甸的伴生种。

【功能主治】根茎（狐尾蓼）：清热解毒，消肿，止血。用于赤痢热泻，肺热咳嗽，痈肿瘰疬，口舌生疮，血热吐衄，痔疮出血，蛇虫咬伤。

【民族应用】

■ 蒙古族

根茎（哈日 – 莫和日）：清肺热，解毒，止泻，消肿。用于感冒，肺热，瘟疫，脉热，肠刺痛，关节肿痛。

*附　注 | 该种为鄂伦春“四普”新分布。

· 穿叶蓼

【别名】扛板归、贯叶蓼、犁头刺

Polygonum perfoliatum L.

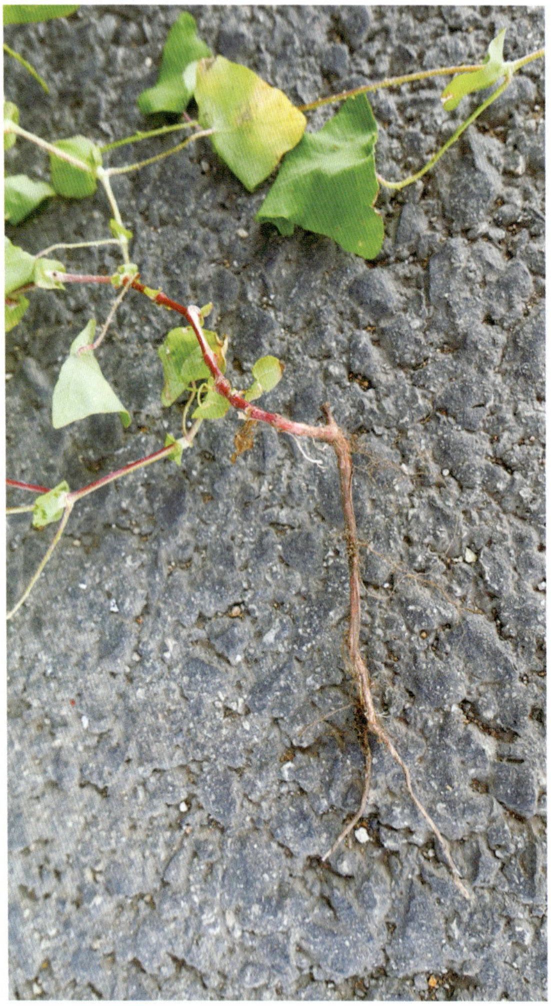

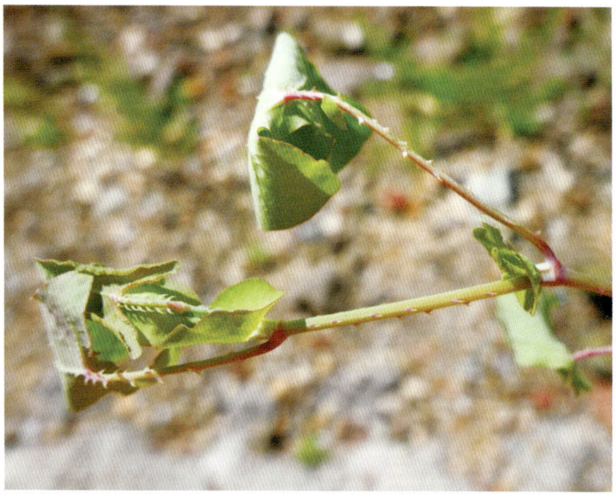

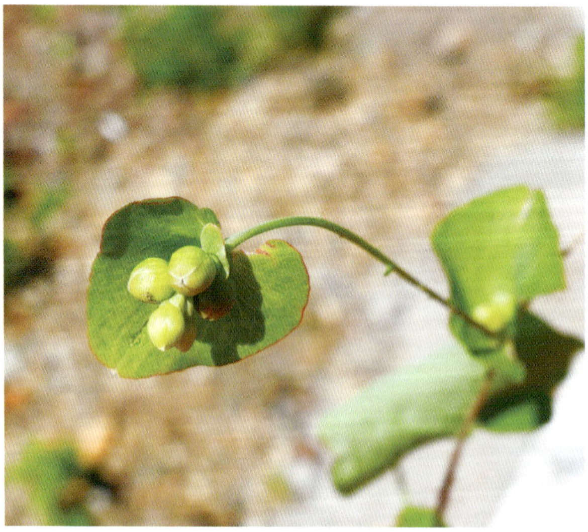

【生 活 型】多年生中生攀缘草本。

【花 果 期】花期 6~8 月。

【生　　境】生于落叶阔叶林带的山地林缘草甸及沟谷低湿地。

【功能主治】

（1）全草（扛板归）：清热解毒，利湿消肿，散瘀止血。用于疔疮痈肿，丹毒，乳腺炎，聤耳，喉蛾，感冒发热，肺热咳嗽，百日咳，瘰疬，痔疾，泻痢，黄疸，臌胀，水肿，淋浊，带下，疟疾，风火赤眼，跌打肿痛，吐血，便血，蛇虫咬伤。

（2）根（扛板归根）：解毒消肿。用于对口疮，痔疮，肛瘘。

*附　注 | 该种为鄂伦春“四普”新分布。

· 箭叶蓼

【别名】刺蓼、秋雀翘、猫爪刺、箭头蓼

Polygonum sagittatum L.

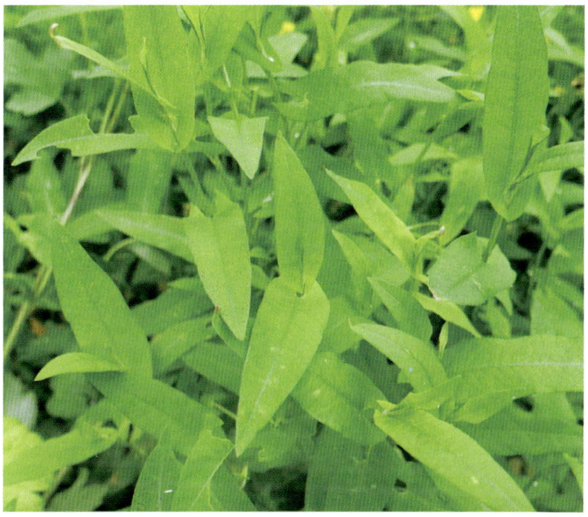
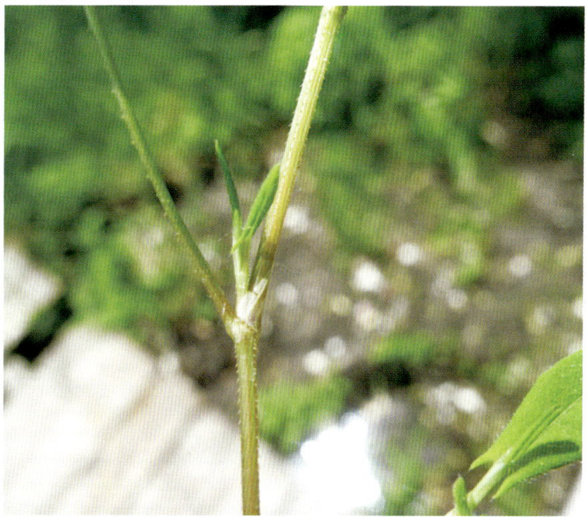
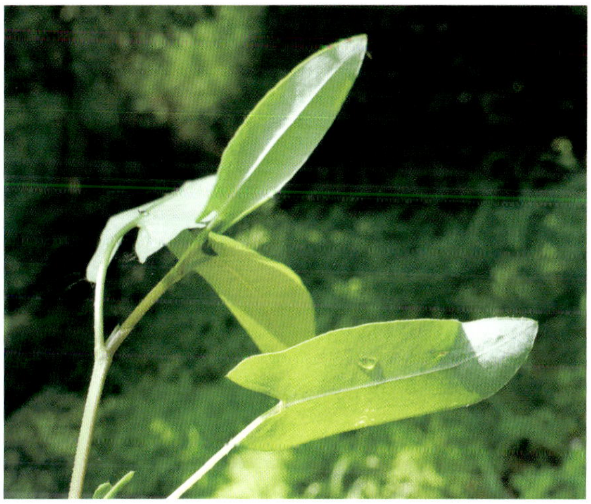
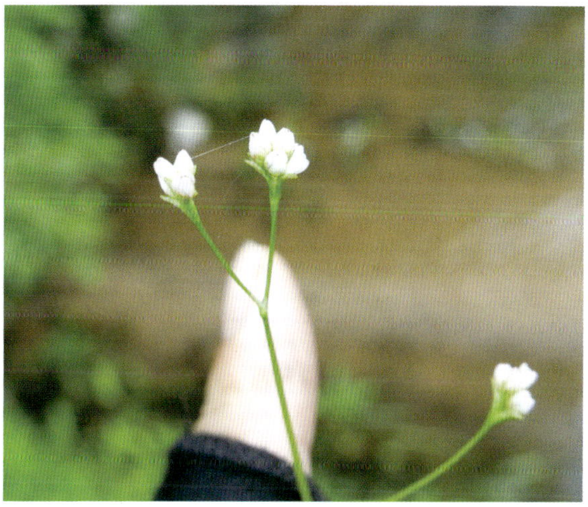

【生 活 型】一年生中生草本。

【生　　境】生于山间谷地、河边和低湿地，为草甸、沼泽化草甸的伴生种。

【功能主治】全草（雀翘）：祛风除湿，清热解毒。用于风湿关节痛，疮痈疖肿，泄泻，痢疾，毒蛇咬伤。

*附　注 | 该种为鄂伦春“四普”新分布。

荞麦属　*Fagopyrum* Mill.

一年生或多年生草本。茎具细沟纹，无毛。叶互生，三角形或箭形，全缘。花两性，集为穗状总状花序或为密集的伞房花序，顶生和腋生；花梗通常具关节；花被白色或粉红色，5 裂，果期不增大；雄蕊 8，排列为 2 轮，外轮 5，内轮 3；花柱 3，柱头头状，子房三棱形；花盘腺状。瘦果三棱形，具尖头，比花被长；胚具发达的“S”形弯曲的子叶。

鄂伦春有 1 种。

· 苦荞麦

【别名】野荞麦、鞑靼蓼、胡食子

Fagopyrum tataricum (L.) Gaertn.

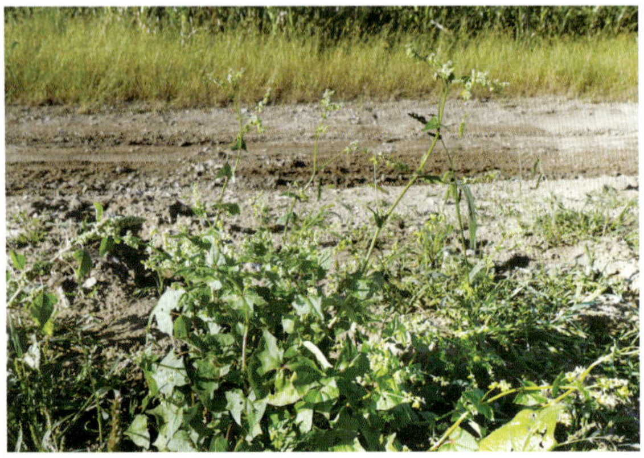
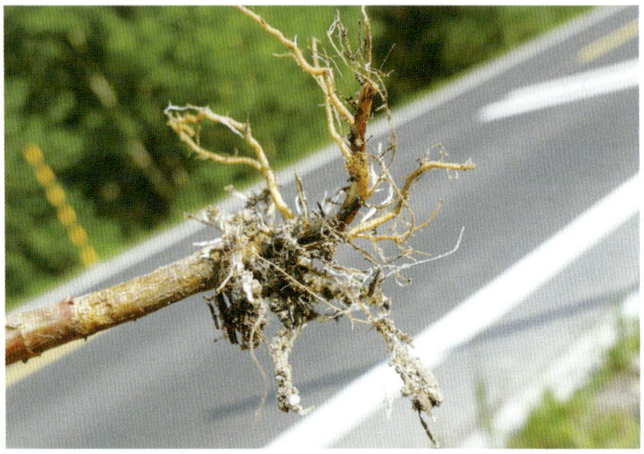
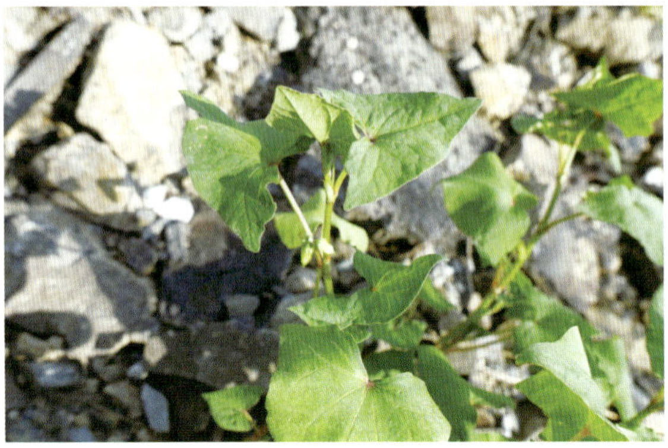
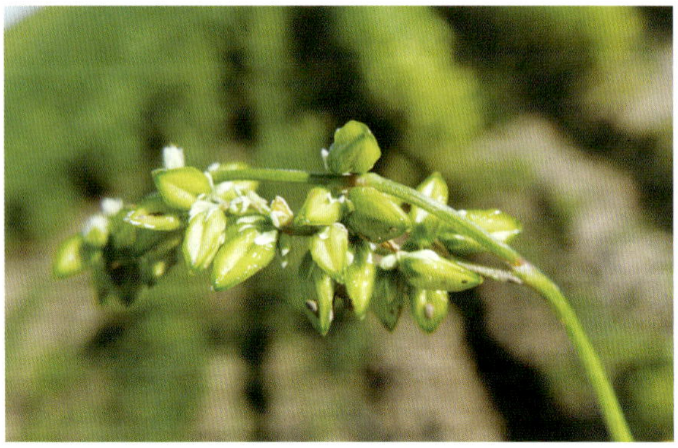

【生 活 型】一年生中生草本。

【花 果 期】花、果期 6~9 月。

【生　　境】生于田边、荒地、路旁、村舍附近，多呈半野生状态，亦有栽培。

【功能主治】根（苦荞头）：理气止痛，解毒消肿，健脾行滞。用于胃痛，消化不良，痢疾，腰腿疼痛，跌打损伤，疮痈毒肿。

【民族应用】

■ 蒙古族

根及根茎或全草（哲日里格－萨嘎）：消奇哈，愈伤。用于奇哈症，创伤。

猪毛菜属 *Salsola* L.

一年生草本、半灌木或灌木。叶互生，稀对生，圆柱形、半圆柱形或条形。花序穗状或圆锥状；花两性，单生或簇生于苞腋；苞片卵形，小苞片 2；花被 5 深裂，果期自背面中部横生伸展的干膜质或革质翅，有时为鸡冠状突起，翅以上部分内折，包着果实；雄蕊 5；子房球形或卵形。果实为胞果，球形，果皮膜质或肉质。种子横生，稀直立，扁圆形；胚螺旋形，无胚乳。

鄂伦春有 2 种。

分种检索表

1a. 果期花被片背部不生翅，或具不规则的革质突起 …… 猪毛菜 ***S. collina***

1b. 果期花被片背部生翅 …… 刺沙蓬 ***S. tragus***

· 猪毛菜

【别名】山叉明棵、札蓬棵、沙蓬

Salsola collina Pall.

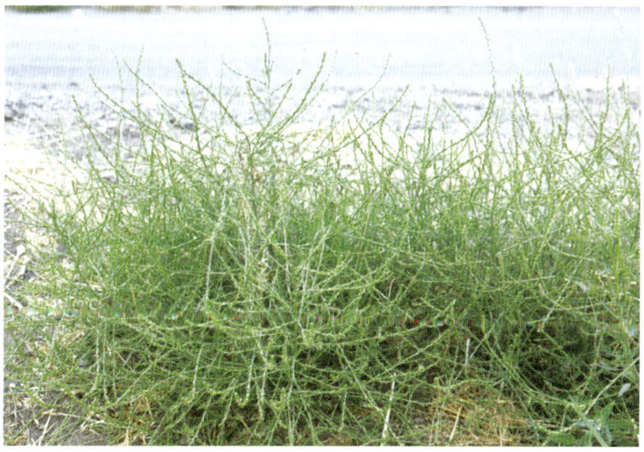

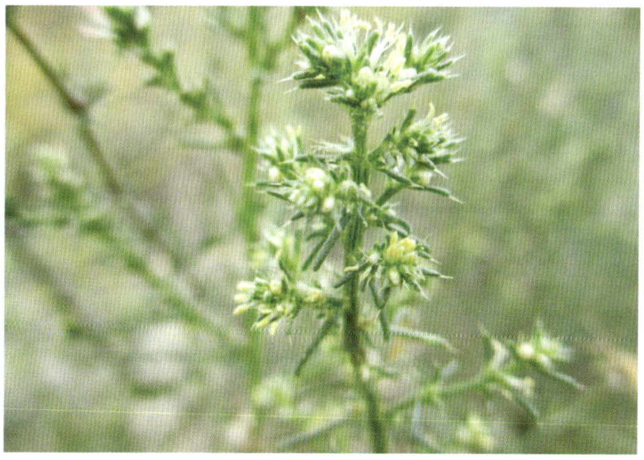

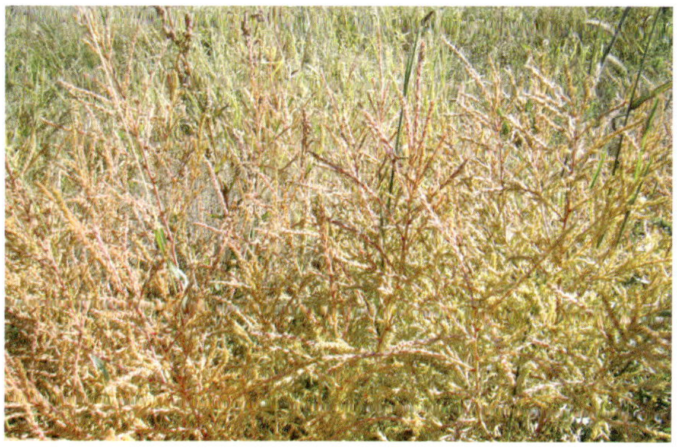

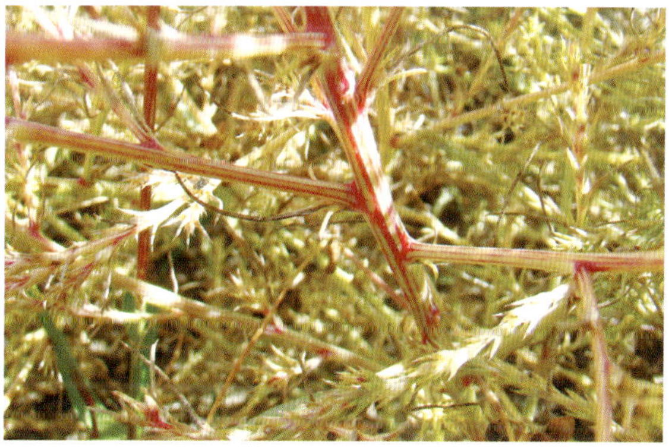

【生 活 型】一年生旱中生草本。

【花 果 期】花期 7~9 月，果期 8~10 月。

【生　　境】生于松软的沙质土壤上，为温带地区的习见种，经常进入草原和荒漠群落中成为伴生种，亦为农田、路边或撂荒地杂草，可形成群落或纯群落。

【功能主治】全草（猪毛菜）：平肝潜阳，润肠通便。用于高血压，头痛，眩晕，肠燥便秘。

【民族应用】

■ 鄂伦春族

全草（挨母出哈，猪毛蒿，三叉明棵）：降血压。用于高血压。

· 刺沙蓬

【别名】沙蓬、苏联猪毛菜

Salsola tragus L.

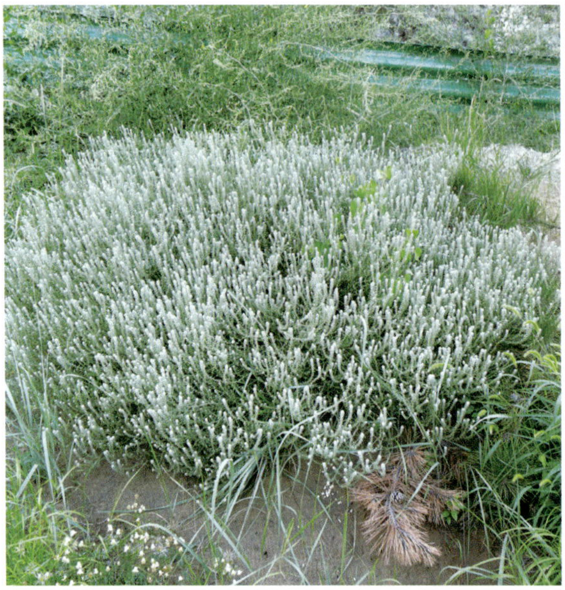

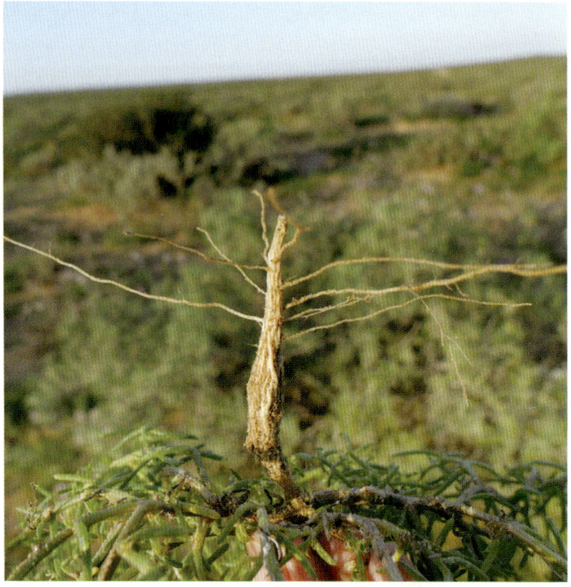

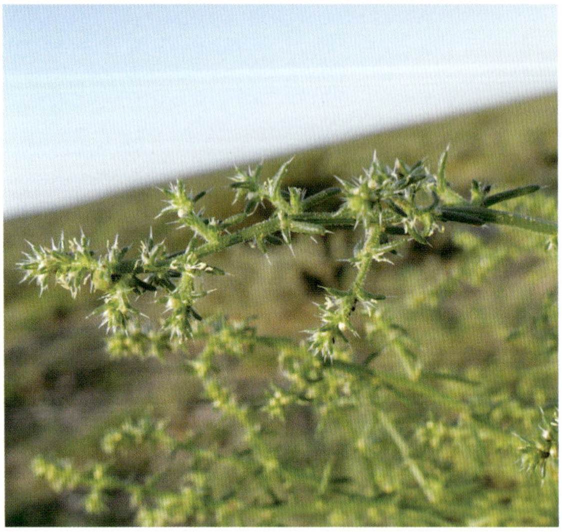

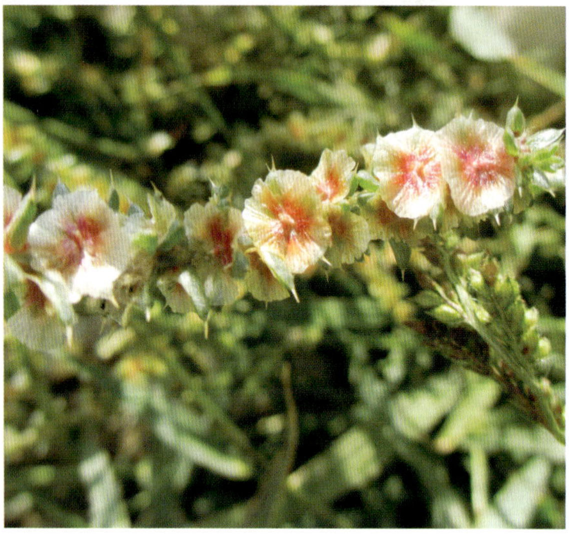

【生活型】一年生旱中生草本。

【花果期】花期 7~9 月，果期 9~10 月。

【生　境】生于沙质和沙砾质土壤上，喜疏松土壤，也进入农田成为杂草，多雨年份在荒漠草原和荒漠群落中常形成发达的层片。

【功能主治】全草（刺沙蓬）：平肝，降血压。用于高血压，头痛，眩晕。

轴藜属　*Axyris* L.

一年生草本。茎直立或平卧，密被星状毛或近于无毛。叶互生，扁平，披针形或宽卵形，具柄。花单性，雌雄同株。雄花数朵簇生于叶腋，于茎、枝上部集成穗状花序；无苞片和小苞片；花被裂片 3~5；雄蕊 2~5。雌花数朵构成紧密的二歧聚伞花序，腋生；具苞片，无小苞片；花被片 3~4，背部被毛，果期增大，包被果实；子房卵形，背腹压扁，花柱短，柱头 2。胞果直立，椭圆形、倒卵形或球形，顶端通常具附属物，附属物冠状、三角状或乳头状。种子直生，与果同形；胚马蹄铁形，胚乳较多。

鄂伦春有 1 种。

·轴　藜

Axyris amaranthoides L.

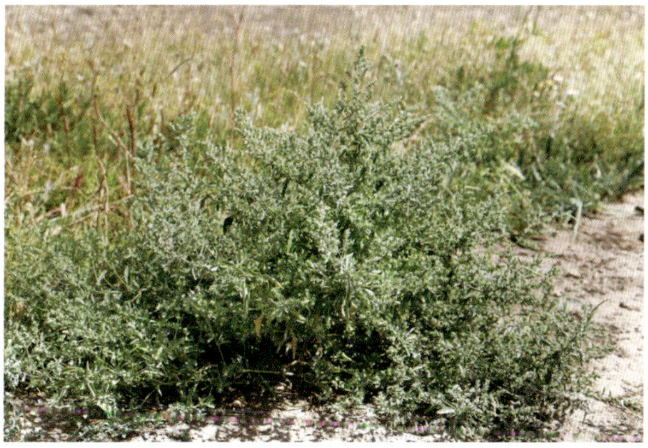

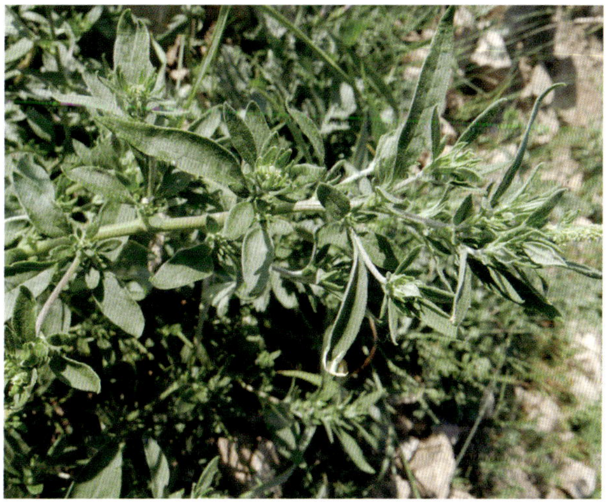

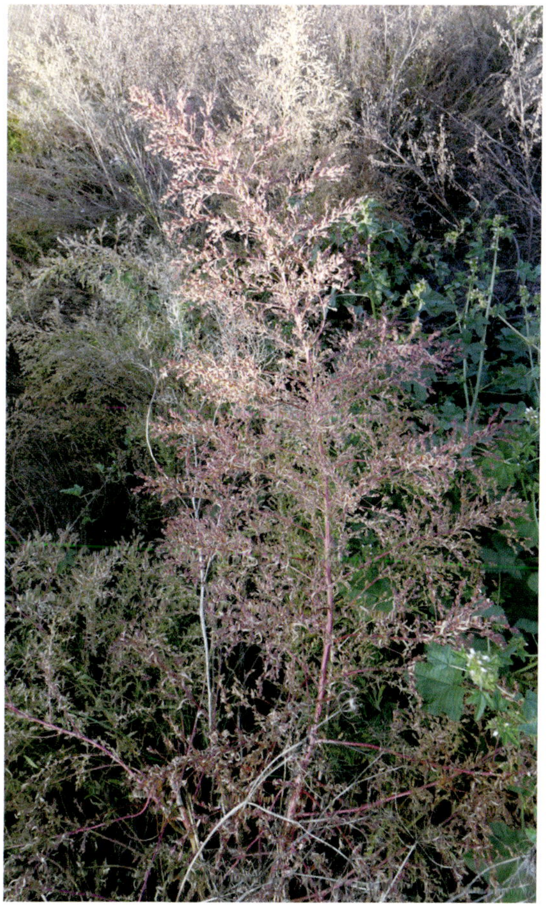

【生 活 型】一年生中生草本。

【花 果 期】花、果期 8~9 月。

【生　　境】散生于森林区和草原区的沙质撂荒地和民居附近，是常见农田杂草。

【功能主治】果实（轴藜）：清肝明目，祛风消肿。

地肤属　*Kochia* Roth

一年生草本或半灌木，植株被绢状密卷毛或柔毛，稀无毛。茎多分枝，枝细弱。叶互生，无柄。花小，两性或雌性，无梗，单生或簇生于叶腋，于枝上构成间断或密集的穗状花序。花被球形、壶形或杯形；无苞；花被片 5，内曲，果期背部发育成平展的翅或突起；雄蕊 5，伸出花被外，花丝条形，花药卵形或宽椭圆形；子房宽卵形，柱头 2~3，条形。胞果包于花被内。种子横生，扁圆形；胚环形，胚乳少量，粉质。

鄂伦春有 3 种。

分种检索表

1a. 小半灌木 ………………………………………………… **木地肤 *K. prostrata***

1b. 一年生草本。

　2a. 花下无柔毛 ………………………………………………… **地肤 *K. scoparia***

　2b. 花下有束生长柔毛 ………………………………………… **碱地肤 *K. sieversiana***

· 木地肤　　【别名】伏地肤

Kochia prostrata (L.) Schrad.

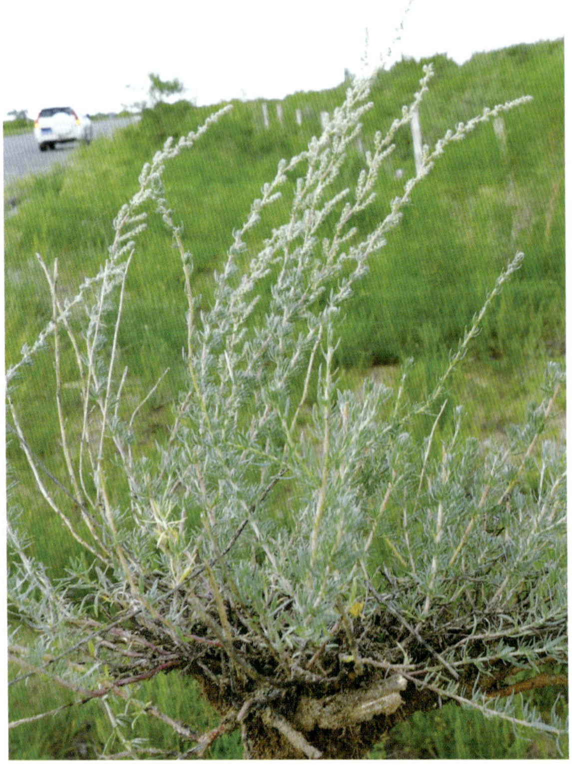

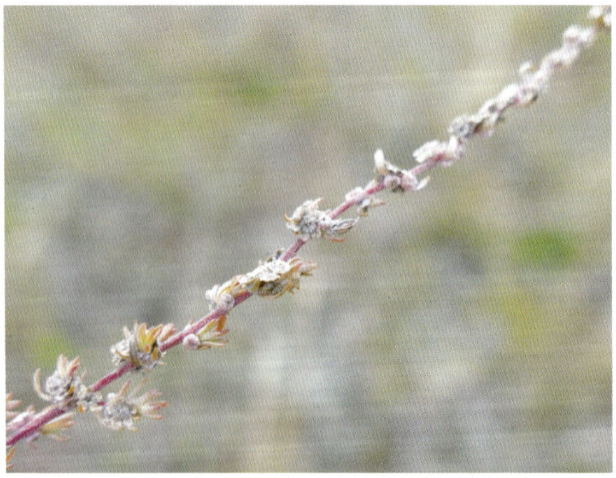

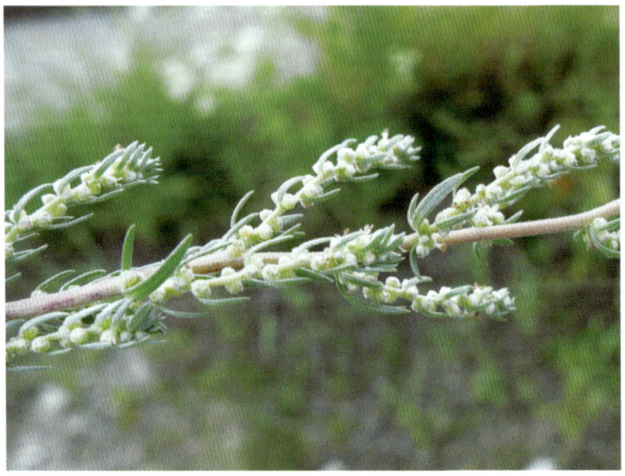

【生 活 型】旱生小半灌木。

【花 果 期】花、果期 6~9 月。

【生　　境】生态变异幅度很大，在小针茅草－葱类草原中可成为优势种，亦可进入草原化荒漠群落中。

【功能主治】全草（木地肤）：解热。

·地　肤

【别名】扫帚菜、观音菜、孔雀松

Kochia scoparia (L.) Schrad.

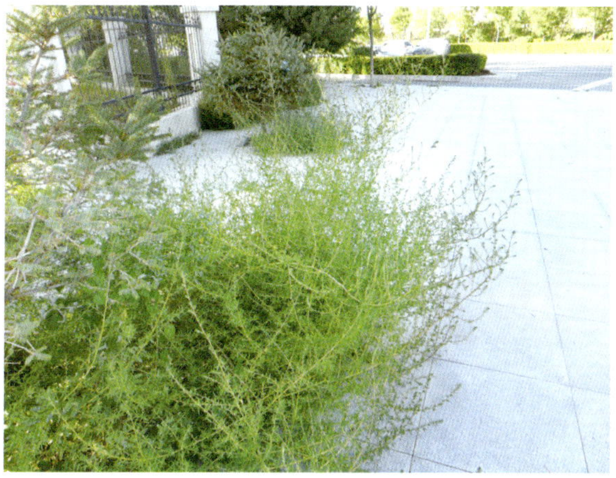

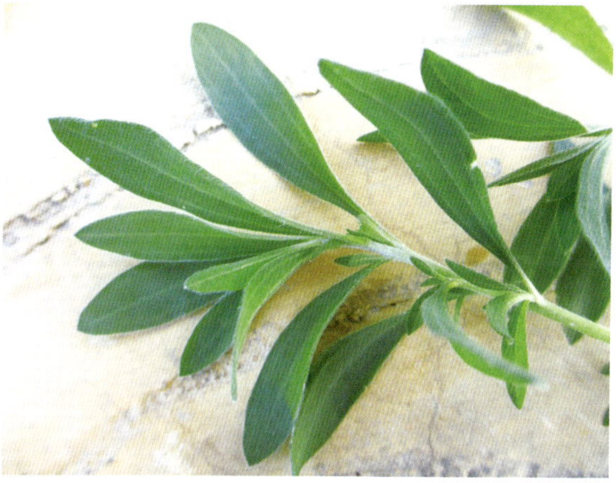

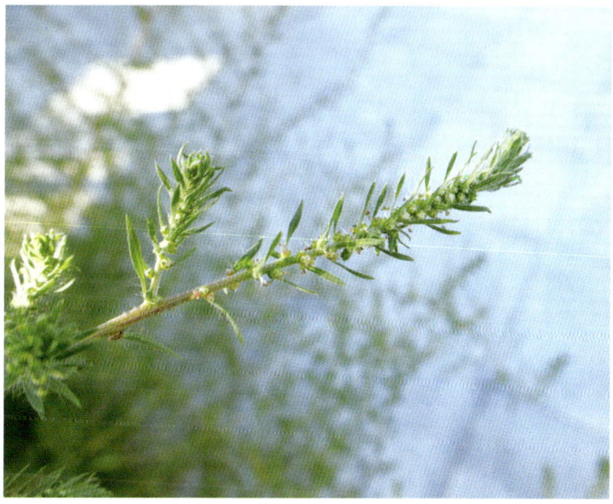

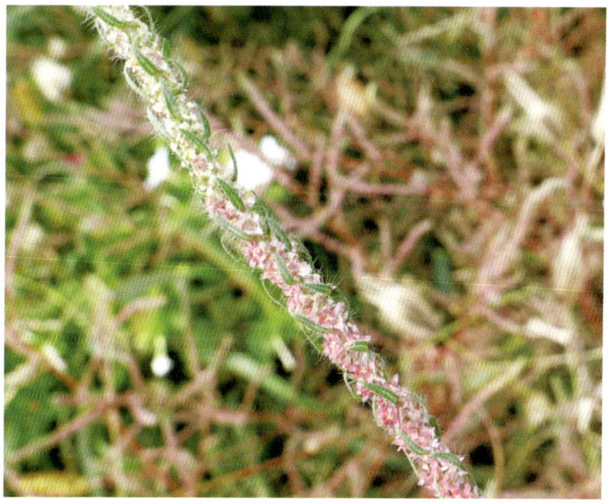

【生 活 型】一年生中生草本。

【花 果 期】花期 6~9 月，果期 8~10 月。

【生　　境】生于落叶阔叶林区和草原区的撂荒地、路旁、村边，散生或群生，为常见的农田杂草。

【功能主治】

（1）果实（地肤子）：清热利湿，祛风止痒。用于小便涩痛，阴痒带下，风疹，湿疹，皮肤瘙痒。

（2）嫩茎、叶（地肤苗）：清热解毒，利尿通淋。用于痢疾，泄泻，小便淋痛，皮肤风热丹肿，眼热昏暗，涩痛雀盲。

• 碱地肤

【别名】秃扫儿

Kochia sieversiana (Pall.) C. A. Mey.

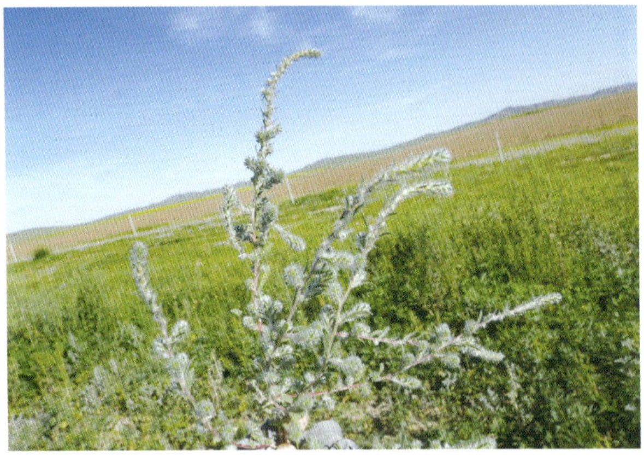

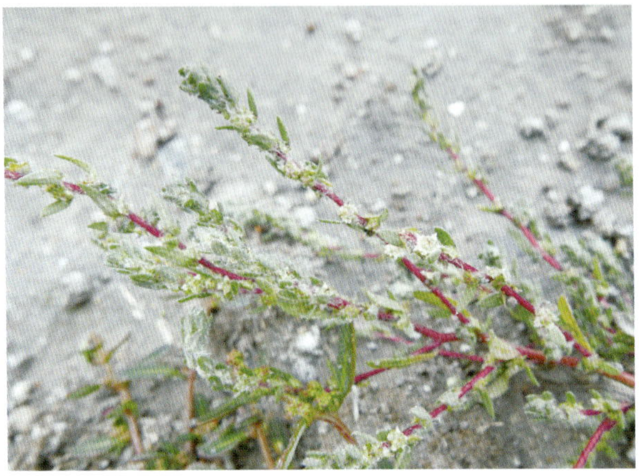

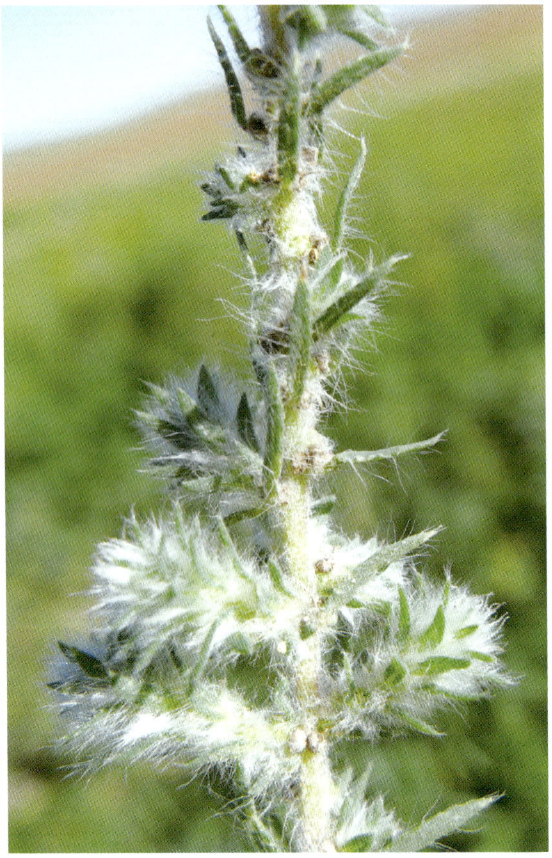

【生 活 型】一年生旱中生草本。

【生　　境】广泛生于草原区和荒漠区，多生于盐碱化的低湿地和质地疏松的撂荒地上，亦为常见的农田杂草和居民点附近的伴人植物。

【功能主治】果实（地肤子）：清热利湿，祛风止痒。用于小便涩痛，阴痒带下，风疹，湿疹，皮肤瘙痒。

滨藜属　*Atriplex* L.

一年生、多年生草本或灌木，常被白粉粒。叶互生，稀对生，无柄或具柄。团伞花序生于叶腋，于茎、枝上形成穗状花序，或构成圆锥状花序；花通常单性，有时两性，雌雄同株或异株；雄花不具苞片，花被片 3~5，无附属物，雄蕊 3~5，花丝分离或下部联合，花药圆形或卵形。雌花苞片 2，果期增大，闭合、分离或下部合生，边缘有牙齿或全缘，表面平滑或有各种突起，不具花被及退化雄蕊，稀有花被，子房卵形或扁球形，花柱 2，丝状，基部合生。果实包于增大的苞内；果皮薄，膜质。种子通常直立，胚环形。

鄂伦春有 1 种。

·滨　藜

【别名】碱灰菜

Atriplex patens (Litv.) Iljin

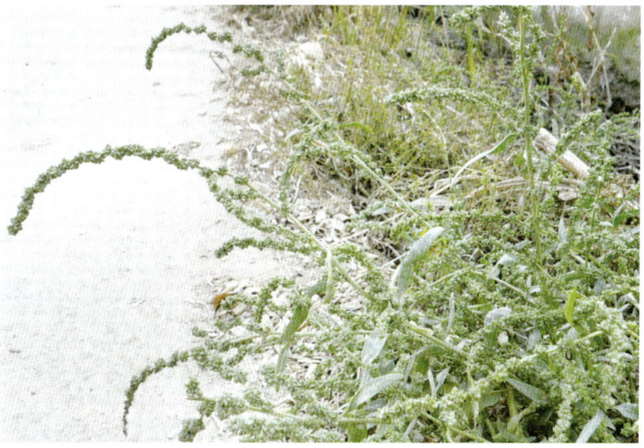

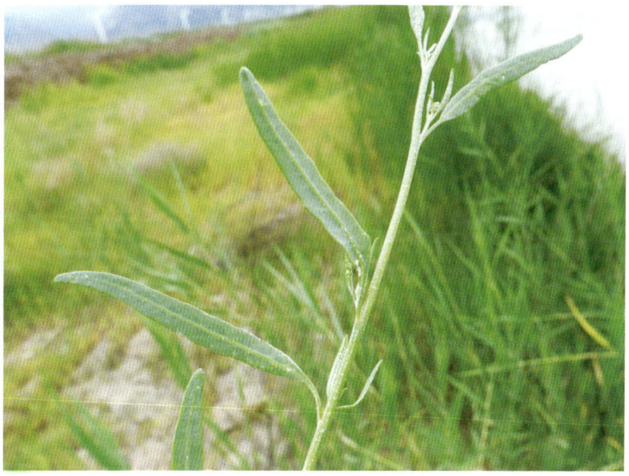

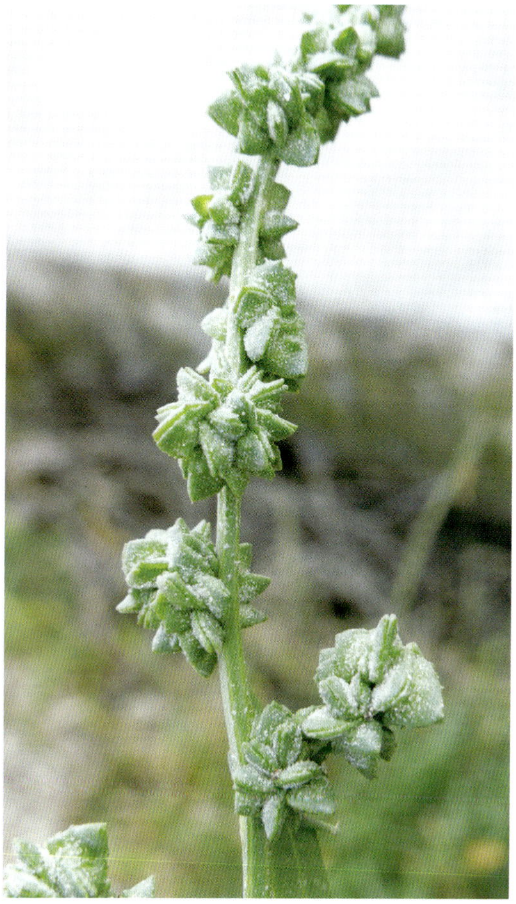

【生 活 型】一年生盐生中生草本。

【花 果 期】花、果期 7~10 月。

【生　　境】生于草原区和荒漠区的盐渍化土壤上。

【功能主治】全草（滨藜）：利水涩肠。用于腹泻。

藜属　*Chenopodium* L.

一年生或多年生草本，全株被粉粒或腺状毛，稀无毛，有时基部木质化。叶互生，有柄或无柄。花小，通常两性；无苞片或具小苞片；簇生团伞花序排成穗状或圆锥花序；花被片 5，稀 3 或 4，绿色，背面中央略肥厚或具隆脊，果期包围果实，稀开展；雄蕊 5，稀较少；子房球形或卵形，上下扁，花柱短，柱头 2~5，分离，条形。果实为胞果，扁球形、球形或卵形，包于花被内或外露；果皮薄膜质，不开裂。种子横生，稀直立；胚球形或马蹄铁形，胚乳丰富，粉质。

鄂伦春有 3 种。

分种检索表

1a. 叶呈掌状浅裂状，基部微心形或圆状截平 ………… 杂配藜 ***C. hybridum***

1b. 叶不呈掌状浅裂状，基部楔形。

  2a. 花被片 3~4；种子横生，兼有直立及斜生的 ………… 灰绿藜 ***C. glaucum***

  2b. 花被片 5；种子全为横生 ………… 藜 ***C. album***

• 杂配藜

【别名】大叶藜、血见愁

Chenopodium hybridum L.

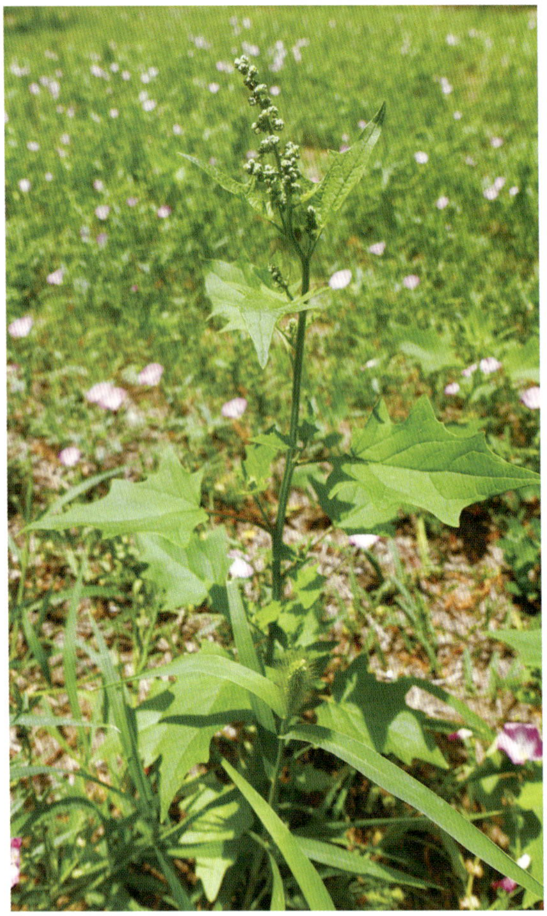

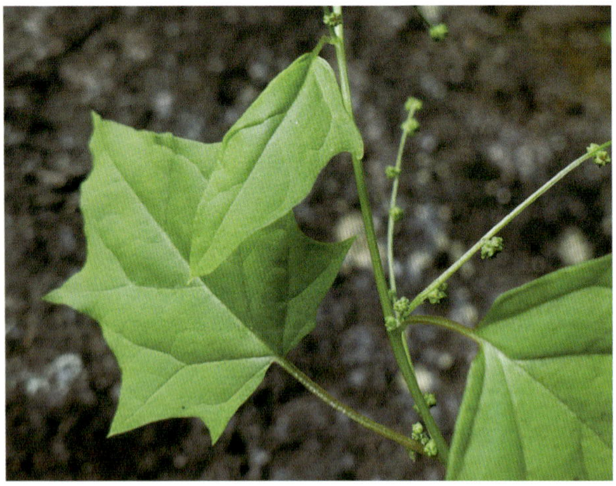

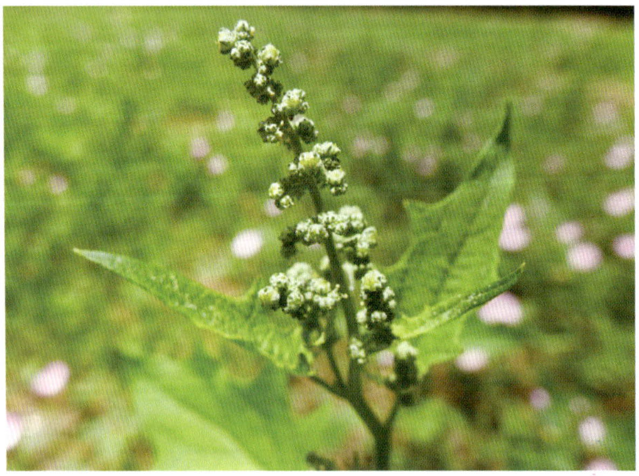

【生 活 型】一年生中生草本。

【花 果 期】花期 8~9 月，果期 9~10 月。

【生　　境】生于林缘、山地沟谷、河边及居民点附近。

【功能主治】全草（血见愁）：调经止血，解毒消肿。用于月经不调，崩漏，吐血，咯血，尿血，血痢，疮疡肿毒，毒虫咬伤。

· 灰绿藜

【别名】水灰菜、盐灰菜

Chenopodium glaucum L.

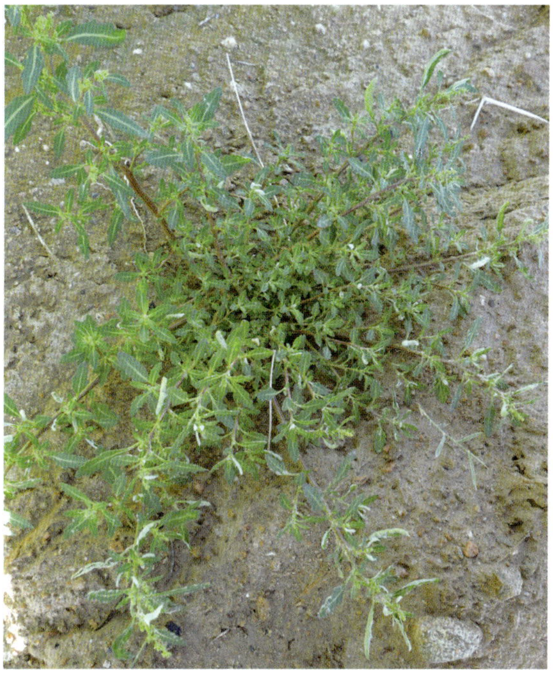

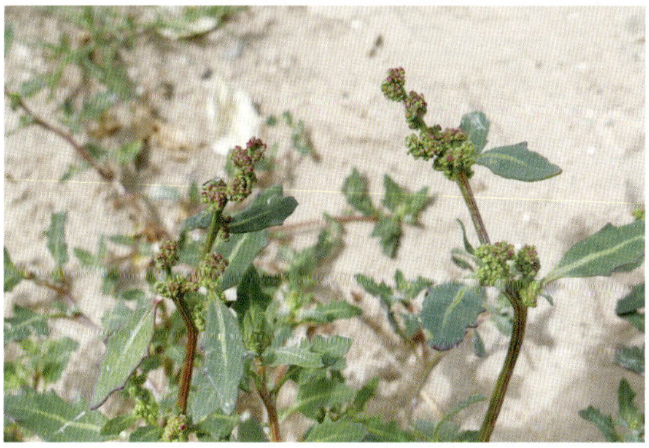

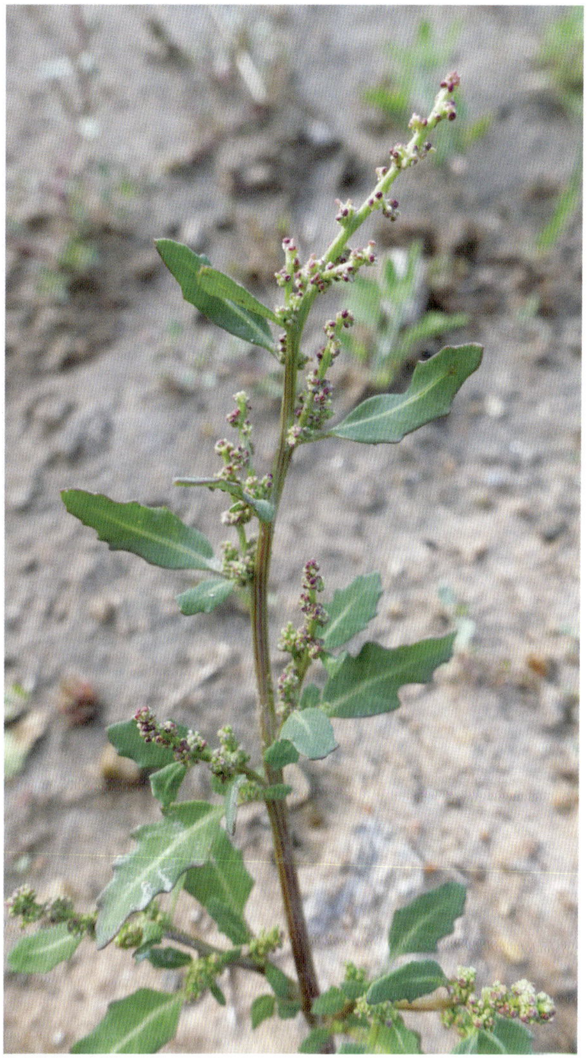

【生 活 型】一年生耐盐中生草本。

【花 果 期】花期 6~9 月，果期 8~10 月。

【生　　境】生于草原区和森林草原区的居民点附近、轻度盐渍化农田，荒漠区亦有少量分布。

【功能主治】全草（灰绿藜）：清热，利湿，杀虫。用于痢疾，腹泻，湿疮痒疹，毒虫咬伤。

【民族应用】

▪ 蒙古族

全草（呼和－诺干－诺衣乐）：解表，止痒，治伤，解毒。用于赫依热，金伤，心热，皮肤瘙痒。

*附　注 | 该种为鄂伦春“四普”新分布。

· 藜

【别名】灰菜、灰条藜、白藜

Chenopodium album L.

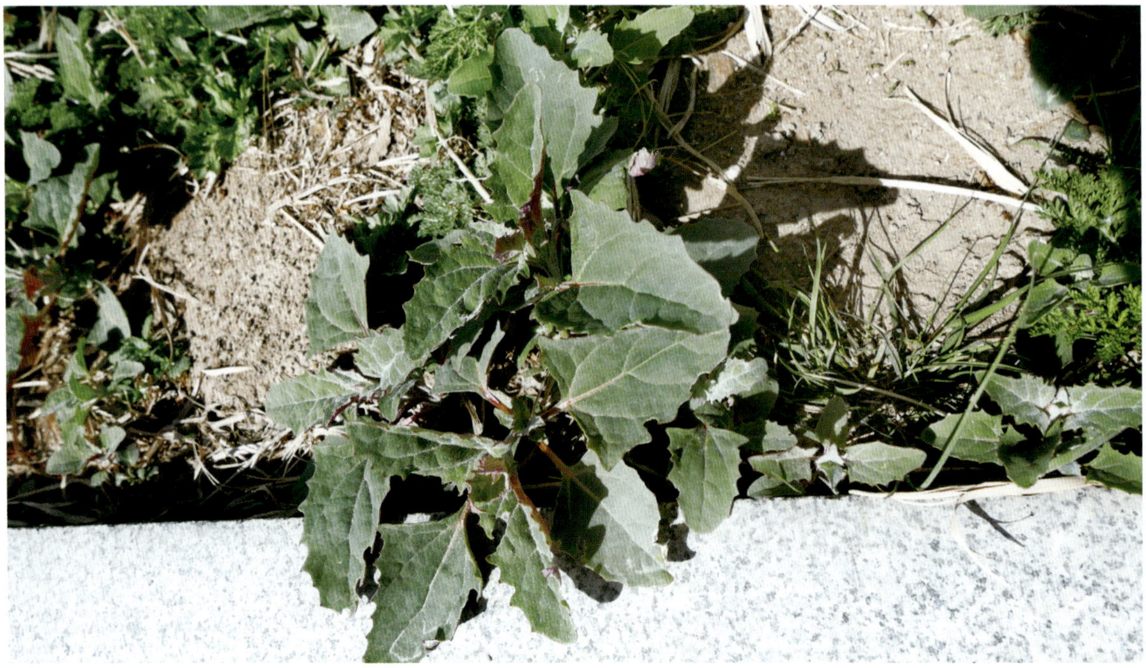

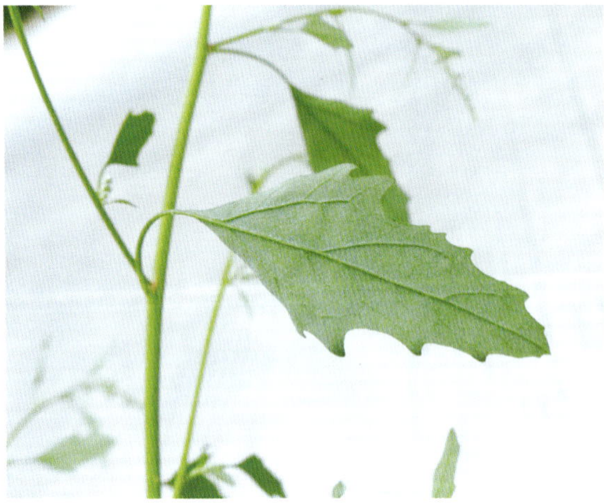

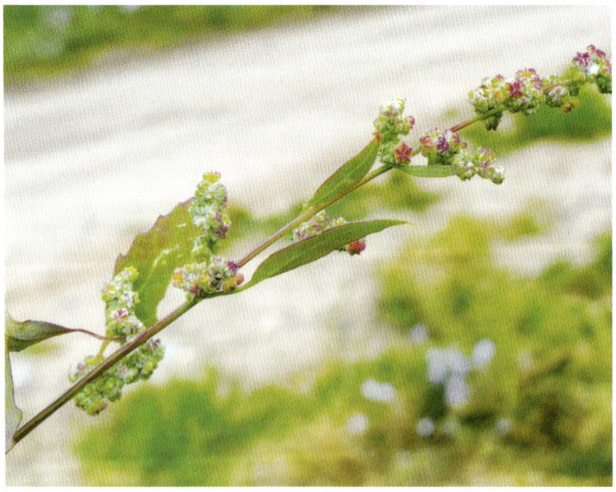

【生 活 型】一年生中生草本。

【花 果 期】花期 8~9 月，果期 9~10 月。

【生　　境】生于田间、路旁、荒地、居民点附近和河岸地湿地。

【功能主治】全草（藜）：清热，利湿，杀虫。用于痢疾，腹泻，湿疮痒疹，毒虫咬伤。

【民族应用】

蒙古族

全草（诺衣乐）：解表，止痒，治伤，解毒。用于赫依热，金伤，心热，皮肤瘙痒。

鄂伦春族

全草（随呀，粉仔菜，扬草）：清热利湿，止痒透疹，杀虫。用于感冒，痢疾 腹泻，龋齿痛；外用于皮肤瘙痒，麻疹不透。

刺藜属 *Dysphania* R. Br.

一年生草本，被粉粒状腺体或短柔毛，或无毛。叶互生，叶片扁平，全缘或羽状分裂，具柄。花单生，呈复二歧聚伞花序，花序分枝末端具针刺状不育枝或无；花两性；花被片 5，绿色；雄蕊 5，与花被片对生。胞果圆形或扁圆形。种子横生，有光泽；胚环形或半环形，胚乳丰富。

鄂伦春有 1 种。

·刺　藜

【别名】野鸡冠子花、刺穗藜、针尖藜

Dysphania aristata (L.) Mosyakin et Clemants

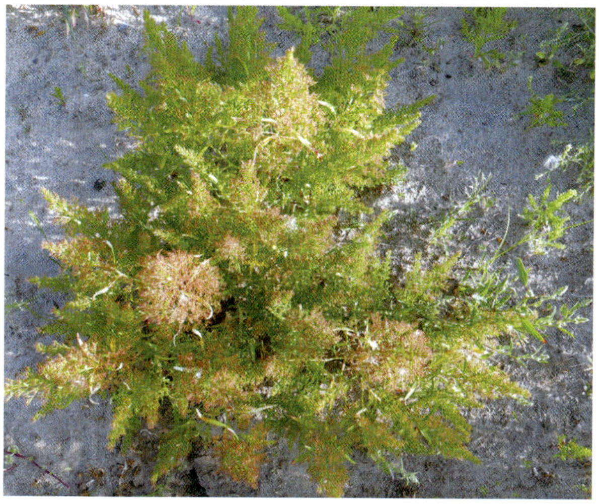

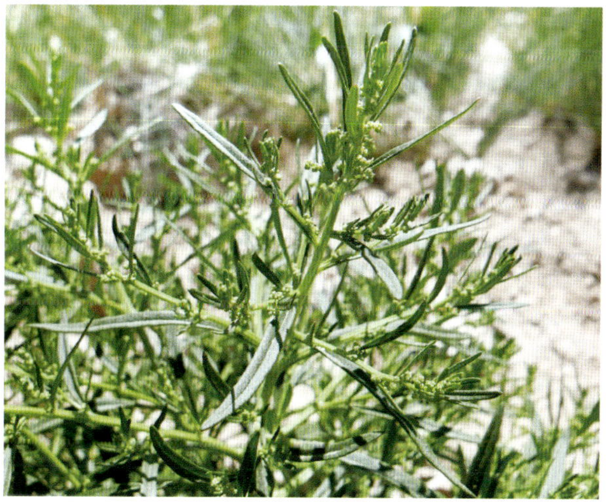

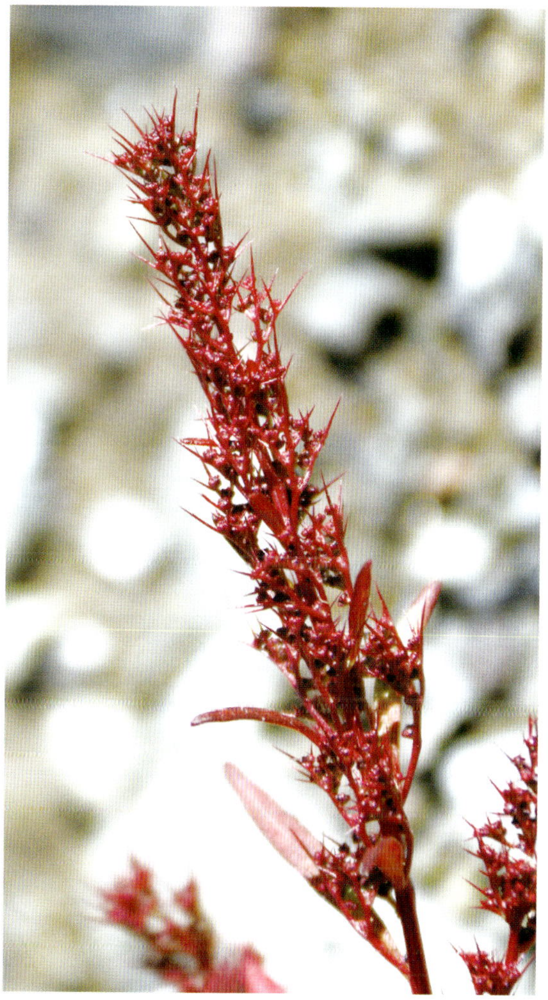

【生 活 型】一年生中生草本。

【花 果 期】花、果期 8~10 月。

【生　　境】生于森林区和草原区的沙质地或固定沙地，为农田杂草。

【功能主治】全草（刺藜）：活血调经，祛风止痒。用于痛经，闭经，风疹，荨麻疹，过敏性皮炎。

苋属 *Amaranthus* L.

一年生草本。叶互生，有柄。花小，单性，雌雄同株或异株，或为杂性，无梗；花簇腋生，或腋生及顶生，再集合成直立或下垂的圆锥状穗状花序；花被片 5，稀 4，薄膜质；雄蕊 5 或 1~4，离生；子房卵形，花柱极短或缺，柱头 2~3，钻状或条形，胚珠 1，直立。胞果侧扁，盖裂或不规则开裂，或不裂。种子球形，凸镜状，边缘钝或锐，光亮，平滑。

鄂伦春有 2 种。

分种检索表

1a. 花被片 5，雄蕊 5；植株较高大；花呈顶生或腋生的穗状花序，再组成圆锥花序 …………………… **反枝苋 *A. retroflexus***

1b. 花被片 3 或 4（5），雄蕊 3；植株较矮小；花呈腋生的穗状花序，或呈顶生的短穗状花序 …………………… **北美苋 *A. blitoides***

• 反枝苋

【别名】野苋菜、西风古、野千穗谷

Amaranthus retroflexus L.

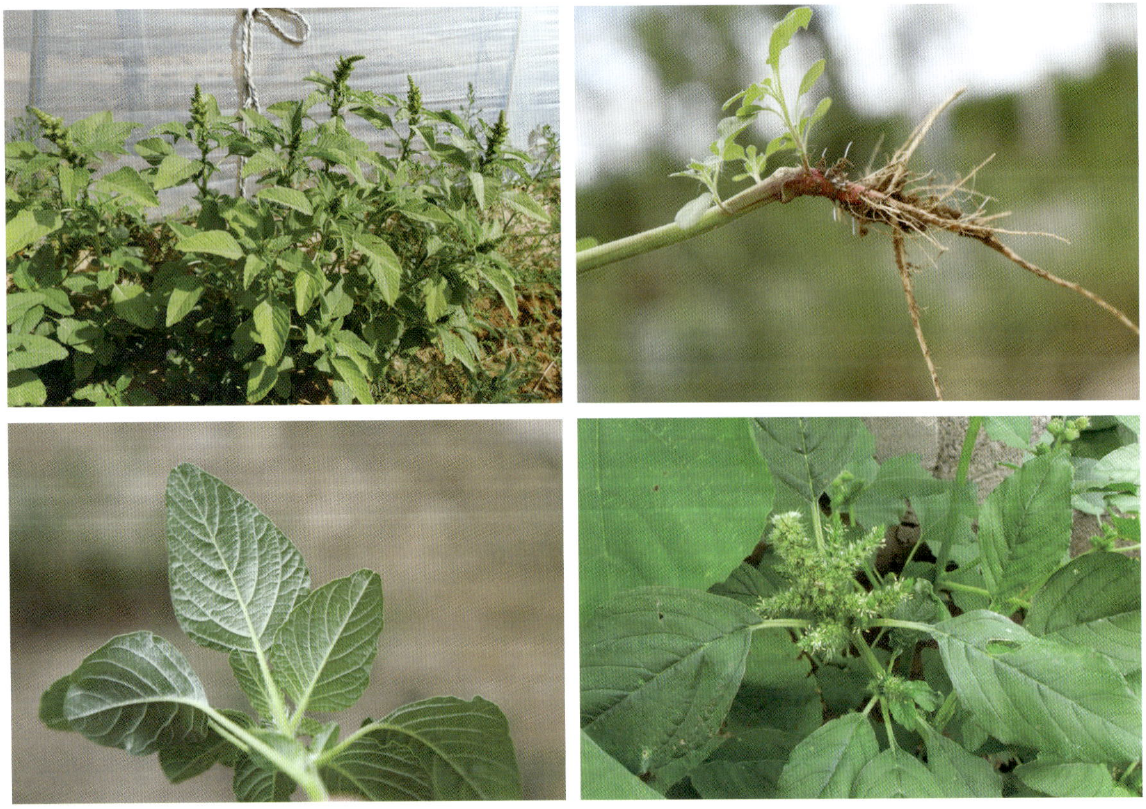

【生 活 型】一年生中生草本。

【花 果 期】花期 7~8 月，果期 8~9 月。

【生　　境】生于田间、路旁、住宅附近。

【功能主治】全草（反枝苋）：清热解毒，利尿，止痛，止痢。用于咽喉肿痛，目赤，水肿，小便涩痛，腹泻，痢疾。

【民族应用】

蒙古族

全草或根、种子（阿日白－诺高）：清热解毒，利尿。用于痢疾，腹泻，疥疮，肿毒，毒蛇咬伤，小便不利，水肿。

·北美苋

Amaranthus blitoides S. Watson

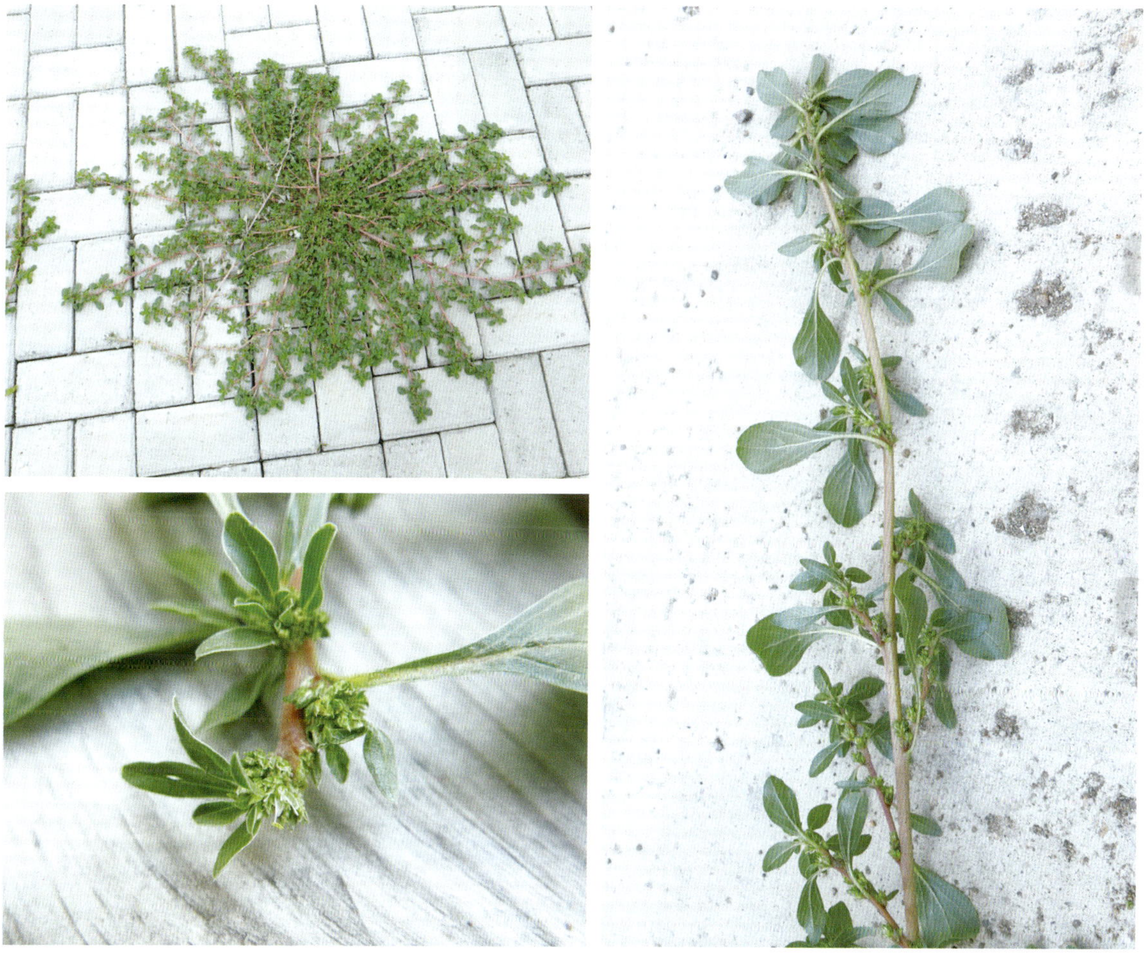

【生 活 型】一年生中生草本。

【花 果 期】花期 8~9 月，果期 9~10 月。

【生　　境】生于草原区和森林草原带的田边、路旁、居民地附近、山谷。

【功能主治】全草（北美苋）：抗炎。用于良性前列腺炎。

*附　注 | 该种为鄂伦春“四普”新分布。

马齿苋属 *Portulaca* L.

肉质草本，平卧地面。单叶互生或近对生，扁平或圆柱形，上部者形成总苞。萼片 2，下部呈筒状，与子房合生；花瓣通常 6，着生于花萼上；雄蕊 8 至多数；子房半下位，花柱 3~9 裂。蒴果，1 室，盖裂，有多数种子。

鄂伦春有 1 种。

• 马齿苋

【别名】马齿草、马苋菜、长寿菜

Portulaca oleracea L.

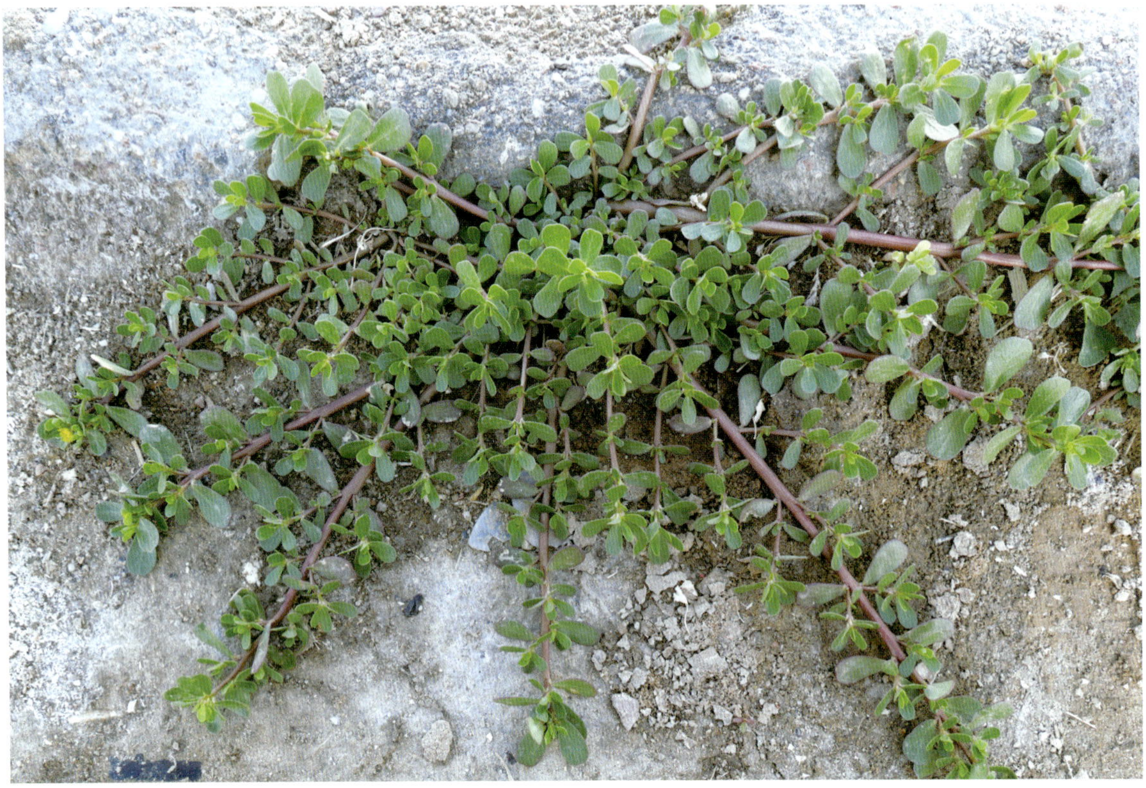

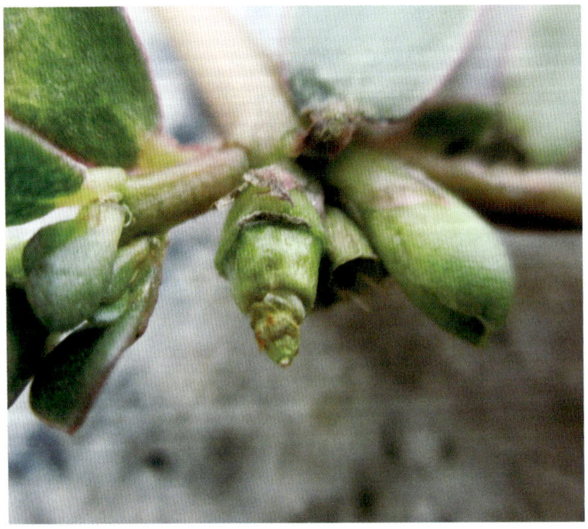

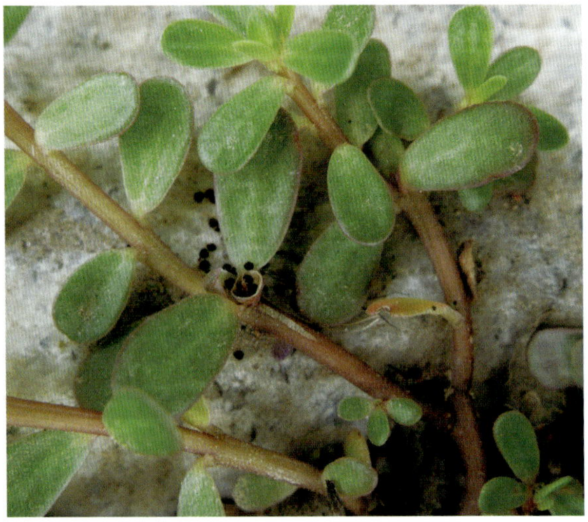

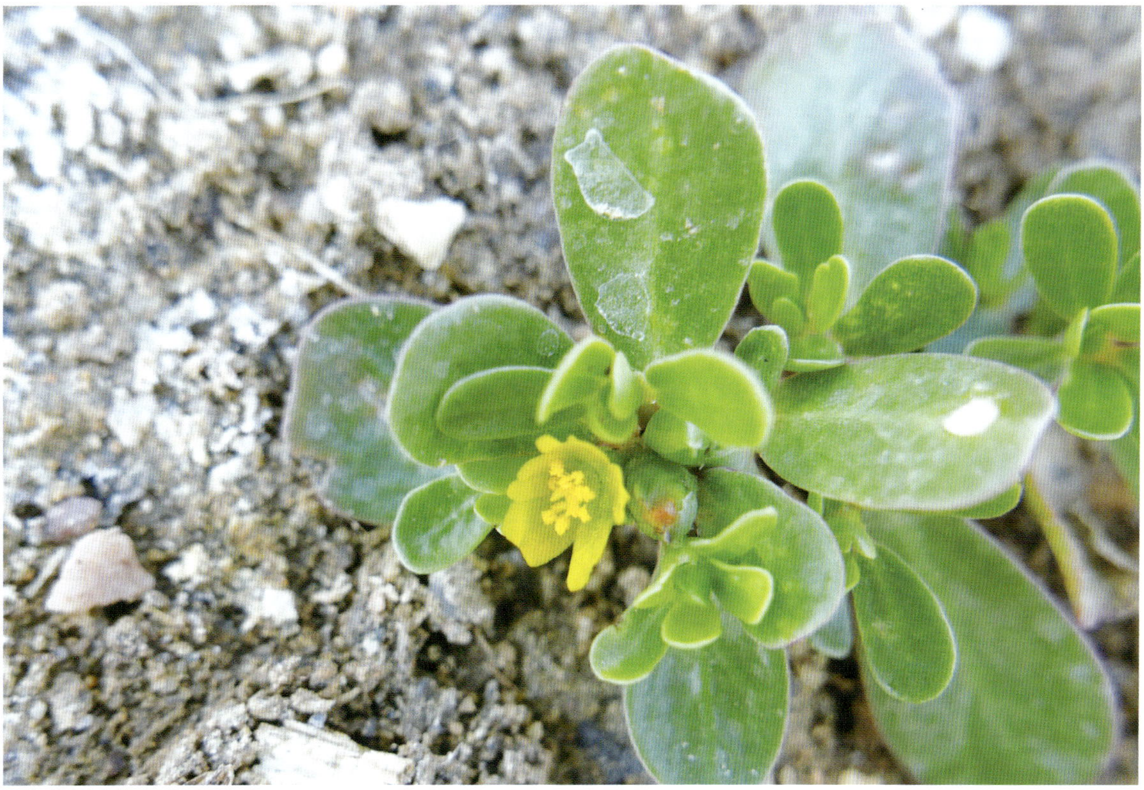

【生 活 型】一年生中生肉质草本。

【花 果 期】花期 7~8 月，果期 8~10 月。

【生　　境】生于田间、路旁、菜园，为习见田间杂草。

【功能主治】

（1）地上部分（马齿苋）：清热解毒，凉血止血，止痢。用于热毒血痢，痈肿疔疮，湿疹，丹毒，蛇虫咬伤，便血，痔血，崩漏下血。

（2）种子（马齿苋子）：清肝明目，化湿。用于青盲白翳，泪囊炎。

【民族应用】

▪ 蒙古族

地上部分（那仁 – 闹高）：清热，解毒，止泻，止血。用于热泻，痈肿疔疮，湿疹，丹毒，蛇虫咬伤，便血，痔疮，崩漏。

▪ 鄂伦春族

全草（挨母出哈，马齿菜，蚂蚱菜）：清热利湿，凉血解毒，杀虫。用于细菌性痢疾，急性肠胃炎，急性阑尾炎，乳腺炎，痔疮出血，带下；外用于疔疮肿毒，湿疹，带状疱疹，产褥热，蜂蜇伤。

蚤缀属 *Arenaria* L.

一年生或多年生草本。茎常多数丛生，直立或斜升。单叶对生，全缘；无托叶。花白色，顶生聚伞花序；萼片 5，稀 4；花瓣 5，全缘或微凹；雄蕊 10 或 8，稀较少，着生于环状花盘上；子房 1 室，具多数胚珠，花柱通常 3，少 2 或 4~5。蒴果卵状球形或短矩圆形，裂瓣数为花柱的 2 倍或同数。种子肾形或近卵形，侧扁，具瘤状突起；无种阜。

鄂伦春有 1 种。

·灯心草蚤缀

【别名】毛轴蚤缀、老牛筋、毛轴鹅不食

Arenaria juncea M. Bieb.

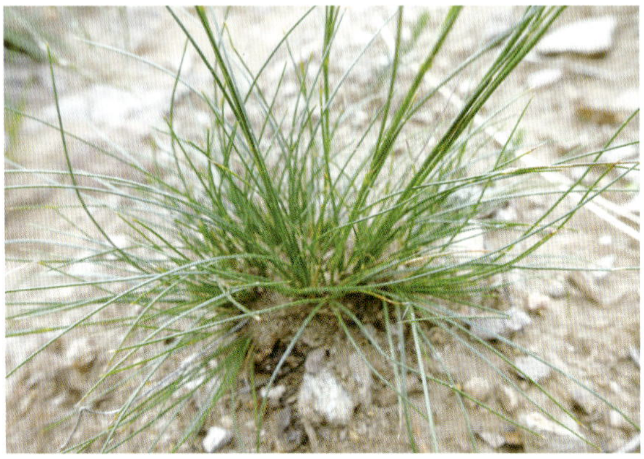
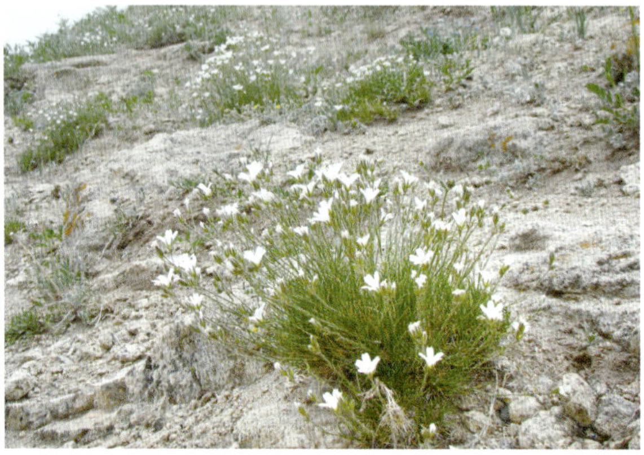
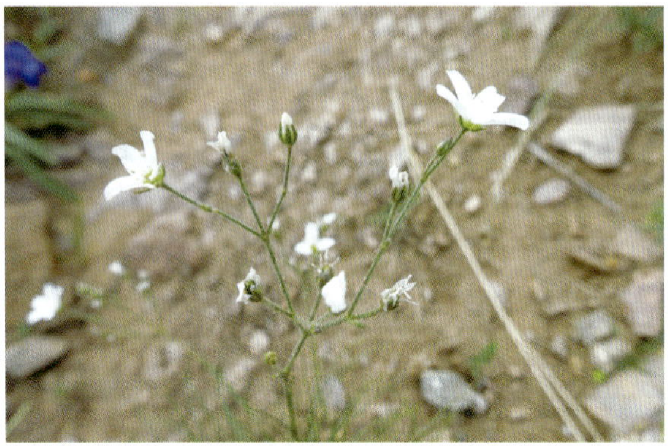
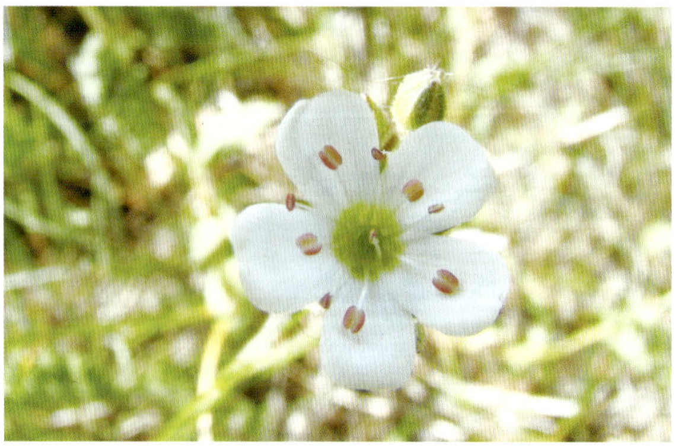

【生 活 型】多年生旱生草本。

【花 果 期】花、果期 6~9 月。

【生　　境】生于森林带和草原带的石质山坡、平坦草原。

【功能主治】根（山银柴胡）：凉血，清虚热。用于阴虚肺痨，骨蒸潮热，盗汗，小儿疳热，久疟不止。

【民族应用】

▪ 蒙古族

根（查干 – 得伯和日格纳）：清肺，破痞。用于外痞，肺热咳嗽。

种阜草属　*Moehringia* L.

一年生或多年生草本。茎纤细。叶质薄，无柄或短柄。花小型，单生或数朵成聚伞花序；萼片 5；花瓣 5，白色，全缘；雄蕊常 10；子房 1 室，含多数胚珠，花柱 3。蒴果椭圆球形或卵球形，6 瓣裂。种子有光泽，平滑，在种脐旁有白色膜质种阜。

鄂伦春有 1 种。

• 种阜草

【别名】莫石竹

Moehringia lateriflora (L.) Fenzl

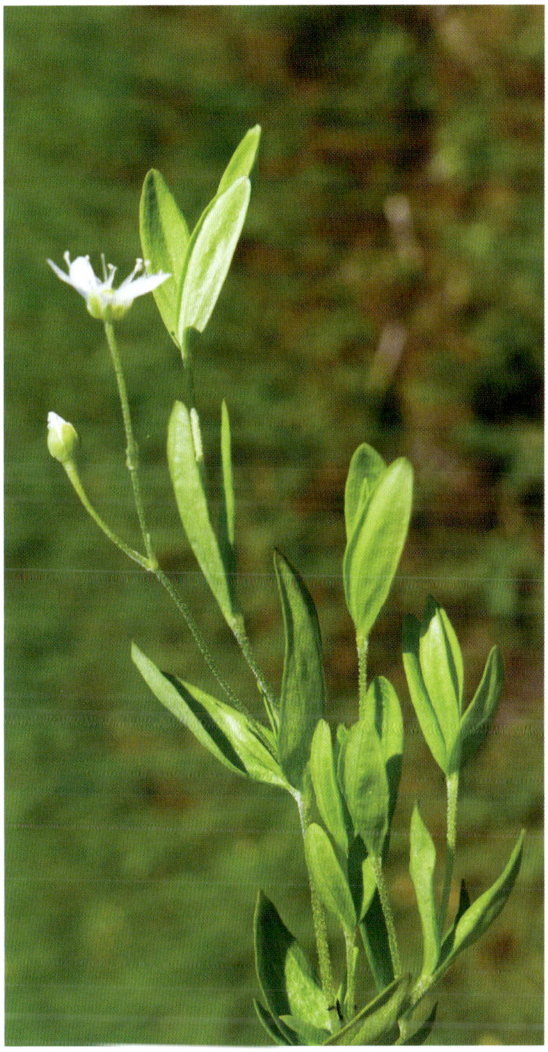

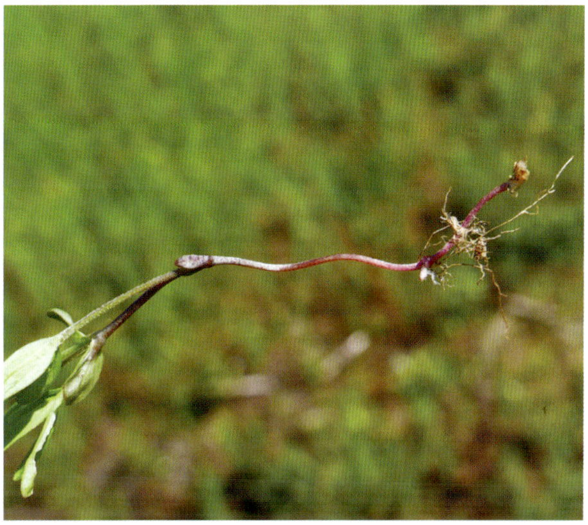

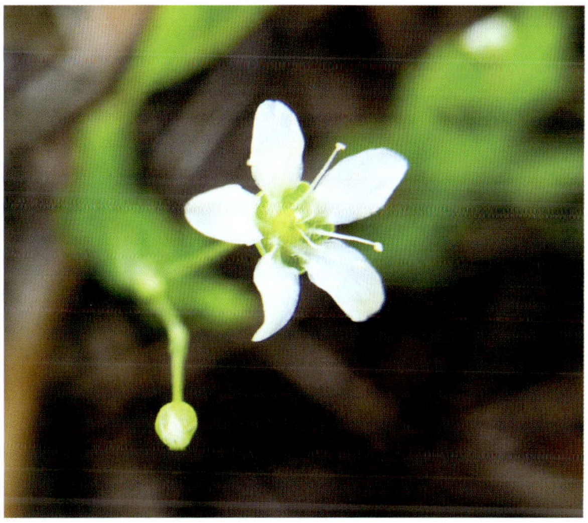

【生 活 型】多年生中生草本。

【花 果 期】花、果期 6~8 月。

【生　　境】生于森林带和草原带的山地林下、灌丛、沟谷溪边。

【功能主治】全草（种阜草）：清热解毒。

繁缕属 *Stellaria* L.

一年生、二年生或多年生草本。茎铺散、簇生或斜升。叶对生，卵形、披针形或条形，常全缘。顶生聚伞花序，稀单生叶腋；萼片 5，稀 4，宿存；花瓣 5，稀 4，白色，先端 2 深裂，稀齿裂或微凹，有时无花瓣；雄蕊 10，有时较少；子房 1 室，花柱 3，稀 2 或 4。蒴果常 3~6 瓣裂，含种子多数或 1~2。种子两侧稍压扁，表面被瘤状突起、细刺或近于平滑。

鄂伦春有 3 种。

分种检索表

1a. 花瓣 5~7 中裂，全株伏生绢毛……………………………………垂梗繁缕 ***S. radians***

1b. 花瓣 2 裂或无花瓣，植株被其他种类的毛或无毛。

  2a. 茎下部叶具长柄，上部叶无柄或近无柄……………………………繁缕 ***S. media***

  2b. 叶全部无柄或近无柄……………………………………银柴胡 ***S. lanceolata***

• 垂梗繁缕

【别名】繸瓣繁缕

Stellaria radians L.

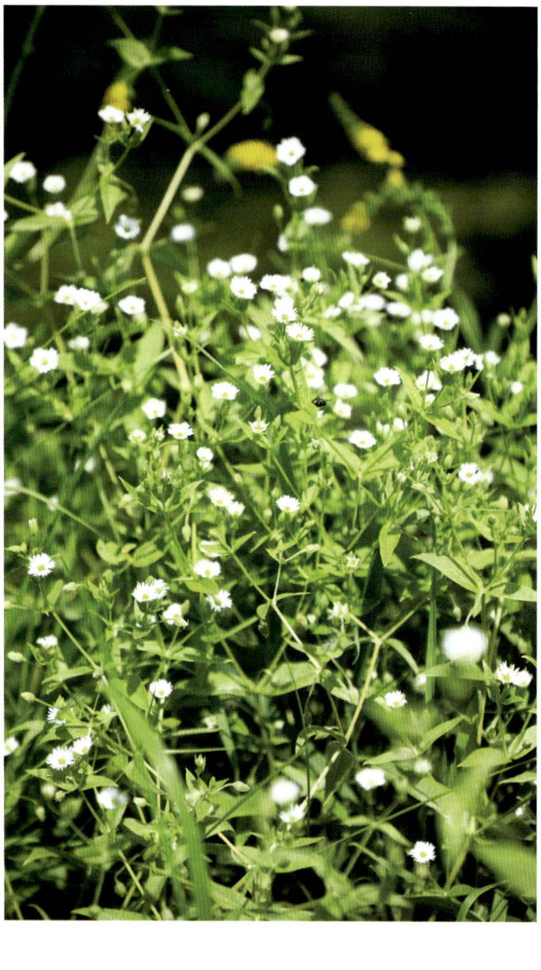

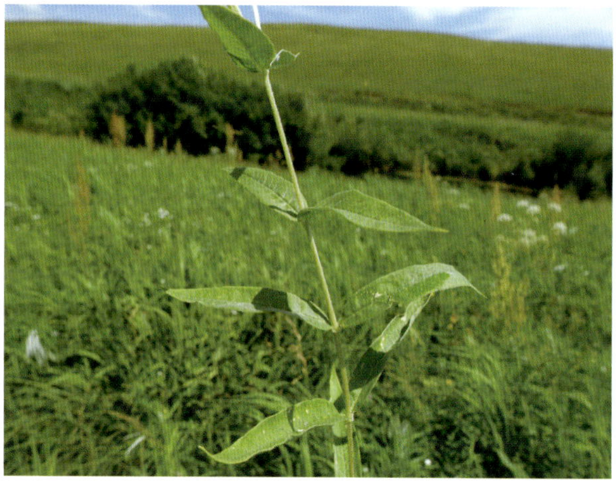

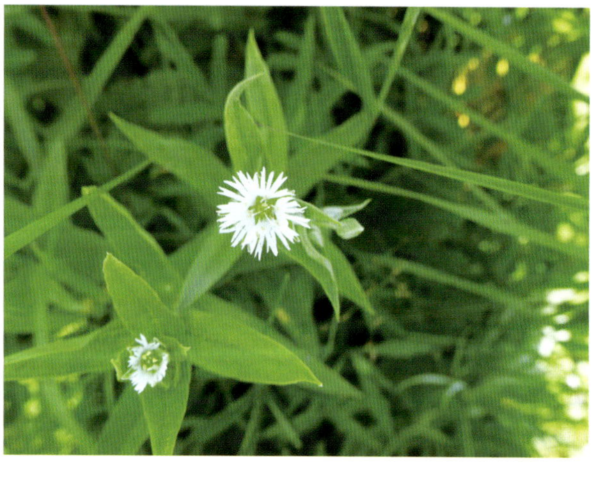

【生 活 型】多年生湿中生草本。

【花 果 期】花期 6~8 月，果期 7~9 月。

【生　　境】生于森林带和草原带的沼泽草甸、河边、沟谷草甸、林下。

【功能主治】根（垂梗繁缕）：清热凉血。用于阴虚发热，骨蒸，盗汗。

【民族应用】

■ 鄂伦春族

全草（挨母出哈，缘瓣繁缕）：清热凉血，活血。用于感冒，咳嗽，肺内感染，支气管炎，胸膜炎，肝炎，产后瘀血作痛，乳汁不下，乳腺炎，便秘，跌打损伤等。

·繁　缕

【别名】鹅肠菜、鸡儿肠、鹅耳伸筋

Stellaria media (L.) Villars

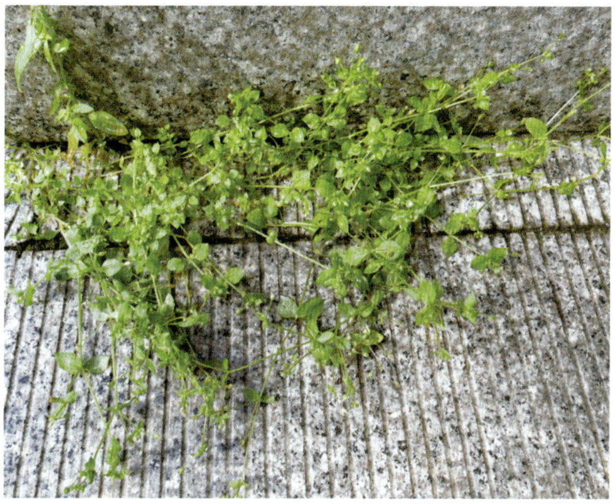
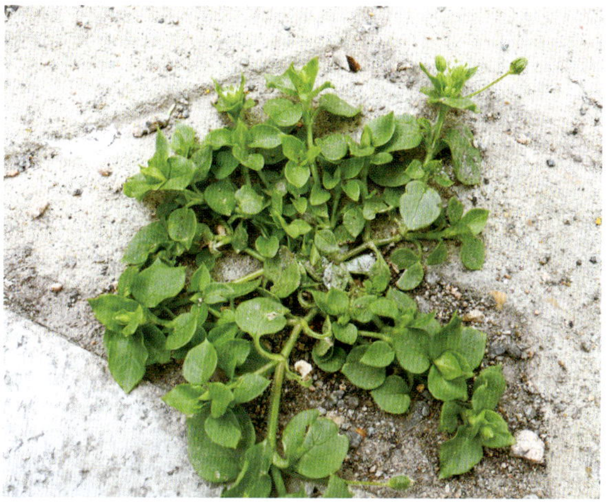
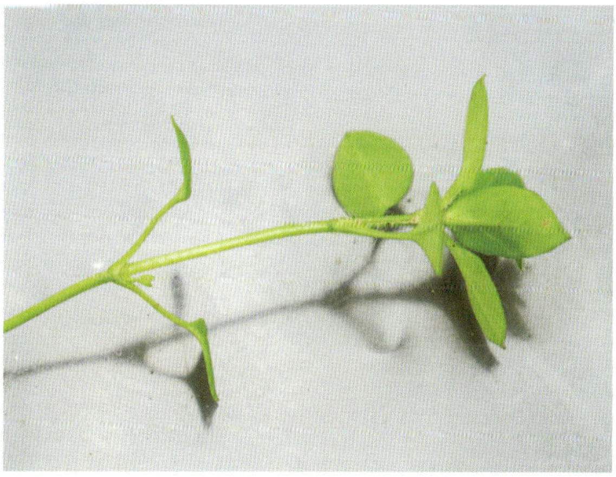
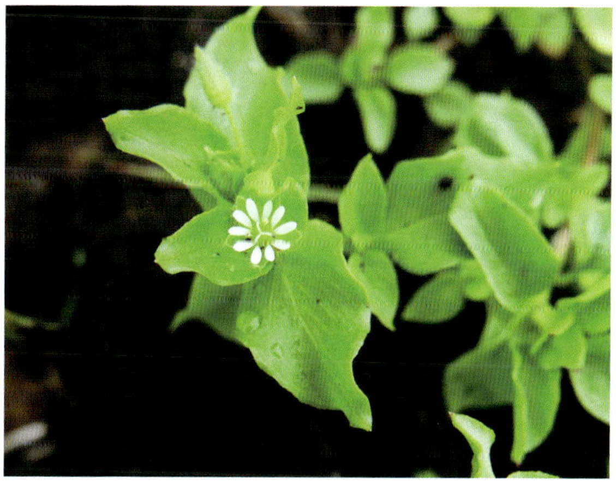

【生 活 型】一年生或二年生中生草本。

【花 果 期】花、果期 7~9 月。

【生　　境】生于村舍附近杂草地、农田中。

【功能主治】全草（繁缕）：清热解毒，凉血消痈，活血祛瘀，下乳，利尿。用于痢疾，肠痈，肺痈，乳痈，疔疮肿毒，痔疮肿痛、出血，跌打伤痛，产后瘀滞腹痛，乳汁不下。

· 银柴胡

【别名】披针叶叉繁缕、狭叶歧繁缕

Stellaria lanceolata (Bunge) Y. S. Lian

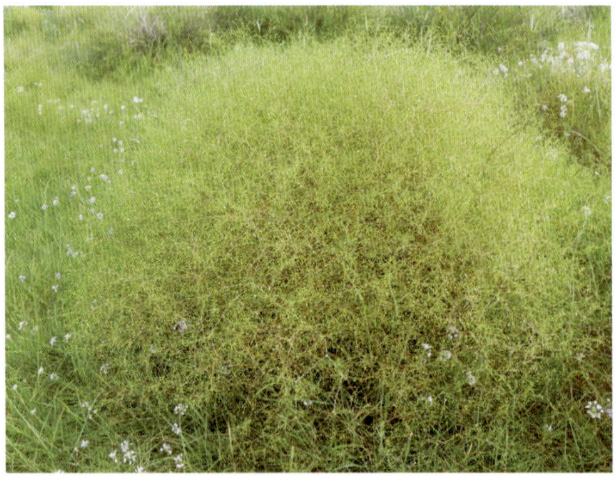
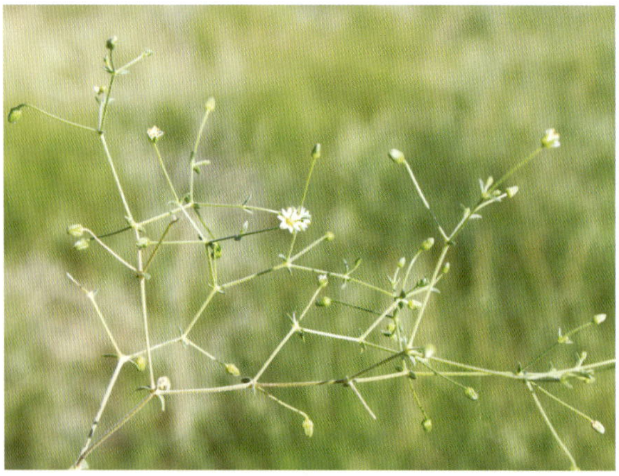
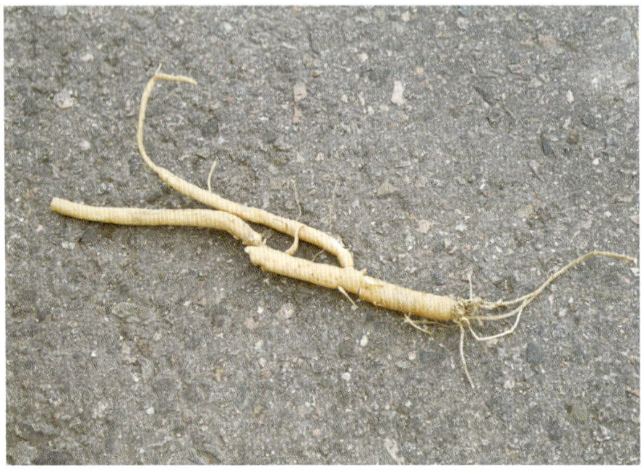
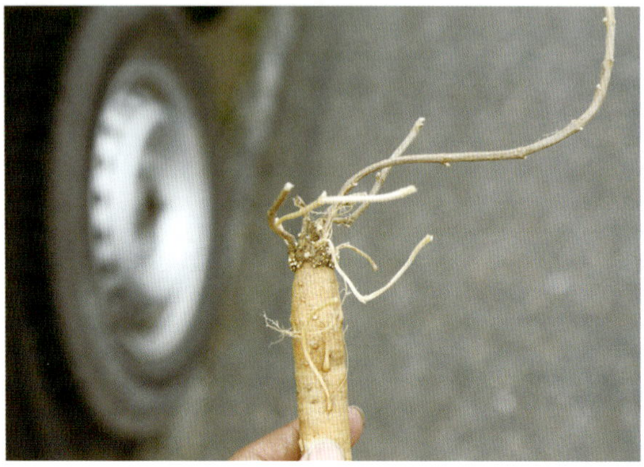

【生 活 型】多年生旱生草本。

【花 果 期】花期 6~7 月，果期 7~8 月。

【生　　境】生于森林草原带和草原带的固定或半固定沙丘、向阳石质山坡、山顶石缝间、沙质草原。

【功能主治】根（银柴胡）：退虚热，清疳热。用于阴虚潮热，骨蒸劳热，久疟，小儿疳热。

【民族应用】

▪ 蒙古族

根（特门 – 章给拉嘎）：清肺，止咳，愈伤，止血。用于肺热咳嗽，慢性支气管炎，肺脓肿。

卷耳属　*Cerastium* L.

一年生或多年生草本，被柔毛或腺毛，稀无毛。二歧聚伞花序顶生；萼片 5，稀 4；花瓣 5，稀 4，白色，顶端 2 裂，稀全缘或凹缺；雄蕊 10，稀 5；子房 1 室，具多数胚珠，花柱 5，与萼片对生，稀 3 或 4。蒴果圆筒形，伸出宿存花萼外，顶端齿裂数为花柱的 2 倍，通常 10 齿裂。种子稍扁，常有瘤状突起。

鄂伦春有 2 种。

分种检索表

1a. 花瓣比萼片稍短，萼片长 5~7mm .... **簇生卷耳 *C. fontanum* subsp. *vulgare***

1b. 花瓣比萼片稍长或长达 1 倍以上 .... **卷耳 *C. arvense* subsp. *strictum***

·簇生卷耳

【别名】喜泉卷耳、簇生泉卷耳

Cerastium fontanum Baumg. subsp. *vulgare* (Hartman) Greuter et Burdet

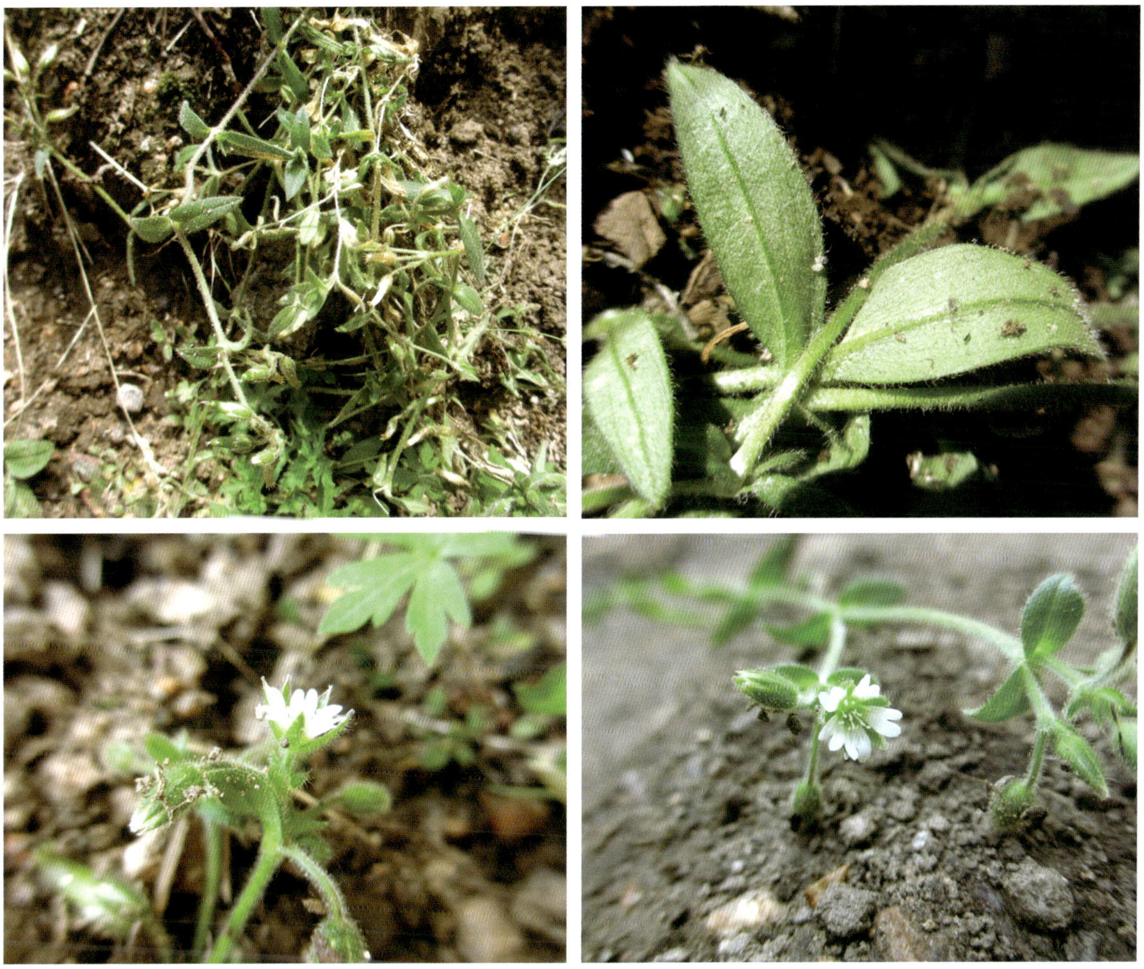

【生 活 型】多年生中生草本。

【花 果 期】花期 6~7 月，果期 7~8 月。

【生　　境】生于森林带和草原带的林缘、草甸。

【功能主治】全草（小白绵参）：清热解毒，消肿止痛。用于感冒发热，小儿高热，痢疾，乳痈初起，疔疽肿痛。

·卷　耳

【别名】狭叶卷耳、细叶卷耳、无毛卷耳

Cerastium arvense L. subsp. *strictum* Gaudin

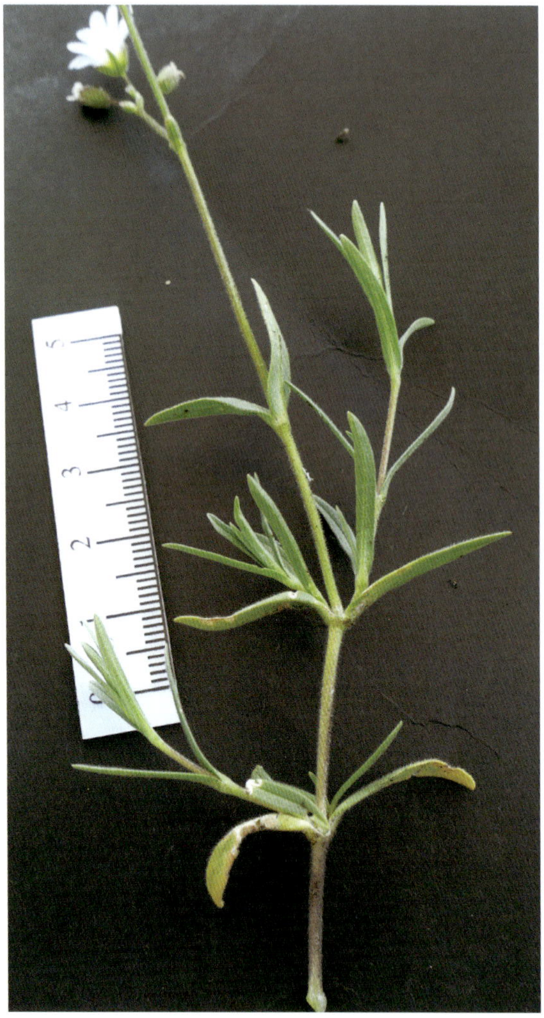

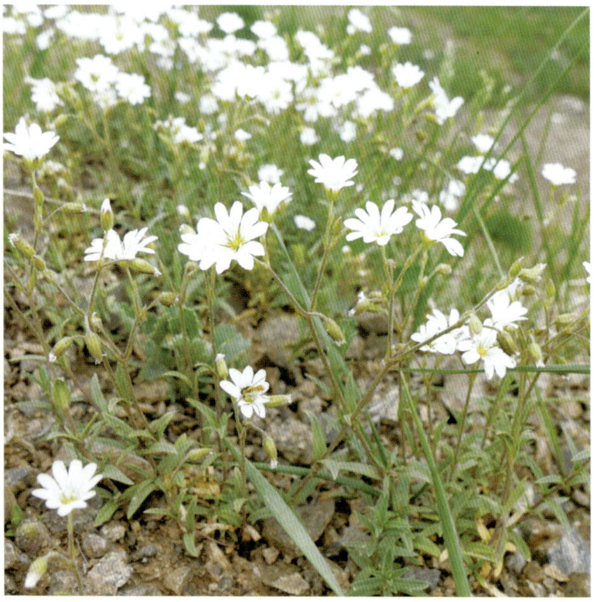

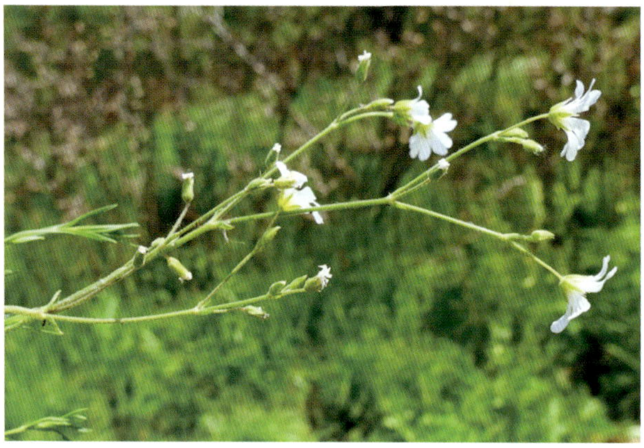

【生 活 型】多年生中生草本。

【花 果 期】花期 5~7 月，果期 7~8 月。

【生　　境】生于森林带和草原带的山地林缘、草甸、山沟溪边。

【功能主治】全草（卷耳）：清热解表，降血压，解毒。用于头风，头晕，湿痹拘挛，目赤，目翳，风癞，疔肿，热毒疮疡，皮肤瘙痒。

麦毒草属　*Agrostemma* L.

一年生或多年生草本，全株密被白色长硬毛。叶条形或条状披针形。花紫红色，单生于茎顶或分枝顶端；花萼 5 深裂，萼筒具 10 条隆起的脉，萼裂片条形，叶状，比花瓣长；花瓣 5，倒卵形或楔形，基部渐狭成爪，无附属物；雄蕊 10；心皮 5，合生，子房 1 室，花柱 5；无雌雄蕊柄。蒴果卵形，5 齿裂。种子肾状，多数，黑色。

鄂伦春有 1 种。

· 麦毒草

【别名】麦仙翁

Agrostemma githago L.

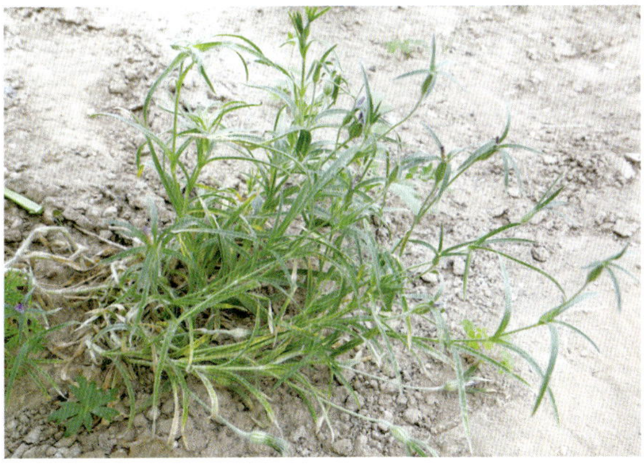

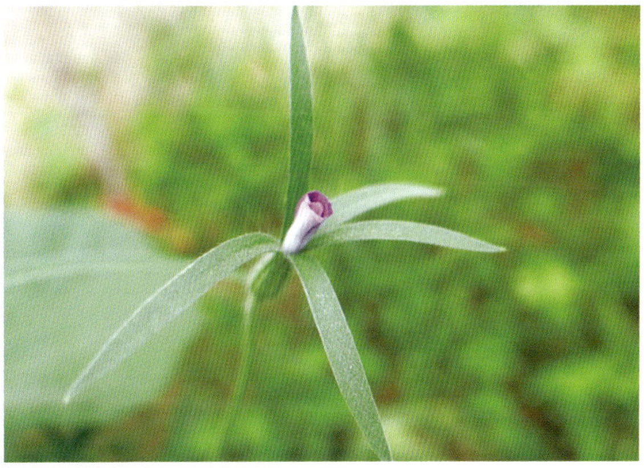

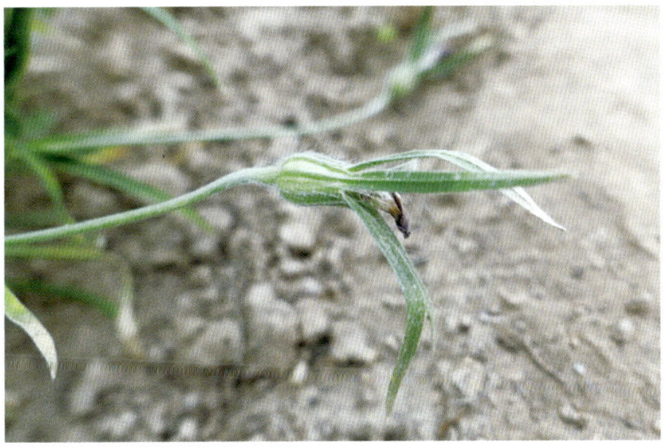

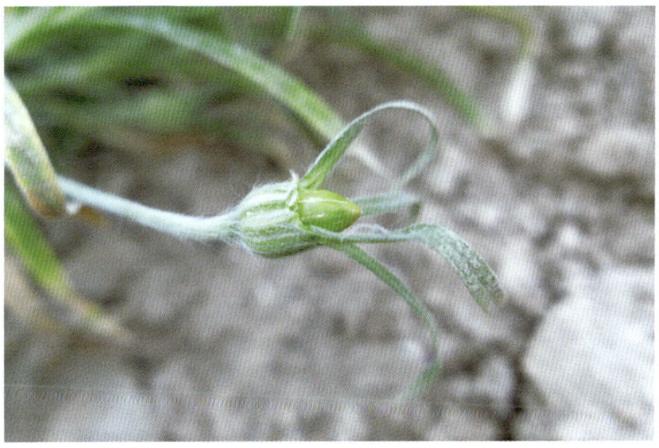

【生 活 型】一年生中生草本。

【花 果 期】花期 7~8 月，果期 8~9 月。

【生　　境】生于森林带和草原带的麦田内、田间路旁、沟谷草地。

【功能主治】全草（麦毒草）：止咳平喘，温经止血。用于新久咳嗽，百日咳，肺痨咳嗽，妇女出血证。

剪秋罗属　*Lychnis* L.

多年生草本，被毛或无毛。茎直立。聚伞花序顶生，花常大型；花萼圆筒形、棍棒形、卵形或钟形，具 10 纵脉，于果期膨大，萼齿 5；花瓣 5，白色或红色，先端 2 裂或撕裂状，稀全缘，基部具长爪，瓣片与爪间有 2 鳞片；雄蕊 10；子房 1 室，花柱 5，稀 4 或 3，具多数胚珠。蒴果通常 5 齿裂或瓣裂。种子稍扁，表面有小瘤状突起。

鄂伦春有 1 种。

· 大花剪秋罗

【别名】剪秋罗

Lychnis fulgens Fisch. ex Sprengel

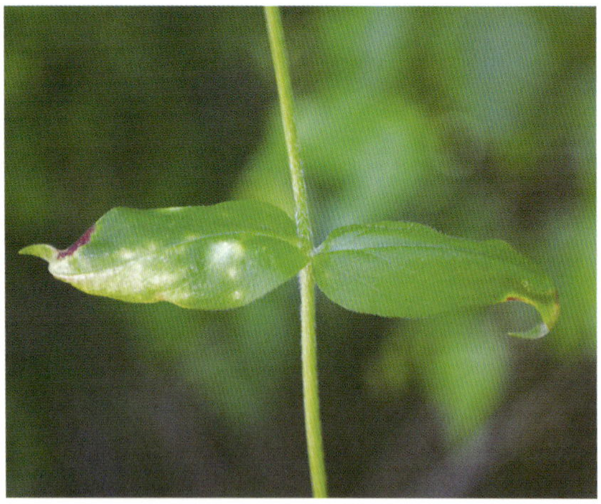

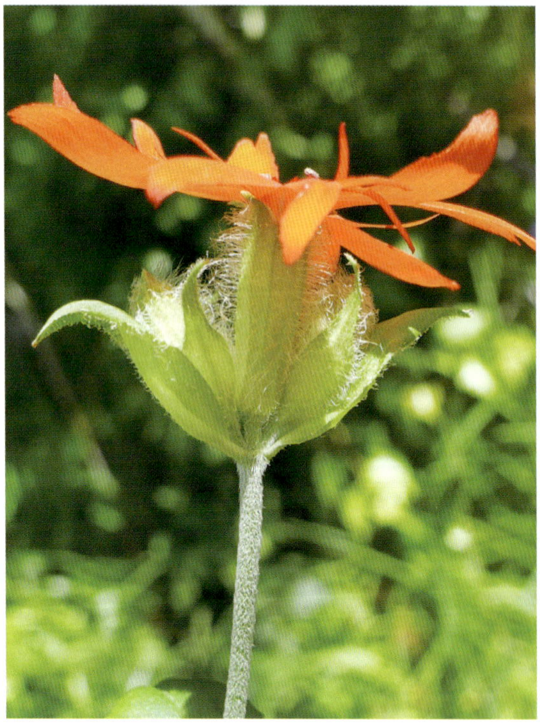

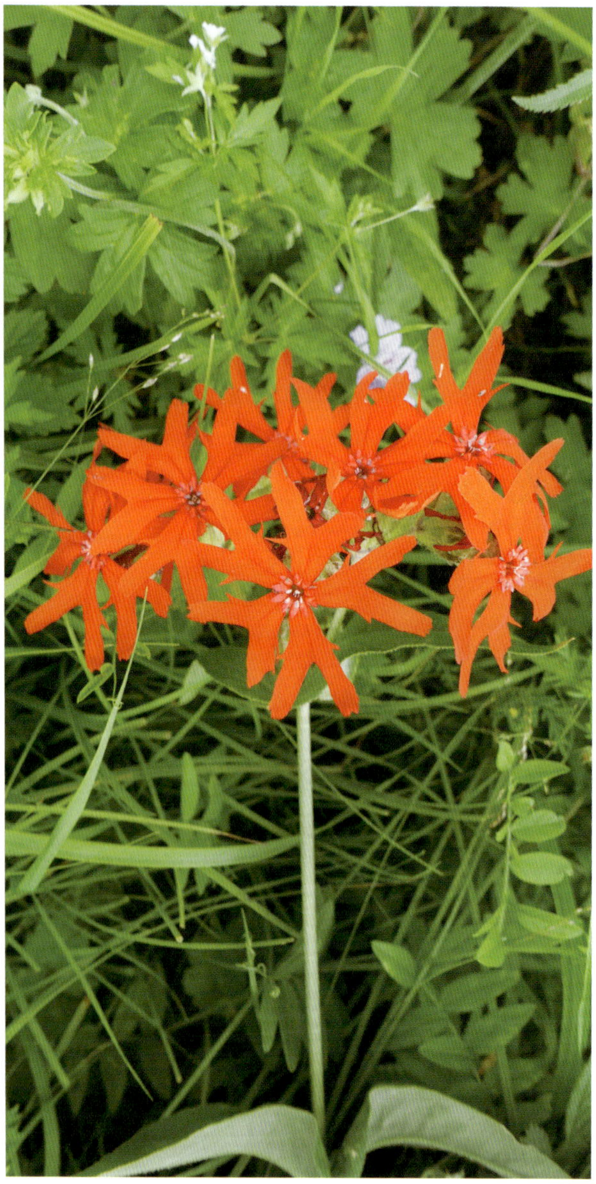

【生 活 型】多年生中生草本。

【花 果 期】花期 7~8 月，果期 8~9 月。

【生　　境】生于森林带的山地草甸、林下、林缘灌丛。

【功能主治】全草（剪秋罗）：清热利尿，健脾，安神。用于小便不利，小儿疳积，盗汗，头痛，失眠等。

女娄菜属　*Melandrium* Rochl.

一年生或多年生草本，常被柔毛或腺毛。花序聚伞状，有时单生；花两性或单性，同株，稀异株；花萼具5齿，具10或20脉，筒状钟形，革质或草质，花后常膨大；花瓣具2至多裂的瓣片，具长爪，瓣片与爪间具2鳞片；雄蕊10；子房1室，花柱3~5；雄蕊柄极短，长不过1mm。蒴果1室，具多数种子，10或6齿裂。种子肾形或圆肾形，表面有小瘤状突起或具翅。

鄂伦春有3种。

分种检索表

1a. 花序假轮状；茎生叶卵状披针形或椭圆状披针形，宽8~30mm；植株单生，稀分枝 .... **光萼女娄菜 *M. firmum***

1b. 聚伞花序；茎生叶披针形或条状披针形，宽4~8mm；植株分枝，稀不分枝。

　2a. 花瓣片2中裂，植株密被倒向短柔毛 ...... **女娄菜 *M. apricum***

　2b. 花瓣片2浅裂，植株密被腺质柔毛或腺毛 ...... **兴安女娄菜 *M. brachypetalum***

· 光萼女娄菜

【别名】坚硬女娄菜、粗壮女娄菜

Melandrium firmum (Sieb. et Zucc.) Rohrb.

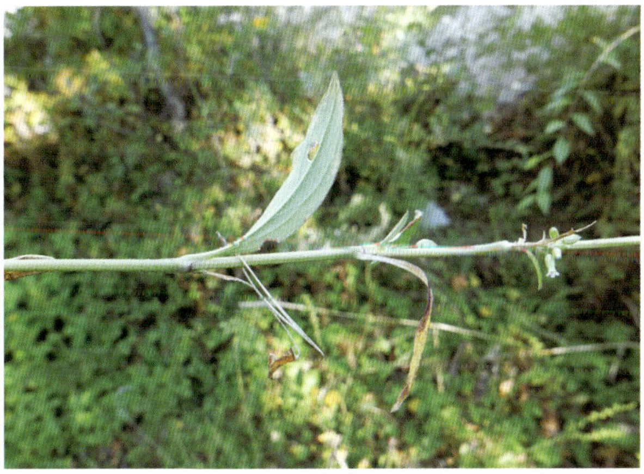

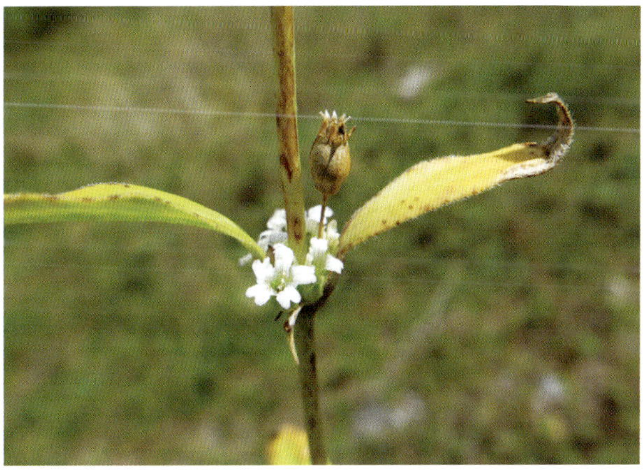

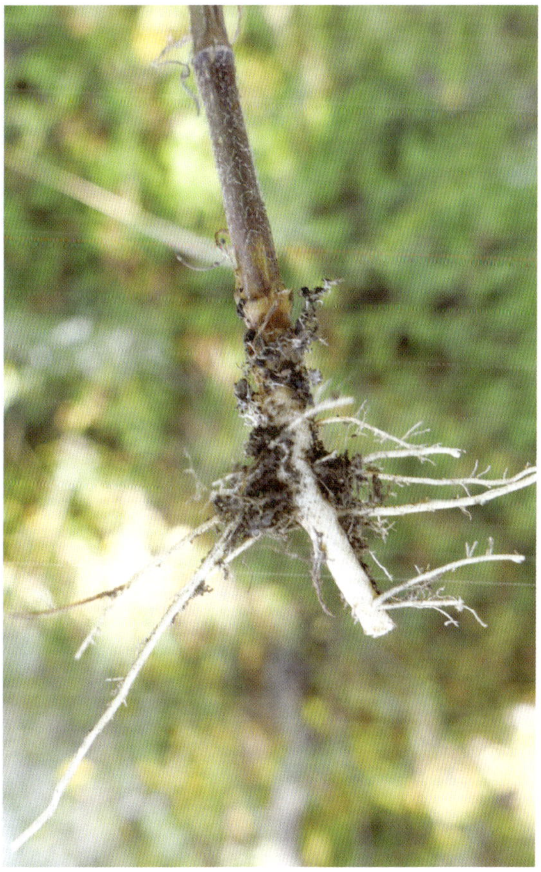

【生 活 型】一年生、二年生中生草本。

【花 果 期】花期 7~8 月，果期 8~9 月。

【生　　境】生于落叶阔叶林带的林缘草甸、山地草甸及灌丛间。

【功能主治】全草（硬叶女娄菜）：清热解毒，利尿，调经。用于咽喉肿痛，聤耳流脓，小便不利。

· 女娄菜

【别名】桃色女娄菜

Melandrium apricum (Turcz. ex C. A. Fisch. et Mey.) Rohrb.

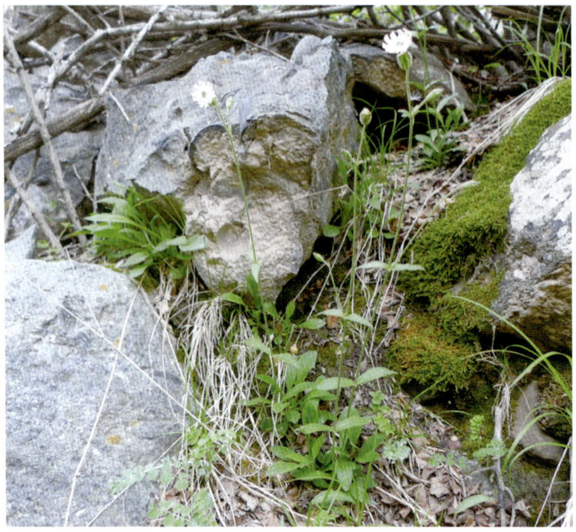

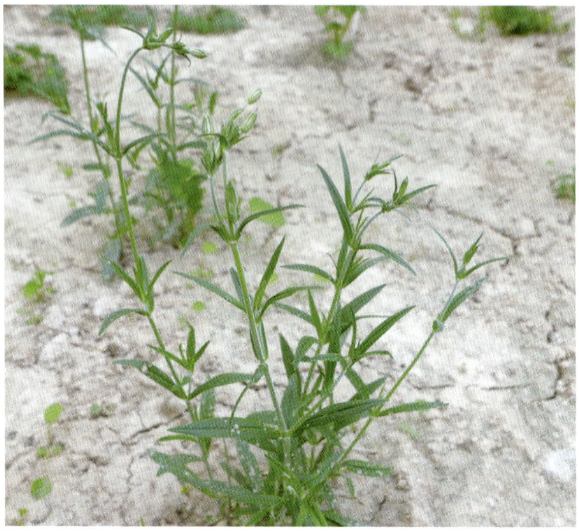

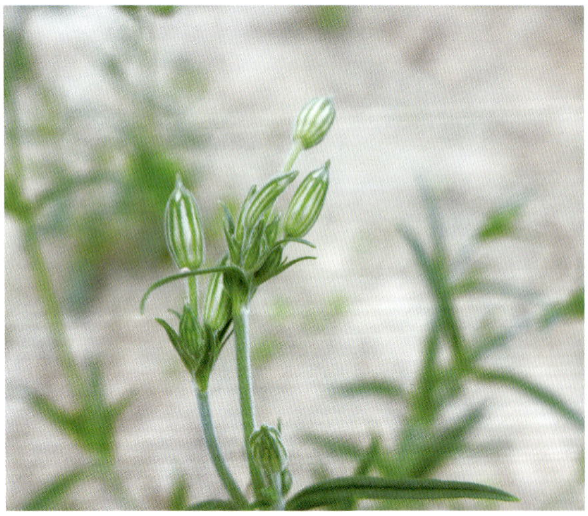

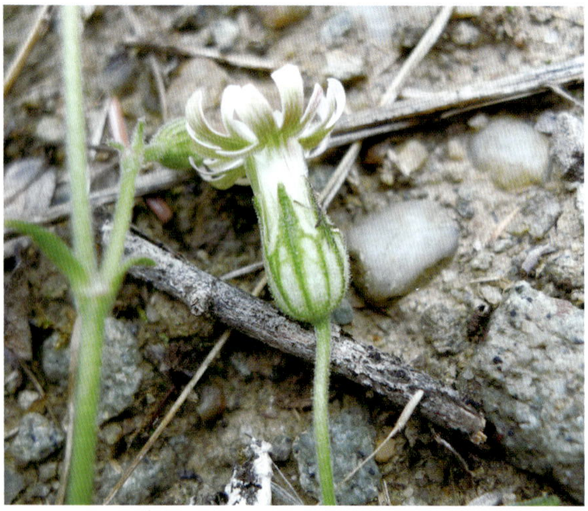

【生 活 型】一年生、二年生中旱生草本。

【花 果 期】花期 5~7 月，果期 7~9 月。

【生　　境】生于石砾质坡地、固定沙地、疏林及草原中。

【功能主治】全草（女娄菜）：活血调经，健脾行水。用于月经不调，乳少，小儿疳积，虚浮。

【民族应用】

蒙古族

地上部分（苏尼吉没乐 – 其其格）：清热，凉血。用于血热，肝热，闭经。

·兴安女娄菜

【别名】短瓣女娄菜、准噶尔蝇子草

Melandrium brachypetalum (Horn.) Fenzl

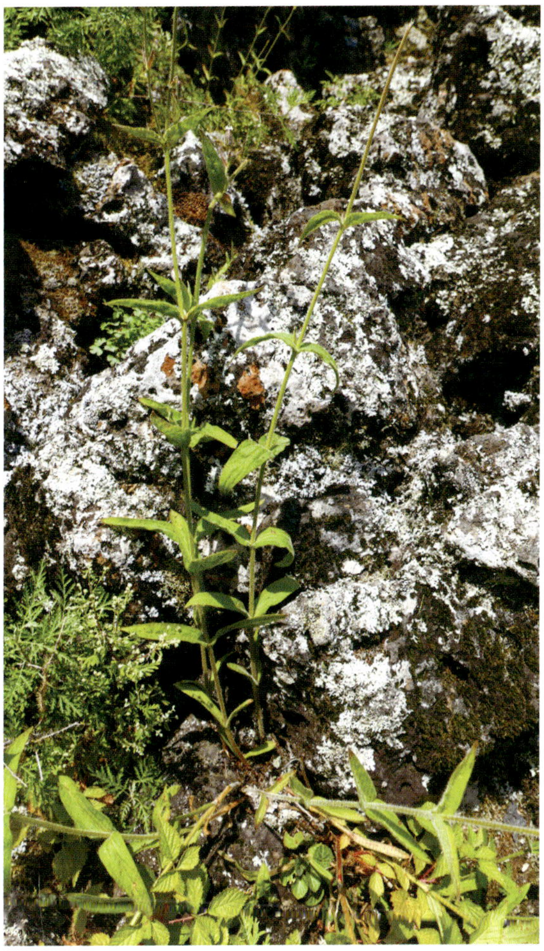

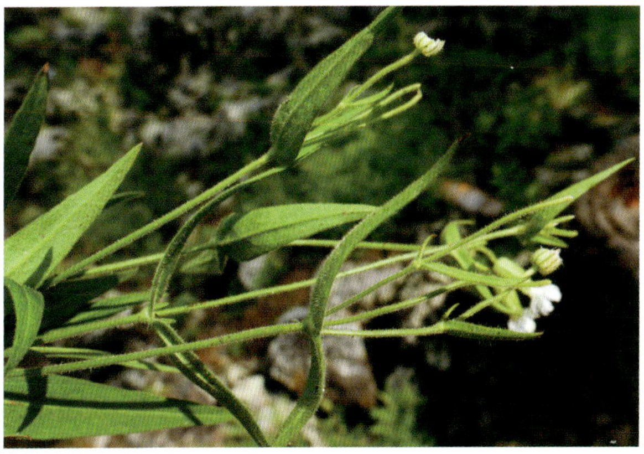

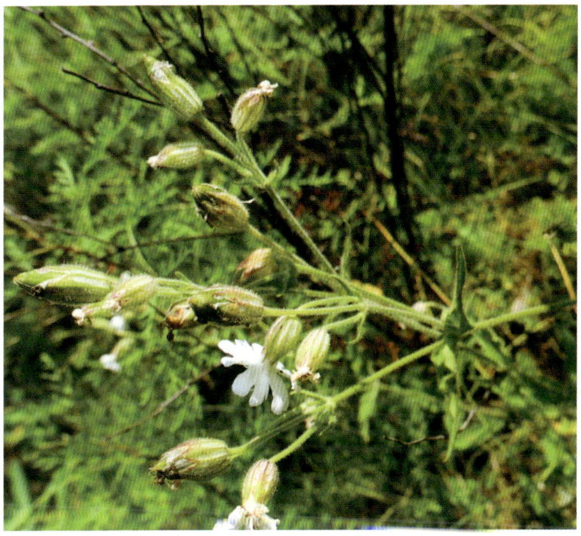

【生 活 型】多年生中生草本。

【花 果 期】花期 6~7 月，果期 7~8 月。

【生　　境】生于森林带和草原带的山地林缘、草甸。

【功能主治】全草（准噶尔蝇子草）：清热解毒，利湿，平肝。用于湿热黄疸，咽喉肿痛，中耳炎，眩晕耳鸣。

*附　注 | 该种为鄂伦春“四普”新分布。

麦瓶草属　*Silene* L.

一年生、二年生或多年生草本。花单生或排成聚伞花序，两性，稀为单性，雌雄同株或异株；花萼筒状钟形、短圆筒状或筒状棍棒形，稀为囊泡状，膜质或纸质，具纵脉 10~30 条，通常脉间连结成网，顶端 5 齿裂；雌雄蕊柄较长，长超过 1mm；花瓣 5，瓣片常 2 裂，稀多裂或不裂，有时微缺，下部具长爪，喉部通常具鳞片状的副花冠 2 枚，稀缺；雄蕊 10，2 轮；子房基部 3~5 室，花柱 3，胚珠多数。蒴果基部 3~5 室，上部 1 室，顶端 6 齿裂。种子肾形或圆肾形，通常表面具钝或尖的疣状突起，稀带膜质边缘。

鄂伦春有 3 种。

分种检索表

1a. 萼筒膨大呈囊泡状，具 20 条纵脉，无毛 …… **狗筋麦瓶草 *S. venosa***

1b. 萼筒不膨大，具 10 条纵脉。

  2a. 花萼被毛 …… **毛萼麦瓶草 *S. repens***

  2b. 花萼无毛 …… **旱麦瓶草 *S. jeniseensis***

·狗筋麦瓶草

【别名】白玉草

Silene venosa (Gilib.) Aschers.

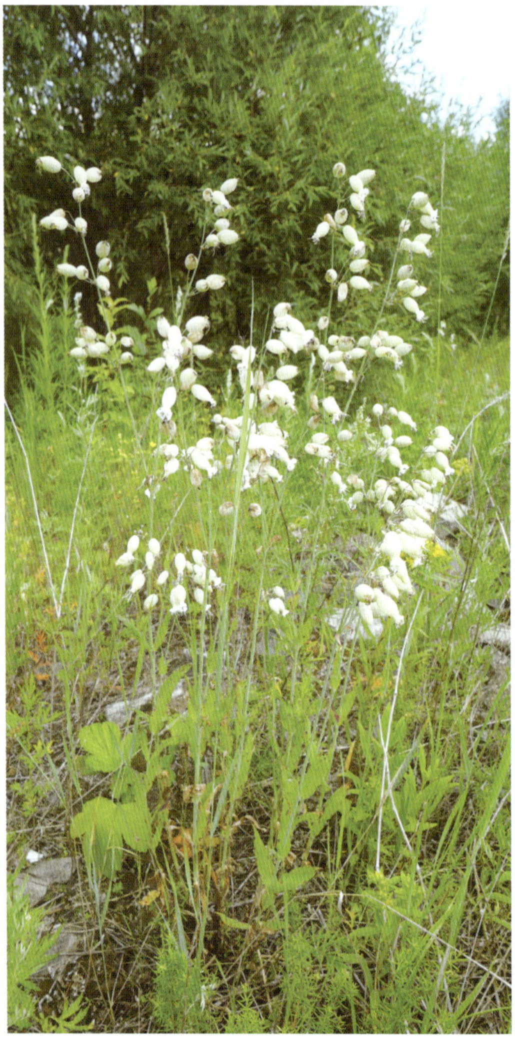

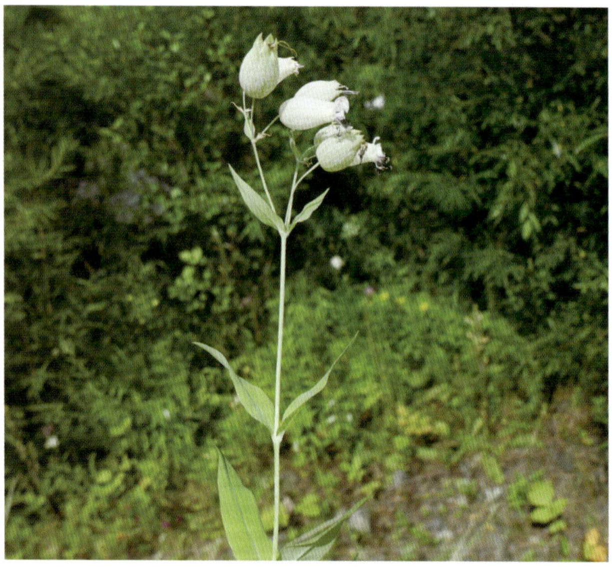

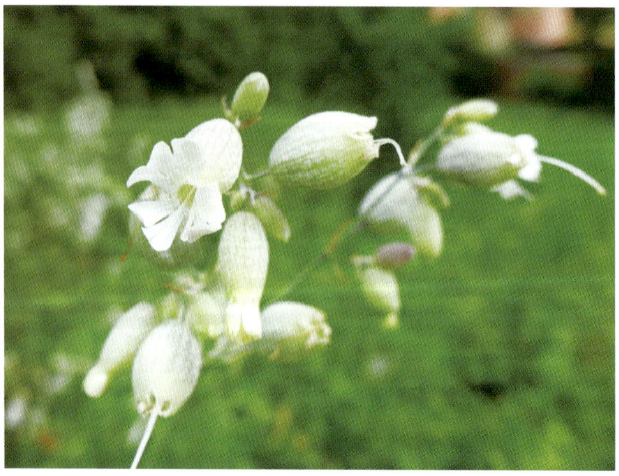

【生 活 型】多年生中生草本。

【花 果 期】花期 6~8 月，果期 7~9 月。

【生　　境】生于森林带的沟谷草甸。

【功能主治】全草（白玉草）：清热解毒，活血祛瘀。用于丹毒，瘀伤疼痛，月经不调。

·毛萼麦瓶草

【别名】匍生蝇子草、蔓茎蝇子草、蔓麦瓶草

Silene repens Patr.

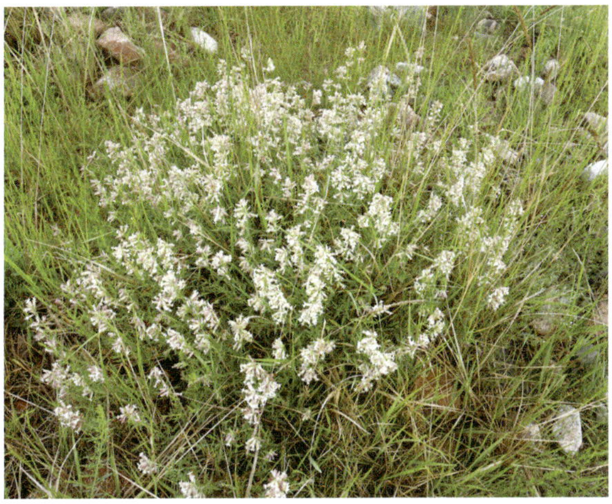
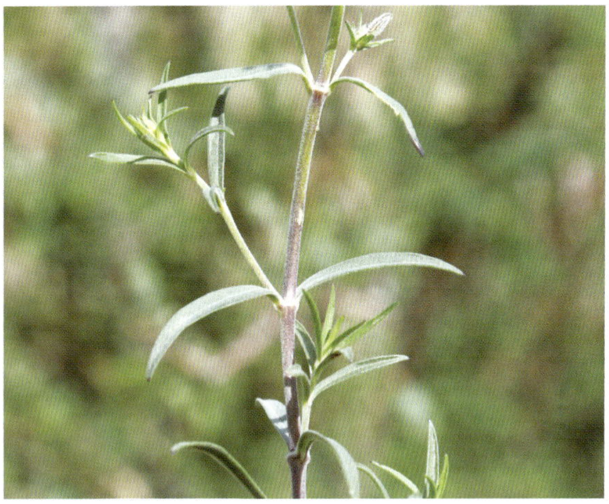
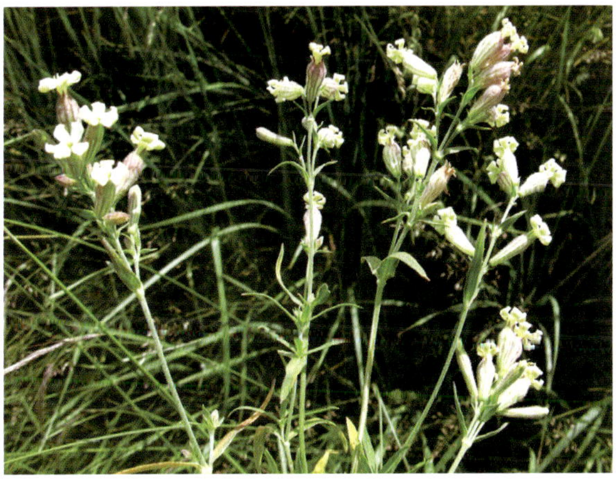
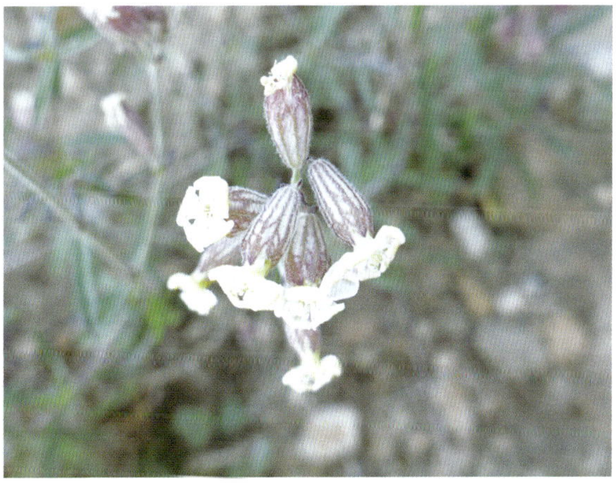

【生 活 型】多年生旱中生－中生草本。

【花 果 期】花、果期 6~9 月。

【生　　境】生于森林带和草原带的山坡草地、固定沙丘、山沟溪边、林下、林缘草甸、沟谷草甸、河滩草甸灌丛、泉水边及撂荒地。

【功能主治】全草（蔓茎蝇子草）：生津，清热。用于消渴，咽痛声嘶，肺结核，疟疾发热，肠炎，痢疾，月经过多，淋病。

【民族应用】

蒙古族

根（希日－苏古恩乃－其黑）：开窍，清肺。用于肺热，耳聋，鼻塞症，鼻干，鼻息肉。

• 旱麦瓶草

【别名】山蚂蚱草、麦瓶草

Silene jeniseensis Willd.

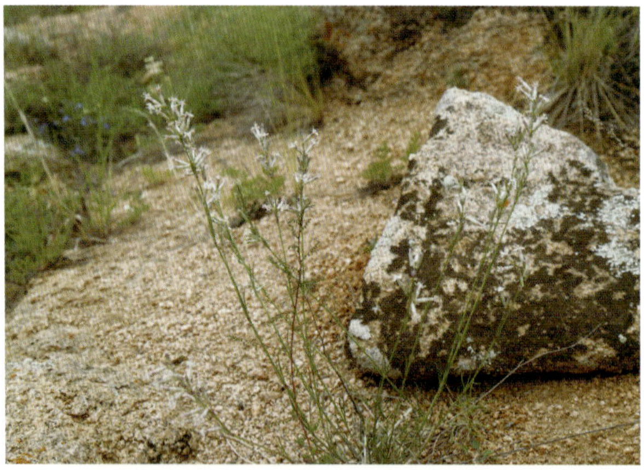

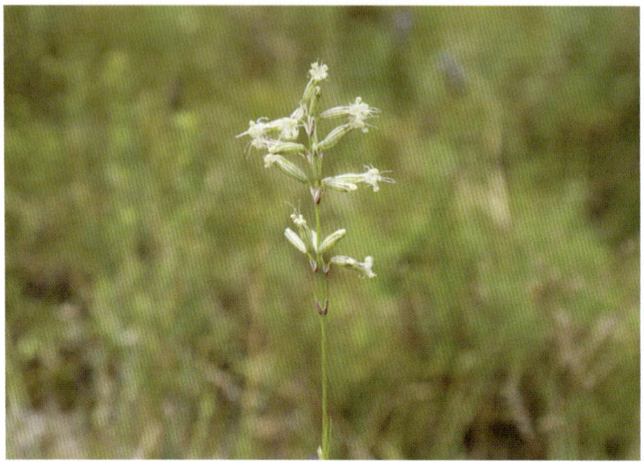

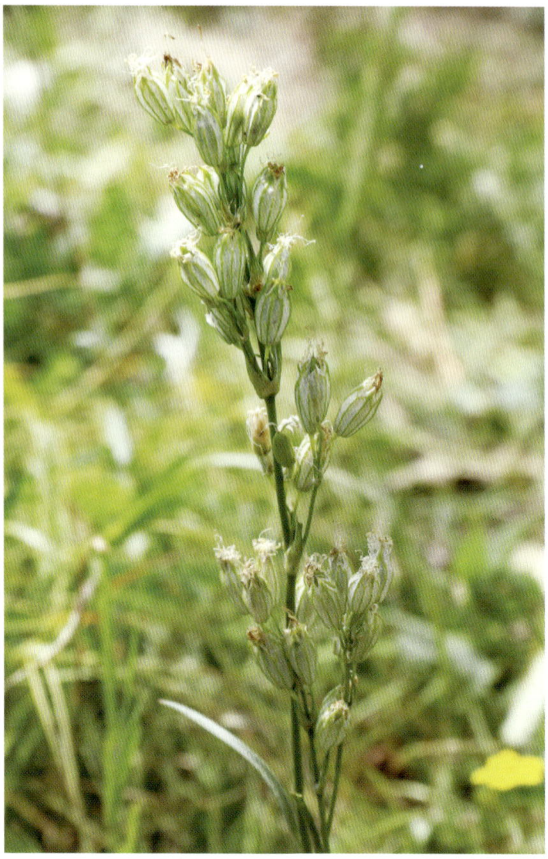

【生 活 型】多年生旱生草本。

【花 果 期】花期 6~8 月，果期 7~8 月。

【生　　境】生于森林草原带和草原带的砾石质山地、草原、固定沙地。

【功能主治】根（山银柴胡）：清热凉血，除骨蒸。用于阴虚潮热，久疟，小儿疳热，肠炎，痢疾，月经过多，淋病等。

【民族应用】

▪ 蒙古族

根（沙日－扫根－其和）：开窍，清肺。用于阴虚劳热，肺热，耳聋，鼻塞，鼻息肉。

石竹属 *Dianthus* L.

多年生草本，稀一年生。叶条形或披针形。花淡红色、红色、紫色或白色，单生、聚伞花序或圆锥花序；萼下苞片 1~ 4 对，鳞片状或叶状；萼圆筒形，5 齿裂，具多条纵脉；花瓣 5，具长爪，瓣片上缘具牙齿或细裂成流苏状，稀全缘，爪与瓣片间无鳞片；雄蕊 10，比花瓣短；子房 1 室，花柱 2；雌雄蕊具长柄。蒴果矩圆状圆柱形或卵形，顶端 4 齿裂或瓣裂。种子多数，近扁圆形，黑色，表面被细突起。

鄂伦春有 3 种。

分种检索表

1a. 花瓣上缘细裂成流苏状 …………………………………………………… 瞿麦 ***D. superbus***

1b. 花瓣上缘有不规则牙齿。

  2a. 茎光滑无毛 …………………………………………… 石竹 ***D. chinensis*** **var.** ***chinensis***

  2b. 茎粗糙或被短糙毛 …………………………… 兴安石竹 ***D. chinensis*** **var.** ***versicolor***

·瞿　麦

【别名】洛阳花

Dianthus superbus L.

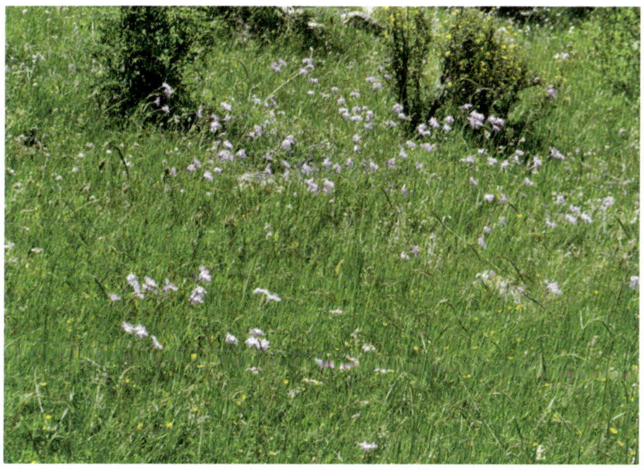
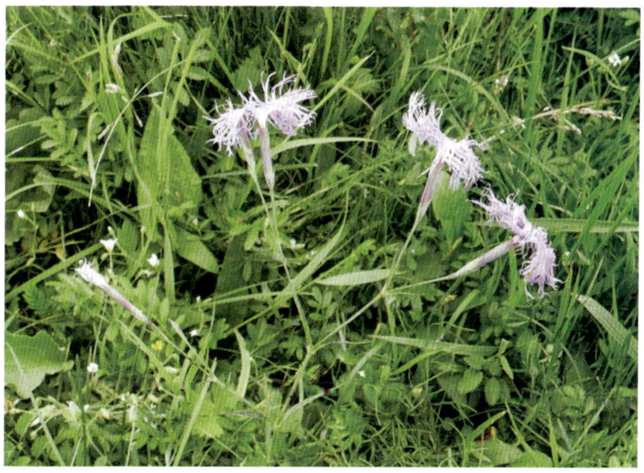
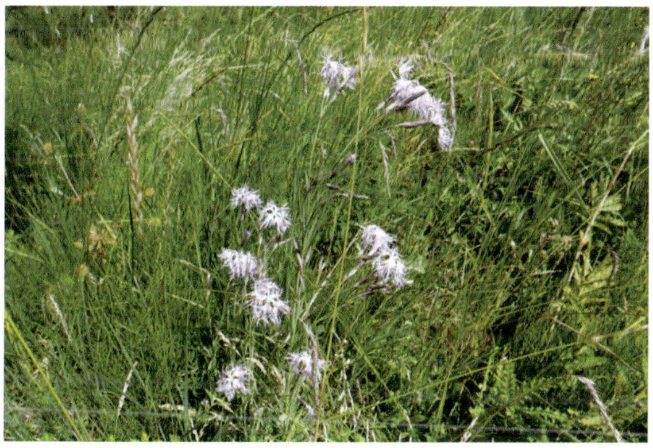
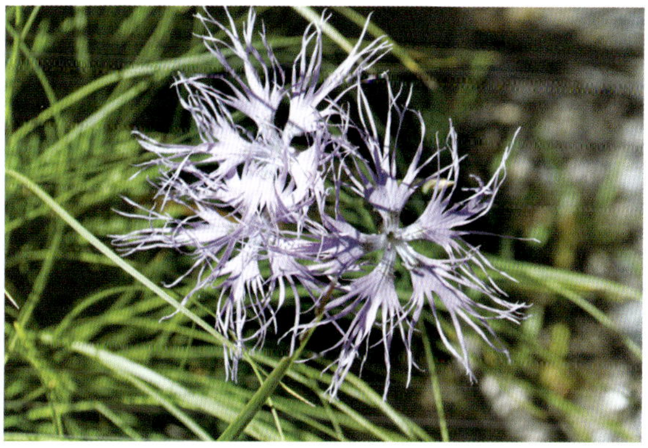

【生 活 型】多年生中生草本。

【花 果 期】花、果期 7~9 月。

【生　　境】生于落叶阔叶林带的边缘、疏林下、草甸、沟谷溪边。

【功能主治】全草（瞿麦）：利尿通淋，活血通经。用于热淋，血淋，石淋，小便不通，淋沥涩痛，经闭瘀阻。

【民族应用】

■ 蒙古族

全草（高要－巴希卡）：清血热，止刺痛，解毒。用于血热，血刺痛，肝热，宝日病，痧症，产褥热。

■ 鄂温克族

（1）全草（石柱花）：用于胸闷，心脏病。

（2）地上部分：用于腹痛，腹泻。

*附 注 | 该种为鄂伦春“四普”新分布。

·石 竹

【别名】洛阳花

Dianthus chinensis L. var. *chinensis* L.

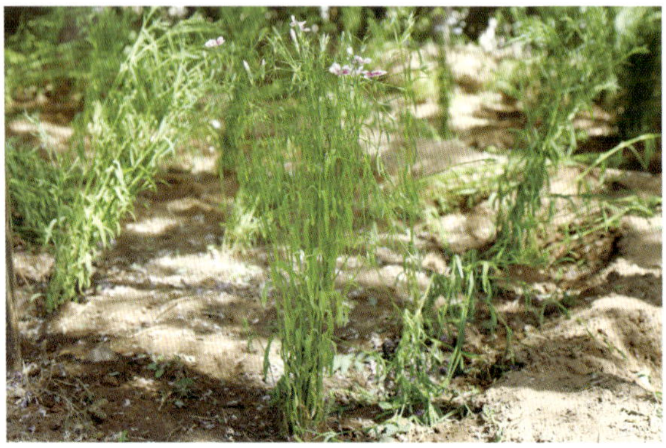

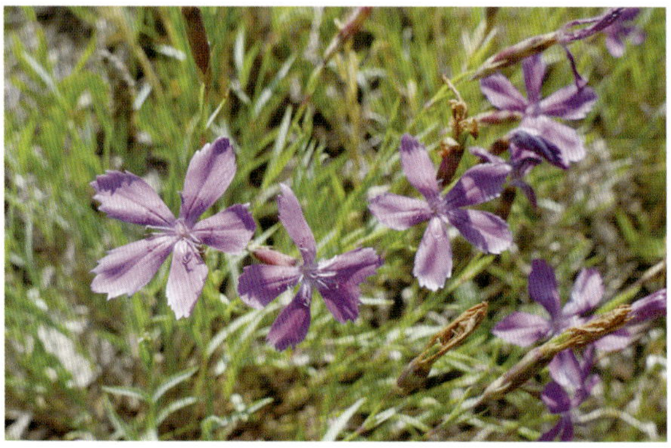

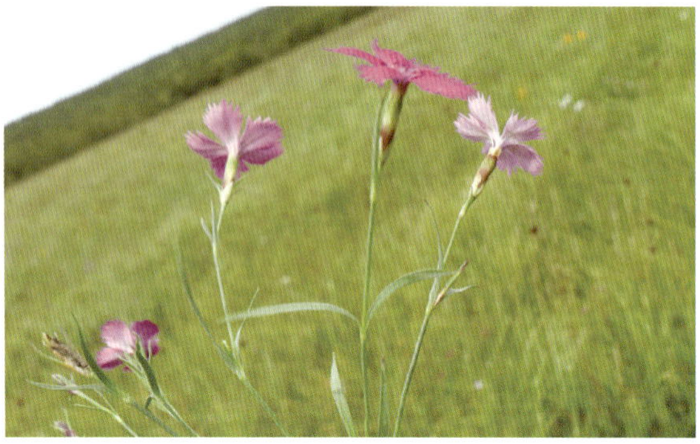

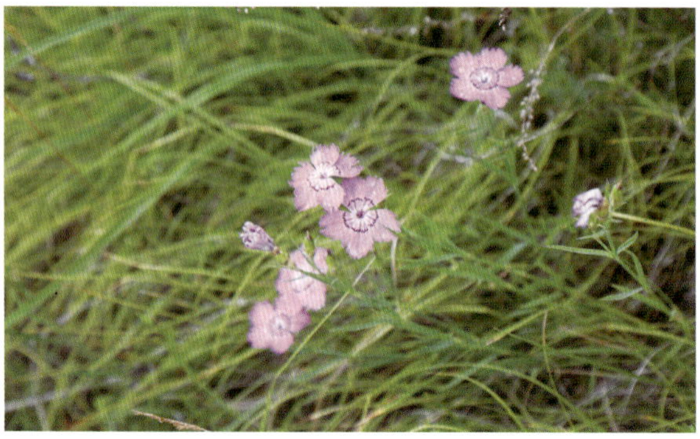

【生 活 型】多年生旱中生草本。

【花 果 期】花、果期 6~9 月。

【生 境】生于森林带和草原带的山地草甸、草甸草原。

【功能主治】全草（瞿麦）：利尿通淋，活血通经。用于热淋，血淋，石淋，小便不通，淋沥涩痛，经闭瘀阻。

【民族应用】

■ 蒙古族

全草（高要－巴沙嘎）：清血热，止刺痛，解毒。用于血热，血刺痛，肝热，宝日病，痧症，产褥热。

· 兴安石竹

【别名】蒙古石竹

Dianthus chinensis L. var. *versicolor* (Fisch. ex Link) Y. C. Ma

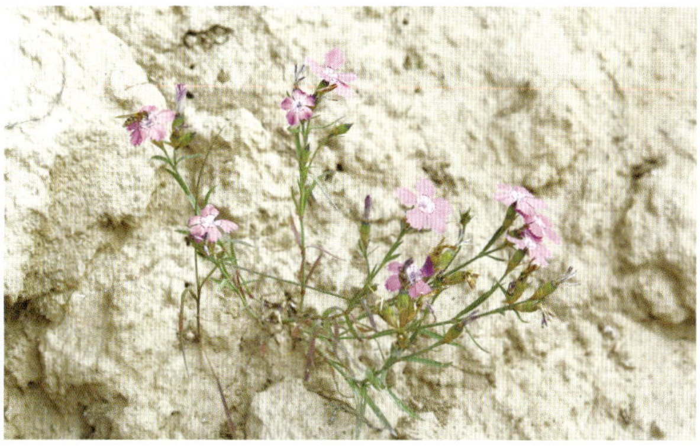

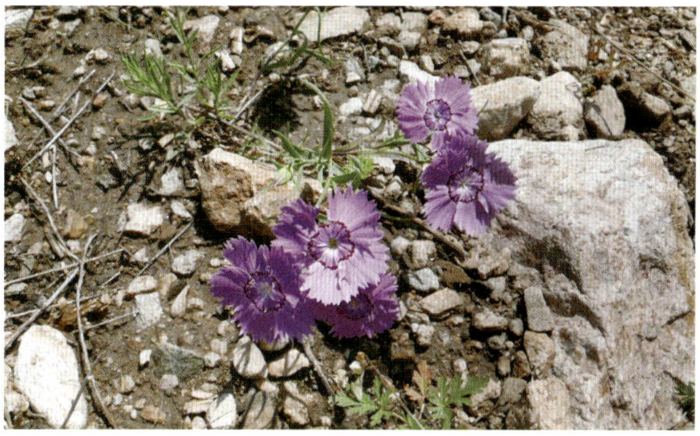

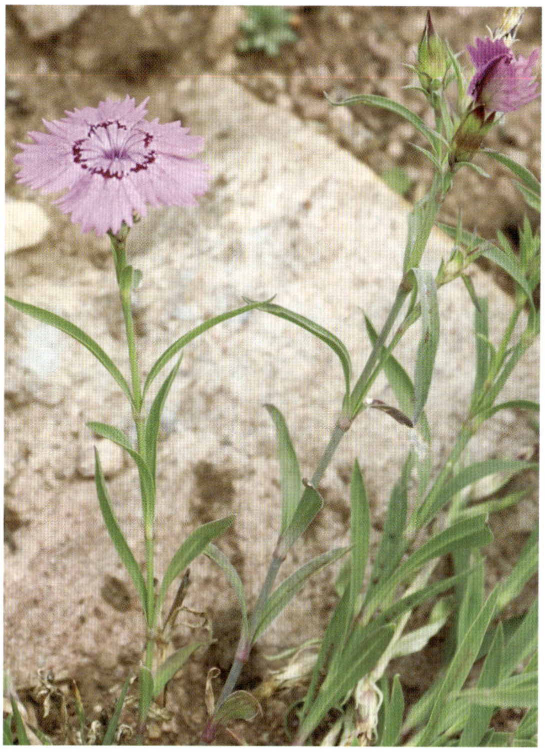

【生 活 型】多年生旱中生草本。

【花 果 期】花、果期 6~9 月。

【生　　境】生于森林草原带和草原带的山地草原、典型草原、草甸草原，为常见的伴生植物。

【功能主治】地上部分（瞿麦）：利尿通淋，活血通经。用于热淋，血淋，石淋，小便不通，淋沥涩痛，经闭瘀阻。

【民族应用】

▪ 蒙古族

地上部分（高要 – 巴沙嘎）：清血热，止刺痛，解毒。用于血热，血刺痛，肝热，宝日病，痧症，产褥热。

▪ 鄂伦春族

全草（挨母出哈）：清热利尿。用于食管癌，直肠癌。

王不留行属　*Vaccaria* Medic.

一年生草本，全株无毛。茎直立，上部分枝。叶卵状披针形。花具长梗，常排成伞房状或圆锥状的聚伞花序；花萼卵状圆筒形，5 齿裂，外面有 5 棱，结果时棱变为翅；花瓣 5，浅红色，具长爪，瓣片与爪间无鳞片；雄蕊 10；子房 1 室，含多数胚珠，花柱 2。蒴果卵形，顶端 4 齿裂。种子近球形。

鄂伦春有 1 种。

·王不留行

【别名】奶米、麦蓝菜、大麦牛

Vaccaria hispanica (Mill.) Rausch.

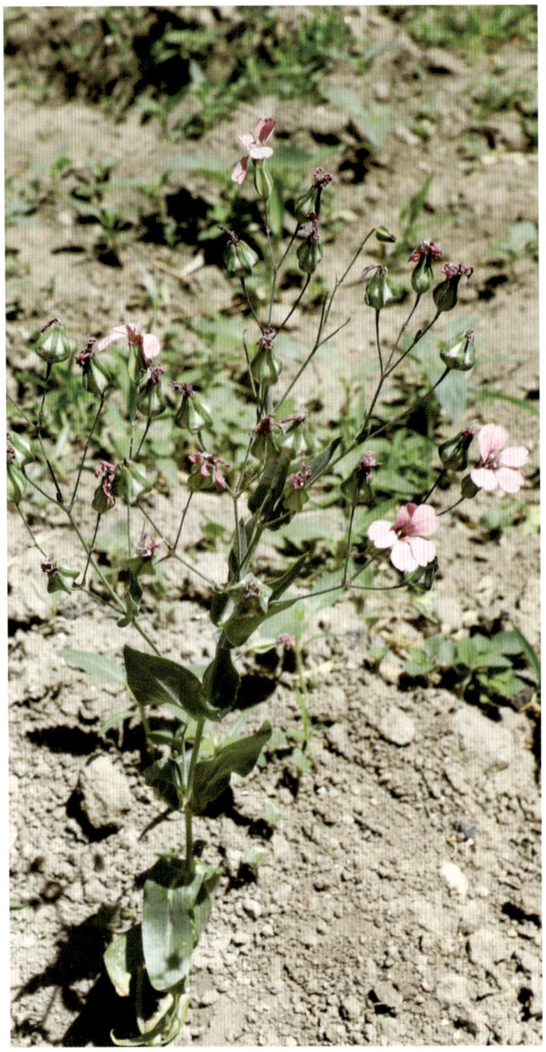

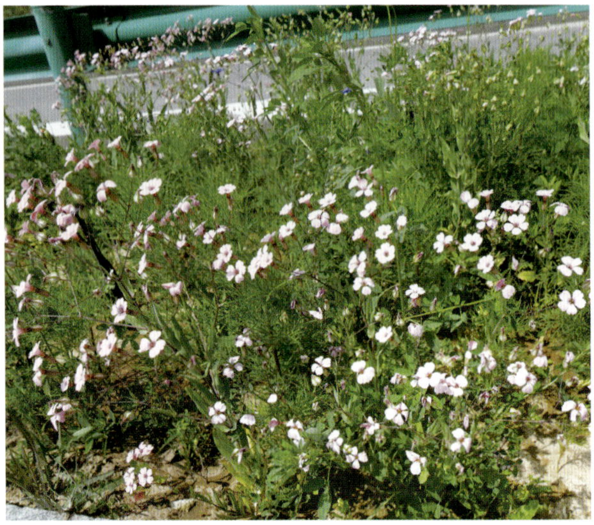

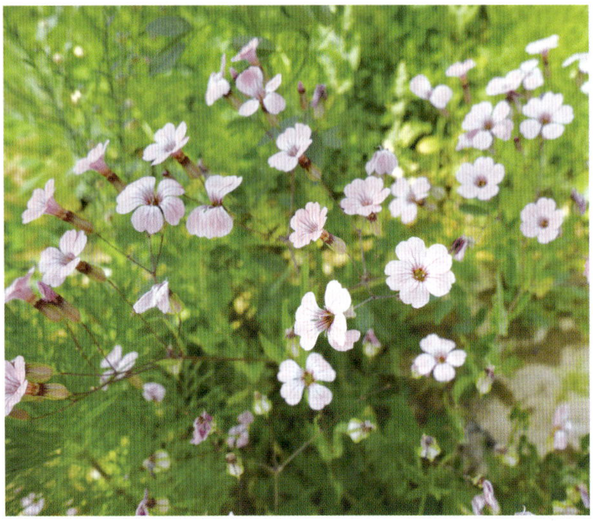

【生 活 型】一年生中生草本。

【花 果 期】花期 6~7 月，果期 7~8 月。

【生　　境】原产欧洲，少量栽培，有时逸出，野生于田边，或混生于麦田间。

【功能主治】种子（麦蓝菜）：活血通经，下乳消肿，利尿通淋。用于闭经，痛经，乳汁不下，乳痈肿痛，淋证涩痛。

睡莲属 *Nymphaea* L.

多年生水生草本。根状茎肥厚。叶二型。花大型，单一，顶生；萼片 4，近离生；花瓣白色、黄色或粉红色，多数，几轮排列，有时内轮渐变成雄蕊；雄蕊多数，外轮雄蕊的花丝呈花瓣状；子房半下位，心皮多数，嵌入肉质的花托中，花柱离生，短，柱头具多数辐射状裂瓣。浆果海绵质，不整齐开裂。种子坚硬，有肉质杯状假种皮，有胚乳。

鄂伦春有 1 种。

·睡　莲

【别名】瑞莲、子午莲

Nymphaea tetragona Georgi

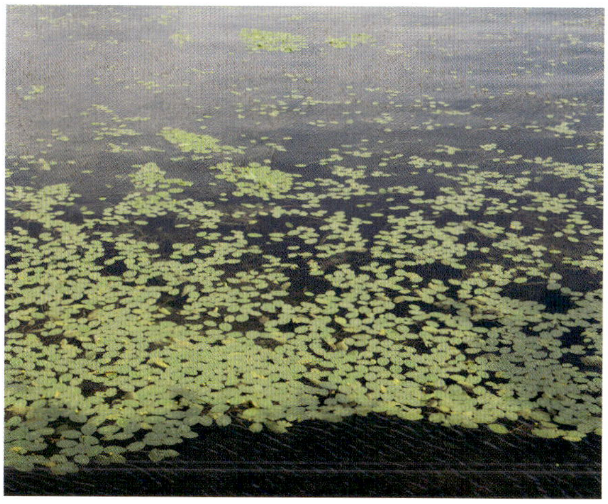

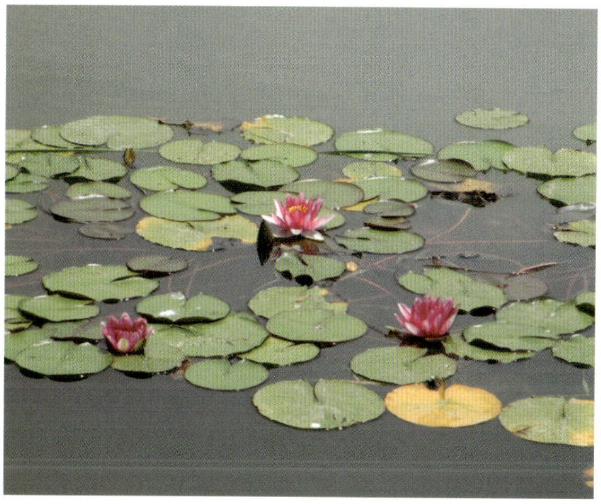

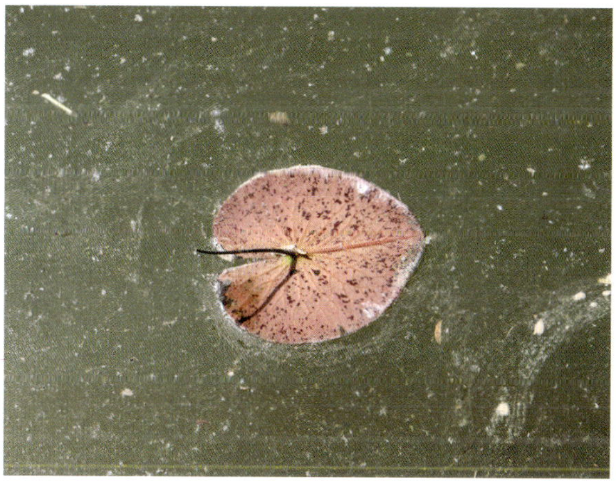

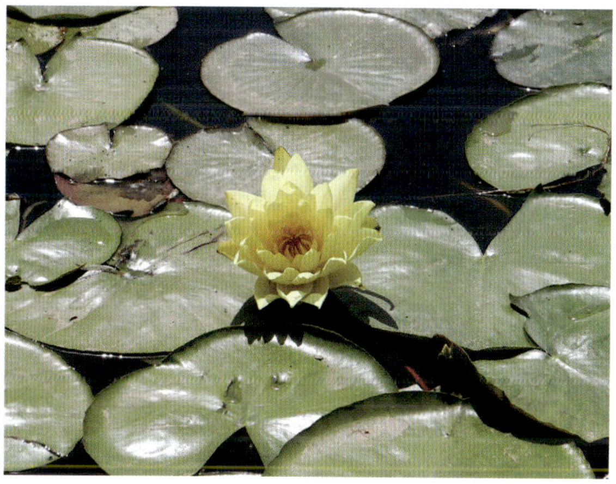

【生 活 型】多年生水生草本。

【花 果 期】花期 7~8 月，果期 9 月。

【生　　境】生于池沼及河湾内。

【功能主治】花（睡莲）：消暑，解酒，祛风。用于中暑，醉酒烦渴，小儿惊风。

金鱼藻属 *Ceratophyllum* L.

多年生沉水草本。茎细长，具分枝。叶轮生，无柄，二歧式细裂，无托叶。花单性，雌雄同株，微小，单生于叶腋；花被片 8~12，基部稍合生；雄花有雄蕊 10~20，螺旋状着生于平坦或凸出的花托上，花丝极短，花药条状短圆形；雌花只有 1 雌蕊，子房上位，1 室，含 1 胚珠，花柱细长。坚果小，革质，具刺，花柱宿存。种子无胚乳。

鄂伦春有 1 种。

• 金鱼藻

【别名】五刺金鱼藻、松藻

Ceratophyllum demersum L.

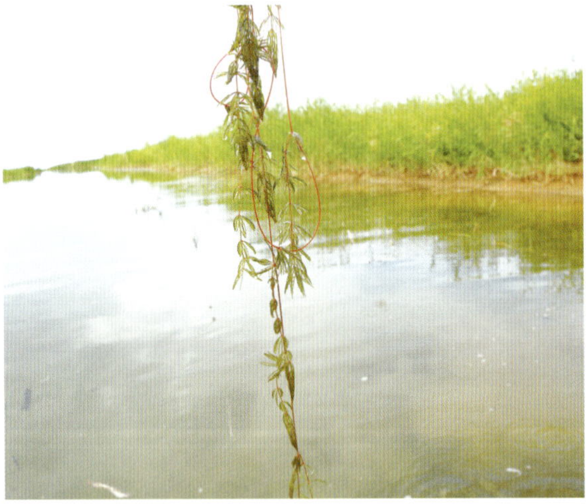

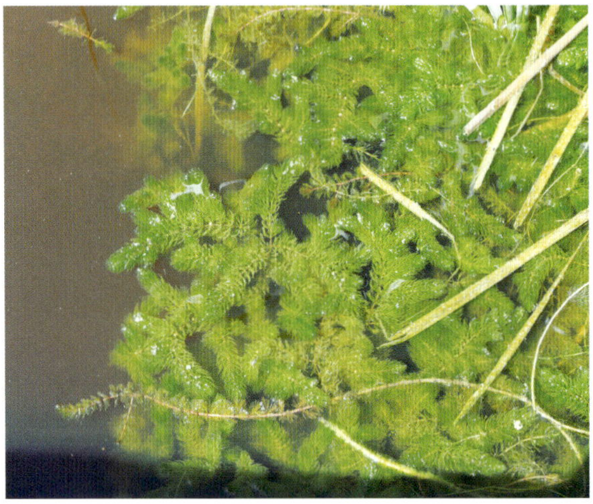

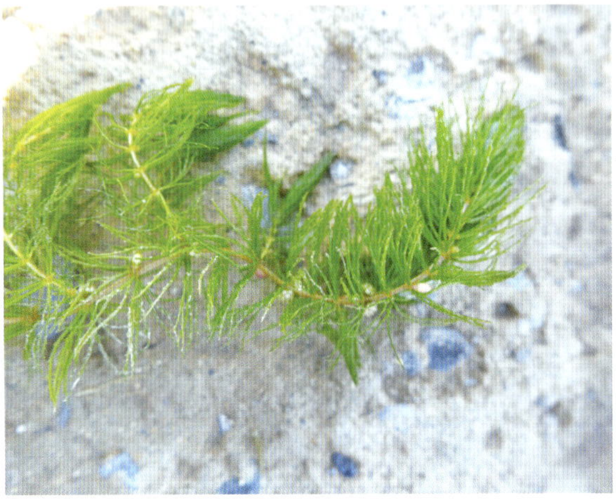

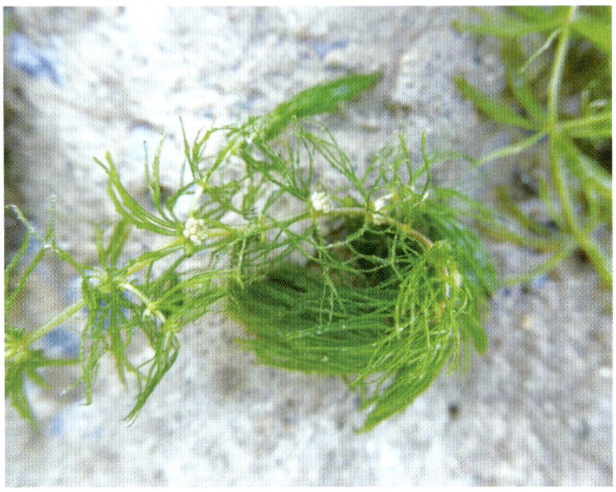

【生 活 型】多年生沉水水生草本。

【花 果 期】花、果期 6~9 月。

【生　　境】生于落叶阔叶林带和草原带的湖沼、湖泡、池塘、河流中。

【功能主治】全草（金鱼藻）：凉血止血，清热利水。用于血热吐血，咯血，热淋涩痛。

芍药属 *Paeonia* L.

灌木或多年生草本。根圆柱形或具纺锤形的块根。叶互生，常为一至三回三出复叶。单花顶生或数朵生枝顶或数朵生茎顶和茎上部叶腋，大型，直径4cm以上；苞片2~6，叶状，大小不等，宿存；萼片3~5，大小不等；花瓣5~13（栽培种常为重瓣），倒卵形；雄蕊多数，离心发育；花盘杯状或盘状，革质或肉质，完全包裹或半包裹或仅基部包裹心皮；心皮通常2~5，离生；胚珠多数，沿心皮腹缝线排成2裂。蓇葖果，果皮革质。种子大，数颗，有假种皮，光滑。

鄂伦春有1种。

·芍　药

Paeonia lactiflora Pall.

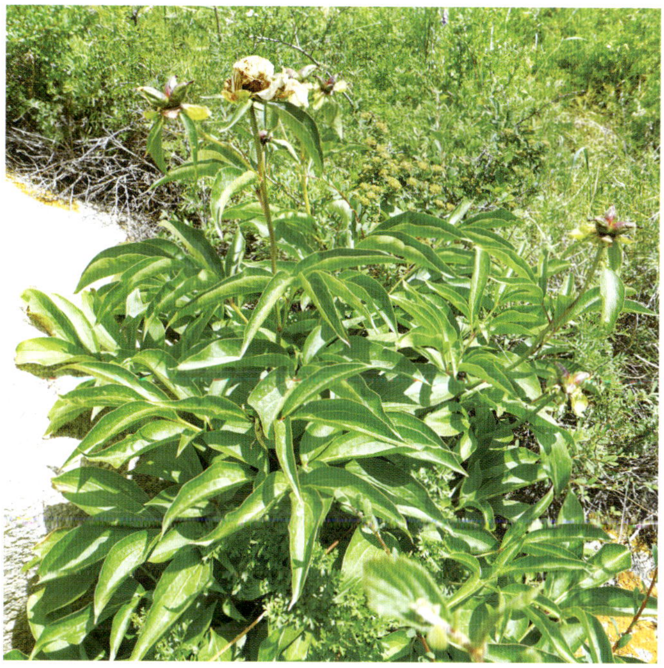

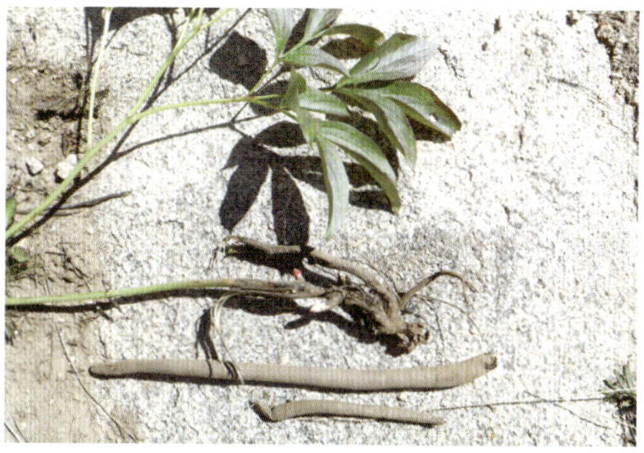

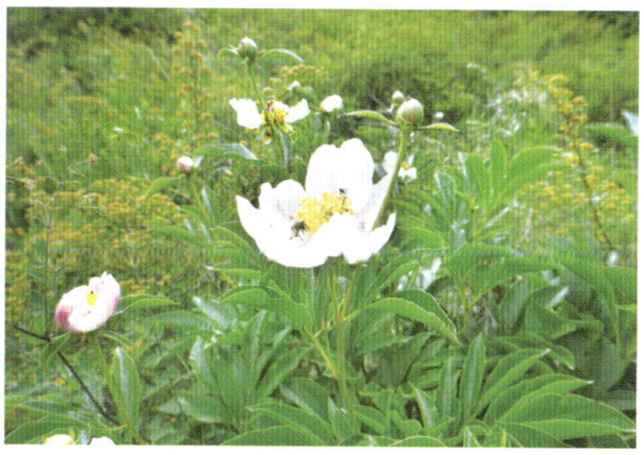

【生 活 型】多年生旱中生草本。

【花 果 期】花期5~7月，果期7~8月。

【生　　境】生于森林带和草原带的山地和石质丘陵的灌丛、林缘、山地草甸、草甸草原群落中。

【功能主治】根（赤芍）：清热凉血，散瘀止痛。用于热入营血，瘟毒发斑，吐血衄血，目赤肿痛，肝郁胁痛，经闭痛经，癥瘕腹痛，跌打损伤，痈肿疮疡。

【民族应用】

■ 蒙古族

根（查那－其其格）：清血热，祛瘀血，止痛。用于瘀血性疼痛，闭经，月经不调，子宫痞，关节肿胀、疼痛。

驴蹄草属 *Caltha* L.

多年生草本。单叶，肾形或心形。花单生于茎顶或组成单歧聚伞花序；花两性，无花瓣；萼片 5~9，花瓣状，黄色，稀白色或红色；雄蕊多数；心皮 5~12 或更多，无柄或具短柄。蓇葖果开裂。种子多数。

鄂伦春有 2 种。

分种检索表

1a. 花白色，小型，直径约 6mm；茎匍匐，沉于水中；叶片浮于水面，边缘全缘或微波状；聚合果球形，蓇葖果 20~30 .... **白花驴蹄草 *C. natans***

1b. 花黄色，大型，直径约 2cm；茎直立或上升，陆生；叶片边缘全部具齿或至少在下部有齿；聚合果非球形，蓇葖果 5~15 .... **三角叶驴蹄草 *C. palustris* var. *sibirica***

· 白花驴蹄草

Caltha natans Pall.

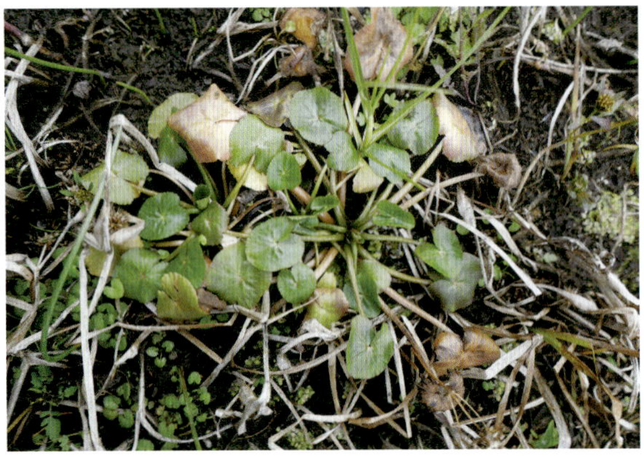

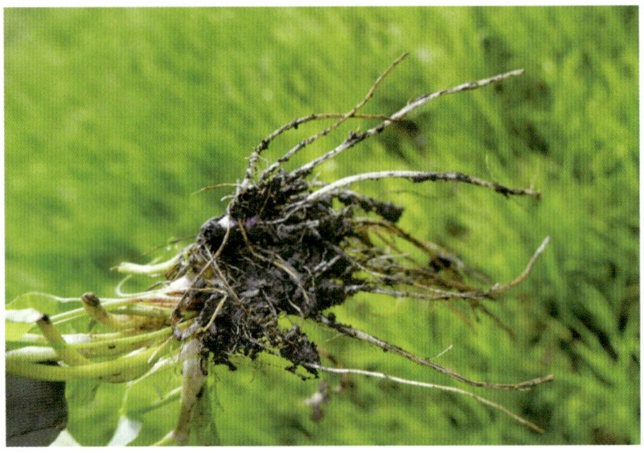

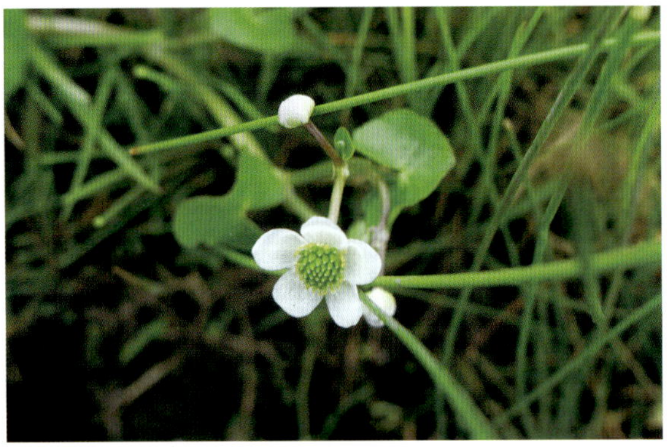

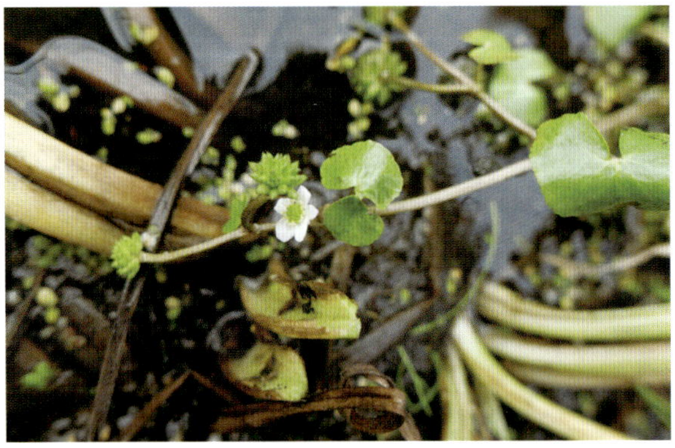

【生 活 型】多年生湿生草本。

【花 果 期】花期 6~7 月，果期 7~8 月。

【生　　境】生于森林带和森林草原带的沼泽草甸及沼泽中。

【功能主治】全草（白花驴蹄草）：驱风，解暑，活血消肿。用于伤风感冒，中暑发痧，跌打损伤，汤火烫伤。

【民族应用】

■ 蒙古族

全草（图古莱－额布斯）：接骨，锁脉。用于创伤，头颅病，萨病。

·三角叶驴蹄草

【别名】西伯利亚驴蹄草

Caltha palustris L. var. *sibirica* Regel

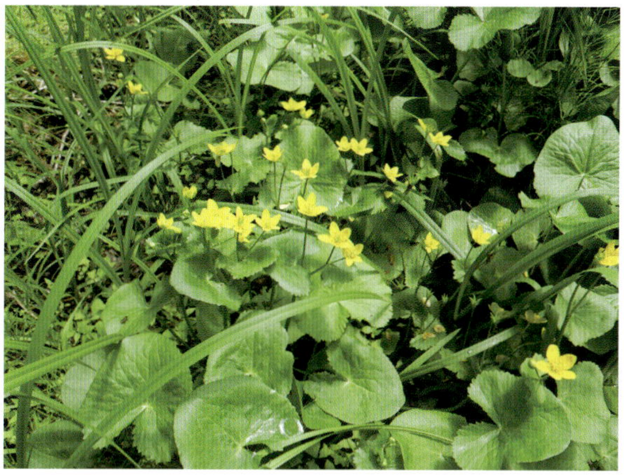

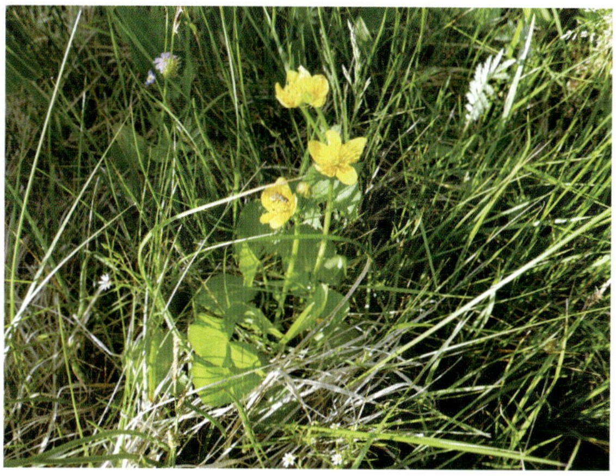

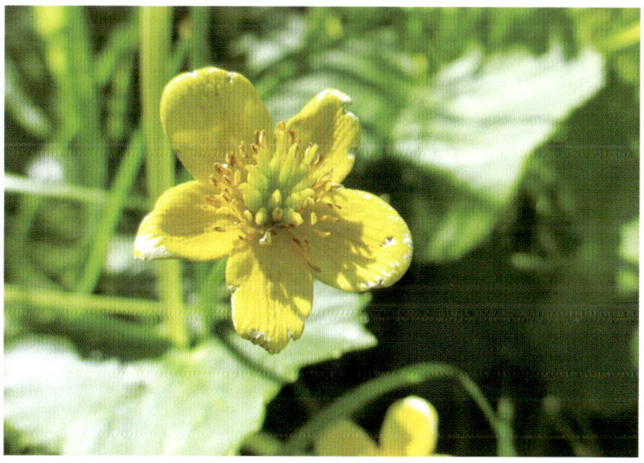

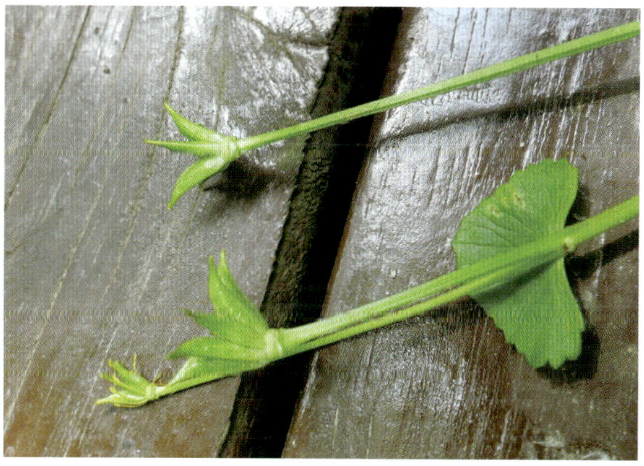

【生 活 型】轻度耐盐的湿中生草本。

【花 果 期】花期 6~7 月，果期 7 月。

【生　　境】生于森林带和草原带的沼泽草甸、盐化草甸、河岸。

【功能主治】全草（驴蹄草）：驱风，解暑，活血消肿。用于伤风感冒，中暑发痧，跌打损伤，汤火烫伤。

【民族应用】

■ 蒙古族

全草（图古莱－额布斯）：接骨，锁脉。用于创伤，头颅病，萨病。

*附 注 | 该种为鄂伦春“四普”新分布。

金莲花属 *Trollius* L.

多年生草本。叶基生或茎生。单叶，掌状分裂。花单生于茎顶或分枝顶端，大型，金黄色、橙黄色，稀淡紫色；萼片5至多数，花瓣状；花瓣5至多数，条形或匙形，较萼片短、等长或较长，基部具蜜槽；雄蕊多数。蓇葖果多数，集成头状，1室，具多数种子。种子椭圆形至宽椭圆形，黑色，光滑。

鄂伦春有2种。

分种检索表

1a. 花瓣与萼片近等长 .... 金莲花 ***T. chinensis***

1b. 花瓣比萼片短 .... 短瓣金莲花 ***T. ledebourii***

· 金莲花

Trollius chinensis Bunge

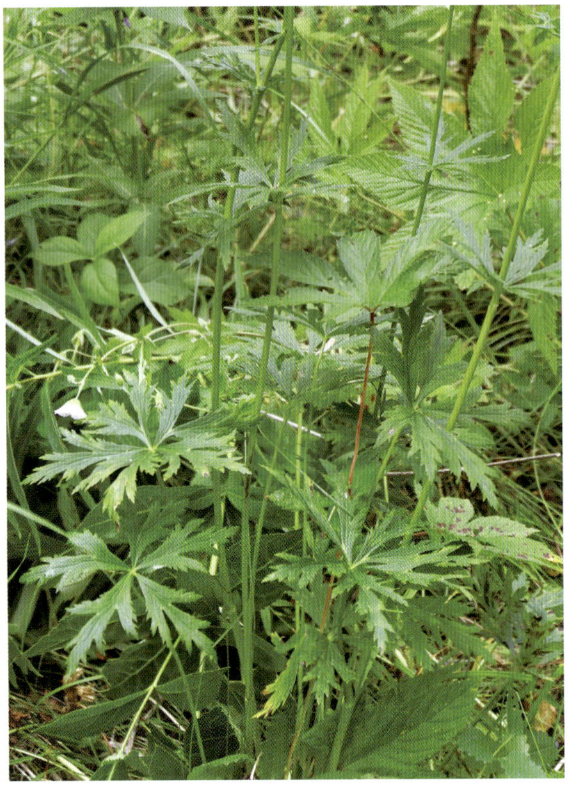

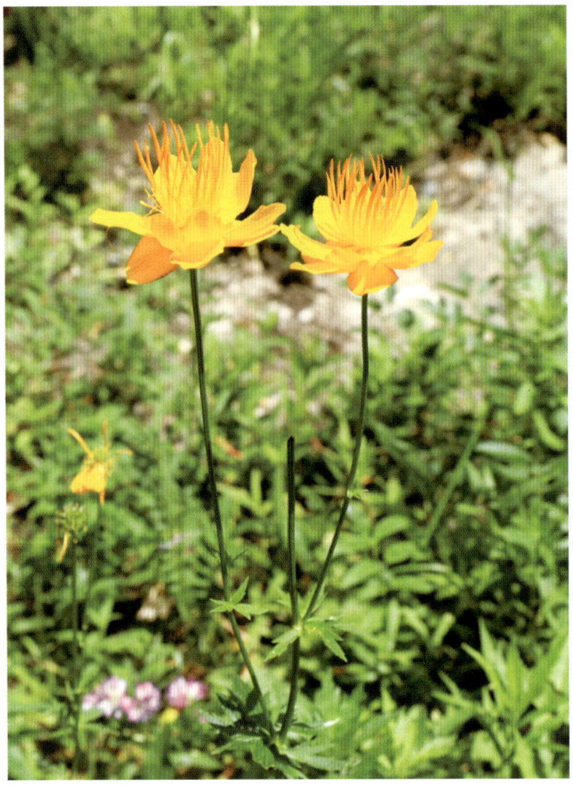

【生活型】多年生湿中生草本。

【花果期】花期6~7月，果期8~9月。

【生　境】生于森林带的山地林下、林缘草甸、沟谷草甸及其他低湿地草甸，是常见的草甸伴生种。

【功能主治】花（金莲花）：清热解毒，消肿，明目。用于上呼吸道感染，急、慢性扁桃体炎，肠炎，痢疾，疮疖脓肿，外伤感染，牙龈出血，口疮，急性中耳炎，急性鼓膜炎，急性结膜炎，急性淋巴管炎。

【民族应用】

■ 蒙古族

花（阿拉坦花 – 其其格）：清黏热，解毒，燥脓，止腐愈伤。用于刃伤，疮疡多脓，咽喉肿痛，目赤，耳热症。

*附　注｜该种为鄂伦春“四普”新分布。

•短瓣金莲花

【别名】金梅草、金芙蓉

Trollius ledebourii Rchb.

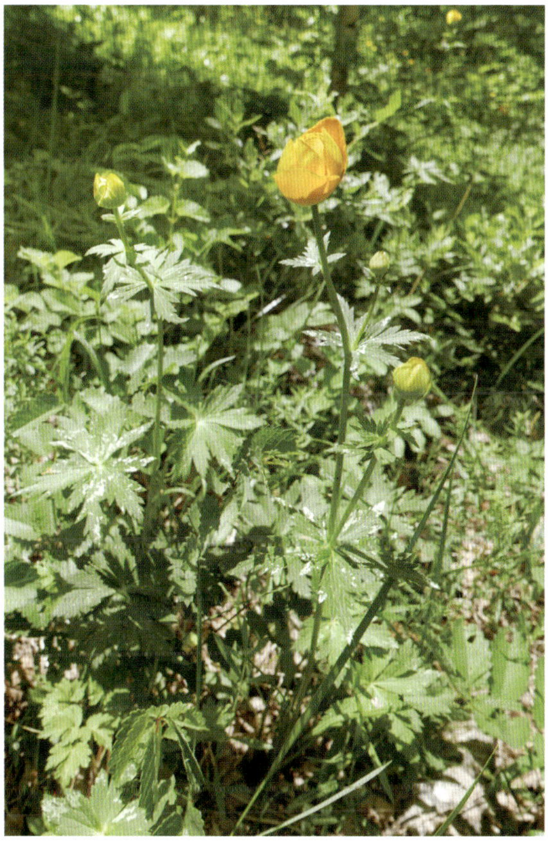

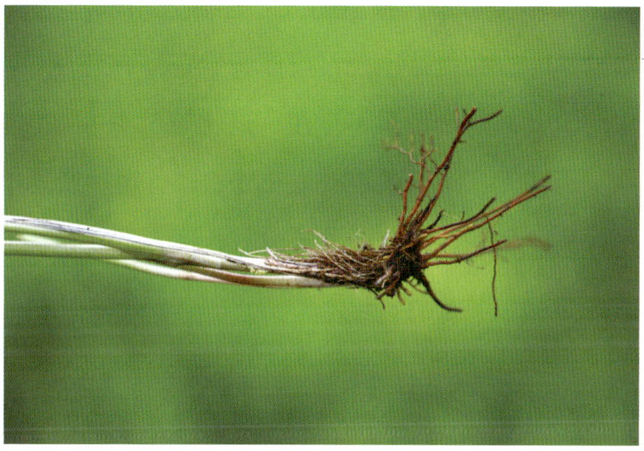

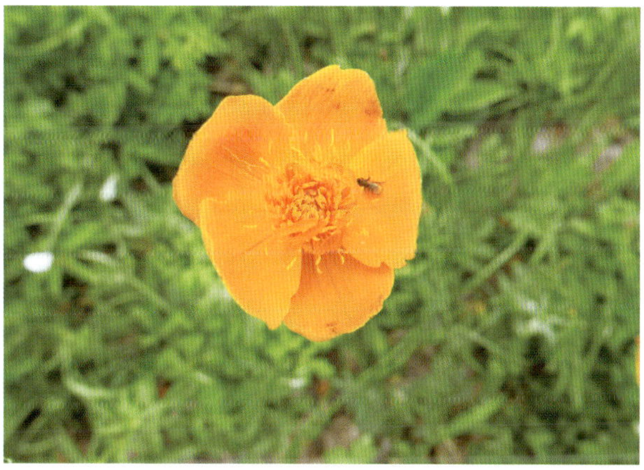

【生 活 型】多年生湿中生草本。

【花 果 期】花期 6~7 月，果期 7~8 月。

【生　　境】生于森林带的林缘草甸、沟谷湿草甸及河滩湿草甸。

【功能主治】花（金莲花）：清热解毒，消肿，明目。用于上呼吸道感染，急、慢性扁桃体炎，肠炎，痢疾，疮疖脓肿，外伤感染，牙龈出血，口疮，急性中耳炎，急性鼓膜炎，急性结膜炎，急性淋巴管炎。

【民族应用】

■ 蒙古族

花（阿拉坦花－其其格）：清黏热，解毒，燥脓，止腐愈伤。用于刀伤，疮疡多脓，咽喉肿痛，目赤，耳热症。

■ 鄂伦春族

花（卡与特，金梅草，金疙瘩）：用于咽喉肿痛，口疮，目赤，痈肿疮毒，支气管炎，胆囊炎，慢性扁桃体炎，急性中耳炎，急性结膜炎，急性淋巴管炎。

升麻属 *Cimicifuga* L.

多年生草本。根茎粗大，生多数须根。茎直立，单一，叶基生和茎生，一至三回三出或近羽状复叶。总状花序，常集成圆锥花序，花两性或单性（雌雄异株），小型，白色；萼片 2~5，花瓣状，早落；花瓣不存在；退化雄蕊 1~8，稀缺，先端膜质，近全缘或微裂至二叉状深裂，具空花药或无；雄蕊多数；心皮 1~8，有短柄或无柄，胚珠多数。蓇葖果椭圆形至倒卵状椭圆形，顶端具喙状宿存花柱。种子少数，椭圆形至狭椭圆形，黄褐色，通常四周具不等长的膜质鳞片。

鄂伦春有 2 种。

■ 分种检索表

1a. 复总状花序，多分枝；花单性，雌雄异株；退化雄蕊先端二叉状中裂至深裂，有 2 枚乳白色的空花药……………………………………兴安升麻 ***C. dahurica***

1b. 总状花序单一或仅基部稍分枝；花两性；退化雄蕊先端近全缘或 2 浅裂，无空花药……………………………………单穗升麻 ***C. simplex***

· 兴安升麻

【别名】北升麻、窟窿牙根、升麻

Cimicifuga dahurica (Turcz. ex Fisch. et C. A. Mey.) Maxim.

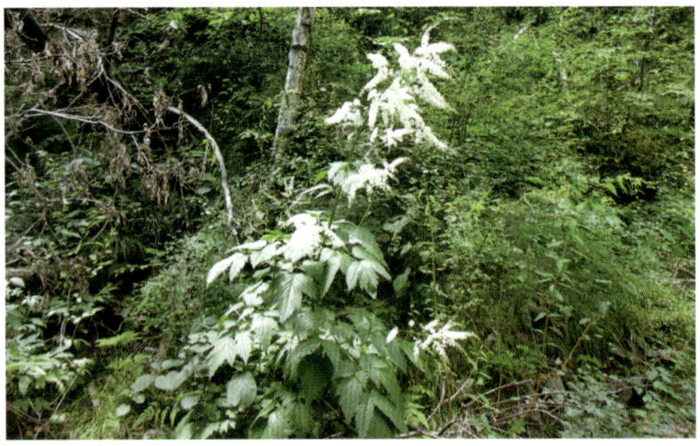

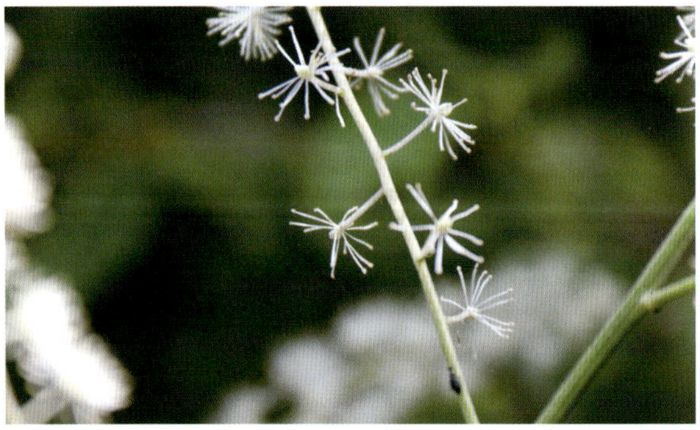

【生 活 型】多年生中生草本。

【花 果 期】花期 7~8 月，果期 8~9 月。

【生　　境】生于森林带和草原带的山地林下、灌丛或草甸中。

【功能主治】根茎（升麻）：发表透疹，清热解毒，升举阳气。用于风热头痛，齿痛，口疮，咽喉肿痛，麻疹不透，阳毒发斑，脱肛，子宫脱垂。

【民族应用】

蒙古族

根茎（扎白 - 额布斯）：清热，解毒，透疹。用于风热头痛，咽喉肿痛，麻疹不透。

鄂伦春族

根茎（挨母出哈）：发表，透疹，清热解毒，升举阳气。用于风热头痛，口疮，咽喉痛，麻疹，斑疹不透，阳毒发斑，胃火牙痛，久泻脱肛，子宫脱垂。

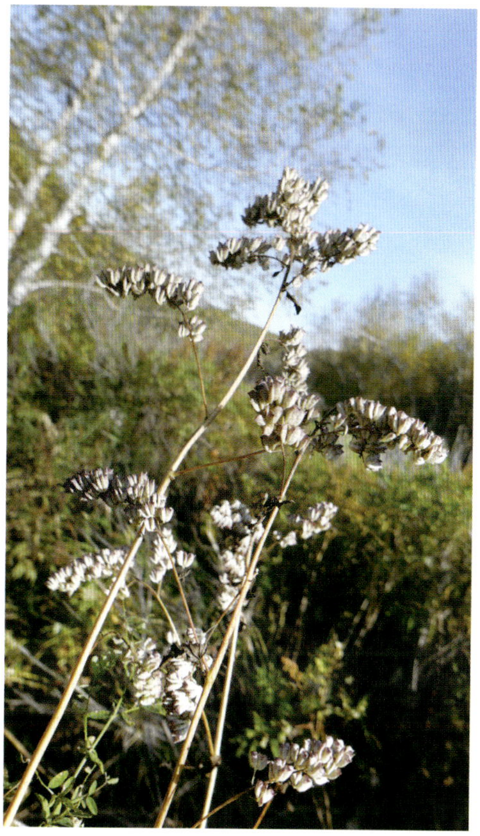

• 单穗升麻

【别名】野菜升麻、米升麻

Cimicifuga simplex (DC.) Wormsk. ex Turczl.

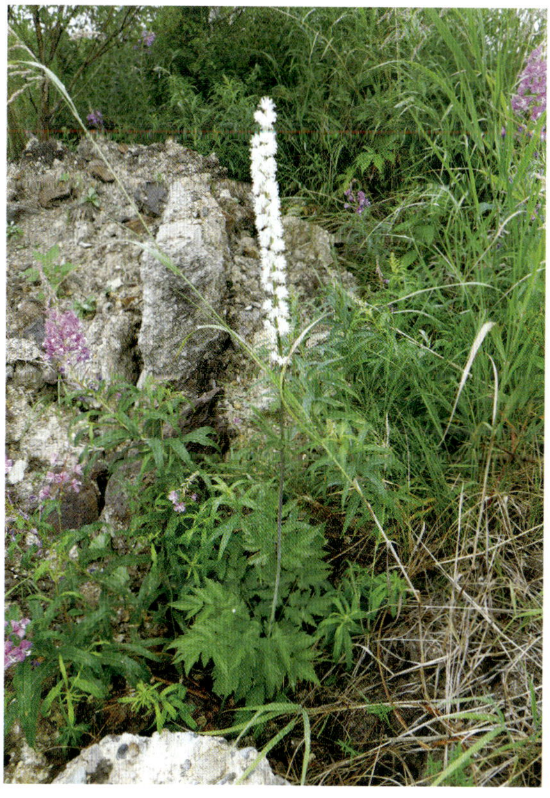

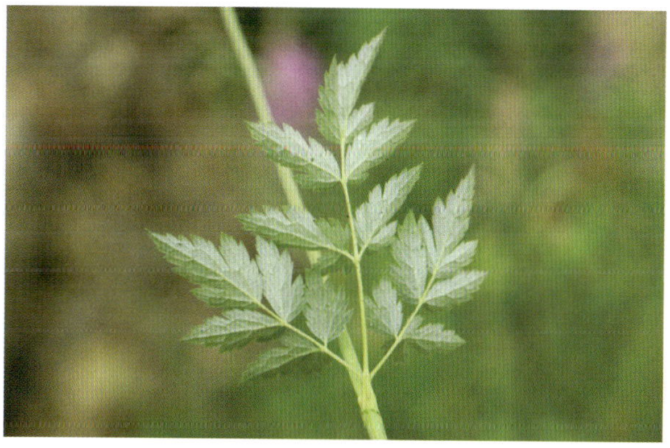

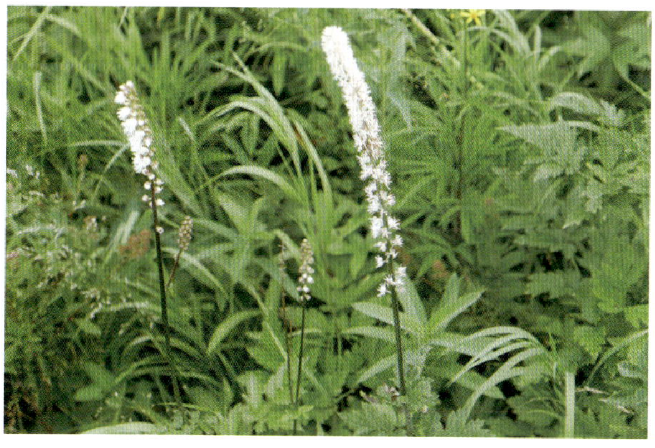

【生 活 型】多年生中生草本。

【花 果 期】花期 7~8 月，果期 8~9 月。

【生 境】生于森林带和草原带的山地灌丛、林缘草甸及林下。

【功能主治】根茎（野升麻）：发表透疹，清热解毒，升举清阳。用于风热感冒，小儿麻疹，热毒斑疹，咽喉肿痛，痈肿疮疡，阳明头痛，久泻脱肛，崩漏带下。

【民族应用】

蒙古族

根茎（扎白－额布斯）：清热，解毒，透疹。用于风热头痛，咽喉肿痛，麻疹不透。

类叶升麻属 *Actaea* L.

多年生草本。根茎粗壮，生多数须根。茎单一，直立。叶互生，二至三回三出羽状复叶。总状花序，花辐射对称，白色，小型；萼片通常 4，花瓣状；花瓣 1~6，稀无，小型，匙状，有长爪；雄蕊多数，花药卵圆形，黄白色；心皮 1，子房 1 室。果为浆果，黑色或红色，多汁。种子多数，卵形，具 3 棱，干后表面稍粗糙。

鄂伦春有 1 种。

• 红果类叶升麻

Actaea erythrocarpa Fisch.

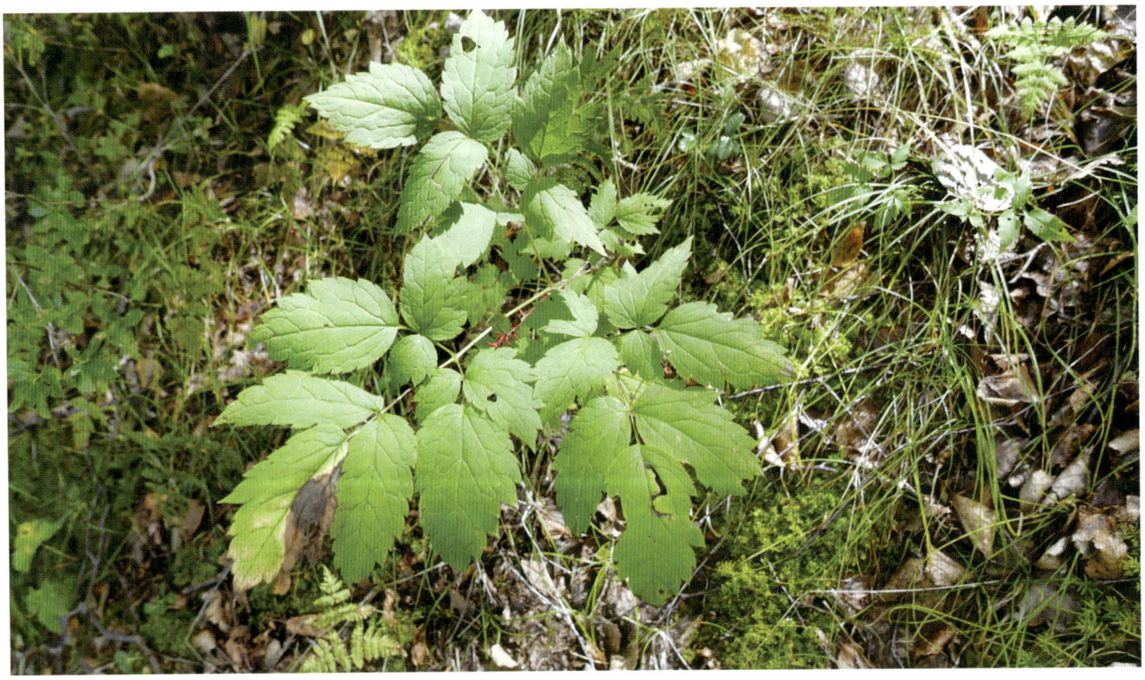

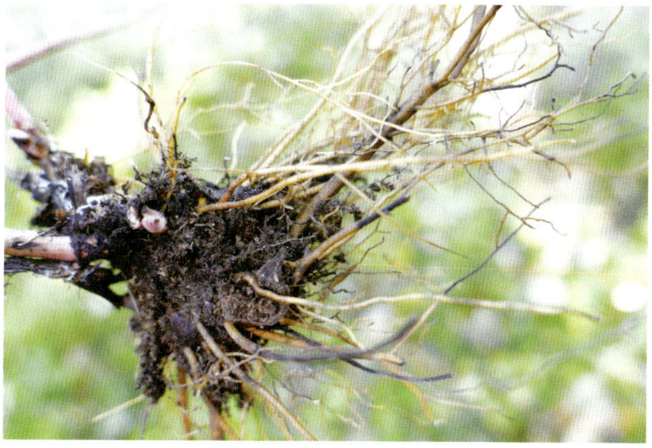

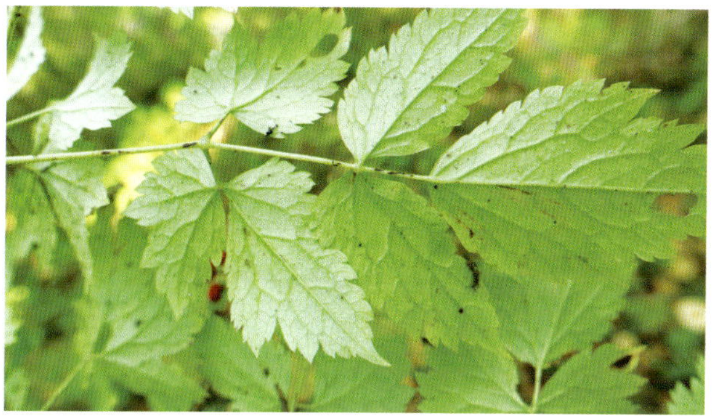

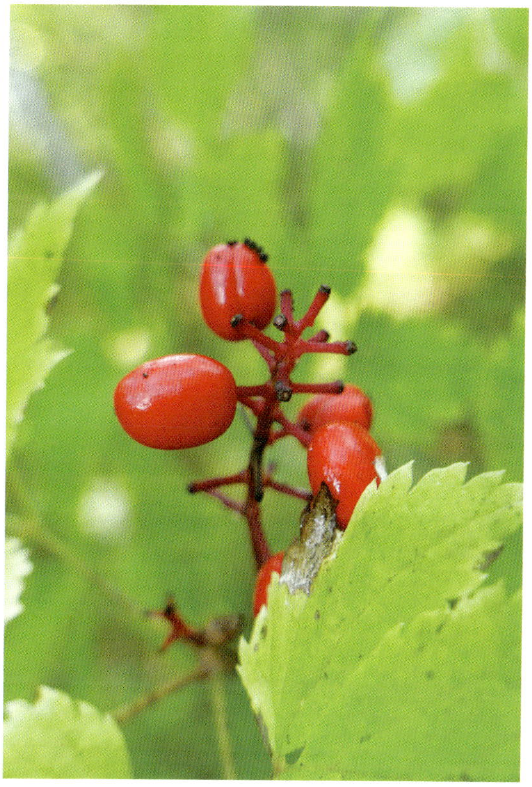

【生 活 型】多年生耐阴中生草本。

【花 果 期】花期 6 月，果期 7~9 月。

【生　　境】生于森林带的山地阔叶林下，也出现于荒漠带的山地云杉林下。

【功能主治】根茎或全草（红果类叶升麻）：民间用于风湿病。

*附　注 | 该种为鄂伦春"四普"新分布。

耧斗菜属　*Aquilegia* L.

多年生草本。基生叶为二至三回三出复叶，具长柄，叶柄基部具鞘；茎生叶似基生叶，较小，互生，有短柄或近无柄。单歧或二歧聚伞花序；花辐射对称；萼片 5，花瓣状，紫色、蓝紫色、淡紫色、黄绿色或白色；花瓣 5，与萼片同色或异色，瓣片基部延长成距，位于萼片间；雄蕊多数，内轮者常为退化雄蕊，白色，膜质，无花药；心皮 3~15，通常 5，分离，有胚珠多数，花柱宿存，稀脱落。蓇葖果通常直立，顶端具细喙，表面有明显的网脉。种子多数，细小，有光泽，常为黑色。

鄂伦春有 4 种。

■ 分种检索表

1a. 花瓣的距与瓣片近等长，长 3~5mm；雄蕊和花柱比萼片短......... **小花耧斗菜 *A. parviflora***

1b. 花瓣的距比瓣片长。

2a. 距直伸或末端向内弯曲；雄蕊和花柱比萼片长，明显超出。

3a. 花较大，黄绿色 .... **耧斗菜 *A. viridiflora* var. *viridiflora***

3b. 花较小，萼片灰绿色带紫色，花瓣暗紫色 ....**紫花耧斗菜 *A. viridiflora* var. *atropurpurea***

2b. 距末端向内弯曲呈钩状；雄蕊和花柱比萼片短，不超出 .... **尖萼耧斗菜 *A. oxysepala***

· 小花耧斗菜

【别名】血见愁

Aquilegia parviflora Ledeb.

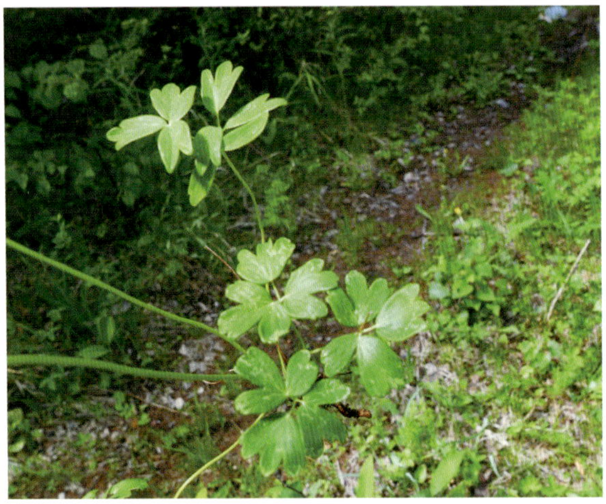

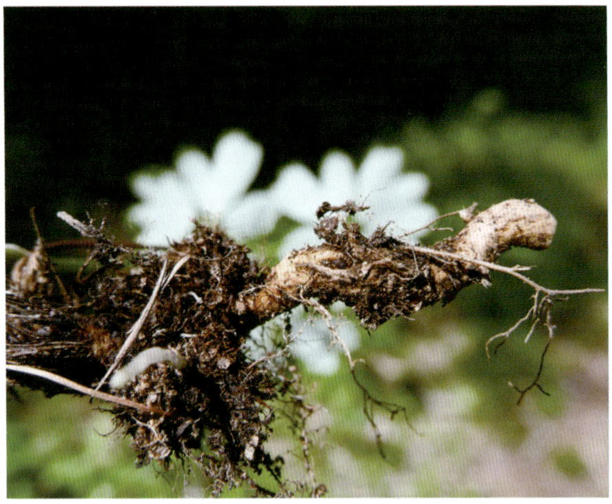

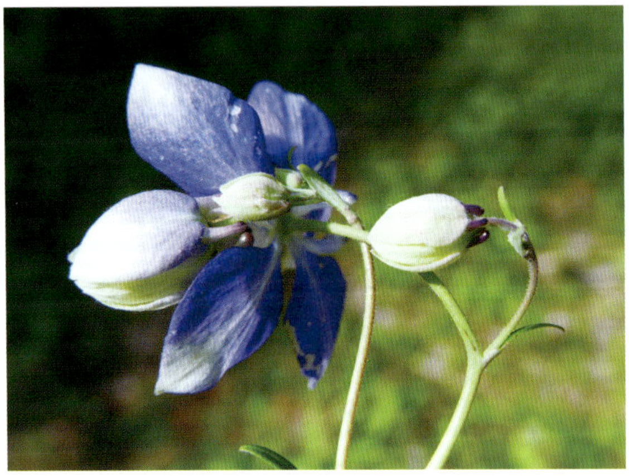

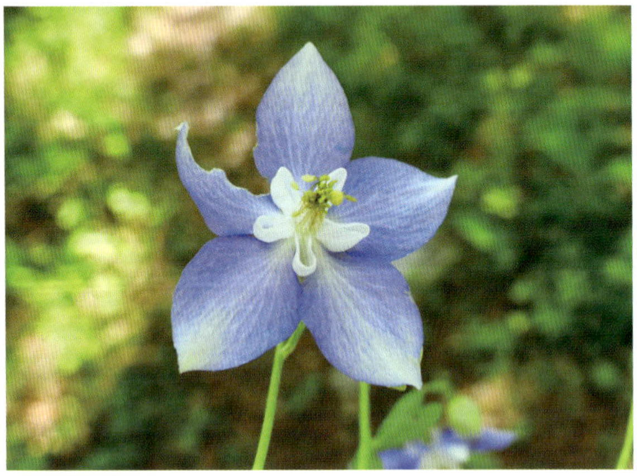

【生 活 型】多年生中生草本。

【花 果 期】花期 6~7 月，果期 7~8 月。

【生　　境】生于森林带山地林下、林缘草甸。

【功能主治】带根全草（漏斗菜）：活血调经，凉血止血，清热解毒。用于月经不调，痛经，痢疾，腹痛，异常子宫出血等。

• 耧斗菜

【别名】血见愁、漏斗菜

Aquilegia viridiflora Pall. var. *viridiflora* Pall.

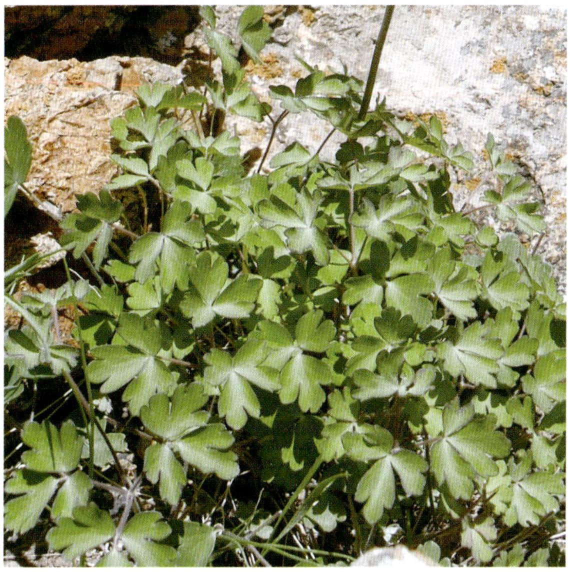

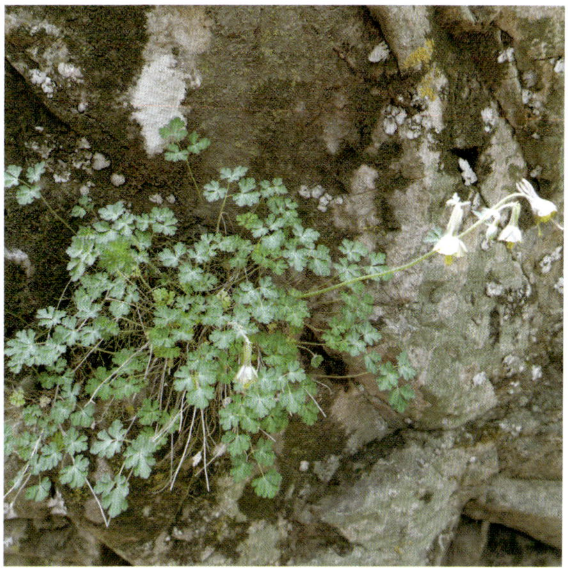

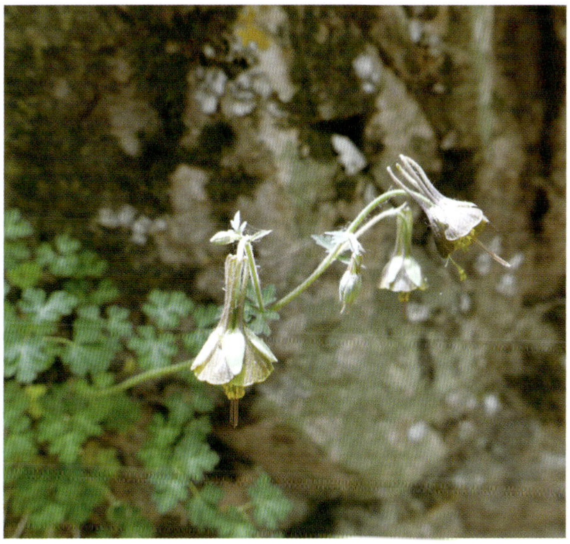

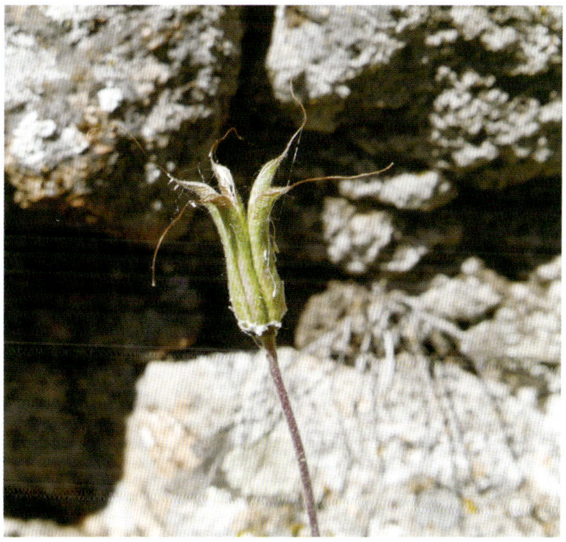

【生 活 型】多年生旱中生草本。

【花 果 期】花期 5~6 月，果期 7 月。

【生　　境】生于森林带、草原带和荒漠带的石质山坡的灌丛间与基岩露头上及沟谷中。

【功能主治】带根全草（耧斗菜）：活血调经，凉血止血，清热解毒。用于月经不调，痛经，异常子宫出血，痢疾，腹痛。

【民族应用】

■ 蒙古族

全草（乌日勒其－乌布斯）：调经活血，催产，下胎衣，愈伤，燥协日乌素，止痛。用于月经不调，经血淋漓不止，胎盘滞留，崩漏，腹痛，刀伤。

*附　注｜ 该种为鄂伦春“四普”新分布。

·紫花耧斗菜

【别名】铁山耧斗菜

Aquilegia viridiflora Pall. var. *atropurpurea* (Willd.) Finet et Gagnep.

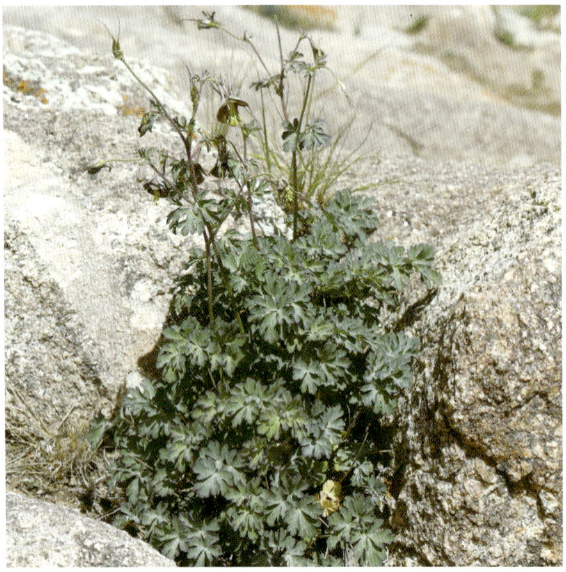

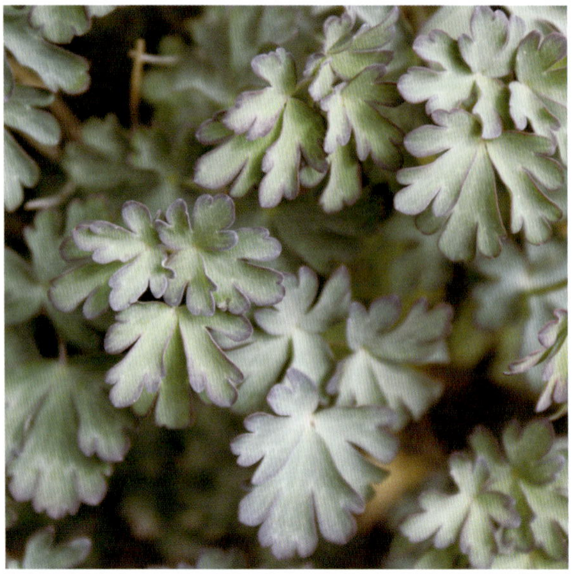

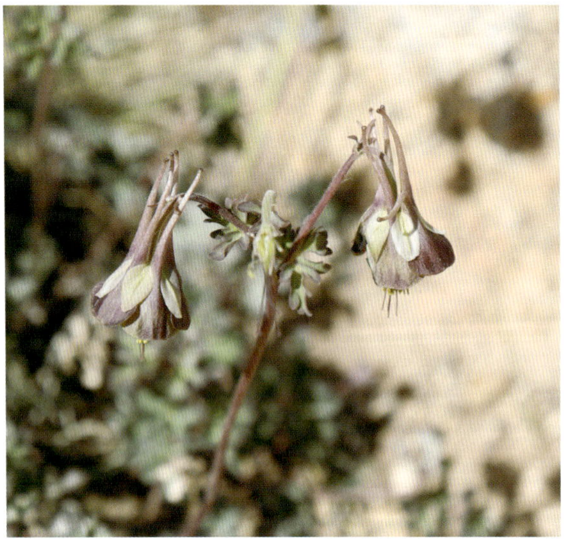

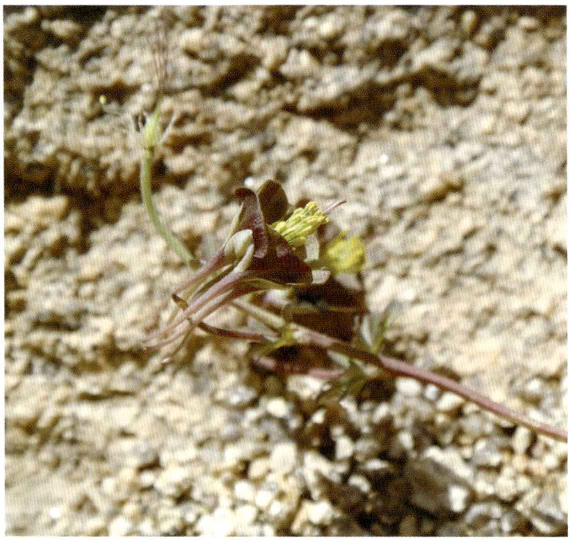

【生 活 型】多年生旱中生草本。

【花 果 期】花期 5~7 月，果期 7~8 月。

【生　　境】生于石质丘陵和山地岩石缝中。

【功能主治】带根全草（耧斗菜）：活血调经，凉血止血，清热解毒。用于月经不调，痛经，异常子宫出血，痢疾，腹痛。

【民族应用】

■ 蒙古族

全草（乌日勒其－乌布斯）：调经活血，催产，下胎衣，愈伤，燥协日乌素，止痛。用于月经不调，经血淋漓不止，胎盘滞留，崩漏，腹痛，刃伤。

*附　注 ｜ 该种为鄂伦春“四普”新分布。

• 尖萼耧斗菜

【别名】血见愁、猫爪花

Aquilegia oxysepala Trautv. et C. A. Mey.

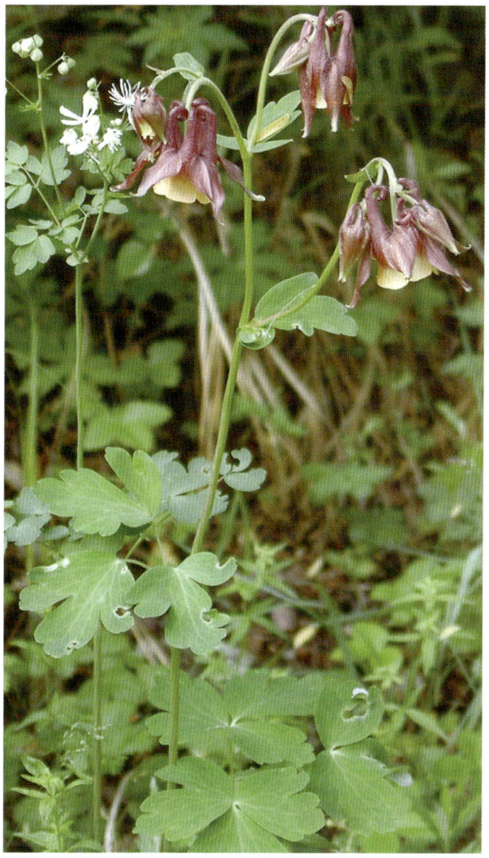

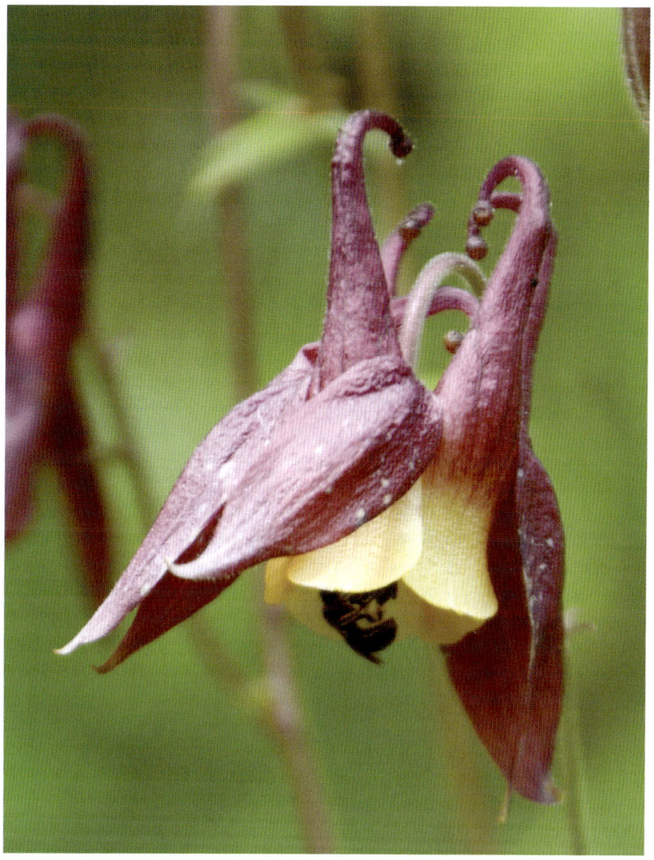

【生 活 型】多年生中生草本。

【花 果 期】花期 5~6 月，果期 7 月。

【生　　境】生于森林带的山地林缘及湿草甸。

【功能主治】带根全草（耧斗菜）：活血调经，凉血止血，清热解毒。用于月经不调，经期腹痛，异常子宫出血，产后出血过多，痢疾。

唐松草属　*Thalictrum* L.

多年生草本。叶互生或对生，三出复叶或三出多回羽状复叶。花两性或单性，排列成圆锥花序或总状花序；萼片 4~5，花瓣状；无花瓣；雄蕊多数，通常比萼片长，稀较短；心皮数个至多数，离生，1 室，每室具 1 粒胚珠。瘦果有梗或无梗，常具宿存花柱，有时膨大或有翼，果皮通常具纵肋或脉纹，稀不明显或无。

鄂伦春有 6 种。

分种检索表

1a. 瘦果具棱翼，倒卵形或倒卵状椭圆形，长 5~8mm，具长梗，下垂 .... 翼果唐松草 ***T. aquilegiifolium* var. *sibiricum***

1b. 瘦果无棱翼。

2a. 花丝上部逐渐加粗成棒状，比花药粗；瘦果具心皮柄或无柄。

3a. 瘦果具心皮柄，卵球形或歪倒卵形 ....球果唐松草 ***T. baicalense***

3b. 瘦果无柄，卵状椭圆形 ....瓣蕊唐松草 ***T. petaloideum***

2b. 花丝上部不加粗，比花药细；瘦果无柄。

4a. 茎生叶向上直展，与茎紧贴；花序狭塔形，分枝向上直展；瘦果椭圆形或狭卵形，长约 2mm。

5a. 果梗比瘦果长 3 倍以上 .... 锐裂箭头唐松草 ***T. simplex* var. *affine***

5b. 果梗与瘦果近等长 .... 短梗箭头唐松草 ***T. simplex* var. *brevipes***

4b. 茎生叶和花序分枝都斜展；花序塔形；瘦果狭椭圆状球形，长 2~3mm ....欧亚唐松草 ***T. minus***

• 翼果唐松草

【别名】唐松草、翅果唐松草、土黄连

Thalictrum aquilegiifolium L. var. *sibiricum* Regel et Tiling

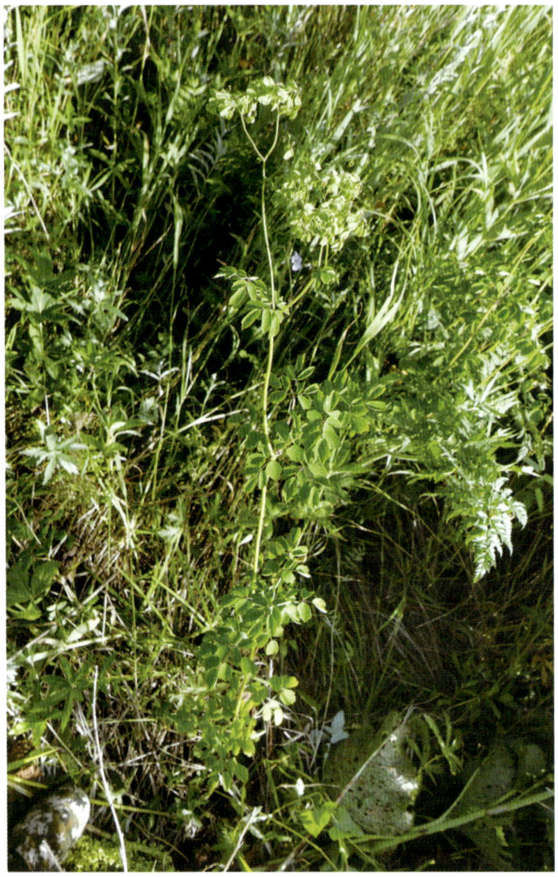

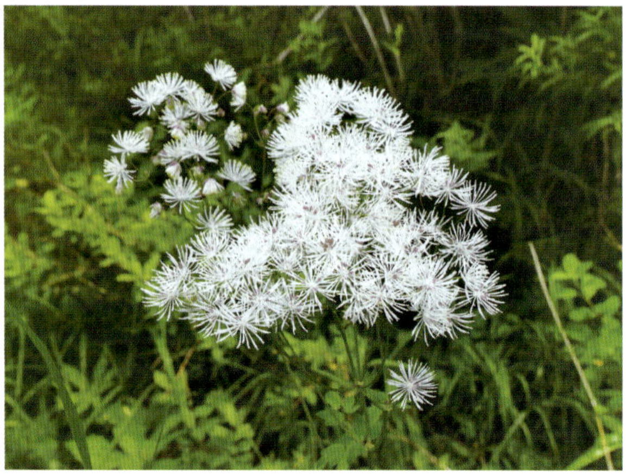

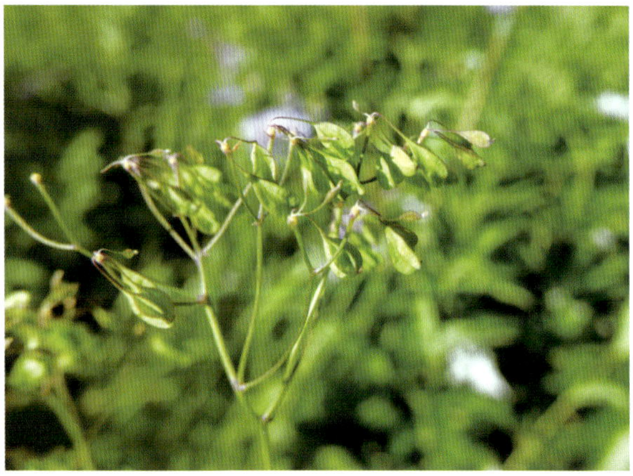

【生 活 型】多年生中生草本。

【花 果 期】花期 6~7 月，果期 7~8 月。

【生　　境】生于森林带和草原带的山地林下及林缘。

【功能主治】根及根茎（唐松草）：清热泻火，燥湿解毒。用于热病心烦，湿热泻痢，肺热咳嗽，目赤肿痛，痈肿疮疖。

·球果唐松草

【别名】贝加尔唐松草、球果白蓬草

Thalictrum baicalense Turcz.

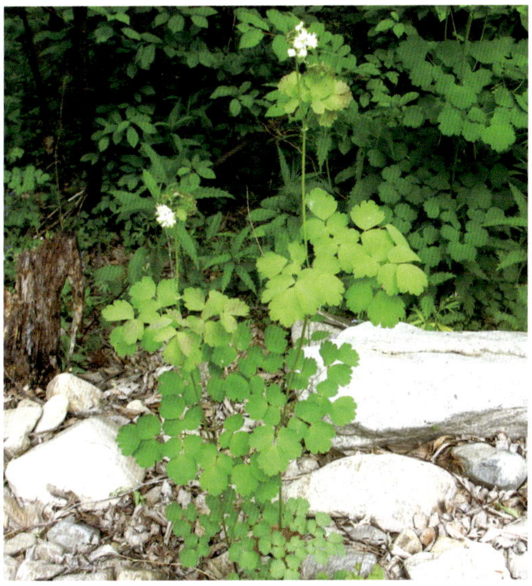

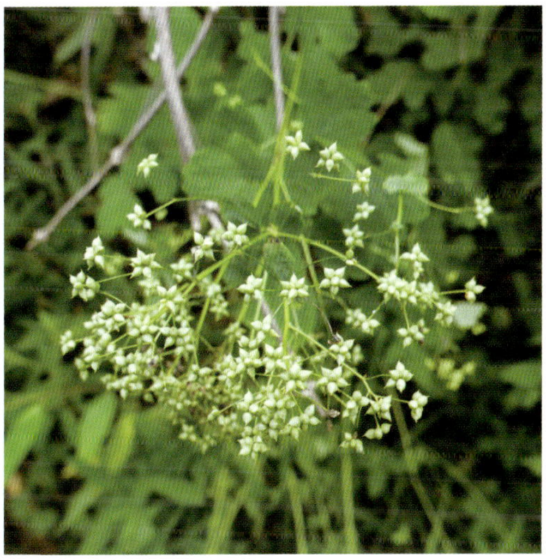

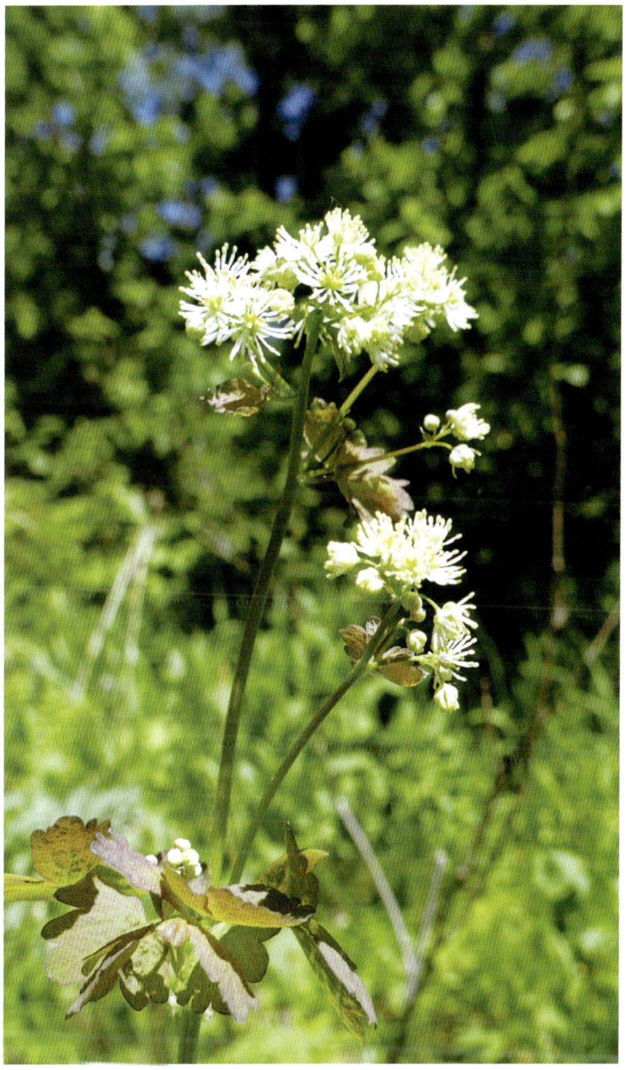

【生 活 型】多年生中生草本。

【花 果 期】花期 5~6 月，果期 7 月。

【生　　境】生于森林带和草原带的山地林下及林缘。

【功能主治】根及根茎（马尾连）：清热燥湿，泻火解毒。用于湿热泻痢，黄疸，疮痈肿毒，目赤肿痛，发热感冒。

【民族应用】

■ 蒙古族

果实（查森 – 其其格音 – 乌热）：清肺热，消食，开胃，镇赫依。用于肺热引起的咳嗽痰多，咯血，肺脓肿，久咳不止，食物不消症，恶心等。

·瓣蕊唐松草

【别名】肾叶唐松草、花唐松草、马尾黄连

Thalictrum petaloideum L. var. *petaloideum* L.

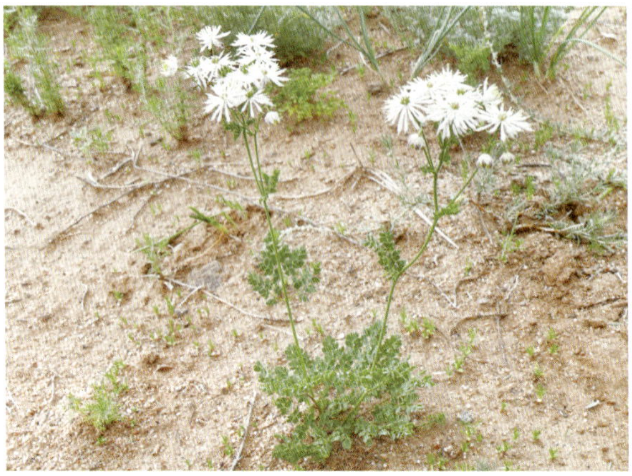
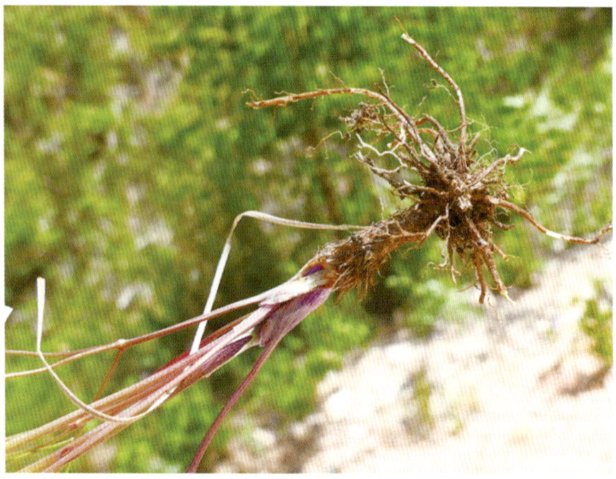
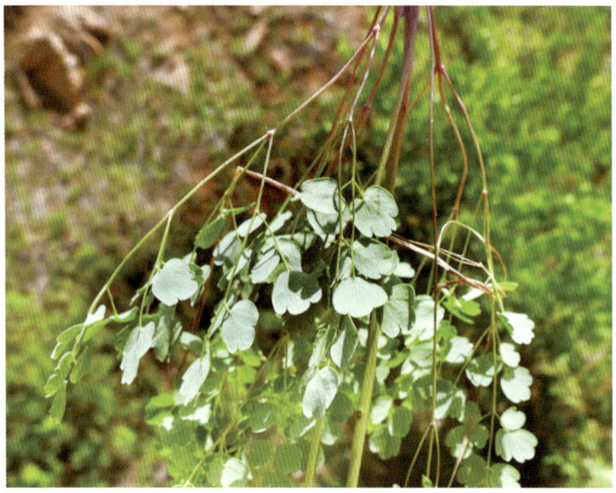
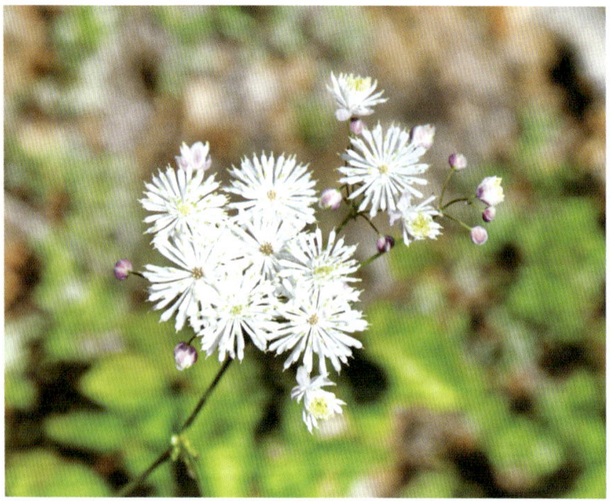

【生 活 型】多年生旱中生草本。

【花 果 期】花期 6~7 月，果期 8 月。

【生　　境】生于森林带和草原带的草甸、草甸草原及山地沟谷中。

【功能主治】根及根茎（瓣蕊唐松草）：清热，燥湿，解毒。用于湿热泻痢，黄疸，肺热咳嗽，目赤肿痛，痈肿疮疖。

【民族应用】

■ 蒙古族

根及根茎（查存 – 其其格）：清热，提脓，愈伤，接脉。用于肺脓肿，脏腑外伤，失血。

*附 注 | 该种为鄂伦春“四普”新分布。

·锐裂箭头唐松草

Thalictrum simplex L. var. *affine* (Ledeb.) Regel

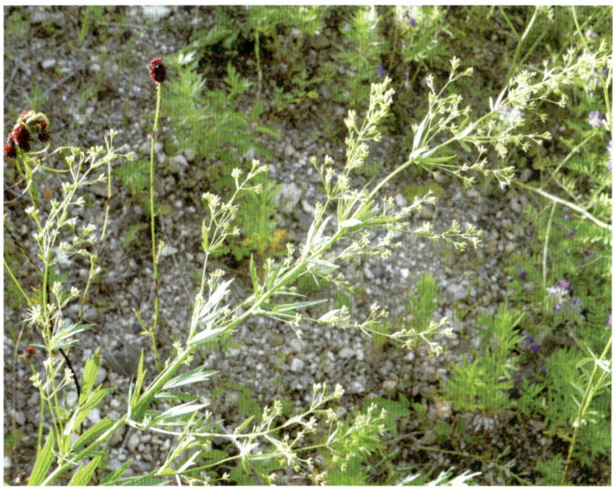

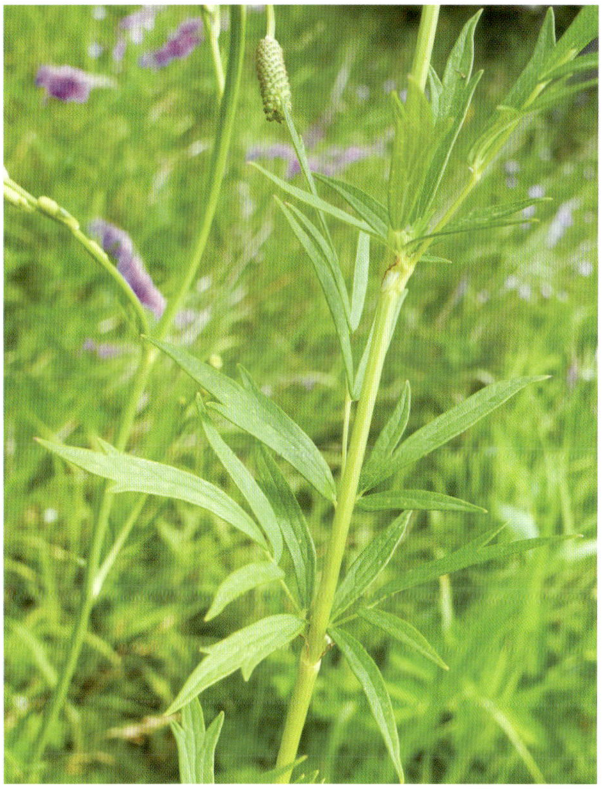

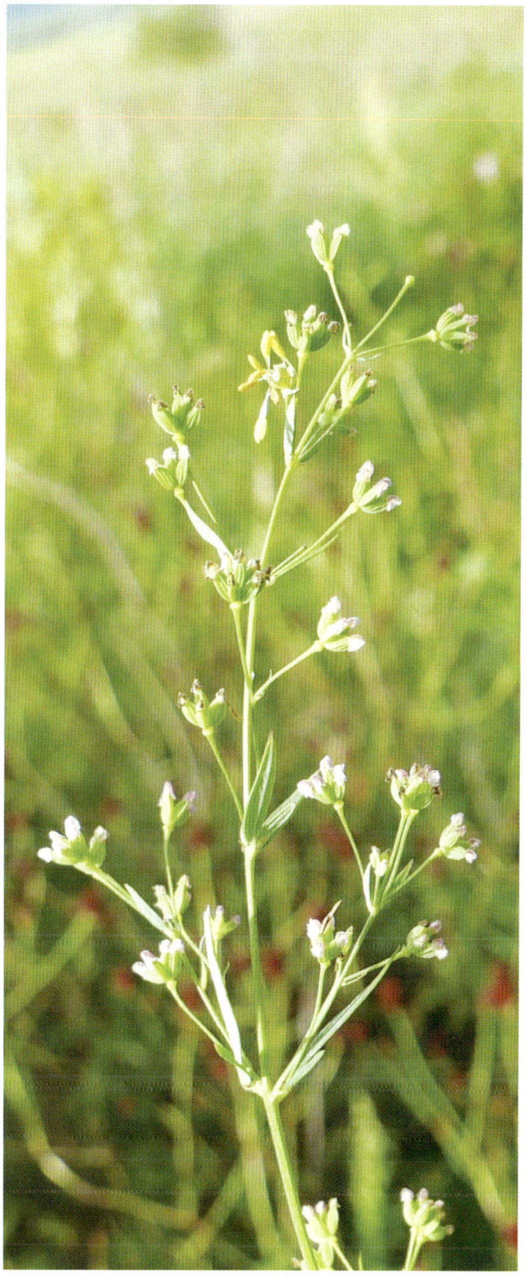

【生 活 型】多年生中生草本。

【花 果 期】花期 7~8 月，果期 8~9 月。

【生　　境】生于森林带的河岸草甸、山地草甸。

【功能主治】

（1）根（锐裂箭头唐松草）：清湿热，解毒。用于黄疸，痢疾，腹泻，哮喘，麻痹合并肺炎，鼻疸目赤，热疮。

（2）花、果实（锐裂箭头唐松草）：用于肝炎，肝肿等。

·短梗箭头唐松草

【别名】水黄连

Thalictrum simplex L. var. *brevipes* H. Hara

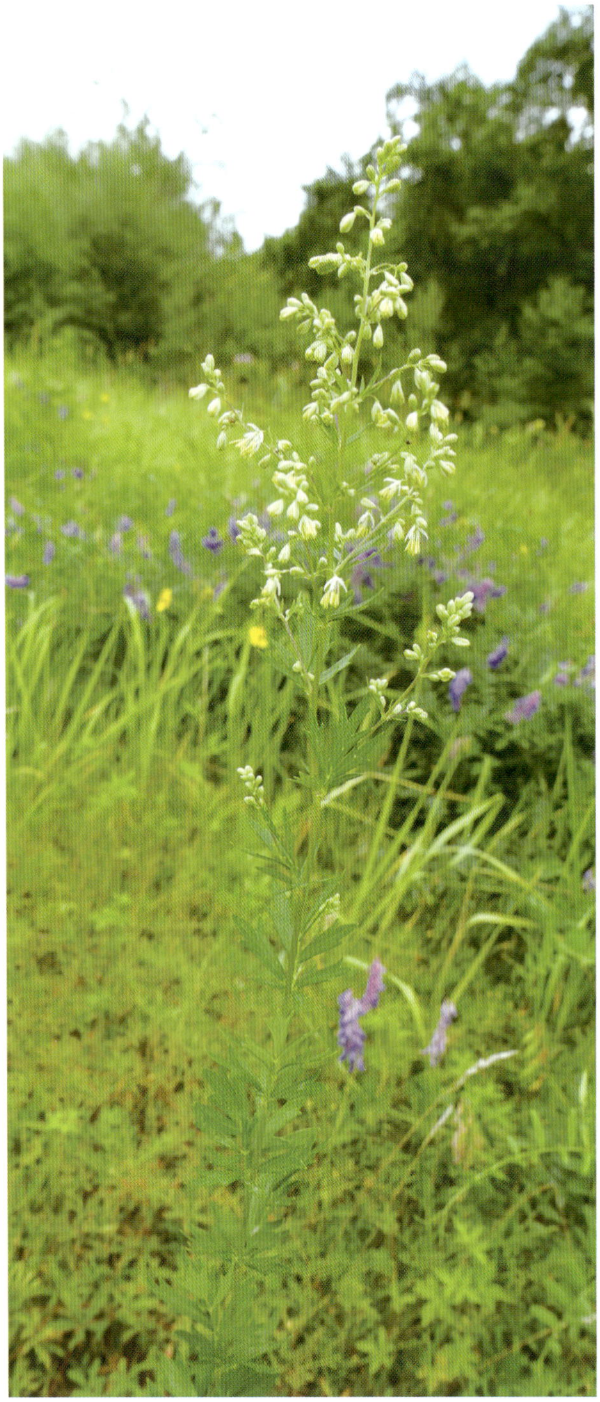

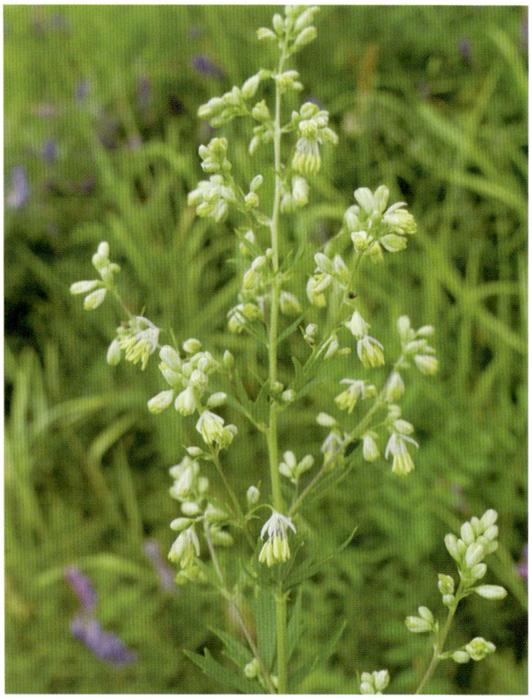

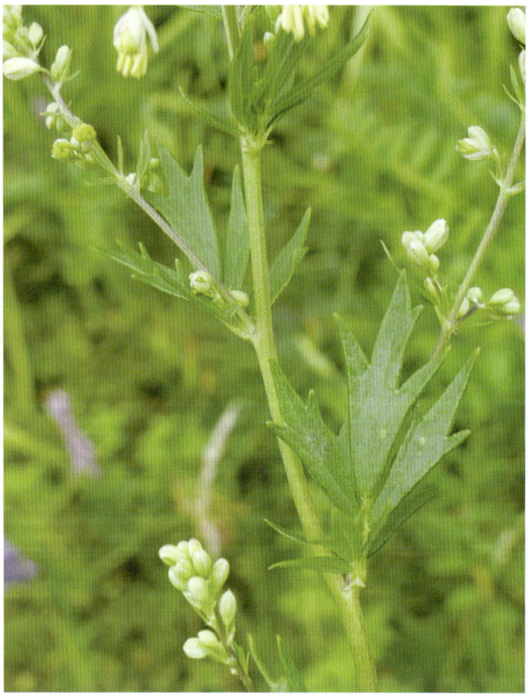

【生 活 型】多年生中生草本。

【花 果 期】花期 7~8 月，果期 8~9 月。

【生　　境】生于森林带和草原带的沟谷或丘间草甸、山地林缘及灌丛。

【功能主治】全草（硬水黄连）：清热解毒，利湿退黄，止痢。用于黄疸，痢疾，肺热咳嗽，目赤肿痛，鼻疳；外用于结膜炎。

• 欧亚唐松草

【别名】小唐松草、亚欧唐松草

Thalictrum minus L. var. *minus* L.

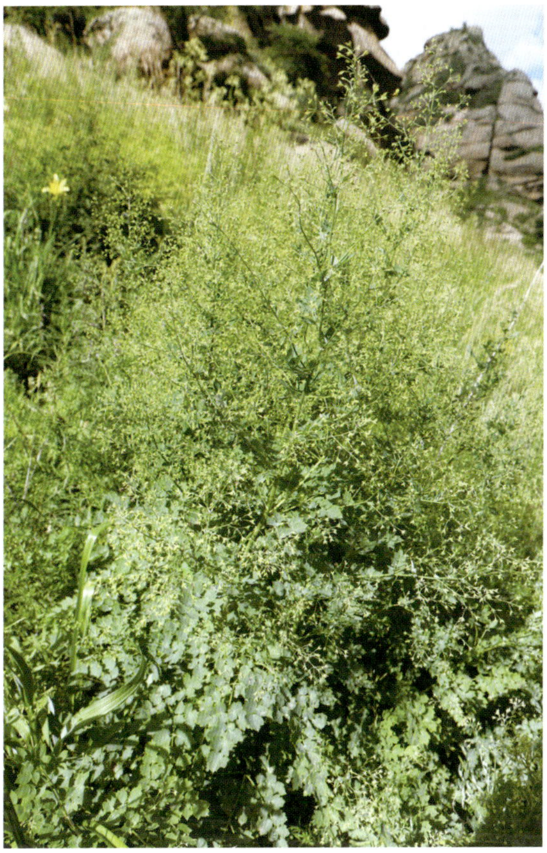

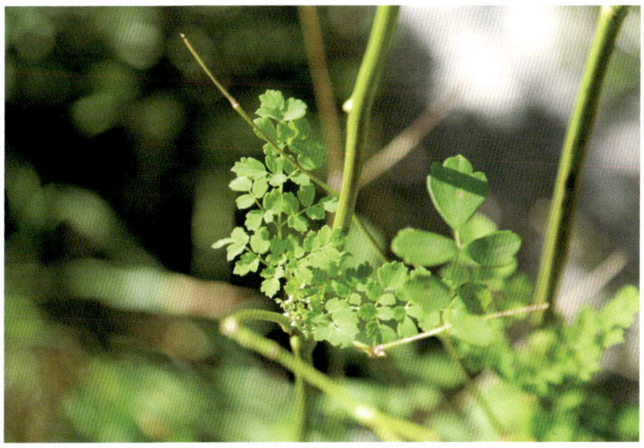

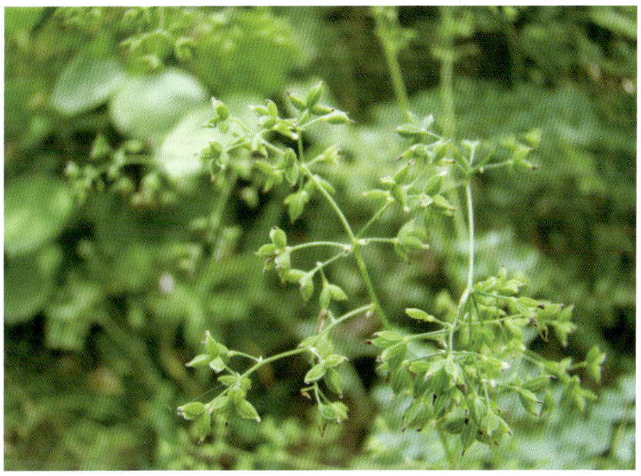

【生 活 型】多年生中生草本。

【花 果 期】花期 7~8 月，果期 8~9 月。

【生　　境】生于森林带的山地林下、林缘、灌丛、草甸。

【功能主治】根（欧亚唐松草）：清热燥湿，解毒。用于病毒性肝炎，痢疾，肠炎，感冒，麻疹，痈肿疮疖，目赤肿痛。

【民族应用】

▪ 蒙古族

果实（阿兹亚－查森－其其格）：消食，开胃，清肺热，镇赫依。用于肺热咳嗽，咯血，失眠，肺脓肿，消化不良，恶心。

银莲花属　*Anemone* L.

多年生草本。叶基生，掌状3分裂或为三出复叶，具长柄，柄基宽展。花葶直立；总苞似基生叶；

花单生或为聚伞花序、伞形花序；无花瓣；萼片 4~6，稀至 20，花瓣状；雄蕊多数，花丝丝形或条形；心皮数个至多数，每心皮有 1 粒胚珠。瘦果卵球形或近球形，少两侧扁，果成熟时花柱不延长，直立或呈钩状。

鄂伦春有 2 种。

分种检索表

1a. 花序叉状分枝；基生叶早枯；总苞苞片 2，对生，无柄............. **二歧银莲花 *A. dichotoma***

1b. 花序不叉状分枝；具基生叶，单一或多数，呈莲座状；总苞苞片 3...................................
.... **长毛银莲花 *A. crinita***

· 二歧银莲花

【别名】草玉梅

Anemone dichotoma L.

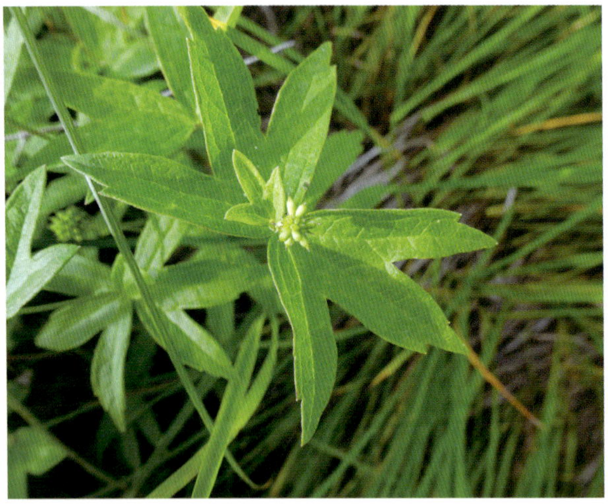

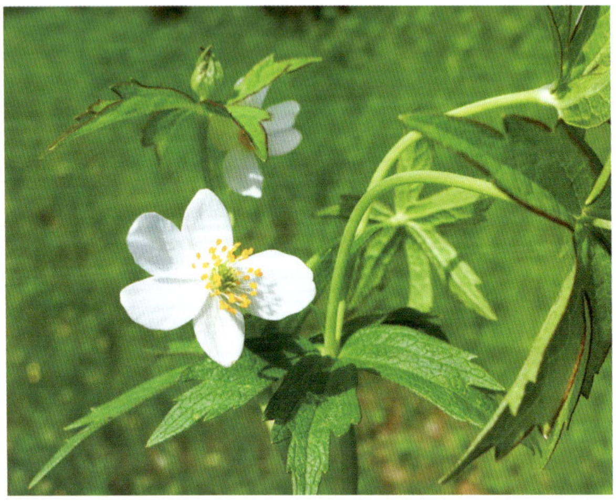

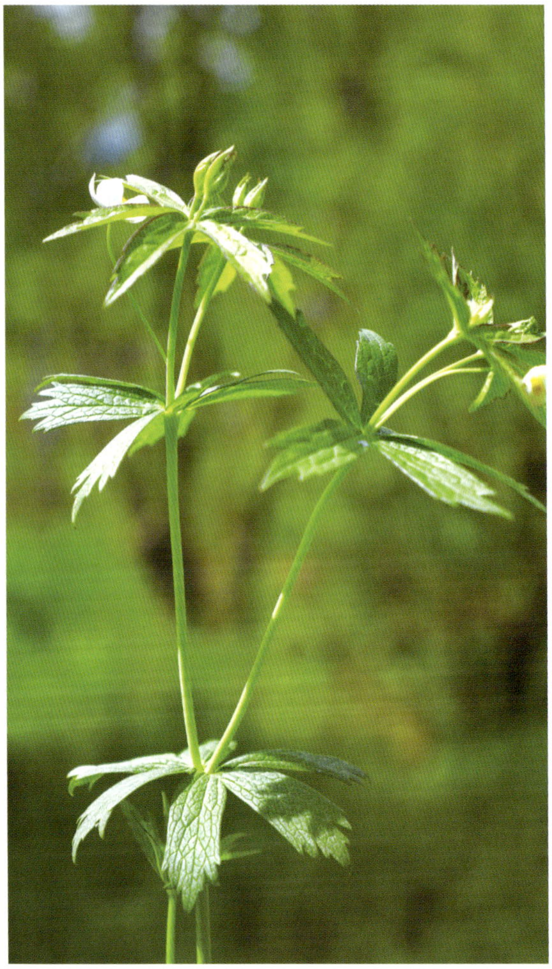

【生 活 型】多年生中生草本。

【花 果 期】花期 6 月，果期 7 月。

【生　　境】生于森林带的林下、林缘草甸及沟谷、河岸草甸。

【功能主治】根茎（二歧银莲花根）：解毒止痢，舒筋活血。用于风湿性关节炎，痢疾，疮疖肿毒，跌打损伤。

【民族应用】

■ 蒙古族

全草（宝根－查干－其其格）：破痞，拔毒，温胃，祛巴达干，止腐，杀虫，止痛。用于不消化病，胃火衰败，剑突痞，虫痞，燥协日乌素，毒蛇咬伤，痈疖，下肢溃疡等。

■ 鄂伦春族

全草（挨母出哈，草玉梅）：解毒止痢，舒筋活血。用于疮疖痈毒，跌打损伤。

·长毛银莲花

【别名】卵裂银莲花

Anemone crinita Juz.

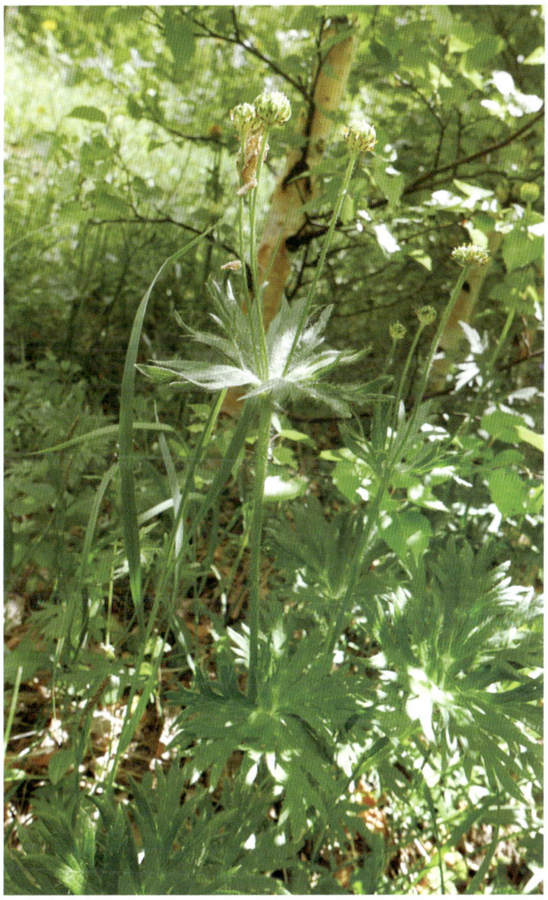

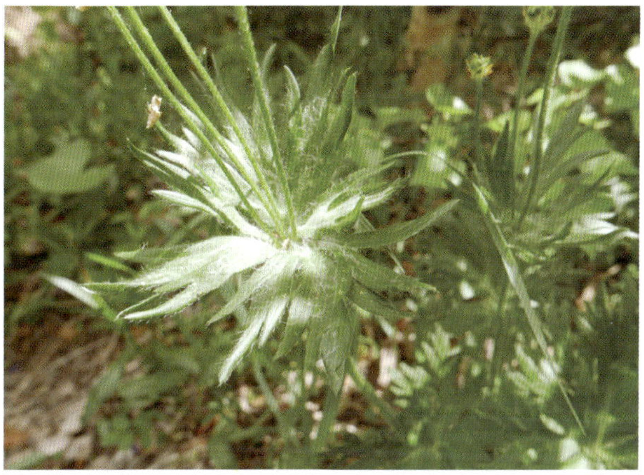

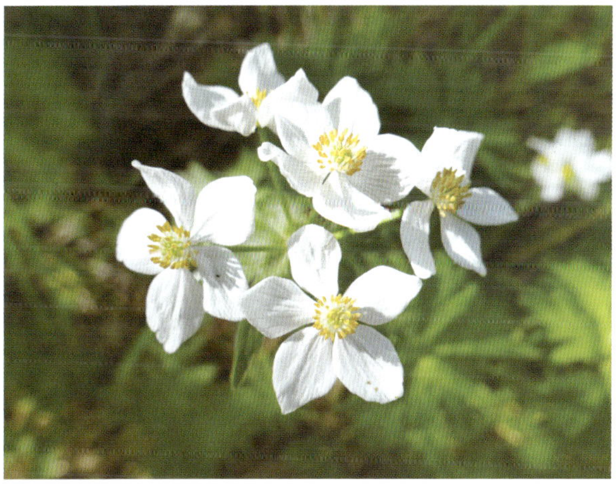

【生 活 型】多年生中生草本。

【花 果 期】花期 5~6 月，果期 7~9 月。

【生　　境】生于森林带的山地林下、林缘及草甸。

【功能主治】全草（长毛银莲花）：用于疥癣，疮肿。

*附 注 | 该种为鄂伦春“四普”新分布。

白头翁属 *Pulsatilla* Mill.

多年生草本。叶基生，单叶分裂或复叶。花葶直立，单一，具总苞；总苞与花分生，通常集成轮状，基部合生，分裂或由 3 小叶构成；花单生；萼片 6，花瓣状，覆瓦状排列；雄蕊多数，比萼片短；心皮多数，密集成头状，每心皮具 1 枚胚珠。瘦果小，顶端具羽毛状宿存花柱。

鄂伦春有 3 种。

分种检索表

1a. 叶掌状 3 全裂，或近似羽状时有羽片 2 对。

  2a. 叶掌状 3 全裂，中全裂片 3 深裂 .... **掌叶白头翁 *P. patens* subsp. *multifida***

  2b. 叶近羽状分裂，有时羽片 2 对，中全裂片 3 全裂 .... **兴安白头翁 *P. dahurica***

1b. 叶为二回羽状复叶，羽片 3~6 对，细裂 .... **细叶白头翁 *P. turczaninovii***

· 掌叶白头翁

Pulsatilla patens (L.) Mill. subsp. *multifida* (Pritz.) Zämels

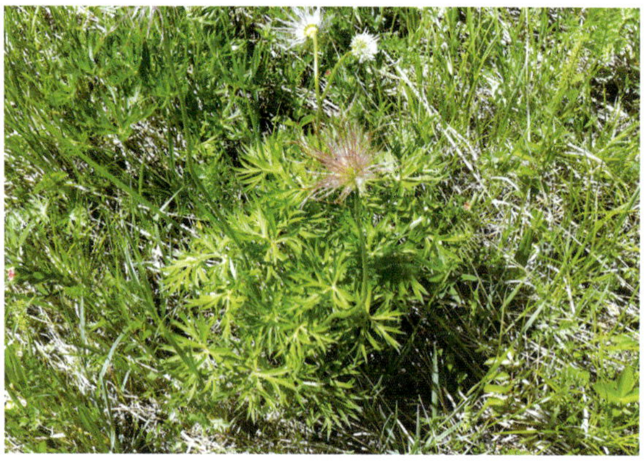
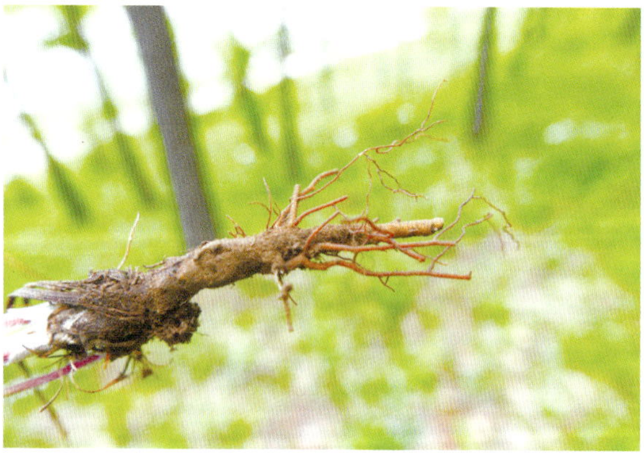
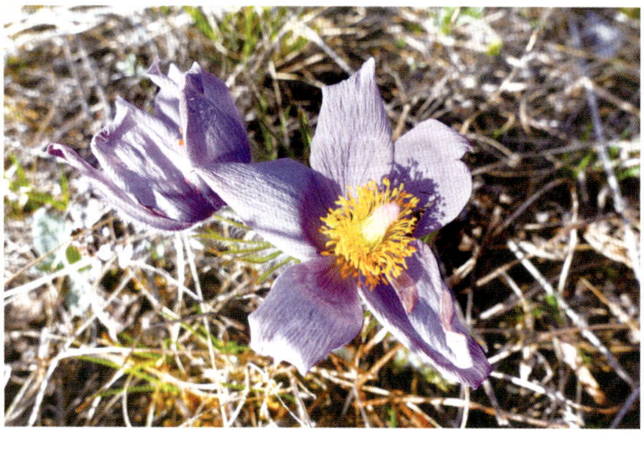
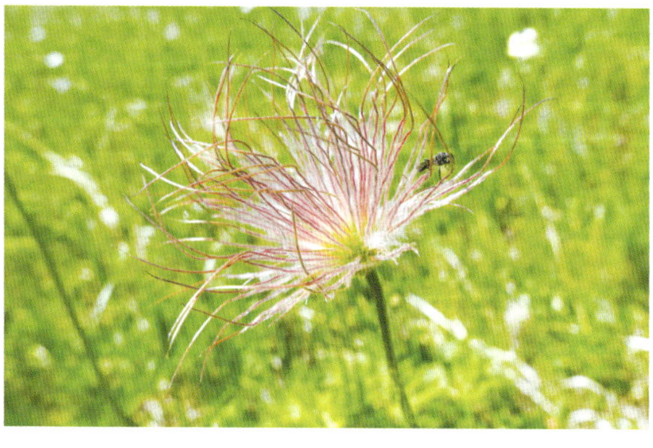

【生 活 型】多年生中生草本。

【花 果 期】花期 5~6 月，果期 7 月。

【生　　境】生于森林带的林间草甸和山地草甸。

【功能主治】根及根茎（掌叶白头翁）：清热解毒，凉血，止痢，止血。用于细菌性痢疾，阿米巴痢疾，湿热带下。

【民族应用】

■ 蒙古族

全草（那林－伊日贵）：破痞，燥协日乌素，排脓，祛腐，消食。用于寒痞，寒协日乌素症，黄水疮，食积。

·兴安白头翁

Pulsatilla dahurica (Fisch. ex. DC.) Spreng.

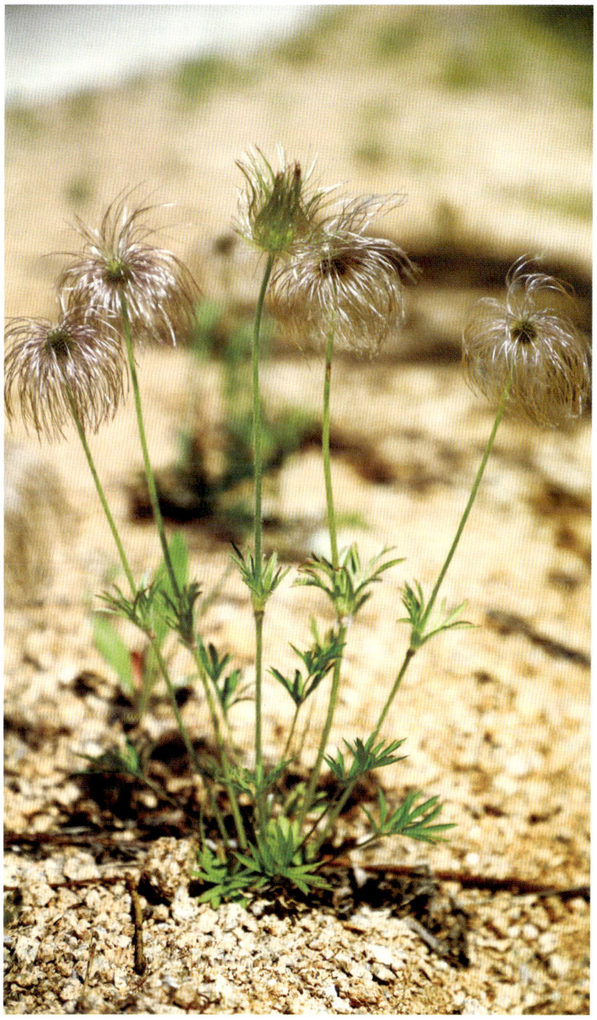

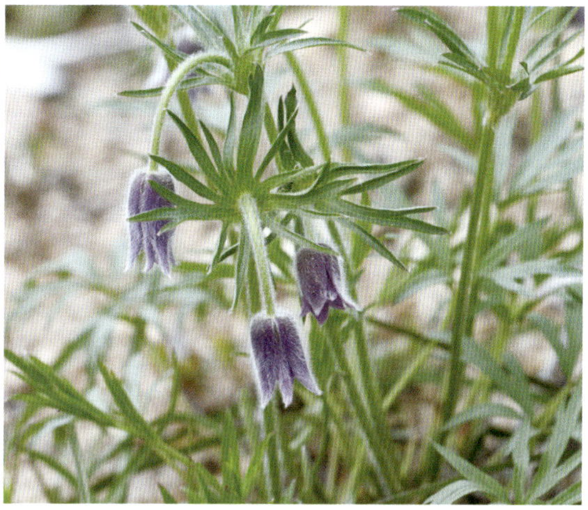

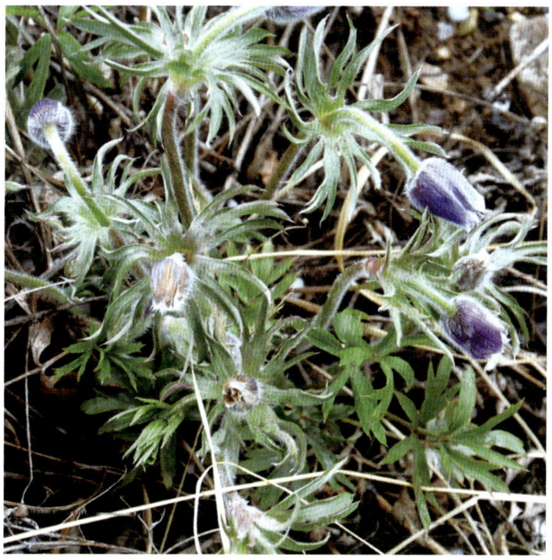

【生 活 型】多年生中生草本。

【花 果 期】花期 5 月至 6 月初，果期 6~7 月。

【生　　境】生于森林带的山地河岸草甸、林间空地、石砾地。

【功能主治】根及根茎（白头翁）：清热解毒，凉血止痢，燥湿杀虫。用于赤白痢疾，鼻衄，崩漏，血痔，阴痒带下，湿疹，瘰疬，疮痈，目赤肿痛。

【民族应用】

鄂伦春族

根（嘎哈拉他）：用于骨结核，淋巴结结核，赤白痢疾。

鄂温克族

花朵（兴安白头翁 ）：消肿止痛。用于关节炎。

*附　注 | 该种为鄂伦春“四普”新分布。

·细叶白头翁

【别名】毛姑朵花

Pulsatilla turczaninovii Kryl. et Serg.

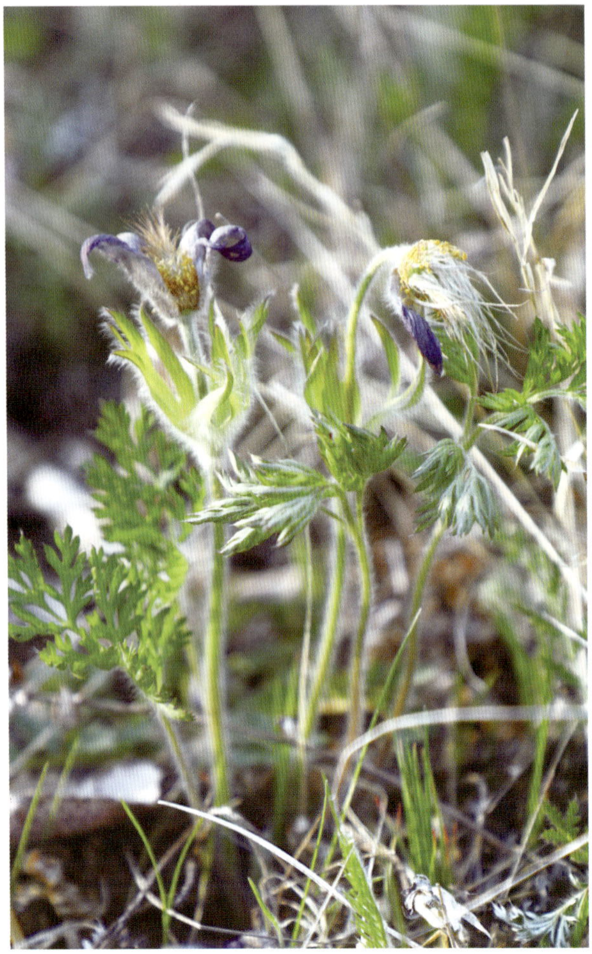

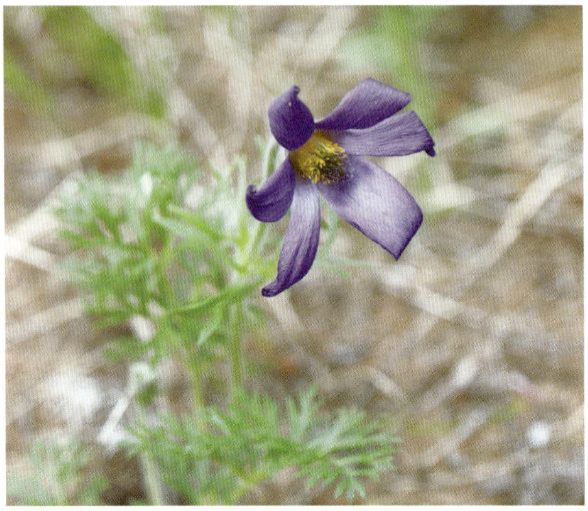

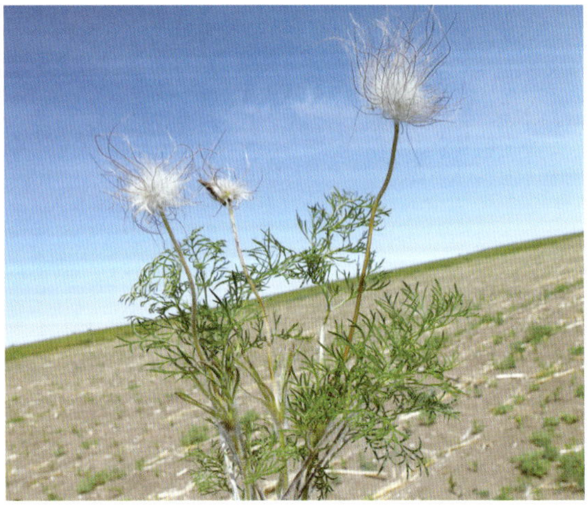

【生 活 型】多年生中旱生草本。

【花 果 期】花、果期 5~6 月。

【生　　境】生于典型草原及森林草原带的草原与草甸草原群落中，可在群落下形成早春开花的杂类草层片，也见于山地灌丛中。

【功能主治】根及根茎（白头翁）：清热解毒，凉血止痢，燥湿杀虫。用于赤白痢疾，鼻衄，崩漏，血痔，阴痒带下，湿疹，瘰疬，疮痈，目赤肿痛等。

【民族应用】

■ 蒙古族

全草（那林 – 伊日贵）：破痞，燥协日乌素，祛腐排脓，消食。用于寒痞，寒协日乌素症，黄水疮，食积等。

*附　注｜ 该种为鄂伦春“四普”新分布。

水葫芦苗属　*Halerpestes* E. L. Greene

多年生草本。具匍匐茎。叶全部基生，无茎生叶，具长柄，基部加宽成鞘，叶片 3 或 5 浅裂或中裂。花单生或少数组成聚伞花序；萼片 5，常脱落；花瓣 5~10，黄色，狭倒卵形或狭椭圆形，具爪，基部具蜜槽；雄蕊多数；心皮多数，螺旋状着生于隆起的花托上。聚合果椭圆形或球形；瘦果扁，具纵肋。

鄂伦春有 1 种。

· 碱毛茛

【别名】圆叶碱毛茛、水葫芦苗

Halerpestes sarmentosa (Adams) Kom. et Aliss.

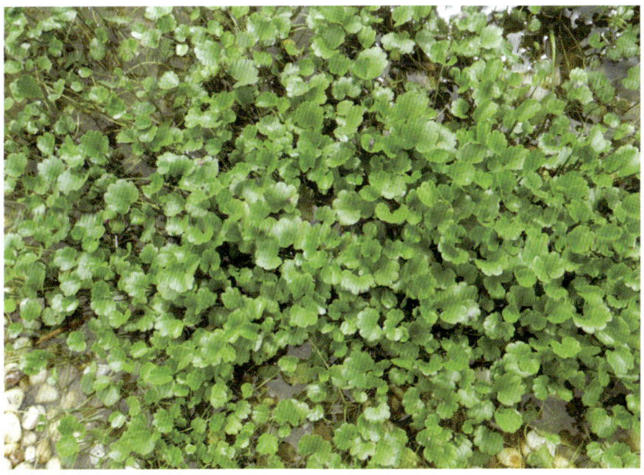

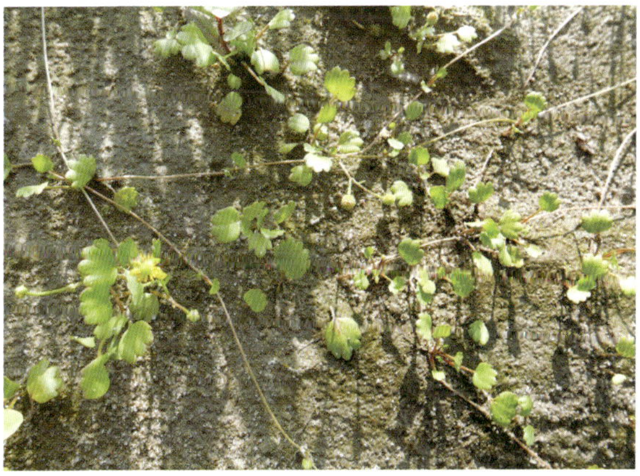

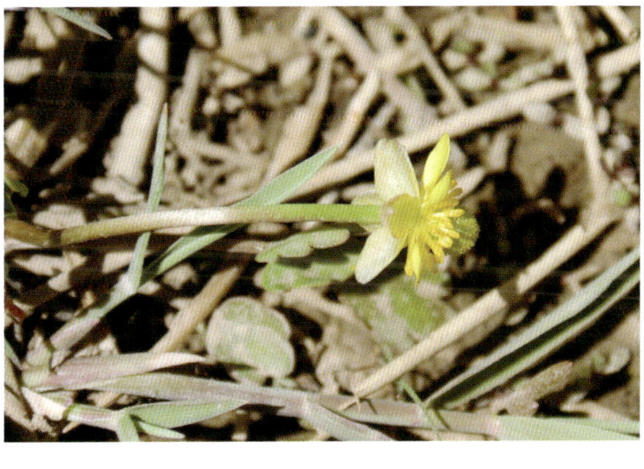

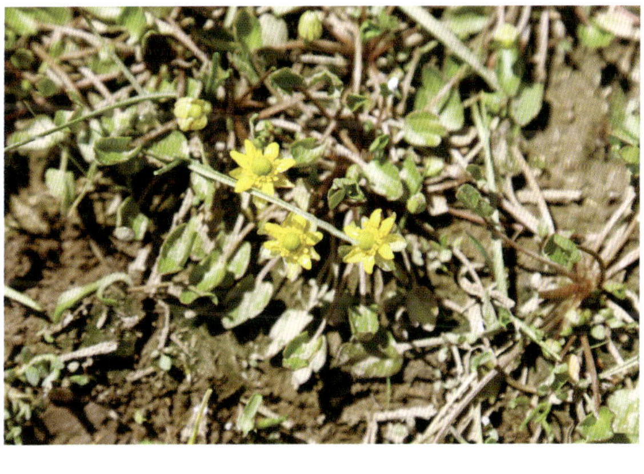

【生 活 型】多年生轻度耐盐的湿中生草本。

【花 果 期】花期 5~7 月，果期 6~8 月。

【生　　境】生于森林带和草原带的低湿地草甸及轻度盐化草甸，可成为草甸优势种。

【功能主治】全草（水葫芦苗）：利水消肿，祛风除湿。用于风湿性关节炎，水肿，腹水，小便不利。

【民族应用】

蒙古族

全草（那木格音－格乐－其其格）：清热，续断。用于骨热，关节筋脉酸痛，金伤，各种水肿。

*附　注 | 该种为鄂伦春“四普”新分布。

毛茛属　*Ranunculus* L.

多年生或少数一年生草本，陆生或水生植物。茎直立、斜升或具匍匐茎。单叶或复叶，基生或互生，掌状分裂，有时全缘或具牙齿；叶柄基部具膜质鞘。花单生于茎顶或为聚伞花序，具苞叶；花被 2 层；萼片 5，稀较少，绿色；花瓣 5 或更多，黄色，下部渐狭成短爪，基部具蜜槽；雄蕊多数，较花瓣短；心皮多数，螺旋状着生于花托上，花柱短，胚珠 1。聚合果球形或矩圆形；瘦果扁而臌凸，平滑或有瘤状突起，无毛或被短毛，具果喙。

鄂伦春有 4 种。

分种检索表

1a. 瘦果卵球形，稍扁，宽为厚的 1~3 倍，背腹线有 1 条纵棱；花瓣蜜槽呈点状或杯状袋穴.
......**石龙芮 *R. sceleratus***

1b. 瘦果扁平，宽为厚的 5 倍以上，边缘有棱边；花瓣蜜槽上有分离的小裂片。

　2a. 基生叶为单叶，3 深裂或有时全裂；花托无毛 ......**毛茛 *R. japonicus***

　2b. 基生叶为三出复叶，小叶再一至三回 3 深裂；花托被毛。

　　3a. 茎匍匐，下部节上生根，近无毛；花较大，直径约 2cm......**匍枝毛茛 *R. repens***

　　3b. 茎直立，节上不生根，被长硬毛；花较小，直径 1~1.2cm ......**回回蒜 *R. chinensis***

·石龙芮

【别名】无毛野芹菜、石龙芮毛茛

Ranunculus sceleratus L.

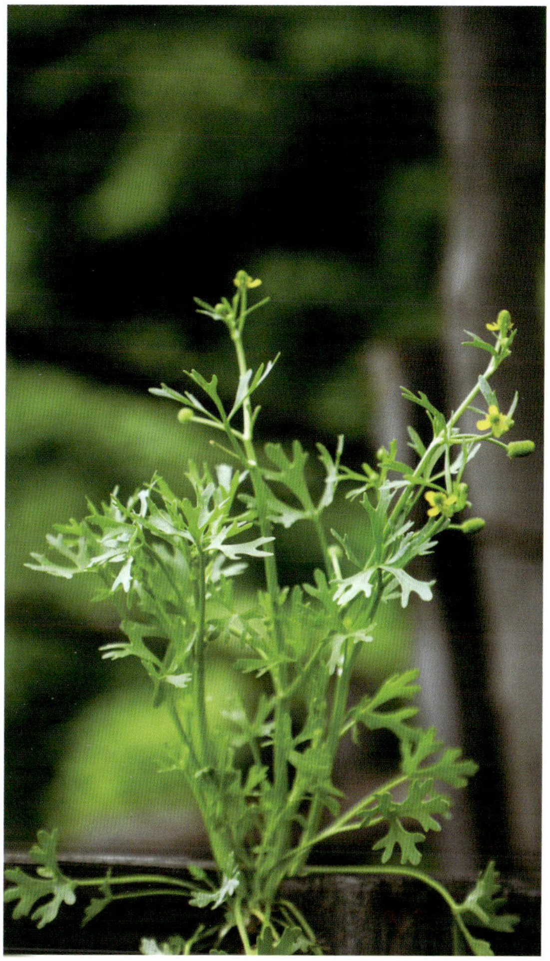
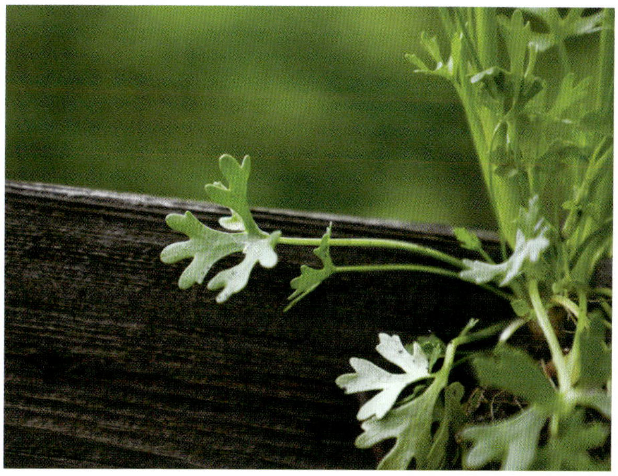
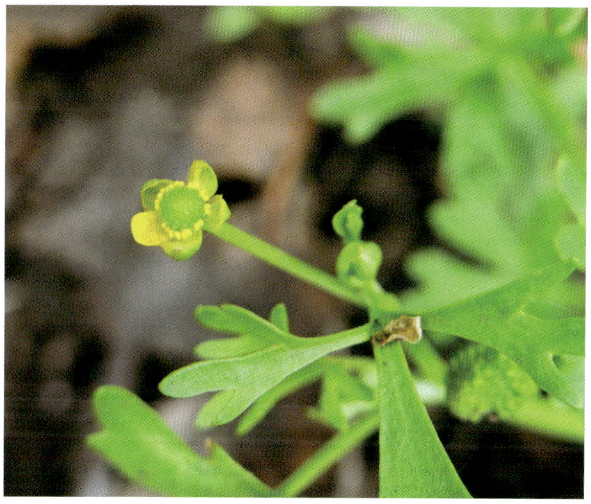

【生 活 型】一年生、二年生湿生草本。

【花 果 期】花、果期 7~9 月。

【生　　境】生于森林带和草原带的沼泽草甸及草甸。

【功能主治】

（1）全草（石龙芮）：清热解毒，消肿散结，止痛，截疟。用于痈疖肿毒，痰核瘰疬，疟疾，风湿性关节炎，慢性下肢溃疡，毒蛇咬伤，疟疾。

（2）果实（石龙芮子）：和胃，益肾，明目，祛风湿。用于心腹烦满，肾虚遗精，阳痿阴冷，不育无子，风寒湿痹。

【民族应用】

■ 蒙古族

全草（乌热勒赫格 – 其其格）：破痞，调火，燥协日乌素，消肿，止痛，解热。用于消化不良，胃火衰败，胸膈痞满，虫痞，协日乌素病，痈疖，瘰疬。

*附　注 | 该种为鄂伦春“四普”新分布。

·毛 茛

【别名】毛建草、鹤膝草、辣子草

Ranunculus japonicus Thunb.

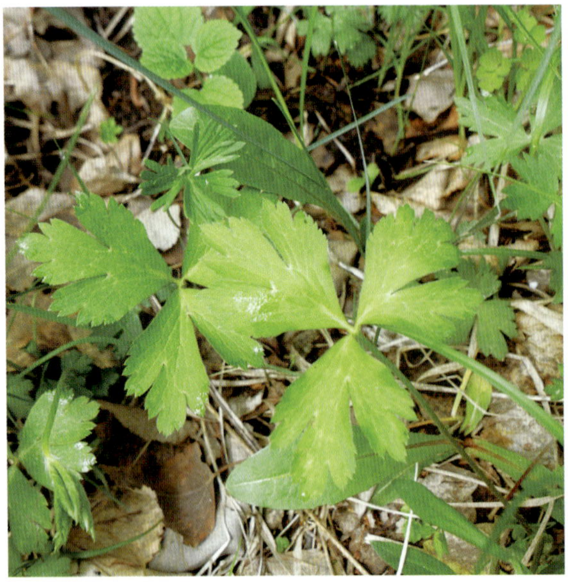
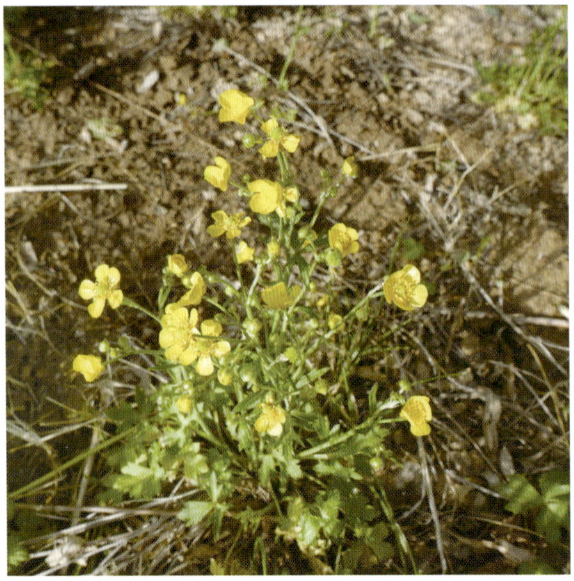
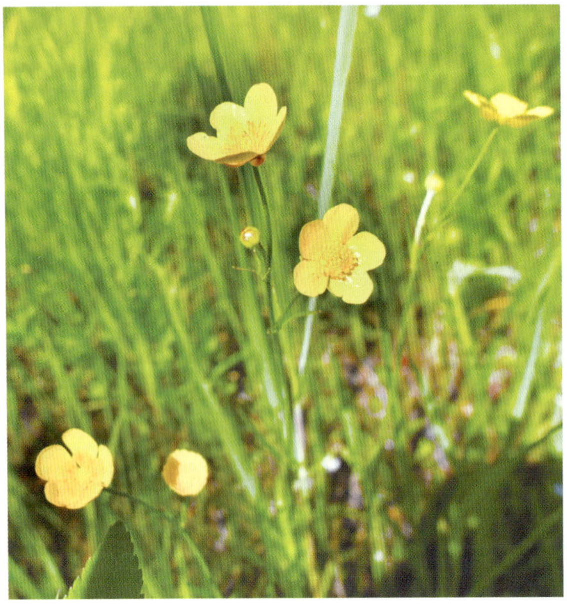
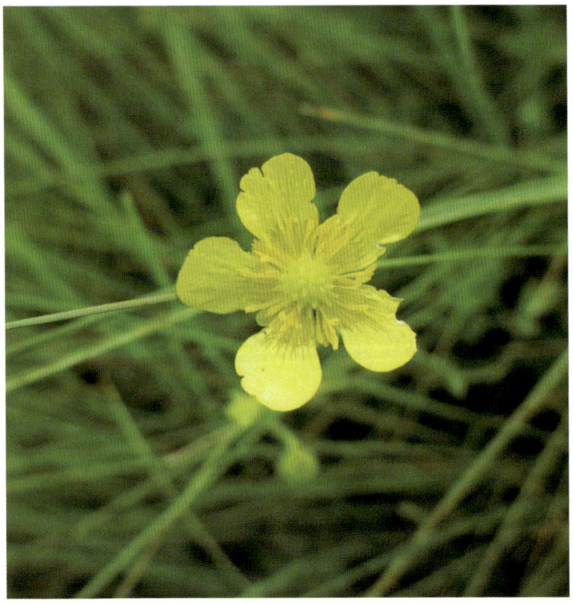

【生 活 型】多年生湿中生草本。

【花 果 期】花、果期6~9月。

【生　　境】生于森林带和草原带的山地林缘草甸、沟谷草甸、沼泽草甸。

【功能主治】全草（毛茛）：有毒。利湿，消肿，止痛，退翳，截疟。用于胃痛，黄疸，疟疾，淋巴结结核，目生翳膜。

【民族应用】

■ 蒙古族

全草（浩勒套森-其其格）：破痞，调火，燥协日乌素，消水肿，杀虫。用于胃痛，食积，协日乌素病，风寒湿痹，关节肿胀，水肿。

• 匍枝毛茛

【别名】伏生毛茛、鸭巴掌

Ranunculus repens L.

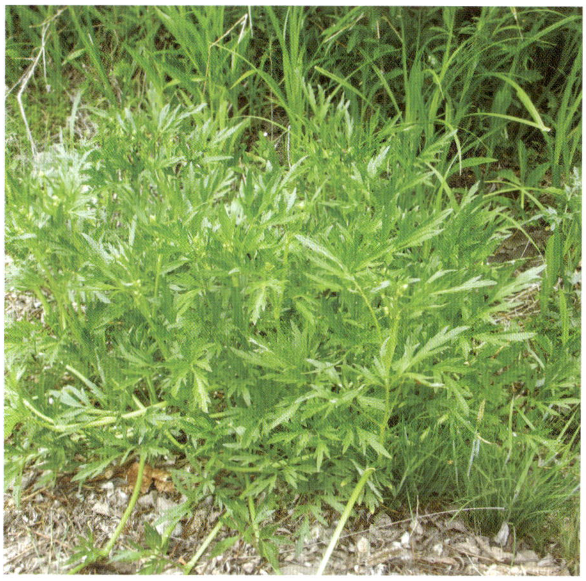

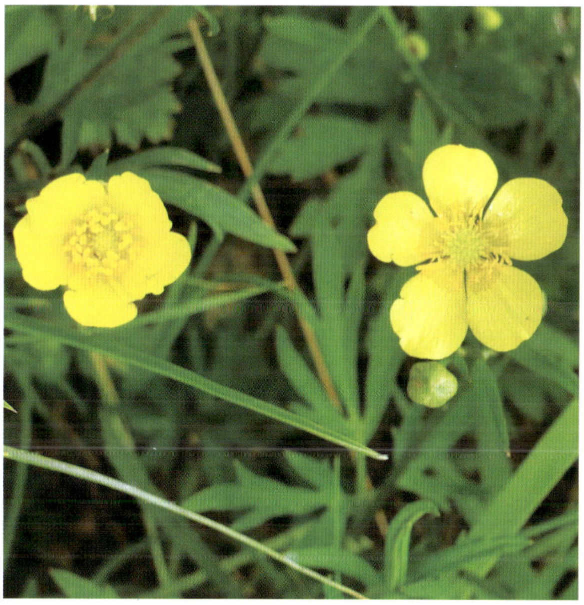

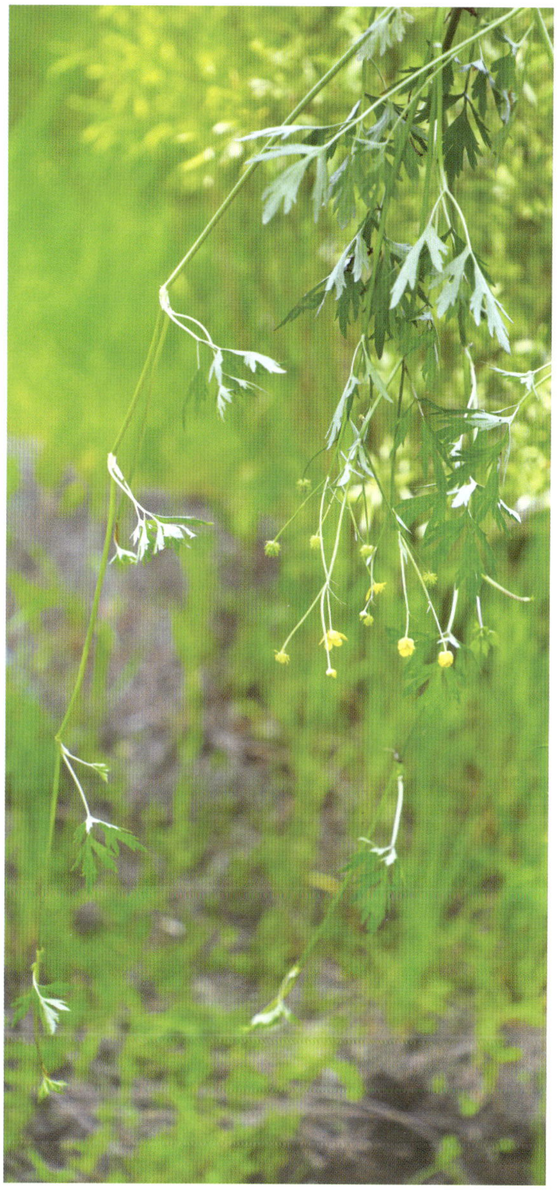

【生 活 型】多年生湿中生草本。

【花 果 期】花期 6~7 月，果期 7 月。

【生　　境】生于森林带和草原带的草甸、沼泽草甸。

【功能主治】全草（毛茛）：利湿，消肿，止痛，退翳，截疟。用于胃痛，黄疸，疟疾，淋巴结结核，目生翳膜。

【民族应用】

■ 蒙古族

全草（浩勒套森 – 其其格）：破痞，调火，燥协日乌素症，消水肿，杀虫。用于胃痛，食积，协日乌素病，风寒湿痹，关节肿胀，水肿。

• 回回蒜

【别名】回回蒜毛茛、野桑椹

Ranunculus chinensis Bunge

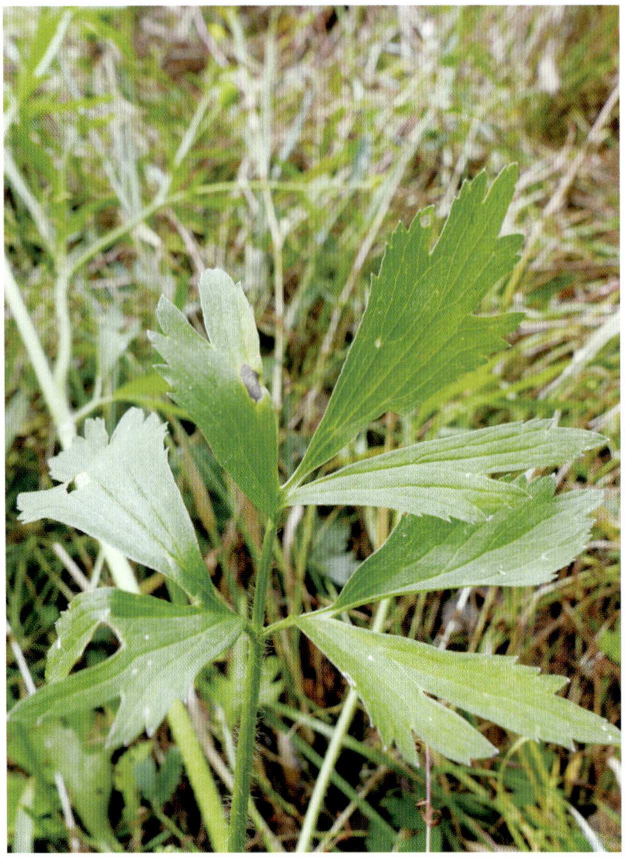

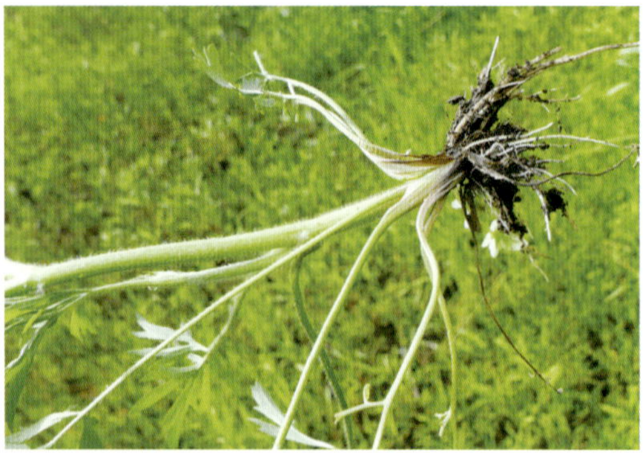

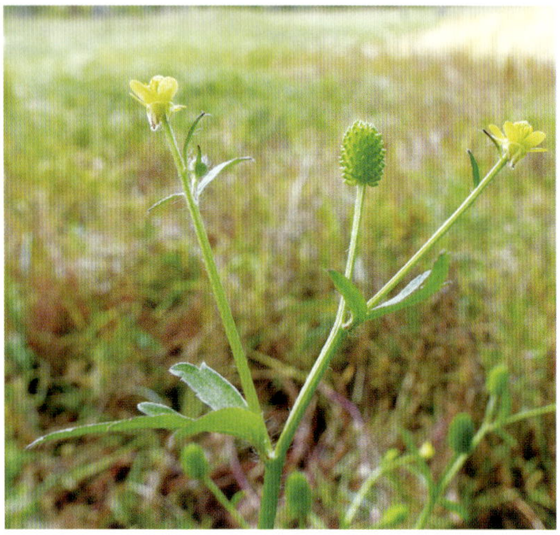

【生 活 型】多年生湿中生草本。

【花 果 期】花期 5~8 月，果期 6~9 月。

【生　　境】生于森林带和草原带的河滩草甸及沼泽草甸。

【功能主治】全草（回回蒜）：消炎退肿，平喘，截疟，杀虫。用于肝炎，黄疸，哮喘，疟疾，胃痛，风湿痛，疮癞，牛皮癣。

铁线莲属 *Clematis* L.

藤本，稀为多年生草本或小灌木。茎攀缘或直立。叶对生，有柄，单叶、羽状复叶或三出复叶，最终小叶具牙齿或全缘。聚伞花序、圆锥花序或花单生；萼片 4，稀 5~8，白色、淡黄色、黄色或蓝色；无花瓣；雄蕊多数，花丝通常加宽，被柔毛或无毛，花药侧生或内向生；心皮多数。瘦果多数，集成头状，被柔毛或近无毛，先端具羽毛状宿存花柱，内含 1 粒种子。

鄂伦春有 6 种。

分种检索表

1a. 直立草本 ……………………………………………………………………………**棉团铁线莲 *C. hexapetala***

1b. 攀缘藤本。

2a. 雄蕊无毛；萼片开展，不呈钟状；圆锥花序。

3a. 小叶全缘，先端常渐尖或锐尖 ……………**辣蓼铁线莲 *C. terniflora* var. *mandshurica***

3b. 小叶边缘具缺刻状牙齿，先端渐尖，呈尾状……………**短尾铁线莲 *C. brevicaudata***

2b. 雄蕊被毛；萼片直立或斜向上展，呈钟状；单花腋生或聚伞花序。

4a. 具有退化雄蕊，花瓣状。

5a. 退化雄蕊匙状条形，长约为萼片的1/2 ……………………………………………………………

…………………………………………………………………………**西伯利亚铁线莲 *C. sibirica***

5b. 退化雄蕊花瓣状，条状披针形或披针形，与萼片近等长或稍短 ……………………

…………………………………………………………………………**长瓣铁线莲 *C. macropetala***

4b. 无退化雄蕊………………………………………………………………**褐毛铁线莲 *C. fusca***

·棉团铁线莲

【别名】山蓼、山棉花

Clematis hexapetala Pall.

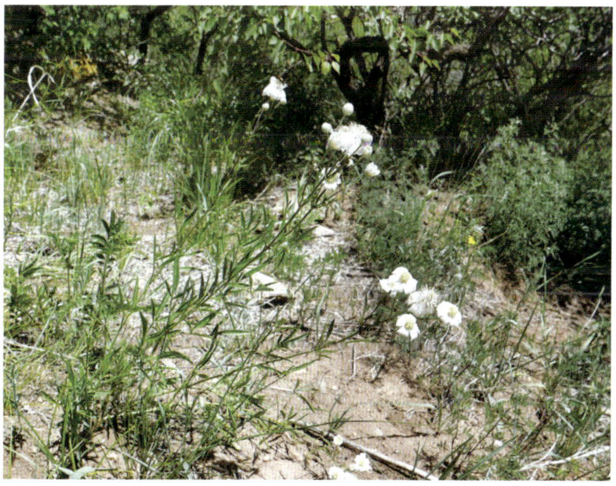

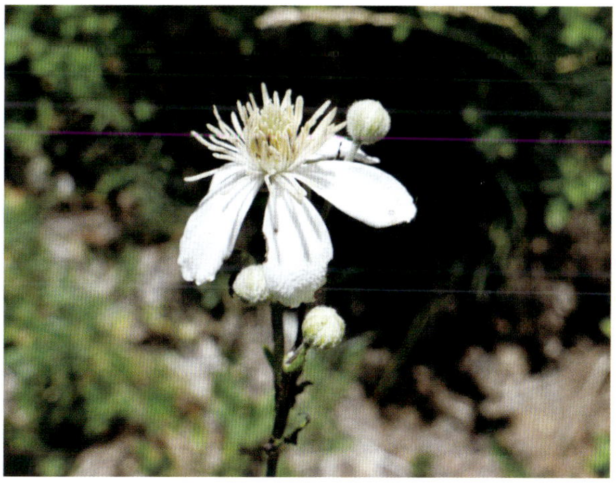

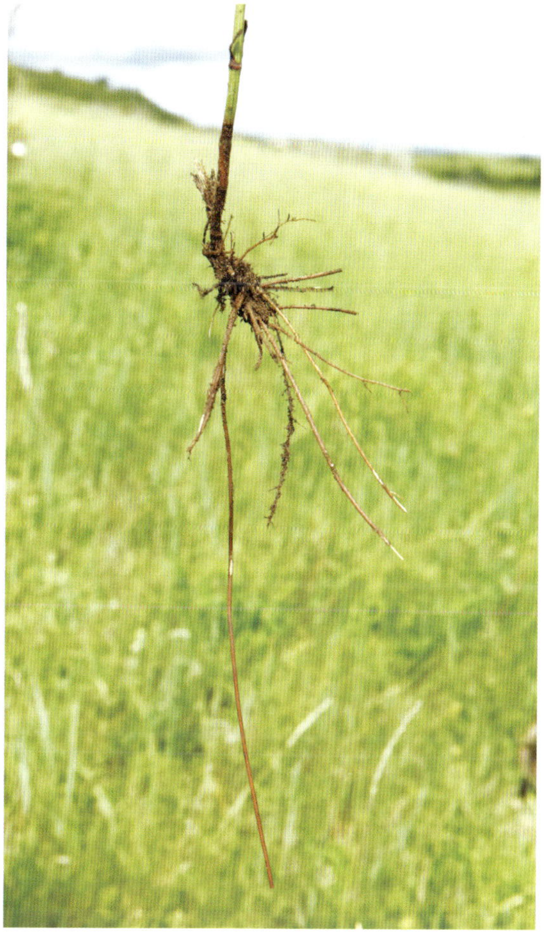

【生 活 型】多年生中旱生草本。

【花 果 期】花期 6~8 月，果期 7~9 月。

【生　　境】生于森林、森林草原、典型草原、山地草原带的草原及灌丛群落中，是草原杂类草层片的常见种，也生长于固定沙丘或山坡林缘、林下。

【功能主治】根及根茎（威灵仙）：祛风湿，通经络。用于风湿痹痛，肢体麻木，筋脉拘挛，屈伸不利。

【民族应用】

蒙古族

全草（依日绘）：破痞，助温，燥协日乌素，消肿，止泻，排脓，祛腐。用于寒痞，食痞，协日乌素病，水肿，寒泻，疮疡，肠痈。

鄂伦春族

根（挨母出哈，铁脚威灵仙，野棉花）：用于风湿性关节炎，神经痛，四肢麻木，肢体疼痛，跌打损伤，黄疸性肝炎，鱼骨鲠喉。

• 辣蓼铁线莲

【别名】东北铁线莲

Clematis terniflora DC. var. *mandshurica* (Rupr.) Ohwi

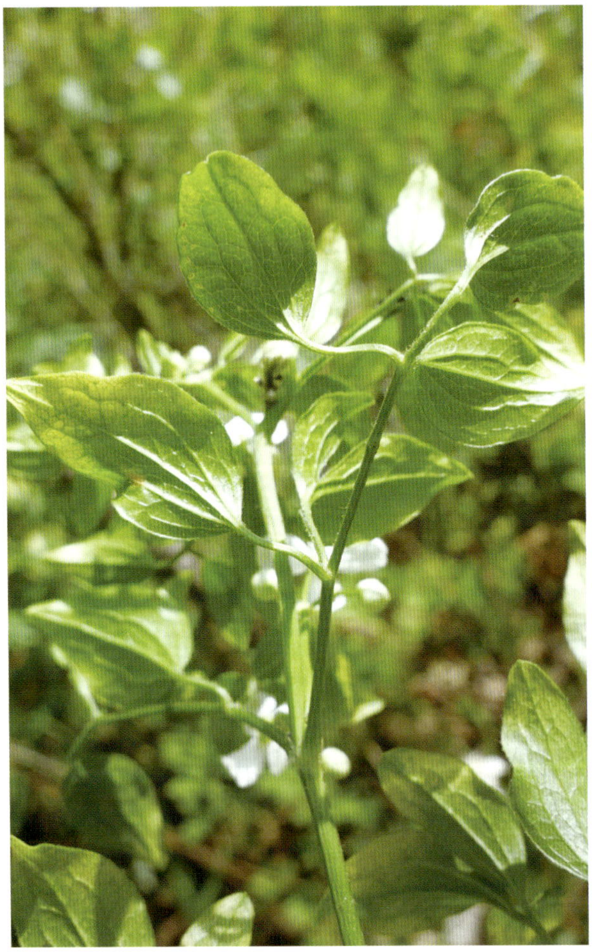

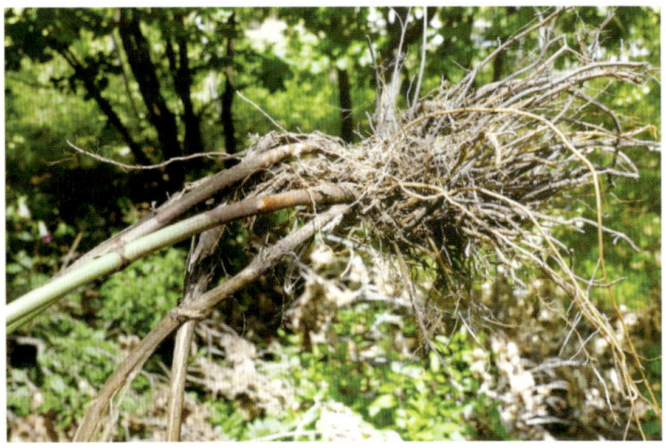

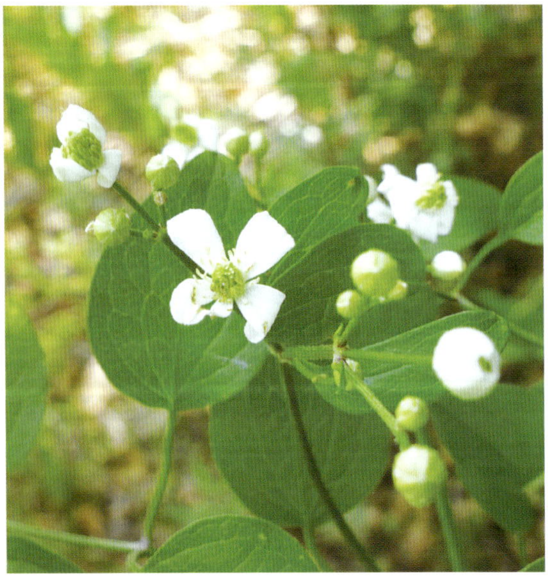

【生 活 型】中生草质藤本。

【花 果 期】花期 7~8 月，果期 8~9 月。

【生　　境】生于落叶阔叶林带的杂木林内、林缘、山地灌丛。

【功能主治】根及根茎（威灵仙）：祛风湿，通经络。用于风湿痹痛，肢体麻木，筋脉拘挛，屈伸不利。

*附 注 | 该种为鄂伦春“四普”新分布。

·短尾铁线莲

【别名】林地铁线莲、红钉耙藤

Clematis brevicaudata DC.

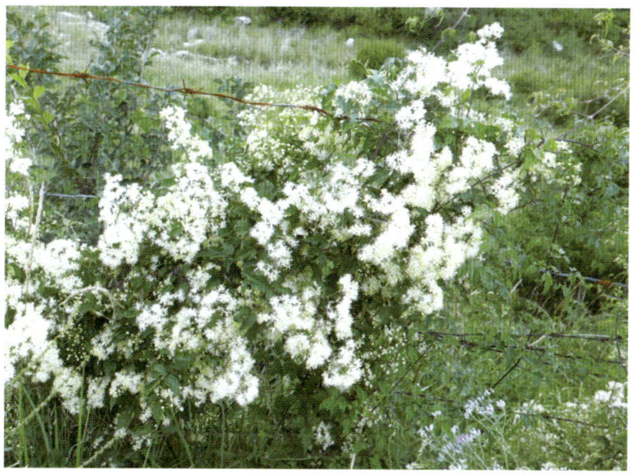

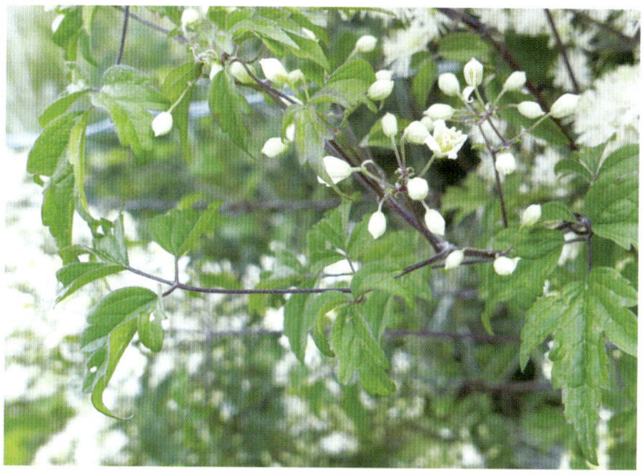

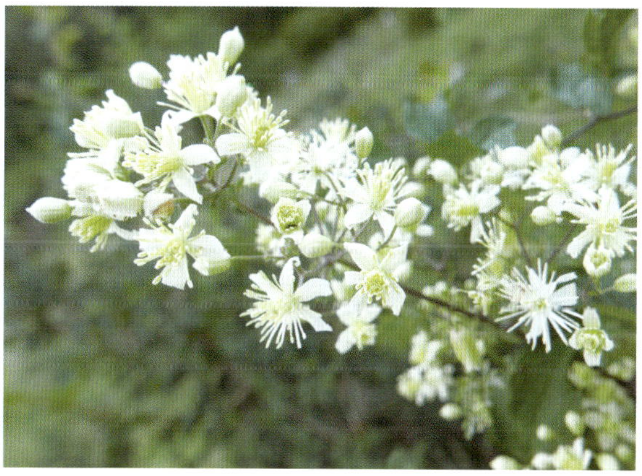

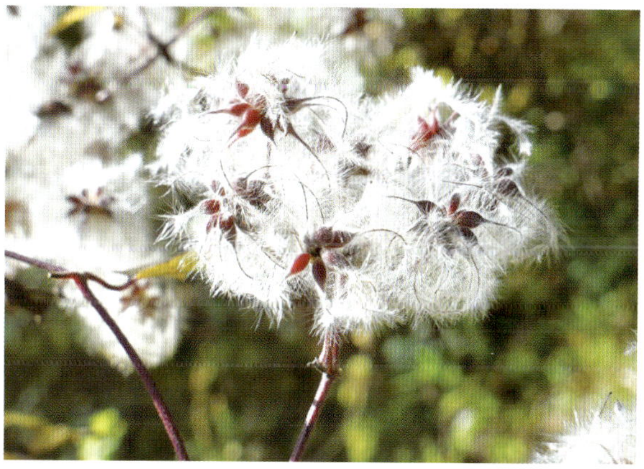

【生 活 型】中生藤本。

【花 果 期】花期 8~9 月，果期 9~10 月。

【生　　境】生于山地林下、林缘及灌丛中。

【功能主治】藤茎或根（石通）：清热利尿，通乳，消食，通便。用于尿道感染，尿频，尿道痛，心烦尿赤，口舌生疮，腹中胀满，大便秘结，乳汁不通。

【民族应用】

▪ 蒙古族

根、茎（奥日雅木格）：清热，止泻，止痛。用于肝热，肺热，肠刺痛，热泻。

· 西伯利亚铁线莲

【别名】天山木通、花木通

Clematis sibirica (L.) Mill.

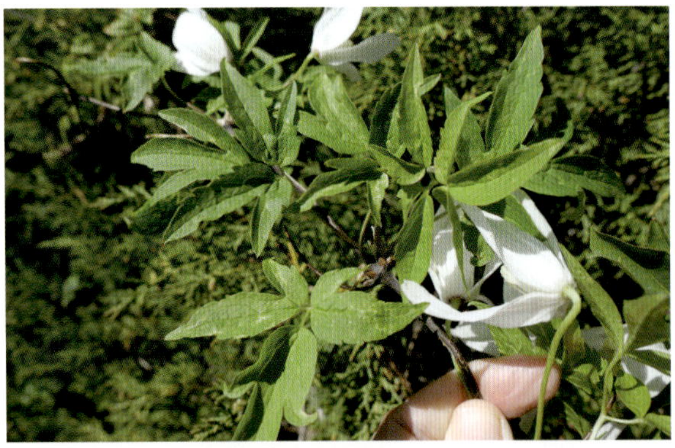

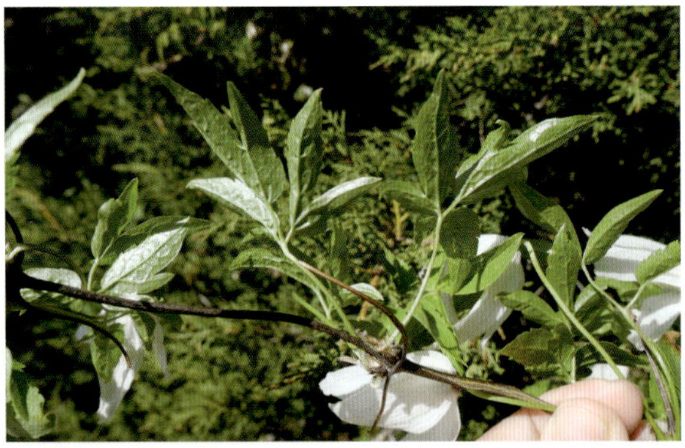

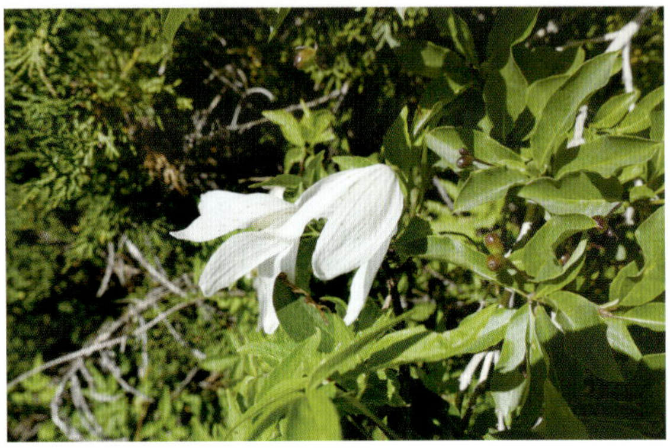

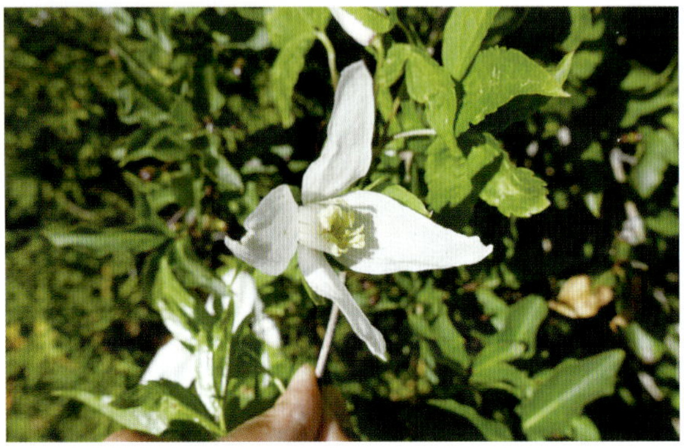

【生 活 型】中生木质藤本。

【花 果 期】花期 6~7 月，果期 7~8 月。

【生　　境】生于森林带的山地林下、林缘或沟谷灌丛。

【功能主治】茎（新疆木通）：清心火，泻湿热，通血脉，下乳。用于热淋，小便热赤涩痛，口舌生疮，产后乳汁不通。

· 长瓣铁线莲

【别名】大瓣铁线莲、大萼铁线莲

Clematis macropetala Ledeb.

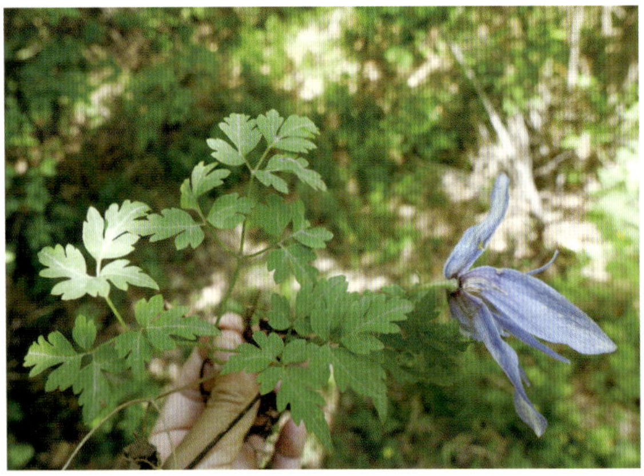

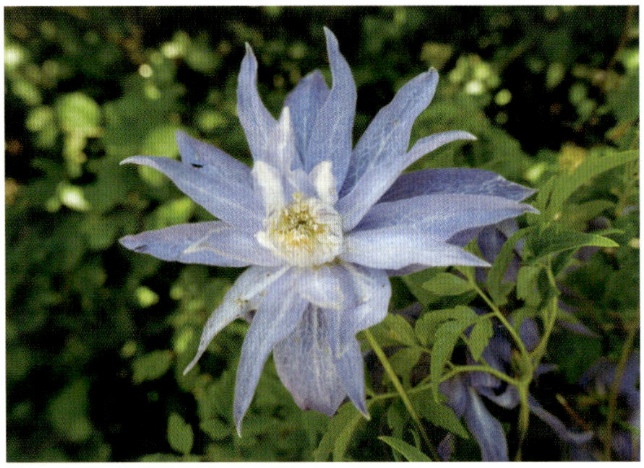

【生 活 型】中生藤本。

【花 果 期】花期 6~7 月，果期 8~9 月。

【生 境】生于森林带和草原带的山地林下、林缘草甸。

【功能主治】地上部分（细叶铁线莲）：祛风通络，止痛，健胃消食，杀虫。用于风湿痹痛，消化不良，呕吐，阴囊湿疹，疮痈肿毒。

【民族应用】

■ 蒙古族

地上部分（哈日－特木尔－敖日阳古）：调理胃火，助消化，祛痞。用于消化不良，胃胀，嗳气。

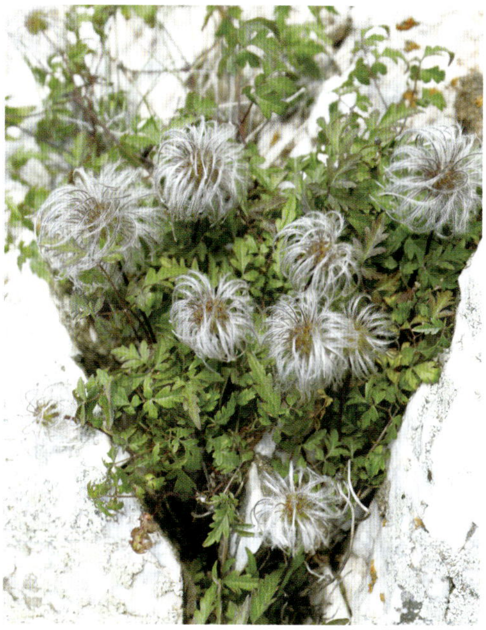

· 褐毛铁线莲

Clematis fusca Turcz.

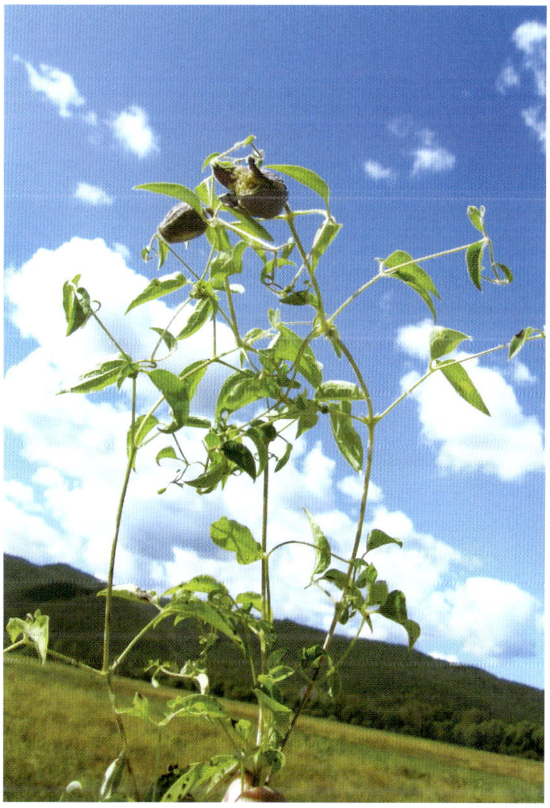

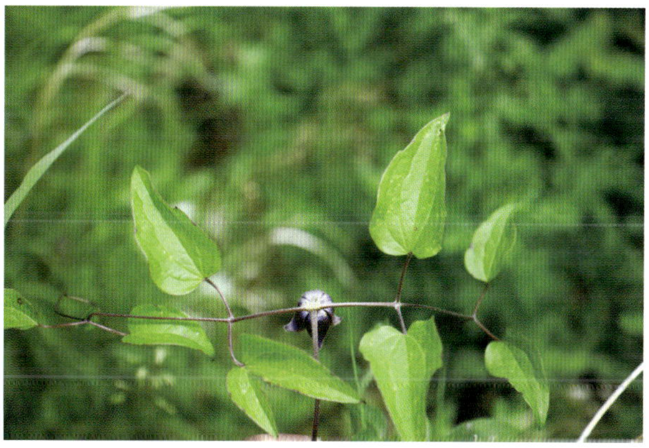

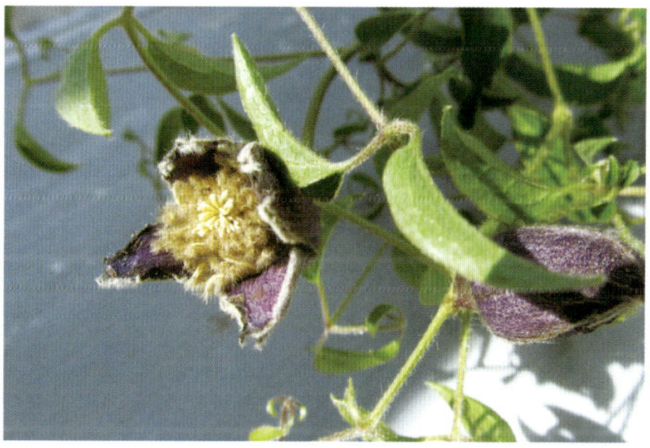

【生 活 型】中生草质藤本。

【花 果 期】花期 6~7 月，果期 8~9 月。

【生 境】生于森林带林内、林缘、山地灌丛及河边草甸。

【功能主治】

（1）全草（褐毛铁线莲）：活血化瘀，消肿止痛。

（2）根（褐毛铁线莲）：祛风湿，调经。

翠雀属 *Delphinium* L.

一年生或多年生草本。茎直立。叶基生或茎生，通常掌状分裂，稀为羽状复叶。花两侧对称，排列成伞房状、总状或圆锥花序，蓝色、紫色、粉红色或白色；萼片 5，离生或基部稍合生，上萼片基部延长成距；花瓣 2，有距，距伸入萼距中；退化雄蕊 2，瓣片中间通常被 1 簇黄色髯毛，基部具爪；雄蕊多数；心皮 3~5，分离。蓇葖果含多数种子。种皮常具膜质翅。

鄂伦春有 2 种。

分种检索表

1a. 退化雄蕊黑色或黑褐色，与萼片异色……………………………… **东北高翠雀花 *D. korshinskyanum***

1b. 退化雄蕊蓝紫色，与萼片同色………………………………………………………… **翠雀花 *D. grandiflorum***

·东北高翠雀花

【别名】科氏飞燕草

Delphinium korshinskyanum Nevski

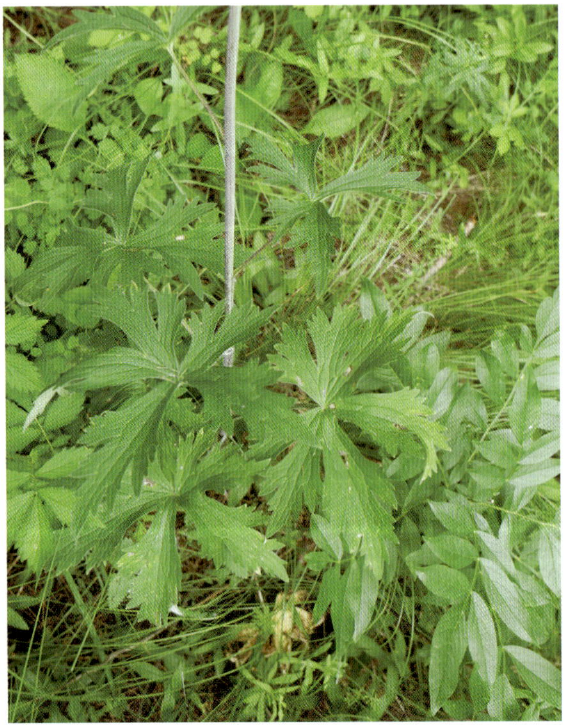

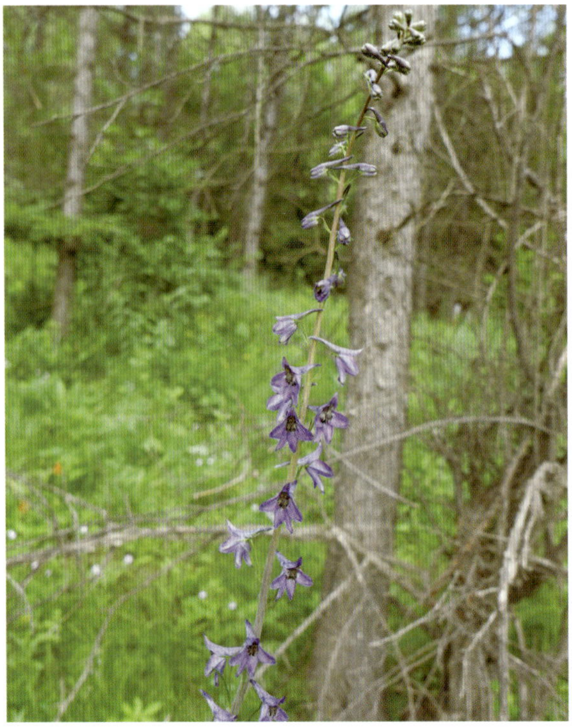

【生 活 型】多年生中生草本。

【花 果 期】花期 7~8 月，果期 8 月。

【生　　境】生于森林带的山地五花草甸及河滩草甸。

【功能主治】全草（翠雀花）：祛风止痛，杀虫止痒。外用于牙痛，关节疼痛，疮痈溃疡。

【民族应用】

▪ 蒙古族

全草（嘎布日德鲁）：止咳清肺。用于肺感，肺热，瘟疫热。

·翠雀花

【别名】大花飞燕草、鸽子花、摇嘴嘴花

Delphinium grandiflorum L.

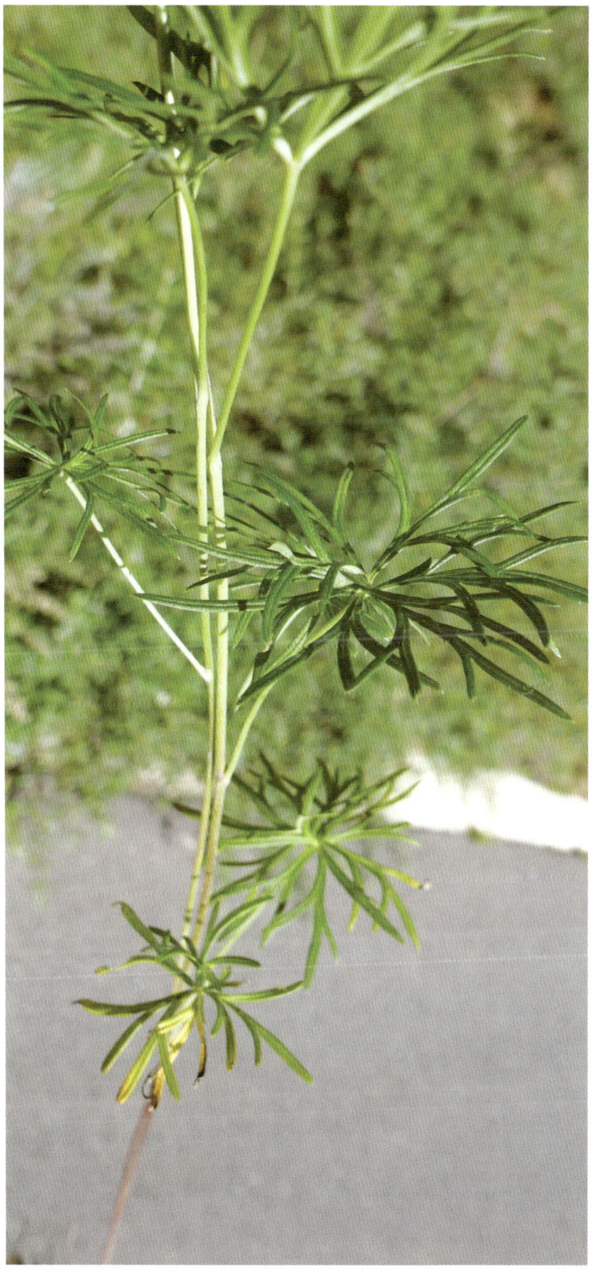

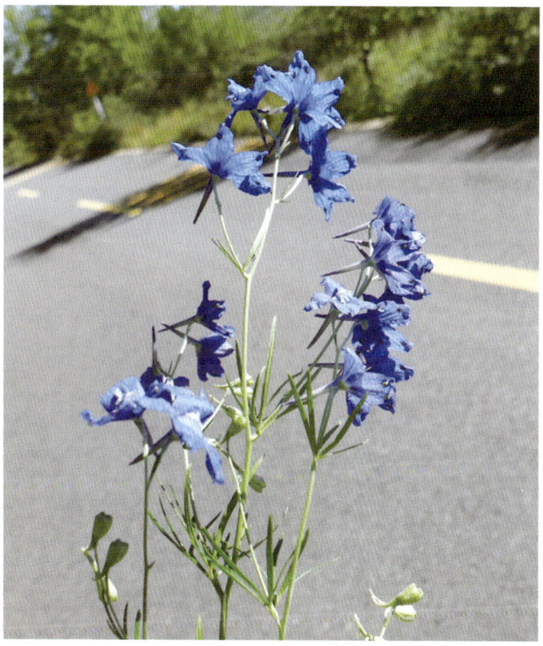

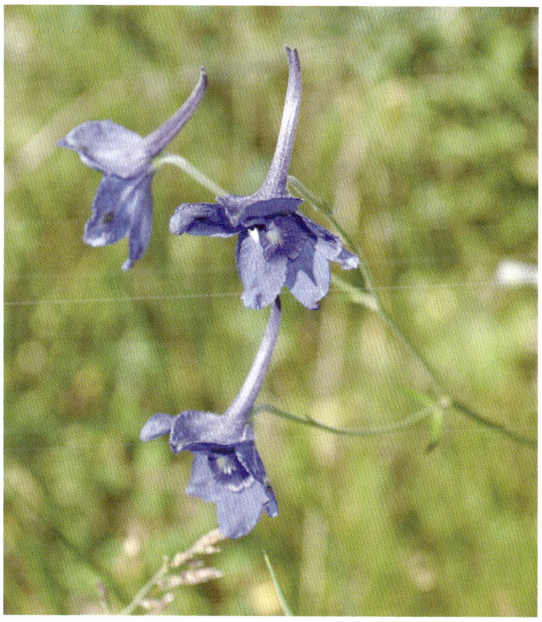

【生 活 型】多年生旱中生草本。

【花 果 期】花期 7~8 月，果期 8~9 月。

【生　　境】生于森林草原、山地草原、河谷草甸及典型草原带的草甸草原、沙质草原及灌丛中，也可生于山地草甸及河谷草甸中。

【功能主治】全草（翠雀花）：祛风止痛，杀虫止痒。外用于牙痛，关节疼痛，疮痈溃疡。

【民族应用】

蒙古族

全草（毕日 - 其其格）：清黏热，止泻，杀虫，燥协日乌素。用于黏性血痢，协日性泄泻，赫依热性牙痛，协日乌素症。

鄂伦春族

（1）根（挨母出哈，猫眼花）：用于风火牙痛（含漱）。

（2）全草（挨母出哈，猫眼花）：用于疥癣，灭虱。

（3）种子（挨母出哈，猫眼花）：用于哮喘。

乌头属　*Aconitum* L.

多年生或一年生草本。根为块根或直根。茎直立或缠绕。叶为单叶，基生或互生，通常掌状分裂。花序通常总状或圆锥状；花梗上有 2 小苞片；花两性，两侧对称；萼片 5，花瓣状，蓝紫色、紫色、黄色或白色；上萼片（盔瓣）1，船形、盔形或圆筒形；侧萼片 2，近圆形或歪倒卵形；下萼片 2，不等大，椭圆形或椭圆状披针形；花瓣（密叶）2，包于盔瓣内，具细长的爪，瓣片通常有唇和距；雄蕊多数，花药椭圆状球形，花丝下部具翅；心皮通常 3~5。蓇葖果含多数种子。种子四面体形，只沿棱生翅或同时在表面生横膜翅。

鄂伦春有 4 种。

分种检索表

1a. 叶掌状深裂……………………………………………………………………**薄叶乌头 *A. fischeri***

1b. 叶掌状全裂。

　2a. 花序轴光滑无毛……………………………………………………………**草乌头 *A. kusnezoffii***

　2b. 花序轴有毛。

　　3a. 茎缠绕……………………………………………………………………**蔓乌头 *A. volubile***

　　3b. 茎直立……………………………………………………………**细叶乌头 *A. macrorhynchum***

• 薄叶乌头

Aconitum fischeri Rchb.

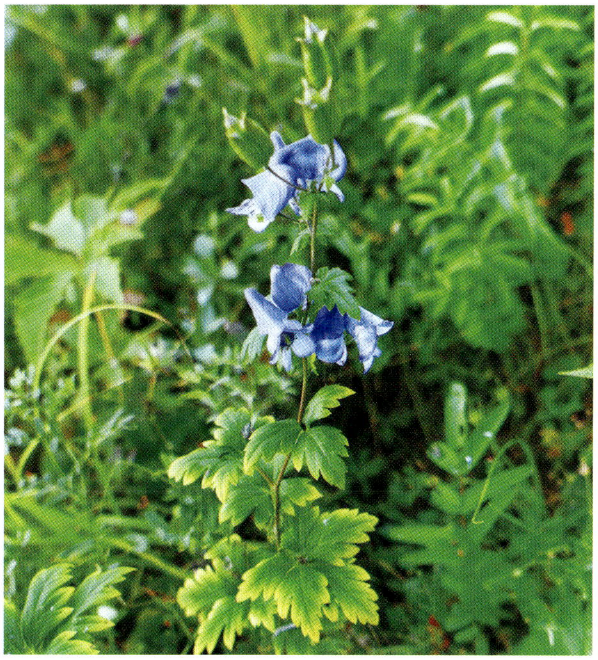

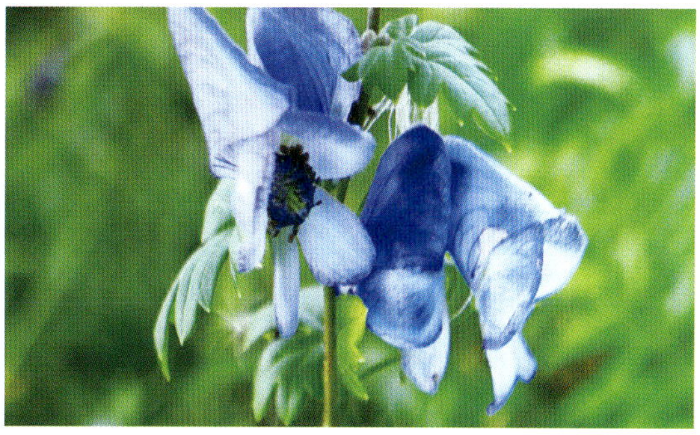

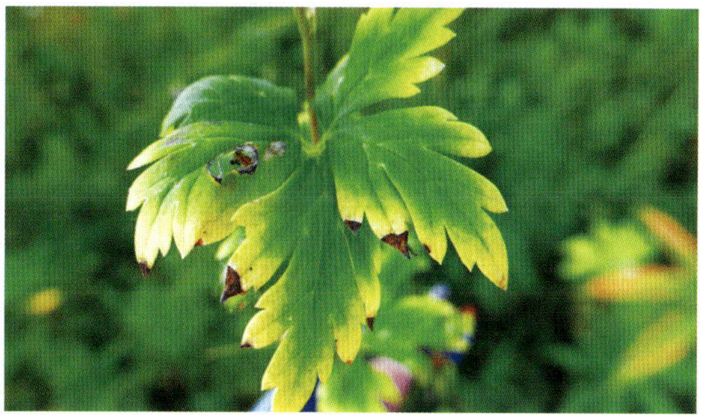

【生 活 型】多年生中生草本。

【花 果 期】花期 8 月，果期 9 月。

【生　　境】生于森林带的林下及沟谷草甸。

【功能主治】块根（薄叶乌头）：祛风胜湿，散寒止痛。用于风湿寒痹。

*附　注 | 该种为鄂伦春“四普”新分布。

• 草乌头

【别名】北乌头、草乌、断肠草

Aconitum kusnezoffii Rchb.

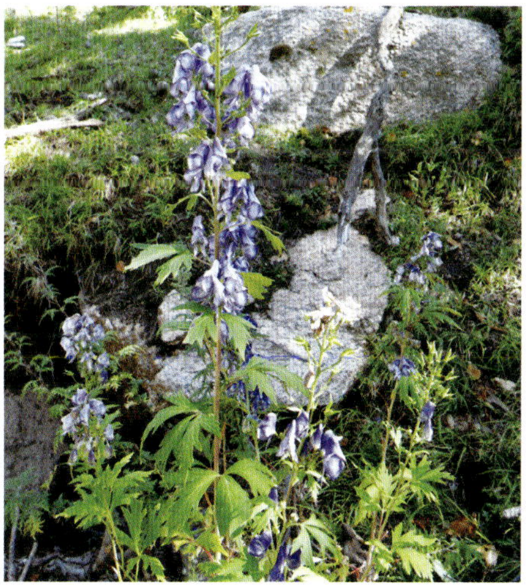

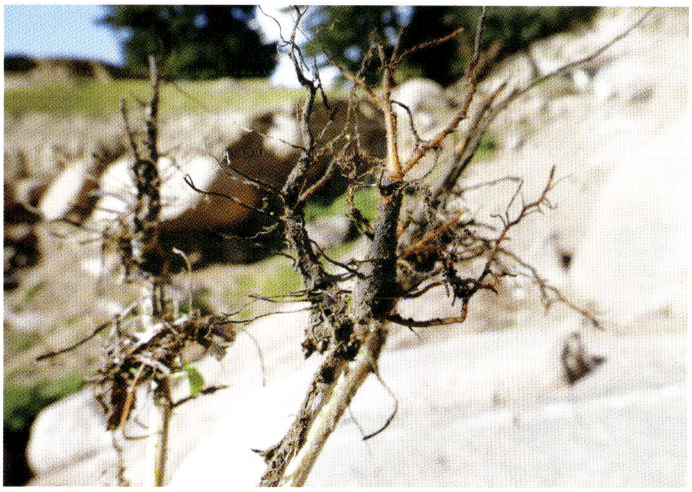

【生 活 型】多年生中生草本。

【花 果 期】花期 7~9 月，果期 9 月。

【生　　境】生于落叶阔叶林下、林缘草甸及沟谷草甸。

【功能主治】

（1）块根（草乌）：祛风除湿，温经止痛。用于风寒湿痹，心腹冷痛，寒疝作痛及麻醉止痛。

（2）叶（草乌叶）：清热，解毒，止痛。用于热病发热，泄泻腹痛，头痛，牙痛。

【民族应用】

■ 蒙古族

（1）块根（泵阿）：杀黏，止痛，燥协日乌素。用于流行性感冒，瘟疫，急、慢性肠刺痛，黏刺痛，痈疖，白喉，丹毒，炭疽，陶赖，关节疼痛，偏瘫，心赫依。

（2）叶（泵阿音 – 那布其）、芽（泵阿音 – 苏叶）：杀黏，消炎，清热，止痛。用于黏刺痛，肠刺痛，瘟疫，麻疹，亚玛病，白喉，炭疽，丹毒，泄泻腹痛。

■ 鄂伦春族

块根（兰兀拉花、巴呀阿拉嘎道）：用于蛇咬伤，牙痛。

*附　注 | 该种为鄂伦春“四普”新分布。

• 蔓乌头

【别名】狭叶蔓乌头

Aconitum volubile Pall. ex Koelle

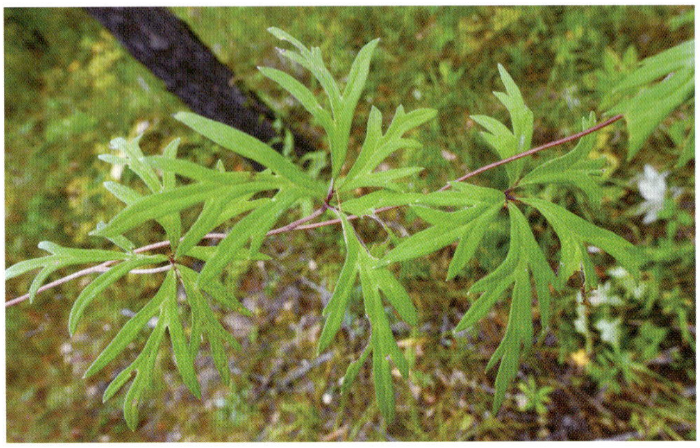

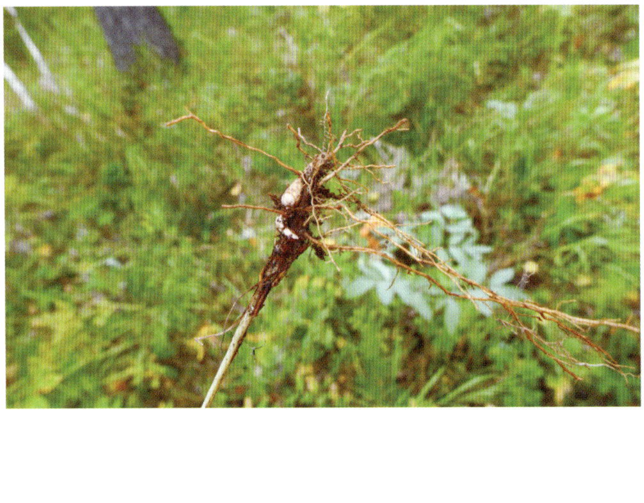

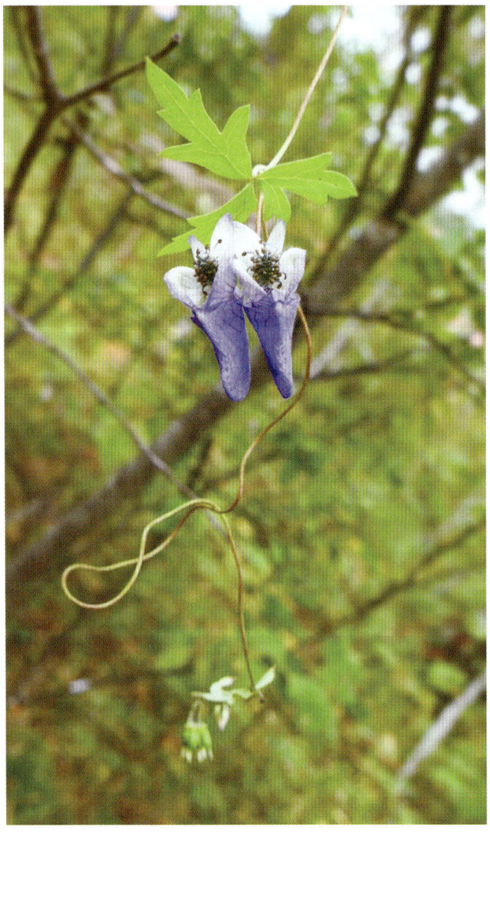

【生 活 型】多年生中生草本。

【花 果 期】花期 8 月，果期 9 月。

【生　　境】生于森林带的沼泽草甸。

【功能主治】块根（蔓乌头）：祛风，散寒，止痛，止痉。用于风寒湿痹，关节疼痛，神经痛，四肢拘挛，半身不遂，疮疡肿毒等。

·细叶乌头

【别名】大嘴乌头

Aconitum macrorhynchum Turcz. ex Ledeb.

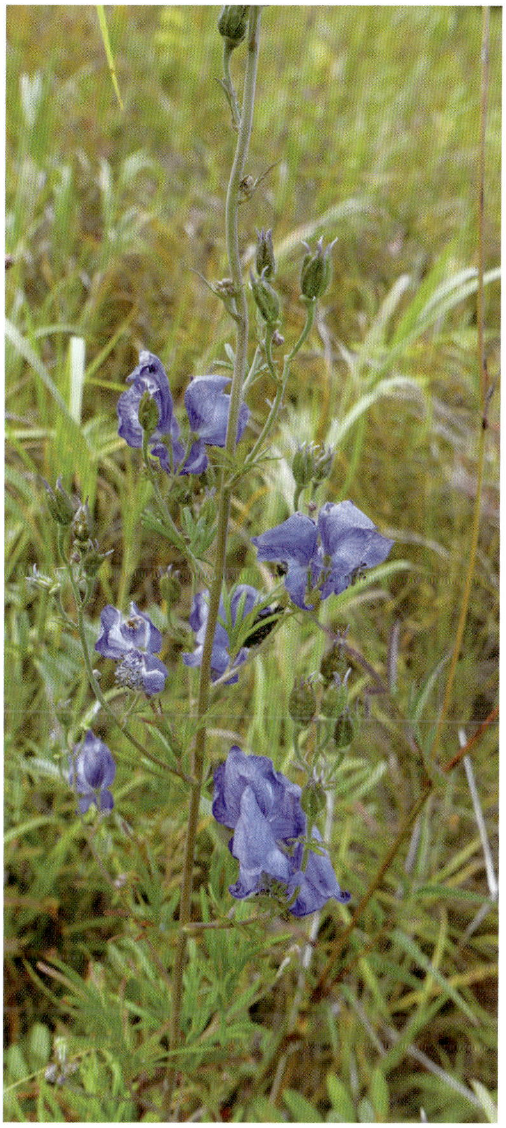

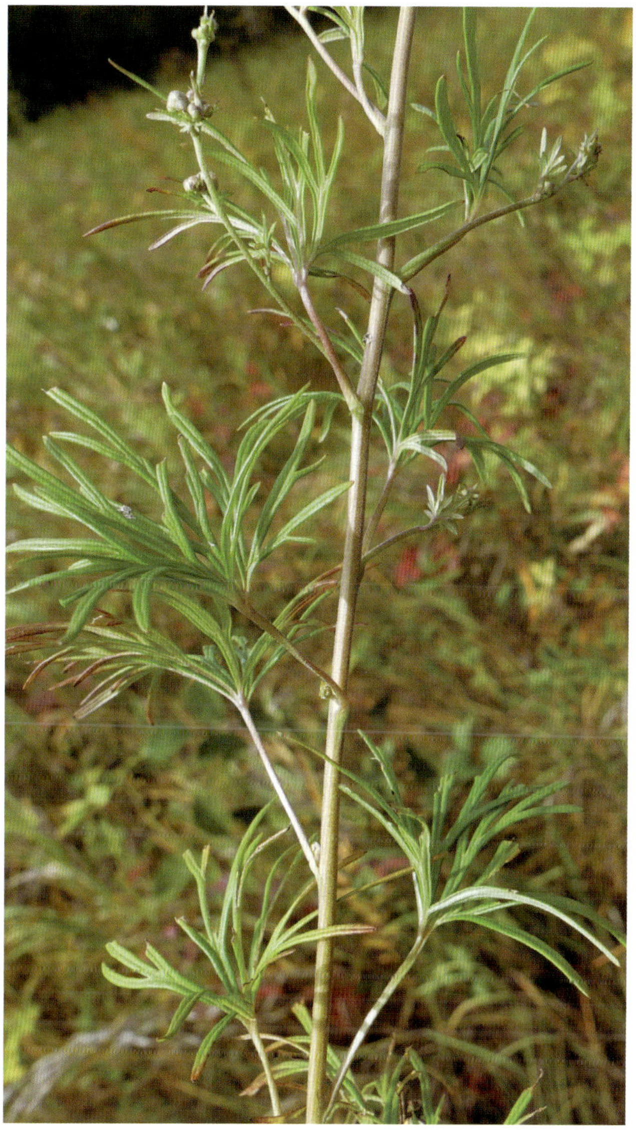

【生 活 型】多年生中生草本。

【花 果 期】花期 8~9 月，果期 9 月。

【生　　境】生于森林带的山地草甸或沼泽草甸。

【功能主治】块根（细叶乌头）：止痛解痉。用于风湿病。

小檗属 *Berberis* L.

落叶或常绿灌木，稀小乔木。树皮常呈灰色；老枝色淡或深暗，内皮层和木质部均为黄色；枝通常具刺。单叶常簇生于刺腋短枝上，叶片与叶柄连接处常有关节。花黄色，单生、簇生或排列成总状花序；花梗基部常具苞片；萼片6~9，花瓣状，2轮排列，外有2~4枚小苞片；花瓣6，近基部常有腺体2；雄蕊6。浆果红色或黑蓝色。种子1至多数。

鄂伦春有1种。

· 刺叶小檗

【别名】西伯利亚小檗

Berberis sibirica Pall.

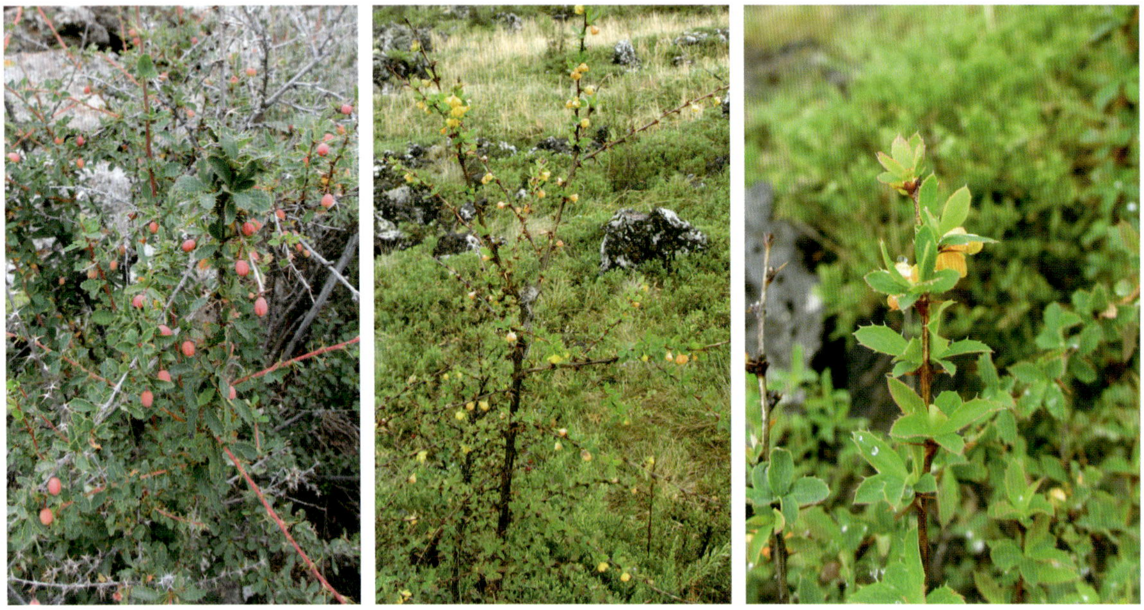

【生 活 型】中生落叶灌木。

【花 果 期】花期5~6月，果期9月。

【生　　境】在森林区及高山带的碎石坡地和陡峭的山坡上成丛生长，有时也见于落叶松－偃松林下。

【功能主治】根、茎、树皮（三颗针）：清热，燥湿，泻火解毒。用于湿热痢疾，腹泻，黄疸，湿疹，疮疡，口疮，目赤，咽痛。

【民族应用】

▪ 蒙古族

根（哲日瓦）：燥协日乌素，清热，解毒，止泻，止血，明目。用于痛风，游痛症，秃疮，疥癣，麻风病，皮肤瘙痒，毒热，鼻衄，吐血，月经过多，便血，风火眼，眼白斑，肾热，遗精。

*附 注 | 该种为鄂伦春“四普”新分布。

蝙蝠葛属 *Menispermum* L.

缠绕灌木或多年生草本。叶盾形，边缘有浅裂，有掌状叶脉。总状或圆锥花序；萼片2~8，2轮，较花瓣长；花瓣6~8；雄花有雄蕊12~24，分离，花药4室；雌花有心皮2~4，退化雄蕊6~12。核果扁球形；核马蹄状，有环状横肋。

鄂伦春有1种。

• 蝙蝠葛

【别名】山豆根、苦豆根、山豆秧根

Menispermum dauricum DC.

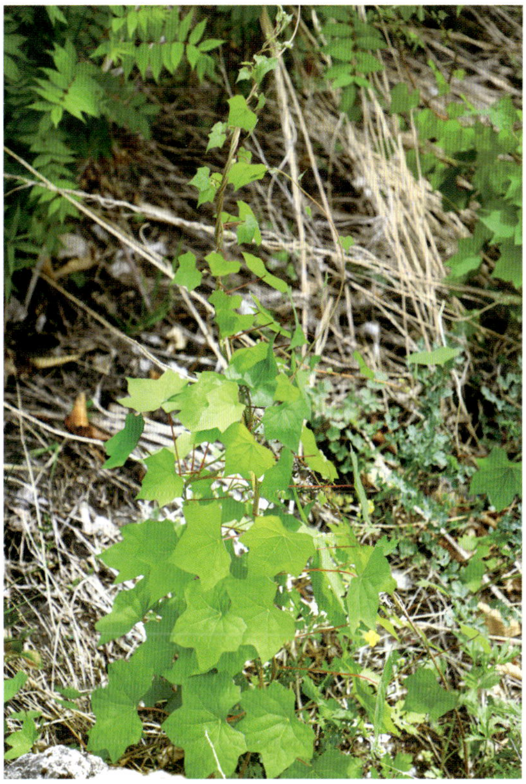
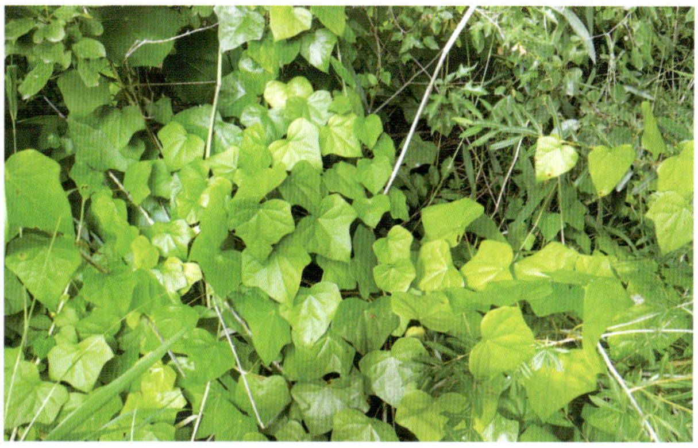
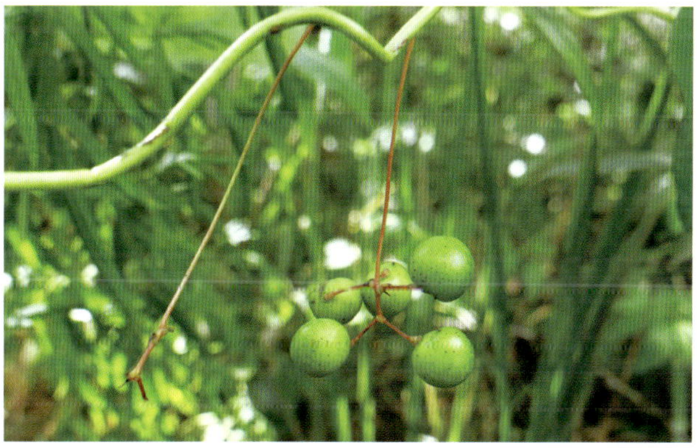

【生 活 型】中生缠绕落叶灌木。

【花 果 期】花期6月，果期8~9月。

【生　　境】生于森林带和草原带的山地林缘、灌丛、沟谷。

【功能主治】根及根茎（北豆根）：清热解毒，消肿止痛，利咽，通便，抗癌。用于急性咽喉炎，扁桃体炎，牙龈肿痛，肺热咳嗽，湿热黄疸，痈疖肿毒，便秘，食管癌，胃癌。

【民族应用】

■ 蒙古族

根及根茎（哈日－敖日秧古）：清热，祛协日乌素，止渴。用于血热，协日热，骨热，热性协日乌素，丹毒，口渴，恶心，呕吐，皮肤病。

五味子属 *Schisandra* Michx.

木质藤本。花单性，雌雄同株或异株，单生于叶腋；花被片 9~12；雄花有雄蕊 5 至多数，花丝甚短，肉质，分离或多少联合，有时形成肉质头状体；雌蕊有多数离生心皮，子房上位，1 室，含 2~5 胚珠。聚合浆果排列在 1 伸长下垂的花托上。

鄂伦春有 1 种。

· 五味子

【别名】北五味子、辽五味子、山花椒秧

Schisandra chinensis (Turcz.) Baill.

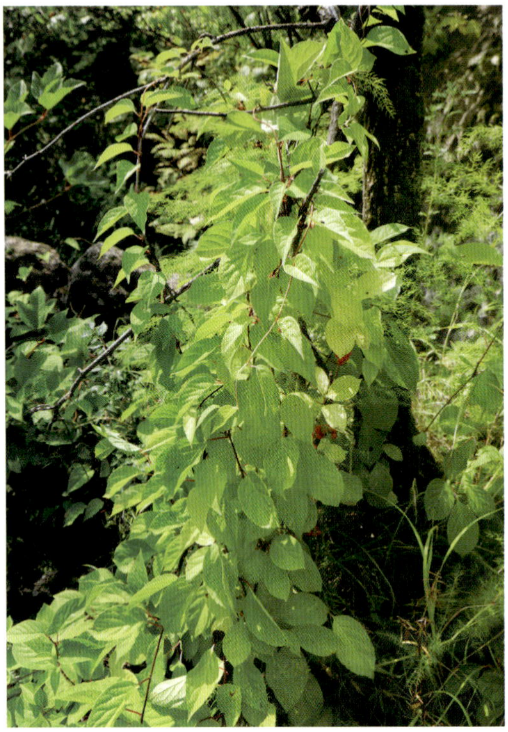

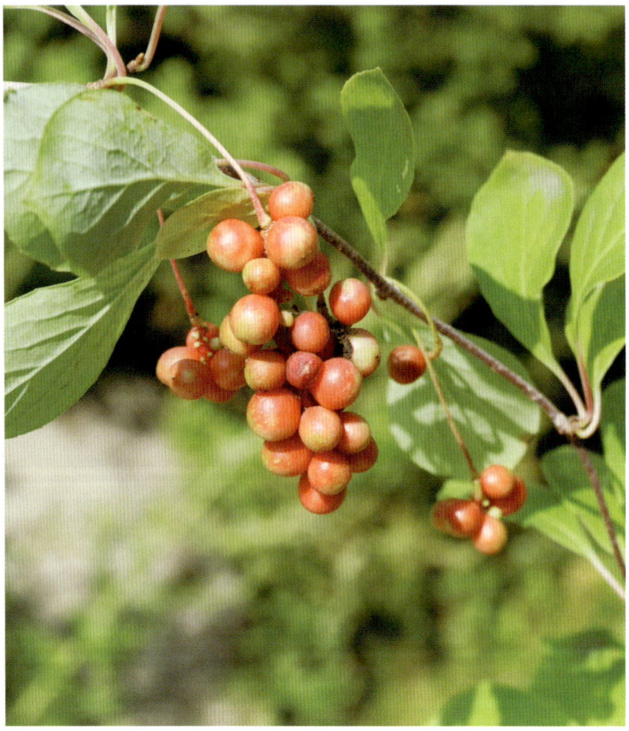

【生 活 型】中生耐阴落叶木质藤本。

【花 果 期】花期 6~7 月，果期 8~9 月。

【生　　境】生于落叶阔叶林带的阴湿山沟、灌丛、林下。

【功能主治】果实（五味子）：收敛固涩，益气生津，补肾宁心。用于久嗽虚喘，梦遗滑精，遗尿尿频，久泻不止，自汗盗汗，津伤口渴，内热消渴，心悸失眠。

【民族应用】

鄂伦春族

成熟果实（乌拉音乌丘克，山花椒）：敛肺滋肾，生津敛汗，涩精止泻，宁心安神。用于肺虚喘咳，津伤口渴，自汗，盗汗，遗精滑精，慢性腹泻，心悸失眠，神经衰弱，黄疸性肝炎，疮疡溃烂，皮肉欲脱者。生服或泡酒饮用，用于身体虚弱。

白屈菜属 *Chelidonium* L.

草本，含黄红色乳汁。茎直立，有分枝。叶互生，一至二回羽状分裂。伞形花序，顶生；花黄色；萼片 2，早落；花瓣 4；雄蕊多数；子房圆柱形，1 室，由 2 心皮合生，侧膜胎座，含多数胚珠，花柱短，柱头 2，浅裂。蒴果条状圆柱形，自基部向上 2 瓣裂开。种子多数，有光泽，种脐附近有种阜。

鄂伦春有 1 种。

·白屈菜

【别名】地黄连、山黄连、八步紧

Chelidonium majus L.

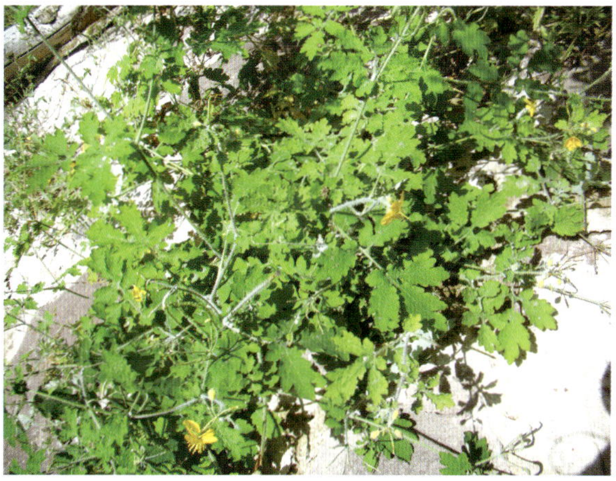
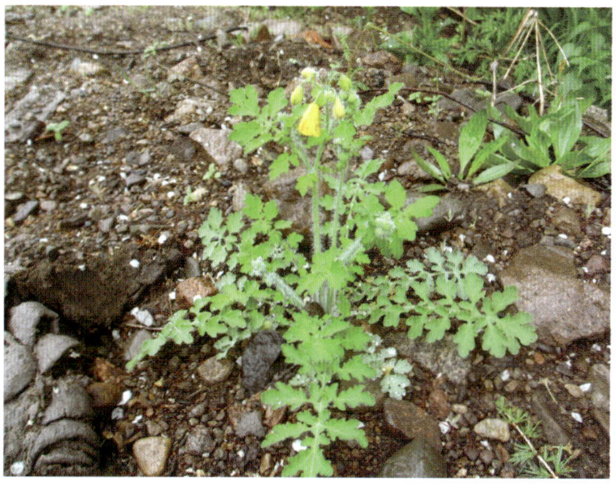
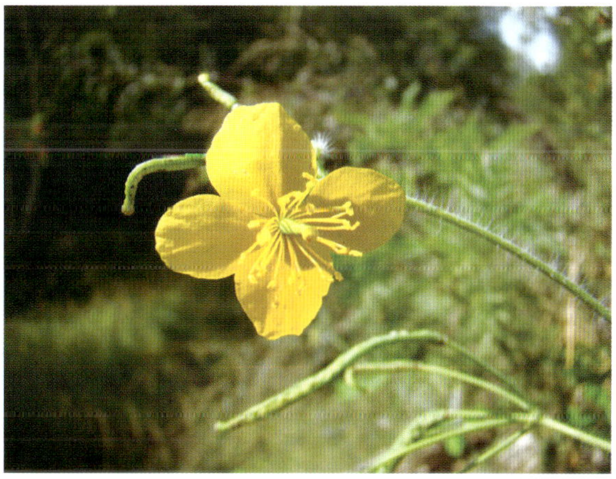
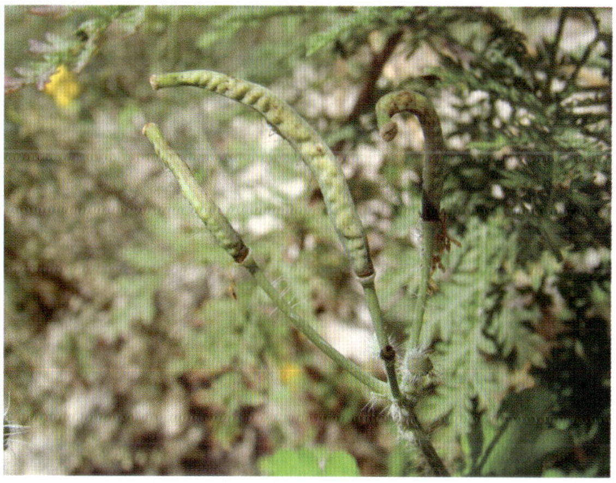

【生 活 型】多年生中生草本。

【花 果 期】花期 6~7 月，果期 8 月。

【生　　境】生于森林带和草原带的山地林缘、林下、沟谷溪边。

【功能主治】

（1）全草（白屈菜）：清热解毒，止痛，止咳。用于胃炎，胃溃疡，肠炎，痢疾，黄疸，慢性支气管炎，百日咳；外用于稻田性皮炎，毒虫咬伤。

（2）根（白屈菜根）：散瘀，止血，止痛，解蛇毒。用于劳伤瘀血，月经不调，痛经，上消化道溃疡，蛇咬伤。

【民族应用】

蒙古族

全草（希古得日格纳）：清热，解毒，燥脓，治伤。用于黏热，发症，毒热，浊热，未成熟热，结喉，发症，麻疹，肠刺痛，金伤，风火眼。

*附 注 | 该种为鄂伦春“四普”新分布。

罂粟属 *Papaver* L.

草本，含乳汁。单叶互生，常有不同程度分裂。单花，顶生，美丽，蕾时弯曲；萼片 2，常早落；花瓣 4，红色、黄色、白色或淡紫色；雄蕊多数；子房由数个至多数心皮合生，侧膜胎座，1 室，花柱无，柱头盘状星形。蒴果孔裂。种子细小，多数，表面蜂窝状。

鄂伦春有 1 种。

• 野罂粟

【别名】山大烟、野大烟、山罂粟

Papaver nudicaule L.

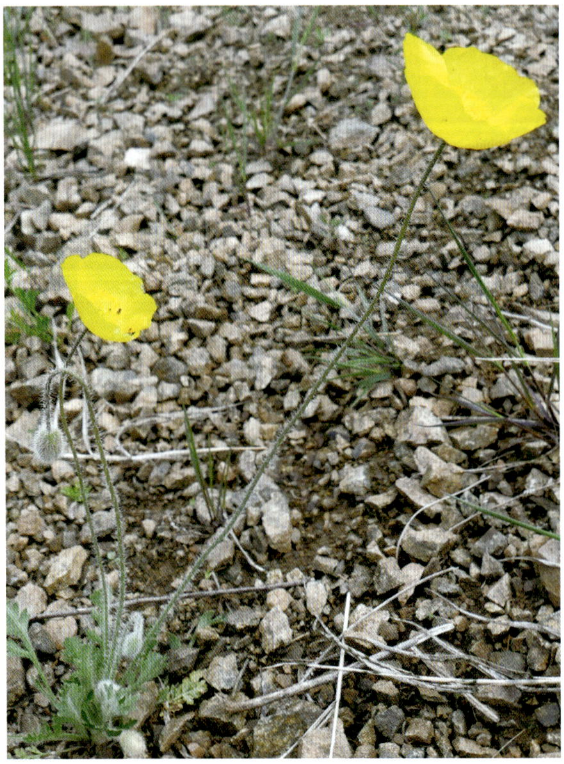

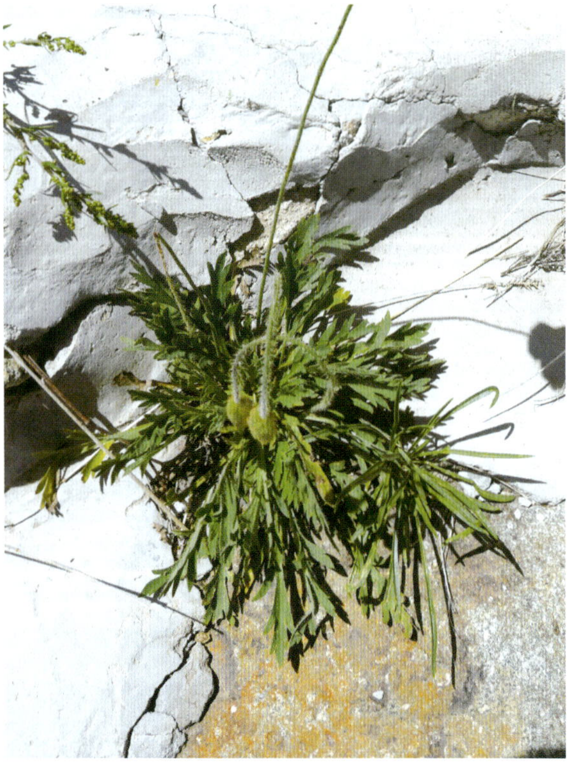

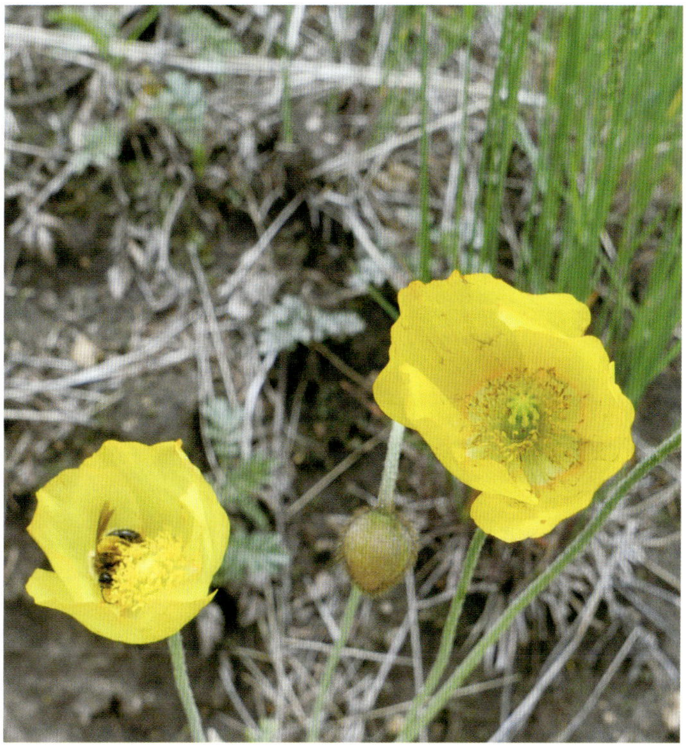
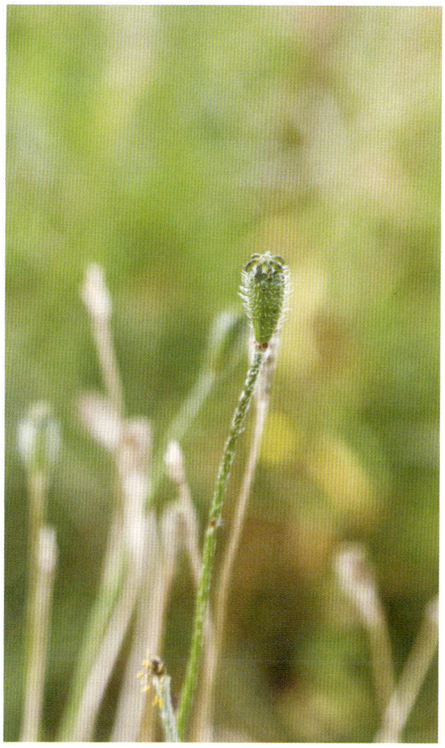

【生 活 型】多年生旱中生草本。

【花 果 期】花期 5~7 月，果期 7~8 月。

【生　　境】生于森林带和草原带的山地林缘、草甸、草原、固定沙丘。

【功能主治】果实（野罂粟）：涩肠止痛，解毒，止咳，定喘。用于神经性头痛，久咳，喘息，泻痢，便血，遗精，痛经，带下，脱肛，急、慢性胃炎，胃溃疡。

【民族应用】

蒙古族

花（哲日利格 - 阿木 - 其其格）：止痛，凉血。用于胸刺痛，血热，搏热。

鄂温克族

果实（野大烟）：镇痛，固涩。用于肠炎，痢疾。

角茴香属　*Hypecoum* L.

一年生草本，无毛，常带粉绿色。叶基生，数回深裂，裂片条形，具长柄。花黄色、白色或淡紫色；萼片 2，小型；花瓣 4，外面 2 片平坦，较大，扇状菱形，先端 3 裂，稀全缘，内面 2 片，先端 3 裂；雄蕊 4，离生，与花瓣对生，花丝多少具翅；雌蕊由 2 心皮合生，子房 1 室，胚珠多数，柱头 2，长条形。蒴果长角果状，有横隔，2 瓣裂。种子椭圆形，黑褐色。

鄂伦春有 1 种。

· 角茴香

【别名】山黄连、野茴香

Hypecoum erectum L.

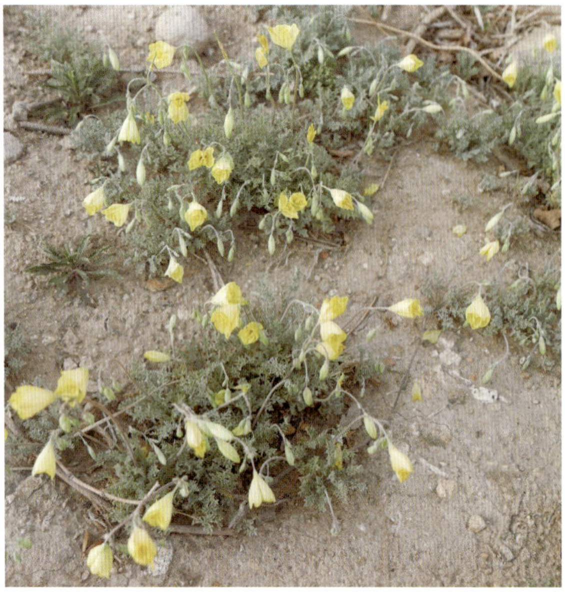

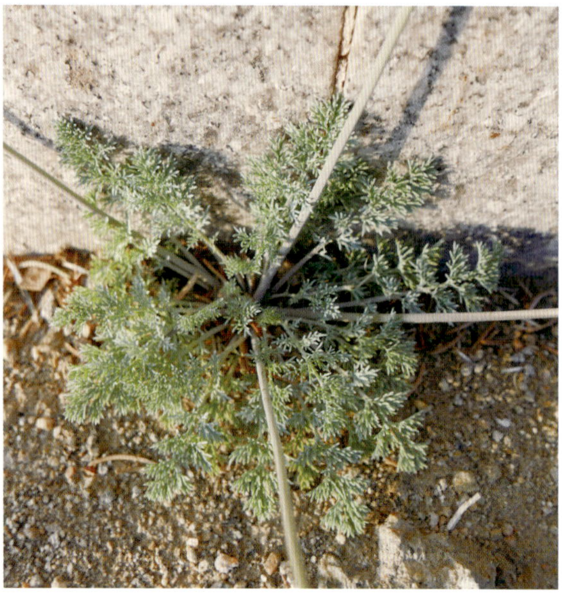

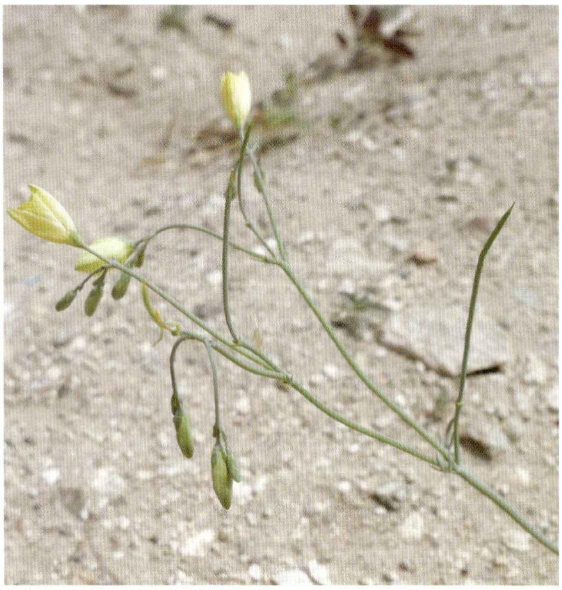

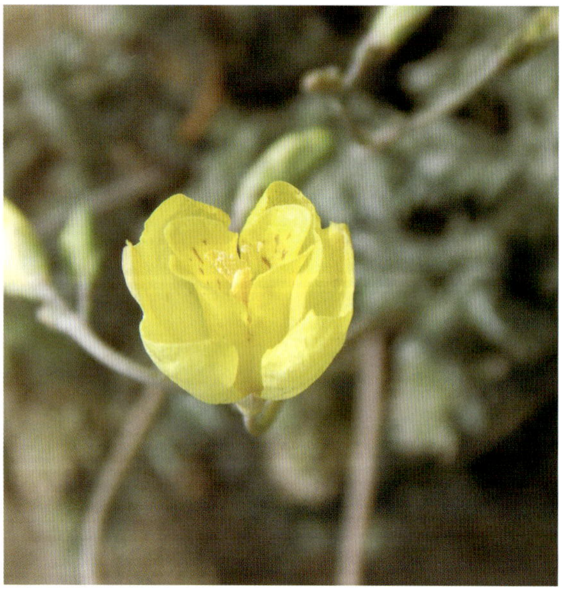

【生 活 型】一年生低矮中生草本。

【花 果 期】花、果期 6~8 月。

【生　　境】生于草原与荒漠草原地带的砾石质坡地、沙质地、盐化草甸等，多零星散生。

【功能主治】全草或根（角茴香）：清热解毒，镇咳止痛。用于支气管炎，感冒发热，咳嗽，咽喉肿痛，肝热目赤，肝炎，胆囊炎，痢疾，关节疼痛。

【民族应用】

■ 蒙古族

全草（嘎伦－塔巴格）：杀黏，清热，解毒。用于流行性感冒，瘟疫，黄疸，陈刺痛，结喉，发症，转筋痛，麻疹，炽热，劳热，讧热，毒热。

紫堇属 *Corydalis* Vent.

草本。有时具块茎。叶常为二回羽状全裂或复叶。花两性，两侧对称，淡紫色、紫红色或黄色，组成总状花序；具苞片；萼片2，鳞片状，早落；花瓣4，2轮排列，外轮上方1片基部有距，内轮2片先端稍合生；雄蕊6，呈2束，花药位于每束中央的为2室；子房1室，由2心皮合生，侧膜胎座，含2至多数胚珠，花柱细长，柱头2裂。蒴果2瓣开裂。种子黑色，有光泽，有时具种阜。

鄂伦春有4种。

分种检索表

1a. 具块茎；茎下部叶具鳞片叶，子叶1……………………………………**齿裂延胡索 *C. turtschaninovii***

1b. 无块茎，具直根；茎下部叶无鳞片叶，子叶2。

2a. 花较大，连距长16~18mm，距细长，长7~10mm；叶质较厚，草质，小裂片较宽，倒卵形……………………………………**小黄紫堇 *C. raddeana***

2b. 花较小，连距长6~8mm，距粗短，长约3mm；叶质较薄，纸质，小裂片较狭，倒披针形。

3a. 苞片不裂，蒴果倒披针形或矩圆形，种子2行……………………**北紫堇 *C. sibirica***

3b. 苞片羽状分裂或花序上部的苞片不裂，蒴果条形，种子1行……………………………………**赛北紫堇 *C. impatiens***

·齿裂延胡索

【别名】狭裂延胡索、齿瓣延胡索

Corydalis turtschaninovii Bess.

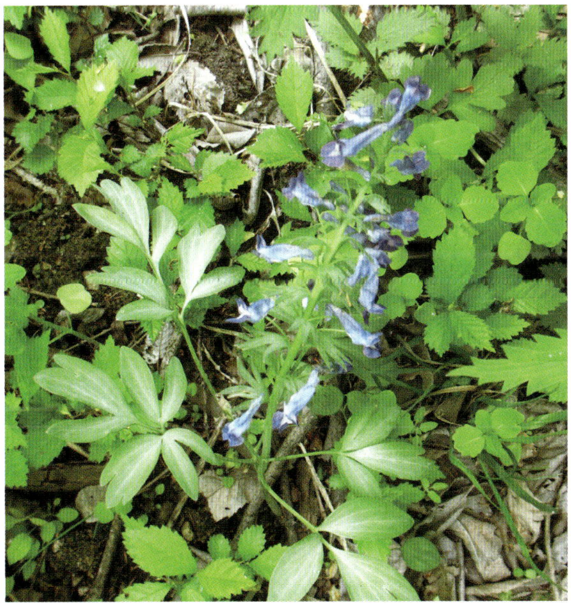

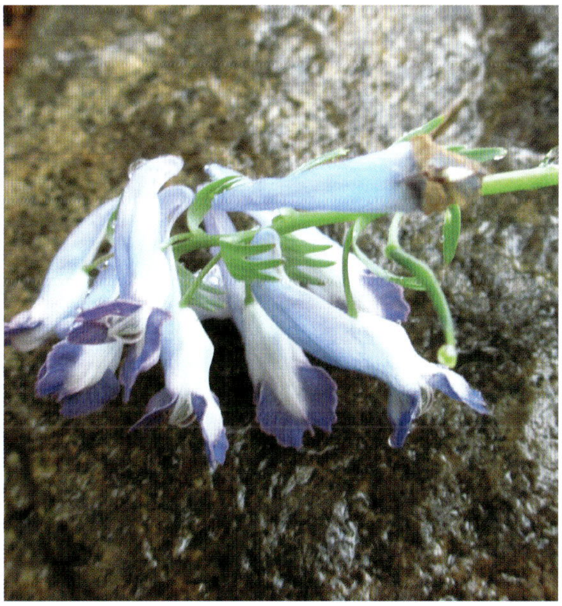

【生 活 型】多年生中生草本。

【花 果 期】花期 4~5 月，果期 5~6 月。

【生　　境】生于森林带和草原带的山地林缘、沟谷草甸、河滩及溪沟边。

【功能主治】根茎（延胡索）：活血，散瘀，理气，止痛。用于胃痛，胸腹痛，疝气痛，痛经，月经不调，产后瘀血腹痛，跌打损伤。

【民族应用】

■ 鄂伦春族

块茎（挨母出哈，蓝鹊花，兰花菜）：活血散瘀，行气止痛，镇痛，止血。用于胃痛，胸腹痛，疝痛，痛经，关节痛，月经不调，产后瘀血腹痛，跌打损伤，泻痢。

·小黄紫堇

Corydalis raddeana Regel

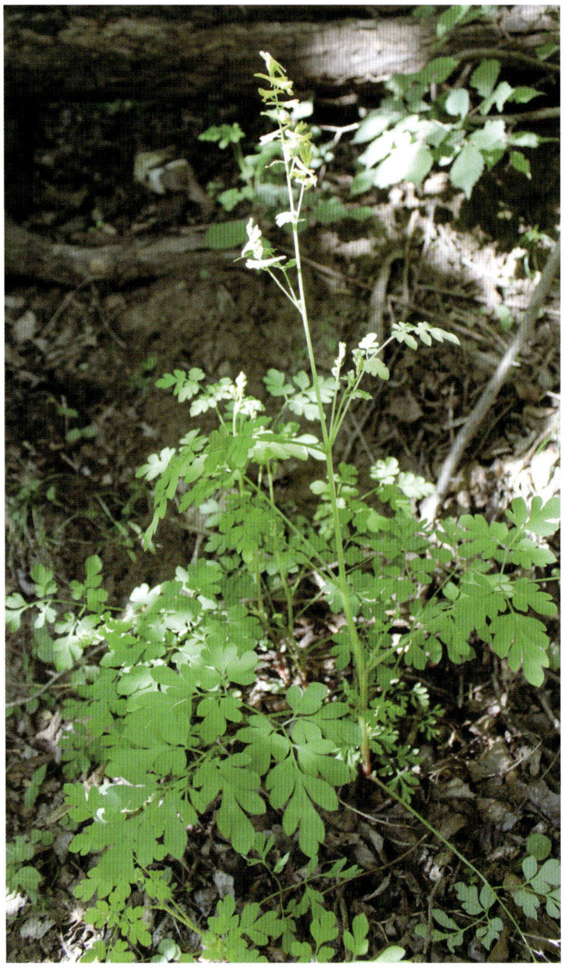

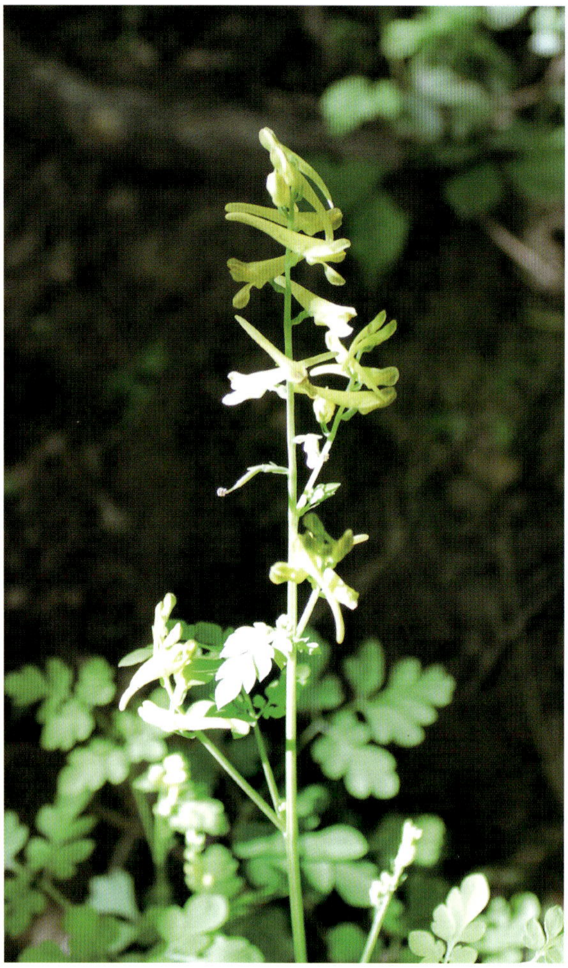

【生 活 型】一年生、二年生中生草本。

【花 果 期】花期 7~8 月。

【生　　境】生于森林带和草原带的山地林缘、石崖下。

【功能主治】全草（黄花地丁）：清热，解毒，利尿。用于久咳痰喘，尿道炎，膀胱炎，痈疽疔疮。

【民族应用】

■ 蒙古族

茎、叶（希日－萨巴乐干纳）：消痰，定喘，止咳。用于痈疽疮肿。

·北紫堇

Corydalis sibirica (L. f.) Pers.

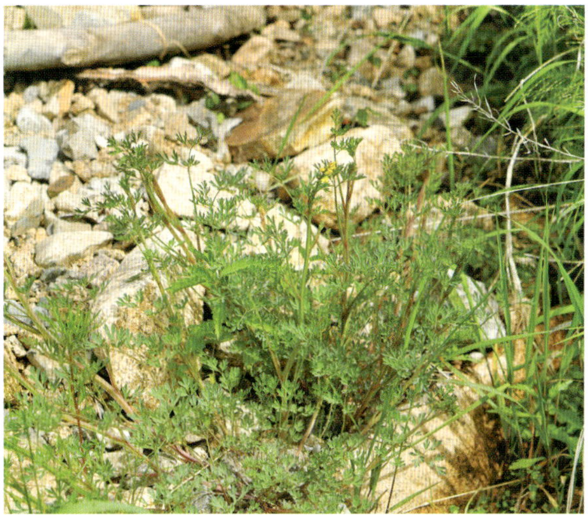

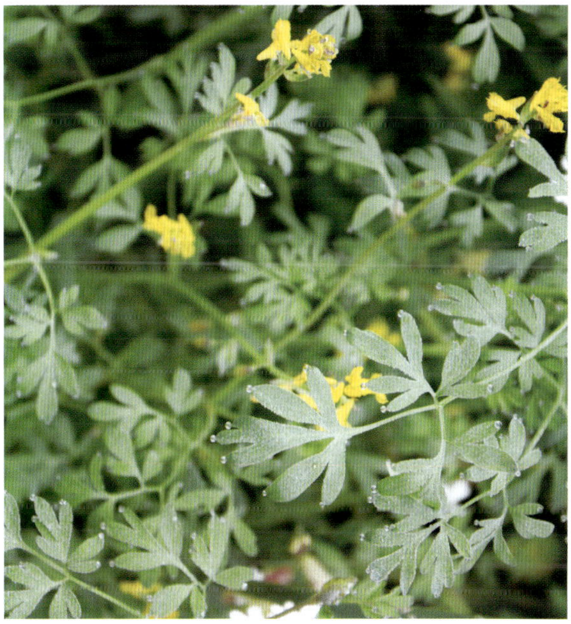

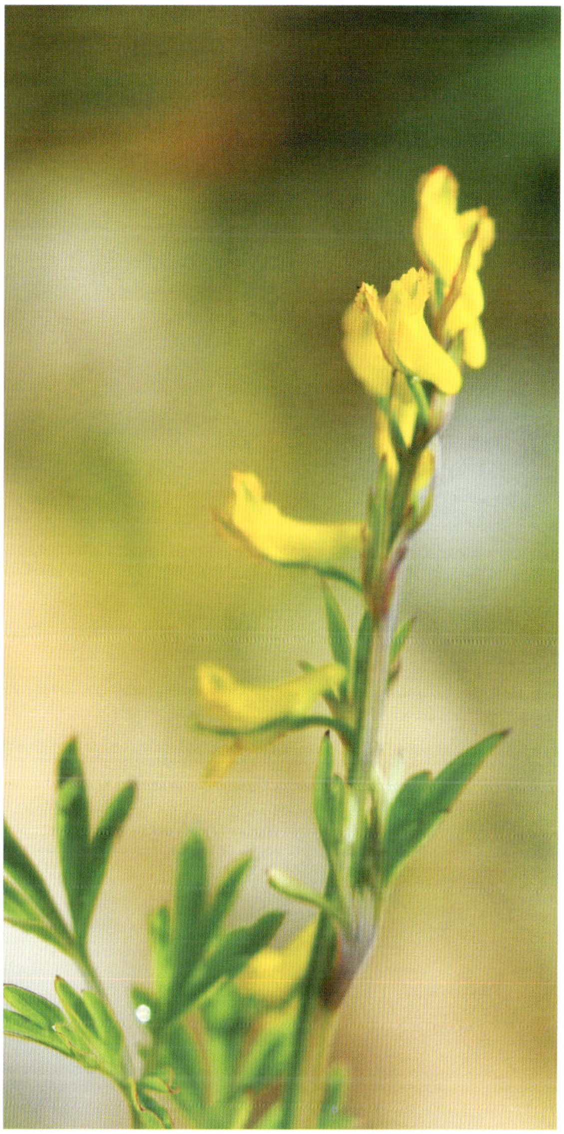

【生 活 型】一年生、二年生中生草本。

【花 果 期】花、果期 6~8 月。

【生　　境】生于森林带和草原带的山地林下、沟谷溪边。

【功能主治】全草（北紫堇）：清热解毒，活血散瘀，消肿止痛，杀虫。用于高血压，肝炎，胆囊炎，全身疼痛，瘫痪，坏血病；外用于毒蛇咬伤，疮疖痈肿。

【民族应用】

■ 蒙古族

全草（西伯日－好如海－其其格）：清热，治伤，消肿。用于黏热，流行性感冒，伤热，隐热，烫伤。

· 赛北紫堇

Corydalis impatiens (Pall.) Fisch.

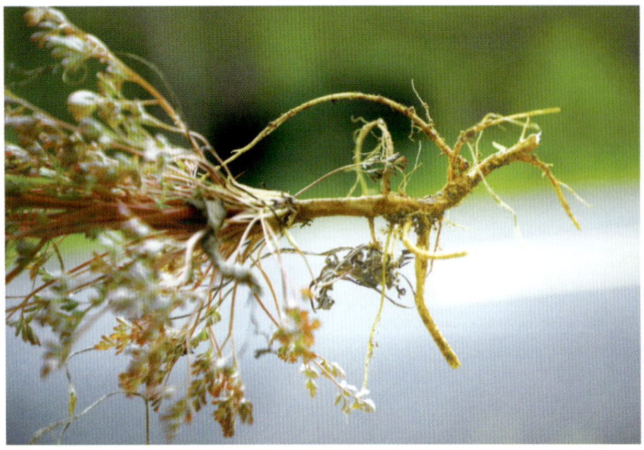

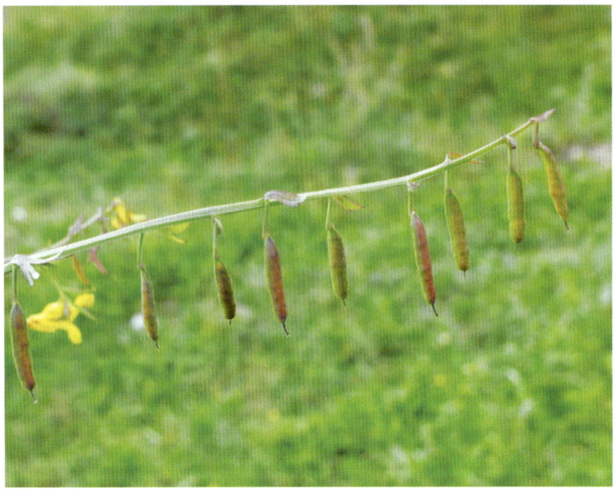

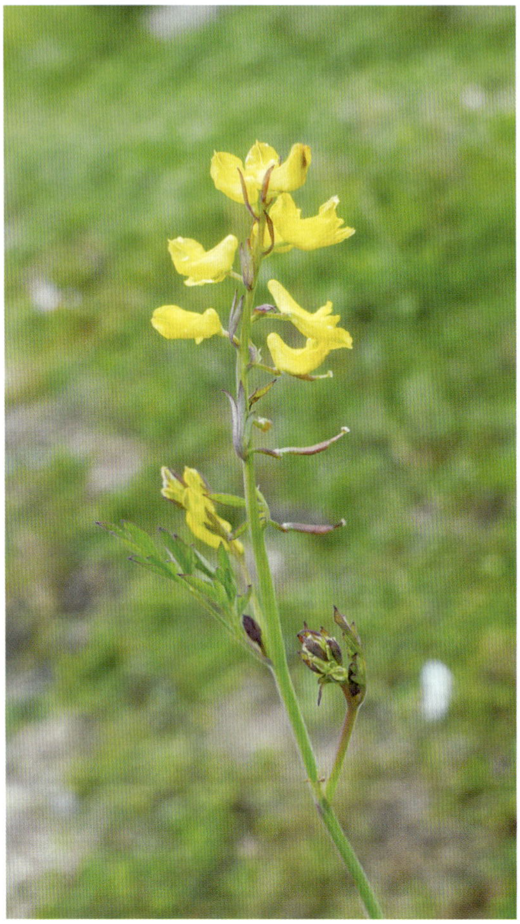

【生 活 型】一年生、二年生中生草本。

【花 果 期】花期 6~8 月，果期 7~9 月。

【生　　境】生于森林带和草原带的山地疏林或草坡。

【功能主治】全草（赛北紫堇）：活血散瘀，行气止痛，清热解毒。用于胃脘痛，肝炎，胆囊炎，腰腿痛，痈肿，毒蛇咬伤，疥癣，刀伤。

蔊菜属　*Rorippa* Scop.

一年生、二年生或多年生草本，无毛或有单毛。茎直立、匍匐或斜升，不分枝或多分枝。叶羽状分裂、全裂或不裂，具齿或全缘。萼片开展，基部不呈囊状；花瓣黄色，近倒卵形，与萼片近等长或无花瓣；侧蜜腺合生成大环状，向内微缺，向外稍敞开，中蜜腺狭小凸起与侧蜜腺分离或合生。果实为长角果或短角果，开裂，圆柱形、椭圆形、球形或条形。种子多数，2行或1行，子叶缘倚。

鄂伦春有1种。

· 风花菜

【别名】沼生蔊菜、蔊菜

Rorippa palustris (L.) Bess.

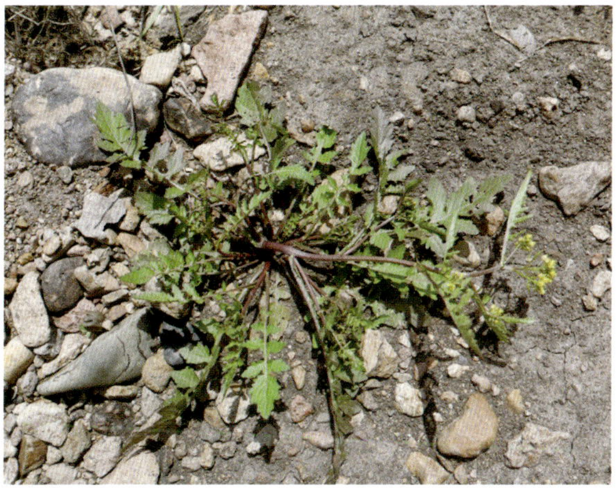
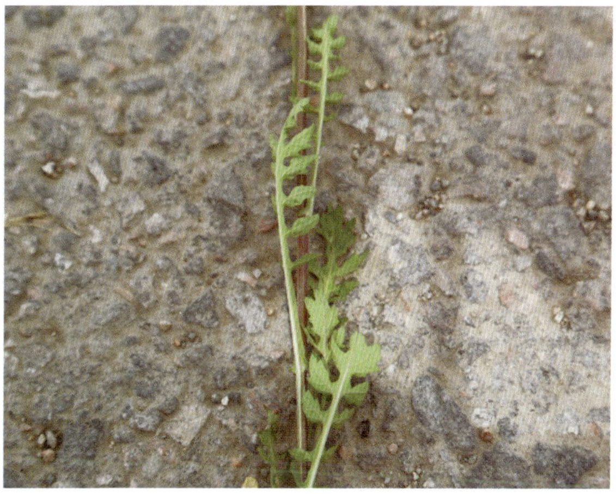
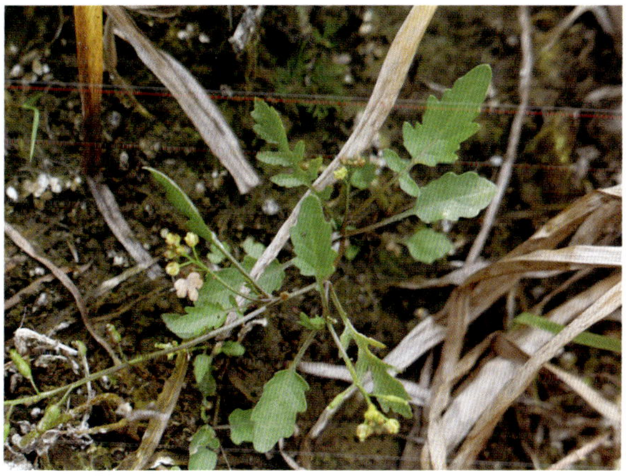
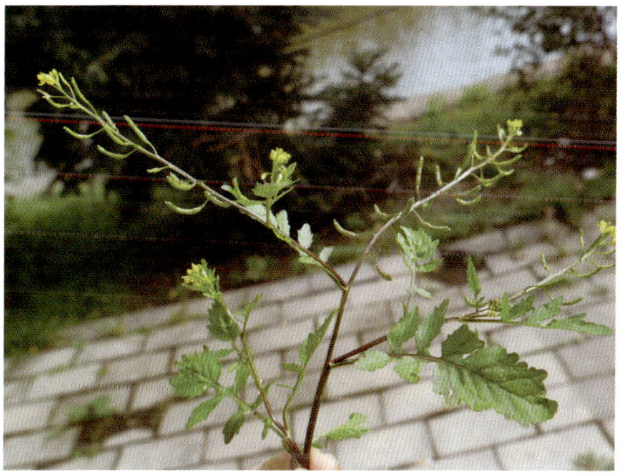

【生 活 型】二年生或多年生湿中生草本。

【花 果 期】花、果期6~8月。

【生　　境】生于水边、沟谷，为沼泽草甸或草甸种。

【功能主治】全草（风花菜）：清热解毒，利尿消肿。用于风热感冒，淋证，水肿，关节炎，痈肿，烫火伤。

菥蓂属 *Thlaspi* L.

一年生或多年生草本，无毛。基生叶常莲座状，具柄；茎生叶基部箭形，抱茎，无柄，全缘或具齿。萼片斜开展，基部不呈囊状；花瓣白色，少淡红色，有爪；雄蕊分离，花丝无齿，侧蜜腺新月形，位于短雄蕊两侧，向长雄蕊方向延伸形成小突起。短角果圆形、矩圆形、倒卵形或倒心形，两侧扁压，有翅，顶端凹缺，隔膜窄。种子每室 2~8，子叶缘倚。

鄂伦春有 1 种。

· 山菥蓂

【别名】山遏蓝菜

Thlaspi cochleariforme DC.

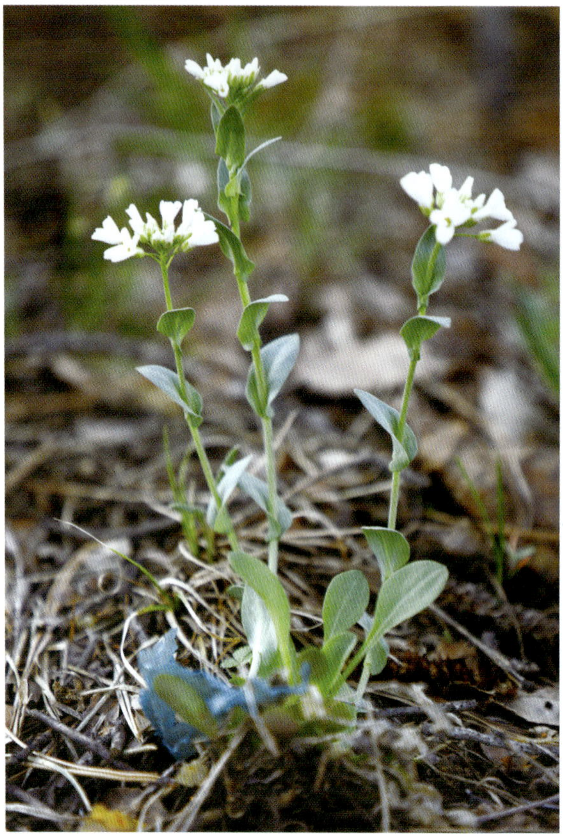

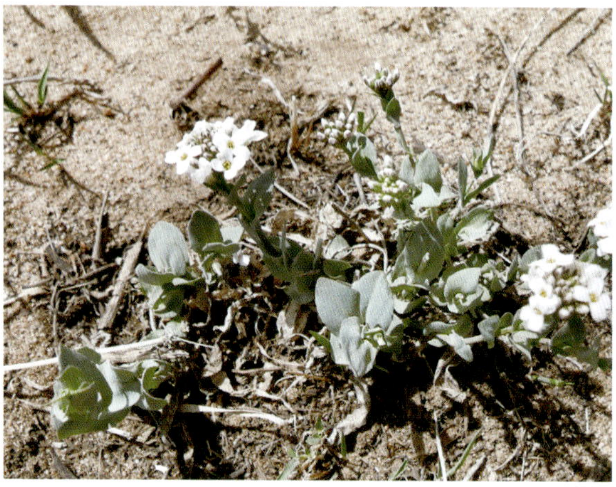

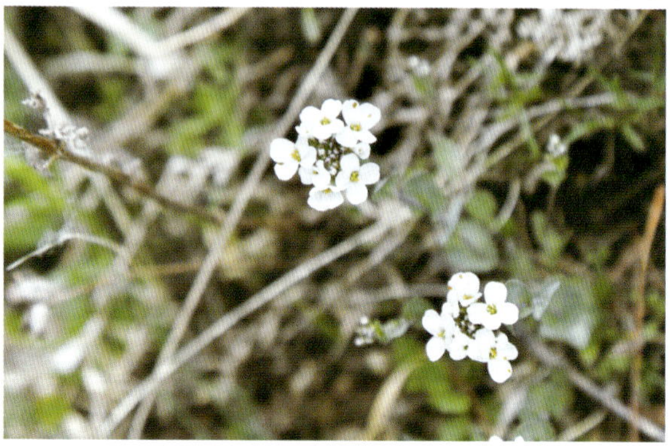

【生 活 型】多年生砾石生旱生草本。

【花 果 期】花、果期 5~7 月。

【生　　境】生于森林带和草原带山地石质山坡或石缝间。

【功能主治】种子（山菥蓂）：利肝明目，强筋骨。用于风湿痹痛，目赤肿痛等。

【民族应用】

■ 蒙古族

种子（恒日格－乌布斯）：清热，强壮，开胃，利水消肿。用于肺热，肾热，肝火，腰腿痛，恶心，睾丸肿痛，遗精，阳痿。

*附 注 | 该种为鄂伦春“四普”新分布。

独行菜属 *Lepidium* L.

一年生、二年生或多年生草本，无毛或具短柔毛、腺毛、柱状毛等。叶多为单叶，全缘，具齿或羽状分裂。萼片直立，基部不呈囊状；花瓣小，白色，或无花瓣；雄蕊 2~4，稀 6，蜜腺 4~6，小瘤状或丝状，中蜜腺有时缺。短角果圆形、卵形或心脏形，左右扁压或膨胀；果瓣舟形，无翅或顶端有狭翅。种子每室仅 1 粒，下垂；子叶背倚，稀缘倚。

鄂伦春有 2 种。

分种检索表

1a. 多年生草本；茎生叶卵状披针形或披针形 .... 宽叶独行菜 ***L. latifolium***

1b. 一年生、二年生草本；茎生叶狭披针形或条形 .... 独行菜 ***L. apetalum***

·宽叶独行菜

【别名】羊辣辣、止痢草

Lepidium latifolium L.

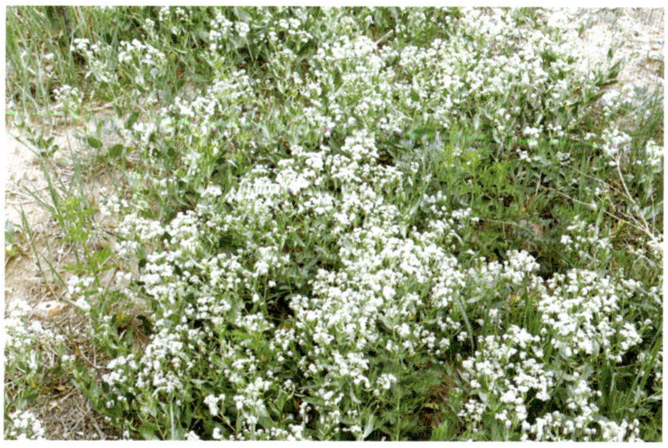

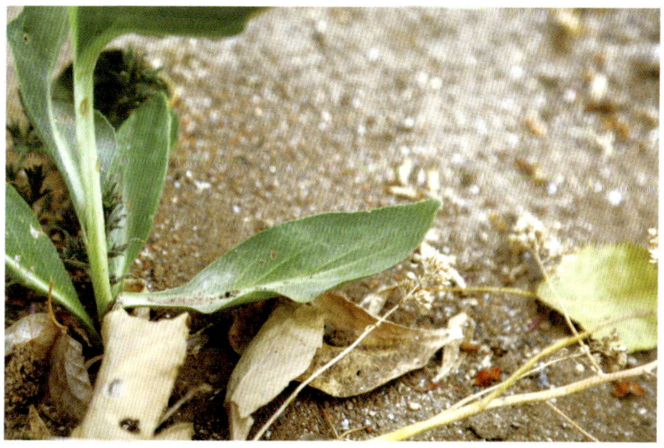

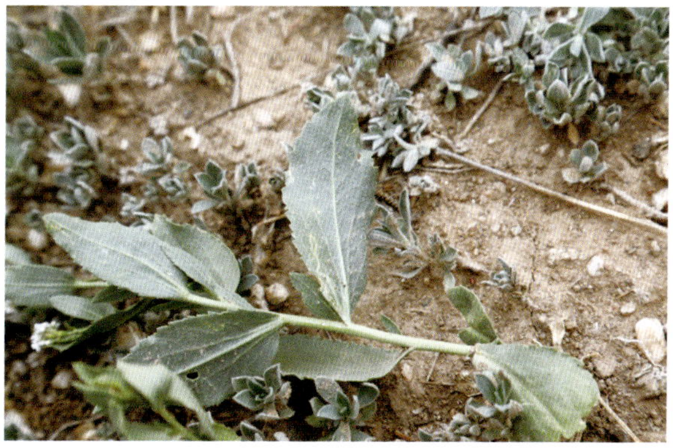

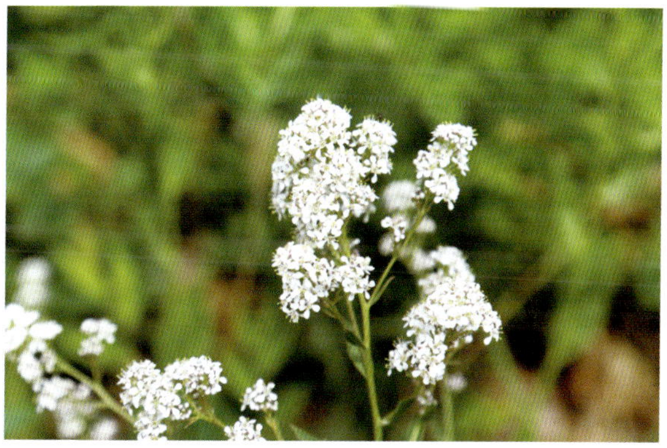

【生 活 型】多年生耐盐中生草本。

【花 果 期】花期 6~7 月，果期 8~9 月。

【生　　境】生于草原带和荒漠带的村舍旁、田边、路旁、渠道边、盐化草甸等处。

【功能主治】

（1）全草（辣芥）：清热燥湿。用于细菌性痢疾，肠炎。

（2）种子（宽叶独行菜）：止咳平喘，利尿消肿。用于咳嗽气喘，胸胁胀满，水肿，小便不利。

【民族应用】

蒙古族

种子（乌日根－菖高）：清热，解毒，止咳，祛痰，平喘。

· 独行菜

【别名】腺茎独行菜、辣辣根、辣麻麻

Lepidium apetalum Willd.

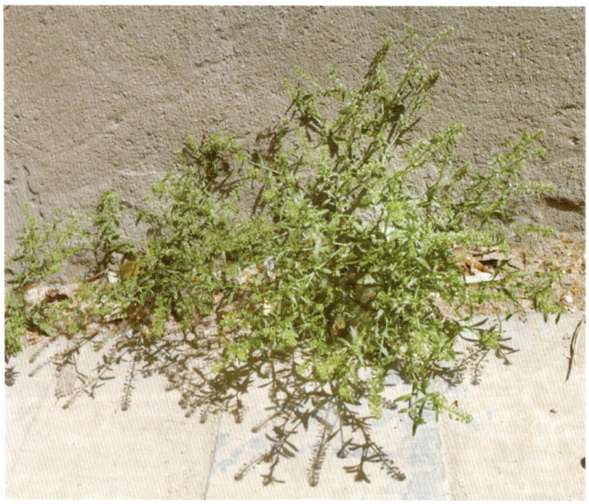

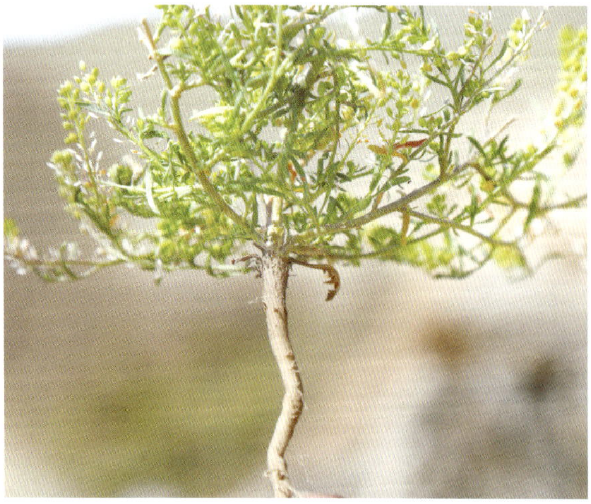

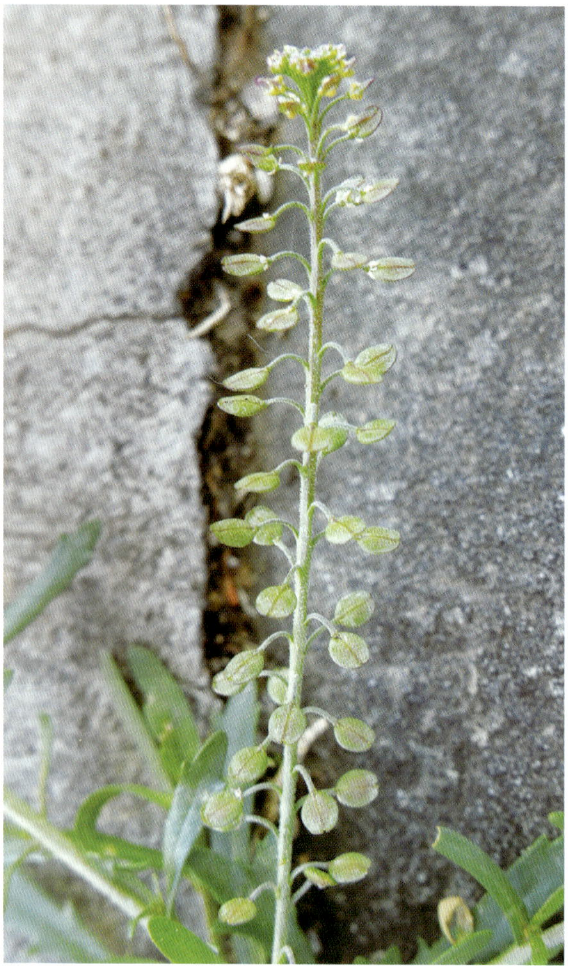

【生 活 型】一年生、二年生旱中生草本，也轻度耐盐碱。

【花 果 期】花、果期 5~7 月。

【生　　境】生于村边、路旁、田间、撂荒地，也生于山地、沟谷。

【功能主治】种子（北葶苈子）：泻肺平喘，祛痰止咳，行水消肿。用于痰涎壅肺，咳嗽喘促，胸胁胀满，肺痈，胸腹积水，水肿，小便不利，肺源性心脏病。

【民族应用】

■ 蒙古族

种子（汉毕勒）：止咳，祛痰，平喘，清热，解毒。用于咳喘，肺感，搏热，脏热，毒热，协日热，血热，肺源性心脏病。

荠属 *Capsella* Medik.

一年生、二年生草本，被单毛、星状毛或无毛。茎直立，常分枝。基生叶呈莲座状，全缘或大头羽裂；茎生叶常无柄而抱茎。萼片斜向开展，基部不呈囊状；花瓣白色；侧蜜腺半球形，向外几乎合生，另一端延伸成条状突起。短角果倒三角形、倒心形或楔形，扁平，开裂，果瓣凸起成舟形，隔膜狭窄。种子多数，2 行，有狭翅；子叶背倚。

鄂伦春有 1 种。

· 荠

【别名】荠菜、菱角菜

Capsella bursa-pastoris (L.) Medik.

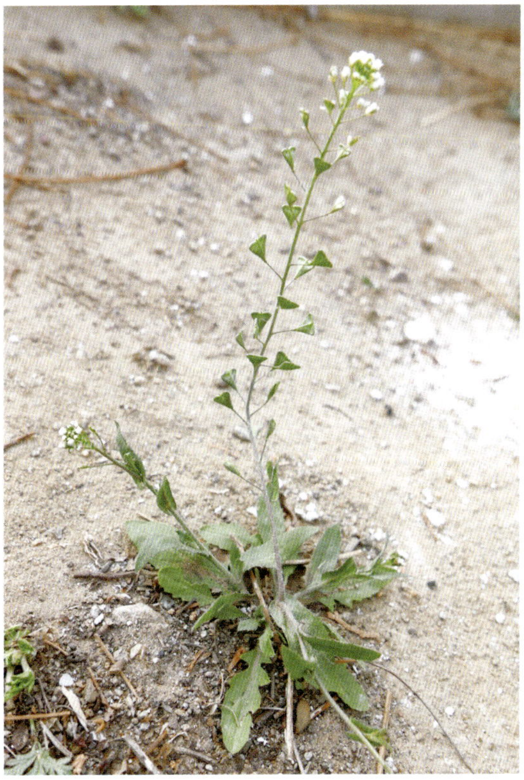

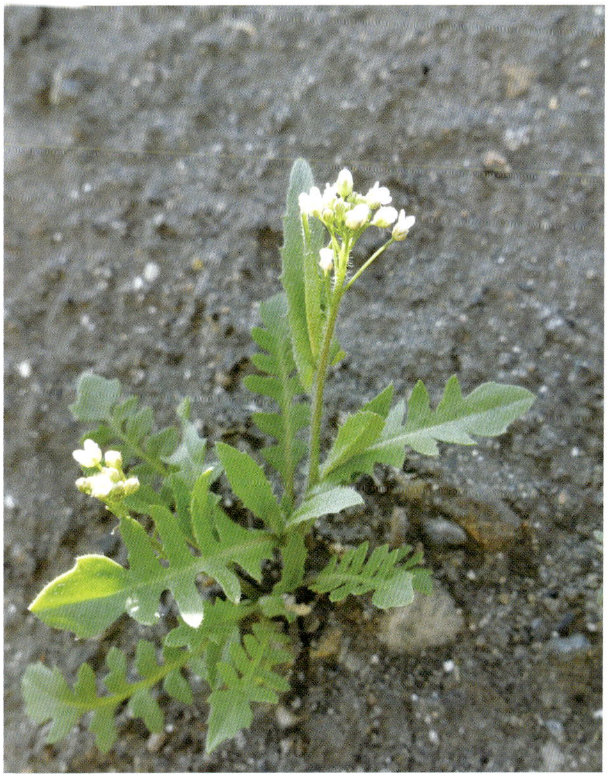

【生 活 型】一年生、二年生中生草本。

【花 果 期】花、果期6~8月。

【生　　境】生于森林带和草原带的田边、村舍附近、路旁。

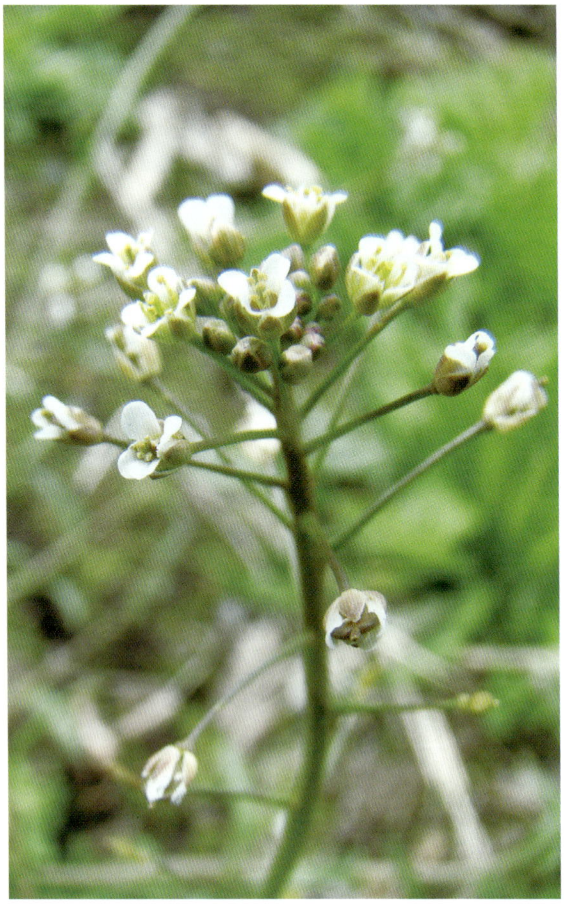

【功能主治】

（1）全草（荠菜）：凉肝止血，平肝明目，清热利湿。用于吐血，咯血，衄血，尿血，崩漏，目赤疼痛，视网膜出血，高血压，赤白痢疾，肾炎。

（2）花序（荠菜花）：凉血止血，清热利湿。用于崩漏，尿血，吐血，咯血，衄血，小儿乳积，痢疾，赤白带下。

（3）种子（荠菜子）：祛风明目。用于目痛，青盲翳障。

【民族应用】

■ 蒙古族

种子（阿布嘎）：止呕，降血压，利尿。用于呕吐，水肿，小便不利，脉热。

■ 鄂伦春族

带根全草（挨母出哈，护生草，芋菜）：用于肾结石血尿，产后子宫出血，月经过多，肺病咯血，肾炎水肿，乳糜尿，高血压，肾结核，阳证水肿，黄疸，内伤吐血，眼生翳膜，暴赤眼。

葶苈属　*Draba* L.

一年生、二年生或多年生草本，被单毛、分枝毛或星状毛。叶为单叶，基生叶呈莲座状，茎生叶常无柄。萼片稍开展，基部不呈囊状或稍呈囊状；花瓣白色或黄色，先端全缘或微缺，具爪；侧蜜腺成对，常联合，马蹄形，向内敞开，中蜜腺缺或念珠状与侧蜜腺联合。短角果卵形、椭圆形或披针形，直立或弯曲，开裂；果瓣扁平或凸起。种子每室2行，少数或多数，卵形或椭圆形，稍扁；子叶缘倚。

鄂伦春有1种。

·葶　苈

【别名】葶苈子、光果葶苈

Draba nemorosa L.

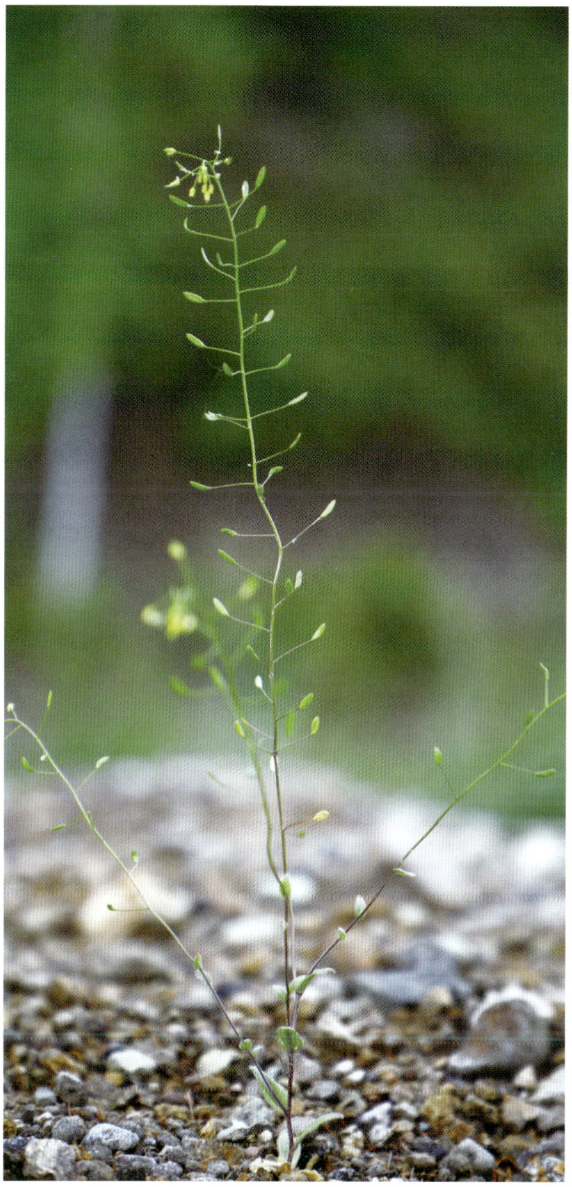

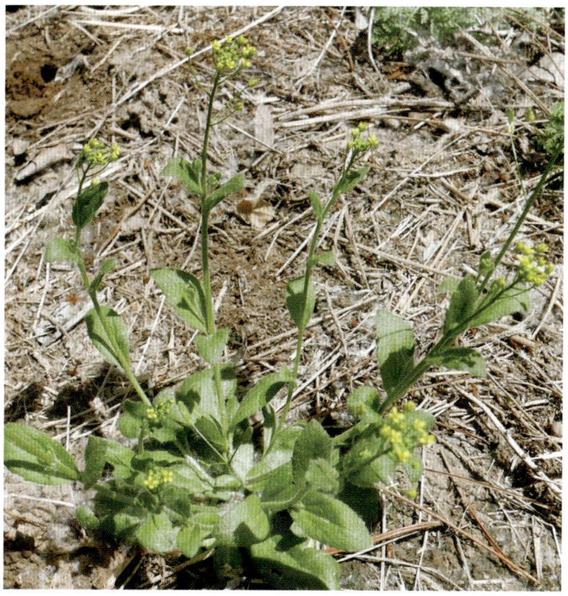

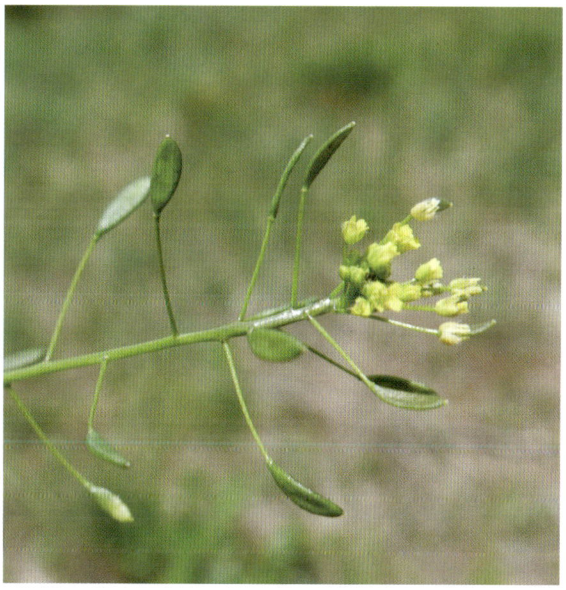

【生 活 型】一年生中生草本。

【花 果 期】花、果期 6~8 月。

【生　　境】生于山坡草甸、林缘、沟谷溪边。

【功能主治】

（1）种子（葶苈子）：破坚逐邪，泻肺行水，祛痰平喘。用于咳喘，脘腹胀满，肺痈。

（2）全草（辣辣菜）：清热解毒，利尿，通淋。用于痢疾，腹泻，小便不利，淋证，浮肿。

【民族应用】

■ 蒙古族

种子（章古）：清讧热，解毒，止咳，化痰，平喘。用于毒热，气血相讧，咳嗽气喘，血热。

花旗杆属 *Dontostemon* Andrz. ex C. A. Mey.

一年生、二年生或多年生草本，植株被单毛或腺毛。茎直立，有分枝。单叶全缘或具齿。总状花序无苞片；萼片直立扁平或外萼片基部稍呈囊状；花瓣淡紫色或白色，顶部圆形或微凹，基部具爪；长雄蕊花丝成对合生，短雄蕊分离，短雄蕊两侧具一小金字塔形的侧蜜腺。长角果细长圆柱形，稍具 4 棱。种子 1 行，近椭圆形，褐色；子叶背倚、缘倚或斜缘倚。

鄂伦春有 1 种。

· 花旗杆

【别名】齿叶花旗杆

Dontostemon dentatus (Bunge) Lédeb.

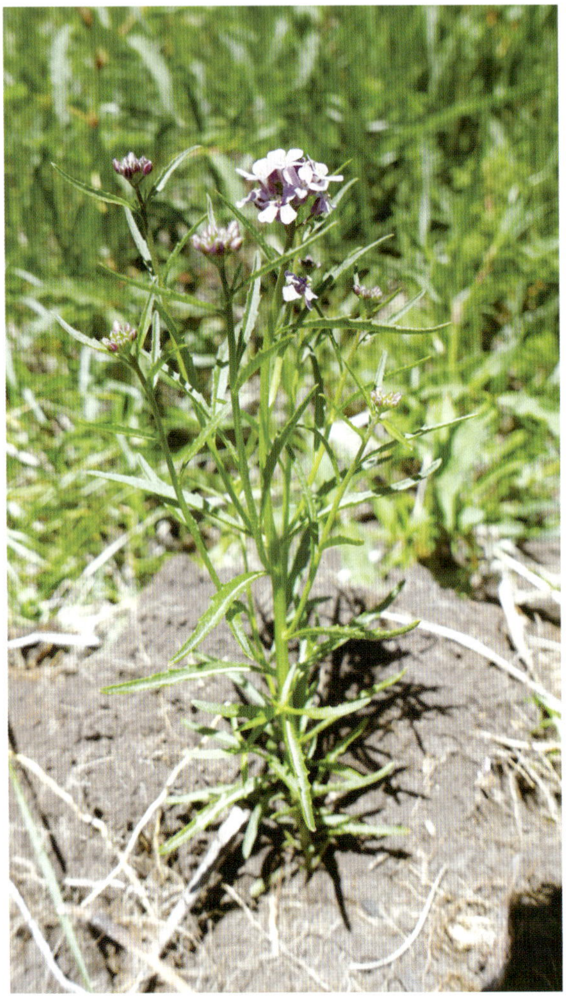

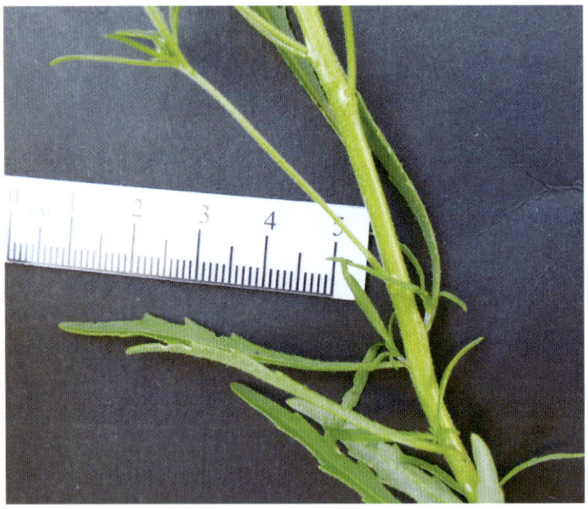

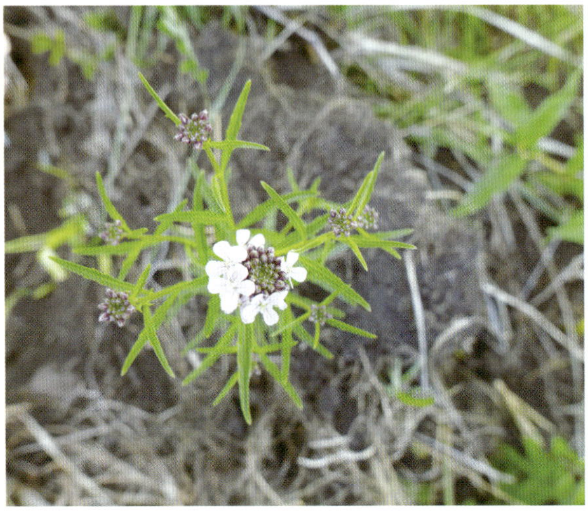

【生 活 型】一年生、二年生中生草本。

【花 果 期】花、果期 6~8 月。

【生　　境】生于森林带的山地林下、林缘草甸。

【功能主治】全草（花旗杆）：利小便。用于小便不利，水肿胀满。

碎米荠属　*Cardamine* L.

一年生、二年生或多年生草本，无毛、被柔毛或硬单毛。叶为羽状分裂、大头羽裂、羽状复叶或单叶。萼片直立或展开；花瓣白色或淡紫色，具爪；雄蕊离生，花丝无齿，侧蜜腺包围在短雄蕊基部成半环状，中蜜腺位于长雄蕊外面。长角果条形或条状披针形，扁平，两端渐尖；果瓣有 1 条中脉或缺，果实成熟时带弹性裂开或卷起；宿存柱头微 2 裂。种子 1 行，矩圆形或椭圆形，扁平；子叶缘倚。

鄂伦春有 2 种。

分种检索表

1a. 植株具地上匍匐茎 .... 浮水碎米荠 *C. prorepens*

1b. 植株无地上匍匐茎 .... 白花碎米荠 *C. leucantha*

·浮水碎米荠

【别名】伏水碎米荠

Cardamine prorepens Fisch.

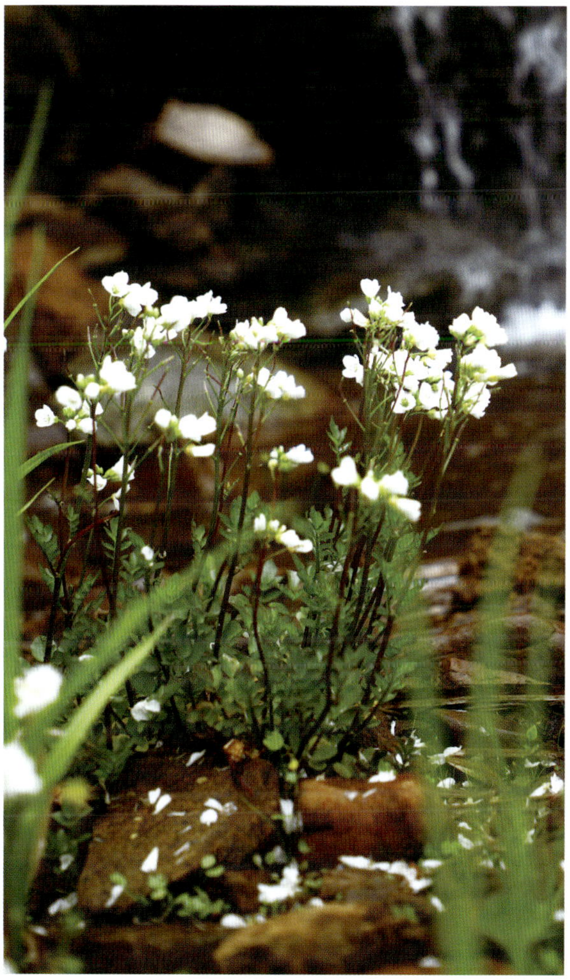

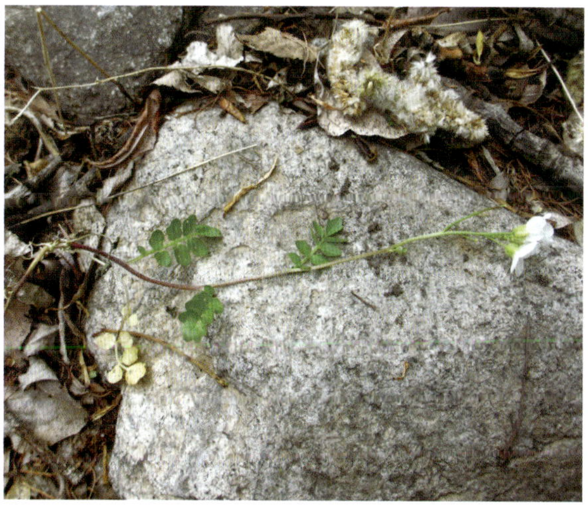

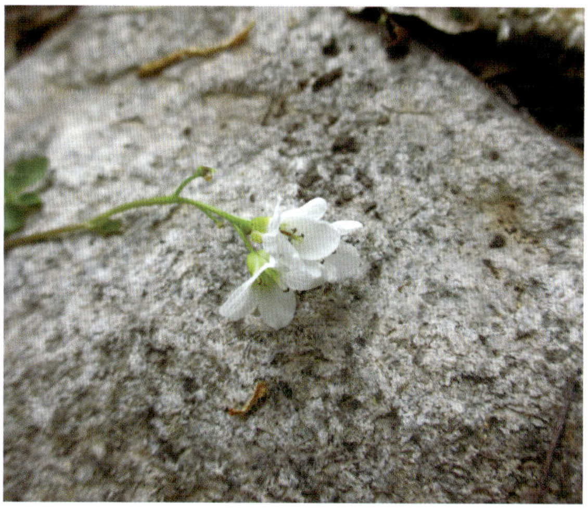

【生 活 型】多年生湿生草本。

【花 果 期】花、果期 6~8 月。

【生　　境】生于森林带和森林草原带的河边浅水中、林下湿地。

【功能主治】全草（水芥末）：清热，凉血，明目，去翳，调经。用于角膜云翳，目赤，吐血，月经不调等。

·白花碎米荠

【别名】假芹菜

Cardamine leucantha (Tausch) O. E. Schulz

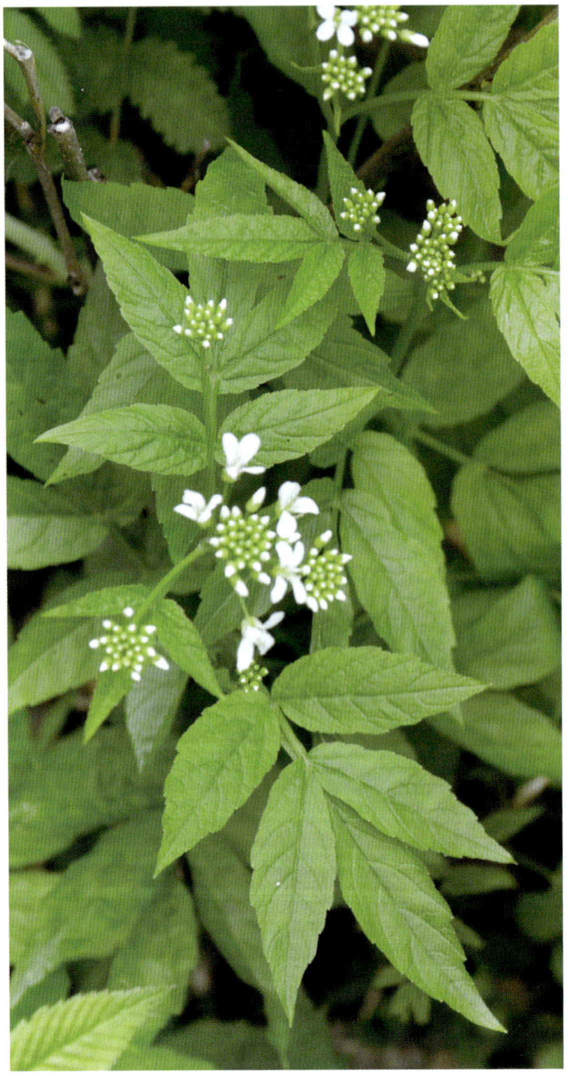

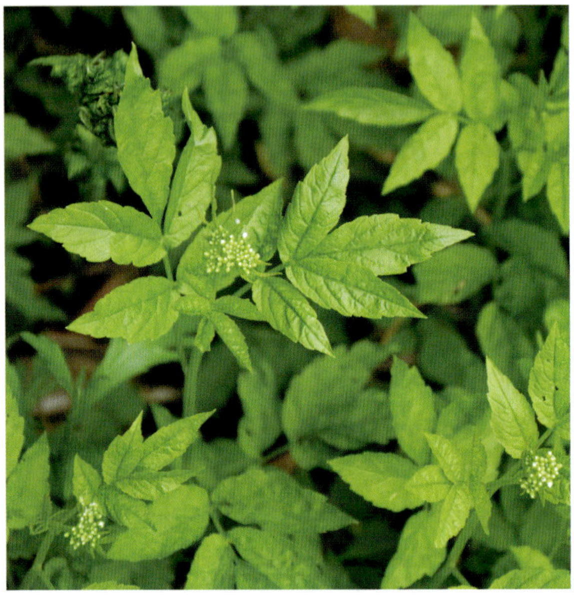

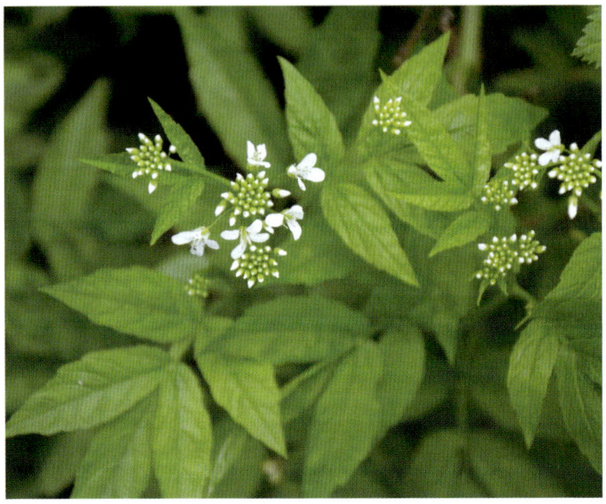

【生 活 型】多年生中生草本。

【花 果 期】花、果期 6~8 月。

【生　　境】生于森林带的林下、林缘、湿草地。

【功能主治】根茎（菜子七）：化痰止咳，活血止痛。用于慢性支气管炎，小儿百日咳，月经不调，跌打损伤等。

播娘蒿属　*Descurainia* Webb et Berth.

一年生、二年生草本，被分枝毛、星状毛或混生单毛。茎直立或斜升，有分枝。叶二至三回羽状分裂，下部叶具柄，上部叶近无柄。萼片直立或斜向开展，基部不呈囊状；花瓣黄色，有时淡紫色，通常与萼片近等长，具爪；蜜腺细念珠状，侧蜜腺半环状或环状，与中蜜腺相连。长角果条形，开裂；果瓣具 1 明显中脉和网结状细侧脉。种子 1 行，很少 2 列，表面具 1 层胶黏物质；子叶背倚。

鄂伦春有 1 种。

·播娘蒿

【别名】野芥菜、南葶苈子

Descurainia sophia (L.) Webb ex Prantl

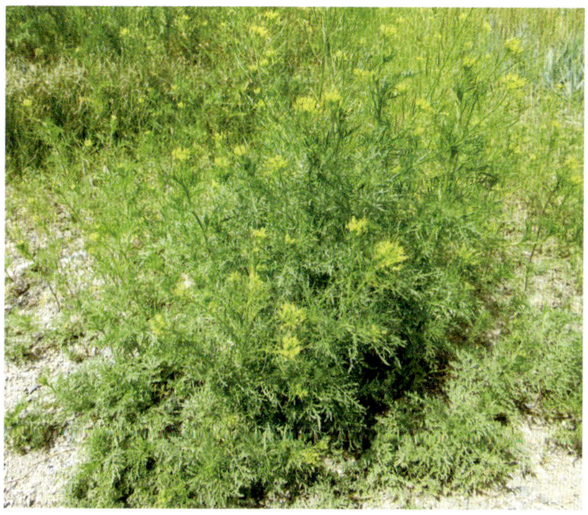

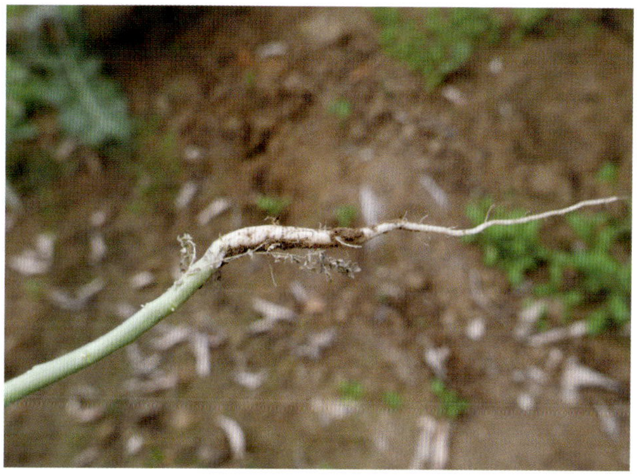

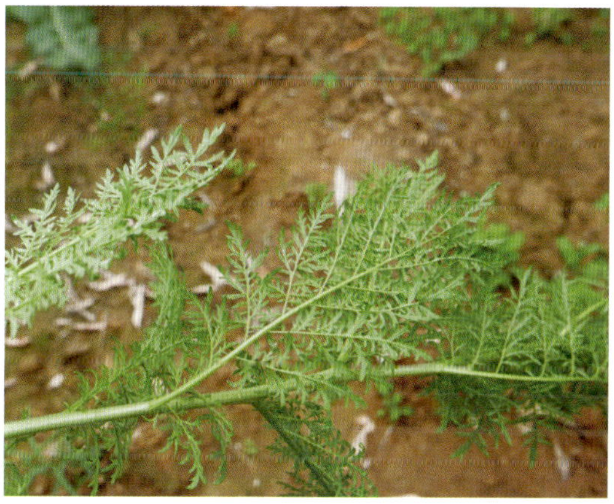

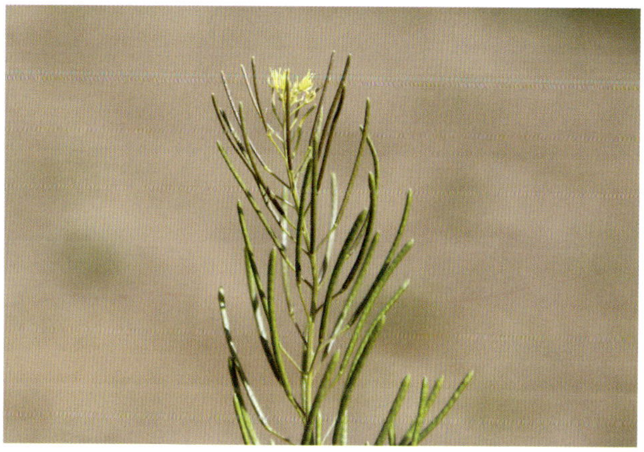

【生 活 型】一年生、二年生中生草本。

【花 果 期】花、果期 6~9 月。

【生　　境】生于森林带和草原带的山地草甸、沟谷、村旁、田边。

【功能主治】种子（葶苈子）：泻肺平喘，行水消肿。用于痰涎壅肺，喘咳痰多，胸胁胀满，不得平卧，胸腹水肿，小便不利等。

【民族应用】

蒙古族

种子（汉毕勒）：清热，解毒，止咳，祛痰，平喘。用于搏热，脏热，毒热，血热，协日热，肺感，咳嗽，气喘，肺心病等。

糖芥属 *Erysimum* L.

一年生、二年生或多年生草本，被丁字毛或星状毛。叶长椭圆形、披针形或条形，全缘或波状牙齿。花黄色、橙黄色或紫色，极少白色；萼片直立，有时基部呈囊状；花瓣有长爪；侧蜜腺从里面包围短雄蕊的基部，向外敞开，中蜜腺位于长雄蕊的外面。长角果条形，常具4棱；果瓣中央有凸起的主脉1条，顶端有宿存的花柱和柱头。种子1行，子叶背倚或缘倚。

鄂伦春有2种。

分种检索表

1a. 一年生、二年生草本，植株密被2~5叉分枝毛，花瓣长3~12mm .... **小花糖芥 *E. cheiranthoides***

1b. 多年生草本，植株密被二叉状丁字毛，花瓣长12~26mm .... **蒙古糖芥 *E. flavum***

• 小花糖芥

【别名】野菜子、桂竹香糖芥

Erysimum cheiranthoides L.

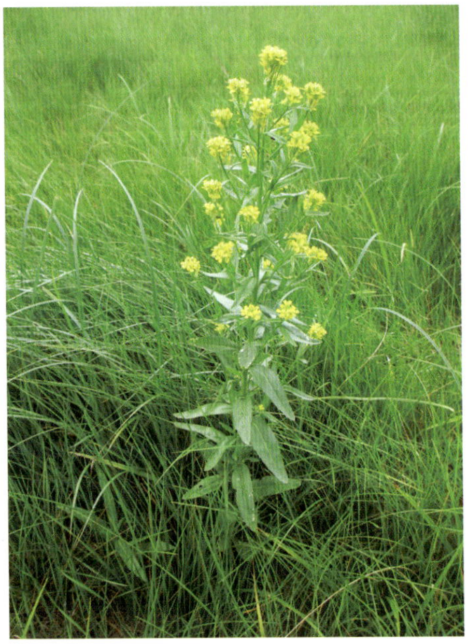

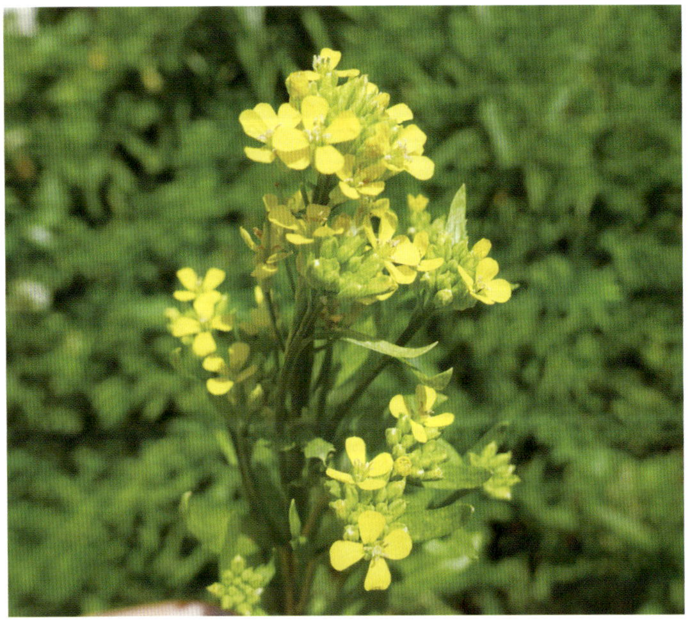

【生 活 型】一年生、二年生中生草本。

【花 果 期】花、果期 7~8 月。

【生　　境】生于森林带和草原带的山地林缘、草原、草甸、沟谷。

【功能主治】全草或种子（桂竹糖芥）：强心利尿，和胃消食。用于心悸，浮肿，消化不良。

【民族应用】

■ 蒙古族

种子（乌兰 – 高恩淘格）：清热，解毒，止咳，化痰，平喘。用于毒热，咳嗽气喘，血热。

· 蒙古糖芥

【别名】兴安糖芥、阿尔泰糖芥

Erysimum flavum (Georgi) Bobrov

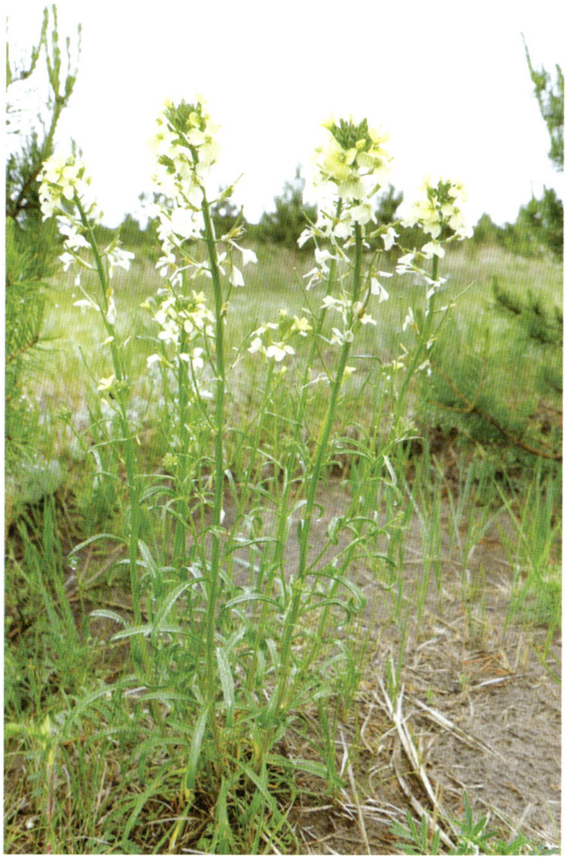

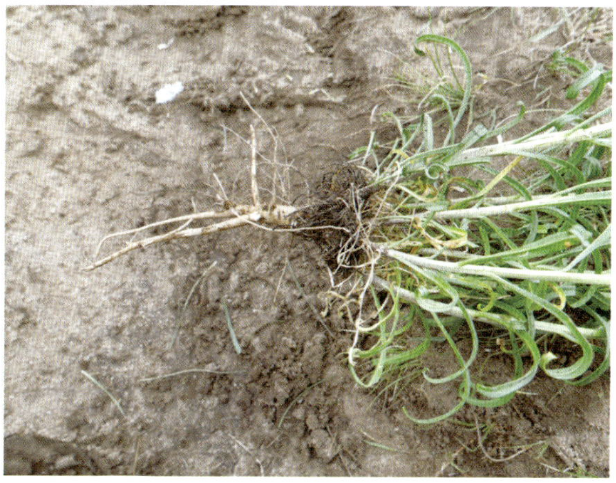

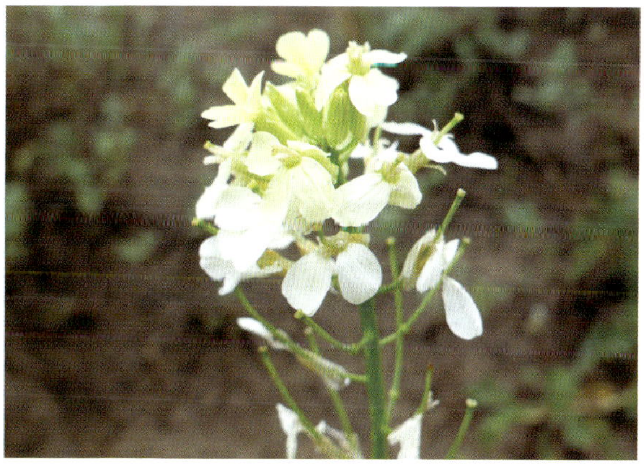

【生 活 型】多年生中旱生草本。

【花 果 期】花、果期 5~8 月。

【生　　境】生于森林带的山坡、河滩及草原、草甸草原，为其伴生成分。

【功能主治】全草（糖芥）：强心利尿，健脾和胃，消食。用于心悸，浮肿，心衰，消化不良。

【民族应用】

■ 蒙古族

种子（乌兰 – 高恩淘格）：清热，解毒，止咳，化痰。用于毒热，咳嗽气喘，血热。

南芥属　*Arabis* L.

一年生、二年生或多年生草本，被星状毛、分枝毛，常杂有单毛，有时无毛。茎不分枝或上部分枝，直立或斜倚。叶通常全缘，茎生叶基部常抱茎。萼片直立，外萼片基部稍呈囊状；花瓣白色、淡黄色或淡紫色，具爪；雄蕊分离，花丝无齿，侧蜜腺球状，向内常敞开，稀闭合，向外微缺或渐狭，中蜜腺 2 浅裂。长角果狭条形，开裂，扁平，果瓣具 1 中脉。种子 1 行，近椭圆形，扁平，有狭翅或无翅；子叶缘倚。

鄂伦春有 2 种。

分种检索表

1a. 长角果向下弯垂；叶披针形，先端长渐尖，边缘具疏锯齿……………**垂果南芥 *A. pendula***

1b. 长角果向上直立；叶倒披针形，先端圆钝，全缘或边缘具不明显的疏齿……………………………………………………………………………**硬毛南芥 *A. hirsuta***

• 垂果南芥

【别名】垂果南芥菜、粉绿垂果南芥、毛果南芥

Arabis pendula L.

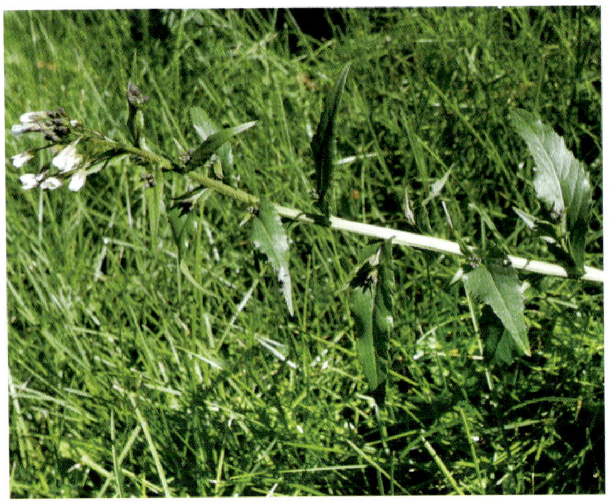

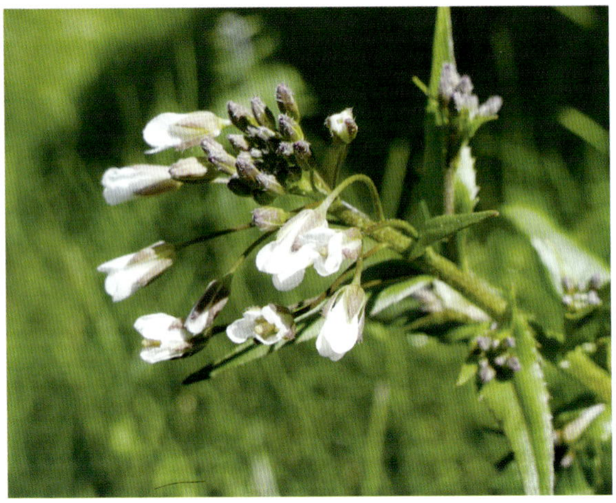

【生 活 型】一年生、二年生中生草本。

【花 果 期】花、果期 6~9 月。

【生　　境】生于森林带和草原带的山地林缘、灌丛、沟谷、河边。

【功能主治】种子（扁担蒿）：清热解毒，消肿。用于疮痈肿毒，滴虫阴道炎。

【民族应用】

蒙古族

种子（文吉格日 – 少布都海）：清热，解毒，祛痰，止咳，平喘。用于搏热，毒热，血热，咳嗽，肺热，气喘。

• 硬毛南芥

【别名】毛南芥

Arabis hirsuta (L.) Scop.

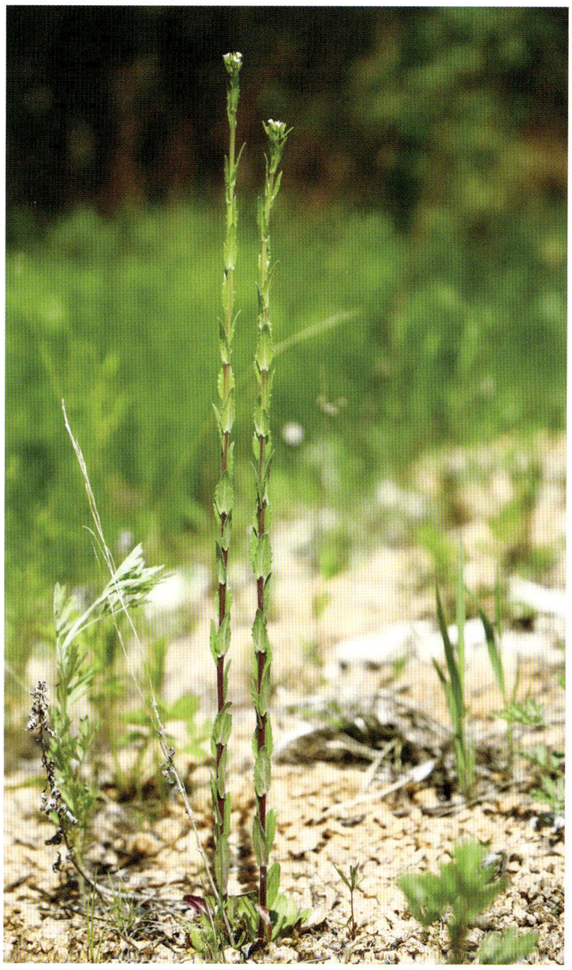

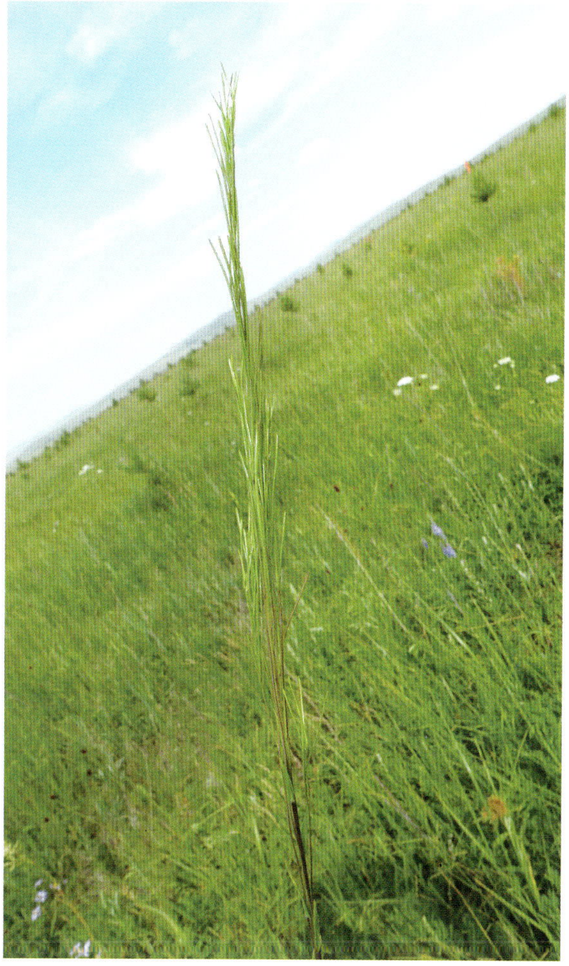

【生 活 型】一年生中生草本。

【花 果 期】花、果期 6~8 月。

【生　　境】生于森林带和草原带的山地林下、林缘、湿草甸、沟谷溪边。

【功能主治】全草（硬毛南芥）：缓急解毒，退热。用于食物中毒，温病发热。

瓦松属 *Orostachys* Fisch.

二年生或多年生草本。叶第一年呈莲座状，第二年从莲座叶丛中抽出不分枝的花茎。花多数，排列成密集的塔形的总状或圆锥花序；萼片 5，常较花瓣为短；花瓣 5，基部稍合生；雄蕊 10，1 轮或 2 轮；鳞片小，矩圆形；心皮有柄，基部渐狭，花柱细。蓇葖果。

鄂伦春有 3 种。

分种检索表

1a. 叶全部不具尖头，莲座叶椭圆形、倒卵形、矩圆形、矩圆状披针形或卵形，钝头或短渐尖；花白色或淡绿色 .... **钝叶瓦松 *O. malacophylla***

1b. 茎生叶有尖头，莲座叶先端有软骨质的、白色的附属物及尖头。

2a. 莲座叶先端的软骨质附属物有流苏状牙齿，花红色 .... **瓦松 *O. fimbriata***

2b. 莲座叶先端的软骨质附属物全缘，花黄绿色 .... **黄花瓦松 *O. spinosa***

• 钝叶瓦松

Orostachys malacophylla (Pall.) Fisch.

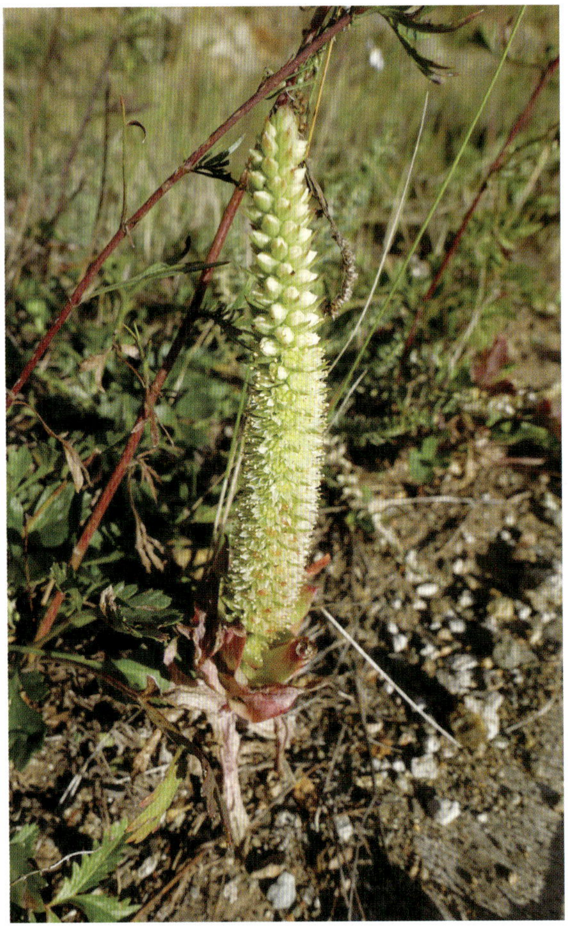

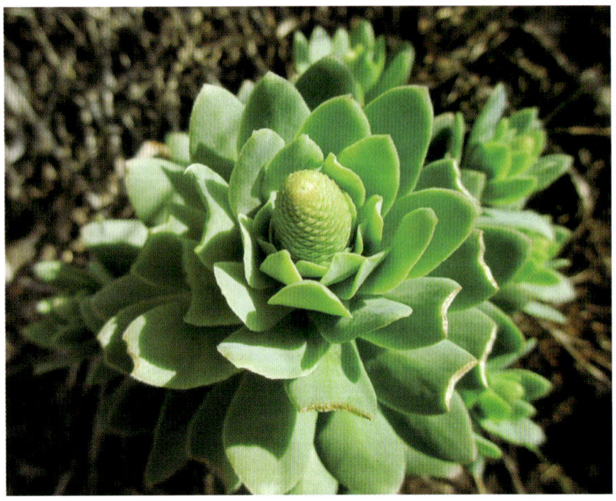

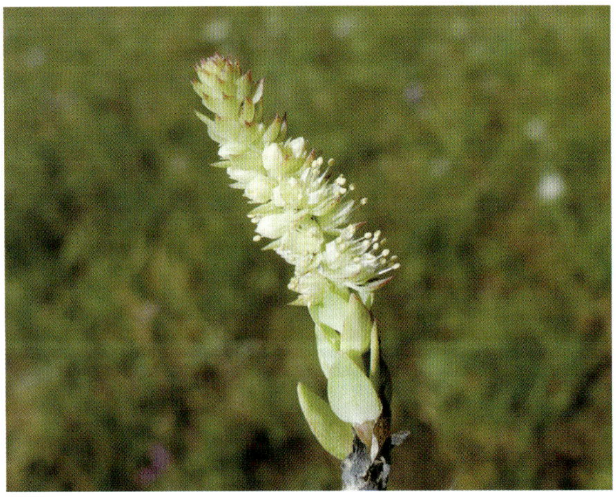

【生 活 型】二年生肉质旱生草本。

【花 果 期】花期 8~9 月，果期 10 月。

【生　　境】生于森林带和草原带的山地、丘陵的砾石质地及平原的沙质地，常为草原及草甸草原植被的伴生植物。

【功能主治】全草（瓦松）：凉血止血，解毒，敛疮。用于血痢，便血，痔血，疮口久不愈合。

【民族应用】

蒙古族

全草（矛胡日 – 斯琴 – 额布苏）：清热，解毒，止泻。用于血热，毒热，热性泻下，便血。

·瓦　松

【别名】石扣子、瓦塔、酸溜溜

Orostachys fimbriata (Turcz.) A. Berger

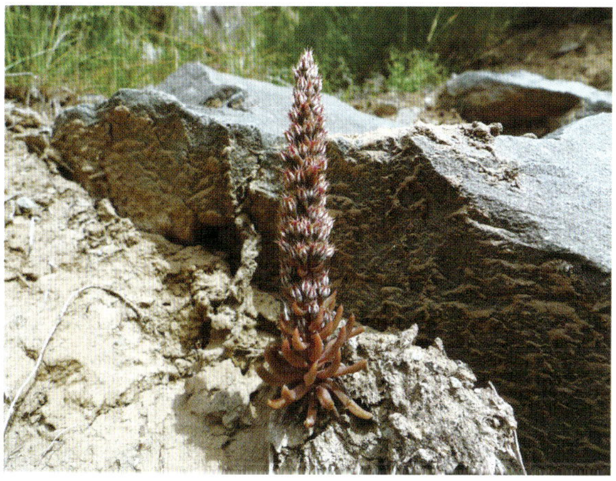

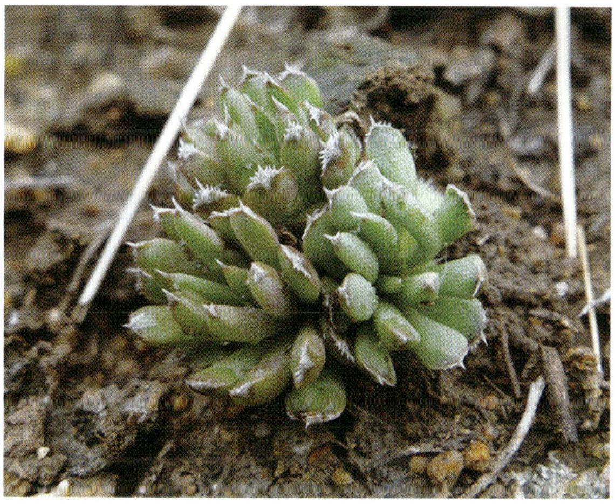

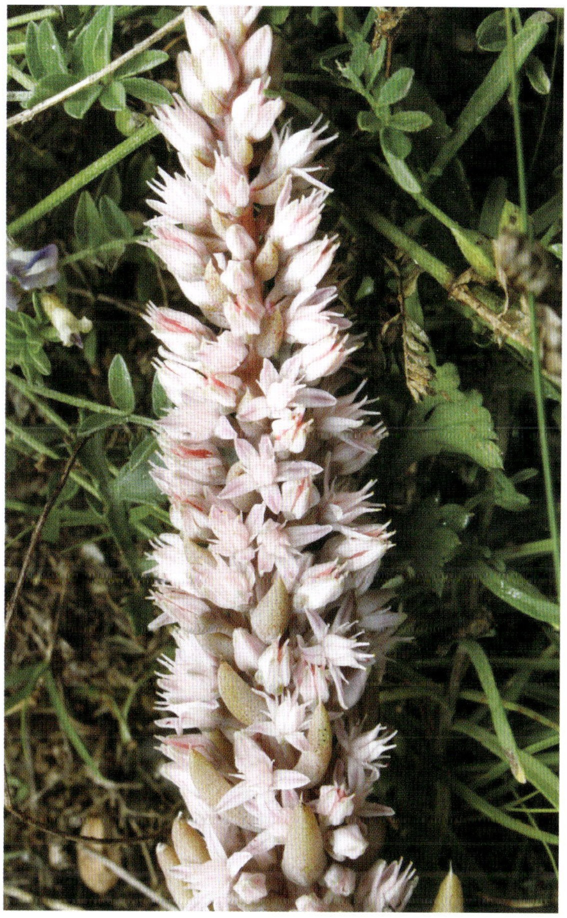

【生 活 型】二年生肉质砾石生旱生草本。

【花 果 期】花期 8~9 月，果期 10 月。

【生　　境】生于石质山坡、石质丘陵及沙质地，常在草原植被中零星生长，在一些石质丘顶可形成小群落片段。

【功能主治】地上部分（瓦松）：凉血止血，解毒，敛疮。用于血痢，便血，痔血，疮口久不愈合。

【民族应用】

蒙古族

全草（斯琴－额布斯）：清热，解毒，止泻。用于血热，毒热，热性泻下，便血。

鄂伦春族

全草（苦林蛰不肯，干滴溜，狼牙草）：用于便血，吐血，血痢，鼻衄，肝炎，疟疾，热淋，痔疮，湿疹，痈毒，疔疮，火、烫伤，疮口久不愈合。

·黄花瓦松

【别名】刺叶瓦花

Orostachys spinosa (L.) Sweet

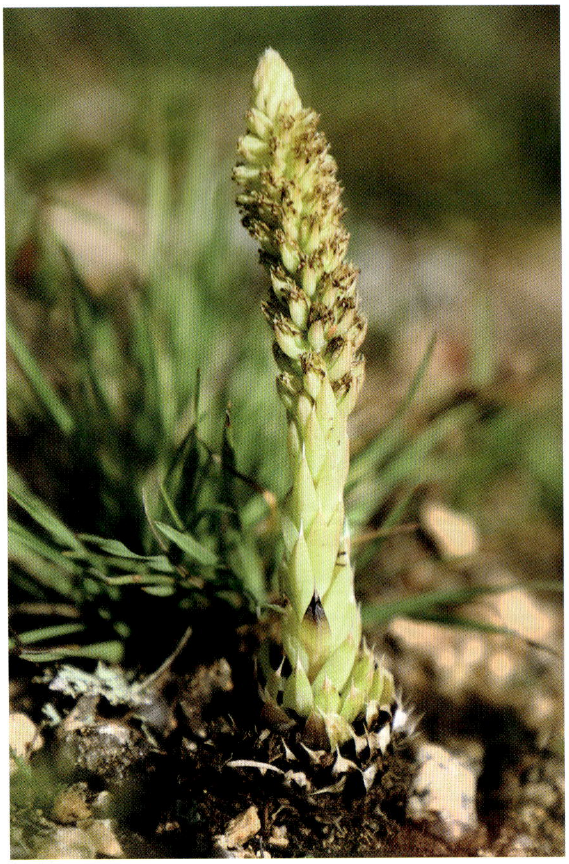

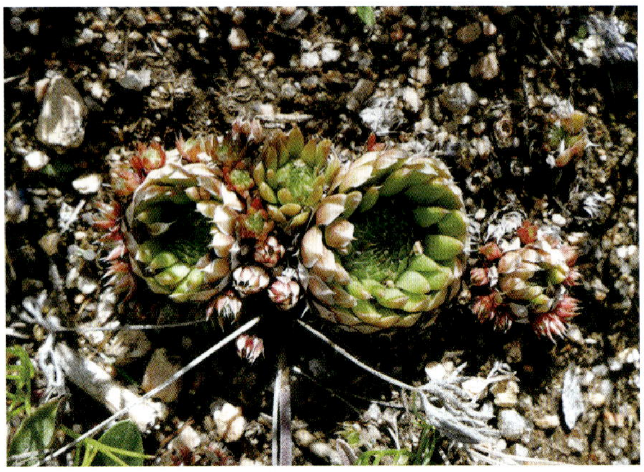

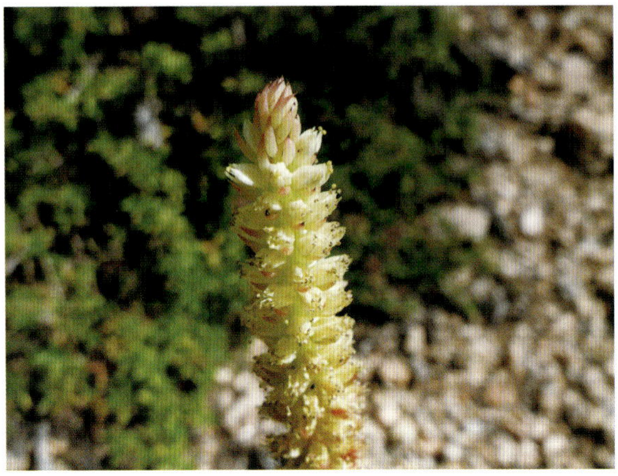

【生活型】二年生肉质旱生草本。

【花果期】花期 8~9 月，果期 9~10 月。

【生　　境】生于森林带和草原带的山坡石缝中及林下岩石上，在草原及草甸草原石质山坡植被中常为伴生种。

【功能主治】地上部分（瓦松）：凉血止血，解毒，敛疮。用于血痢，便血，痔血，疮口久不愈合。

【民族应用】

蒙古族

全草（萨查－额布斯）：清热，解毒，止泻。用于血热，毒热，热性泻下，便血。

八宝属 *Hylotelephium* H. Ohba

多年生草本。根茎肉质。叶互生、对生或3~5叶轮生，扁平，无毛。花序顶生，复伞房状、伞房圆锥状、伞状伞房状，小花序聚伞状；花两性，5基数，少有4基数或退化为单性的；萼片较花瓣短；花瓣通常离生；雄蕊10，较花瓣长或短；鳞片5；心皮5，直立，分离，基部狭，近有柄。蓇葖果含种子多数。种子有狭翅。

鄂伦春有3种。

分种检索表

1a. 茎多数，丛生，倾斜，高不及25cm .... **华北八宝 *H. tatarinowii***

1b. 茎单一或数个，直立，高在30cm以上；根茎非块状，圆柱形。

  2a. 花白色；须根纤细，非肉质 .... **白八宝 *H. pallescens***

  2b. 花紫色；须根纺锤状，肉质 .... **紫八宝 *H. triphyllum***

· 华北八宝

【别名】华北景天

Hylotelephium tatarinowii (Maxim.) H. Ohba

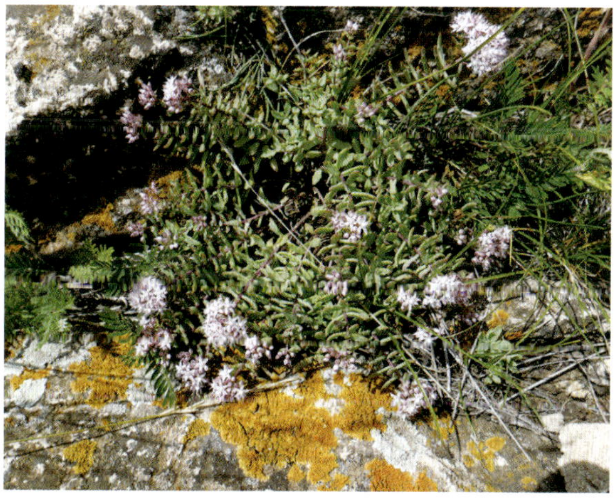

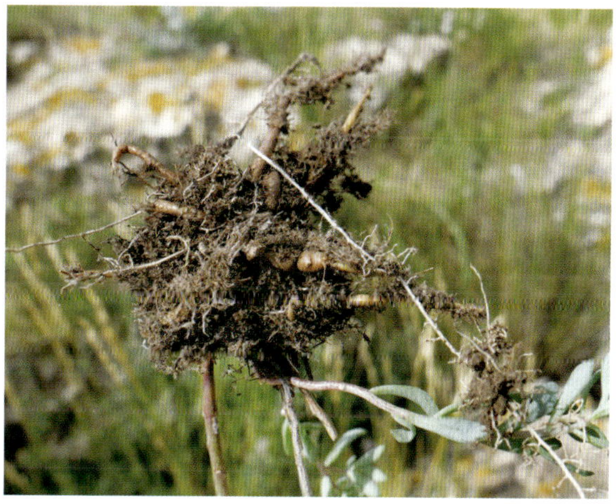

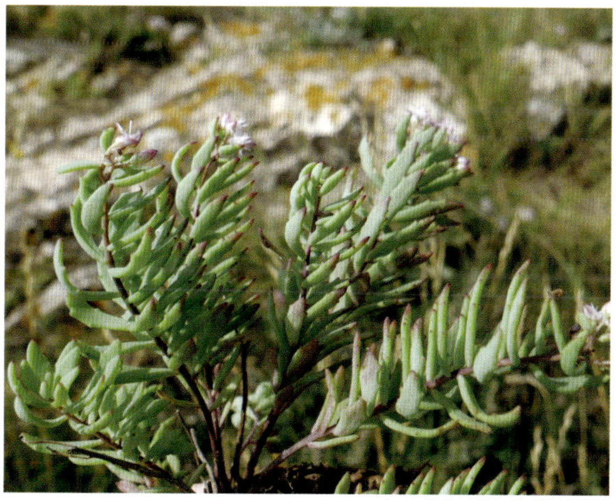

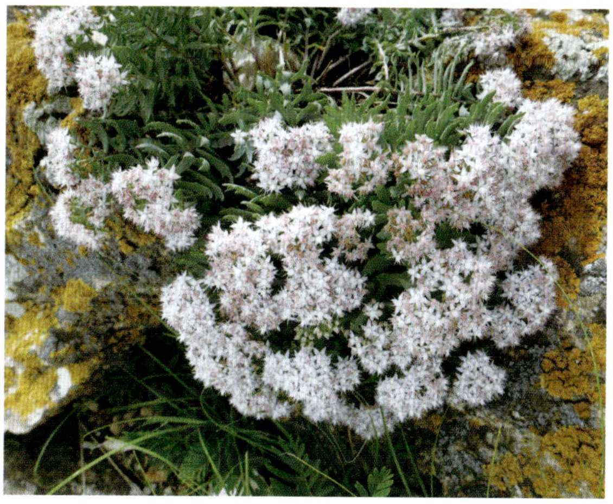

【生 活 型】多年生中生肉质草本。

【花 果 期】花期 7~8 月，果期 9~10 月。

【生　　境】生于森林带和草原带的海拔 1000~3000m 的山顶石缝中及河滩湿地。

【功能主治】全草（华北八宝）：解毒消炎，止渴，调经，止血生肌。用于大热大疮，身热烦，邪恶气，诸蛊毒，痂疮，寒热风痹，金疮出血，风疹恶痒，漆疮，小儿丹毒发热，目赤红肿，头痛寒热，带下，产后脱阴，小儿惊风。

*附 注 | 该种为鄂伦春“四普”新分布。

· 白八宝

【别名】白景天、白花景天、长茎景天

Hylotelephium pallescens (Freyn) H. Ohba

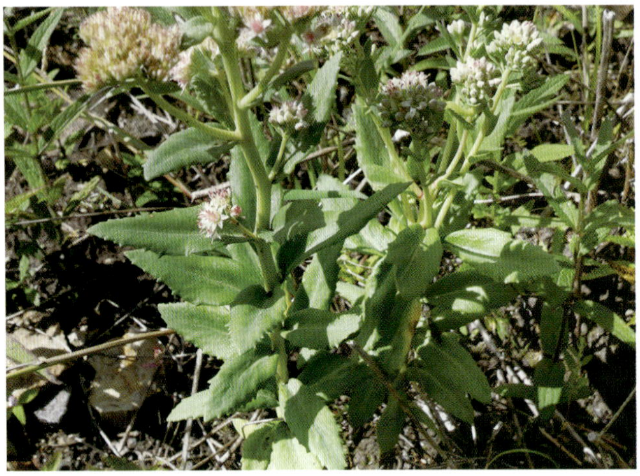

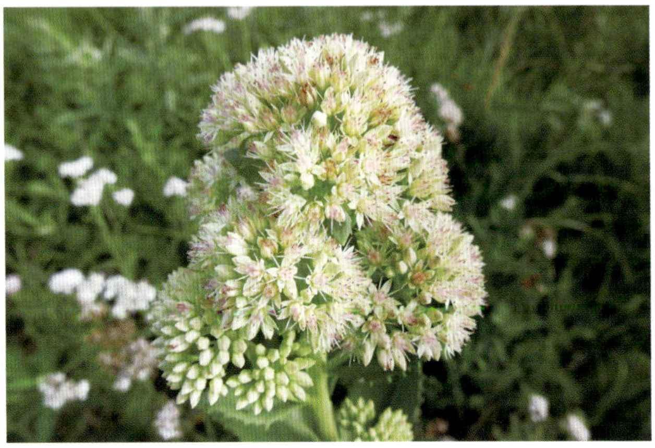

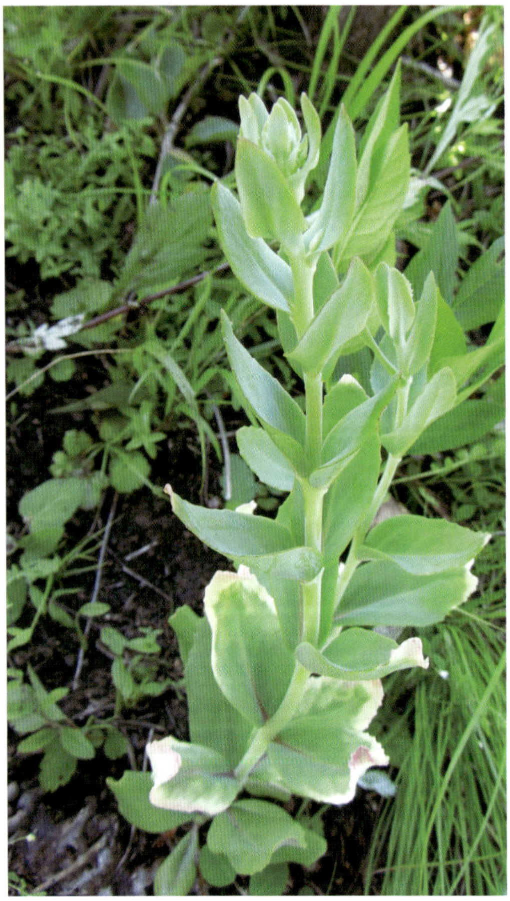

【生 活 型】多年生湿中生肉质草本。

【花 果 期】花期 7~9 月，果期 8~9 月。

【生　　境】生于森林带和草原带的山地林缘草甸、河谷湿草甸、沟谷、河边砾石滩。

【功能主治】

（1）全草（白八宝）：清热解毒，镇静止痛，活血化瘀，生津止渴。用于疔疮，痈肿，烫火伤。

（2）叶（白八宝）：用于烧伤，创伤。

· 紫八宝

【别名】紫景天、红火球

Hylotelephium triphyllum (Haworth) Holub

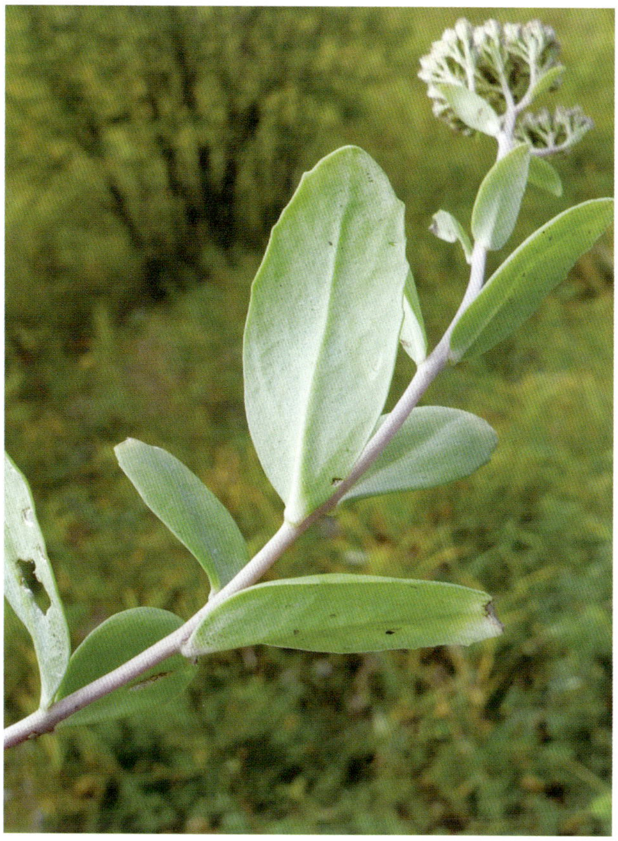
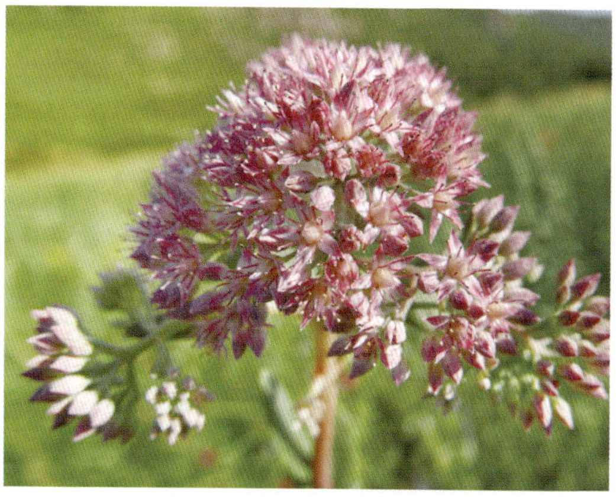
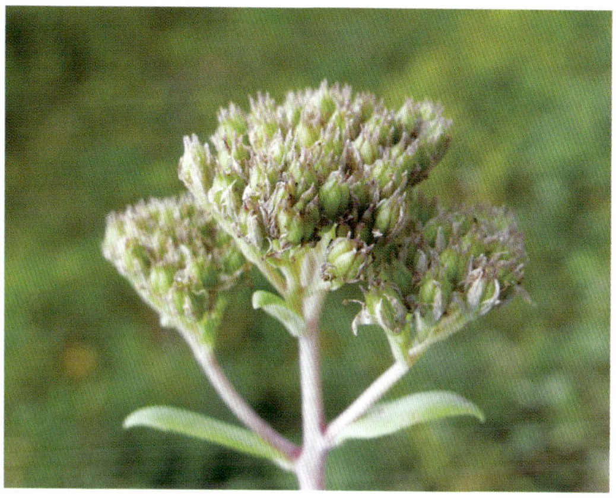

【生 活 型】多年生中生肉质草本。

【花 果 期】花期 7~8 月，果期 9 月。

【生　　境】生于森林带和草原带的山地林缘草甸、山坡草甸、岩石缝、路边。

【功能主治】全草（紫八宝）：清热解毒，敛疮，祛风镇痛，补益心肾。用于疮疡痈疽，瘰疬，痔核，感冒头痛，风寒痹痛，痛风，肺炎，肺结核，心悸，虚劳，阳痿，不孕，癫痫，神经障碍，便秘，虫积，食积，腱鞘炎。

【民族应用】

▪ 蒙古族

全草（宝日－乌日乐其－额布斯）：调经止血，清热解毒。用于月经不调，异常子宫出血。

费菜属　*Phedimus* Rafin.

多年生草本。无毛或被毛，肉质。叶对生、互生或轮生，边缘锯齿或有齿。花序顶生，聚伞状，无苞片；花两性，常为不等5基数；花萼基部合生，无距；花瓣分离或基部合生；雄蕊通常为花瓣的2倍；蜜腺鳞片全缘或有微缺；心皮基部合生，基部宽阔，无柄。蓇葖果有种子多数。种皮具纵肋或近光滑。

鄂伦春有1种。

·费　菜

【别名】景天三七、土三七、见血散

Phedimus aizoon (L.)'t Hart

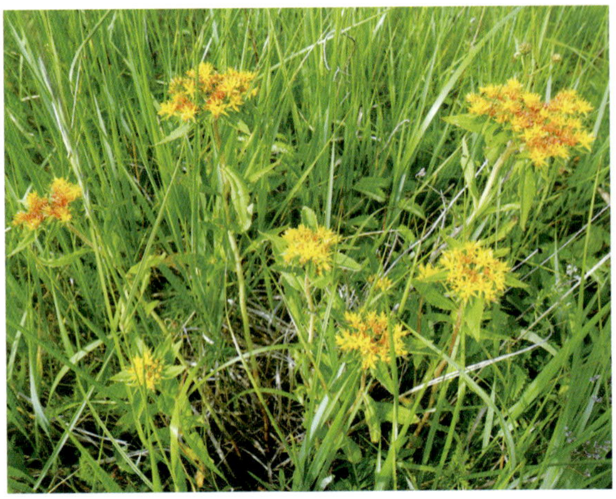

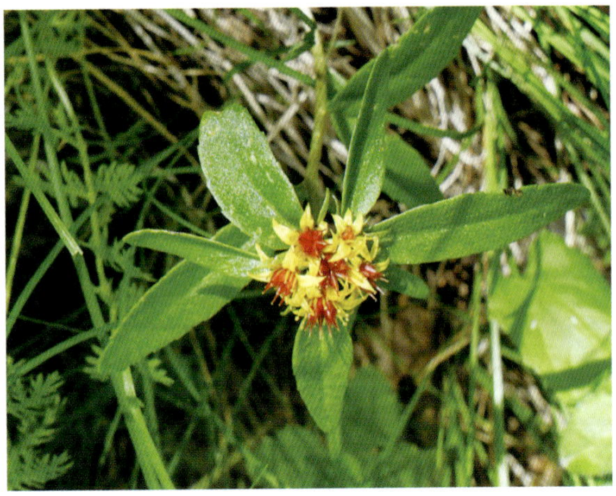

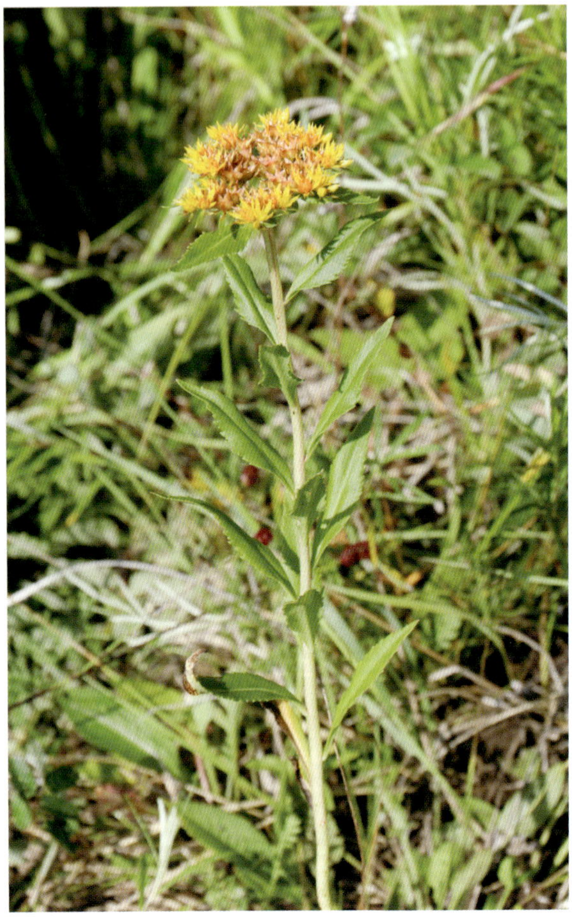

【生 活 型】多年生中生肉质草本。

【花 果 期】花期6~8月，果期8~10月。

【生　　境】生于森林带和草原带的山地林下、林缘草甸、沟谷草甸、山坡灌丛。

【功能主治】全草或根（景天三七）：散瘀，止血，宁心安神，解毒。用于衄血，吐血，咯血，便血，尿血，崩漏，紫斑，外伤出血，跌打损伤，心悸，失眠，疮疖痈肿，烫火伤，毒虫蜇伤。

【民族应用】

■ 蒙古族

带花全草（毛盖－伊德）：止血，消肿，止痛。

梅花草属 *Parnassia* L.

多年生草本。单叶互生，全缘，基生叶有长柄，花茎中下部有 1 枚无柄叶。花两性，大型，白色或淡黄色，单生于茎顶；萼片 5，宿存；花瓣 5；退化雄蕊 5 与花瓣对生；子房 1 室，上位或半下位，有 3~4 个侧膜胎座。蒴果含多数有翅的种子。

鄂伦春有 1 种。

· 梅花草

【别名】苍耳七

Parnassia palustris L.

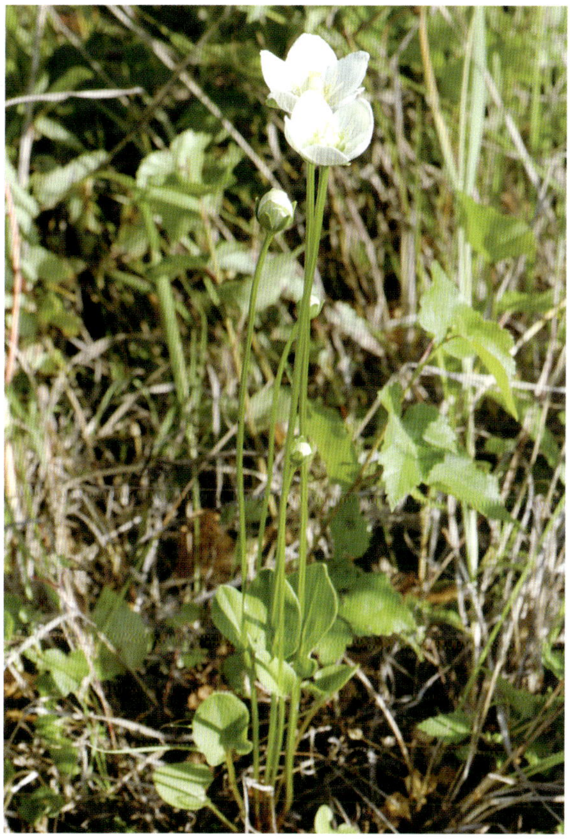
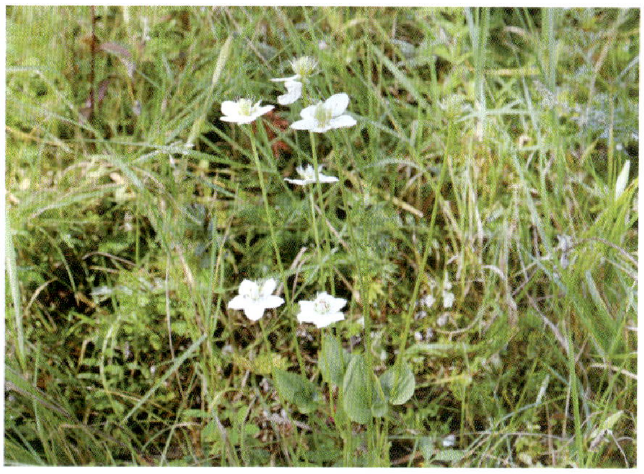
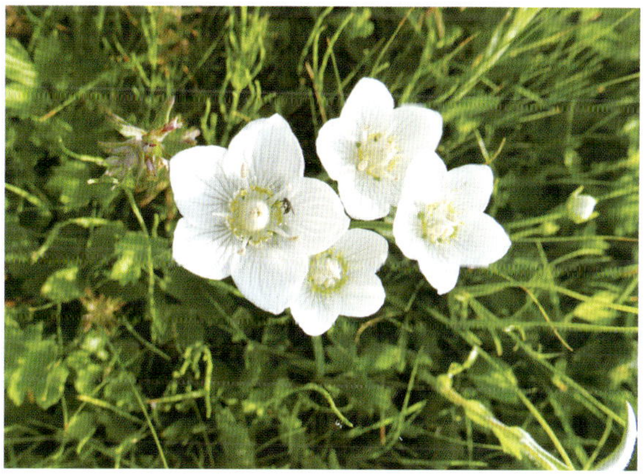

【生 活 型】多年生湿中生草本。

【花 果 期】花期 7~8 月，果期 9~10 月。

【生　　境】生于森林带和草原带山地的沼泽化草甸中零星生长。

【功能主治】全草（梅花草）：清热凉血，解毒消肿，止咳化痰。用于细菌性痢疾，咽喉肿痛，百日咳，咳嗽痰多，黄疸性肝炎，脉管炎，疮痈肿毒。

【民族应用】

▪ 蒙古族

全草（孟根 – 地格达）：破痞，清热。用于间热痞，内热痞，脉痞，脏腑协日病。

金腰属 *Chrysosplenium* L.

柔弱、肉质草本。叶对生或互生，具叶柄。聚伞花序，有叶状苞片4(5)，苞片腋着生1朵小花；花萼筒与子房合生，裂片4；无花瓣；雄蕊8或4；心皮2，下部合生，子房1室，侧膜胎座。蒴果。种子多数。

鄂伦春有1种。

· 五台金腰

【别名】互叶金腰

Chrysosplenium serreanum Hand.-Mazz.

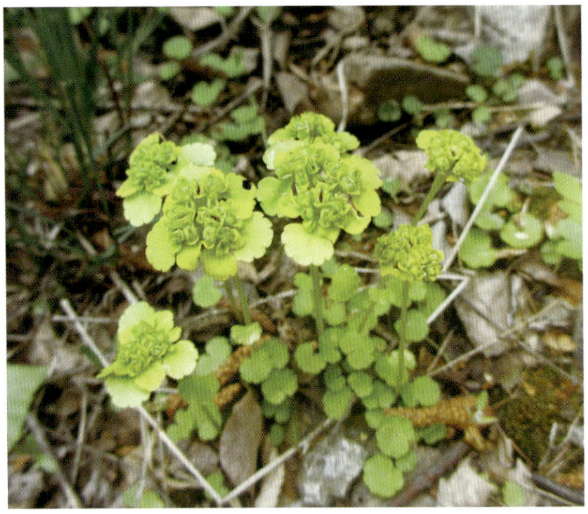

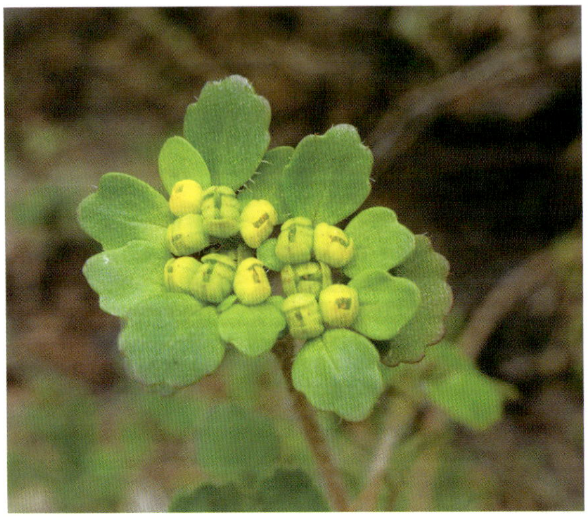

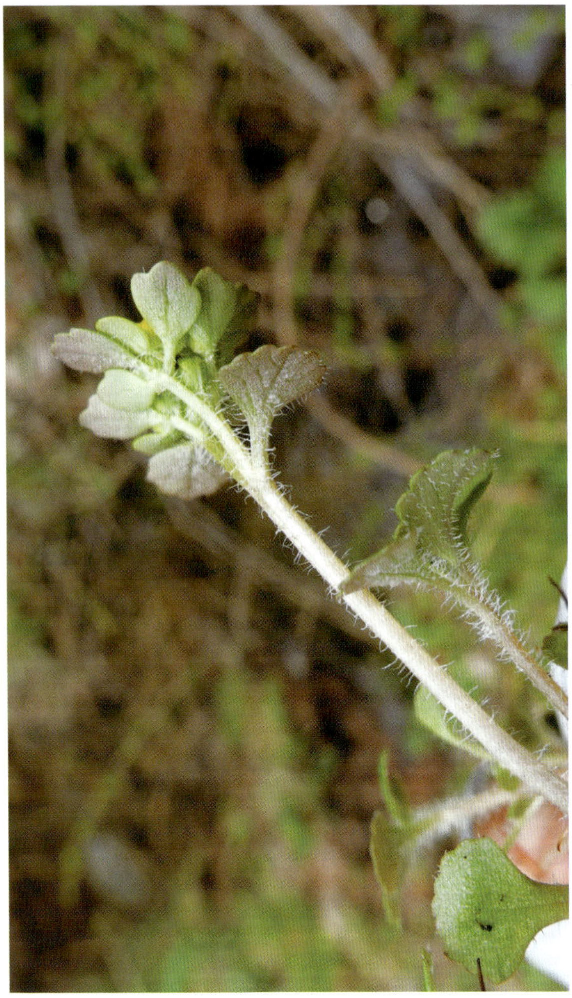

【生 活 型】多年生湿生草本。

【花 果 期】花、果期5~7月。

【生　　境】生于森林带和草原带的山地林下阴湿地、石崖阴处、山谷溪边。

【功能主治】全草（金腰子）：清热，利尿，退黄，排石。用于黄疸性肝炎，膀胱炎，胆道结石。

茶藨子属　*Ribes* L.

灌木。枝无刺或有刺。单叶互生，有柄，常掌状分裂，无托叶。花两性或单性而雌雄异株，花单生或为总状花序；萼管与子房合生，萼片、花瓣、雄蕊各5，稀4，萼片直立或反折；花瓣常较萼片小；子房下位，1室，有多数胚珠。果实为多汁的浆果。种子多数。

鄂伦春有4种。

分种检索表

1a. 枝有刺 .... 楔叶茶藨 ***R. diacanthum***

1b. 枝无刺。

　2a. 叶下面有亮黄色腺点 .... 黑茶藨 ***R. nigrum***

　2b. 叶下面无腺点。

　　3a. 萼片反折：叶裂片先端尖或短渐尖；花序较长，长4~20cm .... 东北茶藨 ***R. mandshuricum***

　　3b. 萼片直立；叶裂片先端钝尖或锐尖；花序较短，长1.5~4cm .... 英吉利茶藨 ***R. palczewskii***

• 楔叶茶藨

【别名】二刺茶藨、双刺茶藨子

Ribes diacanthum Pall.

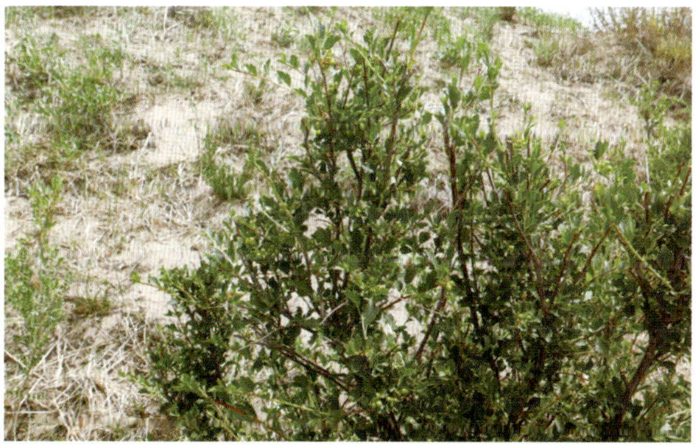

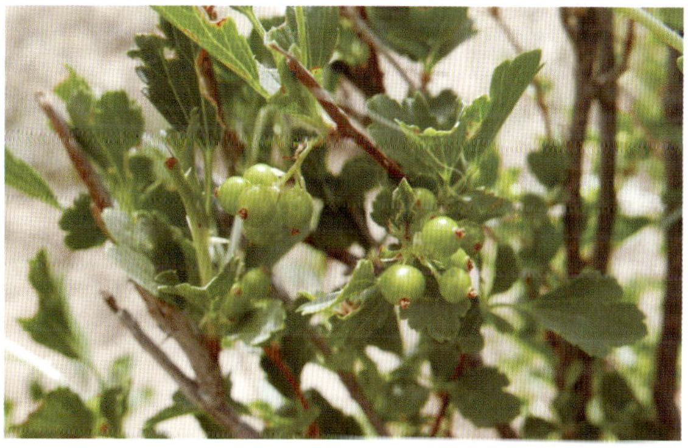

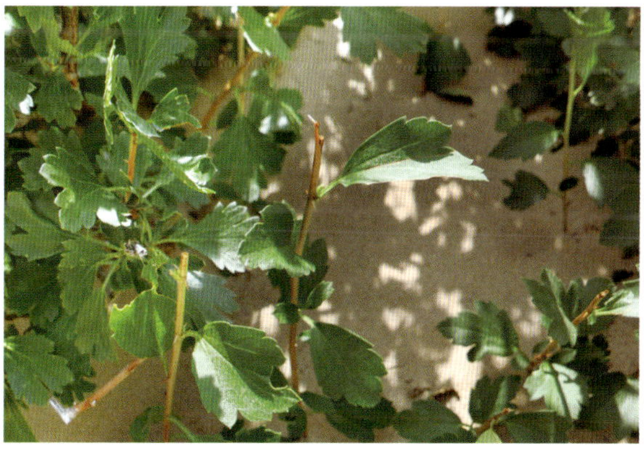

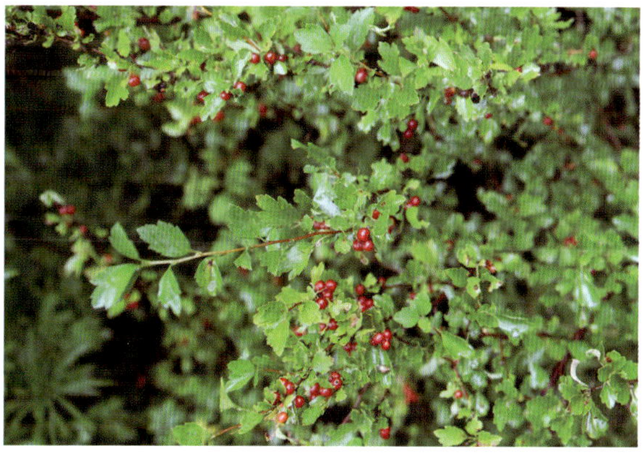

【生 活 型】中生灌木。

【花 果 期】花期 5~6 月，果期 8~9 月。

【生　　境】生于森林带和草原带的沙丘、沙地、河岸、石质山地，可成为沙地灌丛的优势种。

【功能主治】果实（二刺茶藨子）：解毒清热。用于风热感冒，无名肿毒，肝炎。

·黑茶藨

【别名】黑加仑、兴安茶藨

Ribes nigrum L.

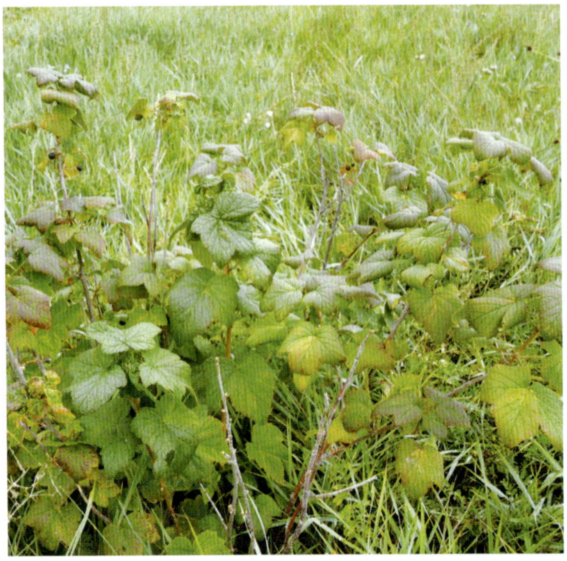

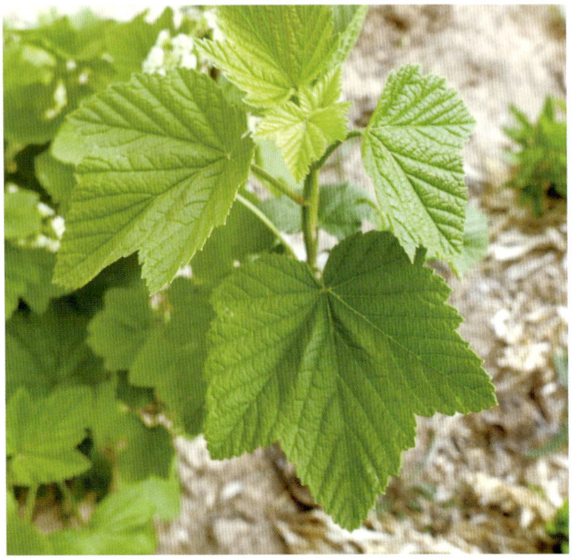

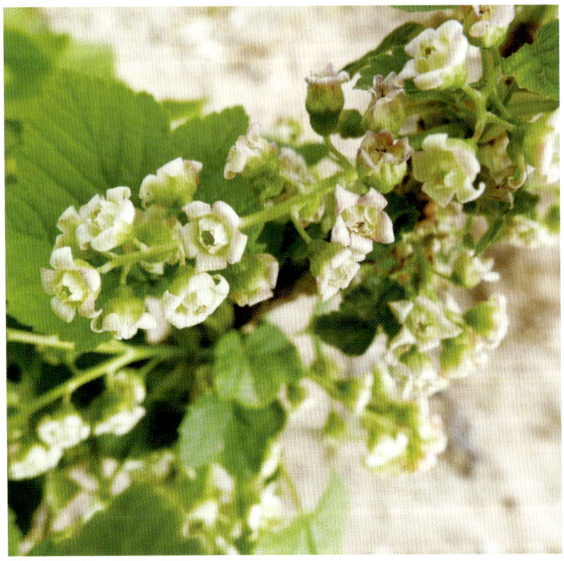

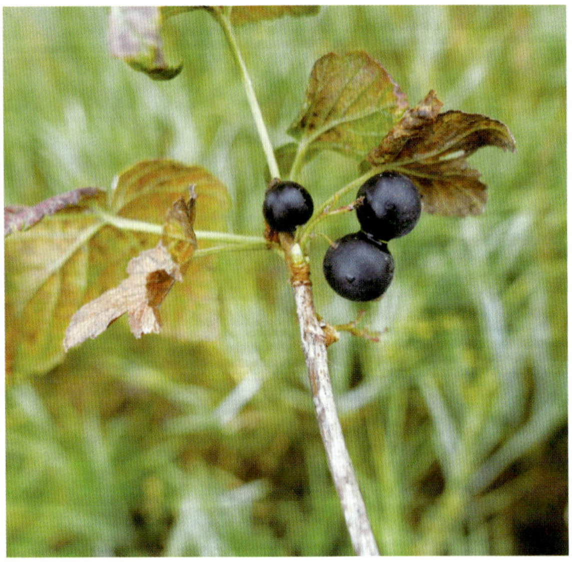

【生 活 型】中生直立灌木。

【花 果 期】花期 6 月，果期 8 月。

【生　　境】逸生于山坡落叶松林或针、阔混交林下。

【功能主治】

（1）果实（黑果茶藨）：滋补强壮。用于感冒。

（2）根皮（黑果茶藨）：舒筋活血。

（3）叶（黑果茶藨）：用于风湿，痛风，关节炎，腰痛，足痛，利尿。

· 东北茶藨

【别名】山麻子、狗葡萄

Ribes mandshuricum (Maxim.) Kom.

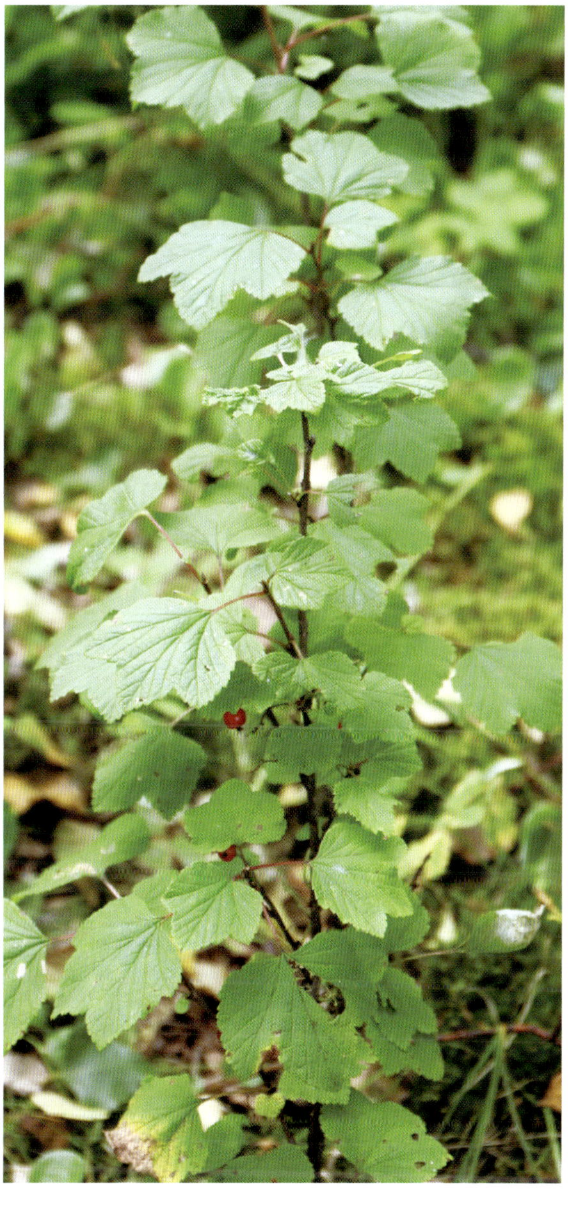

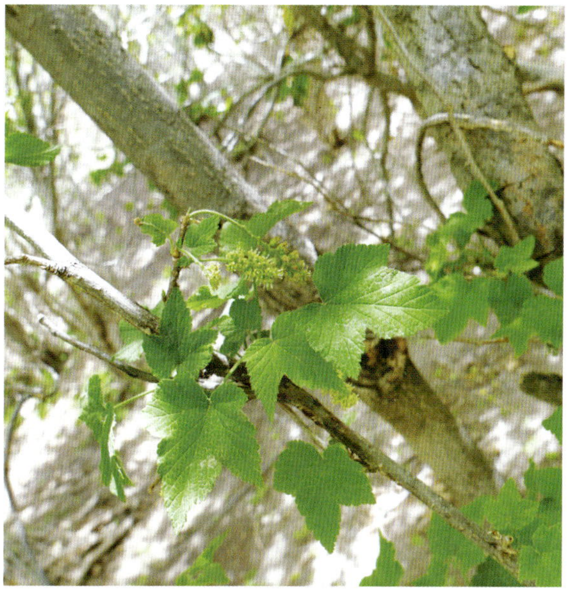

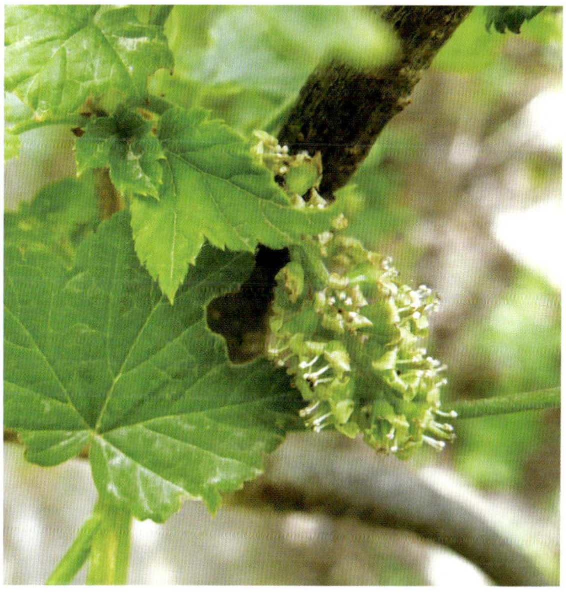

【生 活 型】中生灌木。

【花 果 期】花、果期 6~8 月。

【生　　境】生于森林带和草原带的山地林下、河岸。

【功能主治】果实（灯笼果）：解表。用于感冒。

• 英吉利茶藨

【别名】英吉利茶藨子

Ribes palczewskii (Jancz.) Pojark.

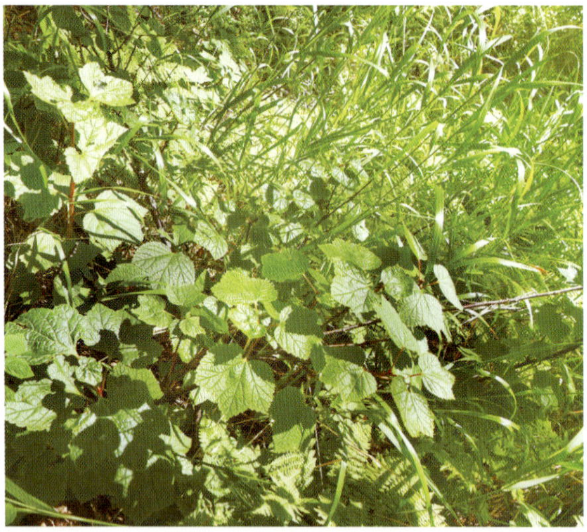

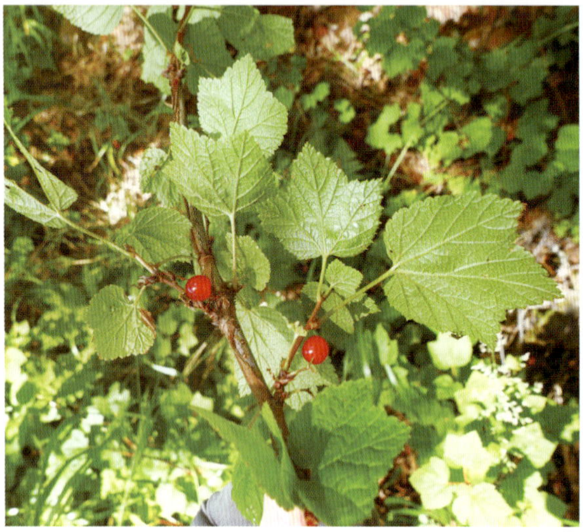

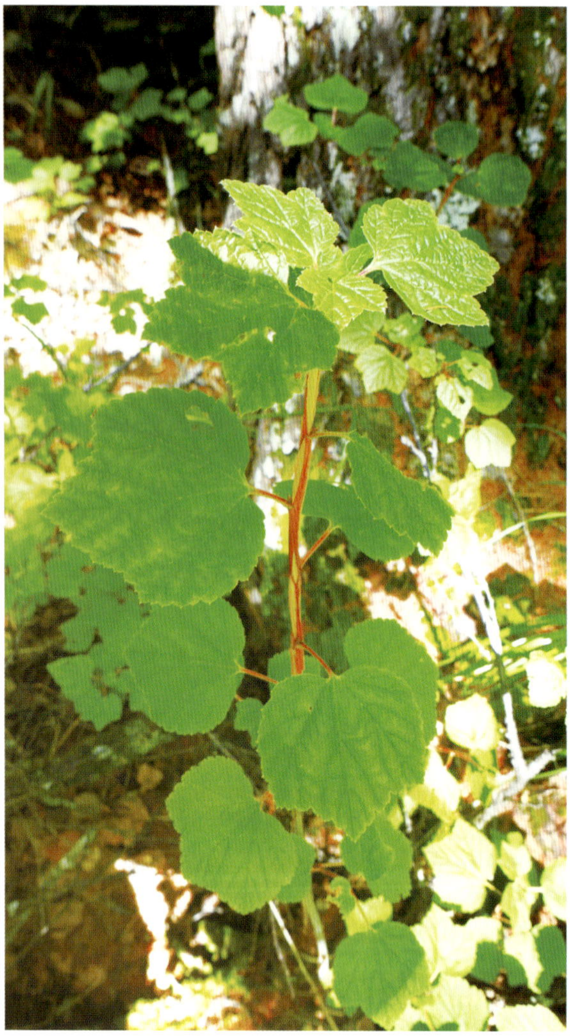

【生 活 型】中生灌木。

【花 果 期】花期 5~6 月，果期 8 月。

【生　　境】生于森林带山地林下、河边灌木丛中。

【功能主治】

（1）果实（哈熊果）：滋补强壮，凉血止痢。用于维生素缺乏症，赤白痢疾。

（2）叶（茶藨叶）：舒筋活血。用于关节炎。

（3）根皮（茶藨根皮）：活血调经，降血压，利尿。用于月经不调，高血压，肾炎。

【民族应用】

▪ 蒙古族

茎枝的内层皮或果实（乌哈嫩 – 绍布图日）：解毒。用于毒热，肝热，巴木病。

假升麻属　*Aruncus* Adans.

多年生草本。根茎粗大。叶为二至三回羽状复叶，具长柄，无托叶。圆锥花序；花单性，雌雄异株；花托（萼筒）碟状，萼片 5；花瓣 5，白色；雄蕊多数；心皮 3~4，离生。蓇葖果下垂。

鄂伦春有 1 种。

• 假升麻

【别名】高凉菜、棣棠升麻

Aruncus sylvester Kostel. ex Maxim.

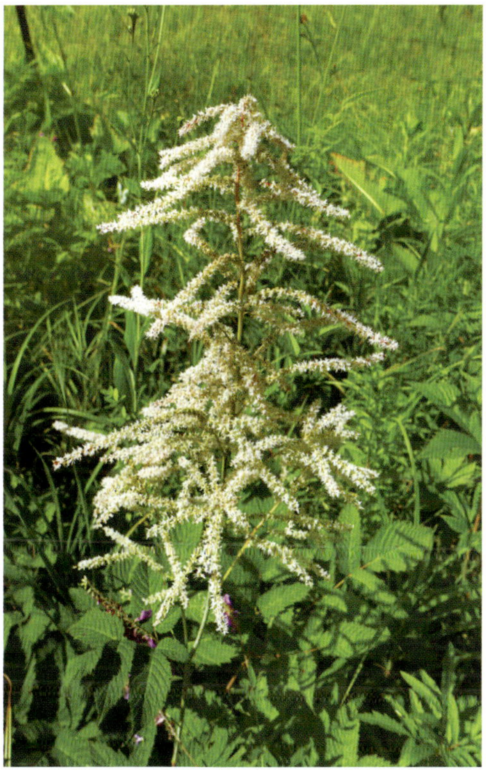

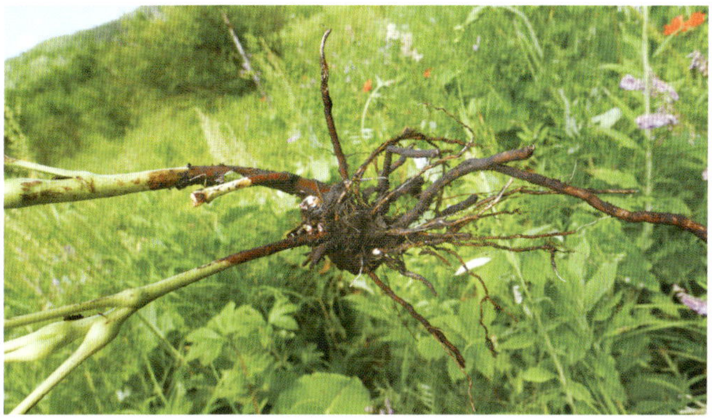

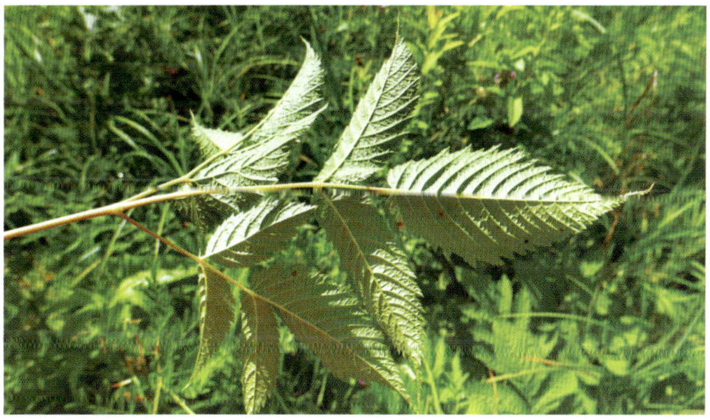

【生 活 型】多年生中生草本。

【花 果 期】花期 7 月，果期 8~9 月。

【生　　境】生于森林带的针叶林林下、林缘、林间草甸。

【功能主治】全草或根（棣棠升麻）：补虚，止痛。用于跌打劳伤，虚劳乏力，筋骨酸痛。

绣线菊属　*Spiraea* L.

灌木。芽小，有鳞片 2~8。单叶互生，边缘有锯齿，有时分裂，稀全缘；无托叶。伞形花序，伞房花序或圆锥花序；花两性，稀杂性；萼筒浅钟状，萼片5；花瓣5，白色或粉红色；雄蕊多数，着生在萼片和花盘之间；雌蕊通常5，心皮离生。蓇葖果开裂，内有矩圆形细小种子。

鄂伦春有3种。

分种检索表

1a. 圆锥花序或复伞房花序 ……………………………… **柳叶绣线菊 *S. salicifolia***

1b. 伞房花序或伞形花序。

  2a. 伞房花序 ……………………………… **欧亚绣线菊 *S. media***

  2b. 伞形花序 ……………………………… **土庄绣线菊 *S. pubescens***

·柳叶绣线菊

【别名】绣线菊、空心柳、马尿溲

Spiraea salicifolia L.

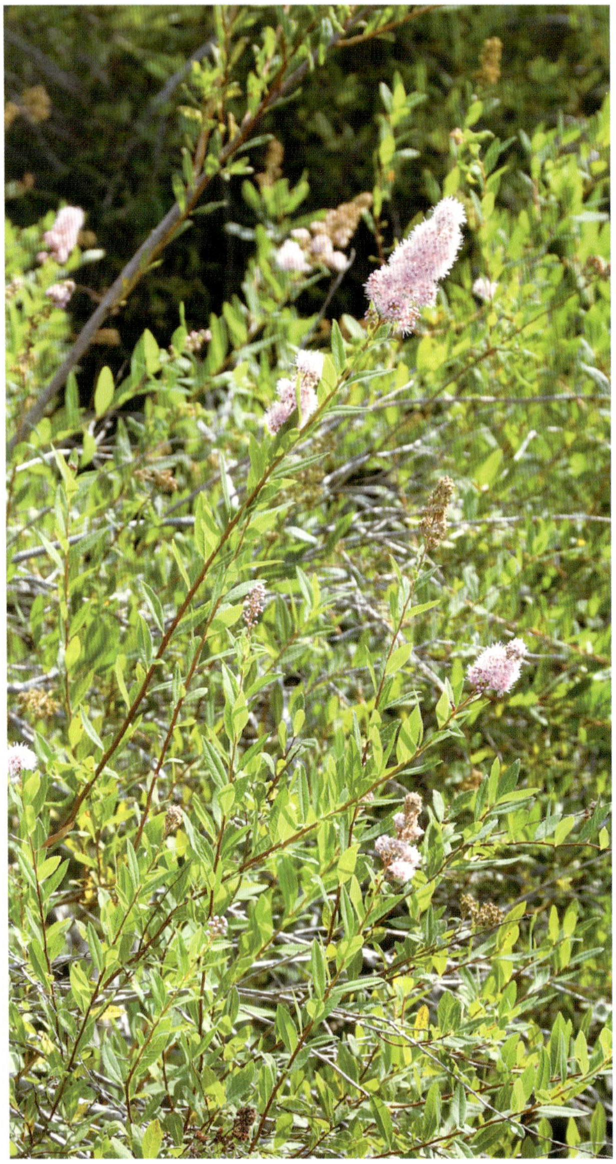

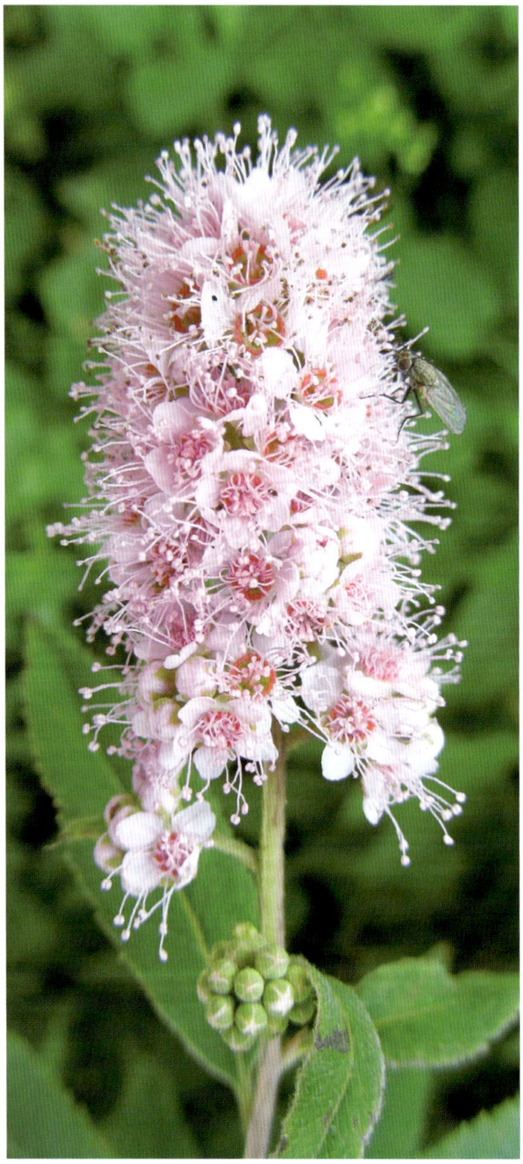

【生 活 型】湿中生灌木。

【花 果 期】花期 7~8 月，果期 8~9 月。

【生　　境】生于森林带和森林草原带的海拔 500~1200m 的河流沿岸、湿草甸、山坡林缘及沟谷，为沼泽化灌丛的建群种或伴生种，也见于沼泽化河滩草甸，或零星生于落叶松林下。

【功能主治】根或全株（空心柳）：通经活血，通便利水。用于关节痛，周身酸痛，咳嗽多痰，刀伤，闭经；外用于创伤出血。

【民族应用】

▪ 鄂伦春族

叶（卧都获）：用于跌打损伤。

*附　注 | 该种为鄂伦春“四普”新分布。

• 欧亚绣线菊

【别名】石棒绣线菊、石棒子

Spiraea media Schmidt

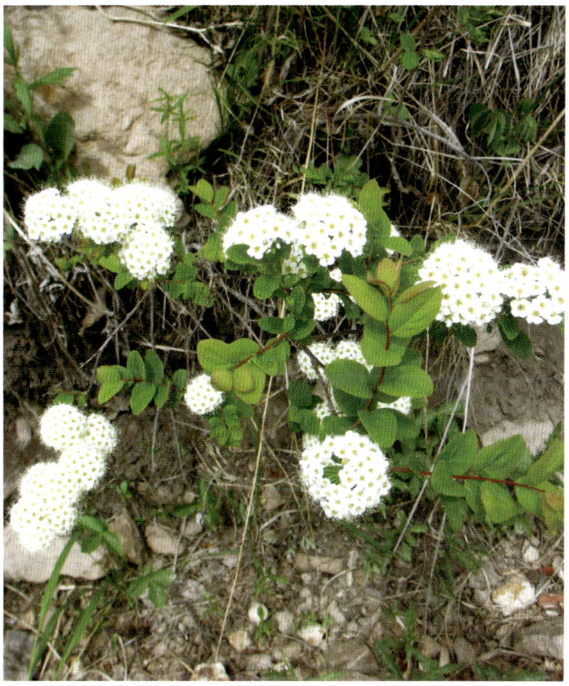

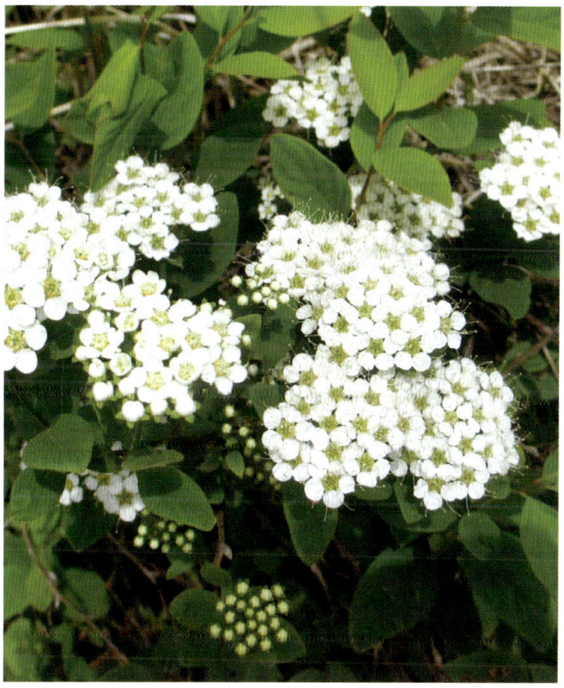

【生 活 型】中生灌木。

【花 果 期】花期 6 月，果期 7~8 月。

【生　　境】生于森林带和森林草原带海拔 600~1900m 的山地针阔叶混交林林下或林缘、山地灌丛、石质山坡。

【功能主治】根、叶、种子（石棒绣线菊）：祛风除湿，健脾，驱虫。用于风湿关节痛，脾虚吐泻，蛔虫病，带下。

• 土庄绣线菊

【别名】土庄花、柔毛绣线菊

Spiraea pubescens Turcz.

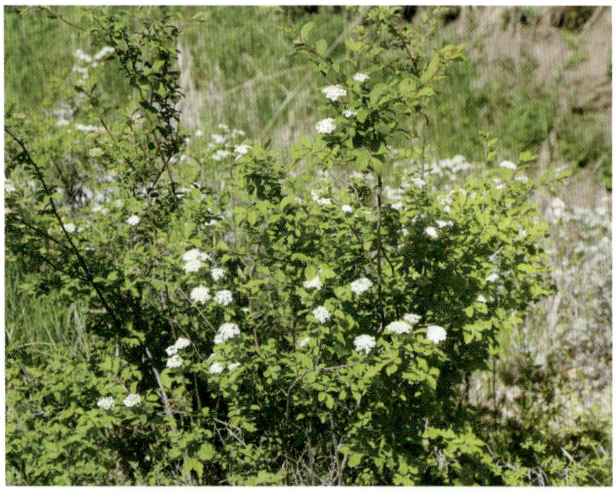
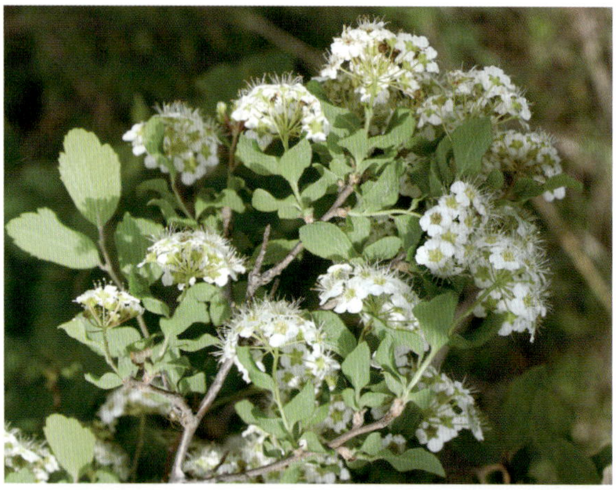
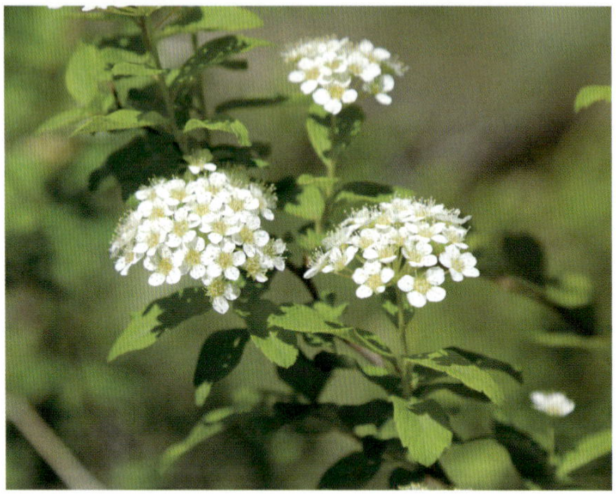
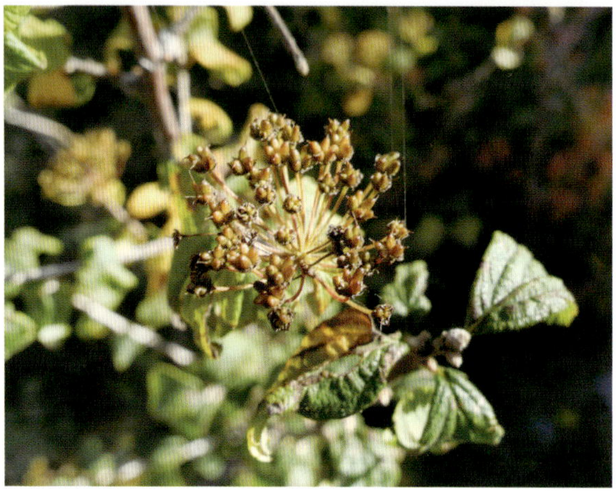

【生 活 型】中生灌木。

【花 果 期】花期 5~6 月，果期 7~8 月。

【生　　境】生于森林带和草原带的山地灌丛、林缘、杂木林中，也见于草原带的沙地，一般零星生长，在蒙古栎林下可形成优势层片。

【功能主治】茎髓（土庄绣线菊）：利尿消肿。用于水肿。

珍珠梅属　*Sorbaria* (Ser.) A. Br. ex Aschers.

灌木。芽宽卵形，有数枚鳞片。单数羽状复叶，互生，小叶边缘有锯齿，有托叶。花小，白色，多数组成顶生圆锥花序；萼筒杯状，萼片 5，反折；花瓣 5；雄蕊 20~50；心皮 5，离生，基部联合，与萼片对生。蓇葖果含数粒种子。

鄂伦春有 1 种。

• 珍珠梅

【别名】山高粱条子、高楷子、东北珍珠梅

Sorbaria sorbifolia (L.) A. Br.

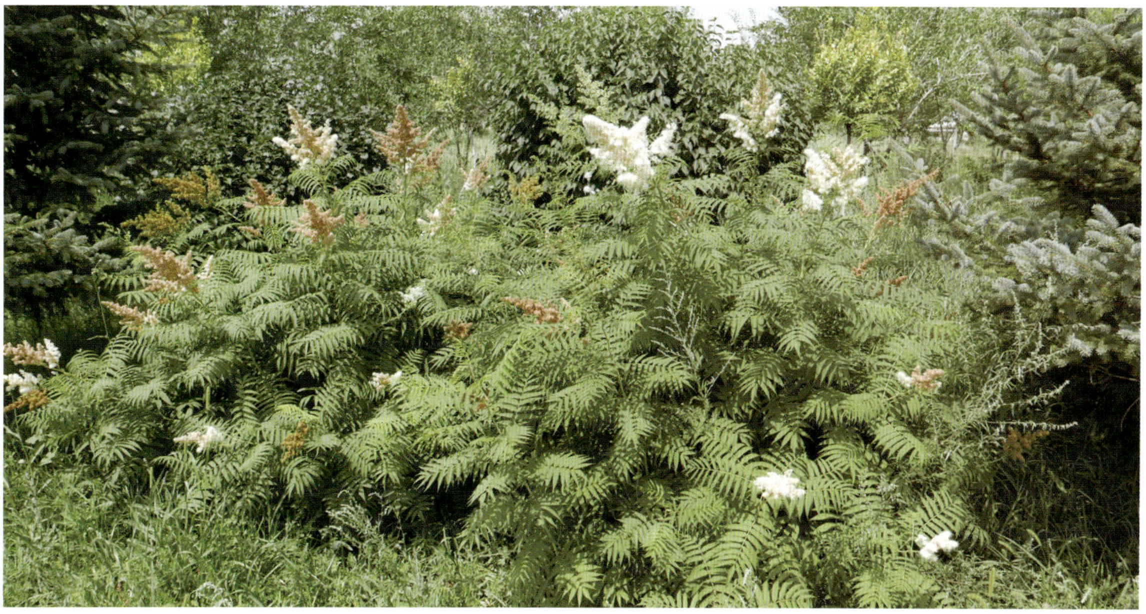

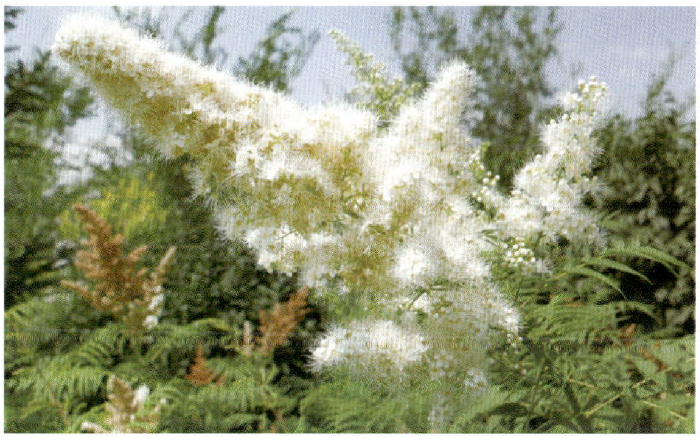

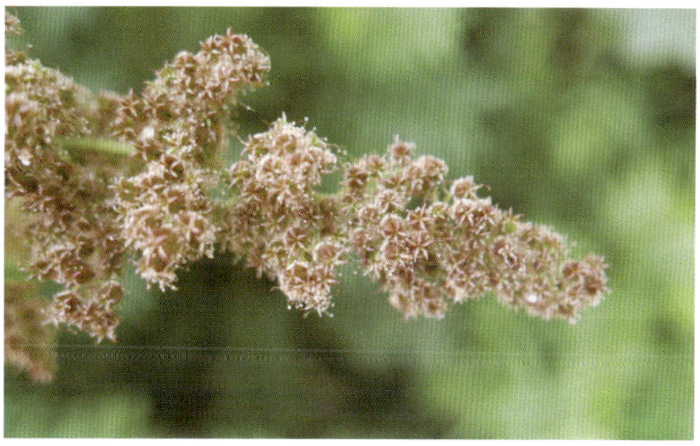

【生 活 型】中生灌木。

【花 果 期】花期 7~8 月，果期 8~9 月。

【生　　境】散生于森林带和森林草原带的山地林缘，有时可形成群落片段，也少量见于林下、山坡疏林中、路旁、沟边及林缘草甸。

【功能主治】茎皮或果穗（珍珠梅）：活血散瘀，消肿止痛。用于骨折，跌打损伤，关节扭伤红肿疼痛，风湿痹痛。

【民族应用】

▪ 蒙古族

茎（苏布得力格 – 其其格）：止咳，清热，调元。用于感冒，搏热，咳嗽，赫依热。

▪ 鄂伦春族

（1）茎皮、枝条、果穗（马尿瘙，那拉疙瘩）：用于骨折，跌打损伤，关节扭伤，红肿疼痛，风湿性关节炎。

（2）地上部分（马尿瘙，那拉疙瘩）：用于红肿。

▪ 鄂温克族

（1）地上部分（山高粱）：祛风止痛。用于红肿，风湿关节疼痛。

（2）叶：用于外伤消炎，止痛。

▪ 达斡尔族

gaakunku：用于跌打损伤，软骨炎。

山楂属　*Crataegus* L.

灌木或小乔木。通常有枝刺。单叶，互生，边缘有锯齿或分裂，有托叶。伞房花序，顶生；萼筒钟状或杯状，萼片5；花瓣5，白色，稀粉红色；雄蕊5~25；心皮1~5，大部分与花托（萼筒）合生，仅先端与腹面分离，子房下位，1~5室，每室有2枚胚珠，仅1枚发育。果实为梨果，红色，稀黄色，具宿存的萼片；心皮成熟时变骨质，呈小核状，各含1种子。

鄂伦春有2种。

▪ 分种检索表

1a. 叶片羽状深裂，裂片3~4对，侧脉伸到裂片顶端及裂片分裂处............ **山楂 *C. pinnatifida***

1b. 叶片浅裂或不分裂，侧脉伸到裂片顶端，但裂片分裂处无侧脉..... **辽宁山楂 *C. sanguinea***

·山　楂

【别名】山里红、裂叶山楂

Crataegus pinnatifida Bunge

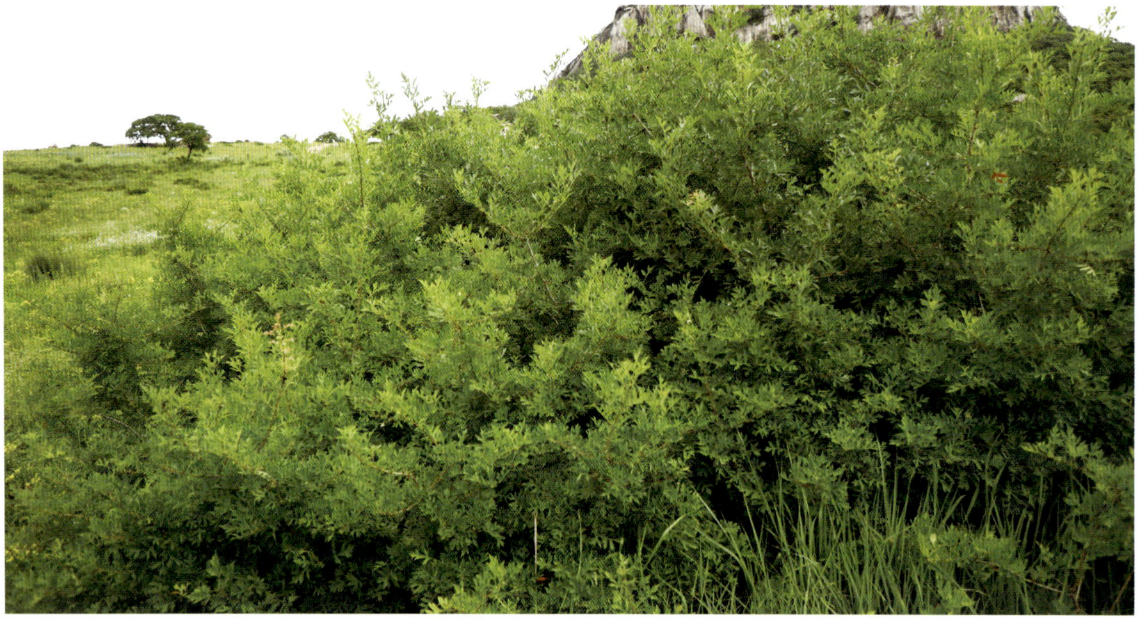

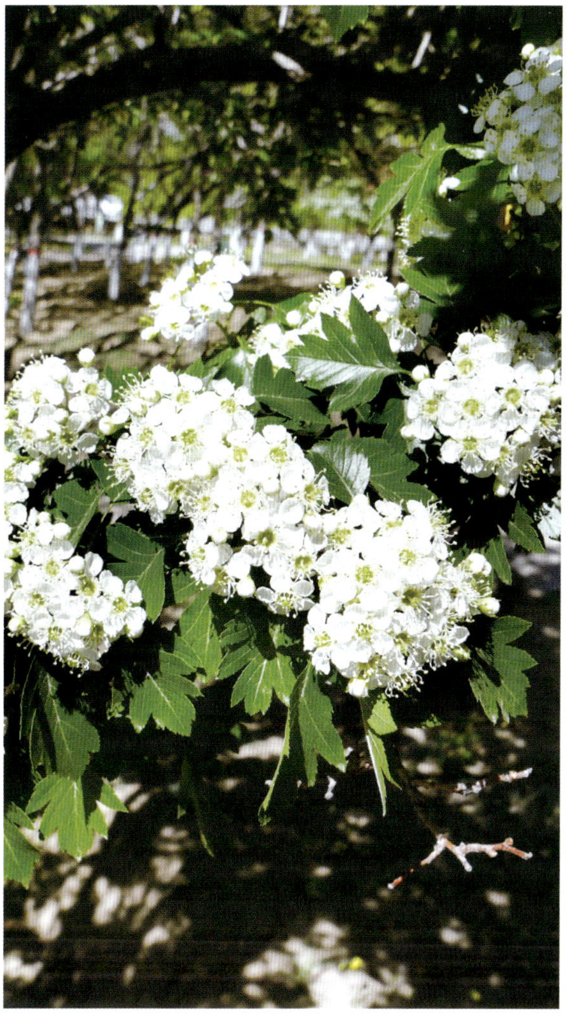

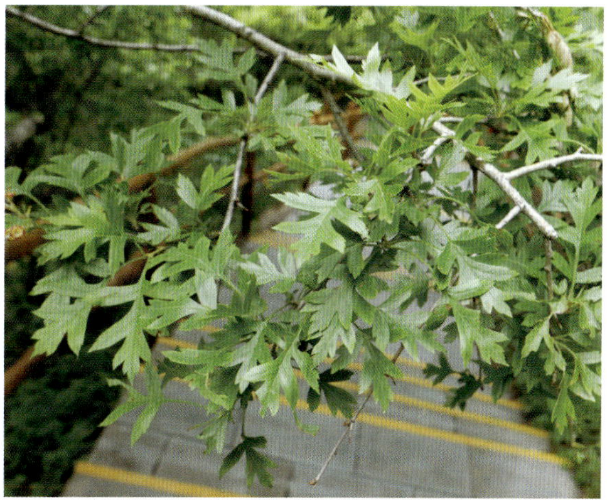

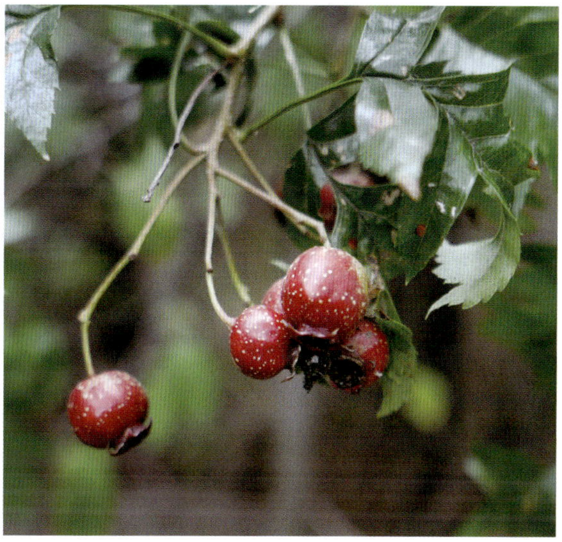

【生 活 型】中生落叶阔叶乔木。

【花 果 期】花期 6 月，果期 9~10 月。

【生　　境】生于森林带和森林草原带的山地沟谷。

【功能主治】

（1）果实（山楂）：消食健胃，行气散瘀，化浊降脂。用于肉食积滞，脘腹胀满，泻痢腹痛，瘀血经闭，产后瘀阻，心腹刺痛，胸痹心痛，疝气疼痛，高脂血症，高血压。

（2）叶（山楂叶）：活血化瘀，理气通脉，化浊降脂。用于气滞血瘀，胸痹心痛，胸闷憋气，心悸健忘，眩晕耳鸣，高脂血症。

（3）根（山楂根）：消积，祛风，止血。用于食积，痢疾，关节痛，咯血。

【民族应用】

■ 蒙古族

果实（道老纳）：凉血，清巴达干、协日，滋补强壮。用于血热，黄疸，腑协日症，发热烦渴，瘟疫，尿涩，新、陈热。

*附　注 | 该种为鄂伦春“四普”新分布。

·辽宁山楂

【别名】红果山楂、面果果

Crataegus sanguinea Pall.

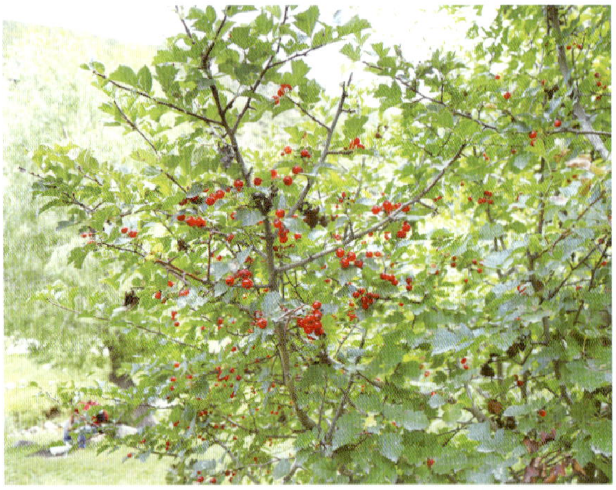
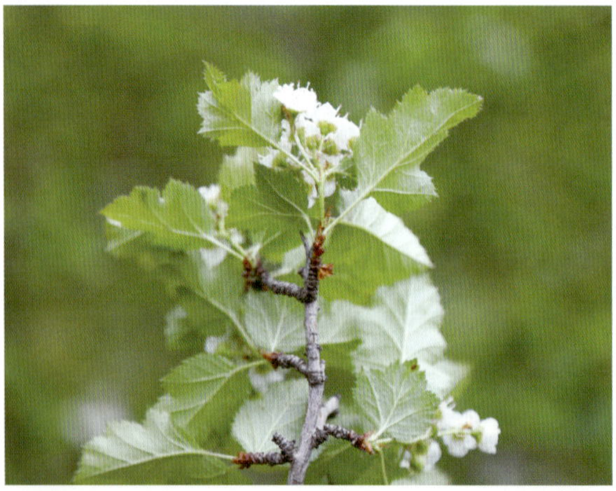
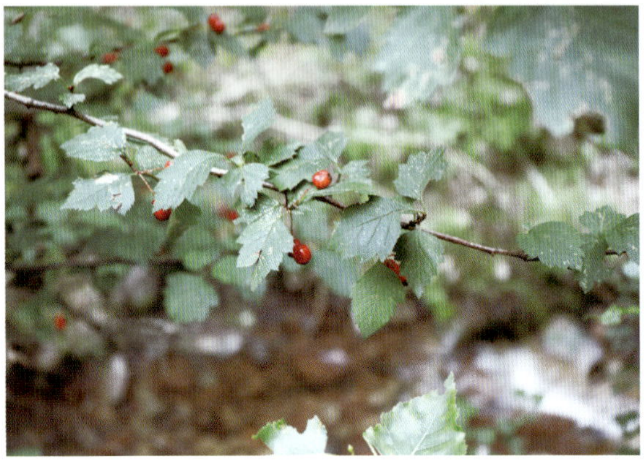
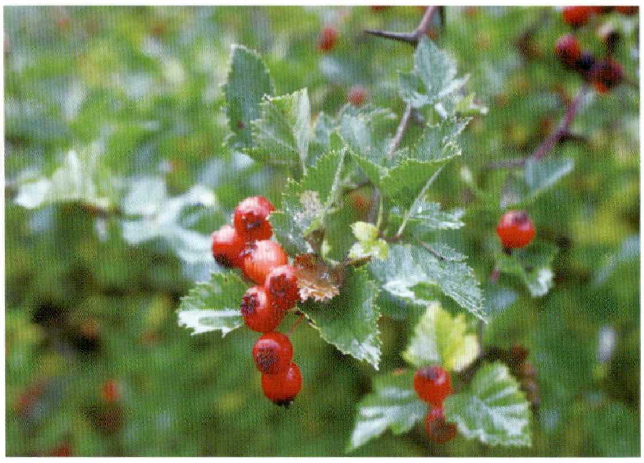

【生 活 型】中生落叶阔叶小乔木。

【花 果 期】花期 5~6 月，果期 7~9 月，果熟期 9~10 月。

【生　　境】生于森林带和草原带的山地阴坡、半阴坡或河谷，为杂木林的伴生种。

【功能主治】果实（山楂）：健胃消食，行气散瘀，化浊降脂。用于肉食积滞，脘腹胀满，泻痢腹痛，瘀血经闭，产后瘀阻，心腹刺痛，胸痹心痛，疝气疼痛，高脂血症，高血压。

【民族应用】

■ 蒙古族

果实（花 – 道老纳）：凉血，清巴达干、协日，滋补强壮。用于血热，黄疸，肺协日症，发热烦渴，瘟疫，尿涩，新、陈热。

花楸属 *Sorbus* L.

乔木或灌木。芽通常较大，具多数覆瓦状鳞片。叶互生，单叶或复叶，有托叶。花两性，多数组成顶生复伞房花序；萼片和花瓣各 5；雄蕊 15~25；心皮 2~5，部分离生或全部合生，子房半下位或下位，2~5 室，每室具 2 胚珠，花柱离生或基部合生。果实为小型的梨果，子房壁呈软骨质。种子每室 1~2 粒。

鄂伦春有 1 种。

·花楸树

【别名】山槐子、马加木、百花山花楸

Sorbus pohuashanensis (Hance) Hedl.

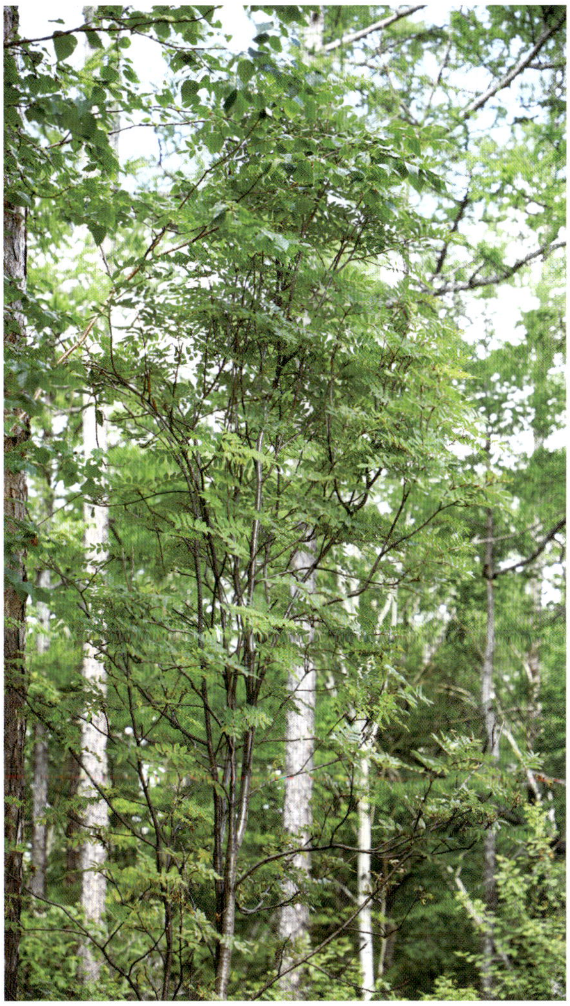

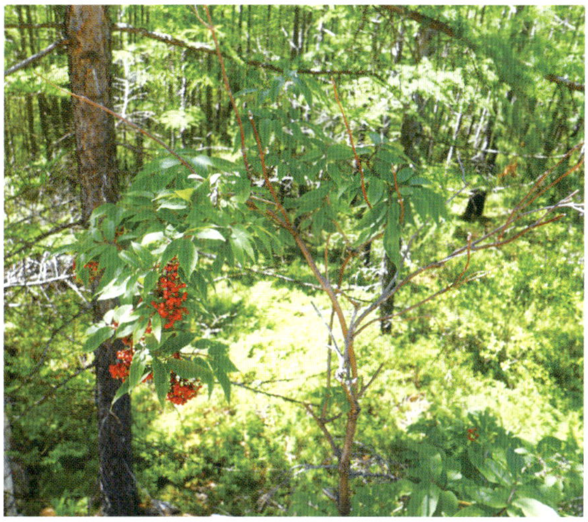

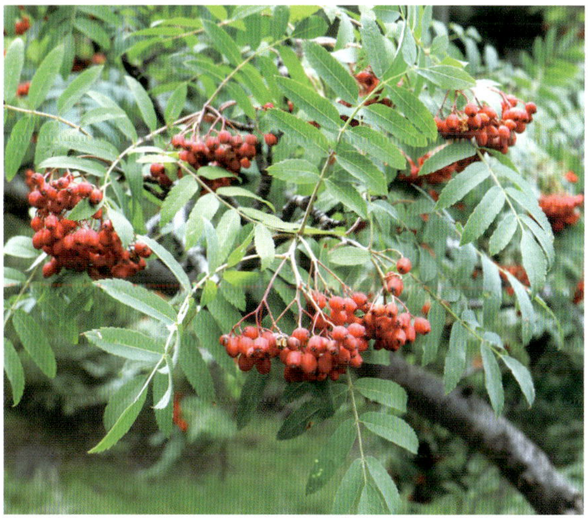

【生 活 型】中生落叶阔叶乔木。

【花 果 期】花期 6 月，果期 9~10 月。

【生　　境】生于森林带和草原带的山地阴坡、溪涧或疏林中。

【功能主治】

（1）果实（花楸果）：止咳化痰，健脾利水。用于咳嗽，哮喘，脾虚浮肿，胃炎。

（2）茎皮（花楸茎皮）：清热止咳，解毒止痢。用于慢性支气管炎，肺痨，痢疾。

*附　注 | 该种为鄂伦春“四普”新分布。

梨属　*Pyrus* L.

乔木或灌木，稀半常绿。有时有枝刺。单叶，互生，叶缘有锯齿或全缘，稀分裂，具叶柄及托叶。花与叶同时开放或先于叶开放；伞房花序；萼片5，开展或反折；花瓣5，有短爪，白色，稀粉红色；雄蕊20~30，花药常深红色或紫色；花柱2~5，离生，子房2~5室，每室有2胚珠。梨果，果肉多汁，内含石细胞，子房壁软骨质。种子黑色或褐色。

鄂伦春有1种。

· 秋子梨

【别名】花盖梨、山梨、野梨

Pyrus ussuriensis Maxim.

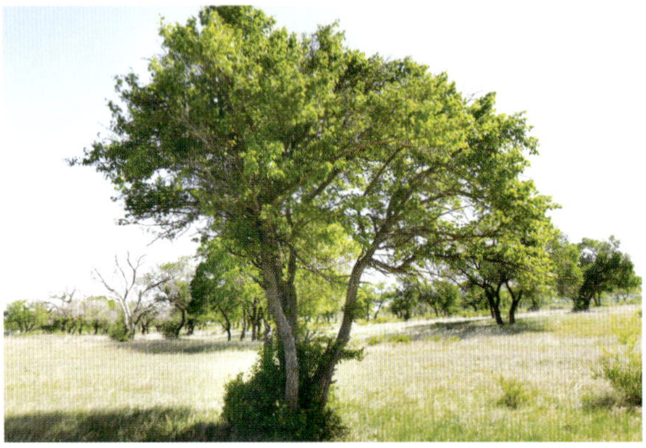
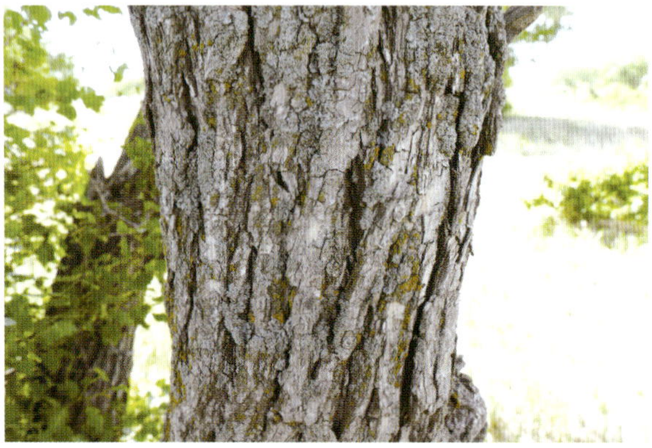
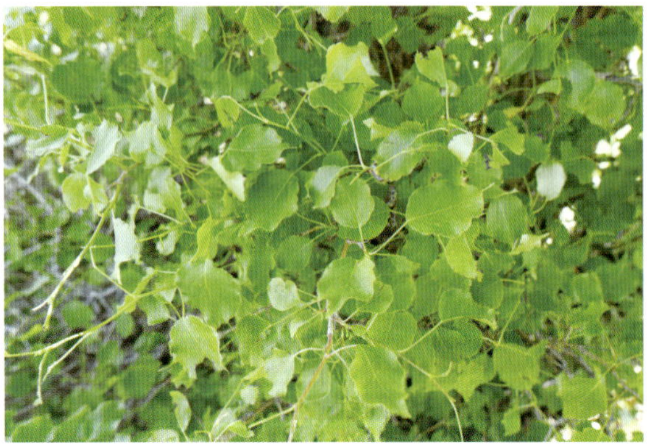
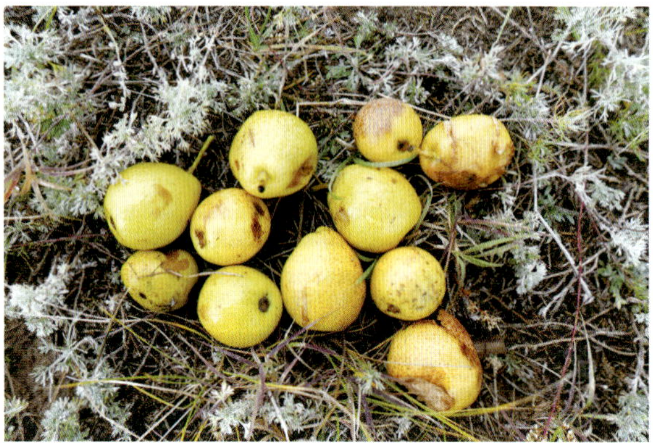

【生 活 型】中生落叶阔叶乔木。

【花 果 期】花期5月，果熟期9~10月。

【生　　境】生于阔叶林带的山地及溪谷杂木林中，喜生于潮湿、肥沃、深厚的土壤中。

【功能主治】

（1）果实（秋子梨）：清肺化痰，生津止渴。用于肺燥咳嗽，热病烦躁，津少口干，消渴，目赤，疮疡，烫火伤。

（2）果皮（梨皮）：清心润肺，降火生津，解疮毒。用于暑热烦渴，肺燥咳嗽，吐血，痢疾，疥癣，发背，疔疮。

（3）根（梨树根）：清肺止咳，理气止痛。用于肺虚咳嗽，疝气腹痛。

（4）叶（梨叶）：疏肝和胃，利水解毒。用于霍乱吐泻腹痛，水肿，小便不利，小儿疝气，食毒菌菇中毒。

【民族应用】

■ 蒙古族

果实（阿格力格－阿力玛）：清巴达干热，止泻。用于巴达干宝日病，巴达干热，胸腹灼痛，吐酸水，厌食，口渴。

苹果属 *Malus* Mill.

乔木或灌木。通常无刺，芽卵形，有数枚鳞片。单叶互生，边缘有锯齿或分裂，有托叶。伞房花序或伞形花序，常着生于短枝顶端；花两性；萼片 5；花瓣 5，白色、淡红色或鲜红色；雄蕊多数，花药黄色；子房下位，3~5 室，每室有 2 胚珠，花柱 3~5，基部合生。果实为梨果，通常无石细胞，子房壁软骨质，萼片宿存或脱落。

鄂伦春有 1 种。

·山荆子

【别名】山定子、林荆子

Malus baccata (L.) Borkh.

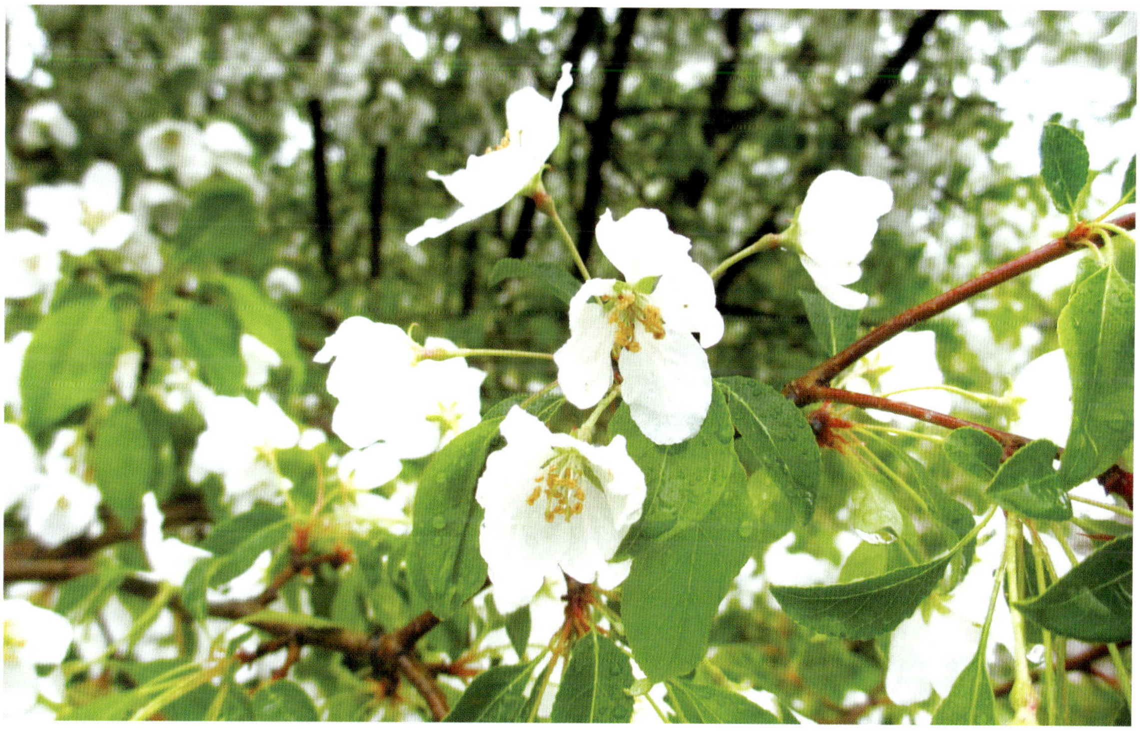

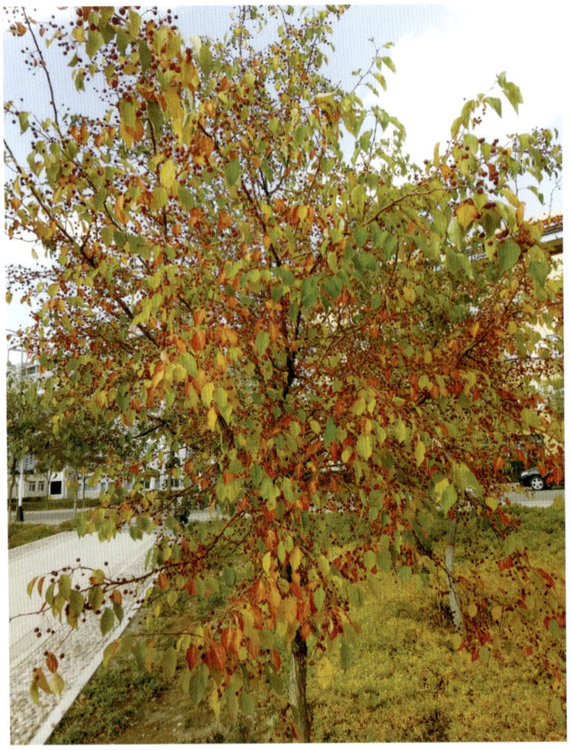 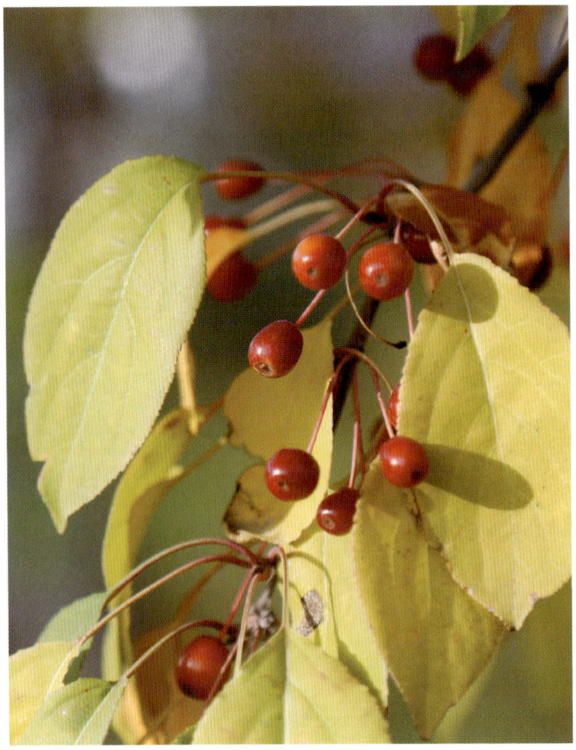

【生活型】中生落叶阔叶小乔木或乔木。

【花果期】花期 5 月，果期 9 月。

【生境】生于落叶阔叶林带的河流两岸谷地，为河岸杂木林的优势种；也见于山地林缘及森林草原带的沙地，喜生于潮湿、肥沃的土壤中。

【功能主治】果实（山荆子）：止泻痢。用于痢疾，吐泻。果实的粉剂和煎剂用于胃肠疾病和各种感染性疾病。

【民族应用】

鄂伦春族

果实（莫力特，山丁子，山定子）：用于痢疾，细菌感染。

鄂温克族

果实：用于高血压，高脂血症。

蔷薇属 *Rosa* L.

有刺灌木。单数羽状复叶，互生；托叶与叶柄合生。花单生或组成伞房花序、圆锥花序；萼片 5；花瓣 5，有时重瓣；雄蕊多数；心皮多数，生于壶状萼筒（花托）里。成熟时萼筒变为肉质浆果状，称蔷薇果，里面有少数或多数瘦果。

鄂伦春有 2 种。

分种检索表

1a. 蔷薇果近球形，顶部无颈；皮刺稀疏，稍弯 ....**山刺玫 *R. davurica***

1b. 蔷薇果长椭圆形，顶部具明显颈；皮刺稠密，直伸 ....**刺蔷薇 *R. acicularis***

·山刺玫

【别名】刺梅果

Rosa davurica Pall.

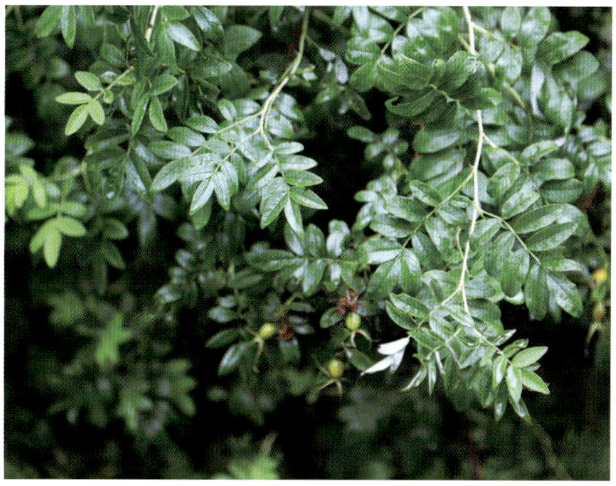

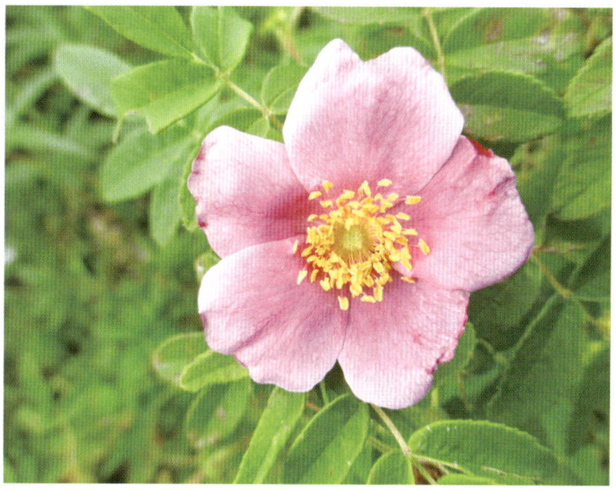

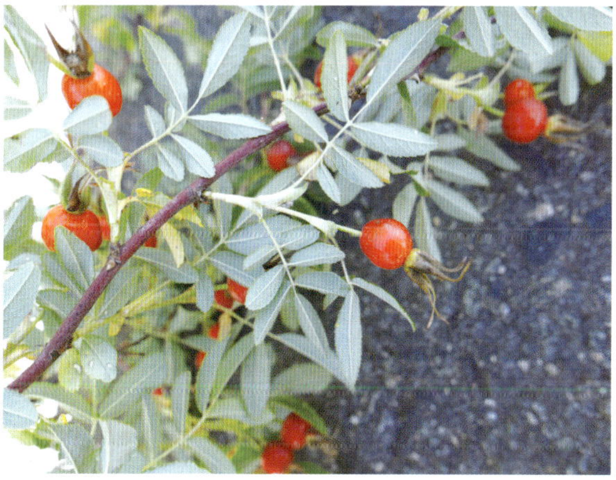

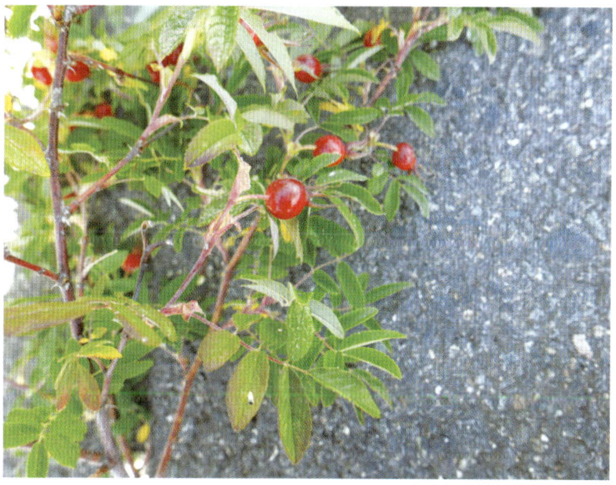

【生 活 型】中生落叶灌木。

【花 果 期】花期 6~7 月，果期 8~9 月。

【生　　境】生于落叶阔叶林带和草原带的山地林下、林缘、石质山坡，也见于河岸沙地，为山地灌丛的建群种或优势种。

【功能主治】

（1）花（刺玫花）：理气和胃，止咳。用于月经不调，痛经，崩漏，吐血，肋间神经痛，肺痨咳嗽。

（2）果实（刺玫果）：健脾消食，活血调经，敛肺止咳。用于消化不良，食欲不振，脘腹胀痛，腹泻，月经不调，痛经，动脉粥样硬化，肺痨咳嗽。

（3）根（刺玫根）：止咳祛痰，止痢，止血。用于慢性支气管炎，肠炎，细菌性痢疾，异常子宫出血，跌打损伤。

【民族应用】

蒙古族

果实（吉日乐格－扎木日）：清热，解毒，清协日乌素。用于毒热，热性协日乌素，肝热，巴木病。

鄂伦春族

（1）花（砍护达，卡库特，笔头花）：用于月经不调，吐血，血崩，肋间神经痛，痛经，肝胃痛，轻度扭伤，咳嗽咯血。

（2）果实（砍护达，卡库特，笔头花）：用于消化不良，食欲不振，腹部胀满疼痛，小儿食积，月经不调。

（3）根（砍护达，卡库特，笔头花）：用于慢性支气管炎，肠炎，细菌性痢疾，异常子宫出血，跌打损伤。

达斡尔族

根瘤（jaami gada）：用于类风湿。

鄂温克族

（1）带花枝条（Haahd Nohai honshiyor，山刺玫，刺玫瑰）：用于手脚发凉，风湿，腿痛。

（2）花、果实（Haahd Nohai honshiyor，山刺玫，刺玫瑰）：用于支气管炎。

（3）根（Haahd Nohai honshiyor，山刺玫，刺玫瑰）：外用于关节炎。

• 刺蔷薇

【别名】大叶蔷薇、刺梅果

Rosa acicularis Lindl.

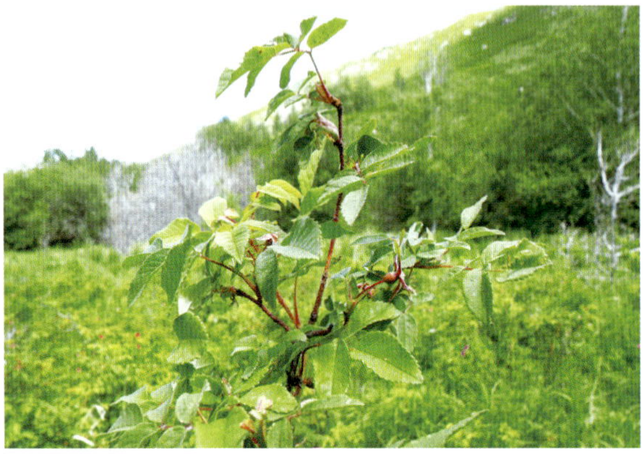

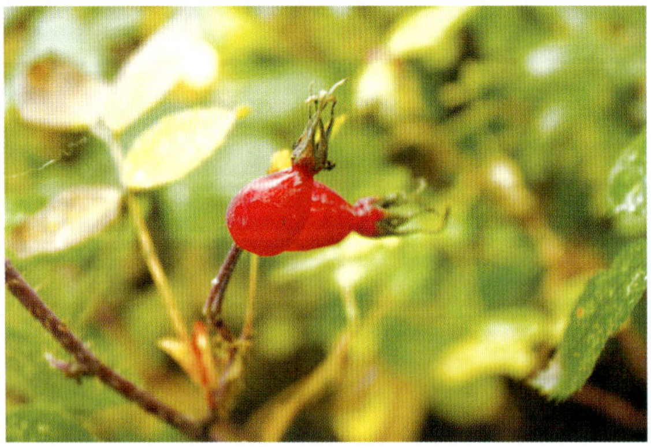

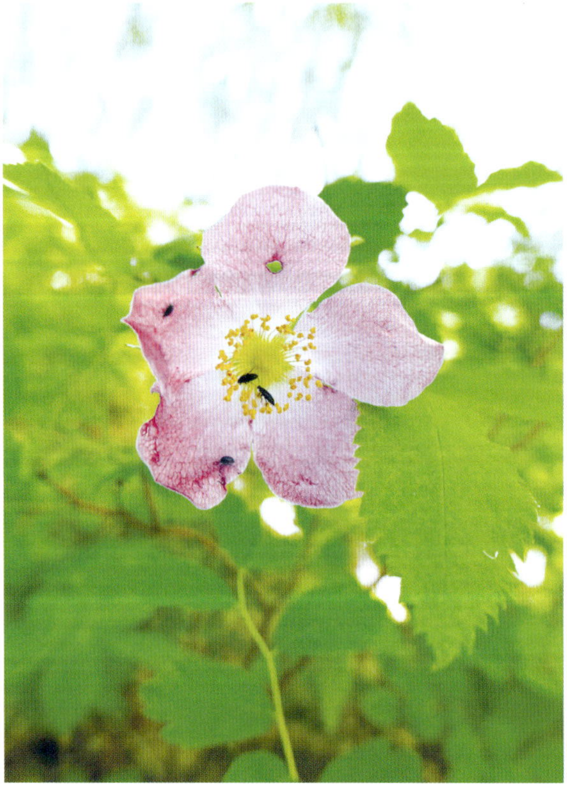

【生 活 型】中生耐寒灌木。

【花 果 期】花期 6~7 月，果期 8~9 月。

【生　　境】生于针叶林带和草原带山地林下、林缘、山地灌丛。

【功能主治】

(1) 果实 (刺蔷薇): 健脾消食，活血调经，敛肺止咳。用于消化不良，食欲不振，脘腹胀痛，腹泻，动脉粥样硬化，肺痨咳嗽，胃痛，月经不调。

(2) 花 (刺蔷薇): 理气和血，止咳。用于月经不调，痛经，崩漏，吐血，肋间神经痛，肺痨咳嗽。

(3) 根 (少花刺蔷薇): 止咳，止痢，止血。用于咳嗽，泄泻，痢疾，崩漏，跌打损伤。

【民族应用】

■ 蒙古族

(1) 果实 (乌日格苏图 – 闹海 – 胡舒): 解毒，祛协日乌素，清热。用于毒热，热性协日乌素病，肝热，巴木病。

(2) 花 (陶日格 – 札木日 – 吉木斯): 清协日，消食，镇赫依。用于赫依协日症，巴达干协日症，消化不良，脉病，咳嗽，胃协日症。

*附　注 | 该种为鄂伦春“四普”新分布。

地榆属　*Sanguisorba* L.

多年生草本。叶互生，为单数羽状复叶，基生并茎生，有托叶。花两性，多数组成紧密的穗状或头状花序；萼筒喉部缢缩；萼片 4，花瓣状；无花瓣；雄蕊 4；心皮 1，稀 2，花柱顶生，柱头扩大，具乳头状突起。瘦果包藏在宿存的萼筒中。

鄂伦春有 5 种。

■ 分种检索表

1a. 花丝丝状，与萼片近等长，稀稍长。

　2a. 花丝与萼片近等长。

　　3a. 全株光滑无毛 ……………………………………**地榆 *S. officinalis* var. *officinalis***

　　3b. 植株或多或少有腺毛和柔毛……………………**腺地榆 *S. officinalis* var. *glandulosa***

　2b. 花丝比萼片长 0.5~1 倍；基生叶小叶片条状矩圆形或条状披针形……………………

　　……………………………………………………**长蕊地榆 *S. officinalis* var. *longifila***

1b. 花丝显著扁平扩大，比萼片长 0.5~2 倍；基生叶小叶片披针形或矩圆状披针形，基部微心形或斜宽楔形。

4a. 花粉红色，花丝比萼片长 0.5~1 倍 .... 细叶地榆 ***S. tenuifolia*** **var.** ***tenuifolia***

4b. 花白色，花丝比萼片长 1~2 倍 .... 小白花地榆 ***S. tenuifolia*** **var.** ***alba***

·地　榆

【别名】黄爪香、玉札、山枣子

Sanguisorba officinalis L. var. *officinalis* L.

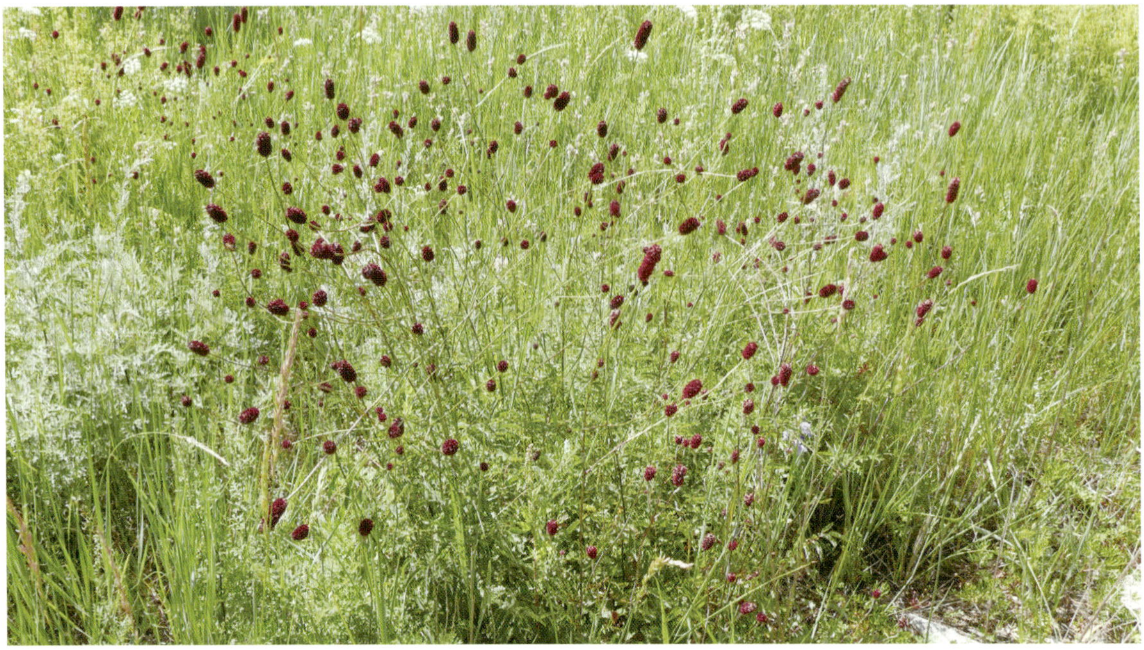

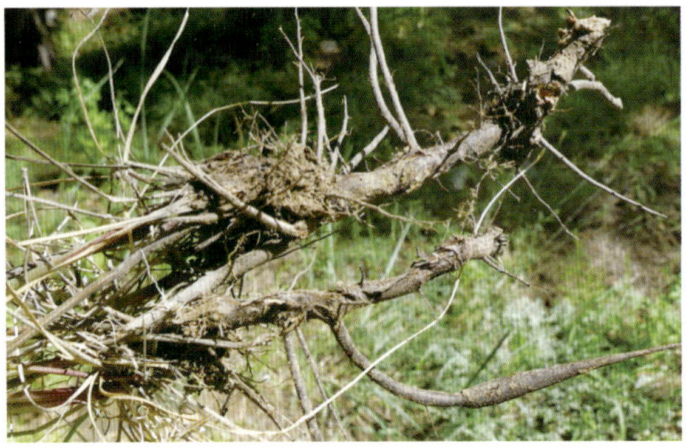

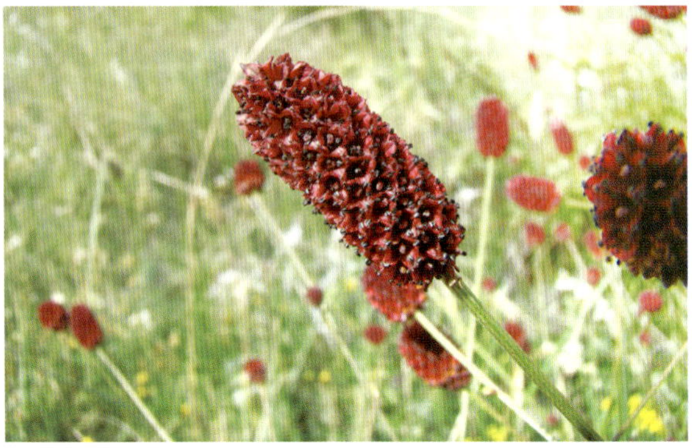

【生 活 型】多年生中生草本。

【花 果 期】花期 7~8 月，果期 8~9 月。

【生　　境】生于林缘草甸（五花草甸）、落叶阔叶林林下、河滩草甸及草甸草原。

【功能主治】根（地榆）：凉血止血，解毒敛疮。用于便血，痔血，血痢，崩漏，水火烫伤，痈肿疮毒。

【民族应用】

▪ 蒙古族

根（苏都－额布苏）：清血热，止血，止泻。用于咯血，吐血，便血，尿血，赤痢，月经不调，外伤性出血。

鄂伦春族

（1）全草（挨母出哈，黄瓜香，马猴枣）：用于腹泻。

（2）根（挨母出哈，黄瓜香，马猴枣）：用于咯血，吐血，便血，尿血，痔疮出血，异常子宫出血，白带异常，痢疾，慢性胃肠炎；外用于烧烫伤，金疮，湿疹，痈肿疮毒。

鄂温克族

全草（实杜）：用于腹泻，肠炎，胃痛。

·腺地榆

Sanguisorba officinalis L. var. *glandulosa* (Kom.) Vorosch.

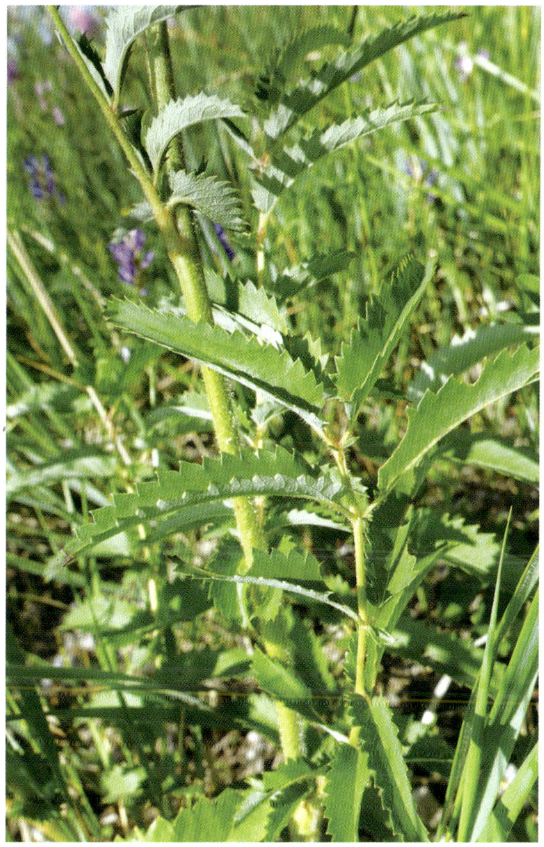

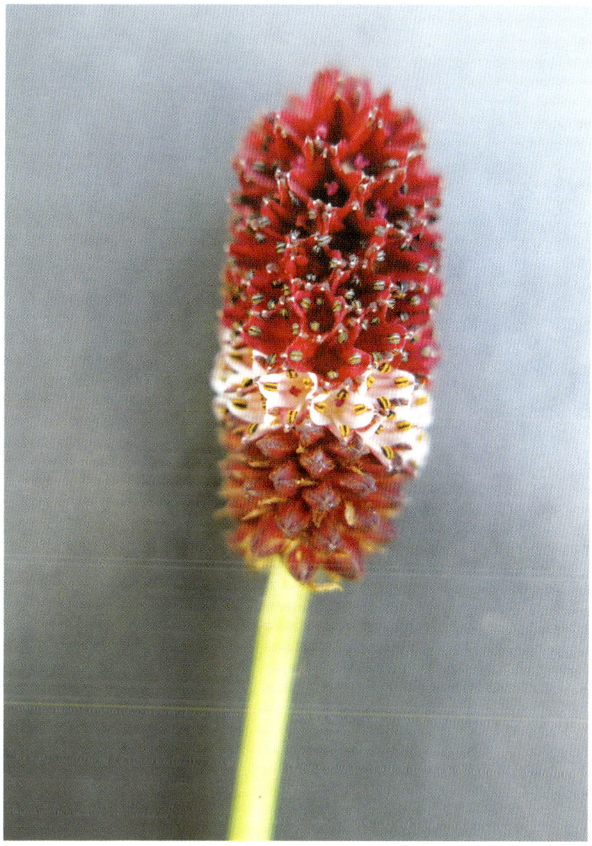

【生 活 型】多年生中生草本。

【花 果 期】花期 7~8 月，果期 8~9 月。

【生　　境】生于森林带的山谷阴湿林缘处。

【功能主治】根（腺地榆）：凉血止血，解毒敛疮。

【民族应用】

蒙古族

根（宝乐其日海图 – 苏杜 – 额布斯）：清血热，止血，止泻。用于各种出血，咯血，痢疾，火烫伤。

· 长蕊地榆

【别名】直穗粉花地榆

Sanguisorba officinalis L. var. *longifila* (Kitag.) T. T. Yü et C. L. Li

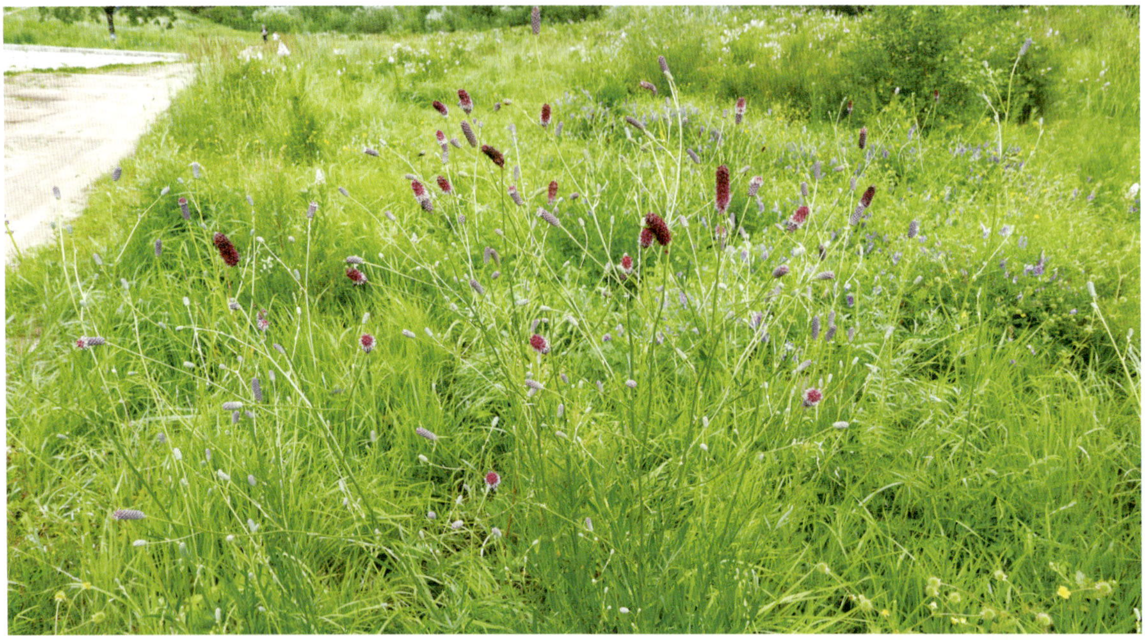

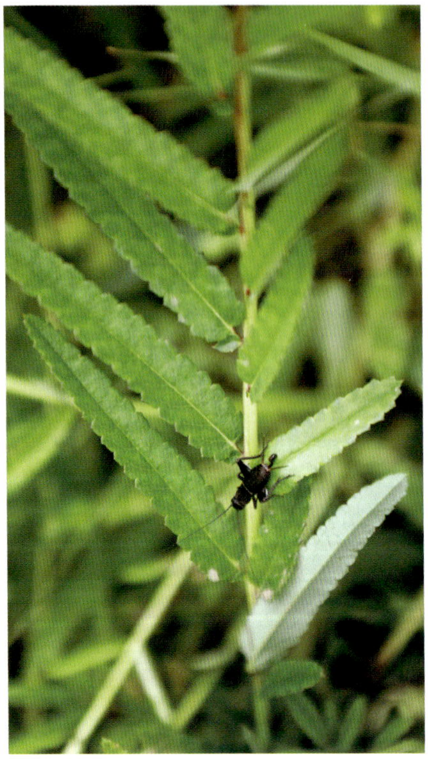

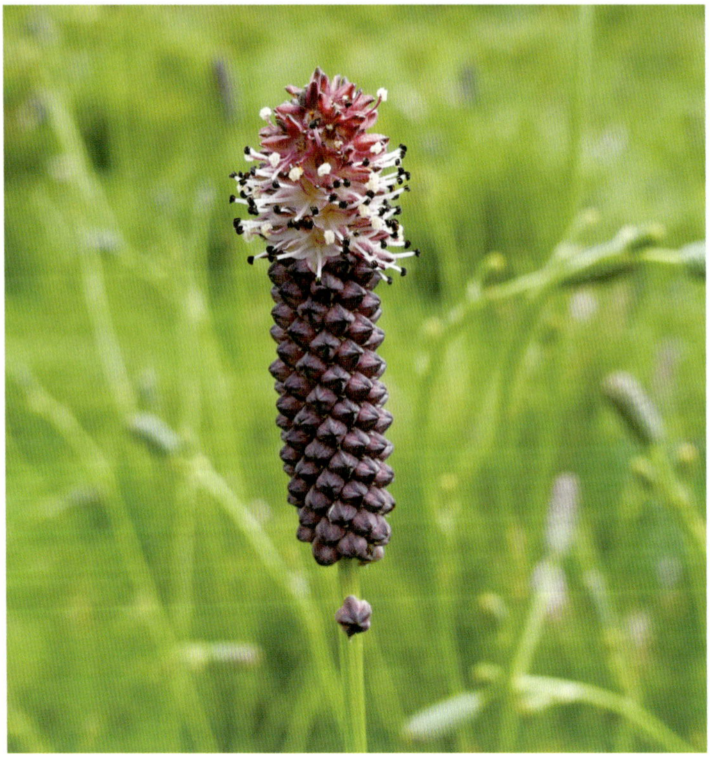

【生 活 型】多年生中生草本。

【花 果 期】花期 7~8 月，果期 8~9 月。

【生　　境】生于森林地带的沟边、草甸。

【功能主治】根（地榆）：凉血止血，解毒敛疮。用于便血，痔血，血痢，崩漏，水火烫伤，痈肿疮毒。

·细叶地榆

【别名】垂穗粉花地榆

Sanguisorba tenuifolia Fisch. ex Link var. *tenuifolia* Fisch. ex Link

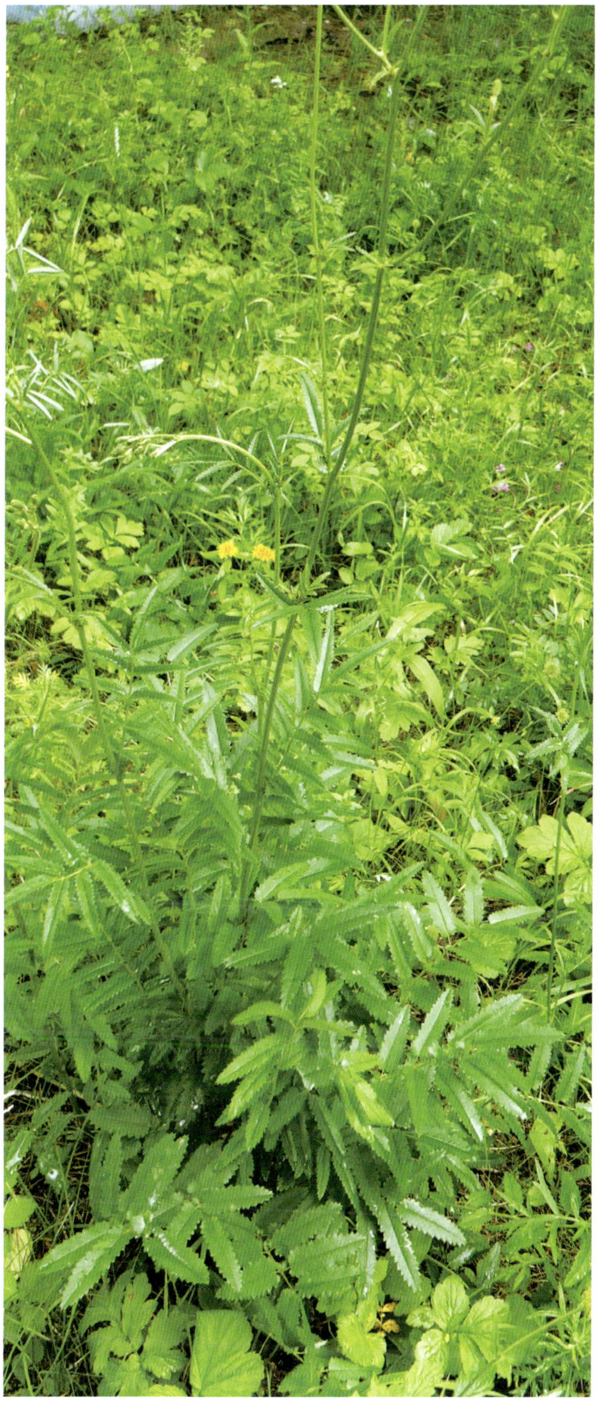

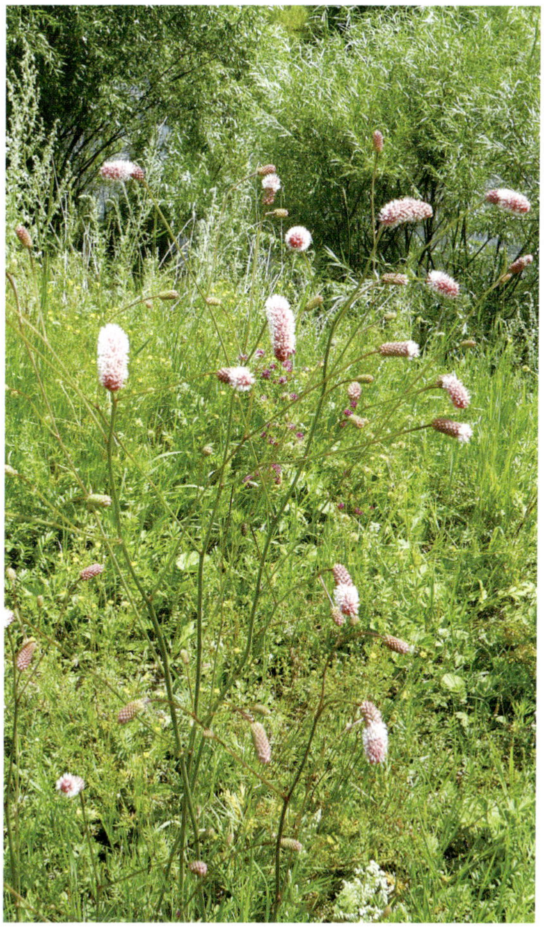

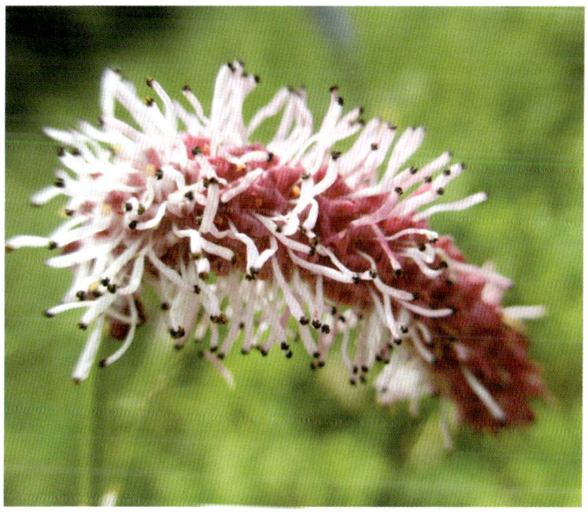

【生 活 型】多年生中生草本。

【花 果 期】花期 7~8 月，果期 8~9 月。

【生　　境】生于山坡草地、草甸、林缘。

【功能主治】根（地榆）：凉血止血，解毒敛疮。用于便血，痔血，血痢，崩漏，水火烫伤，痈肿疮毒。

·小白花地榆

Sanguisorba tenuifolia Fisch. ex Link var. *alba* Traut. et Mey.

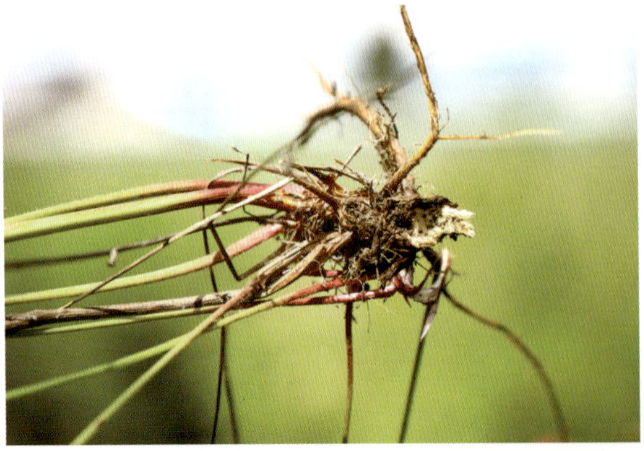

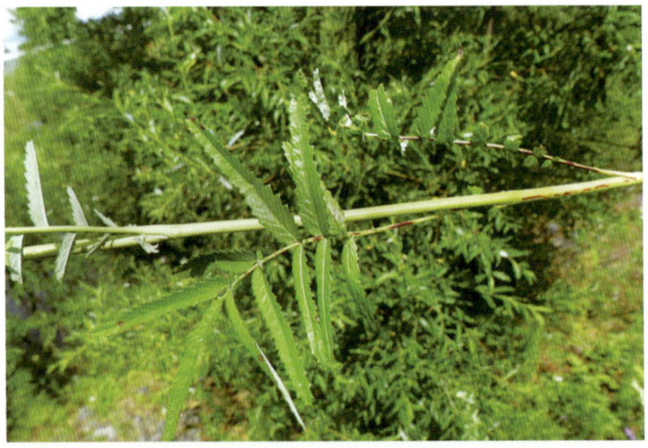

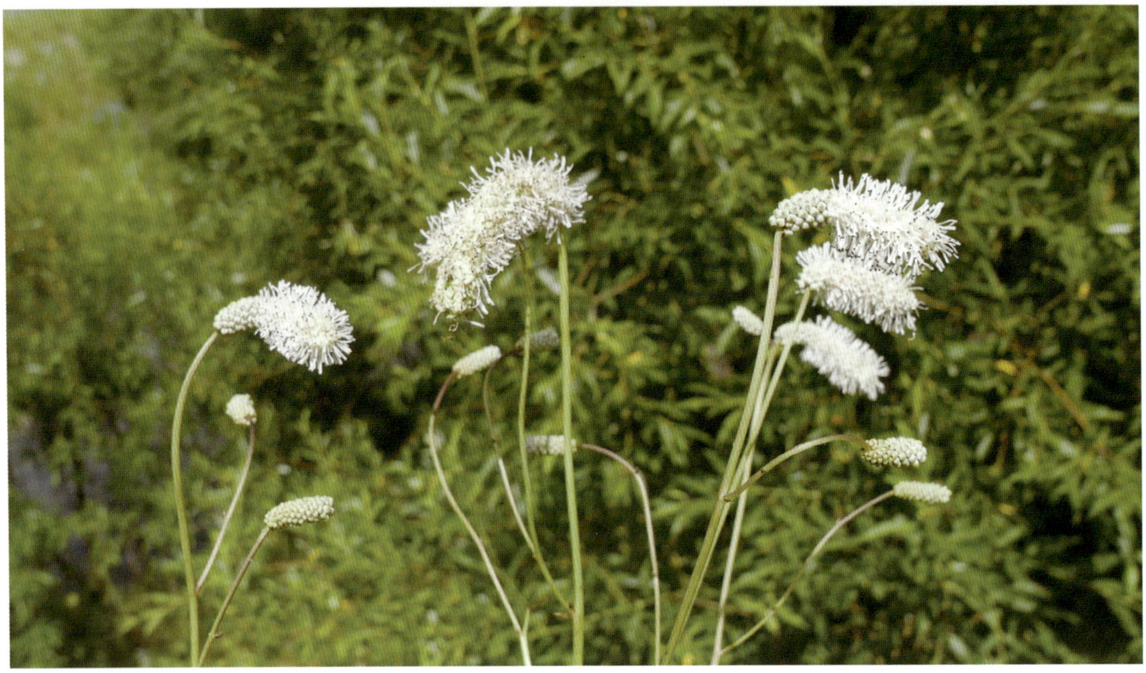

【生 活 型】多年生中生草本。

【花 果 期】花、果期 8~9 月。

【生　　境】生于湿地、草甸、林缘及林下。

【功能主治】根（地榆）：凉血止血，解毒敛疮。用于便血，痔血，血痢，崩漏，水火烫伤，痈肿疮毒。

悬钩子属　*Rubus* L.

灌木或草本。茎攀缘、直立或匍匐，常具皮刺。叶互生，羽状或掌状复叶，边缘有锯齿或分裂;

具托叶。花两性，伞房状花序，稀单生；萼片5，结果时宿存；花瓣5，白色或淡红色；雄蕊多数；雌蕊多数或几个，彼此分离，着生在凸起的花托上。聚合核果，红色。

鄂伦春有3种。

分种检索表

1a. 草本。

2a. 茎、叶柄和花梗仅被柔毛，无刺；花紫红色，常1~2朵，雌蕊约20 .... **北悬钩子 *R. arcticus***

2b. 茎、叶柄和花梗被柔毛和针刺；花白色，数朵成束或成伞房状花序，雌蕊5~6 .... **石生悬钩子 *R. saxatilis***

1b. 灌木 .... **库页悬钩子 *R. sachalinensis***

·北悬钩子

Rubus arcticus L.

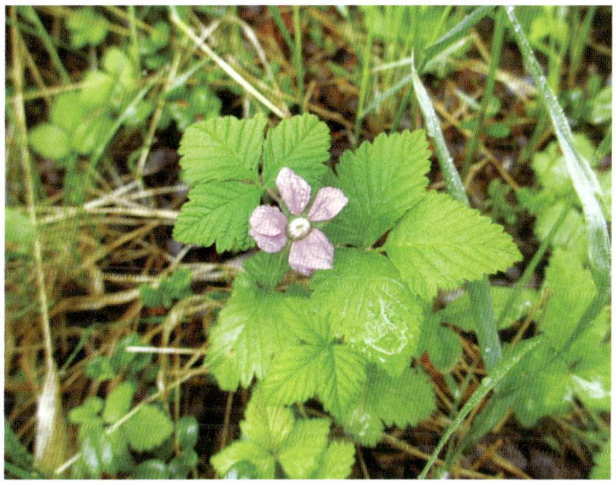

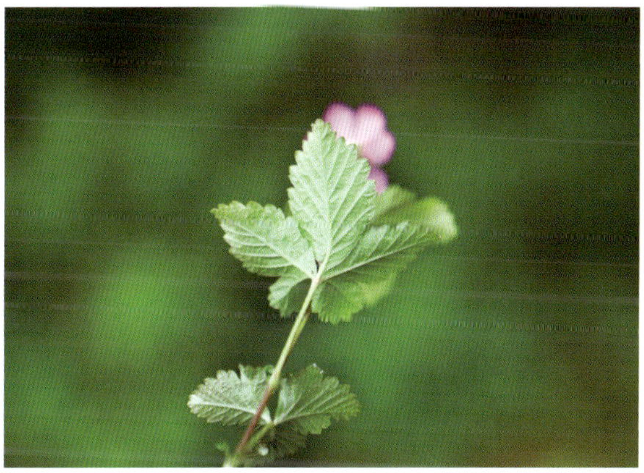

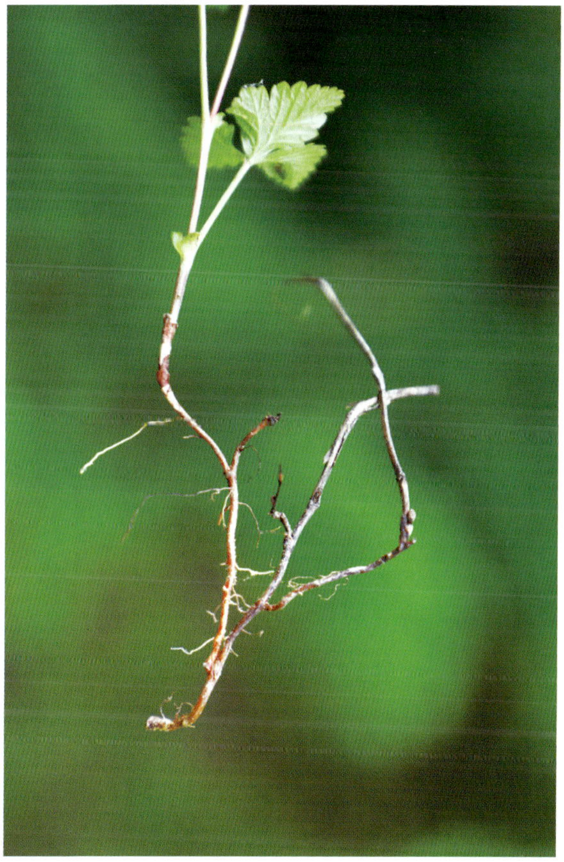

【生 活 型】多年生中生草本。

【花 果 期】花、果期7~9月。

【生　　境】生于森林带海拔700~1200m的白桦林下、灌丛下、草甸。

【功能主治】果实（北悬钩子）：补肝肾，明目，清凉止咳。

【民族应用】

■ 蒙古族

茎枝（奥木日阿特音－博格日乐吉）：止咳，清热，调元。用于感冒，未成熟热，搏热，咳嗽，赫依热。

·石生悬钩子

【别名】天山悬钩子、地豆豆、莓子

Rubus saxatilis L.

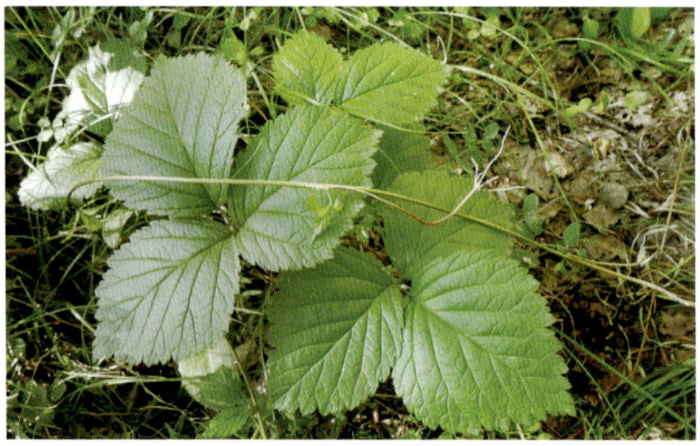
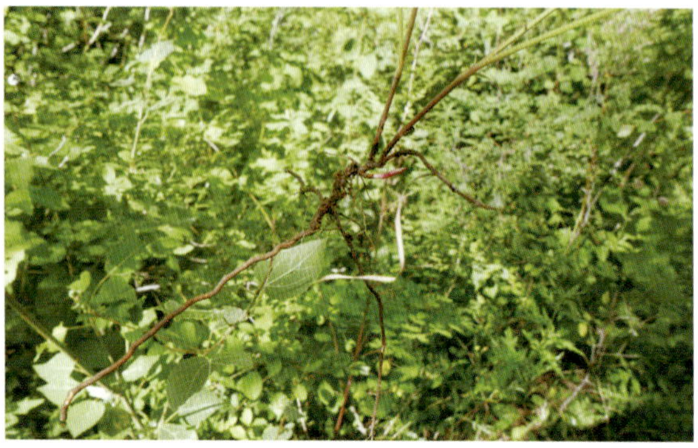
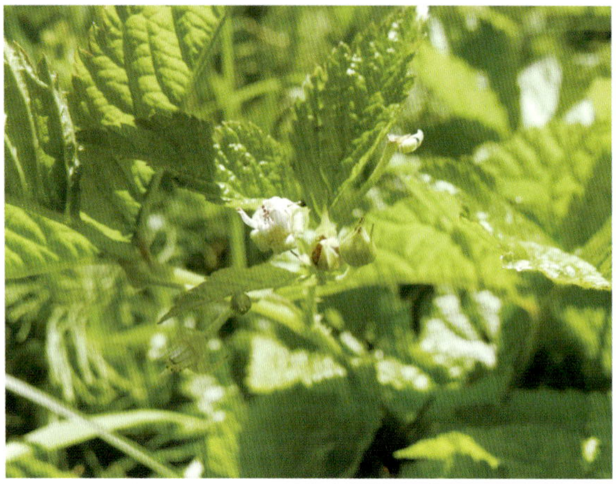
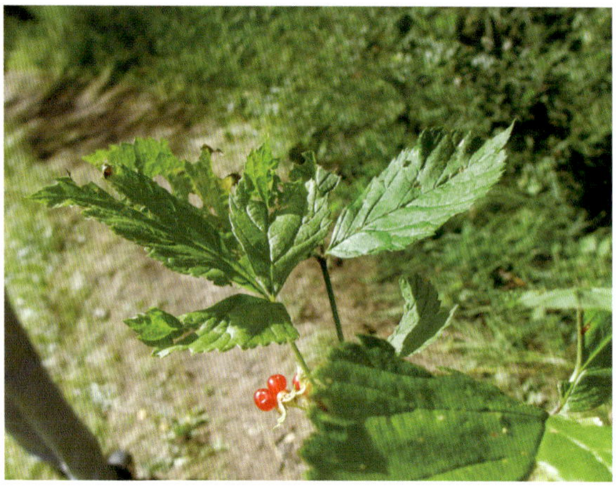

【生活型】多年生中生草本。

【花果期】花期6~7月，果期8~9月。

【生境】生于森林带山地林下、林缘灌丛、林缘草甸或森林上限的石质山坡，亦见于林区的沼泽灌丛中。

【功能主治】全草或果实（石生悬钩子）：补肾固精，助阳明目，补肝健胃，祛风止痛，缩小便。用于遗精，急性、亚急性肝炎，食欲缺乏，风湿关节痛。

【民族应用】

■ 蒙古族

茎皮（哈担－勃日勒哲根）：止咳，清热，调元。用于感冒，未成熟热，搏热，咳嗽，赫依热。

· 库页悬钩子

【别名】树莓、沙窝窝

Rubus sachalinensis Lévl.

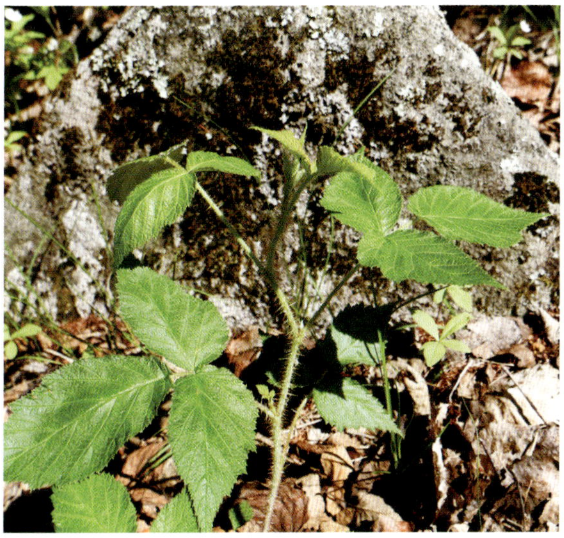

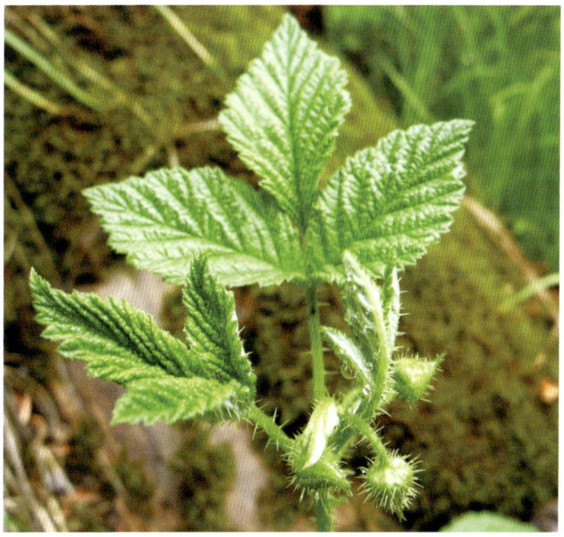

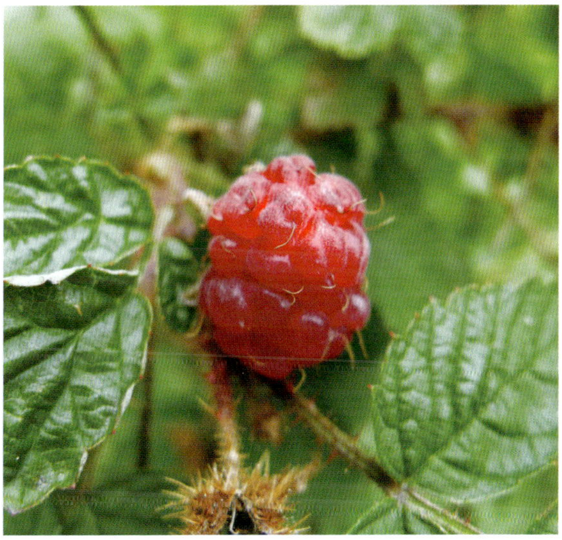

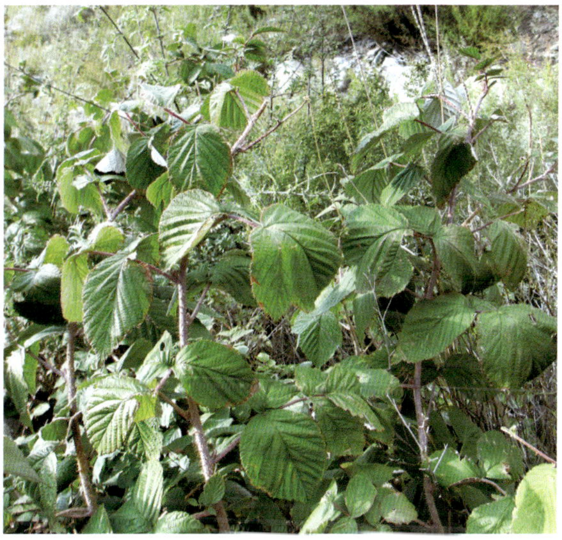

【生 活 型】中生灌木。

【花 果 期】花期 6~7 月，果期 8~9 月。

【生　　境】生于森林带和草原带的山地林下、林缘灌丛、林间草甸或山谷。

【功能主治】

（1）茎叶（库页悬钩子）：清肺止血，解毒止痢。用于吐血，衄血，痢疾，泄泻。

（2）根（库页悬钩子根）：收敛止血，祛风清热。用于久痢，久泄，吐血，衄血，带下，喘息性支气管炎，荨麻疹。

（3）花（库页悬钩子花）：解毒，安神。用于蛇、蝎咬伤，失眠。

【民族应用】

蒙古族

茎叶及根（布格日勒哲根）：止咳，清热，调元。用于感冒，未成熟热，搏热，咳嗽，赫依热。

水杨梅属 *Geum* L.

多年生草本。叶互生，不整齐单数羽状复叶，顶生小叶常较大，有托叶。花两性，单生或伞房花序；萼片 5，副萼片 5；花瓣 5，黄色；雄蕊多数；雌蕊多数，着生在凸起的花托上，花柱顶生，纤细，弯曲。瘦果，顶端有钩状喙。

鄂伦春有 1 种。

• 水杨梅

【别名】路边青、兰布政、草本水杨梅

Geum aleppicum Jacq.

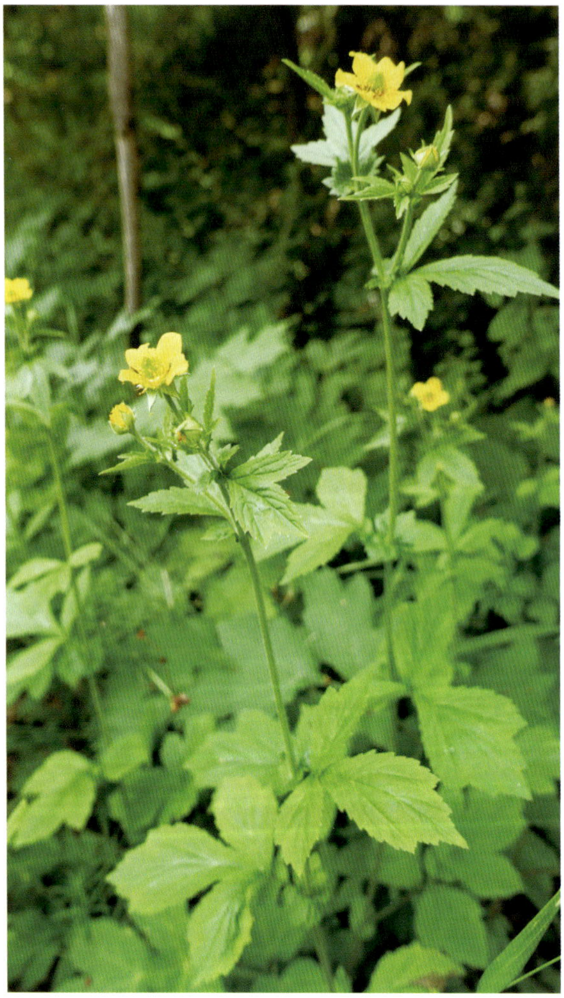

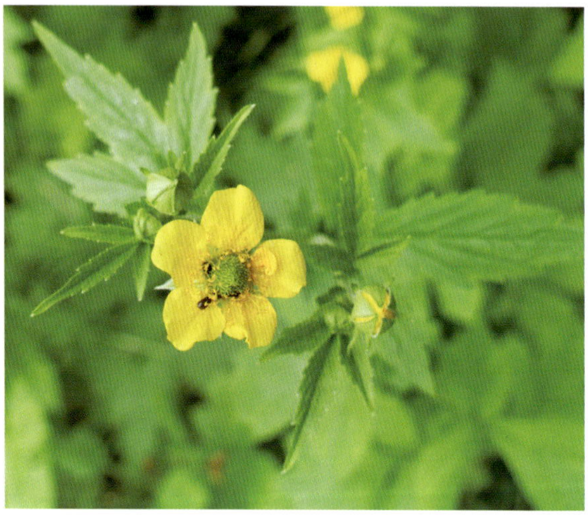

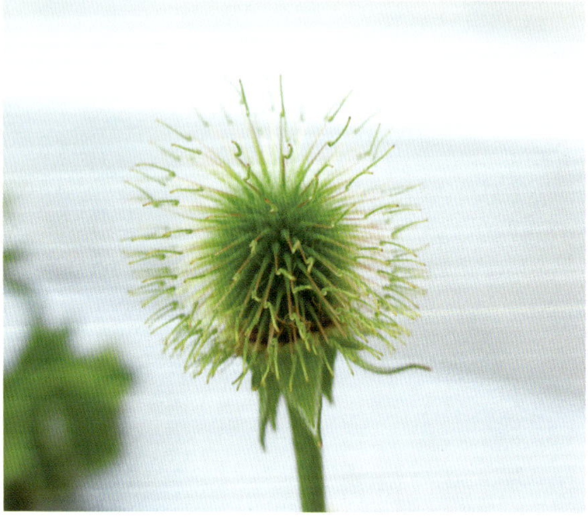

【生 活 型】多年生中生草本。

【花 果 期】花期 6~7 月，果期 8~9 月。

【生 境】生于森林带和草原带的林缘草甸、河滩沼泽草甸、河边。

【功能主治】全草（蓝布正）：益气健脾，补血养阴，润肺化痰。用于气血不足，虚劳咳嗽，脾虚带下。

【民族应用】

蒙古族

全草（高浩－图茹）：清热，解毒，消肿，止血，止泻。用于跌打损伤，腰腿疼痛，疔疮肿毒，痈疽发背，痢疾，小儿惊风，脚气病，水肿等。

鄂伦春族

全草（挨母出哈，追风七，老五叶）：清热解毒，活血消肿，止痛，祛风除湿，利尿，止血。用于肠炎，痢疾，腹泻，小儿慢惊风，腰腿疼痛，跌打损伤，外伤出血，咽痛，月经不调，神经衰弱，不育症，子宫癌，痈疖肿痛，痈疽发背。

龙牙草属　*Agrimonia* L.

多年生草本。全株被腺毛和柔毛。单数羽状复叶，互生，小叶大小不等，有托叶。花小，两性，组成穗状的总状花序，有苞片；萼筒倒圆锥形，上部有 1 圈钩状刺，萼片 5；花瓣 5，黄色；雄蕊 5 至多数；雌蕊由 2 合生心皮组成，花柱 2。瘦果包藏在宿存花萼内。

鄂伦春有 1 种。

· 龙牙草

【别名】仙鹤草、黄龙尾

Agrimonia pilosa Ledeb.

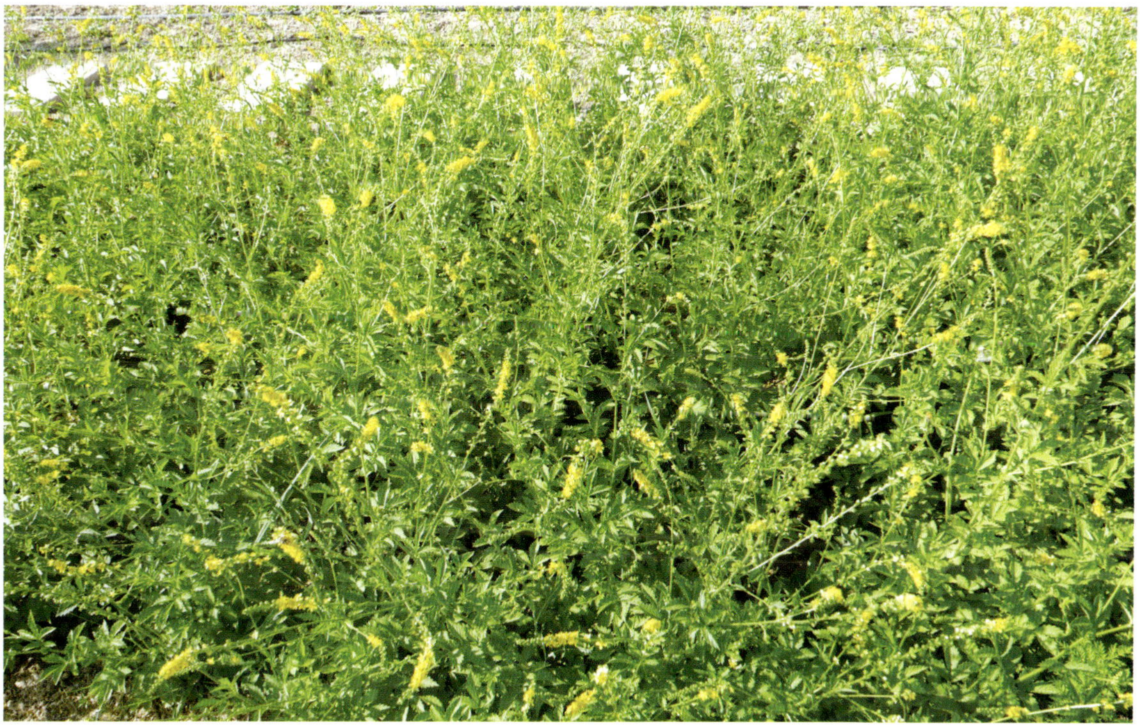

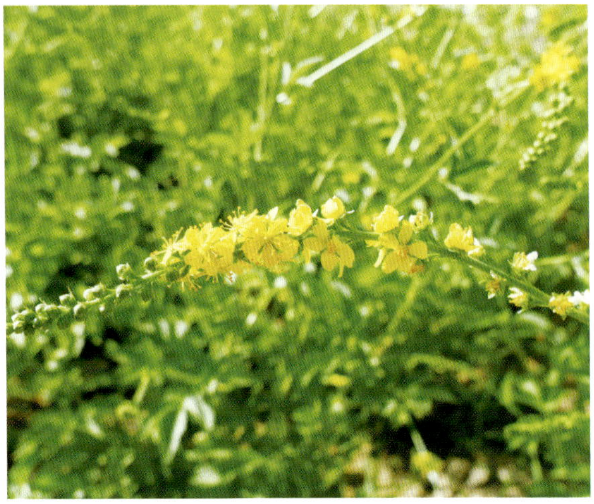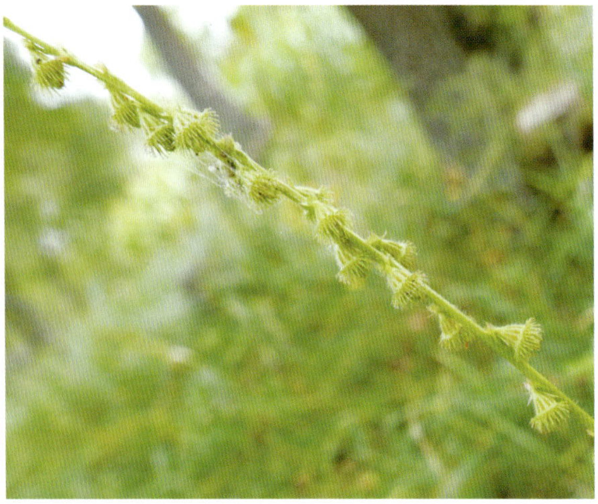

【生 活 型】多年生中生草本。

【花 果 期】花期 6~7 月，果期 8~9 月。

【生　　境】生于森林带和草原带的山地林缘草甸、河边、低湿地草甸、路旁。

【功能主治】

（1）全草（仙鹤草）：收敛止血，益气补虚，止痢，杀虫。用于咯血，吐血，尿血，便血，赤白痢疾，崩漏带下，劳伤脱力，肺虚劳嗽，痈肿，跌打损伤，滴虫阴道炎。

（2）冬芽（鹤草芽）：驱虫，解毒消肿。用于绦虫病，疮疡疥癣，疖肿，赤白痢疾。

（3）根（龙芽草根）：解毒，驱虫。用于赤白痢疾，疮疡肿毒，疟疾，绦虫病，闭经。

【民族应用】

蒙古族

地上部分（陶古茹－额布斯）：清血热，止刺痛，解毒。用于血热引起的头痛，血热，眼疫，产褥热，痧症。

鄂伦春族

全草（挨母出哈，地仙草，老牛筋）：收敛止血，消炎止泻，截疟，解毒杀虫，益气强心。用于呕血，咯血，衄血，尿血，异常子宫出血，胃肠炎，痢疾，滴虫阴道炎，劳伤无力，闪挫腰疼，赤痢便血，贫血衰弱。

蚊子草属　*Filipendula* Mill.

多年生草本。叶互生，为单数羽状复叶，基生并茎生；有托叶，顶生小叶大，侧生小叶小，小叶间常夹有小裂片。花两性，多数小花组成大型顶生圆锥花序；萼片 4 或 5，花后宿存反折；花瓣 4 或 5，近圆形；雄蕊多数；雌蕊 5~15，彼此离生。聚合瘦果。

鄂伦春有 3 种。

■ 分种检索表

1a. 顶生小叶裂片较宽，披针形至菱状披针形 .... 蚊子草 *F. palmata*

1b. 顶生小叶裂片较窄，条形至条状披针形。

2a. 叶片下面密被白色茸毛 .... 翻白蚊子草 *F. intermedia*

2b. 叶片下面近无毛或无短柔毛 .... 细叶蚊子草 *F. angustiloba*

• 蚊子草

【别名】合叶子

Filipendula palmata (Pall.) Maxim.

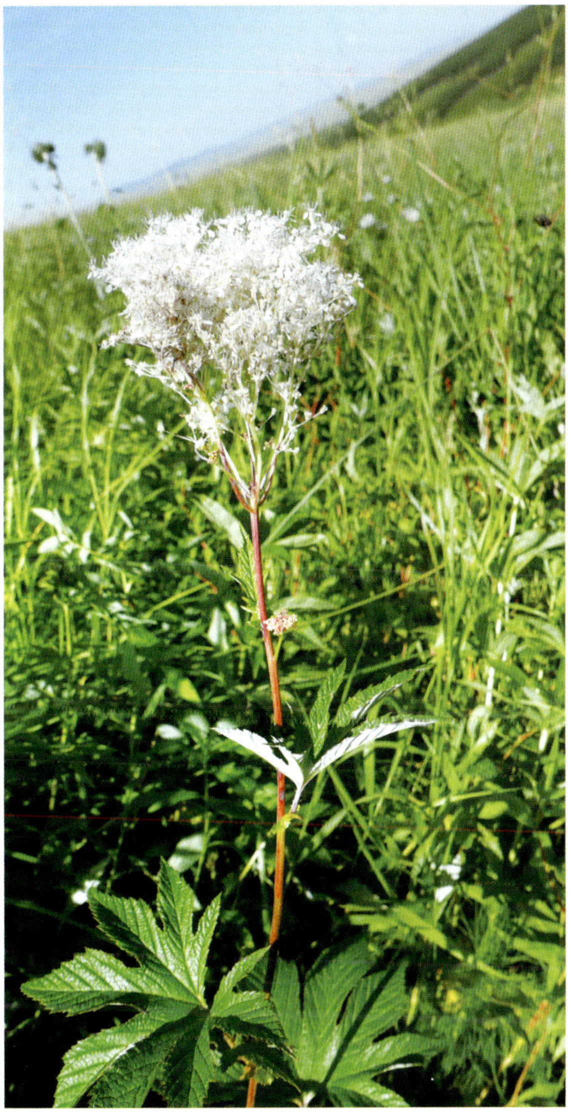

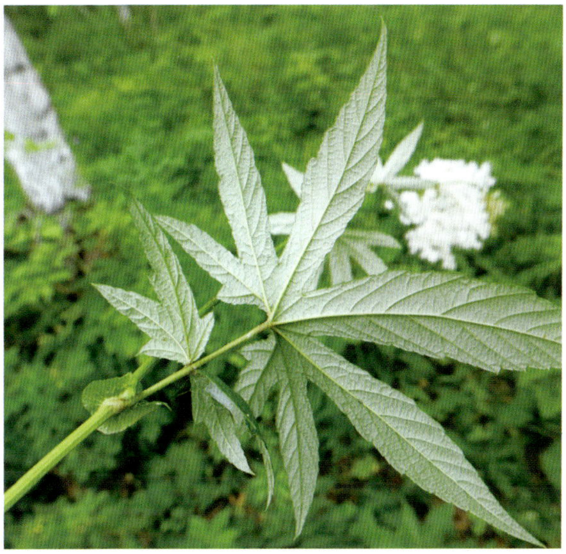

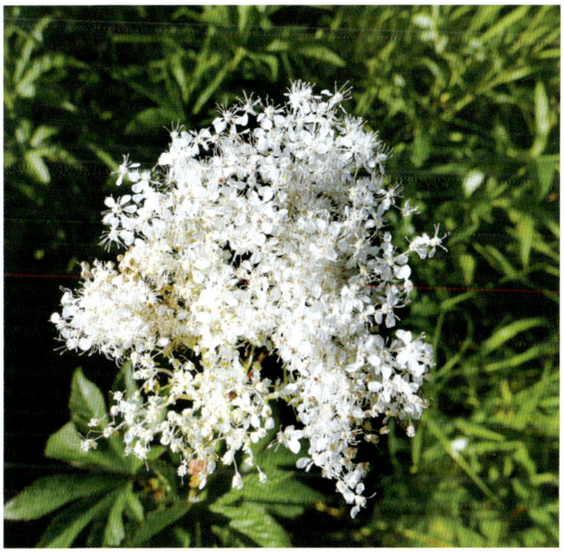

【生 活 型】多年生中生草本。

【花 果 期】花期 7 月，果期 8~9 月。

【生　　境】生于森林带和草原带的山地河滩沼泽草甸、河岸杨柳林及杂木灌丛，亦散生于林缘草甸及针阔叶混交林下。

【功能主治】全草或根（蚊子草）：祛风除湿，发汗退热，止血。用于风湿痹痛，痛风，外感发热无汗，崩漏，月经过多，外伤出血。

【民族应用】

鄂伦春族

全草（捏母大出哈，合叶子，蚊子草）：用于风湿关节痛，各种出血，热病，冻伤，烧伤。

·翻白蚊子草

Filipendula intermedia (Glehn) Juz.

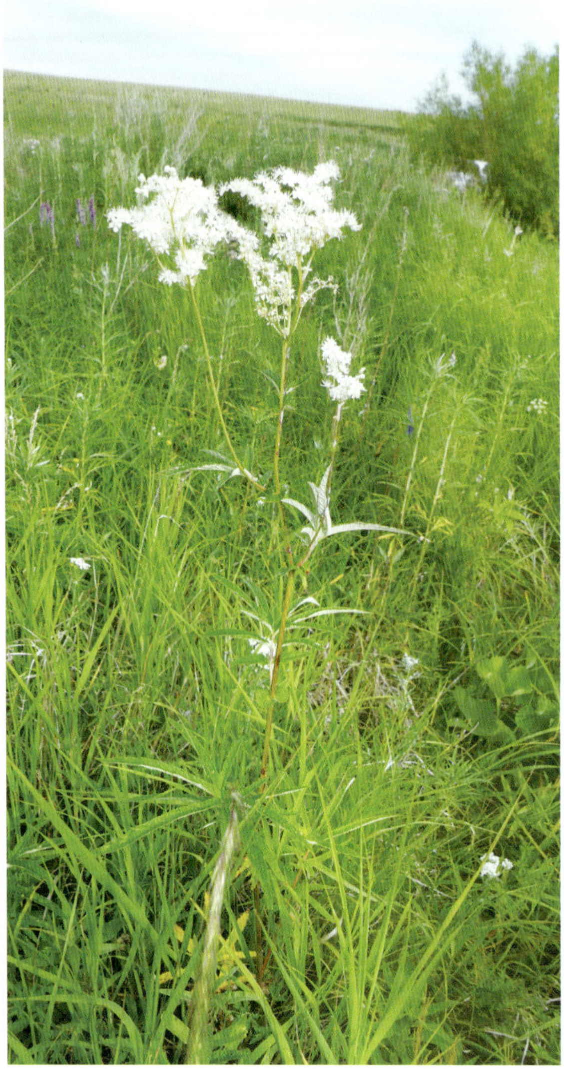

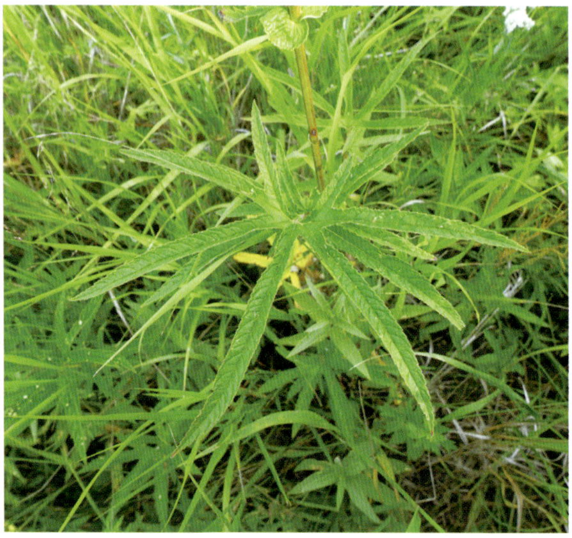

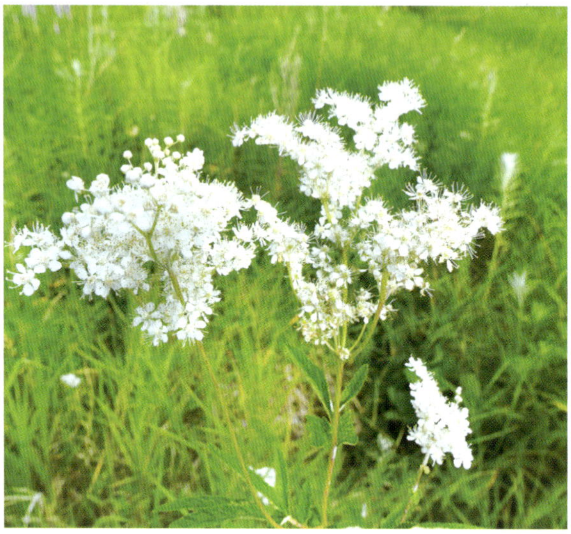

【生 活 型】多年生湿中生草本。

【花 果 期】花、果期 6~9 月。

【生　　境】生于森林带海拔 300~800m 的山地草甸、河岸边。

【功能主治】全草（蚊子草）：祛风除湿，发汗退热，止血。用于风湿痹痛，痛风，外感发热无汗，崩漏，月经过多，外伤出血。

·细叶蚊子草

Filipendula angustiloba (Turcz.) Maxim.

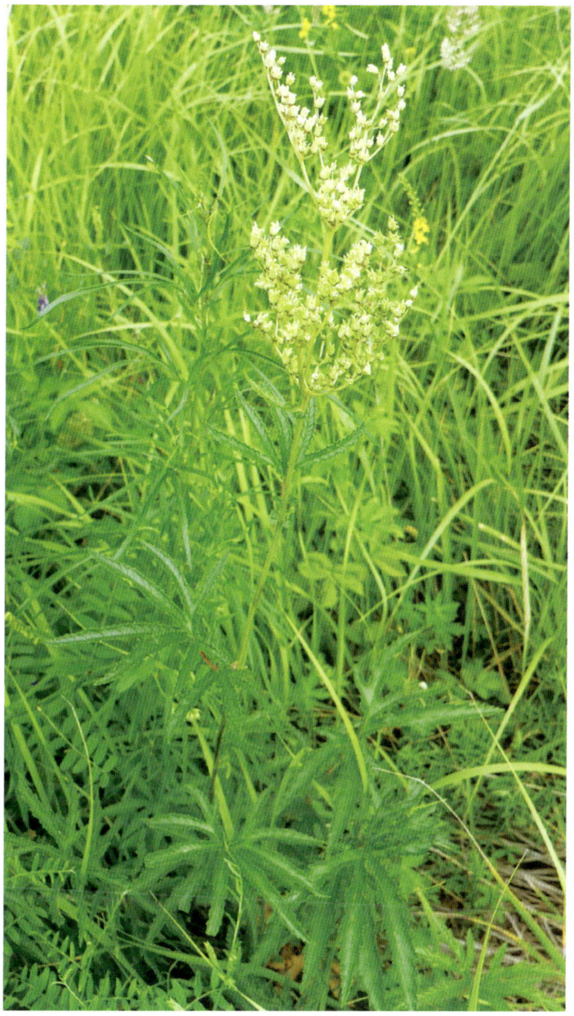
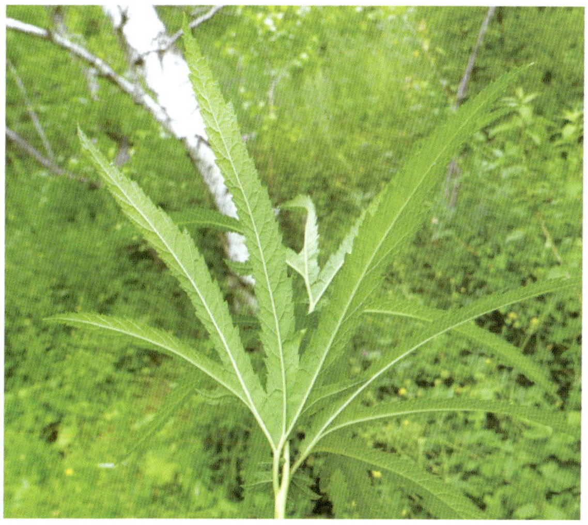
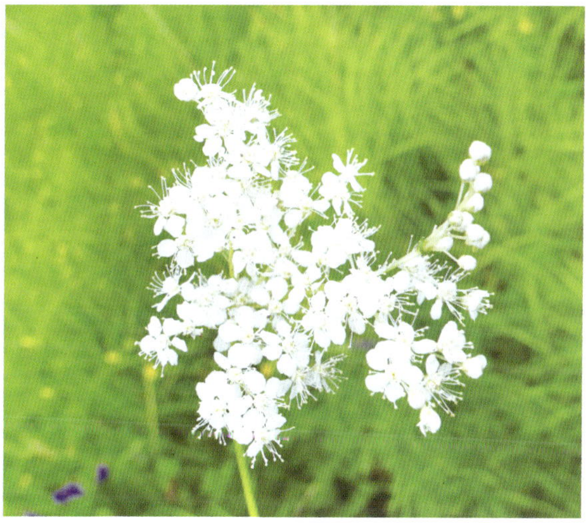

【生 活 型】多年生湿中生草本。

【花 果 期】花、果期 6~8 月。

【生　　境】生于森林带和森林草原带海拔 300~1200m 的山地林缘、草甸、河边。

【功能主治】全草（蚊子草）：祛风除湿，发汗退热，止血。用于风湿痹痛，痛风，外感发热无汗，崩漏，月经过多，外伤出血。

草莓属 *Fragaria* L.

多年生矮小草本。有细长的匍匐茎。叶基生，为三出复叶，有托叶。花两性，数花组成聚伞花序，稀单生；萼片 5，副萼片 5，比萼片小；花瓣 5，白色或粉红色；雄蕊多数；雌蕊多数，着生在圆锥形的花托上。瘦果多数，着生在肉质膨大的花托上。

鄂伦春有 1 种。

· 东方草莓

【别名】高粱果、高丽果、野草莓

Fragaria orientalis Losinsk.

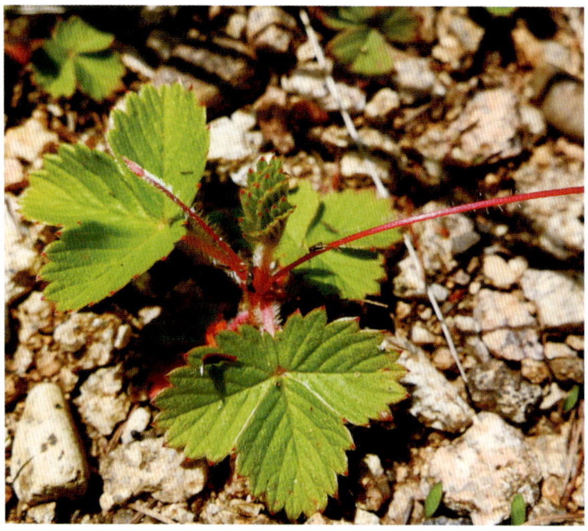

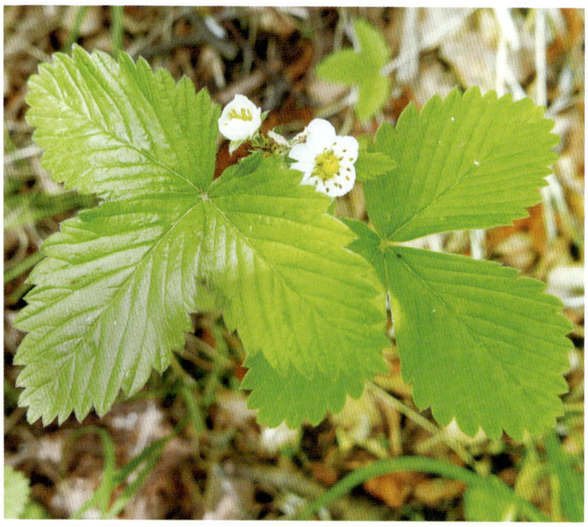

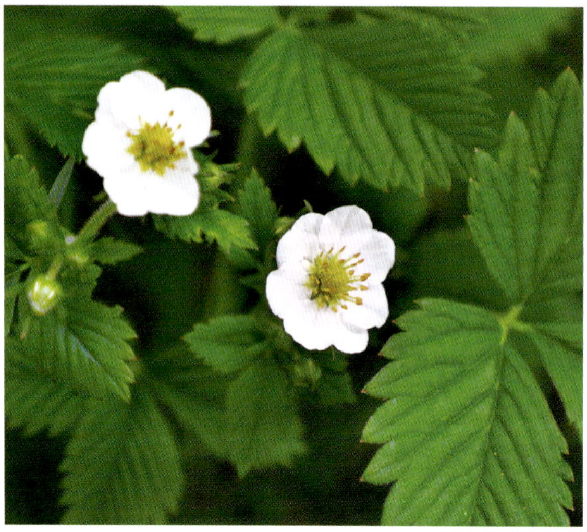

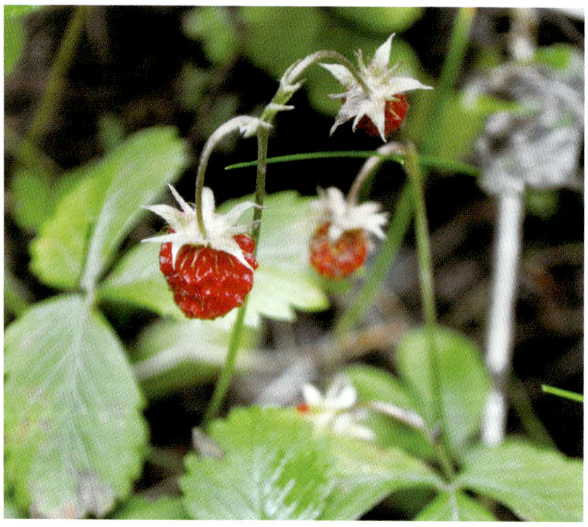

【生 活 型】多年生中生草本。

【花 果 期】花期 6 月，果期 8 月。

【生　　境】生于森林带和草原带的山地林下，也进入林缘灌丛、林间草甸及河滩草甸，为森林草甸种。

【功能主治】果实（东方草莓）：生津止渴，化石，祛湿。用于口渴，肾结石，湿疹。

【民族应用】

■ 蒙古族

全草（古哲勒哲根纳）：止血，祛痰，燥脓，燥协日乌素，清巴达干、协日。用于异常子宫出血，咳痰不爽，肺脓肿，巴达干、协日病。

金露梅属 *Pentaphylloides* Ducham.

灌木或小灌木。茎直立或短缩，多分枝。羽状复叶，小叶片全缘，与叶柄结合处有关节。花两性，单生或数朵着生于枝顶，组成简单的伞房花序；萼筒半球形，萼片5，副萼片5，与萼片互生；花瓣5，黄色或白色；雄蕊通常20，花药2室；雌蕊多数，分离，花柱或近基生，上粗下细，棍棒状，在柱头下缢缩，子房被毛，每心皮具1胚珠。瘦果多数，着生在干燥的花托上，具宿存萼片。

鄂伦春有2种。

分种检索表

1a. 花黄色 .... 金露梅 *P. fruticosa*

1b. 花白色 .... 银露梅 *P. glabra*

· 金露梅

【别名】金老梅、金蜡梅、老鸹爪

Pentaphylloides fruticosa (L.) O. Schwarz

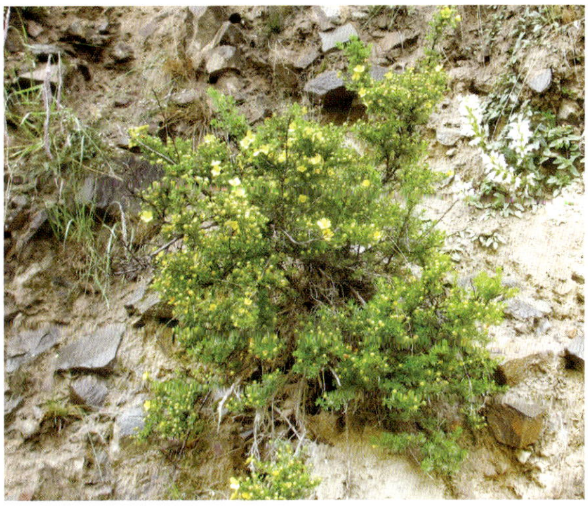

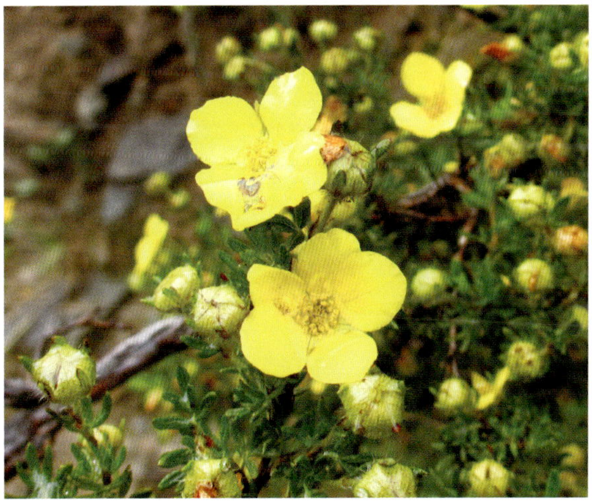

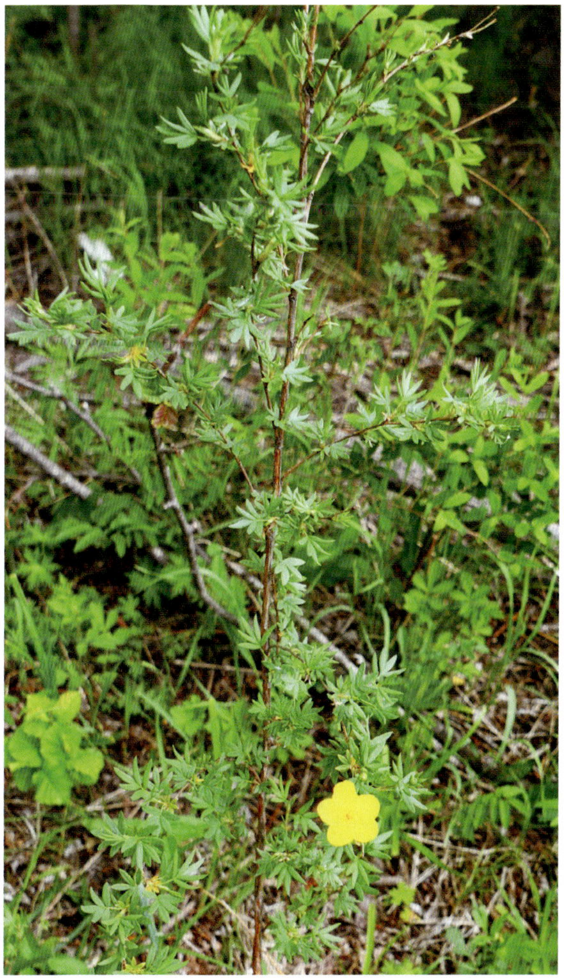

【生 活 型】较耐寒的中生灌木。

【花 果 期】花期 6~8 月，果期 8~10 月。

【生　　境】生于森林带和草原带的山地沟谷、灌丛、林下、林缘，常为河谷沼泽灌丛的建群种或伴生种。

【功能主治】

（1）叶（金老梅叶）：清泄暑热，健胃消食，调经。用于暑热眩晕，两目不清，胃气不和，食滞纳呆，月经不调。

（2）花（金老梅花）：化湿健脾。用于湿阻脾胃，食欲不振，身面浮肿，赤白带下，乳腺炎。

（3）枝（金老梅枝）：涩肠止泻。用于腹泻，痢疾。

（4）根（金老梅根）：止血，解毒利咽。用于崩漏，口疮，咽喉肿痛。

【民族应用】

蒙古族

茎枝（阿拉坦－乌日利格）：消食，止咳，消肿，燥协日乌素。用于消化不良，咳嗽，水肿，协日乌素病，乳腺炎。

鄂伦春族

（1）花（挨母出哈，金腊梅，王茶）：用于消化不良，浮肿，赤白带下，乳腺炎。

（2）叶（药王茶）：用于暑热眩晕，两目不清，胃气不和，食滞，月经不调。

*附　注 | 该种为鄂伦春“四普”新分布。

• 银露梅

【别名】银老梅、白花棍儿茶

Pentaphylloides glabra (Lodd.) Y. Z. Zhao

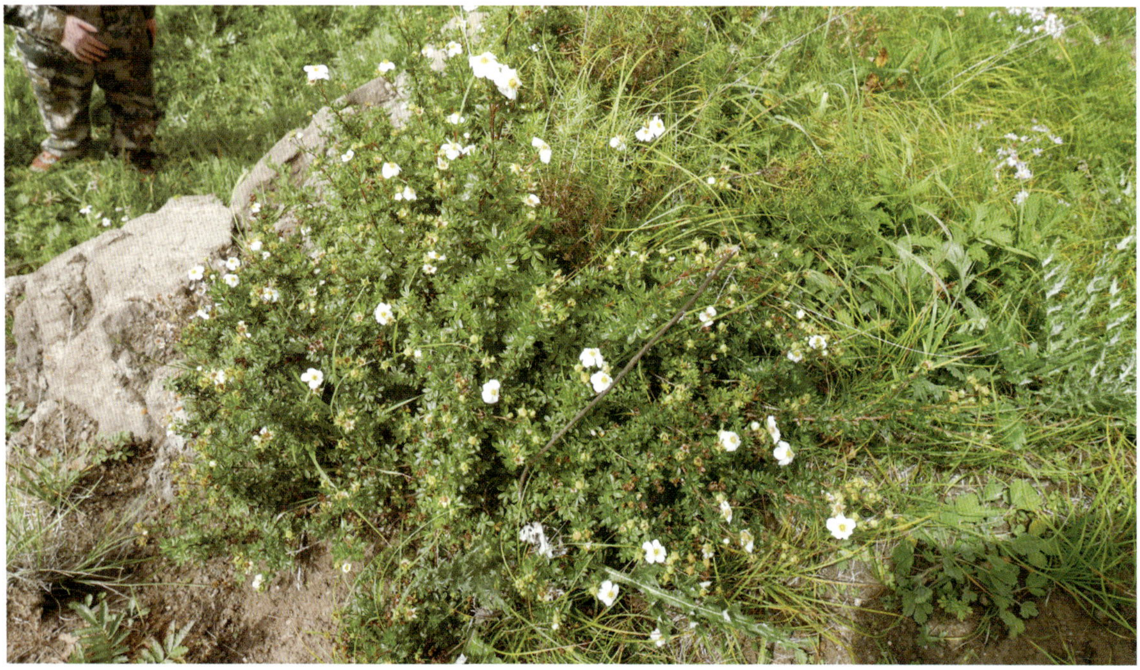

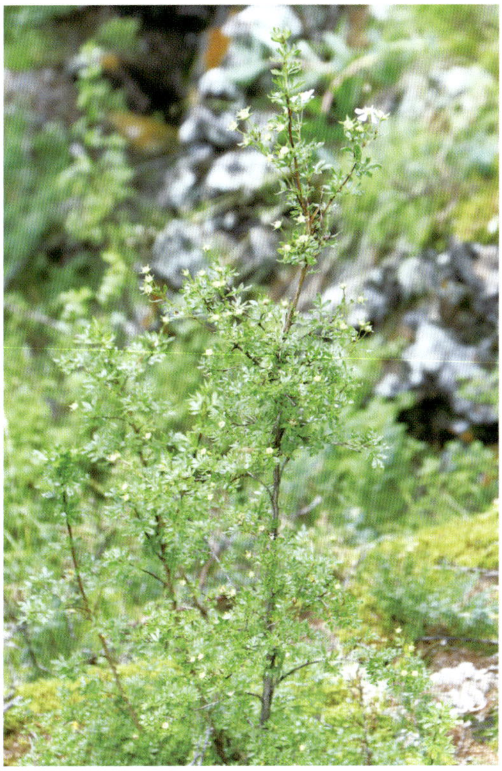 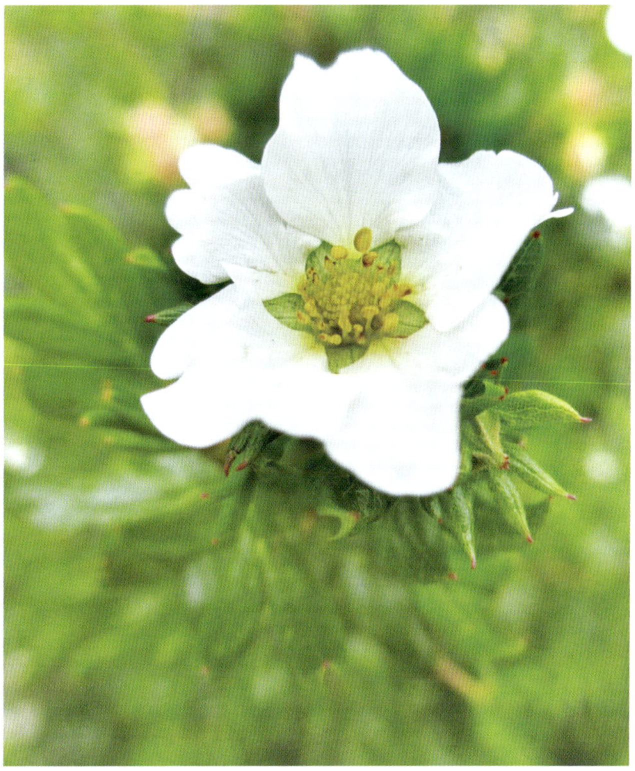

【生 活 型】耐寒中生灌木。

【花 果 期】花期 6~8 月，果期 8~10 月。

【生 境】生于森林带和草原带的山地灌丛、山坡草地、河谷岩石缝中及林中。

【功能主治】茎叶、花（银露梅）：行气止痛，利水消胀。用于风热牙痛，牙齿松动，胸腹胀满，水液停聚。

【民族应用】

▪ 蒙古族

茎枝（盂根－乌日利格）：消食，止咳，消肿，燥协日乌素。用于消化不良，咳嗽，水肿，乳腺炎，协日乌素病。

*附 注 | 该种为鄂伦春“四普”新分布。

委陵菜属 *Potentilla* L.

多年生草本，少一年生或二年生草本。羽状或掌状复叶，托叶和叶柄合生。花两性，黄色，少白色，单生或伞房状聚伞花序；萼筒（花托）碟状，副萼片 5，萼片 5；花瓣 5，与副萼片对生；雄蕊多数；雌蕊多数着生在具长柔毛的花托上，子房 1 室，有 1 胚珠，花柱顶生、侧生或基生，脱落。瘦果小型，无毛稀有毛，表面常有皱纹，多数着生在干燥的花托上。

鄂伦春有 12 种。

分种检索表

1a. 小叶全缘，稀顶端 2 浅裂 ……………………………… **二裂委陵菜 *P. bifurca***

1b. 小叶边缘具齿或分裂。

2a. 掌状复叶或三出复叶。

3a. 花单生，花梗细长；有长匍匐茎 ……………………… **匍枝委陵菜 *P. flagellaris***

3b. 花 2 至多朵常呈聚伞花序，花梗较短；无匍匐茎 ………三出委陵菜 ***P. betonicifolia***

2b. 羽状复叶。

4a. 植株具长匍匐茎 ……………………………………… **鹅绒委陵菜 *P. anserina***

4b. 植株无长匍匐茎。

5a. 小叶两面均为绿色或淡绿色 ………………………… **朝天委陵菜 *P. supina***

6a. 羽状复叶有小叶 5~9，顶生 3 小叶特别大 ……… **莓叶委陵菜 *P. fragarioides***

6b. 羽状复叶有小叶 11~17，顶生 3 小叶与侧生小叶近等大…………………………… **菊叶委陵菜 *P. tanacetifolia***

5b. 小叶上面绿色或绿色。

7a. 小叶边缘具锯齿，基生叶有小叶 2~3（4）对 ………………**翻白草 *P. discolor***

7b. 小叶边缘分裂成小裂片，基生叶有小叶 3~11 对。

8a. 花较大，直径 12~15mm；萼片花后增大且直立，副萼片长于萼片或与之近等长。

9a. 小叶片分裂较深，几达中脉，裂片条形或条状披针形；花茎被短柔毛或绢状疏柔毛，稀无毛 ………………… **多裂委陵菜 *P. multifida***

9b. 小叶片分裂较浅，裂片三角状披针形或条状矩圆形；花茎密被开展长柔毛和短柔毛……………………………… **大萼委陵菜 *P. conferta***

8b. 花较小，直径 8~12mm；萼片花后不增大，副萼片细小，短于萼片。

10a. 基生叶有小叶 7~15 对，小叶裂片矩圆状条形；花茎被白色长柔毛或短柔毛……………………………………… **多茎委陵菜 *P. multicaulis***

10b. 基生叶有小叶 11~25 对，小叶裂片三角状卵形或三角状披针形；花茎被白色绢状长柔毛和短柔毛 …………………… **委陵菜 *P. chinensis***

· 二裂委陵菜

【别名】叉叶委陵菜、鸡冠茶

Potentilla bifurca L.

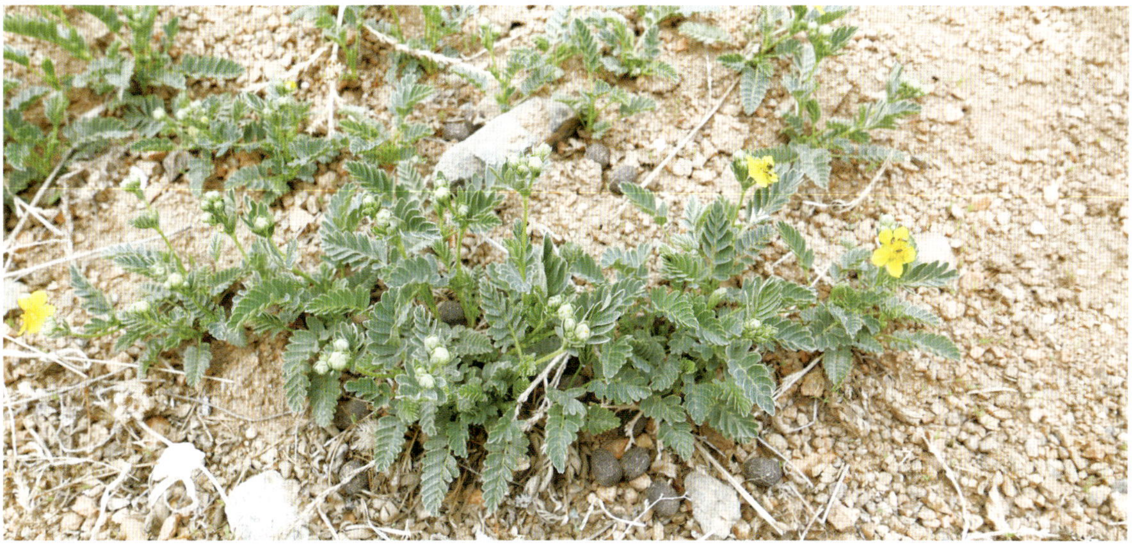

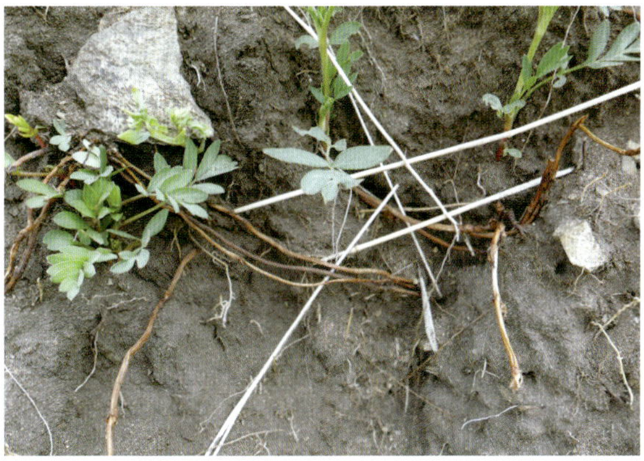

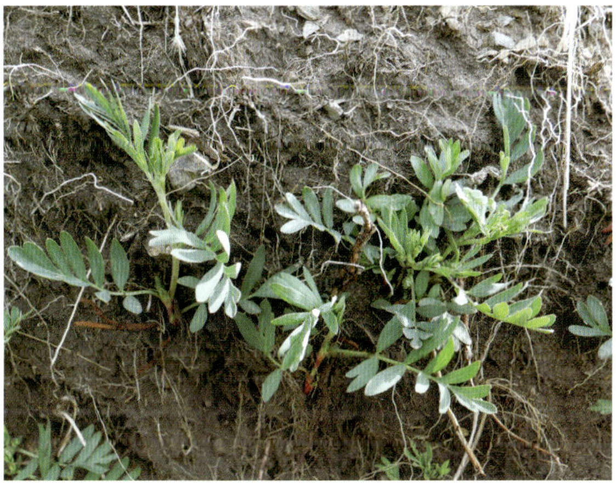

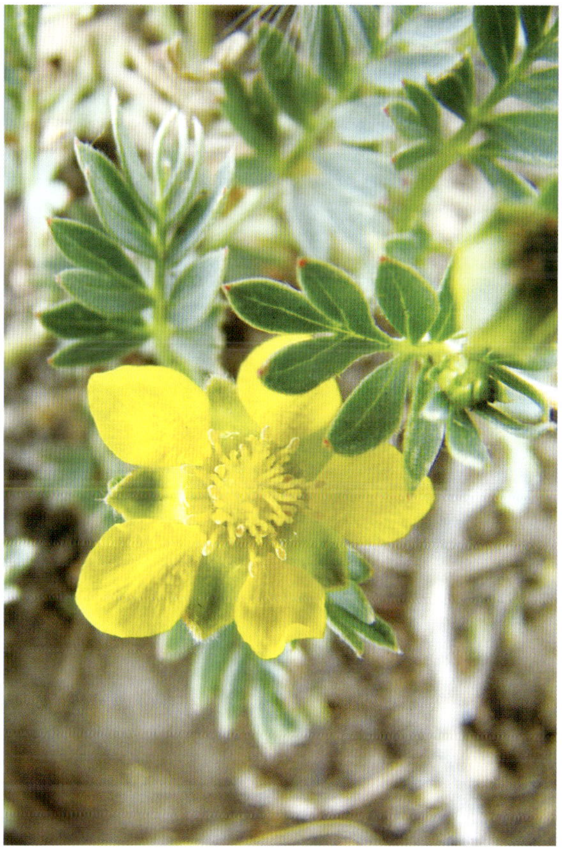

【生 活 型】多年生广幅旱生草本或亚灌木。

【花 果 期】花、果期 5~8 月。

【生　　境】草原及草甸草原的常见伴生种，在荒漠草原带的小型凹地、草原化草甸、轻度盐化草甸、山地灌丛、林缘、农田、路边等生境中也常有零星生长。

【功能主治】全草（二裂叶委陵菜）：凉血止血，止痢。用于异常子宫出血，产后出血过多，痢疾。

【民族应用】

鄂温克族

全草（二裂委陵菜）：止血。用于鼻出血，异常子宫出血。

· 匍枝委陵菜

【别名】鸡儿头苗、蔓萎陵菜

Potentilla flagellaris Willd. ex Schlecht.

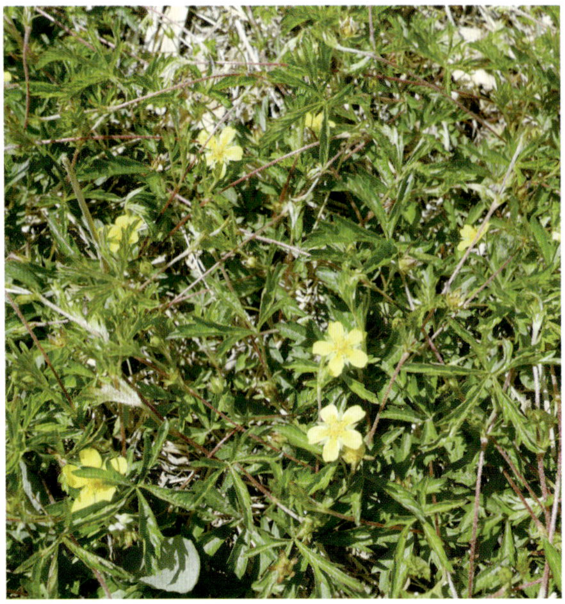
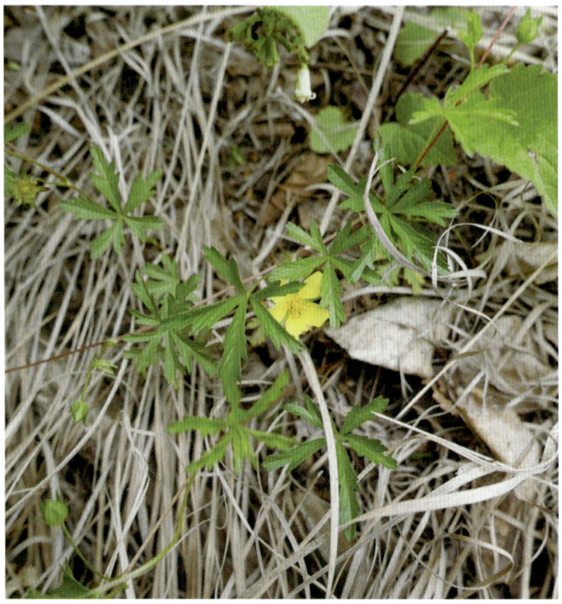
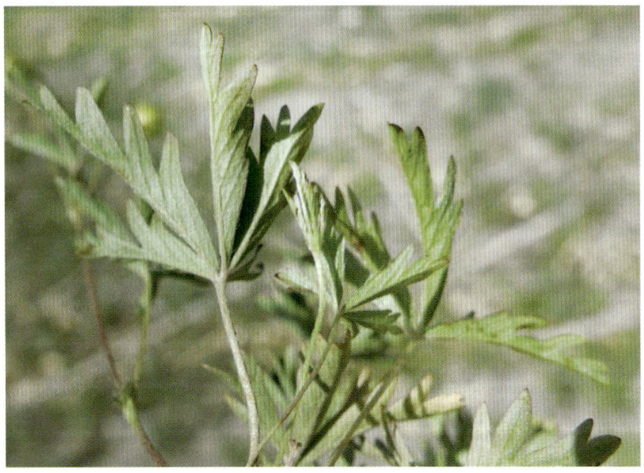
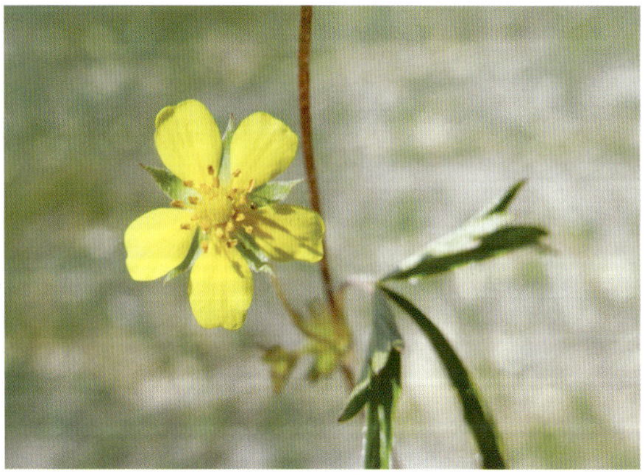

【生 活 型】多年生匍匐中生草本。

【花 果 期】花、果期 6~8 月。

【生　　境】生于山地林间草甸及河滩草甸，也可见于落叶松林及桦木林下的草本层中。

【功能主治】全草（匍枝委陵菜）：清热解毒，凉血，止痢。用于赤痢腹痛，久痢不止，痔疮出血，痈肿疮毒。

【民族应用】

达斡尔族

全草：用于胃胀，胃痛，尿道炎，高血压。

• 三出委陵菜

【别名】白叶委陵菜、白萼委陵菜、草杜仲

Potentilla betonicifolia Poir.

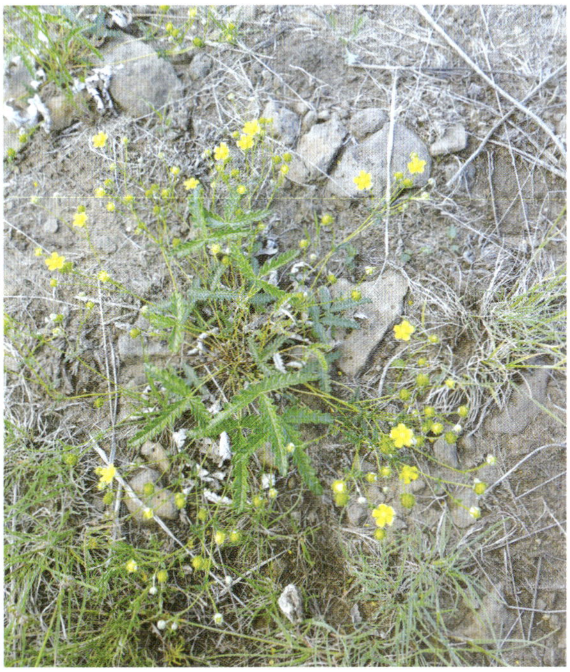
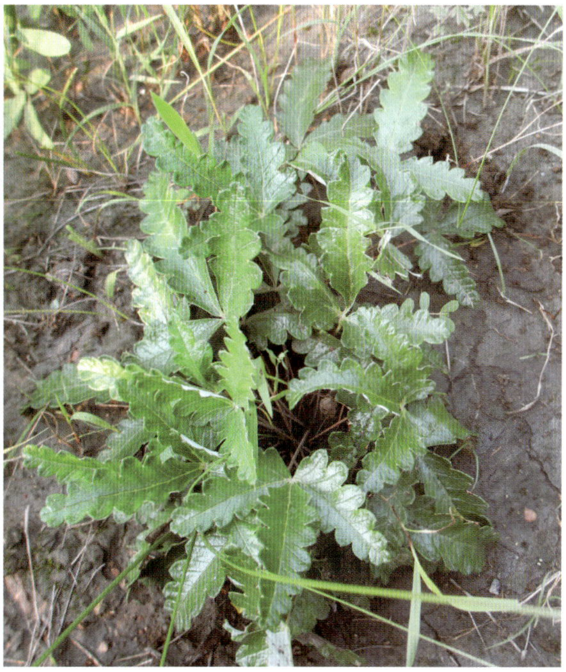
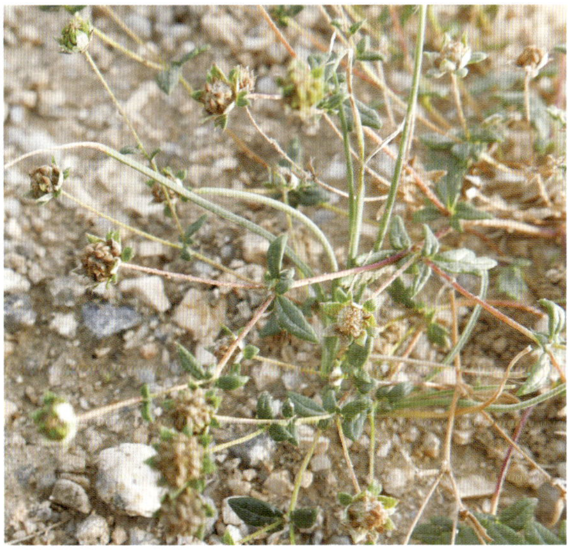
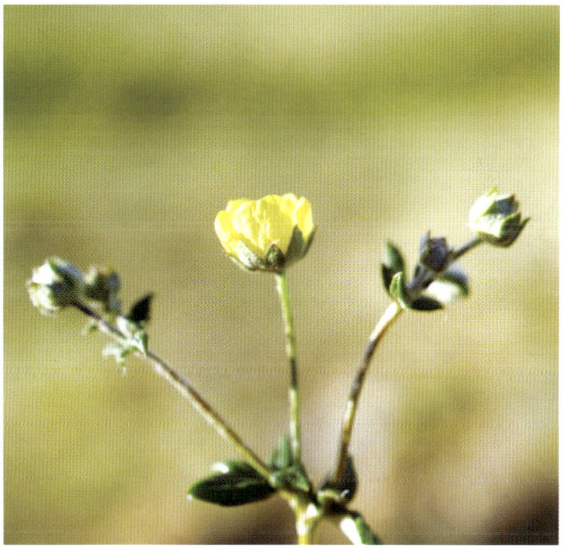

【生 活 型】多年生砾石生旱生草本。

【花 果 期】花期 5~6 月，果期 6~8 月。

【生　　境】生于草原带和森林草原带的向阳石质山坡、石质丘顶及粗骨质土壤上。

【功能主治】地上部分（三叶委陵菜）：利水消肿。用于水肿。

【民族应用】

■ 蒙古族

地上部分（塔古音 – 胡勒）：止泻，清热，强身。用于热泻，身倦乏力。

*附　注 ｜ 该种为鄂伦春“四普”新分布。

·鹅绒委陵菜

【别名】人参果、蕨麻、河篦梳

Potentilla anserina L.

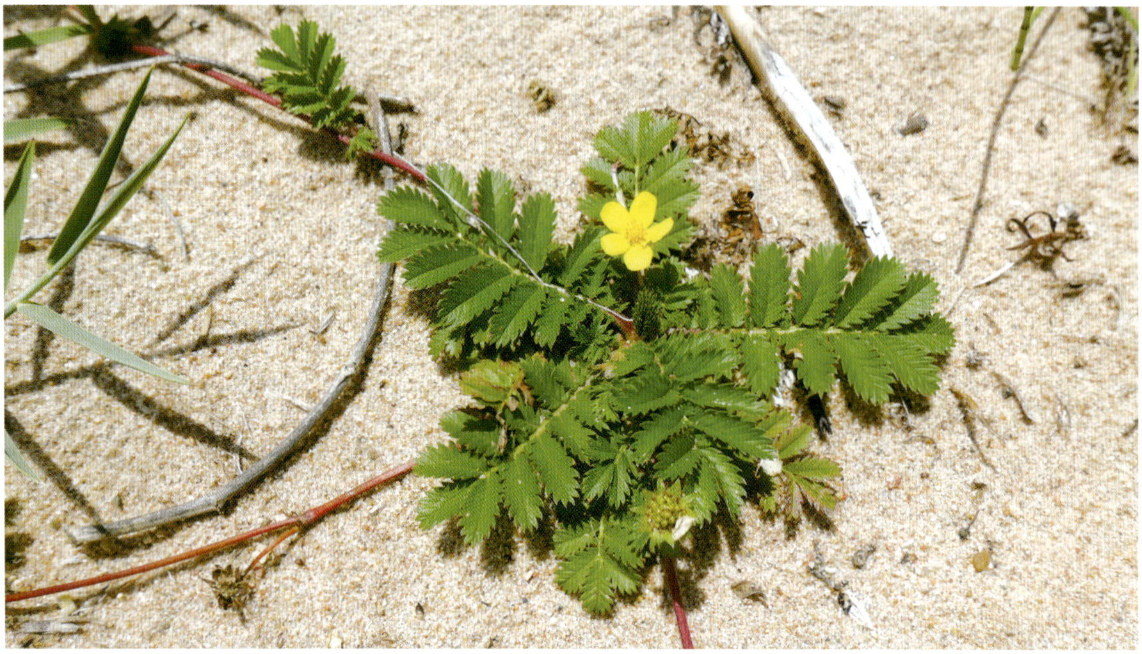

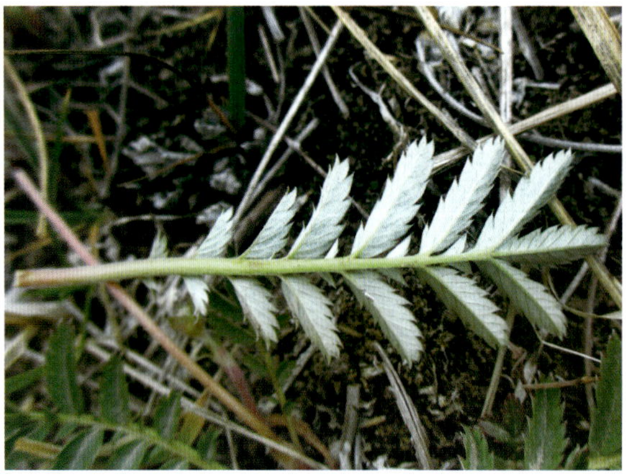

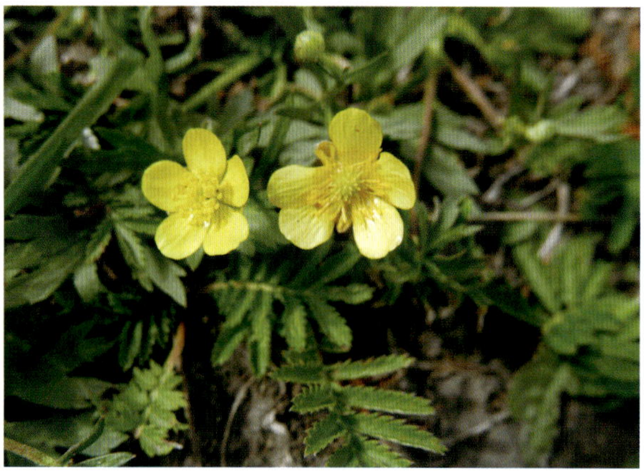

【生 活 型】多年生匍匐草本。

【花 果 期】花、果期 5~9 月。

【生　　境】生于低湿地，为河滩和低湿地草甸的优势植物，常见于苔草草甸、矮杂类草草甸、盐化草甸、沼泽化草甸等类群落中，也见于河岸、路边、居民区附近。

【功能主治】

（1）全草（蕨麻草）：凉血止血，解毒利湿。用于各种出血，痢疾，疮疡疖肿。

（2）块根（蕨麻）：补气血，健脾胃，生津止渴，利湿。用于病后贫血，营养不良，脾虚腹泻，风湿痹痛。

【民族应用】

■ 蒙古族

全草（吉乐图 – 托连 – 汤奈）：止血，止泻，祛赫依协日，燥脓，燥协日乌素。用于痢疾，腹泻。

· 朝天委陵菜

【别名】伏萎陵菜、仰卧委陵菜、铺地委陵菜

Potentilla supina L.

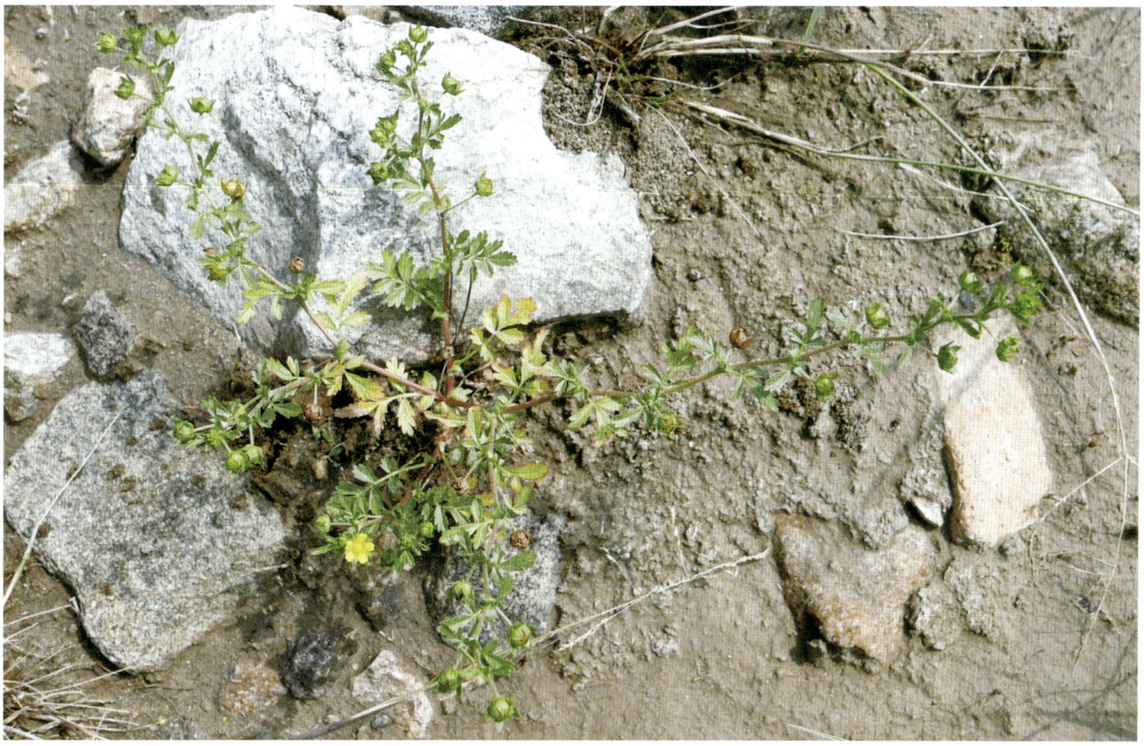

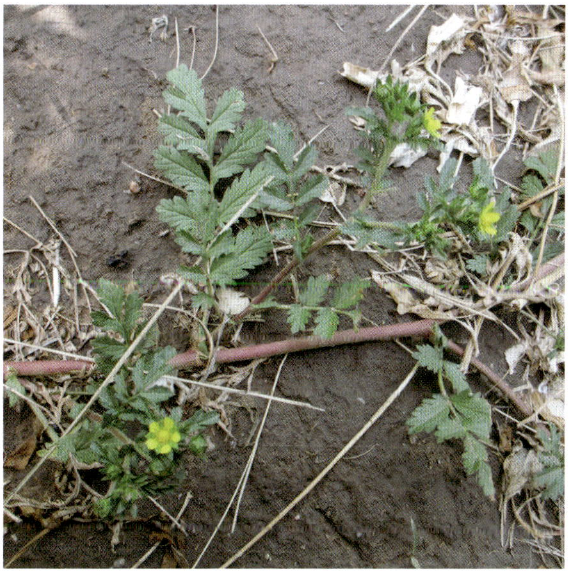

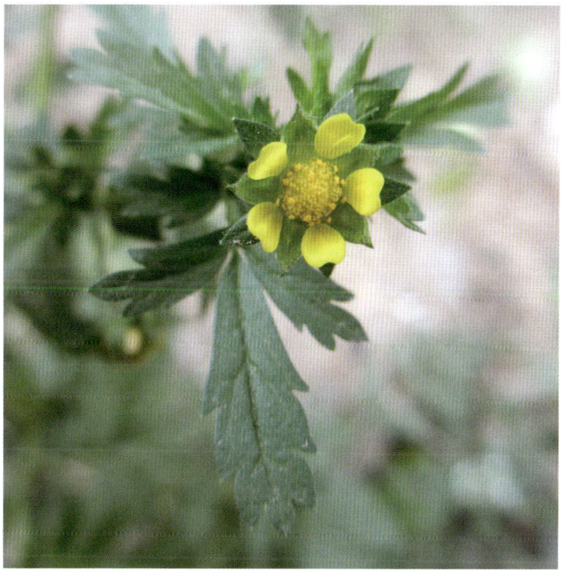

【生 活 型】一年生、二年生轻度耐盐的旱中生草本。

【花 果 期】花、果期 5~9 月。

【生　　境】生于草原区和荒漠区的低湿地，为草甸和盐化草甸的伴生植物，也常见于农田、路旁。

【功能主治】全草（朝天委陵菜）：收敛止泻，凉血止血，滋阴益肾。用于泄泻，吐血，尿血，便血，血痢，须发早白，牙齿不固。

• 莓叶委陵菜

【别名】毛猴子、瓢子

Potentilla fragarioides L.

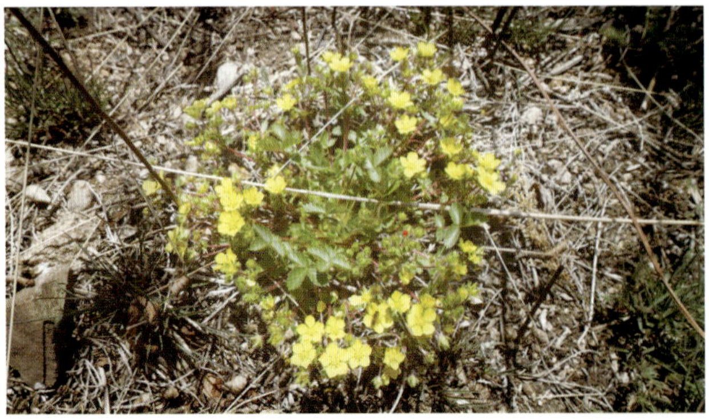

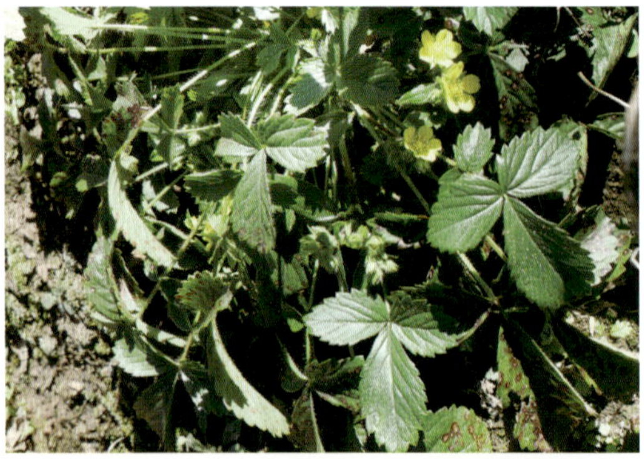

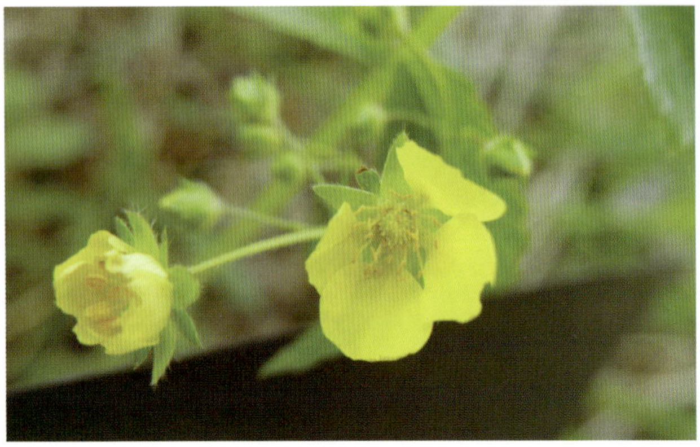

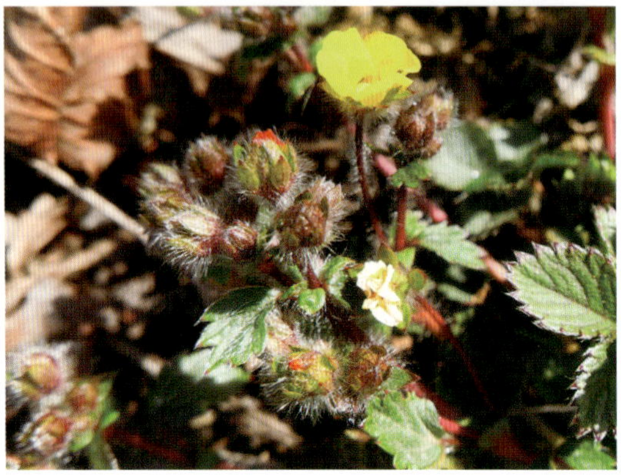

【生 活 型】多年生中生草本。

【花 果 期】花期 5~6 月，果期 6~7 月。

【生　　境】生于森林带和森林草原带的山地林下、林缘、林间草甸、灌丛。

【功能主治】全草或根（雉子筵）：活血化瘀，养阴清热，止血。用于疝气，干血痨，月经过多，异常子宫出血，子宫肌瘤出血，产后出血及服用避孕药引起的出血。

• 菊叶委陵菜

【别名】蒿叶委陵菜、沙地委陵菜

Potentilla tanacetifolia Willd. ex Schlecht.

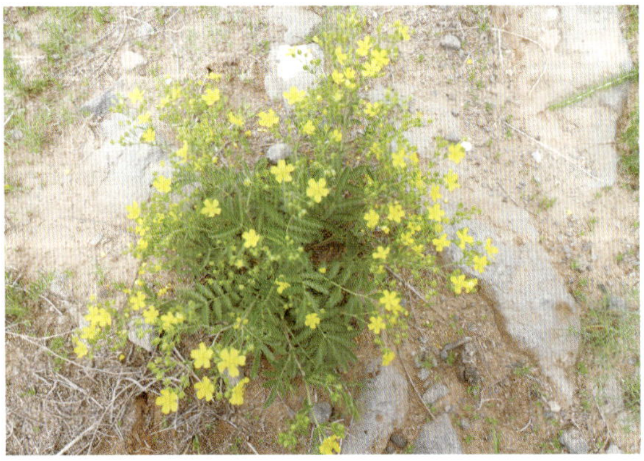

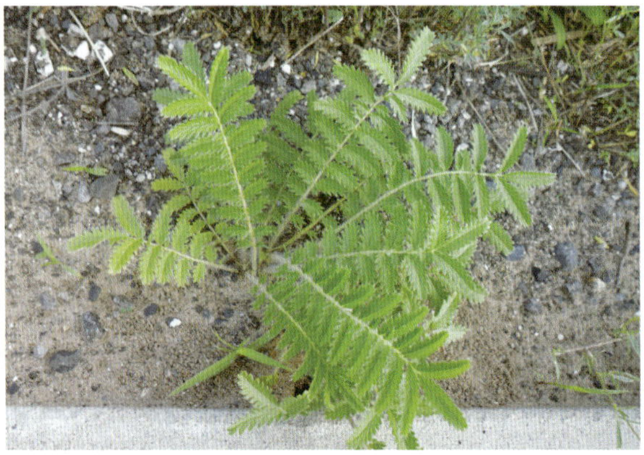

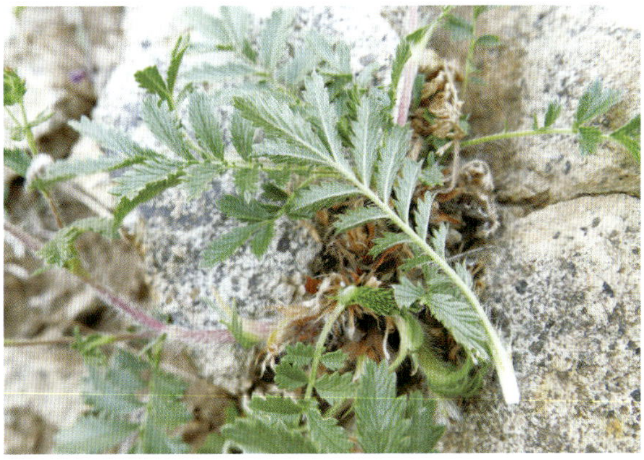
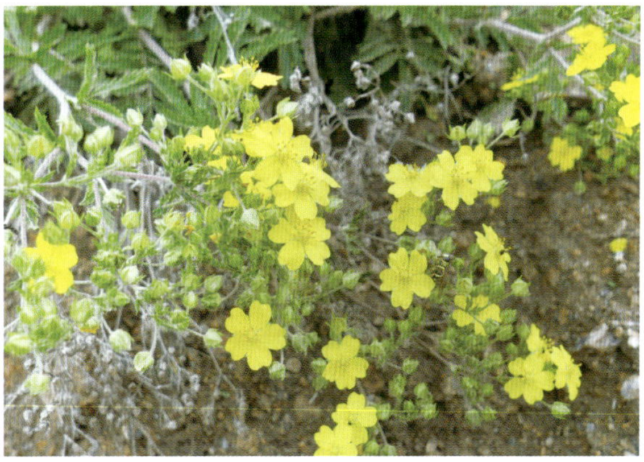

【生 活 型】多年生中旱生草本。

【花 果 期】花、果期 7~10 月。

【生　　境】典型草原和草甸草原常见的伴生植物。

【功能主治】全草（菊叶委陵菜）：清热解毒，止血止痢，祛风除湿。用于急性肠炎，痢疾，吐血，便血，崩漏，感冒，肺炎，咽喉肿痛，风湿性关节炎；外用于外伤出血，痈疖肿毒。

【民族应用】

▪ 蒙古族

全草（希日勒金 – 陶来音 – 汤乃）：凉血，止泻。用于宝日热，搏热，脉热，热泻。

• 翻白草

【别名】翻白委陵菜、野鸡膀子

Potentilla discolor Bunge

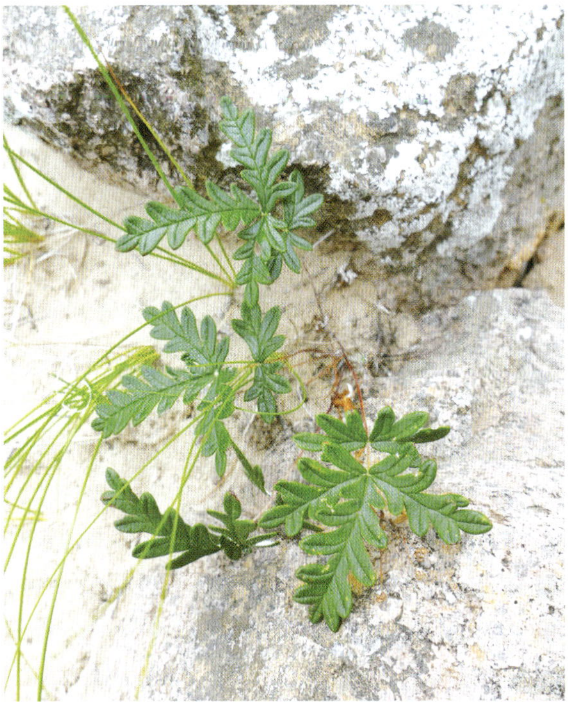
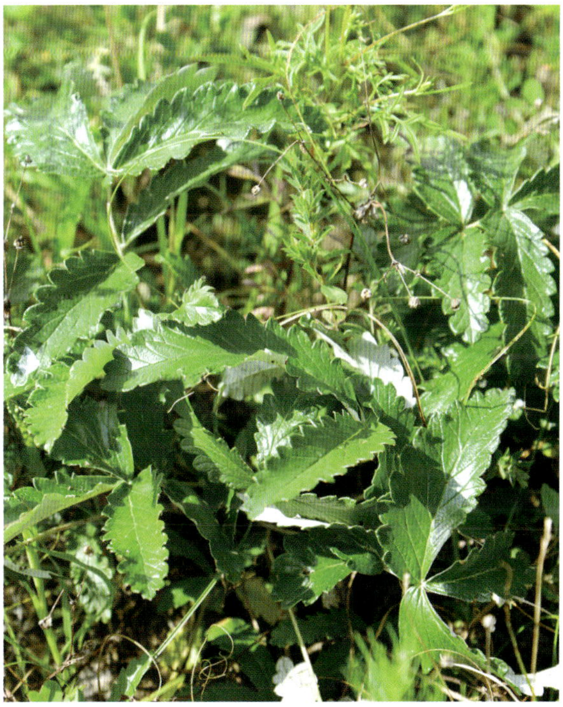

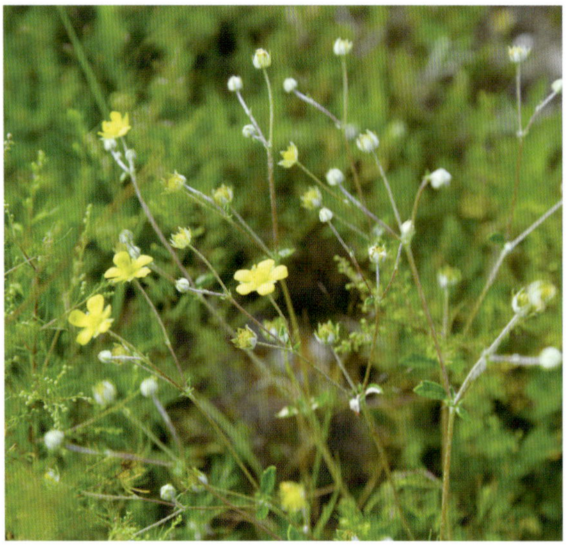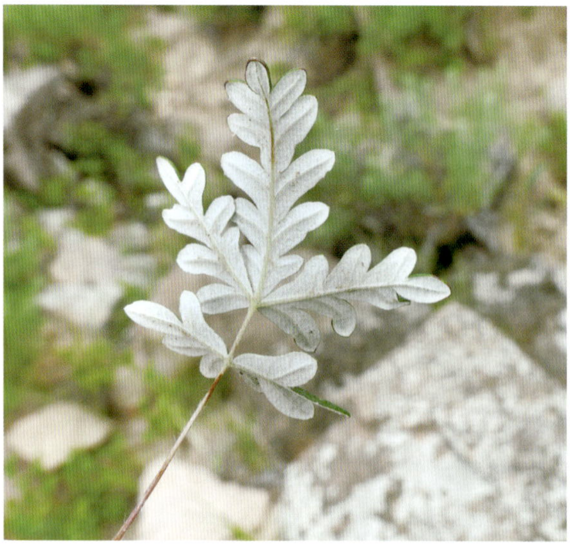

【生 活 型】多年生中生草本。

【花 果 期】花、果期 6~9 月。

【生　　境】生于阔叶林带的山地草甸。

【功能主治】全草（委陵菜）：凉血止痢，清热解毒。用于久痢不止，赤痢腹痛，痔疮出血，疮痈肿毒。

·多裂委陵菜

【别名】白马肉

Potentilla multifida L.

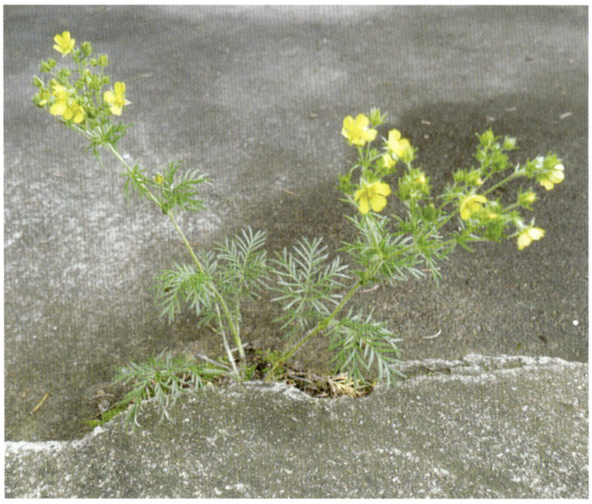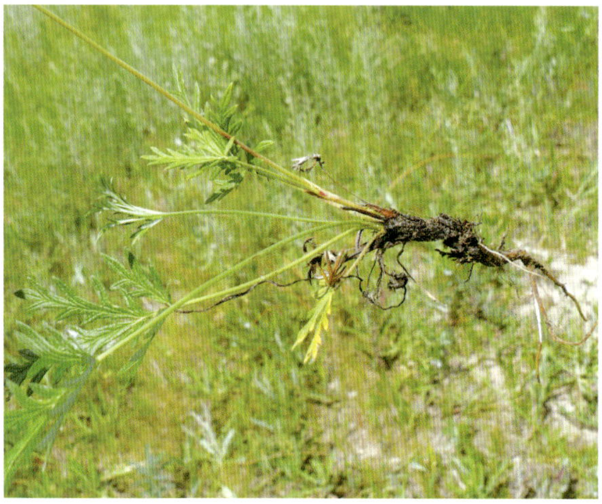

【生 活 型】多年生中生草本。

【花 果 期】花、果期 7~9 月。

【生　　境】生于森林带和草原带的山地草甸、林缘。

【功能主治】全草（多裂委陵菜）：清热利湿，杀虫，止血。用于肝炎，蛲虫病，异常子宫出血，外伤出血，崩漏。

·大萼委陵菜

【别名】大头委陵菜、白毛委陵菜

Potentilla conferta Bunge

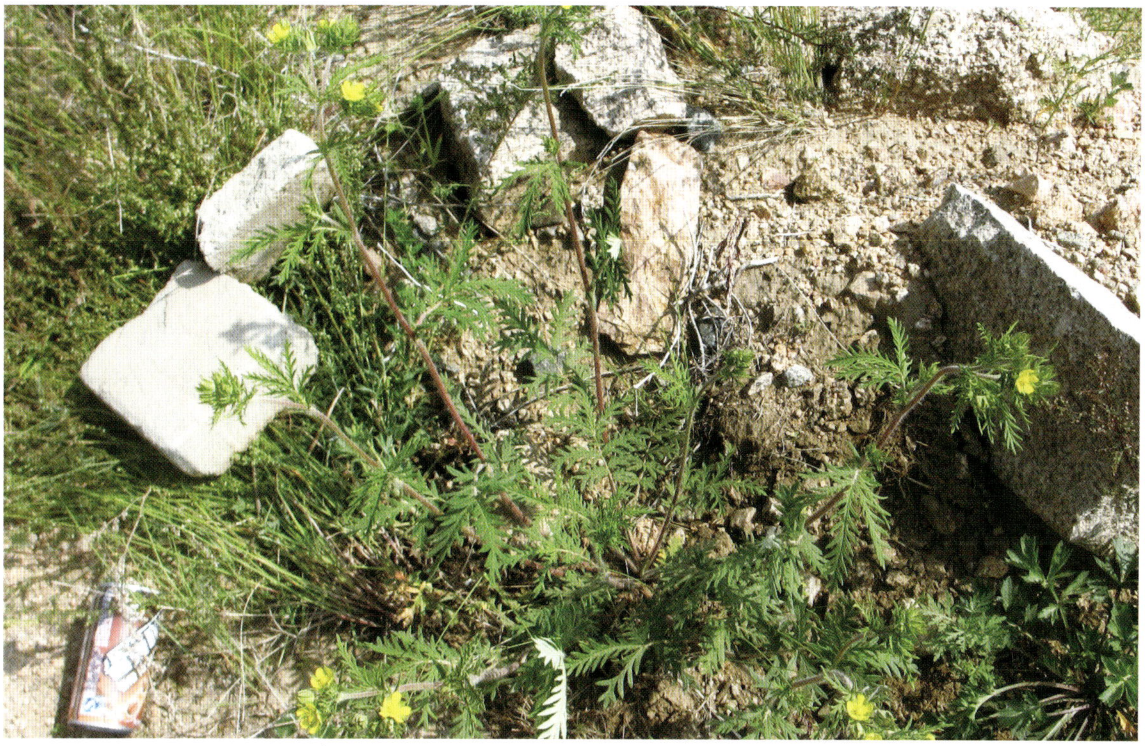

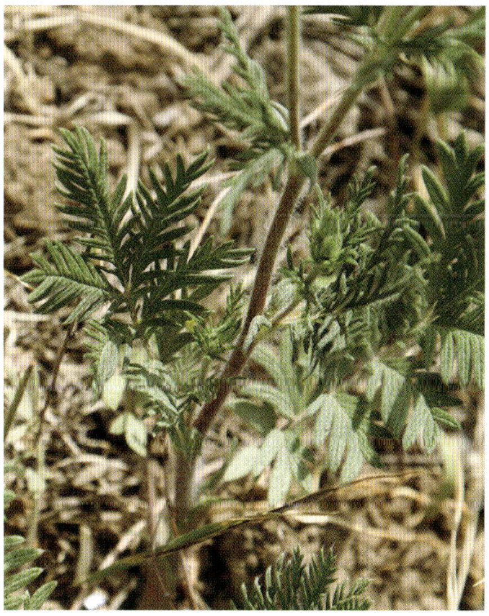

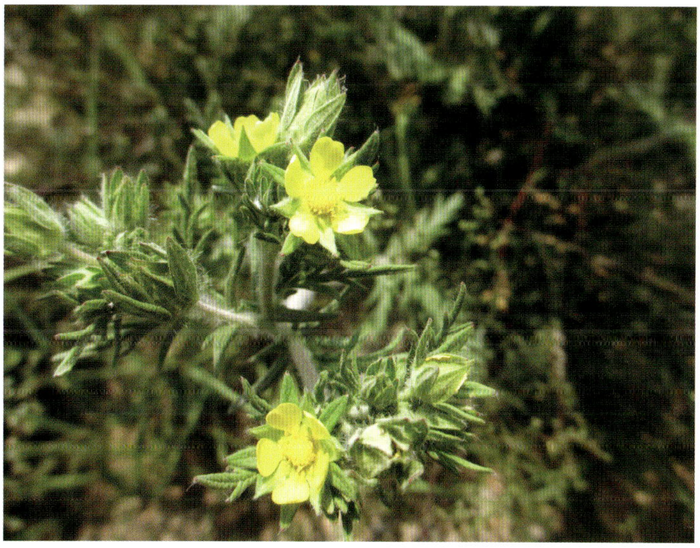

【生 活 型】多年生旱生草本。

【花 果 期】花期 6~7 月，果期 7~8 月。

【生　　境】生于典型草原和草甸草原，为常见的草原伴生植物。

【功能主治】根（白毛委陵菜）：清热，凉血，止血。用于崩漏，鼻衄，异常子宫出血。

【民族应用】

■ 蒙古族

全草（都如特－陶来音－汤乃）：凉血，止泻。用于宝日热，搏热，脉热，热泄。

· 多茎委陵菜

【别名】猫爪子

Potentilla multicaulis Bunge

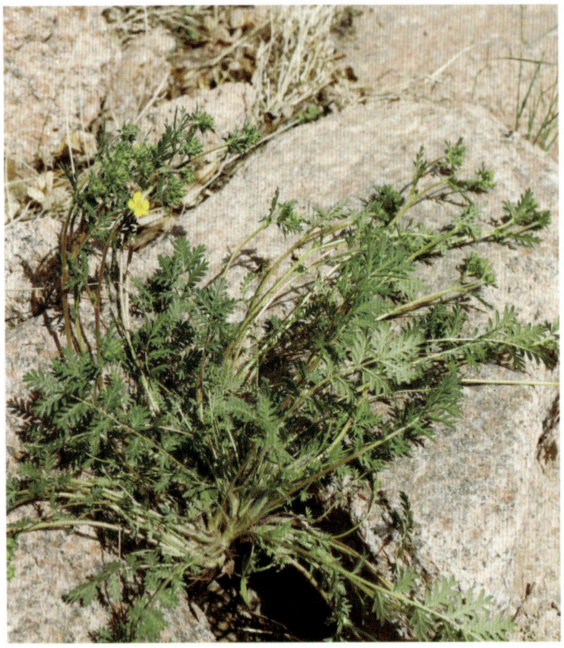
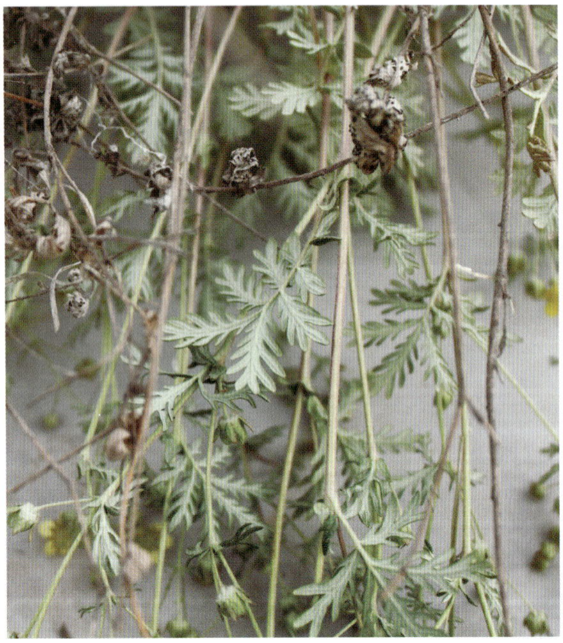
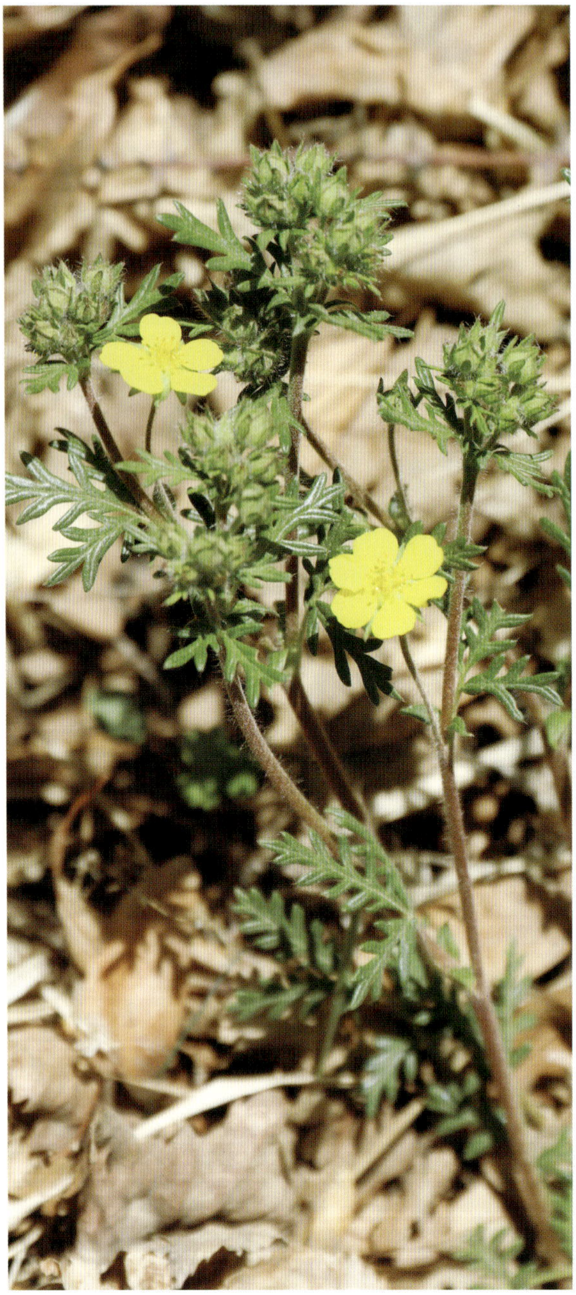

【生 活 型】多年生中旱生草本。

【花 果 期】花、果期 6~8 月。

【生　　境】草甸草原及干草原的伴生植物，也生于田边、向阳砾石质山坡、滩地。

【功能主治】全草（多茎委陵菜）：止血，杀虫，祛湿热。

*附　注 | 该种为鄂伦春“四普”新分布。

• 委陵菜

【别名】一白草、扑地虎、萎陵菜

Potentilla chinensis Ser.

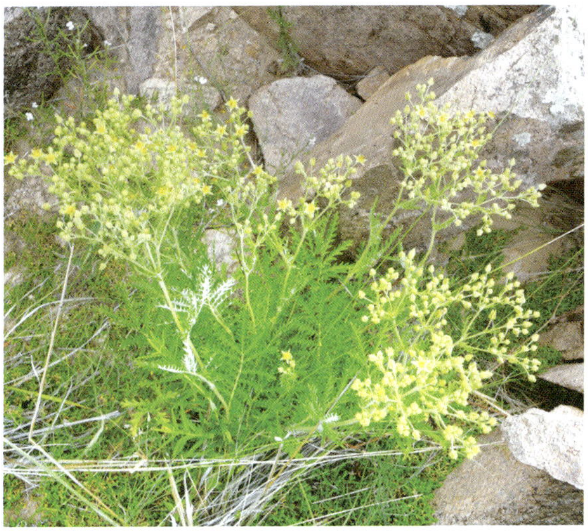

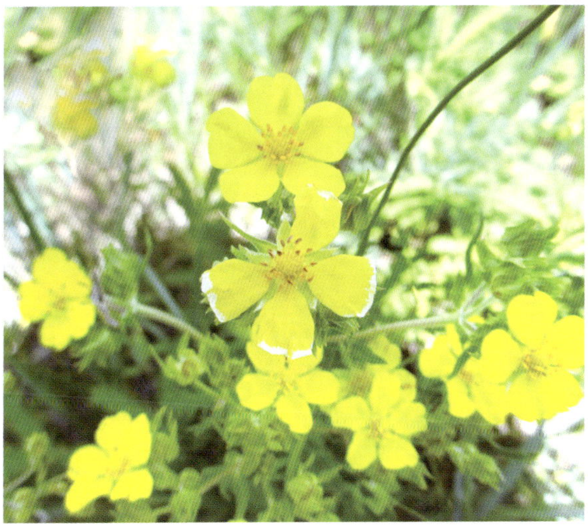

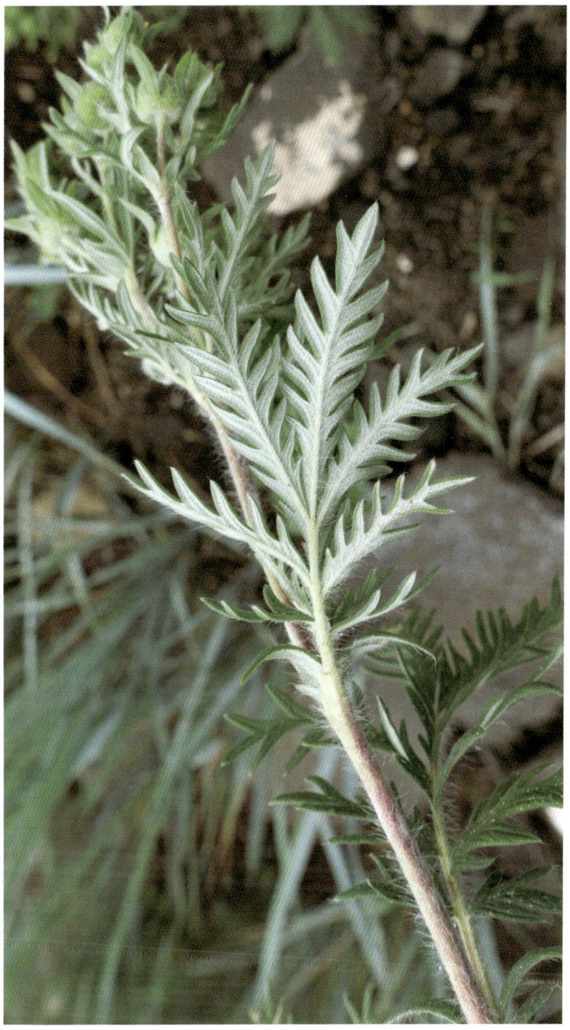

【生 活 型】多年生中旱生草本。

【花 果 期】花、果期 7~9 月。

【生　　境】生于草原、草甸草原、山地林缘、灌丛中或疏林下。

【功能主治】全草（委陵菜）：清热解毒，止血止痢。用于赤痢腹痛，久痢不止，痔疮出血，痈肿疮毒。

【民族应用】

▪ 蒙古族

全草（陶来音－汤乃）：止血，止痢，解毒。用于吐血，便血，痢疾，痃病，疖，崩漏。

▪ 鄂伦春族

全草（挨母出哈，毛鸡腿子，白草）：清热解毒，凉血止痛。用于阿米巴痢疾，细菌性痢疾，急性肠炎，小儿消化不良，腹泻，吐血，便血，痔疮出血，异常子宫出血，风湿性关节炎，百日咳，咽喉炎，百日咳，外伤出血，痈疖肿毒，癫痫。

地蔷薇属　*Chamaerhodos* Bunge

多年生草本，少一年生、二年生草本或垫状半灌木。单叶互生，一至多回三出或羽状分裂；托叶不明显，膜质，与叶柄合生。聚伞花序；花两性，小型；萼筒倒圆锥状或钟状，无副萼片，萼片5；花瓣5，白色或淡红色，与萼片等长或稍长；雄蕊5，与花瓣对生，花药椭圆形或近圆形；花盘边缘被长毛；雌蕊5、10或更多，着生在凸起的花托上，花柱基生、脱落。瘦果无毛，数个包藏在宿存花萼内。

鄂伦春有1种。

• 地蔷薇

【别名】直立地蔷薇

Chamaerhodos erecta (L.) Bge.

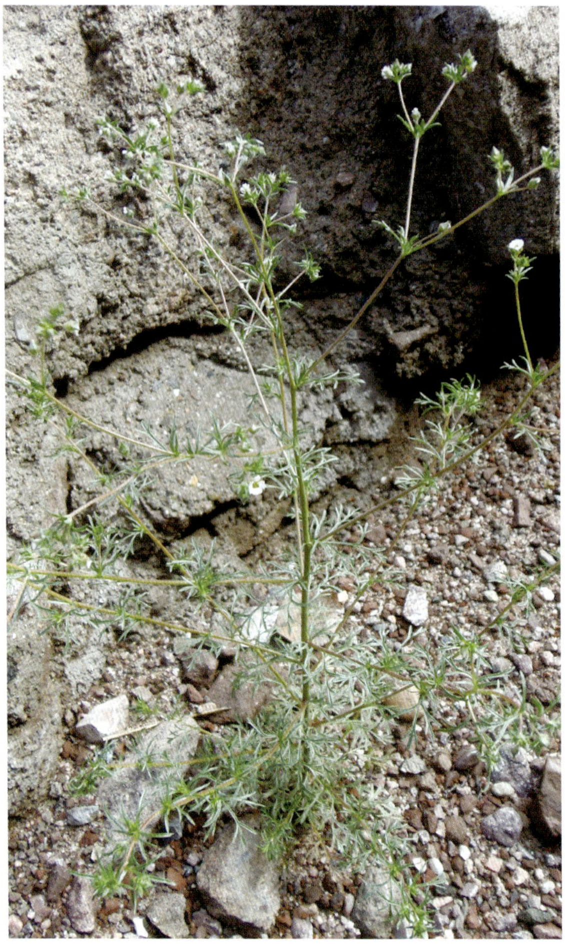

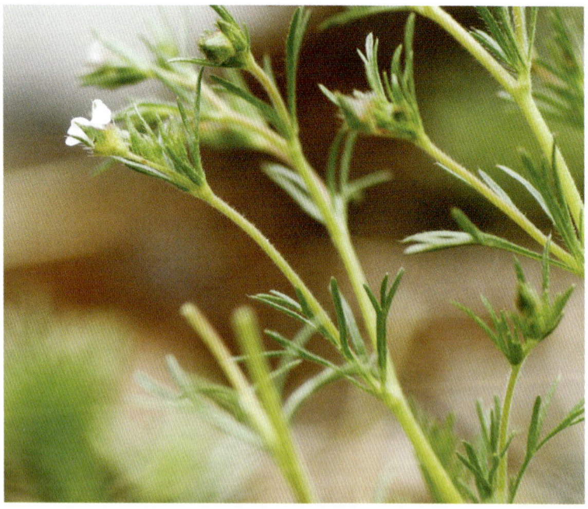

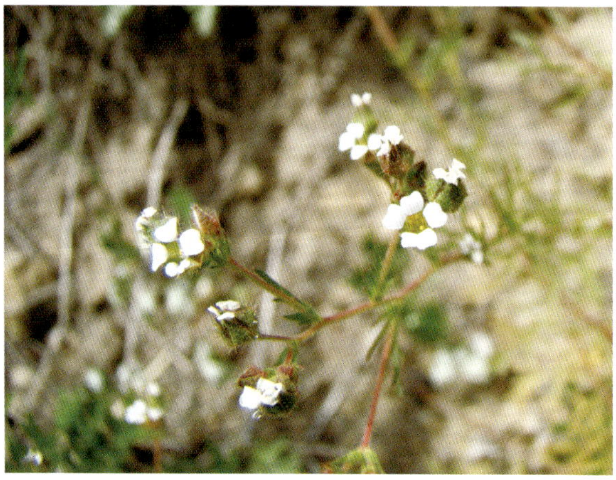

【生 活 型】二年生或一年生中旱生草本。

【花 果 期】花、果期7~9月。

【生　　境】生于草原带的砾石质丘坡、丘顶及山坡，也可生于沙砾质草原。

【功能主治】全草（追风蒿）：祛风除湿。用于风湿性关节炎。

杏属 *Arminiace* Mill.

落叶乔木，极稀灌木。枝无刺，极少有刺；叶芽和花芽并生，2~3 个簇生于叶腋。幼叶在芽中席卷状，叶柄常具腺体。花常单生，稀 2 朵，先于叶开放，近无梗或有短梗；萼 5 裂；花瓣 5，着生于花萼口部；雄蕊 15~45；心皮 1，花柱顶生，子房具毛，1 室，具 2 胚珠。果实为核果，两侧多少扁平，有明显纵沟，果肉肉质且有汁液，成熟时不开裂，稀干燥而开裂，外被短柔毛，稀无毛，离核或黏核；核两侧扁平，表面光滑、粗糙或呈网状，罕具蜂窝状孔穴。种仁味苦或甜；子叶扁平。

鄂伦春有 1 种。

· 西伯利亚杏

【别名】山杏、野杏

Arminiace sibirica (L.) Lam.

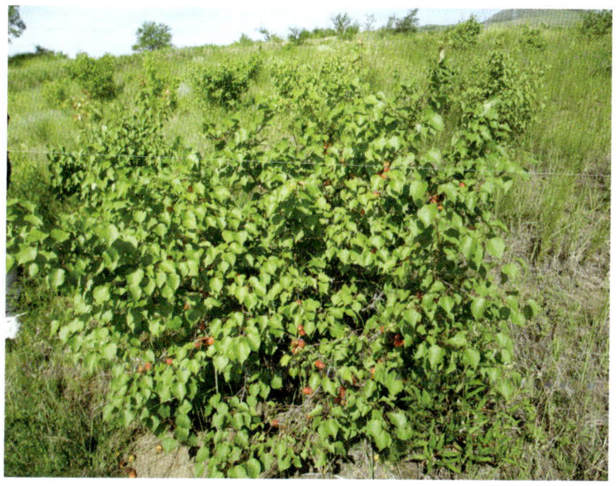
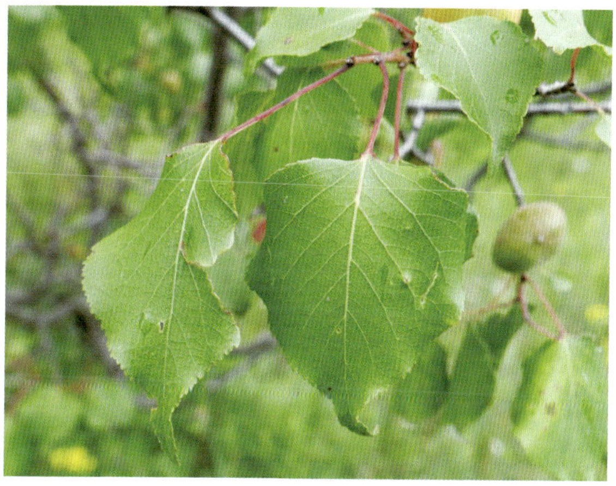
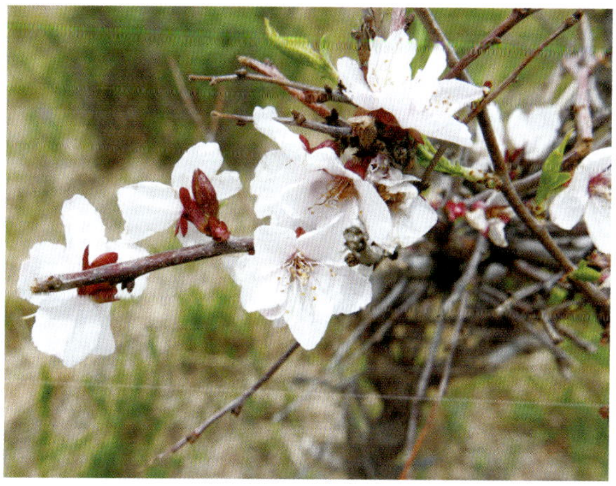
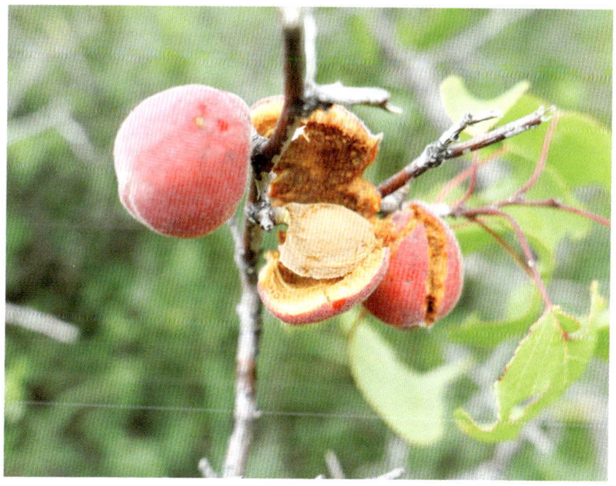

【生 活 型】旱中生小乔木或灌木。

【花 果 期】花期 5 月，果期 7~8 月。

【生　　境】多散生于草原带的向阳石质山坡。

【功能主治】种仁（苦杏仁）：降气止咳平喘，润肠通便。用于咳嗽气喘，胸满痰多，肠燥便秘。

【民族应用】

蒙古族

种子（贵勒森－出木）：止咳，平喘，清协日，愈伤，生发。用于咳嗽，气喘，金伤，脱发，协日乌素病。

*附 注 | 该种为鄂伦春“四普”新分布。

稠李属 *Padus* Mill.

落叶小乔木或灌木。分枝较多；冬芽卵圆形，具有数枚覆瓦状排列鳞片。叶片在芽中呈对折状，单叶互生，具齿，稀全缘；叶柄通常在顶端有2个腺体或在叶片基部边缘上具2个腺体；托叶早落。花多数，呈总状花序，基部有叶或无叶，生于当年生小枝顶端；苞片早落；萼筒钟状，裂片5；花瓣5，白色，先端通常啮蚀状；雄蕊10至多数；雌蕊1，周位花，子房上位，心皮1，胚珠2，柱头平。核果卵球形，外面无纵沟，中果皮骨质，成熟时具有1粒种子，子叶肥厚。

鄂伦春有1种。

·稠 李

【别名】臭李子

Padus avium Mill.

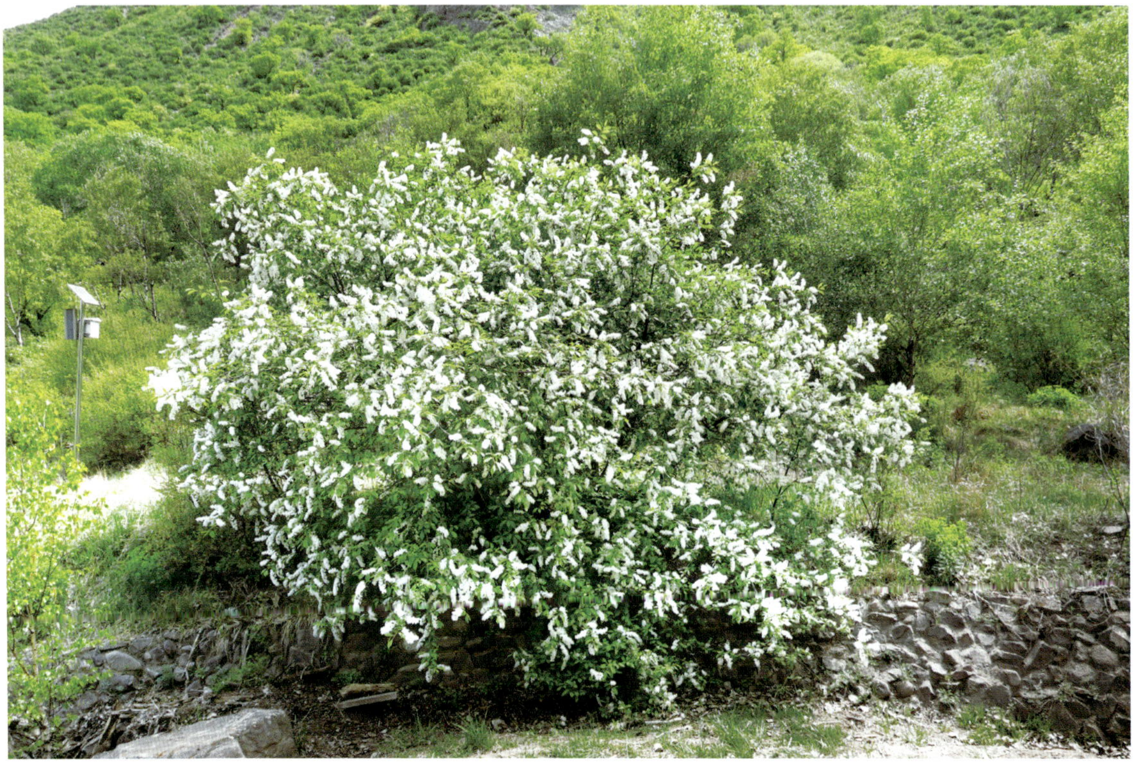

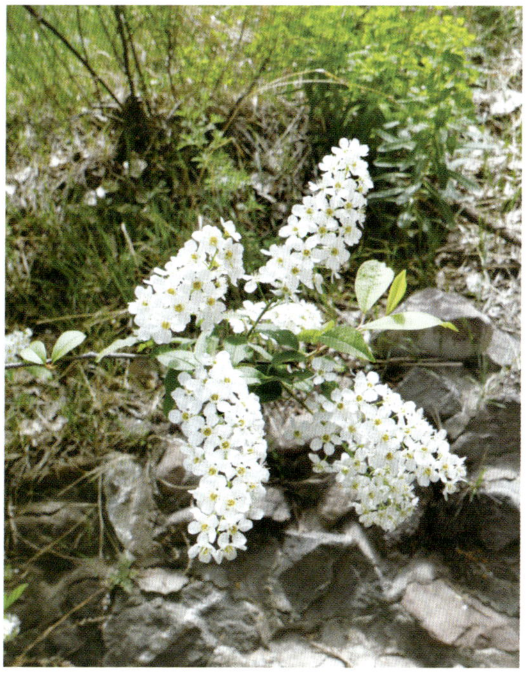
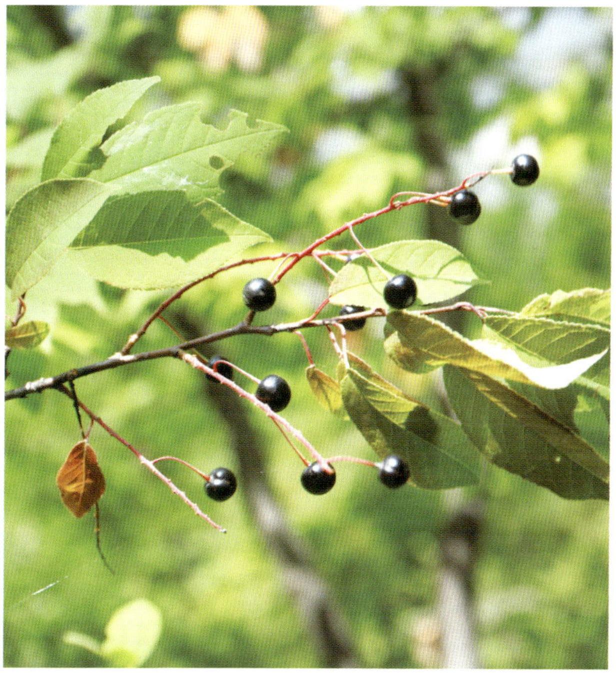

【生 活 型】中生小乔木。

【花 果 期】花期 5~6 月，果期 8~9 月。

【生　　境】耐阴，喜潮湿，常生于河溪两岸，也见于山麓洪积扇及山地、草原带沙地灌丛。

【功能主治】果实（樱额）：健脾，止泻。用于腹泻，痢疾。

【民族应用】

鄂伦春族

果实（稠李子，挨姆末）：补脾，涩肠止泻。用于腹泻，痢疾。

鄂温克族

（1）树皮：用于牙痛。

（2）果核：用于胃黏膜损伤及其他肠胃病。

槐属 *Sophora* L.

乔木、灌木、半灌木或多年生草本。单数羽状复叶；小叶对生或近对生，7至多数；托叶小。总状花序或圆锥花序；花萼有5短齿；旗瓣圆形至矩圆状倒卵形；雄蕊10，离生或基部合生；子房具短柄。荚果有梗，圆柱形。种子少至多数，种子间缢缩，呈串珠状，不开裂。

鄂伦春有1种。

·苦 参

【别名】地槐、山槐、苦参麻

Sophora flavescens Ait.

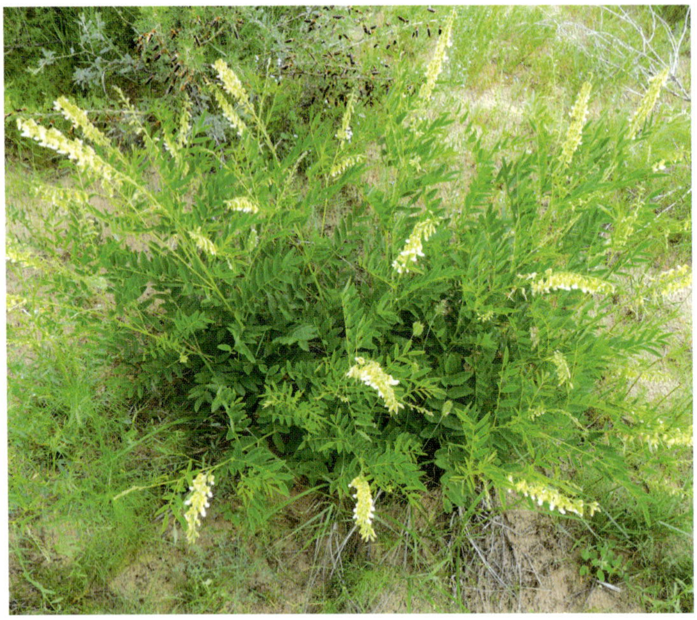

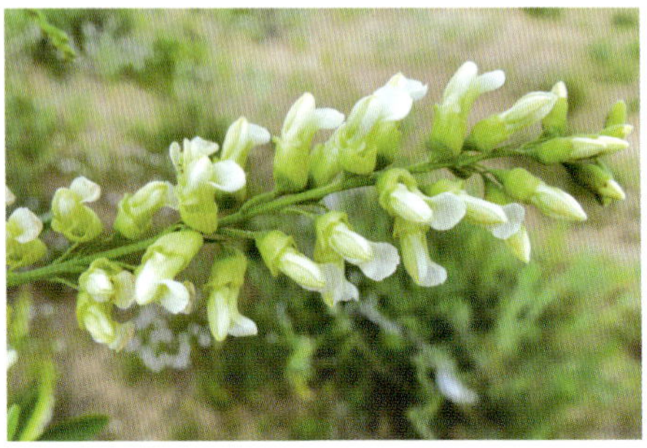

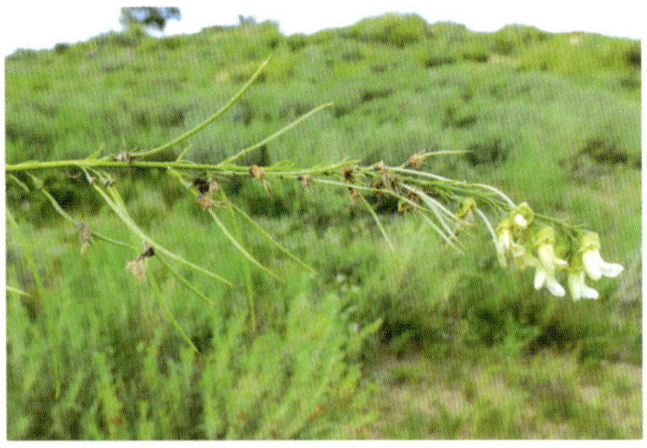

【生 活 型】多年生中旱生草本。

【花 果 期】花期6~7月，果期8~10月。

【生　　境】生于森林带和草原带的沙地、田埂、山坡。

【功能主治】

（1）根（苦参）：清热燥湿，杀虫，利尿。用于热痢，便血，黄疸，尿闭，赤白带下，阴肿阴痒，湿疹，湿疮，皮肤瘙痒，疥癣麻风；外用于滴虫阴道炎。

（2）种子（苦参实）：清热解毒，通便，杀虫。用于急性细菌性痢疾，大便秘结，蛔虫病。

【民族应用】

■ 蒙古族

根（道古勒－额布斯）：化热，调元，燥协日乌素，表疹。用于瘟疫，感冒发热，风热，痛风，游痛症，麻疹，风湿性关节炎。

黄华属　*Thermopsis* R. Br.

多年生草本。茎直立。叶为掌状复叶，具 3 小叶；托叶离生，通常发达。花大型，黄色，轮生或互生，通常排列成顶生的总状花序；花萼钟状，二唇形，上唇 2 萼齿多少合生；花瓣均具长爪；雄蕊 10，分离，仅基部合生；子房条形，具胚珠多数。荚果扁平，条状矩圆形，含种子多数。

鄂伦春有 1 种。

· 披针叶黄华

【别名】披针叶野决明、苦豆子、牧马豆

Thermopsis lanceolata R. Br.

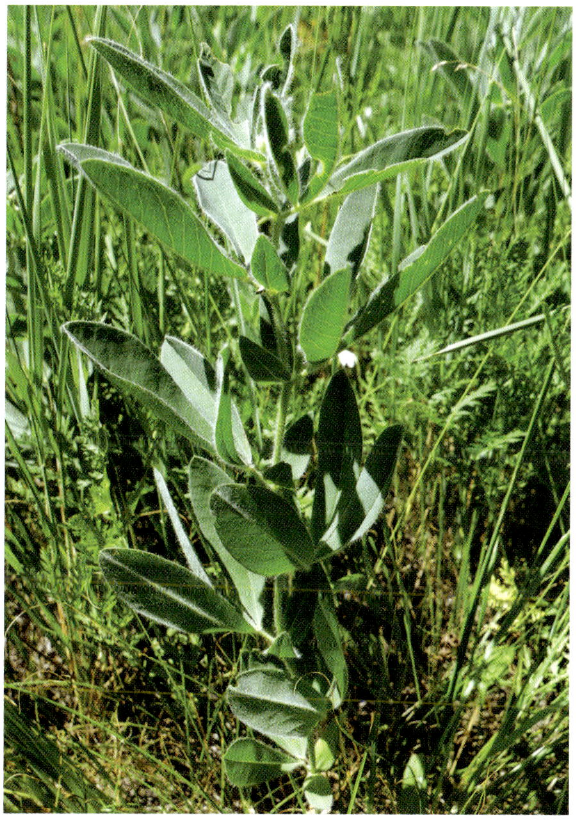

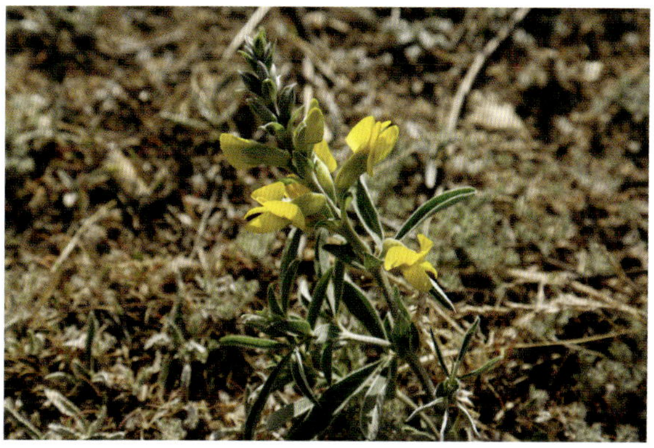

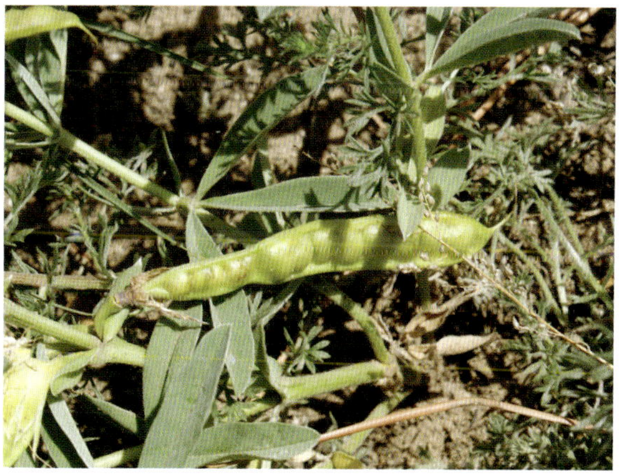

【生 活 型】多年生耐盐中旱生草本。

【花 果 期】花期 5~7 月，果期 7~10 月。

【生　　境】生于草甸草原带和草原带的草原化草甸、盐化草甸的伴生种，也见于荒漠草原和荒漠区的河岸盐化草甸、沙质地或石质山坡。

【功能主治】

（1）全草（牧马豆）：祛痰止咳，润肠通便。用于咳嗽痰喘，大便干结。

（2）根（牧马豆根）：清热解毒，利咽。用于感冒，肺热咳嗽，咽痛。

【民族应用】

蒙古族

全草（塔日巴根－希依日）：清热，止血，愈伤。

甘草属 *Glycyrrhiza* L.

多年生草本。具粗的根茎及根，通常有腺毛及鳞片状腺体。叶为单数羽状复叶，托叶宿存。花序总状或穗状，腋生；花淡蓝紫色或白色、黄色等；花萼钟状，萼齿5，其中2萼齿较短，稍合生；雄蕊10，呈9与1两体，花药大小不等，药室顶端联合。荚果卵形、椭圆形或条状矩圆形等，有时弯曲呈镰刀形或环形，具刺状或瘤状腺体或不具腺体。

鄂伦春有1种。

·甘　草

【别名】国老、甜根子、甜草苗

Glycyrrhiza uralensis Fisch.

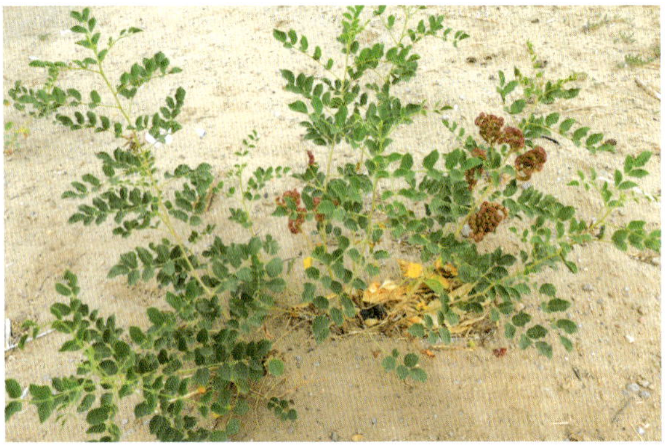

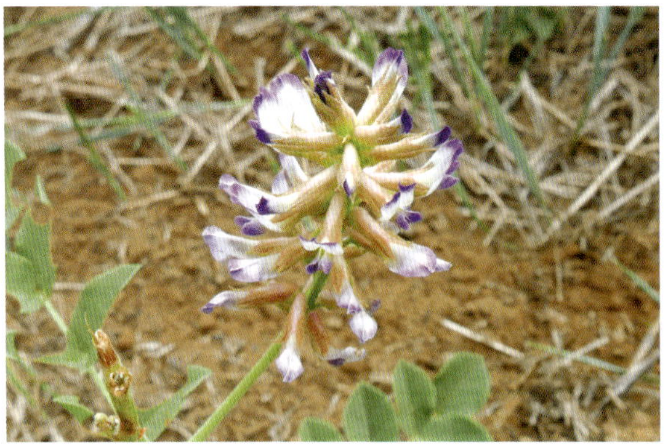

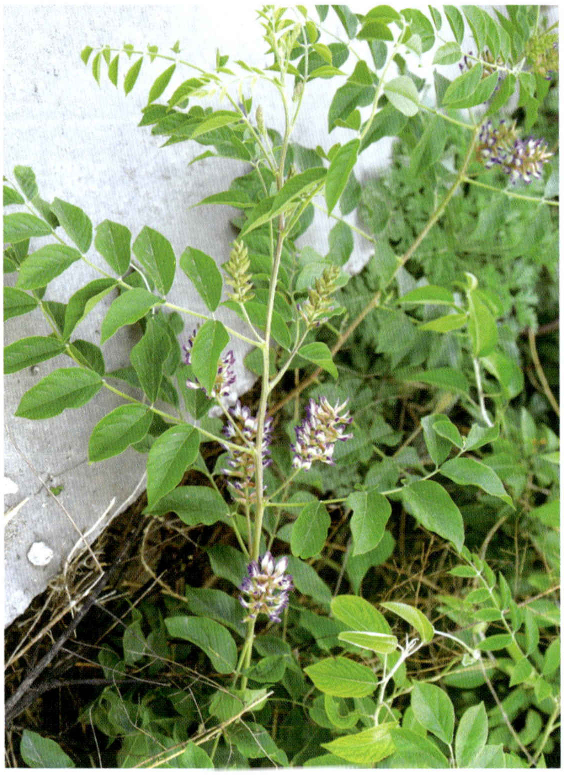

【生 活 型】多年生中旱生草本。

【花 果 期】花期6~7月，果期7~9月。

【生　　境】生于碱化沙地、沙质草原、沙土质的田边、路旁、低地边缘及河岸轻度碱化的草甸，生态幅度较广，在荒漠草原、草原、森林草原以及落叶阔林带均有生长；在草原沙质土上，有时可成为优势植物，形成大面积的甘草群落。

【功能主治】根及根茎（甘草）：补脾益气，清热解毒，祛痰止咳，缓急止痛，调和诸药。用于脾胃虚弱，倦怠乏力，心悸气短，咳嗽痰多，脘腹、四肢挛急疼痛，痈肿疮毒，缓和药物毒性、烈性。

【民族应用】

蒙古族

根及根茎（希和日－额布斯）：止咳润肺，滋补，止吐，止渴，解毒。用于肺痨，肺热咳嗽，吐血，口渴，各种中毒，“白脉”病，咽喉肿痛，血液病。

鄂伦春族

根及根茎（挨母出哈）：补脾益气，清热解毒，祛痰止咳，缓急止痛，调和诸药。用于脾胃虚弱，倦怠乏力，心悸气短，咳嗽痰多，食物中毒，脘腹疼痛，痈肿疮毒，咽喉肿痛，百日咳，支气管炎。

米口袋属　*Gueldenstaedtia* Fisch.

多年生草本。主根粗壮。茎短缩或无茎。托叶贴生于叶柄或分离；单数羽状复叶，集生于短茎上端，形成莲座叶丛。总花梗自叶丛间抽出，顶端集生 2~8 朵花，排列成伞形，稀单花；花蓝紫色或黄色；花萼钟状，具 5 齿，萼齿不相等；旗瓣圆形；龙骨瓣显著短小，约为旗瓣的 1/3~1/2；雄蕊 10，呈 9 与 1 两体；子房无柄，花柱上端卷曲，具胚珠多数。荚果圆筒状，无假隔膜，1 室。种子肾形，具凹点或平滑。

鄂伦春有 1 种。

· 少花米口袋

【别名】小米口袋、地丁、多花米口袋

Gueldenstaedtia verna (Georgi) Boriss.

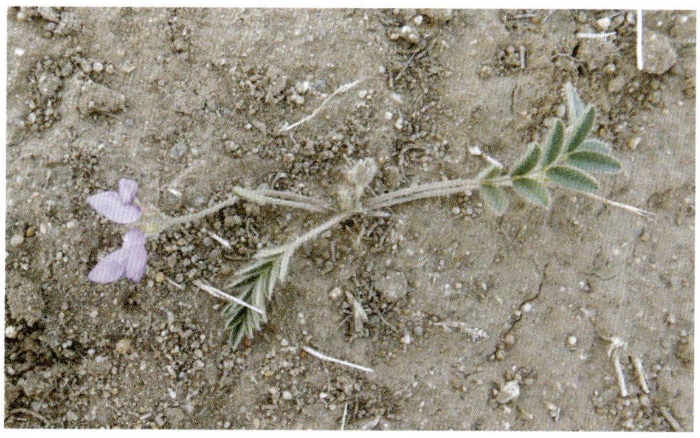

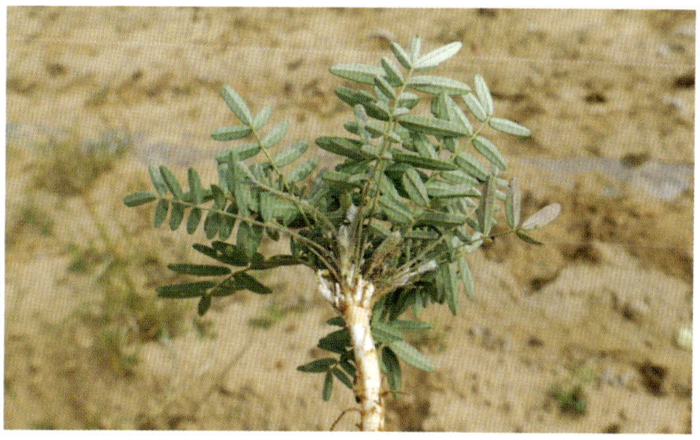

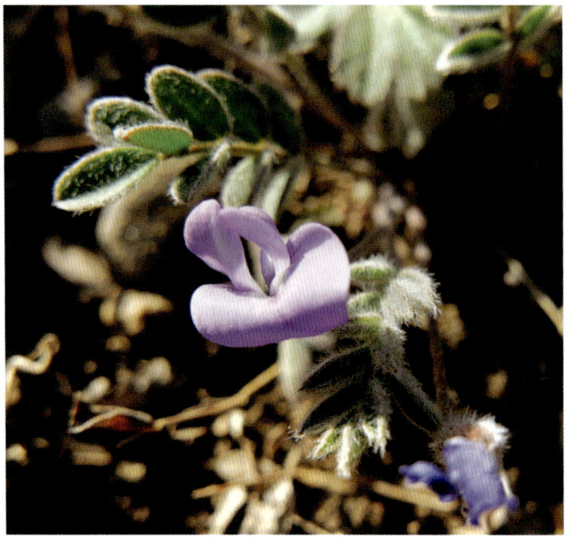 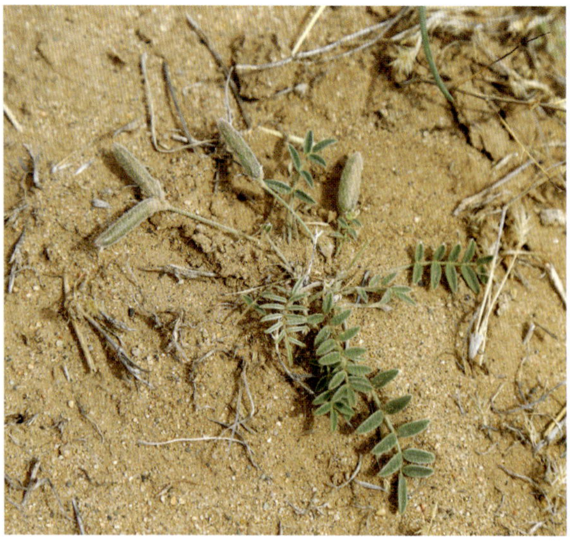

【生 活 型】多年生旱生草本。

【花 果 期】花期 5 月，果期 6~7 月。

【生 境】散生于草原带的沙质草原或石质草原。

【功能主治】全草（甜地丁）：清热解毒，消痈肿。用于疔疮痈肿，肠痈。

*附 注 | 该种为鄂伦春“四普”新分布。

棘豆属 *Oxytropis* DC.

多年生草本或半灌木。单数羽状复叶或复叶具轮生小叶。花序总状、穗状或有时密集如头状；萼钟形或筒状，5 齿裂；花冠紫色、蓝紫色、白色或黄色等，龙骨瓣先端具喙；雄蕊 10，呈两体，花药同形；子房具多数胚珠，花柱向内弯曲。荚果矩圆形、卵形、宽卵形或近球形等，通常膨胀，膜质或革质，通常沿缝线裂开，单室（无假隔膜）或不完全 2 室（稍具假隔膜），少为 2 室（具完全的假隔膜）。

鄂伦春有 2 种。

分种检索表

1a. 羽状复叶，小叶对生……………………………………………………………………硬毛棘豆 *O. hirta*

1b. 复叶具轮生小叶……………………………………………………………………多叶棘豆 *O. myriophylla*

· 硬毛棘豆

【别名】毛棘豆

Oxytropis hirta Bunge

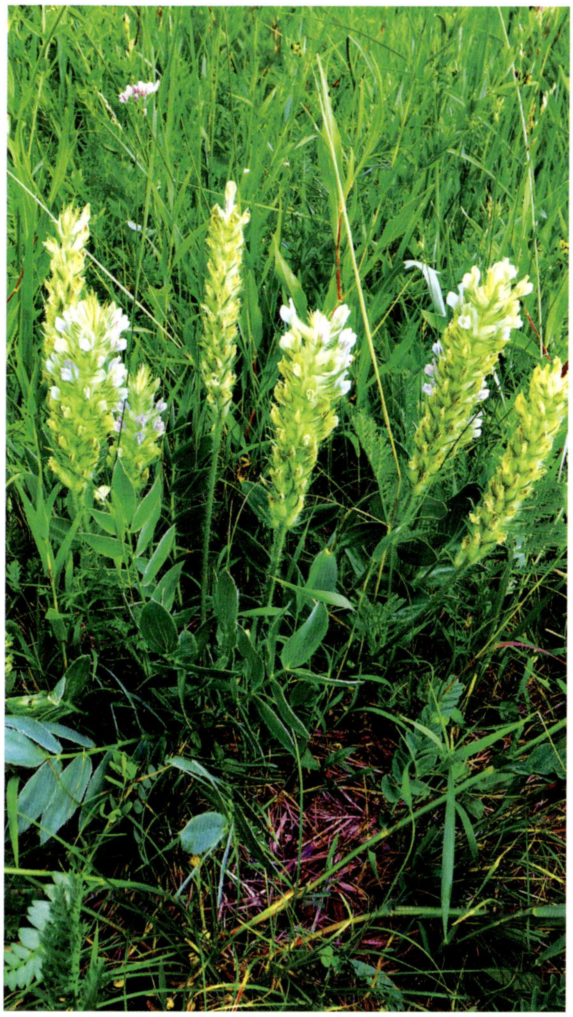

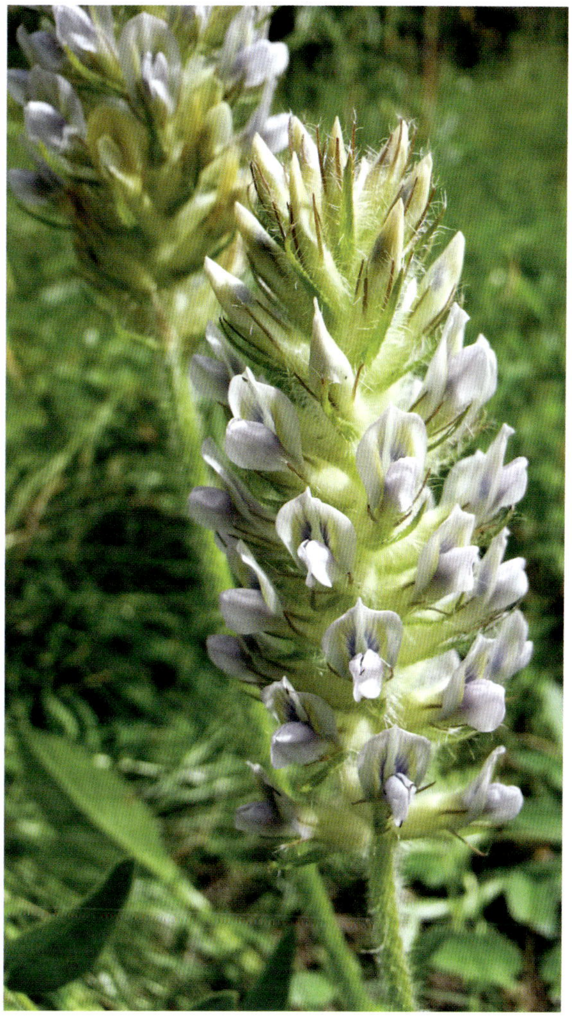

【生 活 型】多年生旱中生草本。

【花 果 期】花期 6~7 月，果期 7~8 月。

【生　　境】常伴生于森林草原带和草原带的山地杂类草草原和草甸草原群落中。

【功能主治】地上部分（硬毛棘豆）：清热解毒，消肿，祛风湿，止血。用于流行性感冒，咽喉肿痛，疮痈肿毒，创伤，瘀血肿胀，各种出血。

【民族应用】

■ 蒙古族

根及根茎（西润 - 敖日杜扎）：杀黏，清热，燥协日乌素，愈伤，生肌，锁脉，止血，消肿，通便。用于瘟疫，发症，丹毒，腮腺炎，阵刺痛，肠刺痛，胸刺痛，颈强痛，类风湿游痛症，麻疹，创伤，肌肉痉挛，鼻衄，月经过多，吐血，咯血。

• 多叶棘豆

【别名】狐尾藻棘豆

Oxytropis myriophylla (Pall.) DC.

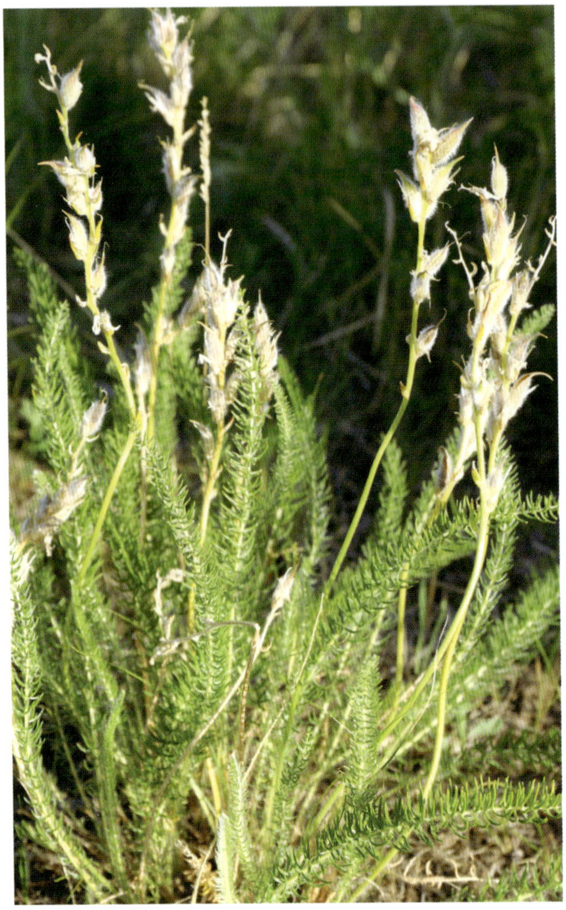

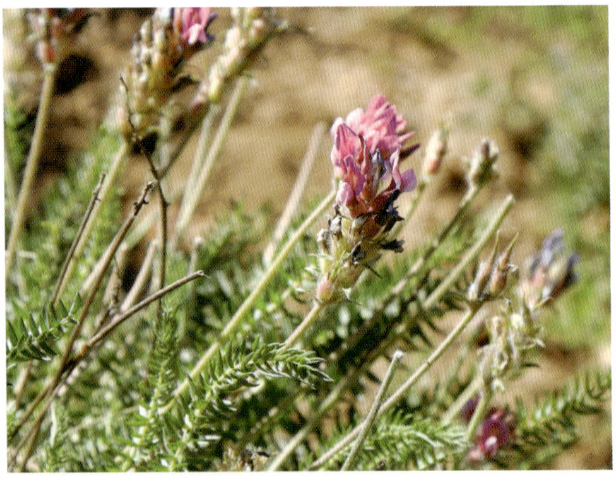

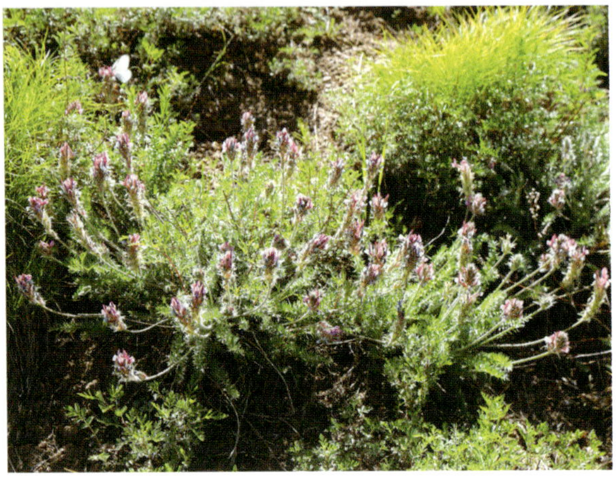

【生 活 型】多年生砾石生中旱生草本。

【花 果 期】花期 6~7 月，果期 7~9 月。

【生　　境】生于森林草原带的丘陵顶部和山地砾石质土壤上，为草甸草原群落的伴生成分或次优势种，也进入干草原地带和森林带的边缘，但总生于砾石质或沙质土壤上。

【功能主治】全草（鸡翎草）：清热解毒，消肿，祛风湿，止血，通便。用于风热感冒，咽喉肿痛，疔疮肿毒，出血，创伤。

【民族应用】

■ 蒙古族

全草（纳布其日哈噶 - 敖日杜扎）：杀黏，清热，燥协日乌素，愈伤，生肌，锁脉，止血，消肿，通便。用于瘟疫，发症，丹毒，腮腺炎，阵刺痛，肠刺痛，脑刺痛，麻疹，颈强病，痛风，游痛症，创伤，抽筋，鼻衄，月经过多，创伤出血，吐血，咯血。

黄芪属 *Astragalus* L.

多年生、一年生或二年生草本。植株通常被单毛或丁字毛。茎发达或短缩，以至无茎。单数羽状复叶或仅具小叶 1~3，少为单叶；托叶离生或与叶柄合生。花序总状或紧缩成头状或穗状；花蓝紫、白、黄等各色；花萼筒状或钟状，萼齿近相等；花瓣近等长或翼瓣及龙骨瓣较旗瓣为短；雄蕊 10，两体；子房无柄或有柄，胚珠多数，柱头头状。荚果椭圆形、矩圆形、卵形、圆筒形等，膜质或革质，有时为木质，通常由腹缝线或背缝线伸入将荚果分隔为 2 室或不完全 2 室，少为 1 室。

鄂伦春有 8 种。

分种检索表

1a. 植株被单毛。

2a. 多年生草本。

3a. 荚果半椭圆形，长 20~30mm，一侧直伸，另一侧弓形弯曲，膨胀……………………………………………… 膜荚黄芪 ***A. membranaceus***

3b. 荚果为其他形状。

4a. 翼瓣顶端 2 裂，花白色、淡红色、橙色、淡蓝色、淡黄色或黄色。

5a. 小叶条状矩圆形，宽 1.5~3mm ……………… 草木樨状黄芪 ***A. melilotoides***

5b. 小叶狭条形，宽约 0.5mm……………………………… 细叶黄芪 ***A. tenuis***

4b. 翼瓣顶端全缘；花蓝紫色或天蓝色；总状花序较短，花密集；荚果近椭圆形……………………………………………… 察哈尔黄芪 ***A. zacharensis***

2b. 一年生、二年生草本 ……………………………… 达乌里黄芪 ***A. dahuricus***

1b. 植株被丁字毛。

6a. 地上茎发达。

7a. 花淡黄色 ……………………………………… 湿地黄芪 ***A. uliginosus***

7b. 花蓝紫色、紫红色或近蓝色，稀白色 ……………… 斜茎黄芪 ***A. laxmannii***

6b. 无地上茎或茎缩短；花白色（干后淡黄色）或黄色，有时粉红色或紫红色……………………………………………… 糙叶黄芪 ***A. scaberrimus***

·膜荚黄芪

【别名】黄芪

Astragalus membranaceus Bunge

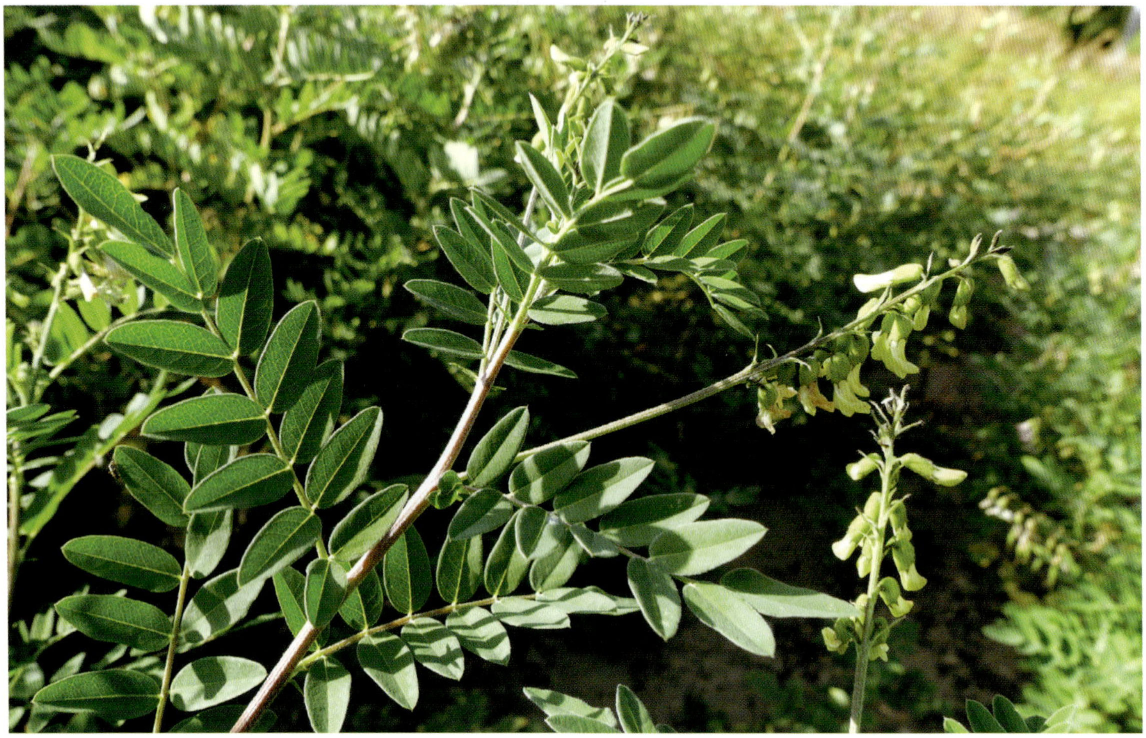

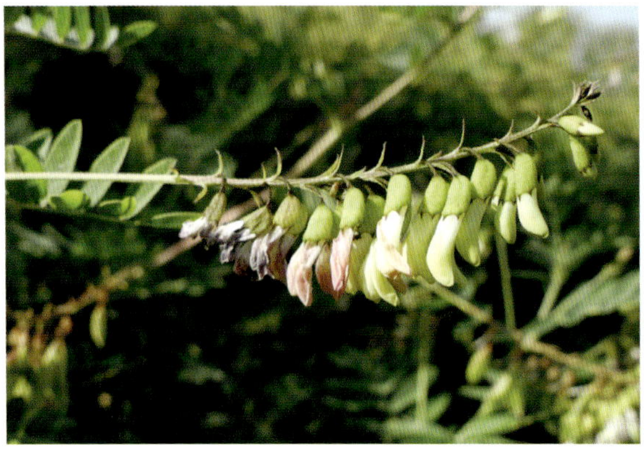

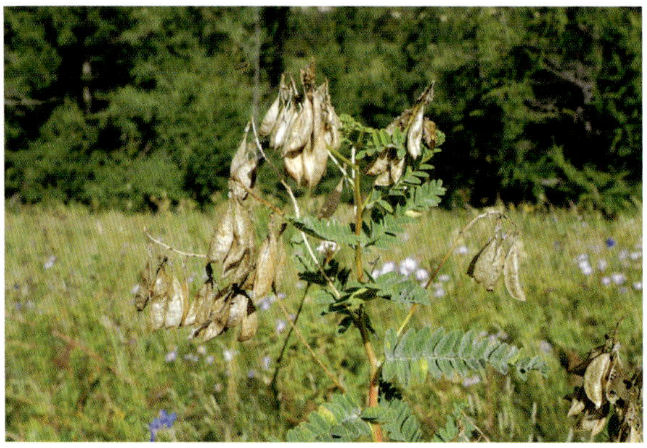

【生 活 型】多年生中生草本。

【花 果 期】花期 6~8 月，果期（7~）8~9 月。

【生　　境】生于山地林缘、灌丛及疏林下。在森林带、森林草原带和草原带的林间草甸中为稀见的伴生杂类草。

【功能主治】根（黄芪）：补气升阳，固表止汗，利水消肿，生津养血，行滞通痹，托毒排脓，敛疮生肌。用于气虚乏力，食少便溏，中气下陷，久泻脱肛，便血崩漏，表虚自汗，气虚水肿，内热消渴，血虚萎黄，半身不遂，痹痛麻木，痈疽难溃，久溃不敛。

【民族应用】

■ 蒙古族

根（好恩其日）：清热，治伤，止血，生肌。用于内伤，脉热，金创，跌打肿痛。

·草木樨状黄芪

【别名】扫帚苗、层头、小马层子

Astragalus melilotoides Pall.

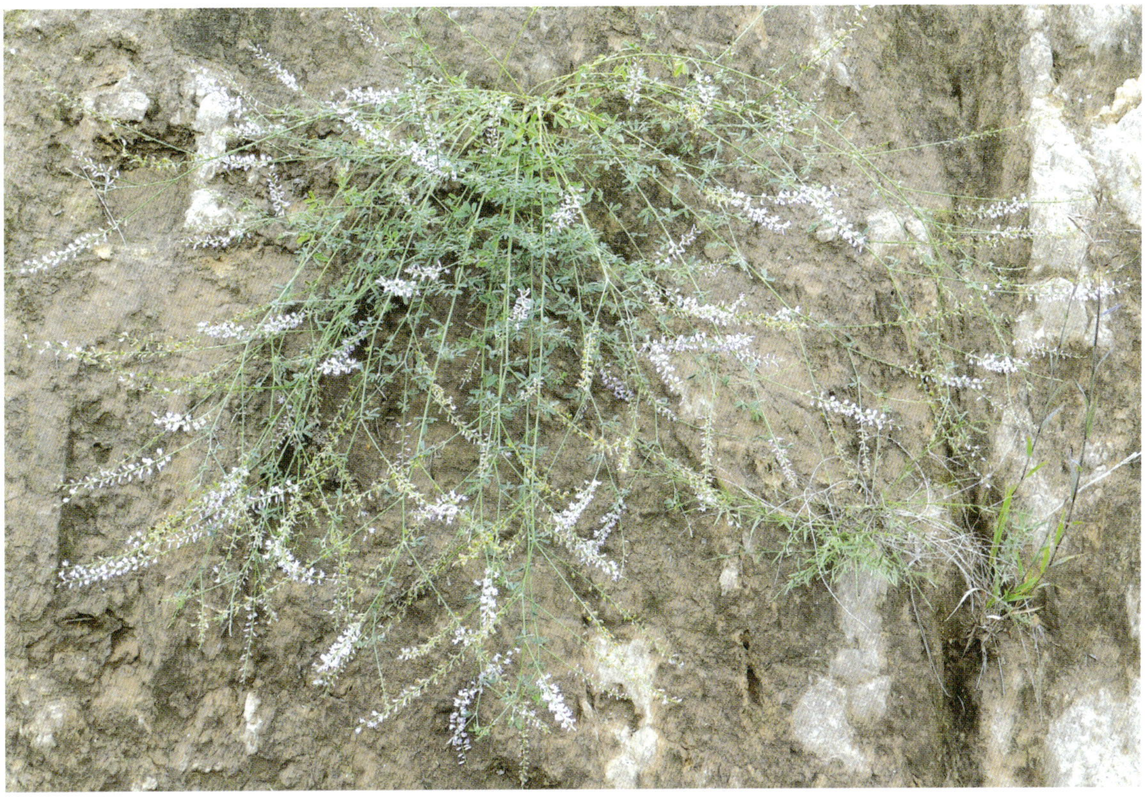

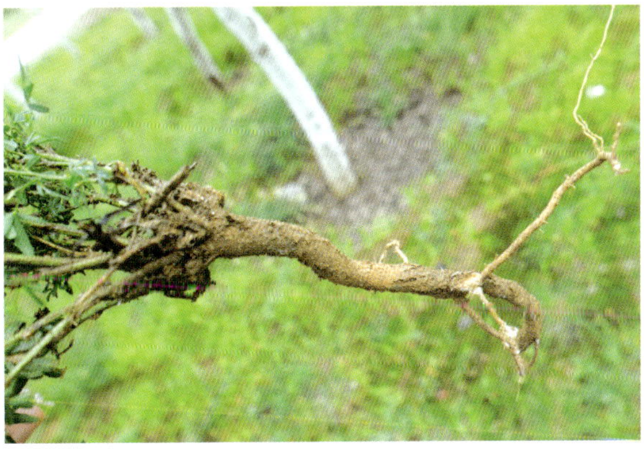

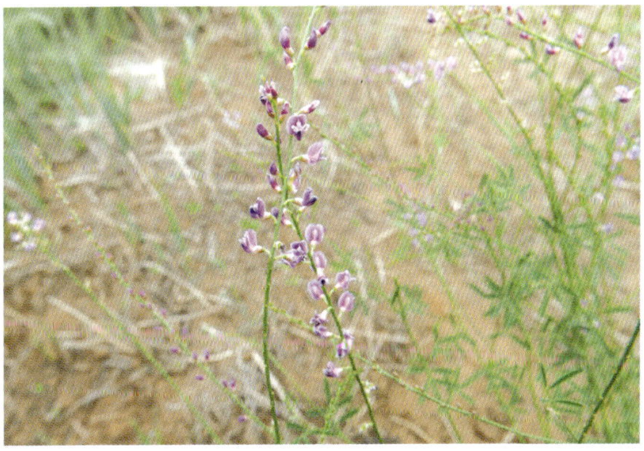

【生 活 型】多年生中旱生草本。

【花 果 期】花期 7~8 月，果期 8~9 月。

【生　　境】典型草原及森林草原最常见的伴生植物，在局部地段可成为次优势成分，多适应于沙质及轻壤质土壤。

【功能主治】全草（秦头）：祛风除湿，止咳。用于风湿性关节痛，四肢麻木，咳嗽。

【民族应用】

蒙古族

全草（呼吉－额布斯）：解热，祛赫依，止痒。用于皮癣，皮肤病，瘙痒。

·细叶黄芪

Astragalus tenuis Turcz.

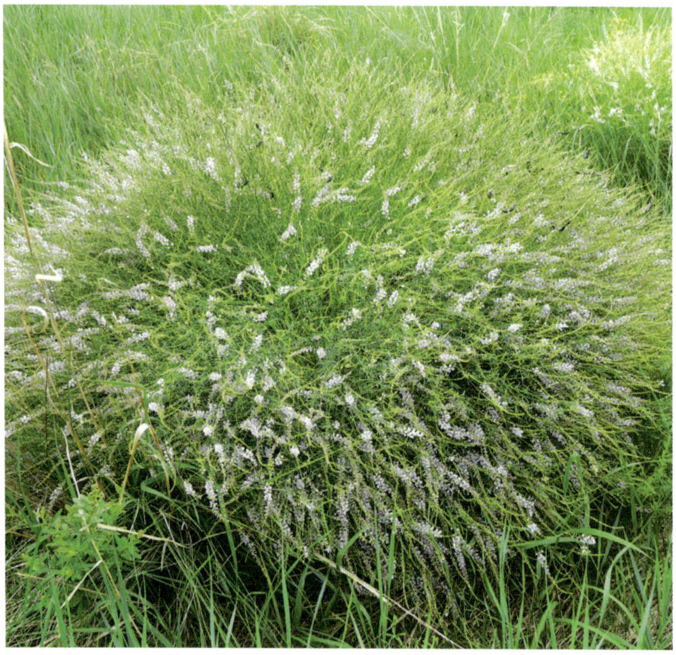
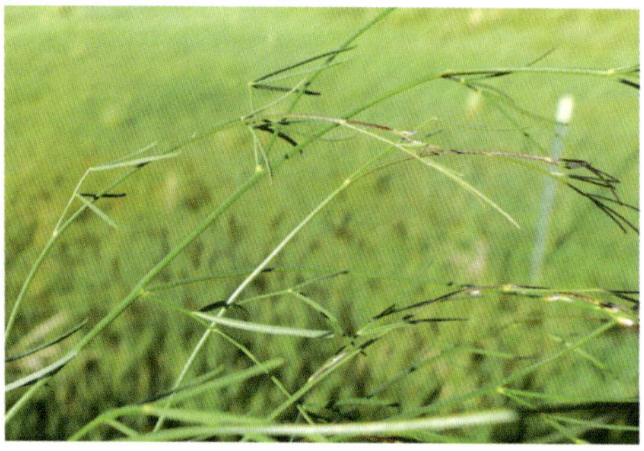
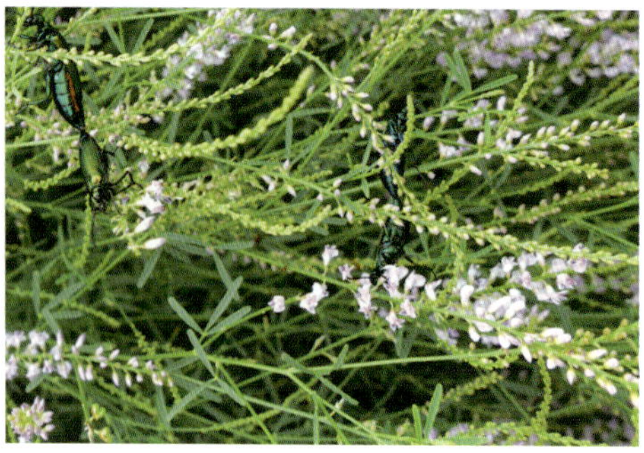

【生 活 型】多年生旱生草本。

【花 果 期】花期 7~ 8 月，果期 8~9 月。

【生　　境】典型草原常见的伴生植物，喜生于轻壤质土壤上。

【功能主治】全草（细叶黄芪）：用于风湿痹痛，四肢麻木。

·察哈尔黄芪

【别名】小黄芪、小果黄芪、皱黄芪

Astragalus zacharensis Bunge

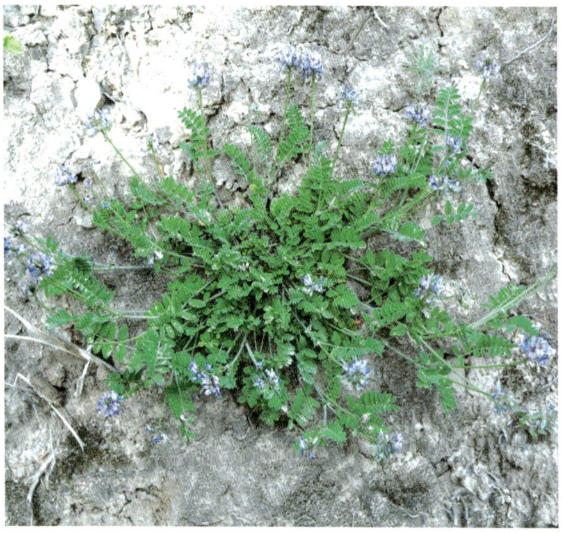
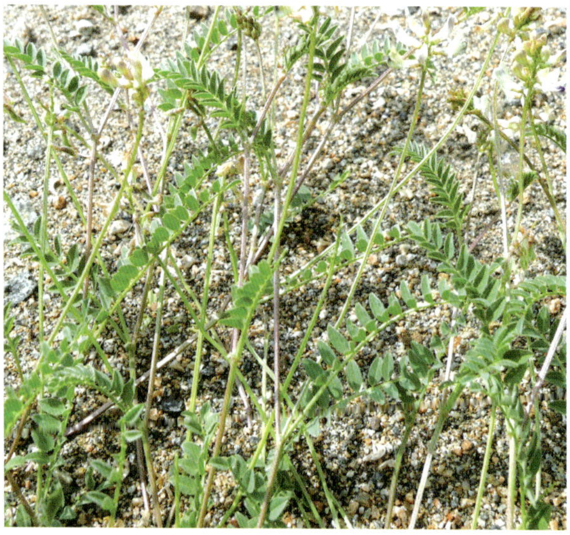

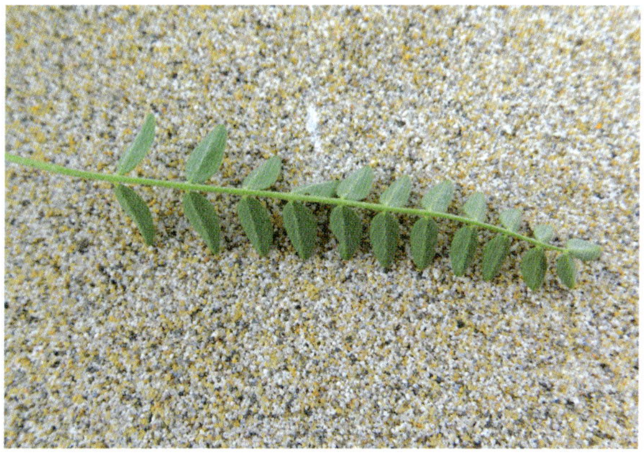 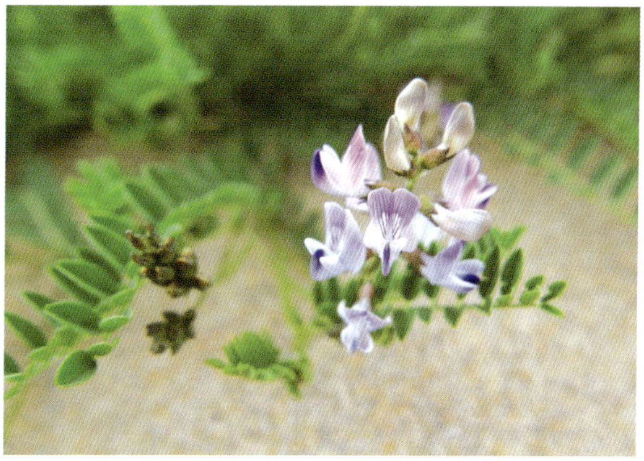

【生 活 型】多年生中旱生草本。

【花 果 期】花期 6~7 月，果期 7~8 月。

【生　　境】生于森林草原带和草原带的草甸草原群落中，为其伴生种，在小溪旁、干河床砾石地或草原化草甸及山地草原中亦有零星生长。

【功能主治】全草（小果黄芪）：消炎，镇痛，止血，止泻。用于黄疸，肝炎，肠炎，腹泻，便血，创伤出血，疮疥痈疽，炭疽，肿痛。

*附　注 | 该种为鄂伦春“四普”新分布。

·达乌里黄芪

【别名】兴安黄芪、驴干粮、野豆角花

Astragalus dahuricus (Pall.) DC.

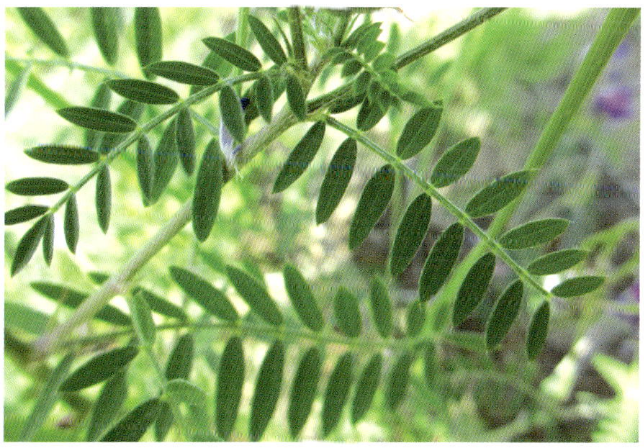
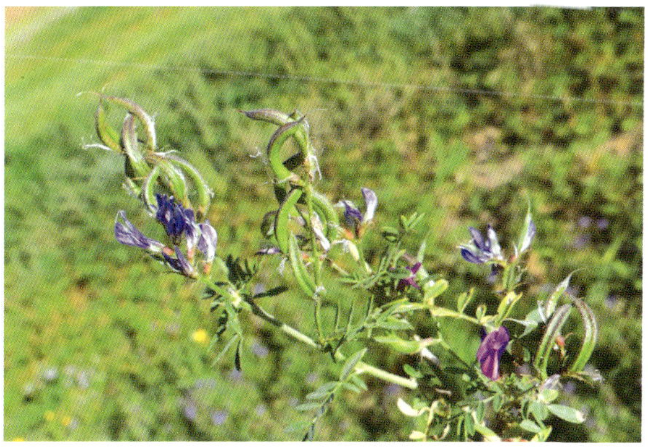
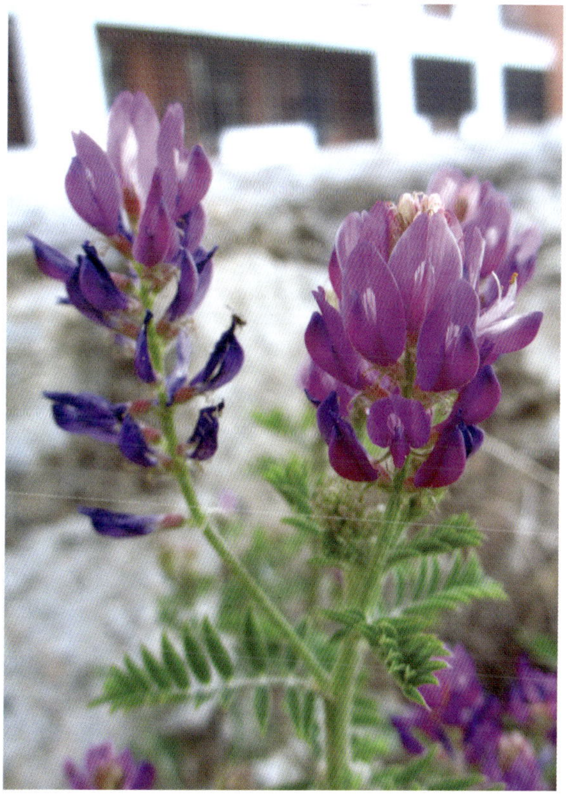

【生 活 型】一年生、二年生旱中生草本。

【花 果 期】花期 7~9 月，果期 8~10 月。

【生　　境】生于草原化草甸、草甸草原、农田、河岸草地、山坡草地、撂荒地、路旁草地。

【功能主治】种子（达乌里黄耆）：补肾益肝，固精明目。

·湿地黄芪

Astragalus uliginosus L.

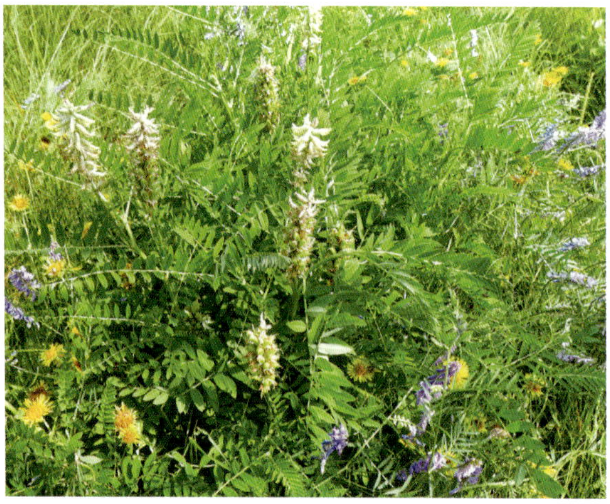

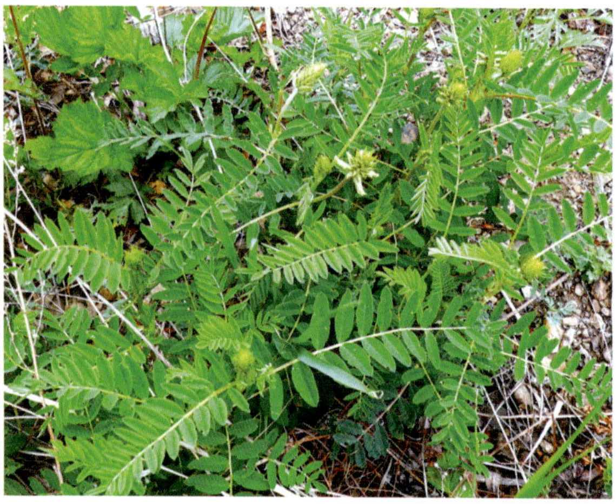

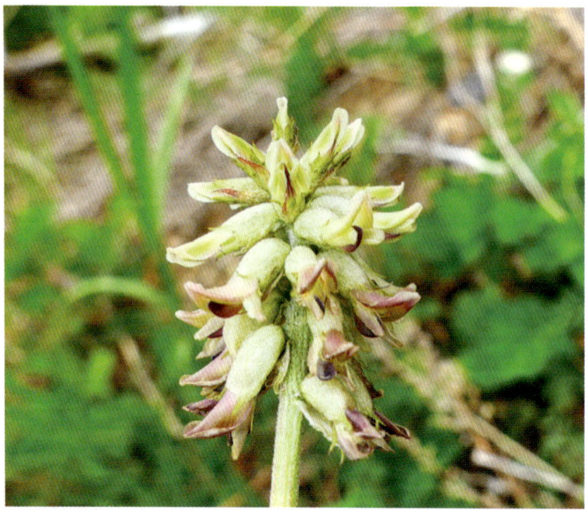

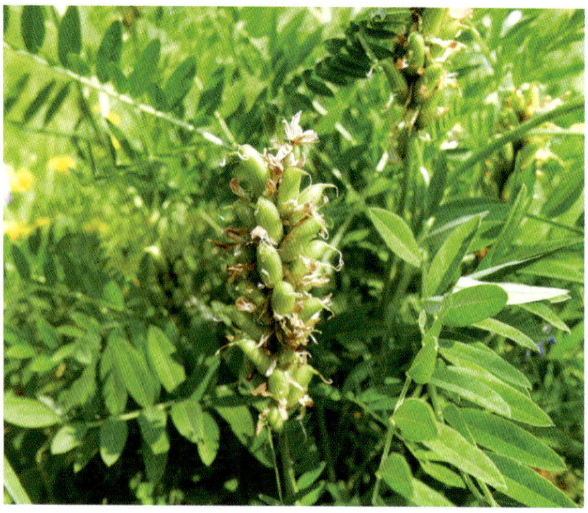

【生 活 型】多年生湿中生草本。

【花 果 期】花期 6~7 月，果期 8~9 月。

【生　　境】森林带的林下草甸、沼泽化草甸的伴生种，草原带的山地河岸边、柳灌丛下也有零星生长。

【功能主治】根（湿地黄芪）：清肝明目。用于肝火上升，目赤肿痛，视物昏花，畏光流泪。

*附 注 | 该种为鄂伦春"四普"新分布。

·斜茎黄芪

【别名】直立黄芪、地丁、马拌肠

Astragalus laxmannii Jacq.

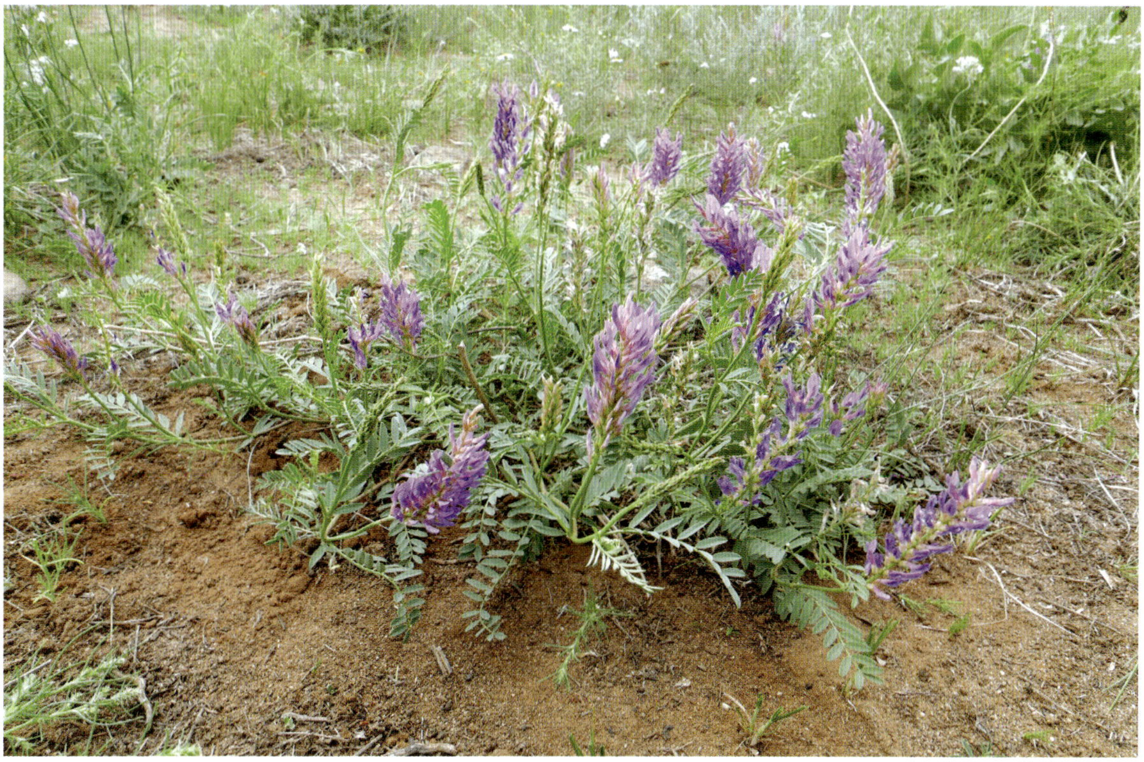

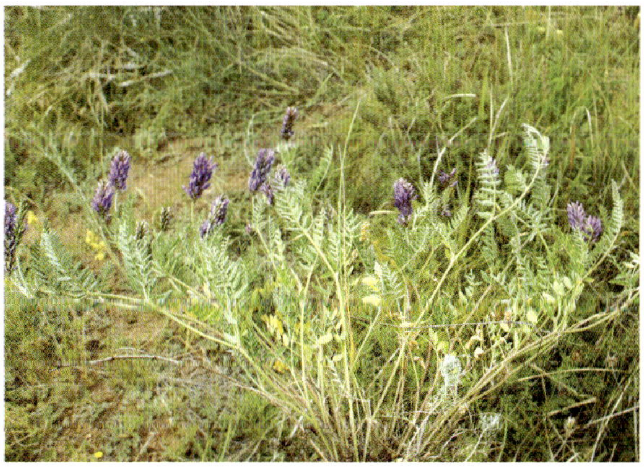

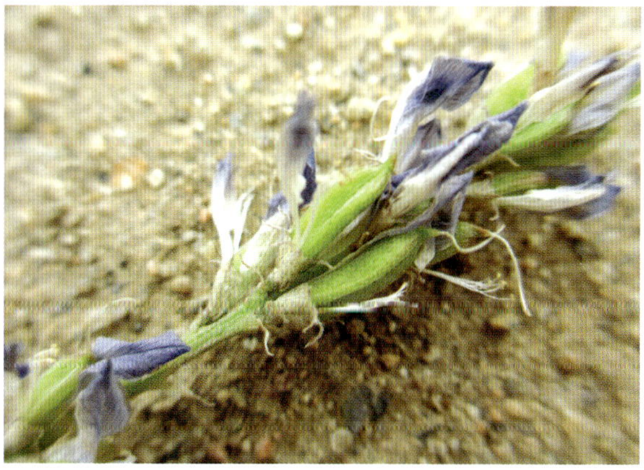

【生 活 型】多年生中旱生草本。

【花 果 期】花期 7~8（~9）月，果期 8~10 月。

【生　　境】在森林草原带和草原带中是草甸草原的重要伴生种或亚优势种，有的渗入河滩草甸、灌丛和林缘下层成为伴生种，少数进入森林带和草原带的山地。

【功能主治】种子（沙苑子）：益肾固精，补肝明目。用于肝肾不足，腰膝酸软，神经衰弱，头昏目眩，遗精，早泄，遗尿，尿频。

【民族应用】

▪ 蒙古族

根（矛日音 – 好恩其日）：清热，愈伤，止血，生肌。用于内伤，脉热，金创，跌打损伤。

· 糙叶黄芪

【别名】粗糙紫云英、春黄芪、掐不齐

Astragalus scaberrimus Bunge

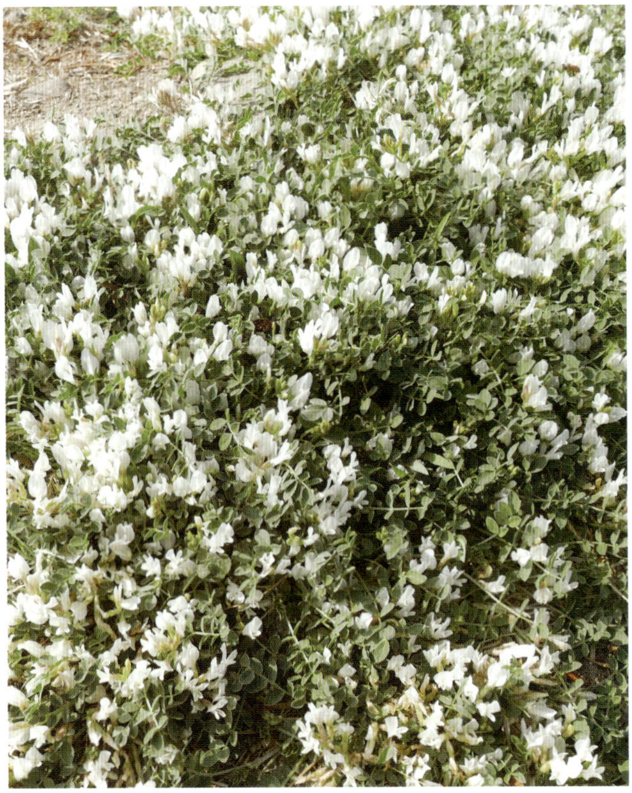

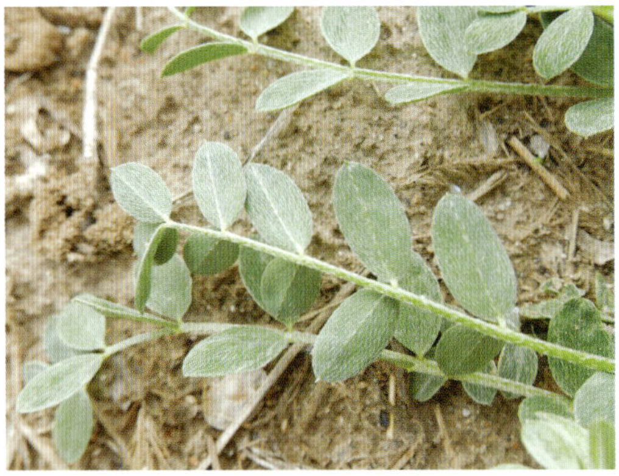

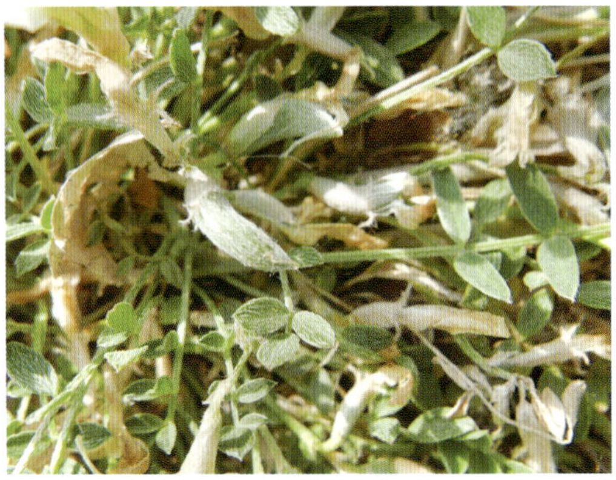

【生 活 型】多年生旱生草本。

【花 果 期】花期 5~8 月，果期 7~9 月。

【生　　境】草原带常见的伴生植物，多生于山坡、草地、沙质地，也见于草甸草原、山地林缘。

【功能主治】全草（糙叶黄耆）：健脾利水。用于水肿，胀满。

锦鸡儿属 *Caragana* Fabr.

落叶灌木。叶常簇生或互生，双数羽状复叶或假掌状复叶，具小叶 4~20，全缘；叶轴脱落或宿存并硬化成针刺；托叶小，脱落或宿存而硬化成针刺。花单生；花梗有关节；萼筒状或钟状，基部偏斜，稍呈浅囊状或呈囊状突起，萼齿 5，大小相等；花冠黄色，少红紫色或带红色；旗瓣直立，向外反卷；翼瓣及龙骨瓣有长爪及短耳；雄蕊 10，两体；子房近于无柄，具胚珠多数。荚果圆筒形或披针形，膨胀或扁平，顶端尖。种子偏斜，椭圆形或球形。

鄂伦春有 2 种。

分种检索表

1a. 翼耳短条形，长为爪的 1/3；花萼钟状，长宽近相等，萼齿短钝；托叶刺细弱，脱落；小叶较大，通常在 10mm 以上 .... **树锦鸡儿 *C. arborescens***

1b. 翼耳短小，齿状，长为爪的 1/5；花萼钟形或管状钟形，长显著大于宽，萼齿尖锐；托叶刺宿存；小叶较小，通常在 10mm 以下 .... **小叶锦鸡儿 *C. microphylla***

· 树锦鸡儿

【别名】蒙古锦鸡儿、骨担草

Caragana arborescens Lam.

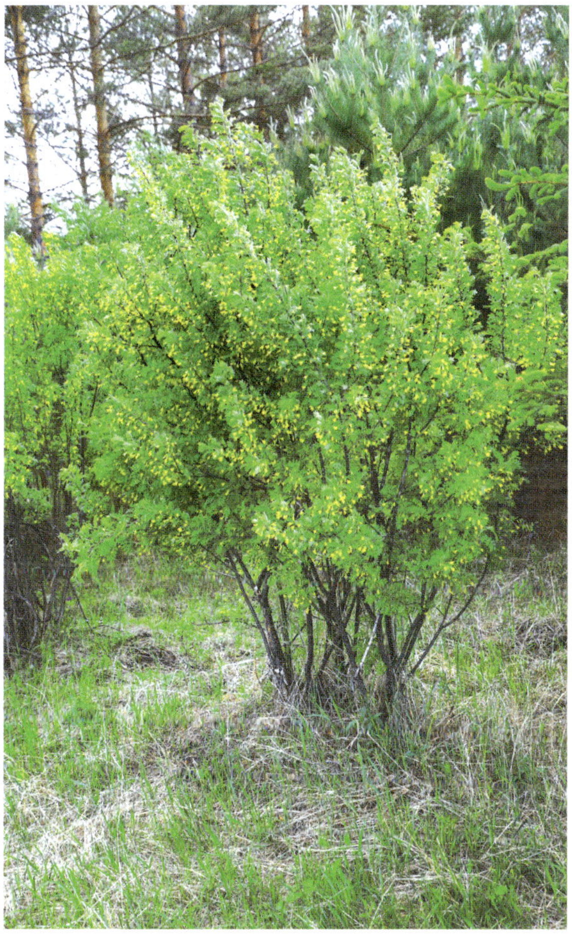

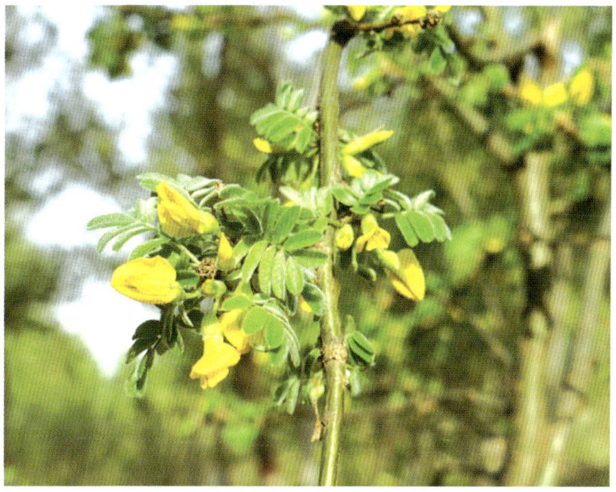

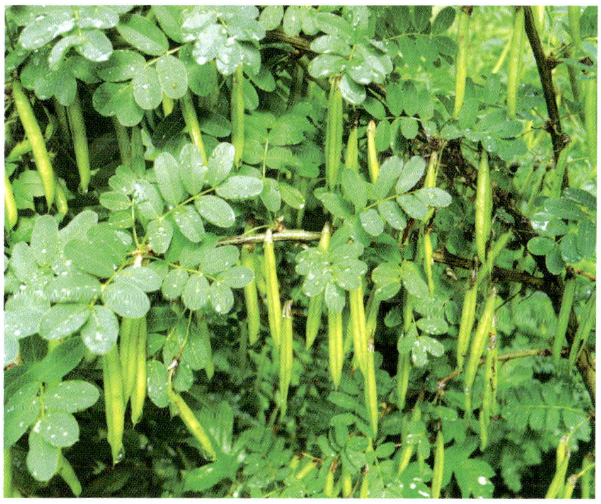

【生 活 型】中生灌木或小乔木。

【花 果 期】花期 5~6 月，果期 7~8 月。

【生　　境】生于森林带的林下、林缘。

【功能主治】根皮（树锦鸡儿）：通经下乳，利湿止带。用于乳汁不通，月经不调，脚气浮肿，下肢麻木。

•小叶锦鸡儿

【别名】柠条、连针

Caragana microphylla Lam.

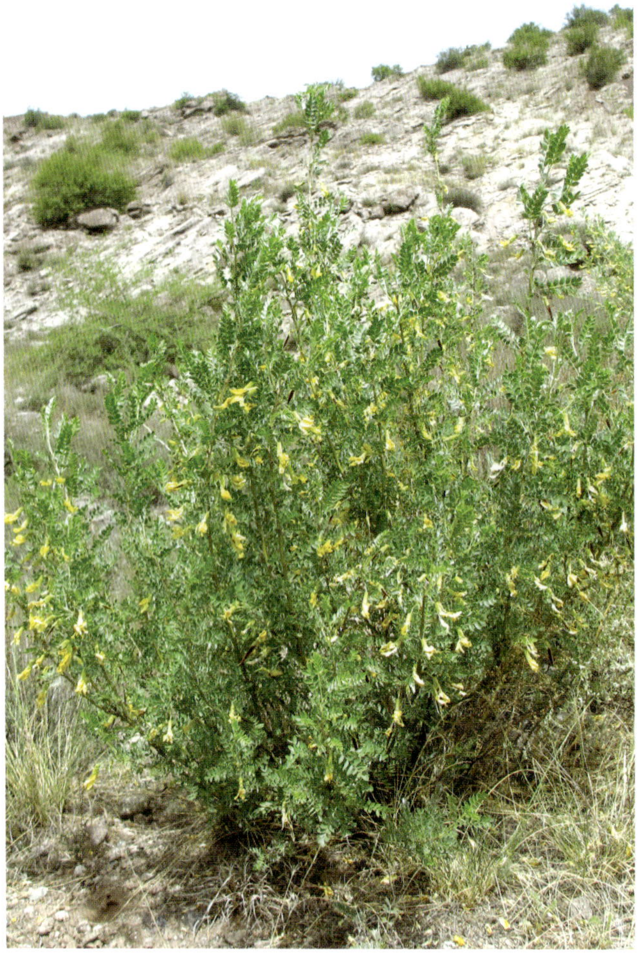

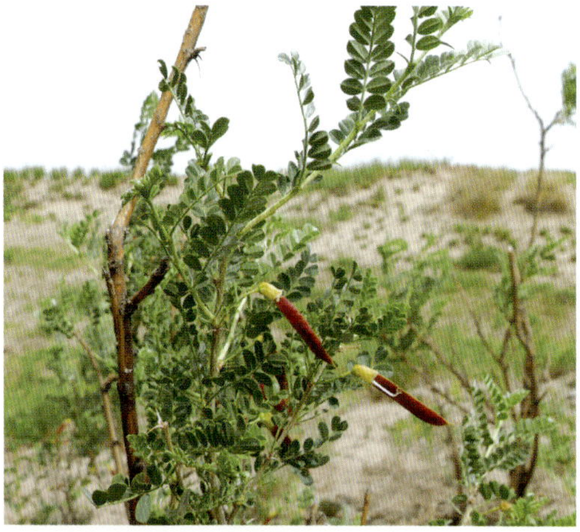

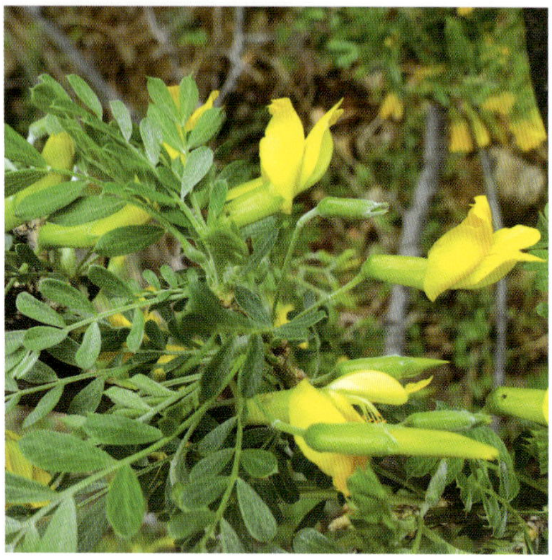

【生 活 型】广幅旱生灌木。

【花 果 期】花期 5~6 月，果期 8~9 月。

【生　　境】生于草原区的高平原、平原及沙地、森林草原区的山地阳坡、黄土丘陵。在沙砾质、沙壤质或轻壤质土壤的针茅草原群落中形成灌木层片，并可成为亚优势成分。

【功能主治】

（1）果实（小叶锦鸡儿）：清热解毒。用于咽喉肿痛。

（2）花（小叶锦鸡儿）：养血安神。用于头昏，眩晕。

（3）根（小叶锦鸡儿）：祛风止痛，祛痰止咳。用于眩晕头痛，风湿痹痛，咳嗽痰喘。

【民族应用】

■ 蒙古族

根（阿拉坦－哈尔嘎纳）：清热，收敛。用于高血压，头痛，头晕，咽喉肿痛，毒热症。

野豌豆属　*Vicia* L.

一年生或多年生草本。茎攀缘，稀直立或匍匐。叶为双数羽状复叶；叶轴末端呈卷须状或刺状，极稀形成小叶或扩大成叶状；托叶通常为半边箭头形。花序腋生，总状、复总状，或仅具 1~3 朵花；花萼通常钟状，下萼齿较上萼齿长；旗瓣多为倒卵形或矩圆形，顶端微凹，通常比翼瓣及龙骨瓣长；龙骨瓣仅中部连生，通常比翼瓣短；雄蕊 10，呈 9 与 1 两体，花药同型，雄蕊筒的顶端倾斜（不呈截形）；花柱圆柱形（或有时上部微扁），上端周围有毛或于顶端具一束髯毛。荚果通常稍扁，内含种子多数。

鄂伦春有 9 种。

分种检索表

1a. 叶轴末端卷须发达，单一或分枝。

2a. 龙骨瓣明显比旗瓣短，长为旗瓣的 1/2~2/3。

3a. 小叶侧脉斜展，不明显，最下一对侧脉向上斜展至小叶的中部以上：小叶条形、矩圆状条形或披针状条形。

4a. 小叶上面无毛或近无毛，下面疏生短柔毛，呈绿色，常宽而质薄……………………………………………… **广布野豌豆 *V. cracca* var. *cracca***

4b. 小叶两面密被长柔毛，呈灰色，常狭而质厚……………………………………………… **灰野豌豆 *V. cracca* var. *canescens***

3b. 小叶侧脉横展，极密而明显，与主脉成直角，在末端联合；小叶卵状矩圆形或卵状椭圆形……………………………… **黑龙江野豌豆 *V. amurensis***

2b. 龙骨瓣与旗瓣近等长，长为旗瓣的 4/5 以上。

5a. 小叶侧脉不直达边缘，在边缘联合。

6a. 小叶椭圆形、卵形或长卵形，近膜质；托叶小，长 3~7mm，2 深裂至基部，裂片条形或披针状条形……………………………… **东方野豌豆 *V. japonica***

6b. 小叶卵形或椭圆状卵形，质较厚；托叶半箭头形，非 2 深裂，长 8mm 以上，边缘无齿或具 1 或数个锯齿……………………………… **大叶野豌豆 *V. pseudo-orobus***

5b. 小叶侧脉直达边缘，末端互不联合。

7a. 小叶侧脉两面明显凸出；托叶小，长 3~6mm，茎上部托叶 2 裂，裂片条形或披针状条形，下部托叶为半戟形或半箭头……………… **多茎野豌豆 *V. multicaulis***

7b. 小叶侧脉仅下面明显，但不凸出；托叶大，长 8~16mm，全部为半戟形或半箭头形，具数个大锯齿……………………………… **山野豌豆 *V. amoena***

1b. 叶轴末端为刺状，卷须不发达。

8a. 小叶 2~4 对，卵形、卵状披针形、条状披针形或条形，先端渐尖 .... 柳叶野豌豆 *V. venosa*

8b. 小叶 1 对，卵状披针形，先端锐尖或钝 .... 歪头菜 *V. unijuga*

·广布野豌豆

【别名】草藤、鬼豆角、落豆秧

Vicia cracca L. var. *cracca* L.

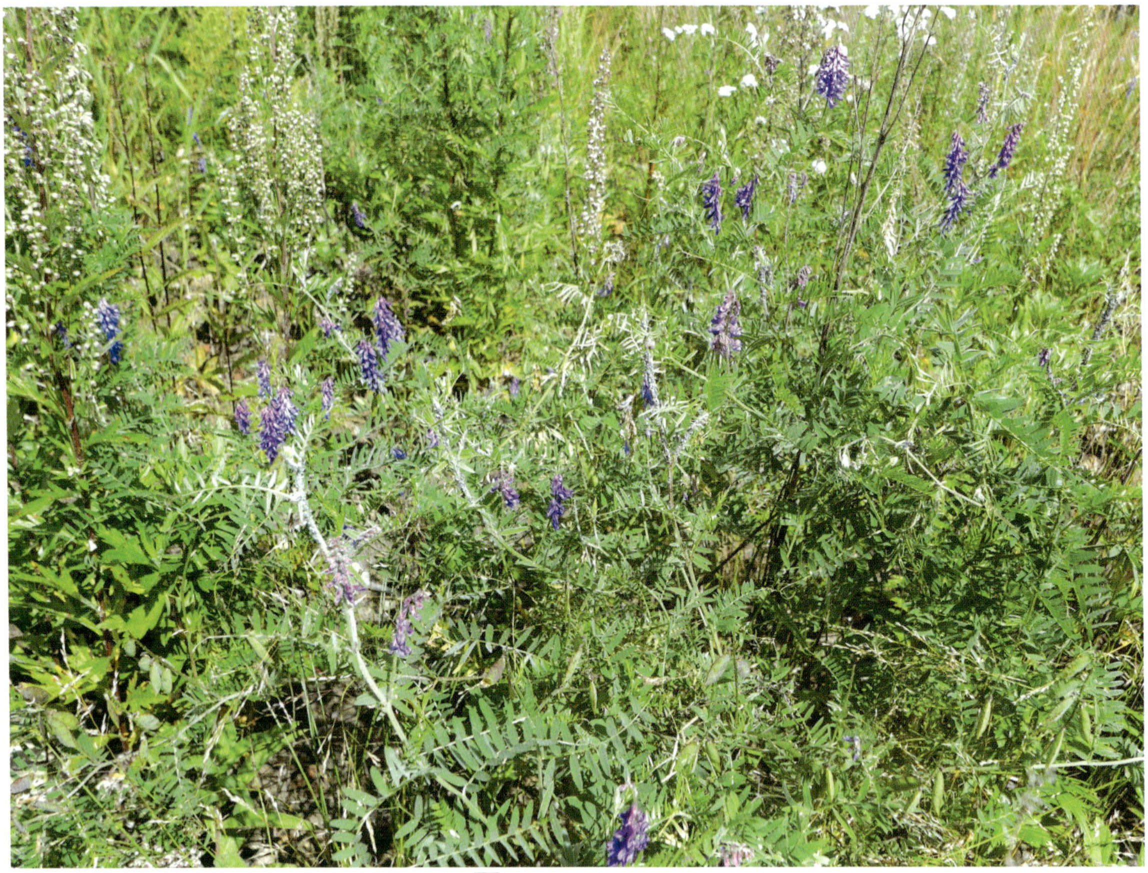

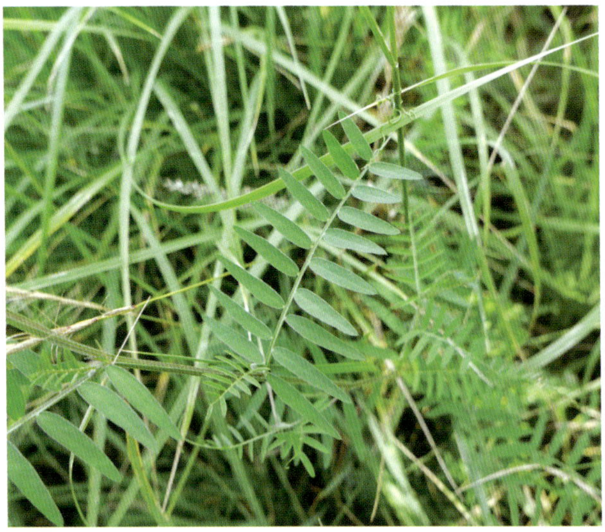

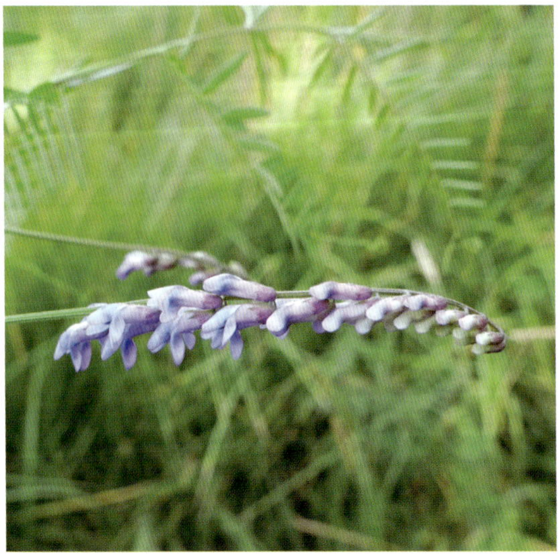

【生 活 型】多年生中生草本。

【花 果 期】花期 6~9 月，果期 7~9 月。

【生　　境】生于草原带的山地和森林带的河滩草甸、林缘、灌丛、林间草甸，亦见于林区的撂荒地。

【功能主治】全草（落豆秧）：祛风燥湿，解毒止痛。用于风湿疼痛，筋急拘挛；外用于湿疹，肿毒。

【民族应用】

蒙古族

地上部分（其都尔－额布斯）：利水，消肿，治伤，续断。用于腹水，小便不利，浮肿，跌打损伤，久疮不愈。

· 灰野豌豆

Vicia cracca L. var. *canescens* Maxim. ex Franch. et Sav.

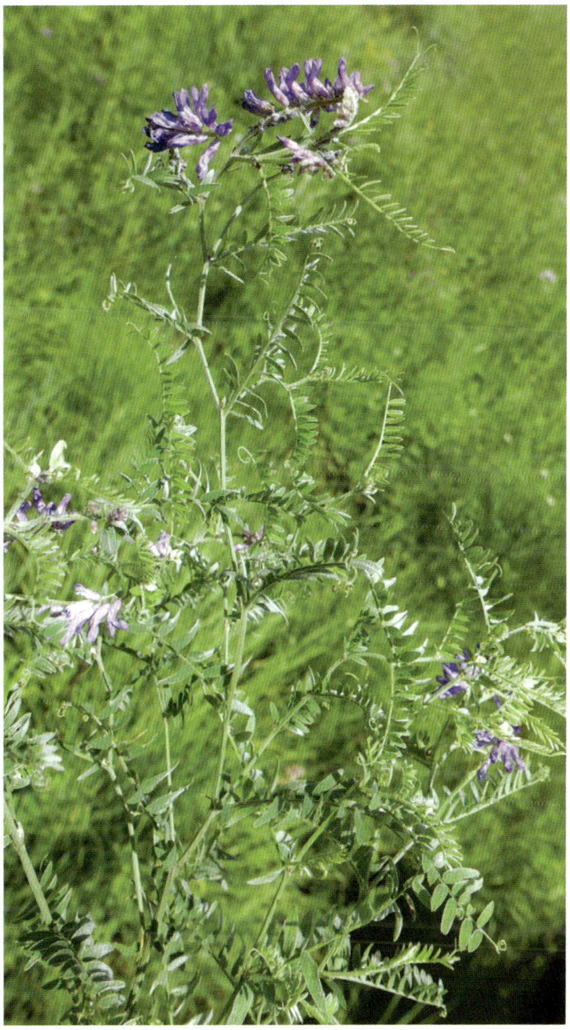

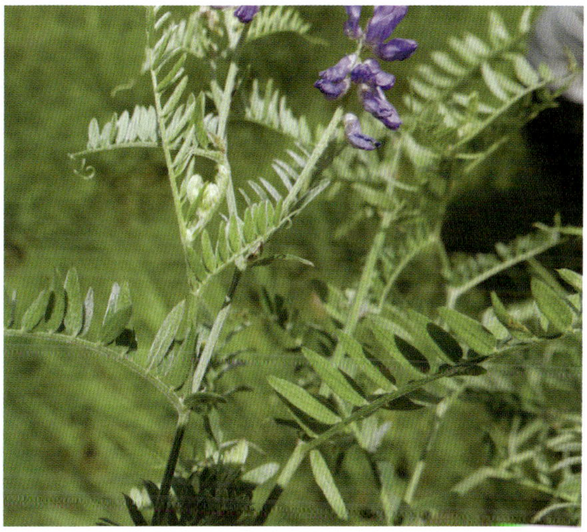

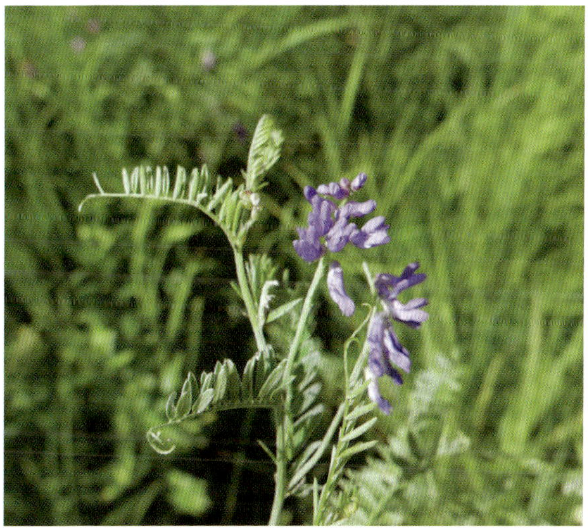

【生 活 型】多年生中生草本。

【花 果 期】花期 6~9 月，果期 7~9 月。

【生　　境】生于森林带的林间草地、林缘草甸、灌丛、河边。

【功能主治】全草（落豆秧）：祛风燥湿，解毒止痛。用于风湿疼痛，筋急拘挛；外用于湿疹，肿毒。

【民族应用】

蒙古族

地上部分（其都尔 – 额布斯）：利水，消肿，治伤，续断。用于腹水，小便不利，浮肿，跌打损伤，久疮不愈。

*附　注 ｜ 该种为鄂伦春“四普”新分布。

• 黑龙江野豌豆

Vicia amurensis Oett.

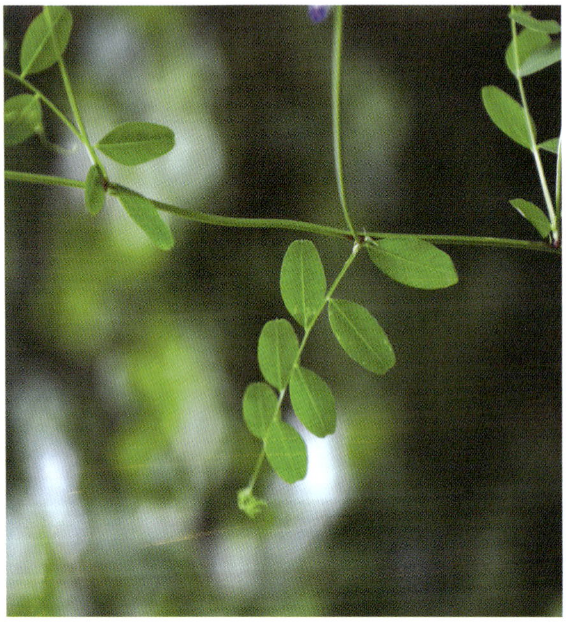

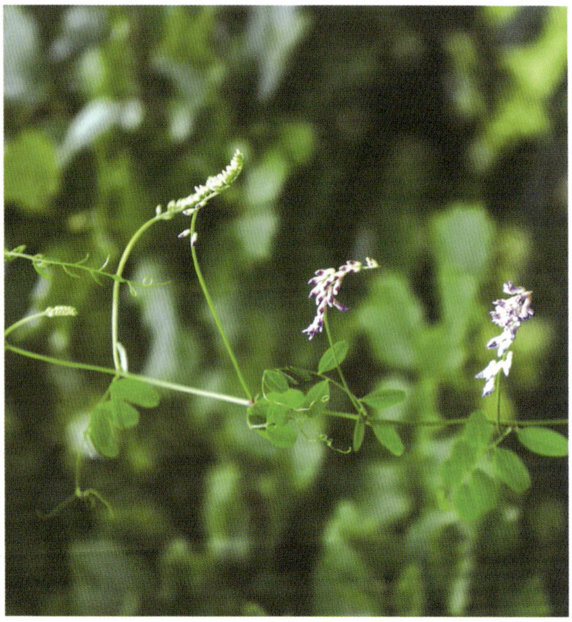

【生 活 型】多年生中生草本。

【花 果 期】花期 7~8 月，果期 8~9 月。

【生　　境】生于森林带的林间草甸、林缘草甸、灌丛、河滩，为山地森林草甸伴生种。

【功能主治】全草（黑龙江野豌豆）：散风祛湿，活血止痛。用于风湿麻痹，手足麻木，湿疹，瘙痒。

·东方野豌豆

Vicia japonica A. Gray

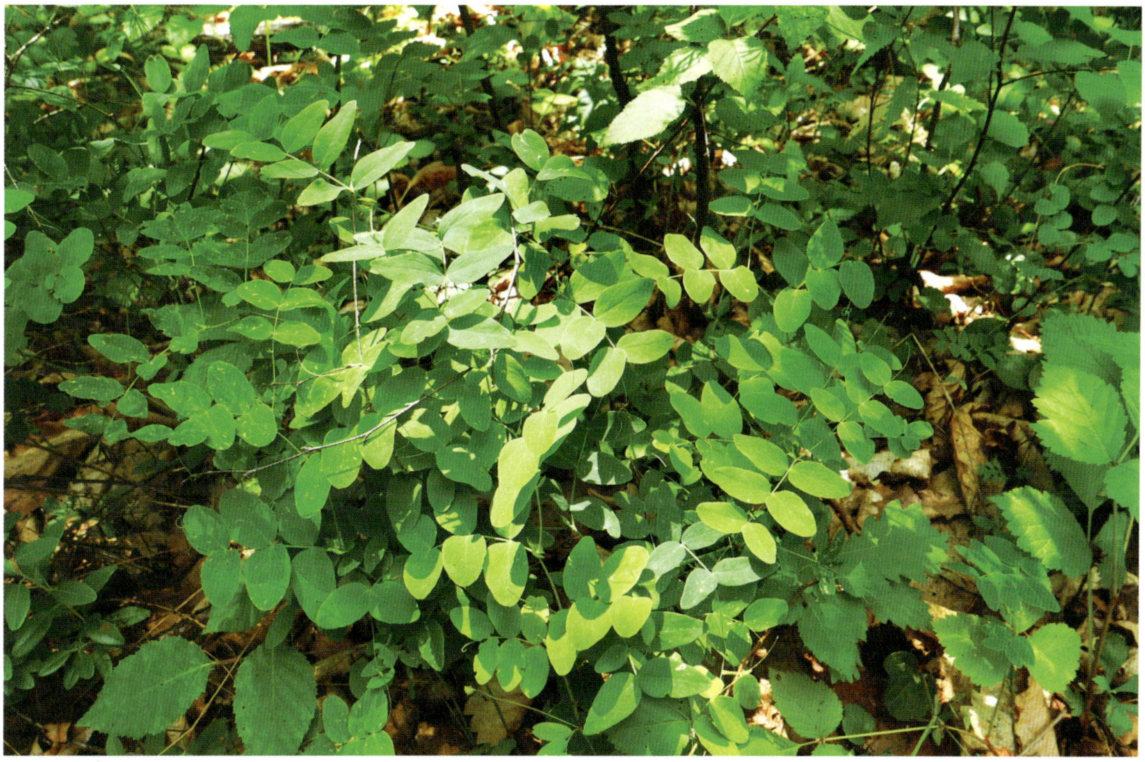

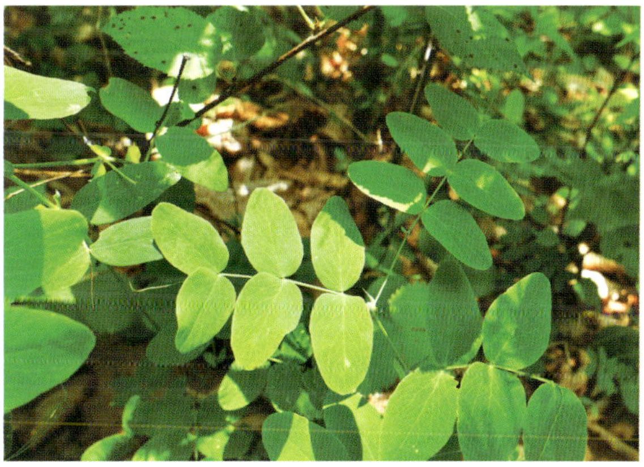

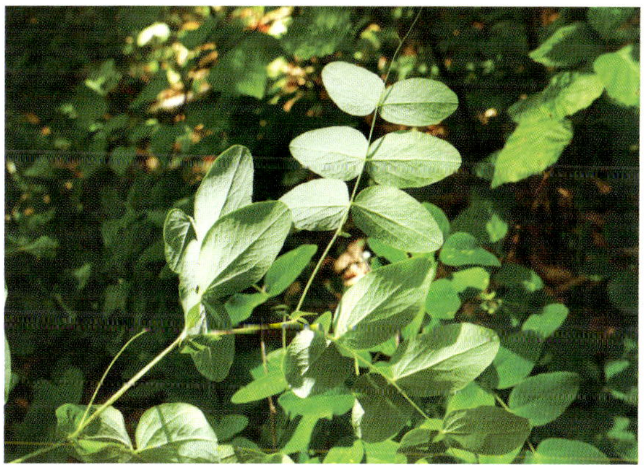

【生 活 型】多年生中生草本。

【花 果 期】花期 7~8 月，果期 8~9 月。

【生　　境】生于河岸湿地、沙质地、山坡、路旁，为森林草原带的林缘和草甸的伴生种。

【功能主治】地上部分（东方野豌豆）：解表清热，养血润燥。用于感冒发热，流行性脑脊髓膜炎，维生素 A 缺乏症。

【民族应用】

■ 蒙古族

全草（道日那音 - 给西）：清热，解毒，消肿。用于痈疽疔毒，瘰疬，恶疮。

· 大叶野豌豆

【别名】白花大野豌豆、假香野豌豆、大叶草藤

Vicia pseudo-orobus Fisch. et C. A. Mey.

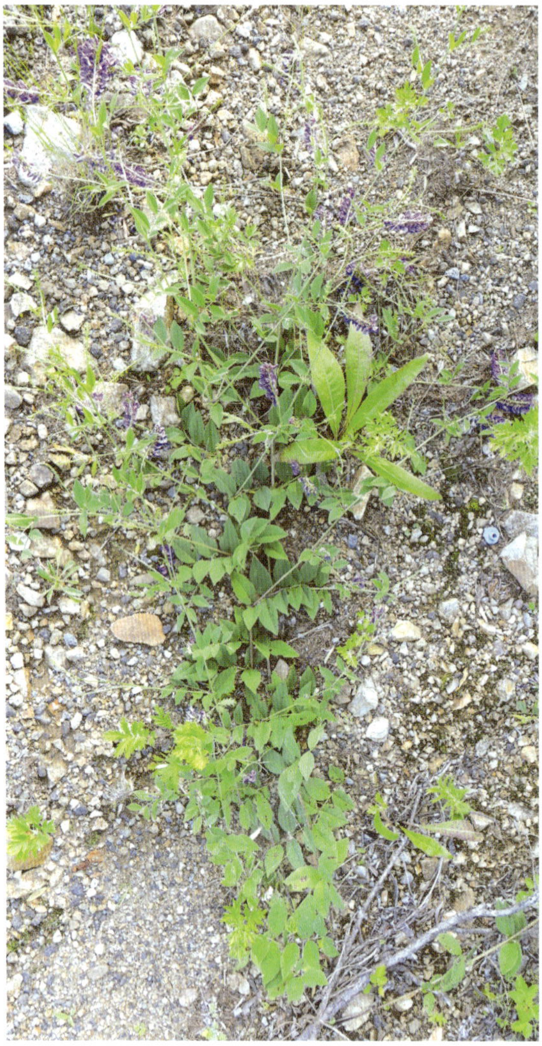

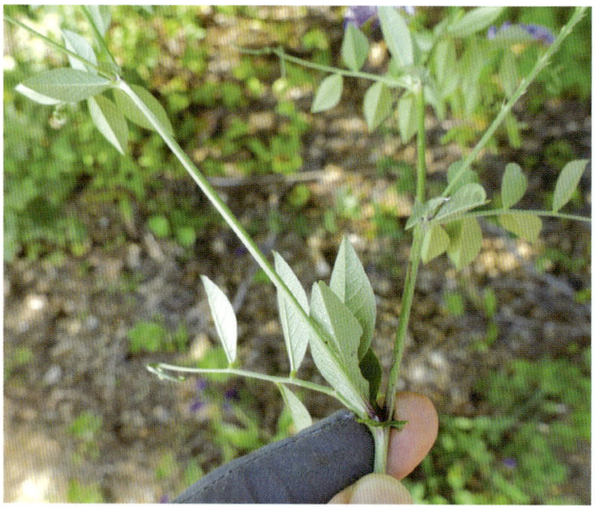

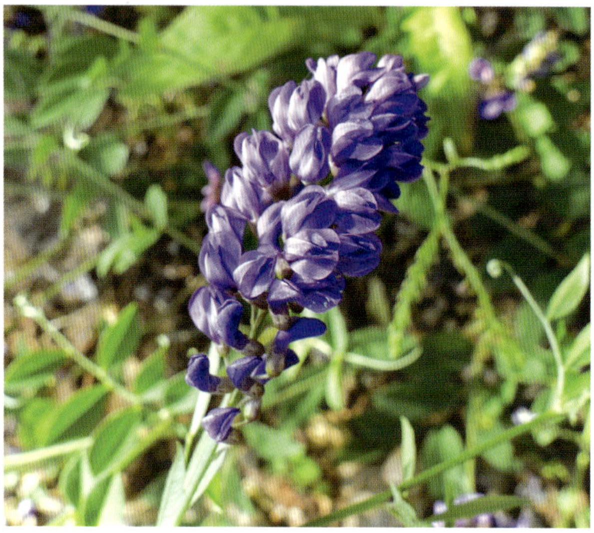

【生 活 型】多年生中生草本。

【花 果 期】花期 7~9 月，果期 8~9 月。

【生　　境】生于落叶阔叶林下、林缘草甸、山地灌丛以及森林草原带的丘陵阴坡，多散生，为山地森林草甸伴生种。

【功能主治】全草（大叶野豌豆）：祛风除湿，健脾消积。用于风湿痹痛，食积。

【民族应用】

▪ 蒙古族

地上部分（其都尔 – 额布斯）：利水，消肿，治伤，续断。用于腹水，小便不利，浮肿，跌打损伤，久疮不愈。

· 多茎野豌豆

Vicia multicaulis Ledeb.

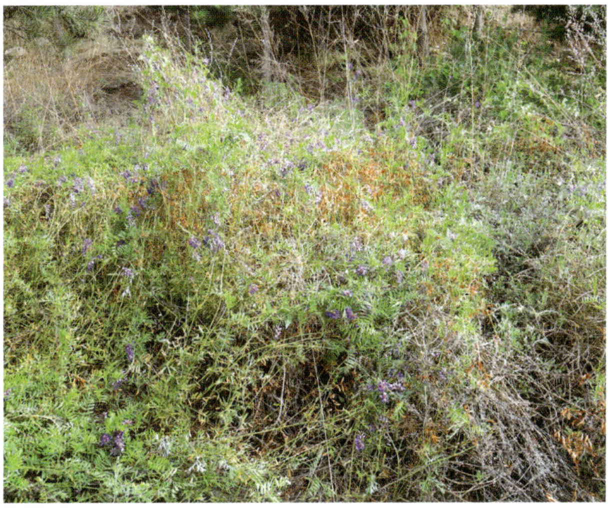

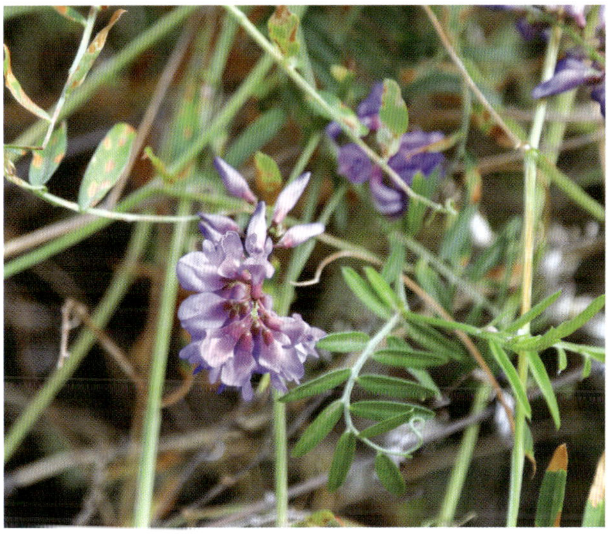

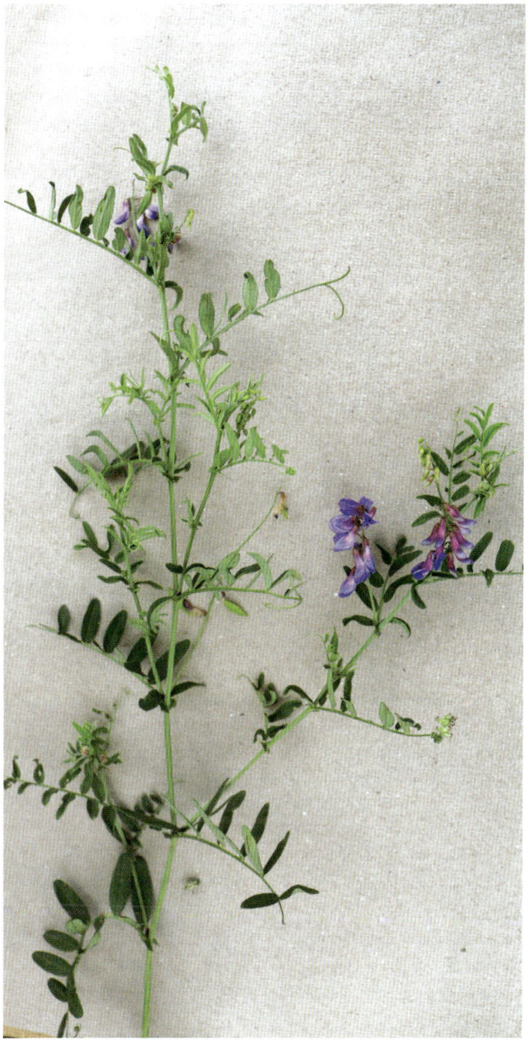

【生 活 型】多年生中生草本。

【花 果 期】花期 6~7 月，果期 7~8 月。

【生　　境】生于森林带与草原带的山地及丘陵坡地，散见于林缘、灌丛、山地森林上限的草地，也见于河岸沙地与草甸草原。

【功能主治】全草（多茎野豌豆）：发汗除湿，活血止痛。用于风湿疼痛，筋骨拘挛，黄疸性肝炎，带下，鼻衄，热疟，阴囊湿疹。

【民族应用】

▪ 蒙古族

地上部分（其都尔 – 额布斯）：利水，消肿，治伤，续断。用于腹水，小便不利，浮肿，跌打损伤，久疮不愈。

• 山野豌豆

【别名】山黑豆、落豆秧、透骨草

Vicia amoena Fisch. ex Seringe

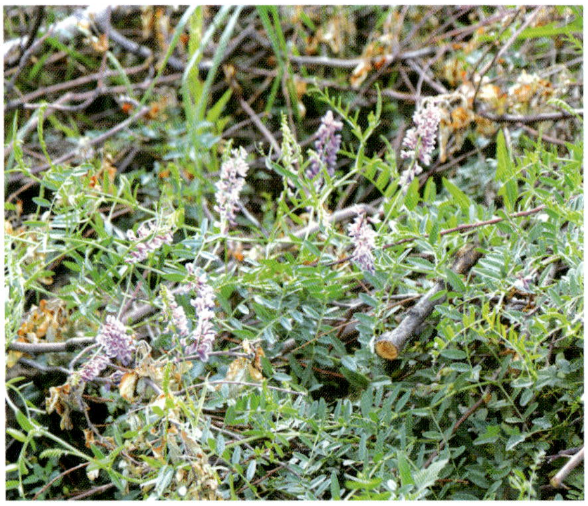

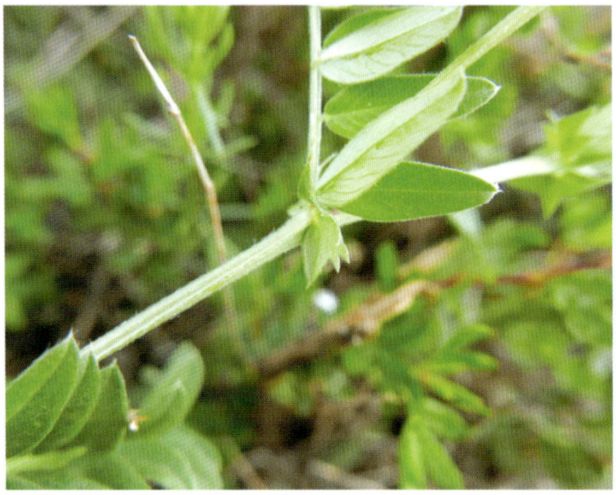

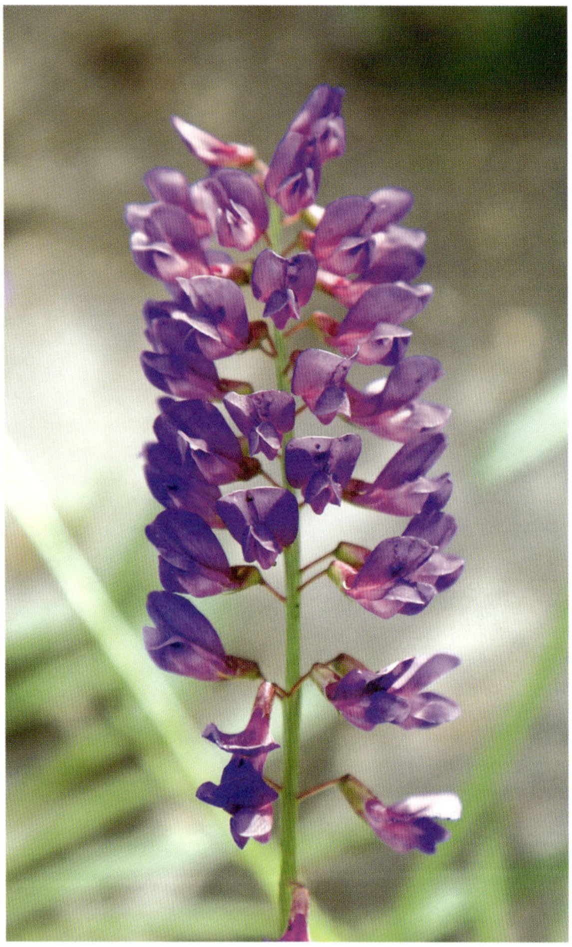

【生 活 型】多年生中生草本。

【花 果 期】花期 6~7 月，果期 7~8 月。

【生　　境】生于山地林缘、灌丛和广阔的草甸草原群落中，为草甸草原和林缘草甸的优势种或伴生种，也见于沙地、溪边、丘陵低湿地。

【功能主治】地上部分（山野豌豆）：祛风除湿，活血止痛。用于风湿疼痛，筋脉拘挛，阴囊湿疹，跌打损伤，无名肿毒，鼻衄，崩漏。

【民族应用】

▪ 蒙古族

地上部分（其都尔－额布斯）：利水，消肿，治伤，续断。用于腹水，小便不利，浮肿，跌打损伤，久疮不愈。

▪ 鄂伦春族

全草（乌了泥巴恰，透骨草，豆豆苗）：用于风湿痹痛，肢体麻木，跌打损伤，无名肿痛，阴囊湿疹。

• 柳叶野豌豆

【别名】辽野豌豆、贝加尔野豌豆、北野豌豆

Vicia venosa (Willd. ex Link) Maxim.

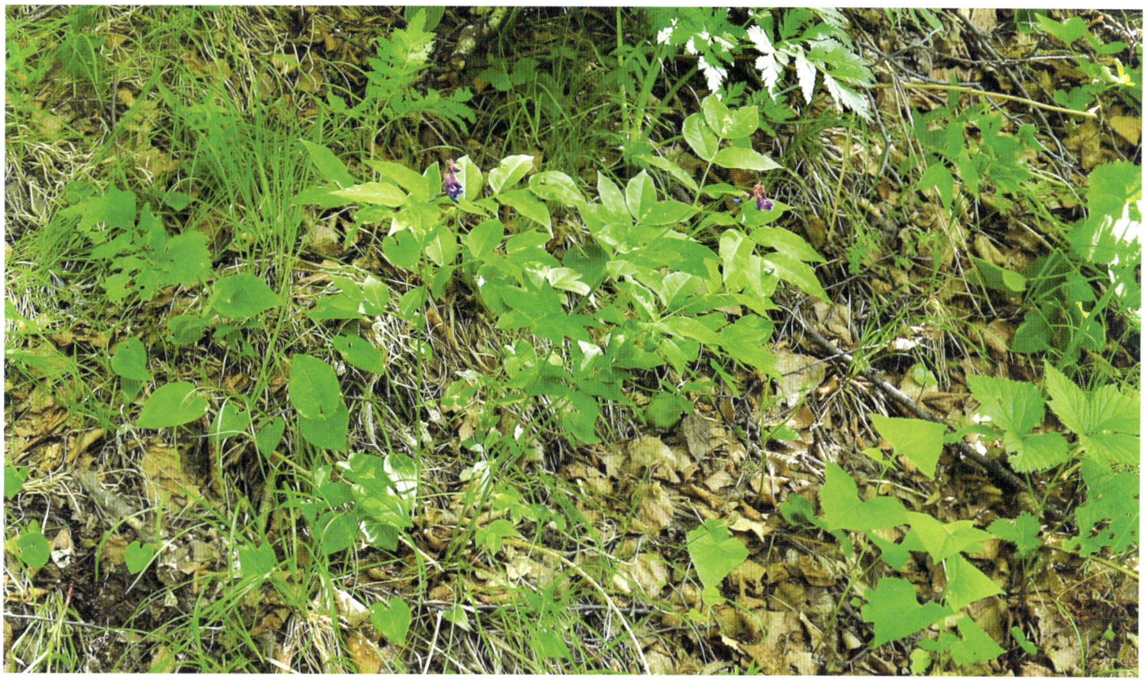

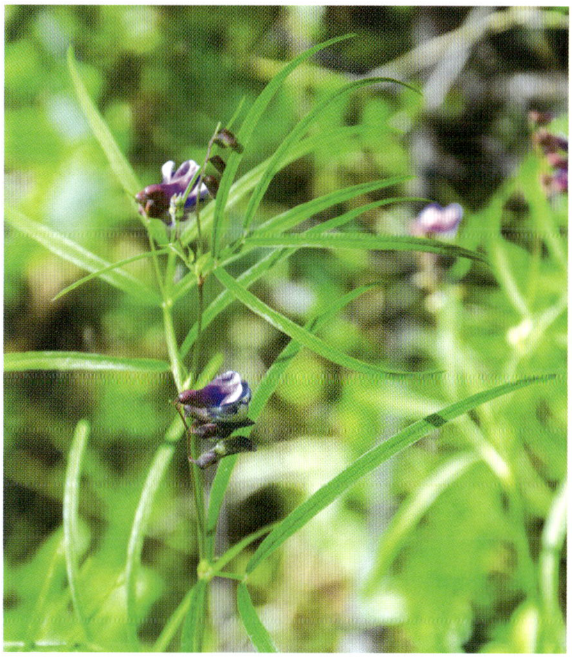

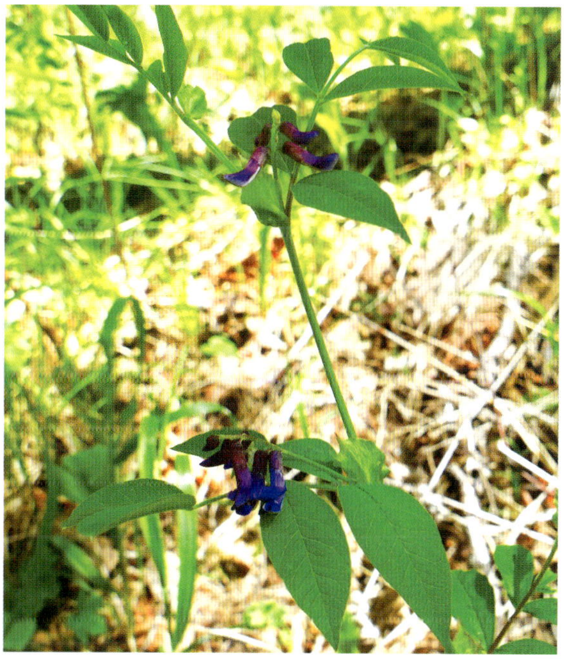

【生活型】多年生中生草本。

【花果期】花期 7~8 月，果期 8~9 月。

【生　　境】生于针阔混交林下、林间和林缘草甸、山地草甸，为山地森林带及其山麓森林草原带常见的伴生成分。

【功能主治】全草（北野豌豆）：祛风除湿，活血止痛。用于风湿痹痛，筋脉拘挛。

*附　注｜该种为鄂伦春“四普”新分布。

• 歪头菜

【别名】草豆、两叶豆苗

Vicia unijuga A. Br.

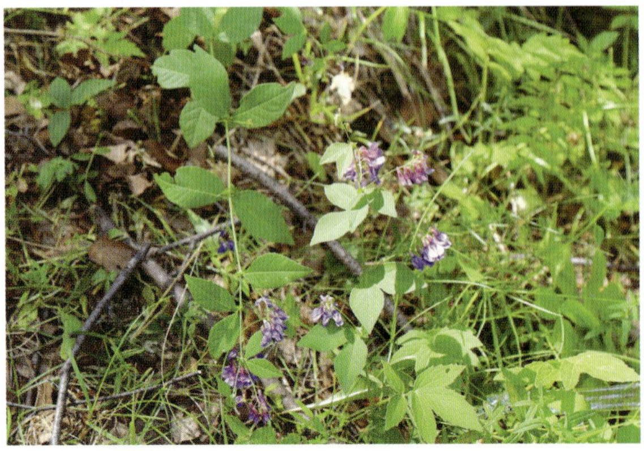
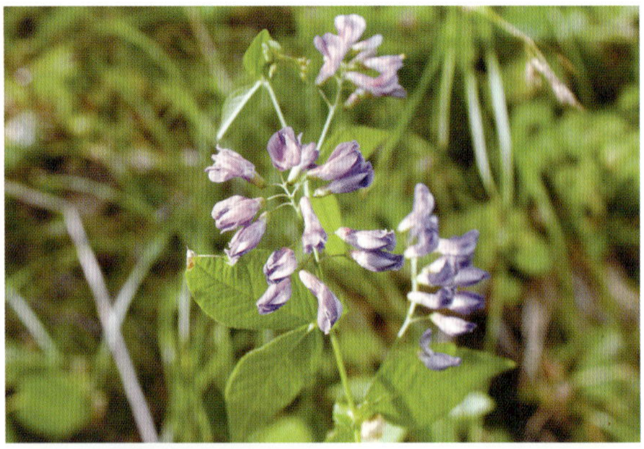
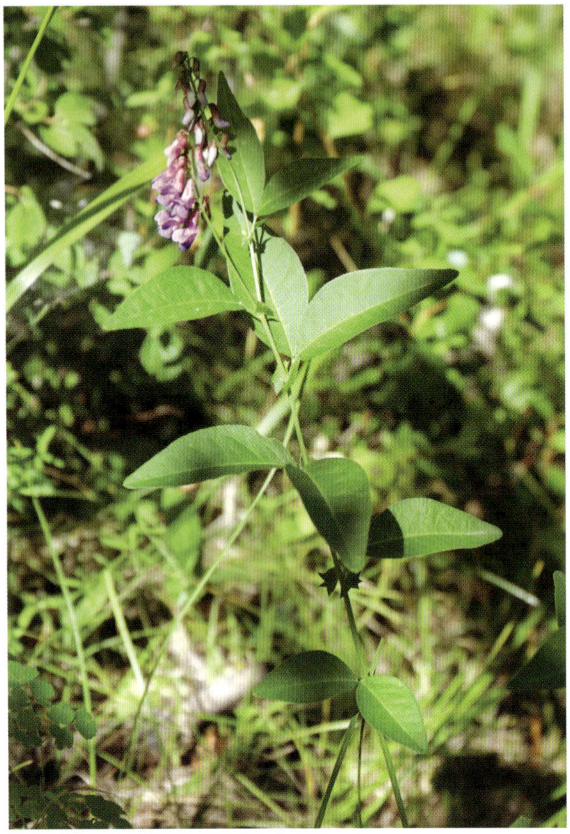
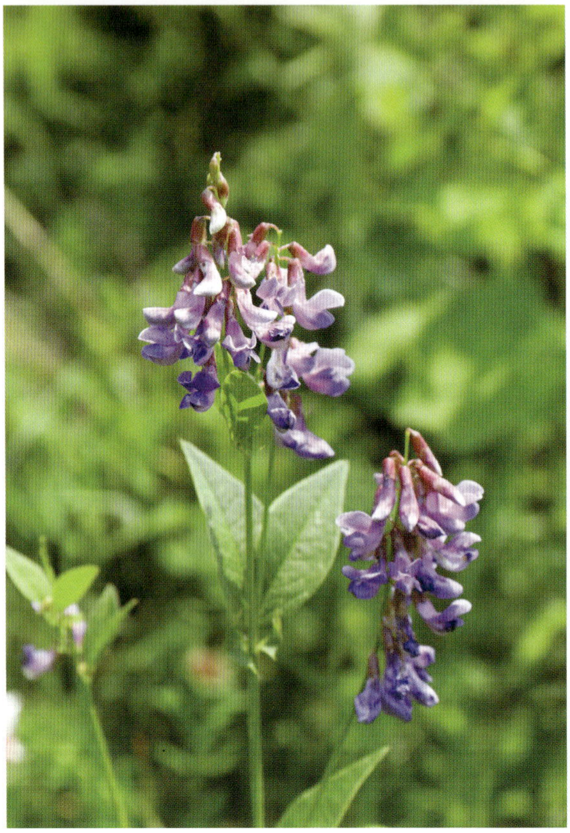

【生 活 型】多年生中生草本。

【花 果 期】花期 6~7 月，果期 8~9 月。

【生　　境】生于森林带和森林草原带的山地林下、林缘草甸、山地灌丛及草甸草原，是林缘草甸（五花草甸）的亚优势种或伴生种。

【功能主治】全草（歪头菜）：补虚，调肝，利尿，解毒。用于虚劳，头晕，胃痛，浮肿，疔疮。

【民族应用】

蒙古族

全草（浩日黑讷格 – 额布斯）：利尿，愈伤。

山黧豆属　*Lathyrus* L.

一年生或多年生草本。茎攀缘，少直立或平卧。叶为双数羽状复叶，叶轴末端形成卷须或小刺，托叶半箭头形或箭头形。总状花序腋生；萼齿近相等或上萼齿较短；旗瓣宽倒卵形或近圆形；翼瓣多为矩圆形或镰刀状倒卵形；龙骨瓣通常较短，仅中部联合或近于分离；雄蕊 10，呈 9 与 1 两体，花药同型，雄蕊筒顶端截形，不倾斜；花柱近扁平，上端的下面有髯毛。荚果稍扁或近圆柱形，含种子 2 至多数。

鄂伦春有 3 种。

分种检索表

1a. 小叶卵形或椭圆形，具网状脉……………………………………………………**矮山黧豆** ***L. humilis***

1b. 小叶矩圆状披针形、披针形、条状披针形或条形。

　2a. 托叶细长，长 5~15mm，宽 0.5~1.5mm；小叶具 5 条明显凸出的纵脉；卷须单一不分枝……………………………………………………………………**山黧豆** ***L. quinquenervius***

　2b. 托叶较宽，长 6~15mm，宽 1.5~4mm；小叶的叶脉不明显；卷须通常分枝………………………………………………………………………………**毛山黧豆** ***L. palustris*** **var.** ***pilosus***

• 矮山黧豆

【别名】矮香豌豆

Lathyrus humilis (Ser.) Spreng.

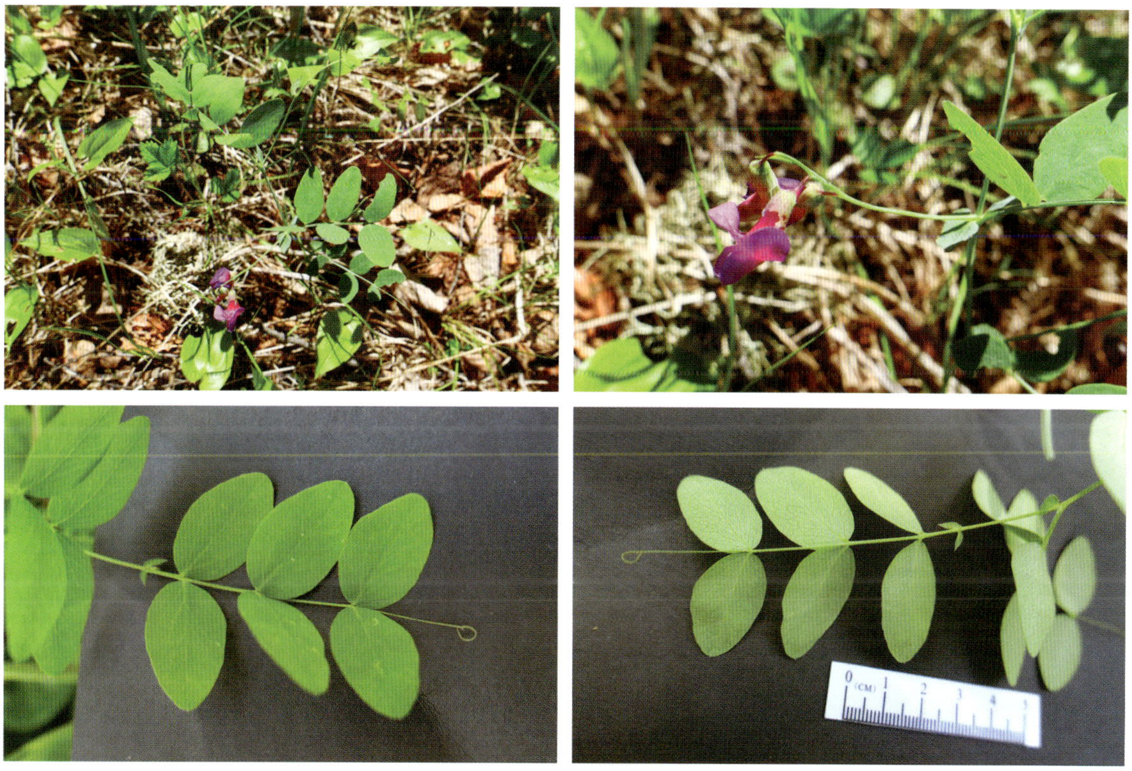

【生 活 型】多年生耐阴中生草本。

【花 果 期】花期 6 月，果期 7 月。

【生　　境】生于森林带的针阔混交林及阔叶林下，可成为优势植物，森林带和草原带的灌丛草甸群落中常作为伴生种出现。

【功能主治】果实（矮山黧豆）：用于肝硬化。

*附　注 | 该种为鄂伦春“四普”新分布。

· 山黧豆

【别名】五脉山黧豆、五脉香豌豆

Lathyrus quinquenervius (Miq.) Litv.

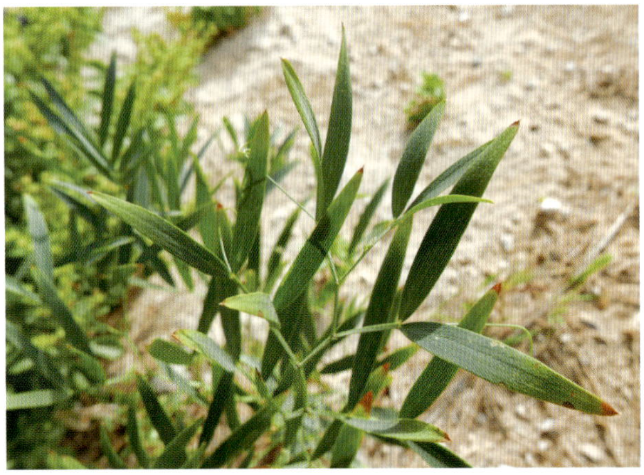

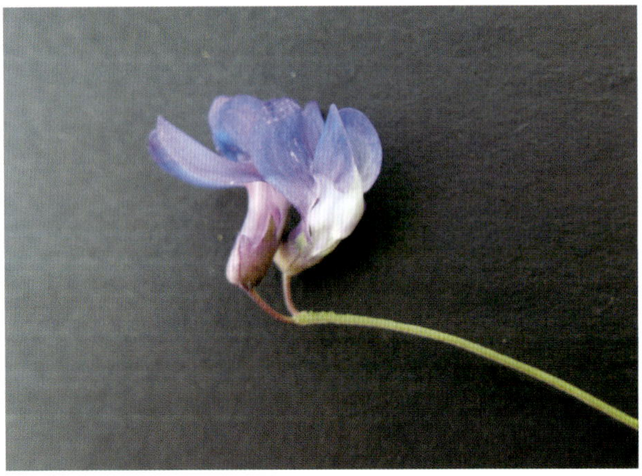

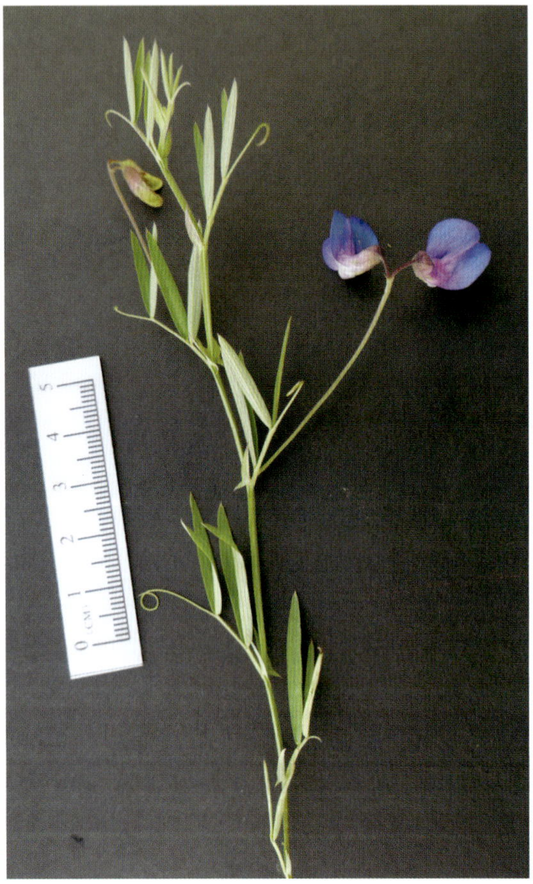

【生 活 型】多年生中生草本。

【花 果 期】花期 6~7 月，果期 8~9 月。

【生　　境】森林草原带的山地草甸、河谷草甸群落的伴生种，也生于草原带的草甸草原群落。

【功能主治】全草或花、种子（五脉山黧豆）：祛风除湿，活血止痛，温中，解表散寒。用于风寒湿痹，关节游走疼痛，腰膝疼痛，跌打损伤，闪挫扭伤，各种外伤疼痛，牙痛，胃寒呕吐。

*附　注 | 该种为鄂伦春“四普”新分布。

· 毛山黧豆

【别名】柔毛山黧豆

Lathyrus palustris Linn. var. *pilosus* (Cham.) Ledeb.

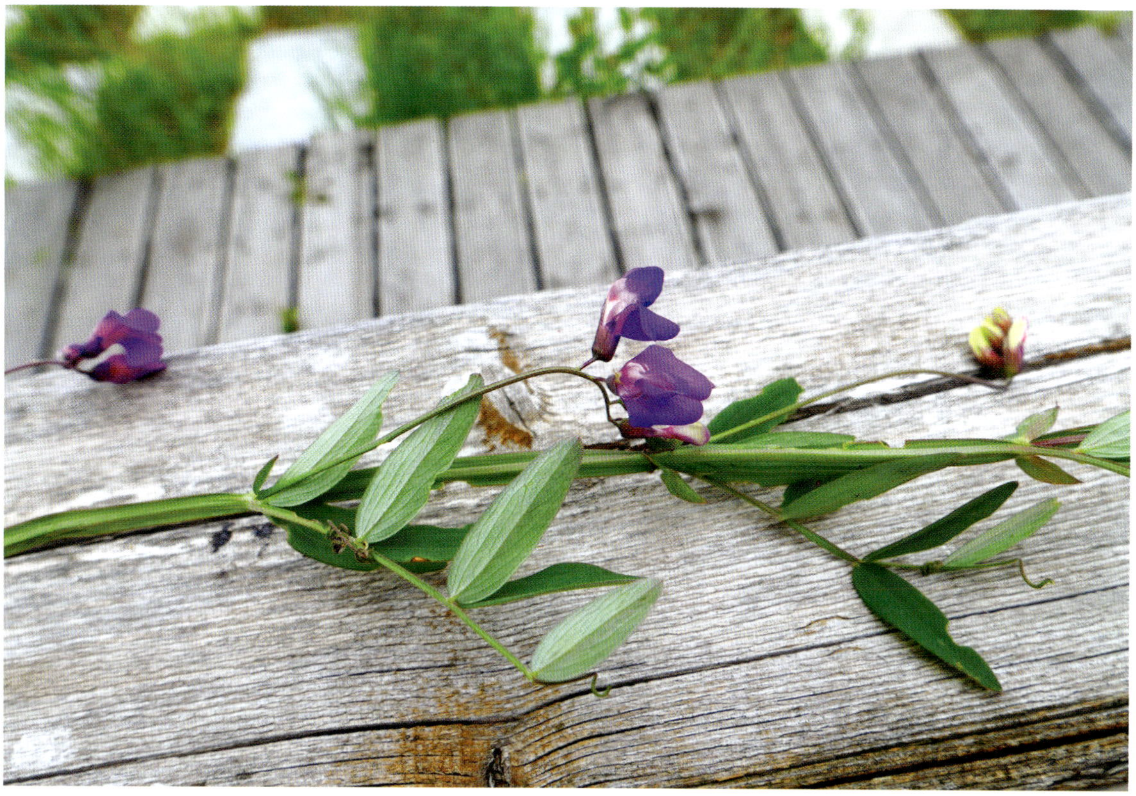

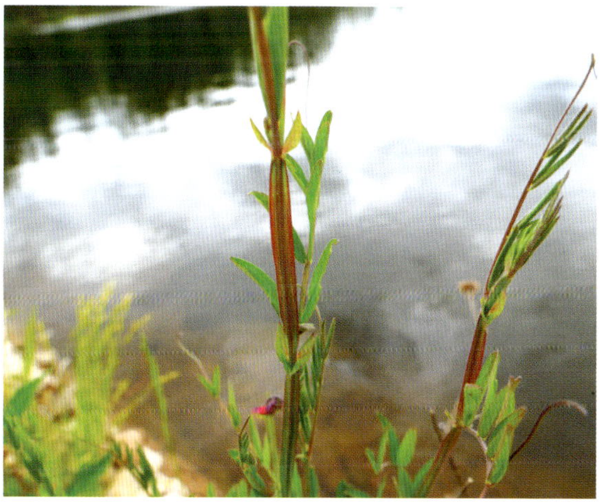

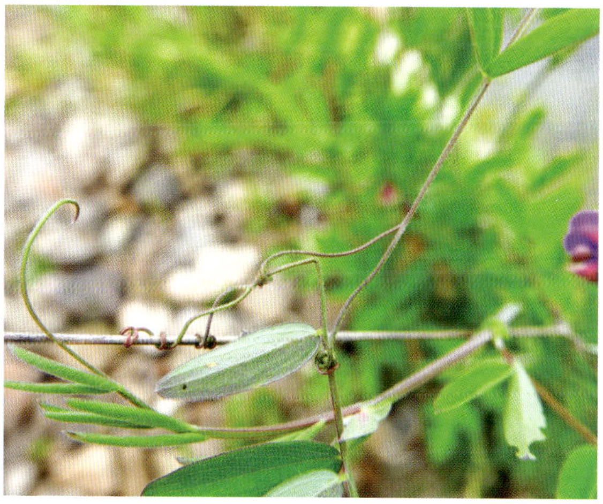

【生 活 型】多年生中生草本。

【花 果 期】花期 6~7 月，果期 8~9 月。

【生　　境】森林草原及草原带的沼泽化草甸和草甸群落中的伴生种，也进入山地林缘和沟谷草甸。

【功能主治】种子（毛山黧豆）：活血破瘀。用于跌打损伤，肿痛。

*附　注 | 该种为鄂伦春“四普”新分布。

车轴草属　*Trifolium* L.

一年生、二年生或多年生草本。掌状复叶，通常具小叶 3，稀为 5~7；托叶与叶柄合生。花小，无梗或有梗；花多数密集成头状或穗状花序；花萼钟状，5 齿裂；花冠有红、紫、黄、白等色；花瓣的爪与雄蕊筒相联合，干后不脱落；二体雄蕊 10；子房无柄或有柄，花柱丝状，柱头多少倾斜。荚果小，几乎完全包于花萼内。

鄂伦春有 2 种。

分种检索表

1a. 叶通常 5，稀 3~7 小叶 …… 野火球 ***T. lupinaster***

1b. 叶具 3 小叶 …… 白车轴草 ***T. repens***

• 野火球

【别名】红五叶、野火荻、野车轴草

Trifolium lupinaster L.

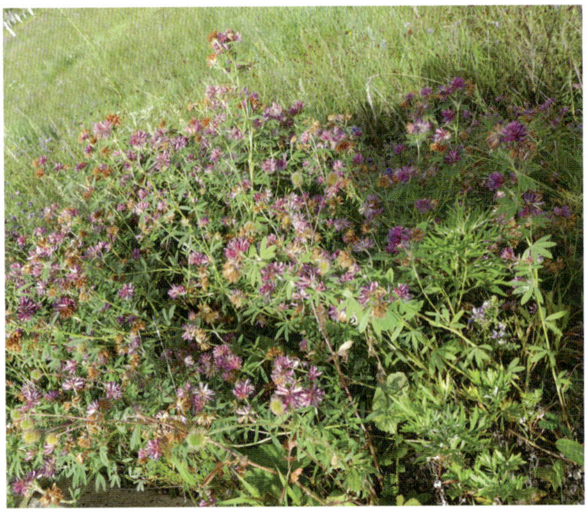

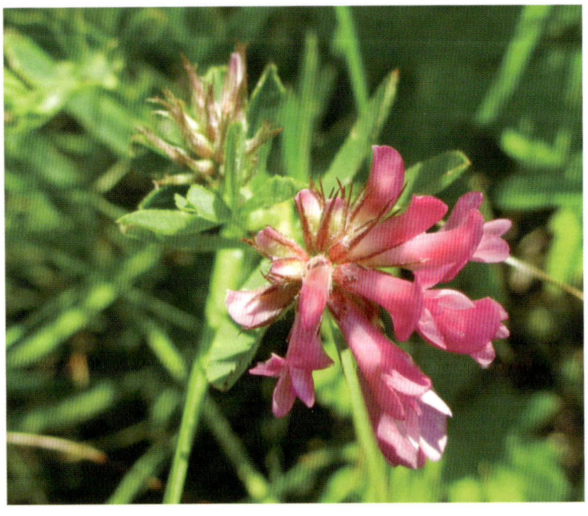

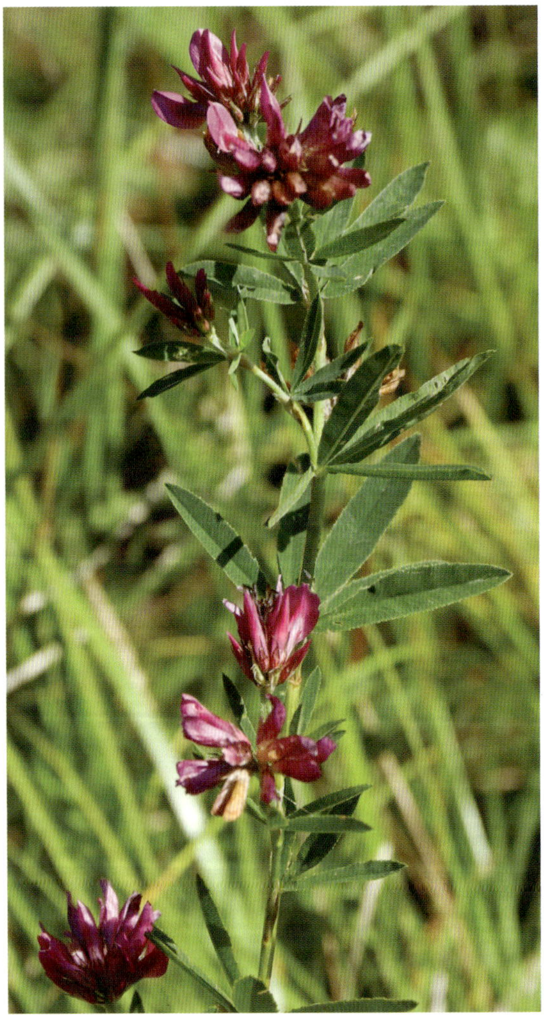

【生 活 型】多年生中生草本。

【花 果 期】花期 7~8 月，果期 8~9 月。

【生　　境】在森林草原地带是林缘草甸（五花草甸）的伴生种或次优势种，也见于草甸草原、山地灌丛或沼泽化草甸，多生于肥沃的壤质黑钙土及黑土上，但也可适应于砾石质粗骨土。

【功能主治】全草（野火球）：止咳，镇痛，散结。用于咳喘，淋巴结结核，痔疮，体癣。

·白车轴草

【别名】白三叶、白花苜蓿、三消草

Trifolium repens L.

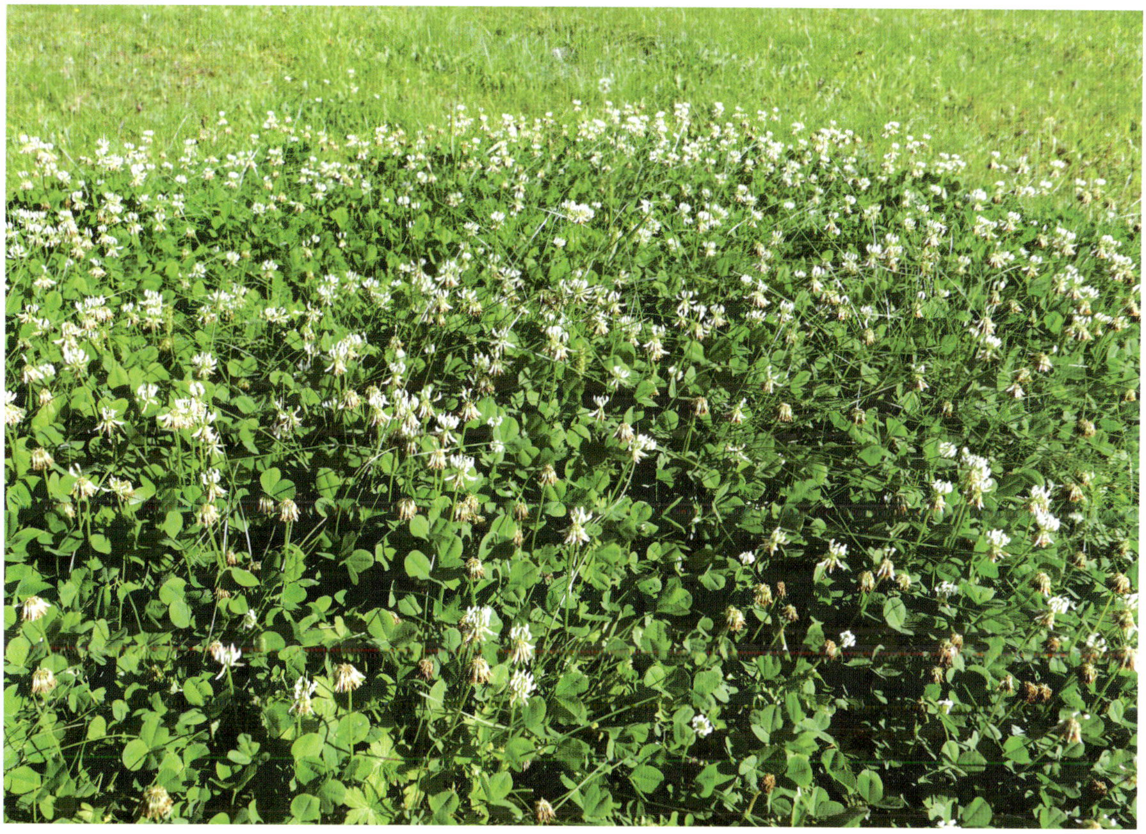

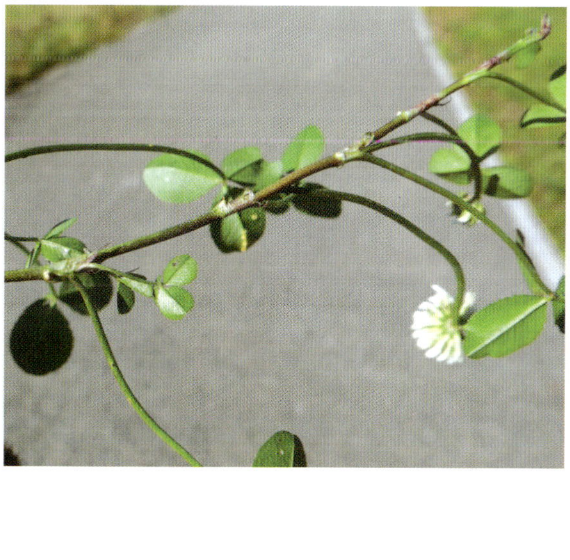

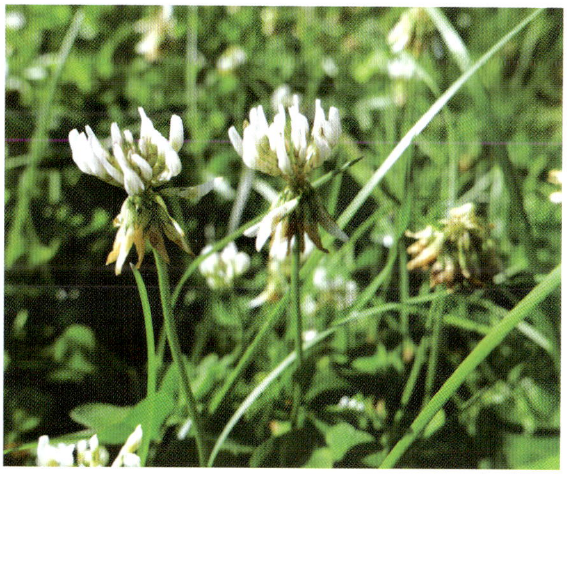

【生 活 型】多年生中生草本。

【花 果 期】花期 7~8 月，果期 8~9 月。

【生　　境】生于针阔混交林林间草甸及林缘草甸和路边。

【功能主治】全草（三消草）：清热凉血，安神镇痛，祛痰止咳。用于癫痫，痔疮出血，硬结肿块。

*附 注 | 该种为鄂伦春“四普”新分布。

苜蓿属　*Medicago* L.

一年生或多年生草本。茎直立、斜升或平卧。叶为羽状三出复叶；托叶与叶柄合生；小叶边缘上部有锯齿，中下部全缘。总状花序密集成头状，腋生；花小，黄色、紫色或蓝紫色；花萼钟状，有毛，萼齿 5，近相等；雄蕊 10，呈 9 与 1 两体。荚果螺旋形、镰刀形或肾形，不开裂，含种子 1 至多数。

鄂伦春有 2 种。

分种检索表

1a. 荚果弯曲呈肾形，长 2~3mm，含种子 1 粒... **天蓝苜蓿 *M. lupulina***

1b. 荚果弯曲呈镰刀形、马蹄形或为卷曲 1 圈的环形，含种子 2~4 粒...... **黄花苜蓿 *M. falcata***

·天蓝苜蓿

【别名】杂花苜蓿、黑荚苜蓿

Medicago lupulina L.

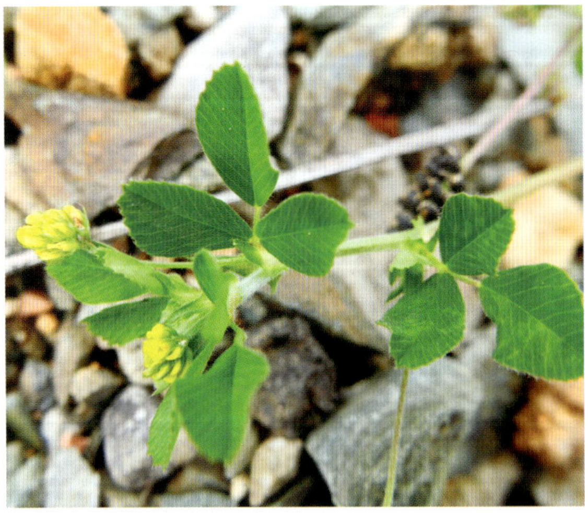

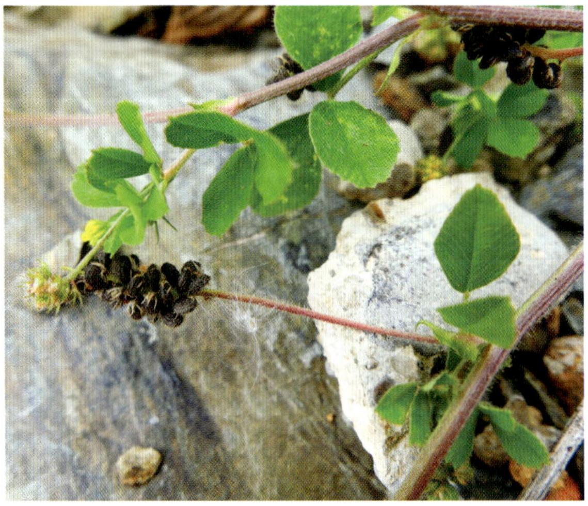

【生 活 型】一年生、二年生中生草本。

【花 果 期】花期 7~8 月，果期 8~9 月。

【生　　境】多生于微碱性草甸、沙质草原、田边、路旁等处，为草原带的草甸常见的伴生种。

【功能主治】全草（天蓝苜蓿）：清热利湿，凉血止血，舒筋活络。用于黄疸性肝炎，便血，痔疮出血，白血病，坐骨神经痛，风湿骨痛，腰肌劳损；外用于蛇咬伤。

【民族应用】

■ 蒙古族

全草（呼和 – 查日嘎苏）：清肺，解毒，止血，愈伤，益肾。用于肺热咳嗽，肺脓肿，咯血，外伤出血，毒热，食物中毒。

*附 注 | 该种为鄂伦春“四普”新分布。

·黄花苜蓿

【别名】野苜蓿、镰荚苜蓿

Medicago falcata L.

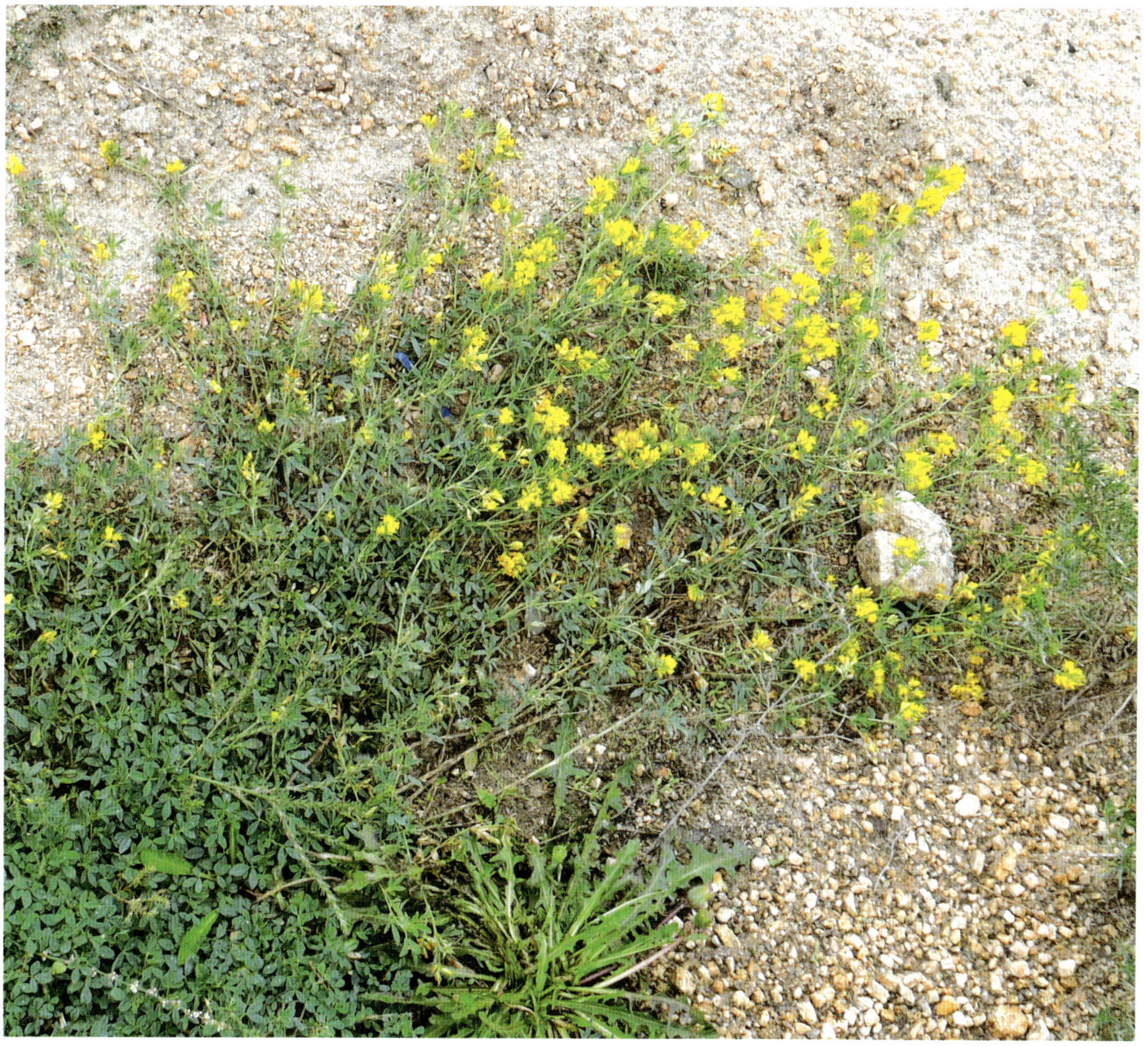

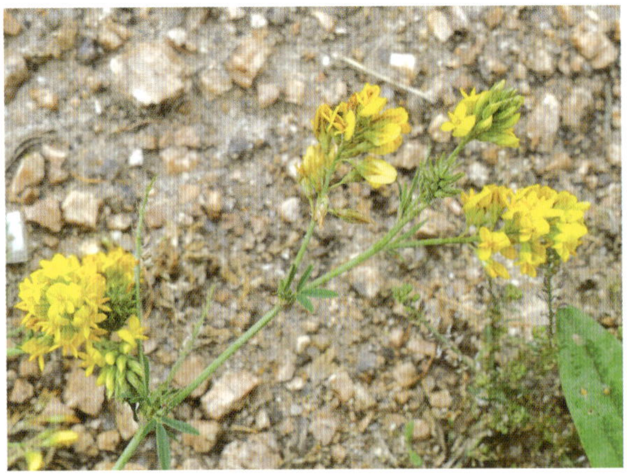 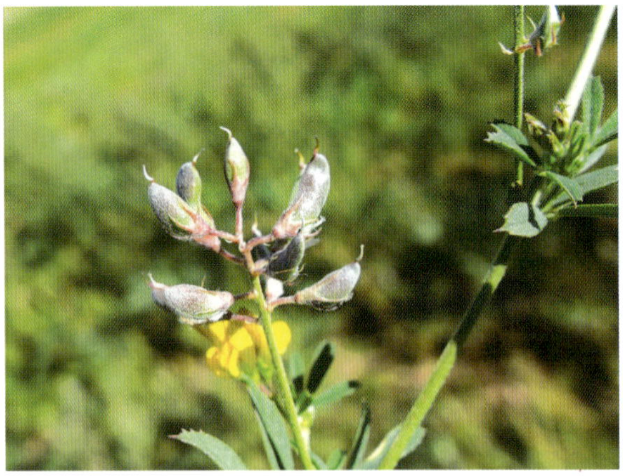

【生 活 型】多年生耐寒的旱中生草本。

【花 果 期】花期 7~8 月，果期 8~9 月。

【生　　境】喜生于沙质或沙壤质土，多见于河滩、沟谷等低湿生境中，在森林草原带和草原带的草原化草甸群落中可形成优势种或伴生种，可成为草甸化羊草草原的亚优势成分。

【功能主治】全草（野苜蓿）：健脾补虚，利尿退黄，舒筋活络。用于脾虚腹胀，消化不良，浮肿，黄疸，风湿痹痛。

【民族应用】

蒙古族

全草（沙日－查日嘎斯）：清热，收敛扩散毒，杀黏。

草木樨属　*Melilotus* (L.) Mill.

一年生、二年生草本。茎直立。叶为羽状三出复叶；托叶小，贴生于叶柄上；小叶有锯齿。总状花序细长呈穗状，腋生；花萼钟状，萼齿近等长；花小，黄色、白色或淡紫色；旗瓣矩圆形或倒卵形，无爪；雄蕊 10，呈 9 与 1 两体；花柱细长，上部向内弯曲。荚果小而膨胀，卵形、椭圆形或矩圆形，不开裂，含种子 1~2 粒。

鄂伦春有 2 种。

分种检索表

1a. 花黄色……………………………………………………草木樨 ***M. officinalis***

1b. 花白色…………………………………………………白花草木樨 ***M. albus***

• 草木樨

【别名】黄花草木樨、马层子、臭苜蓿

Melilotus officinalis (L.) Lam.

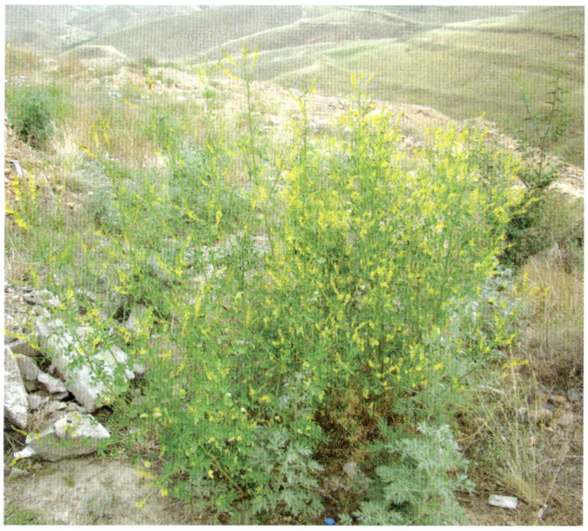
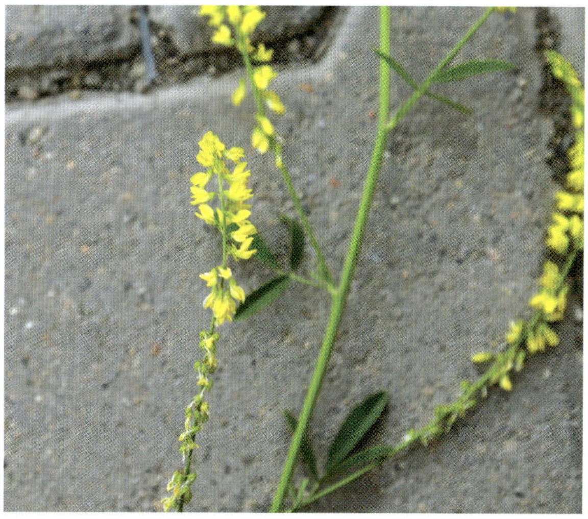
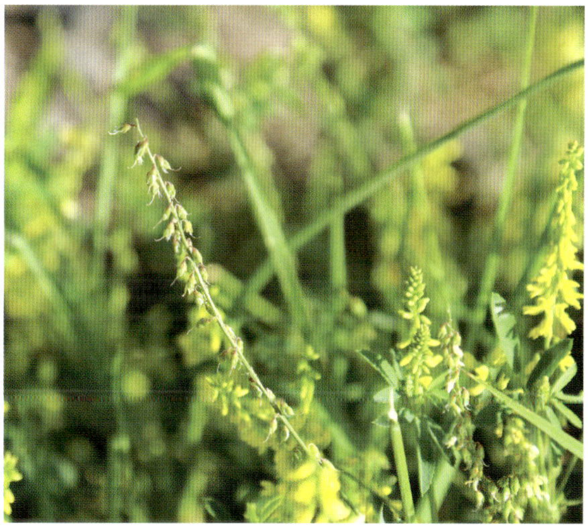
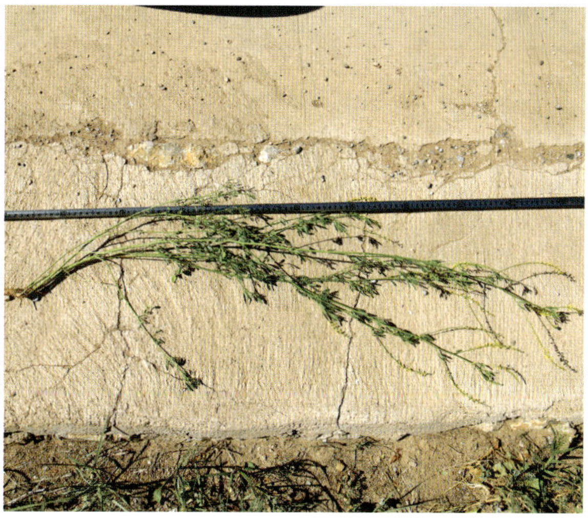

【生 活 型】一年生、二年生旱中生草本。

【花 果 期】花期 6~8 月，果期 7~10 月。

【生　　境】原产欧洲，为欧洲种。外来入侵种，现多逸生于河滩、沟谷、湖盆洼地等低湿地生境中，在森林草原带和草原带的草甸或轻度盐化草甸中为常见伴生种，并可进入荒漠草原的河滩低湿地以及轻度盐化草甸。

【功能主治】全草（草木犀）：健胃和中，祛暑化湿，截疟。用于暑湿胸闷，头胀痛，口腻，口臭，疟疾，痢疾。

【民族应用】

▪ 蒙古族

地上部分（呼庆黑）：清陈热，杀黏，解毒。用于蛇虫咬伤，食物中毒，咽喉肿痛，陈热。

·白花草木樨

【别名】白花草木犀、白香草木樨

Melilotus albus Medik.

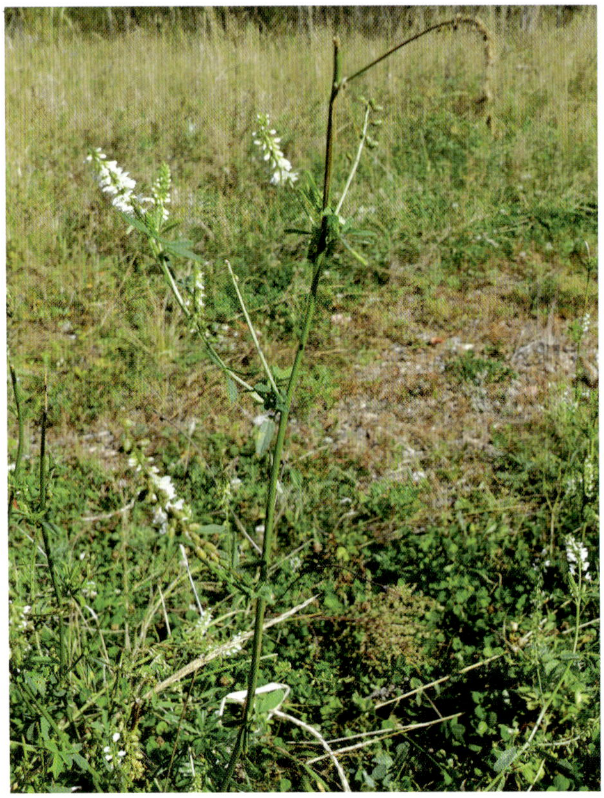

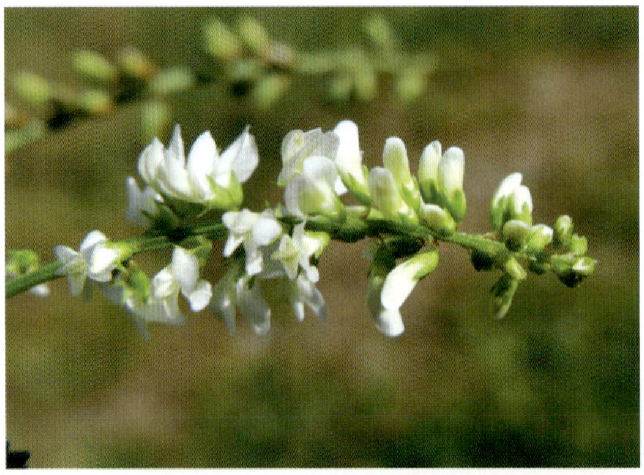

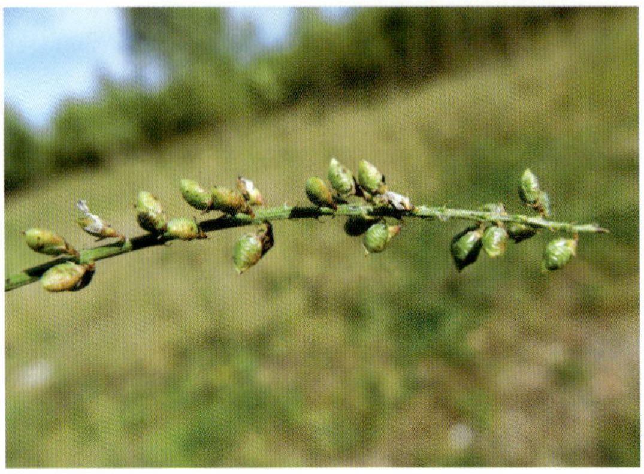

【生 活 型】一年生、二年生中生草本。

【花 果 期】花、果期 7~8 月。

【生　　境】原产亚洲西部，为西亚种。生于路边、沟旁、盐碱地及草甸，外来入侵种。

【功能主治】地上部分（省头草）：清热解毒，芳香化浊，清暑湿，化湿杀虫，截疟，止痢。用于暑热胸闷，口腻，口臭，头涨，头痛，疟疾，痢疾，淋证，皮肤疮疡。

【民族应用】

▪ 蒙古族

全草（札日图 - 呼吉）：清热，杀黏，解毒。用于蛇虫咬伤，食物中毒，咽喉肿胀，陈热。

扁蓿豆属　*Melilotoides* Heist. ex Fabr.

多年生或一年生草本。茎直立、斜升或平卧。羽状三出复叶；托叶全缘或有齿裂；小叶边缘有齿，通常可达基部附近，少为边缘下部全缘。总状花序通常短，具数花至稍多数花，疏或稍密；花萼钟状，萼齿 5，近相等；花黄色，常带淡蓝色或紫色晕彩；通常旗瓣最长，龙骨瓣最短，少为龙骨瓣比翼瓣长；雄蕊 10，呈 9 与 1 两体。荚果扁平，宽椭圆形至矩圆形，少为条状矩圆形，通常直，不弯曲，终端具短喙或不明显，含种子 1 至多数。

鄂伦春有 1 种。

· 扁蓿豆

【别名】苜蓿草、野苜蓿、花苜蓿

Melilotoides ruthenica (L.) Soják

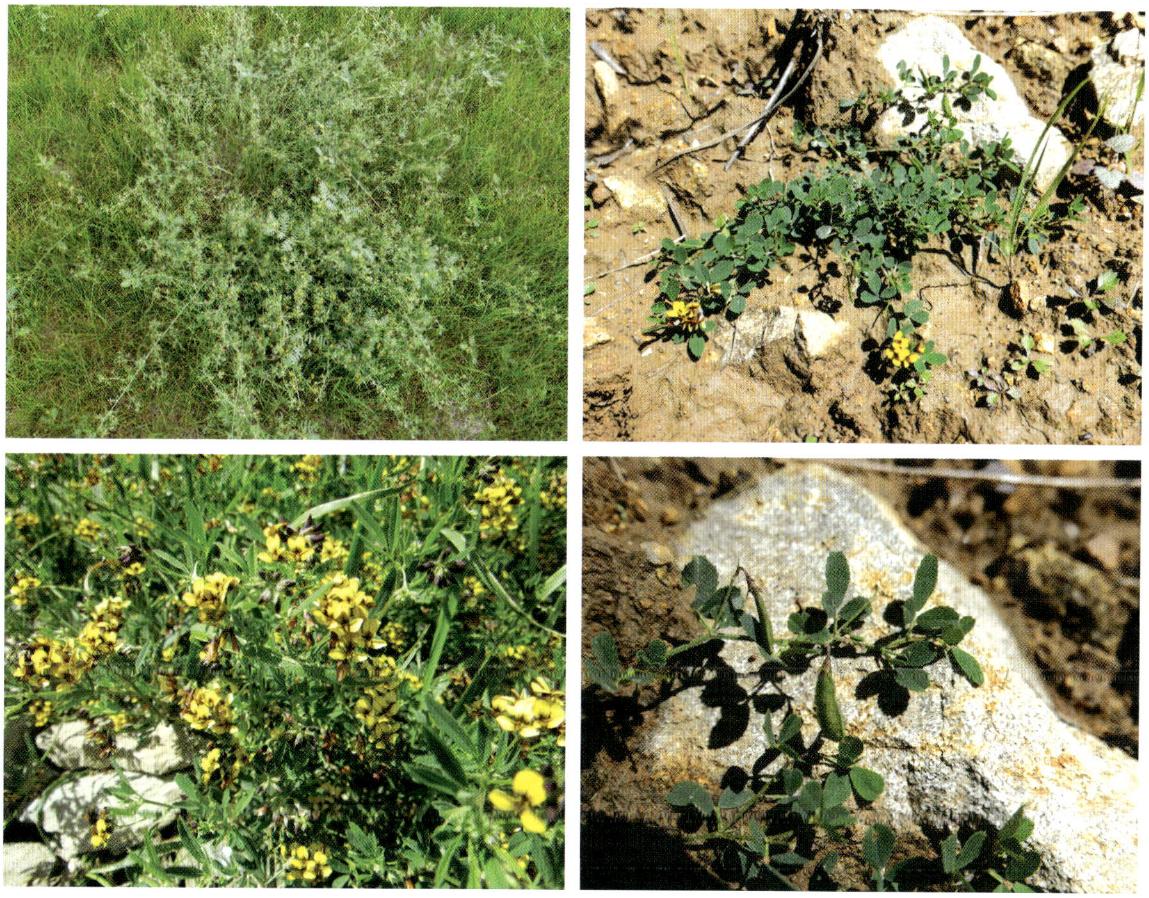

【生 活 型】多年生广幅中旱生草本。

【花 果 期】花期 7~8 月，果期 8~9 月。

【生　　境】生于草原带和森林草原带的丘陵坡地、山坡、林缘、路旁、沙质地、固定或半固定沙地，为典型草原或草甸草原常见的伴生成分，有时多度可达次优势种，在沙质草原也可见到。

【功能主治】全草（花苜蓿）：清热解毒，止咳，止血。用于发热，咳嗽，痢疾，外伤出血。

【民族应用】

▪ 蒙古族

全草（布苏夯）：清肺热，愈伤，止血，解毒。用于肺脓肿，痰带脓血，刃伤，脉伤，毒症。

*附　注 | 该种为鄂伦春“四普”新分布。

大豆属　*Glycine* Willd.

一年生草本。茎缠绕、匍匐或直立。叶通常具小叶 3，有时 5~7；具托叶。总状花序腋生；苞小；花萼钟状，有毛，上 2 萼齿多少合生；花小，白色或淡红紫色；旗瓣大；翼瓣微贴生于龙骨瓣上；雄蕊 10，合生成单体或为 9 与 1 两体；花柱无毛。荚果扁或略凸。种子间通常缢缩。

鄂伦春有 1 种。

·野大豆

【别名】山黄豆、乌豆

Glycine soja Sieb. et Zucc.

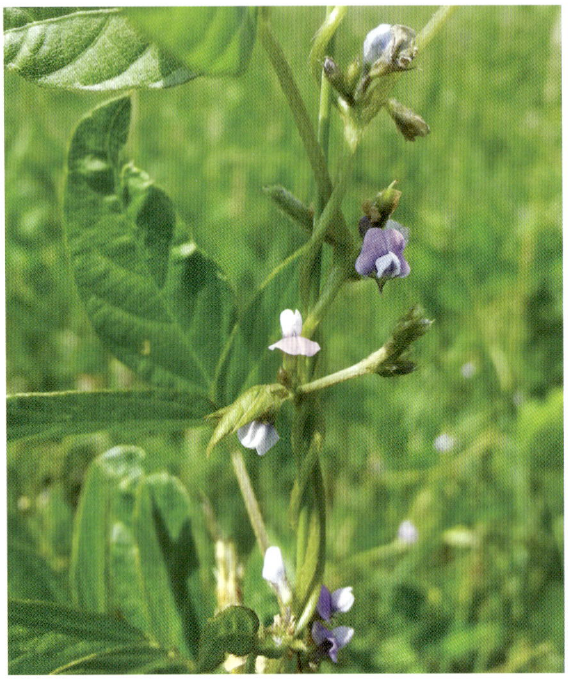

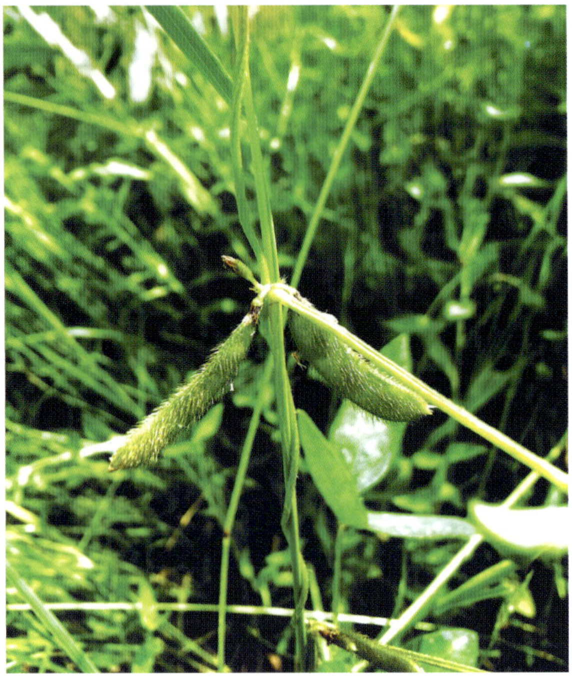

【生 活 型】一年生湿中生草本。

【花 果 期】花期 7 月，果期 8 月。

【生　　境】生于森林带和草原带的湿草甸、山地灌丛和草甸、田野。

【功能主治】

（1）种子（穞豆）：补益肝肾，祛风解毒。用于肾虚腰痛，风痹，筋骨疼痛，阴虚盗汗，内热消渴，目昏头晕，产后风痉，小儿疳积，痈肿。

（2）茎、叶、根（野大豆藤）：清热敛汗，舒筋止痛。用于盗汗，劳伤筋痛，胃脘痛，小儿食积。

【民族应用】

■ 蒙古族

带果全草（哲日勒格 – 希日 – 宝日其格）：清肺，解毒，止血，治伤，益肾。用于肺脓肿，咳血，肾热，毒热，创伤。

岩黄芪属　*Hedysarum* L.

多年生草本。茎直立或斜升，有分枝，有时茎不发达，花茎从根茎的上部生出。单数羽状复叶，托叶膜质。总状花序腋生，多花；苞片宿存或脱落；萼齿常不等长，萼筒基部具 2 小苞片；花通常紫红色、淡黄色或白色等；旗瓣比龙骨瓣稍长或稍短；龙骨瓣通常较翼瓣长 2~4 倍，少有较短者，背脊呈钝角状；雄蕊 10，呈两体；花柱丝状，常屈曲。荚果通常有 1~6 荚节，不开裂，荚节扁平，表面具网状脉，有毛或无毛，有时有针刺。

鄂伦春有 1 种。

·山岩黄芪

【别名】山岩黄耆

Hedysarum alpinum L.

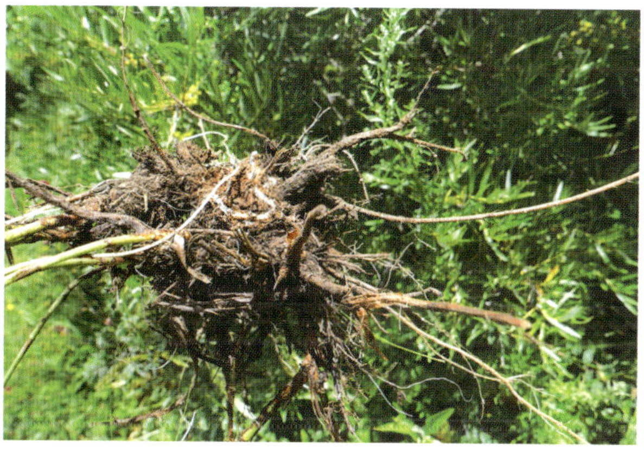

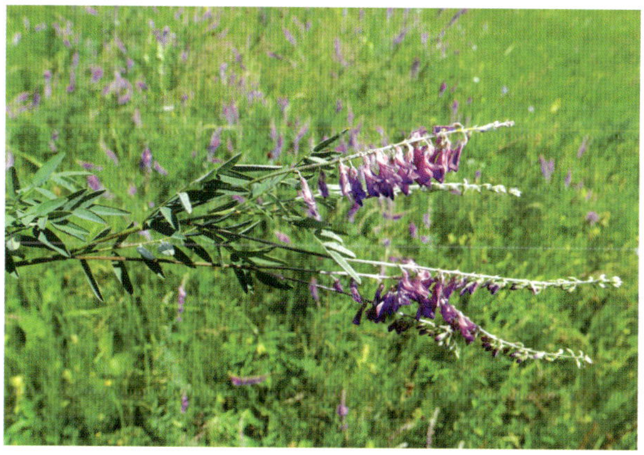

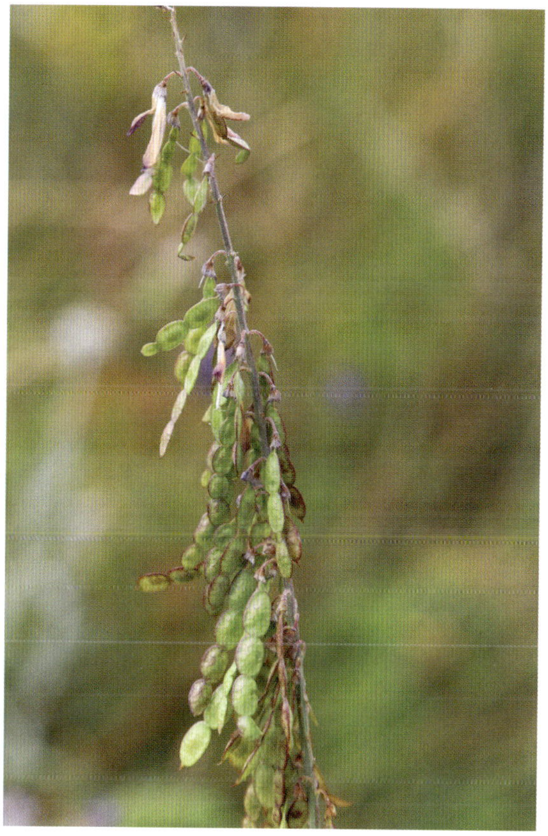

【生 活 型】多年生中生草本。

【花 果 期】花期 7 月，果期 8 月。

【生　　境】生于森林带和森林草原带的山间草甸、林缘草甸、山地灌丛、河谷草甸，为耐寒的高山或亚高山草甸伴生种。

【功能主治】根（山岩黄耆）：补气固表，利尿，托毒排脓，生肌敛疮。用于气短心悸，倦怠，乏力，自汗，盗汗，久泻，脱肛，子宫脱垂，体虚浮肿，慢性肾炎，痈疽难溃或溃久不敛。

胡枝子属 *Lespedeza* Michx.

灌木、半灌木或草本。羽状三出复叶；小叶全缘；托叶钻状或刺芒状，早落。花小，紫色至粉红色，或白色至黄色，通常多数，呈腋生总状花序。花有二型，一种有花冠，结实或不结实，另一种无花冠，结实；花梗无关节；花萼钟状或杯状，5 齿裂；花瓣具爪；旗瓣倒卵形至椭圆形，翼瓣矩圆形；龙骨瓣顶端钝，内曲；雄蕊 10，两体；子房具胚珠 1 枚。荚果扁，卵形或椭圆形，常有网脉，不开裂。

鄂伦春有 3 种。

分种检索表

1a. 花紫红色 .... **胡枝子 *L. bicolor***

1b. 花黄白色或白色。

2a. 萼裂片狭披针形或披针状钻形，先端刺芒状，1/2 以上包被花冠，与花冠近等长........
.... **达乌里胡枝子 *L. davurica***

2b. 萼裂片披针形，先端渐尖，长不及花冠一半 .... **尖叶胡枝子 *L. juncea***

· 胡枝子

【别名】横条、横笆子、扫条

Lespedeza bicolor Turcz.

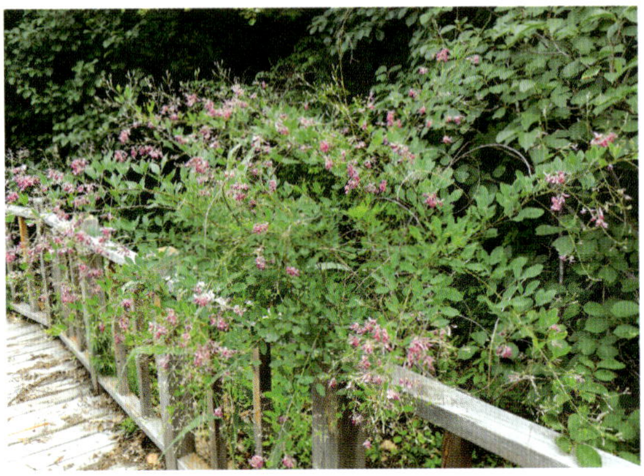

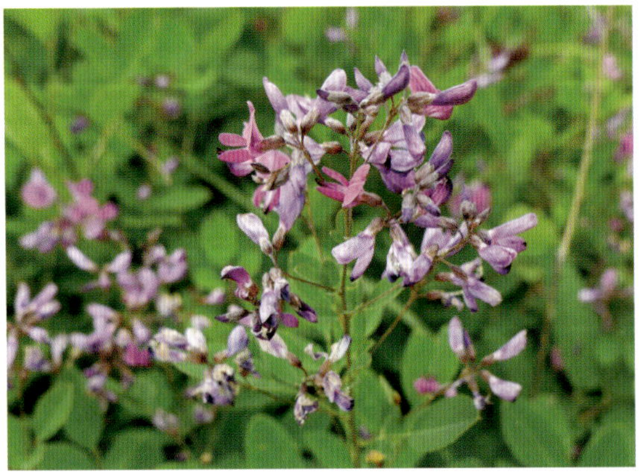

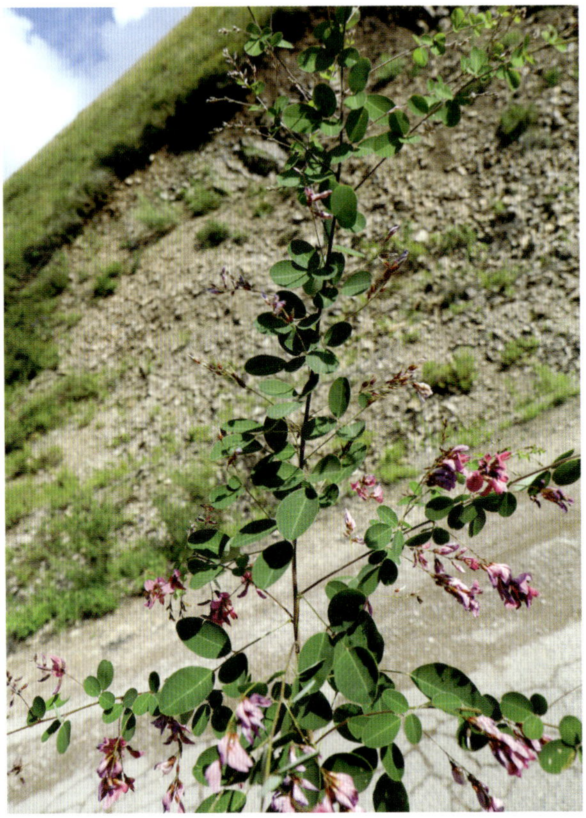

【生 活 型】耐阴中生直立灌木。

【花 果 期】花期 7~8 月，果期 9~10 月。

【生　　境】生于落叶阔叶林带的山地林下，为栎林灌木层的优势种，也见于林缘，常与榛子一起形成林缘灌丛。

【功能主治】

（1）枝叶（胡枝子）：清热润肺，利尿通淋，止血。用于肺热咳嗽，感冒发热，百日咳，淋证，吐血，衄血，尿血，便血。

（2）根（胡枝子根）：祛风除湿，活血止痛，止血止带。用于风湿痹痛，跌打损伤，赤白带下，流注肿毒。

（3）花（胡枝子花）：清热止血，润肺止咳。用于便血，肺热咳嗽。

【民族应用】

■ 鄂伦春族

（1）根（挨母出哈，帚条，扫皮）：清热解毒，止痛，解表。用于感冒发热，风湿痹痛，跌打损伤，赤白带下，流柱肿毒，疮疖，蛇咬伤。

（2）茎叶（挨母出哈，帚条，扫皮）：用于感冒发热，肺热咳嗽，眩晕头疼，百日咳，鼻衄，便血，尿血，吐血，小便不利，淋病。

·达乌里胡枝子

【别名】兴安胡枝子、毛果胡枝子、牤牛茶

Lespedeza davurica (Laxm.) Schindl.

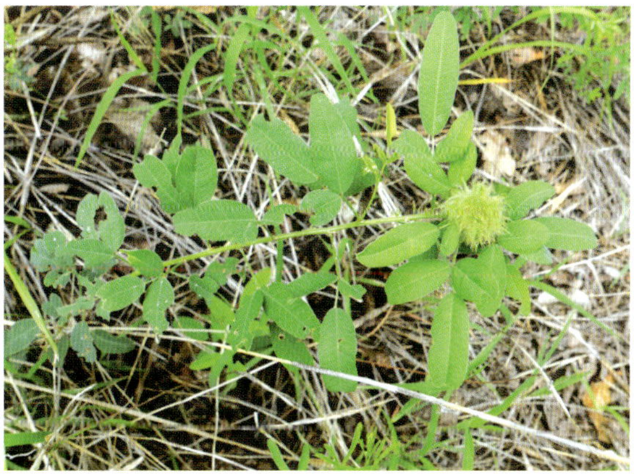

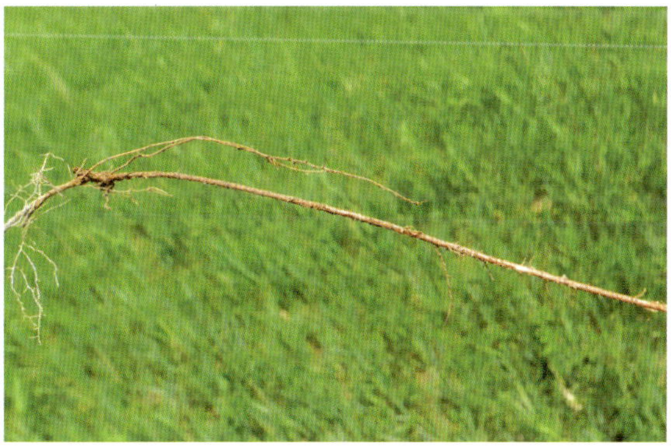

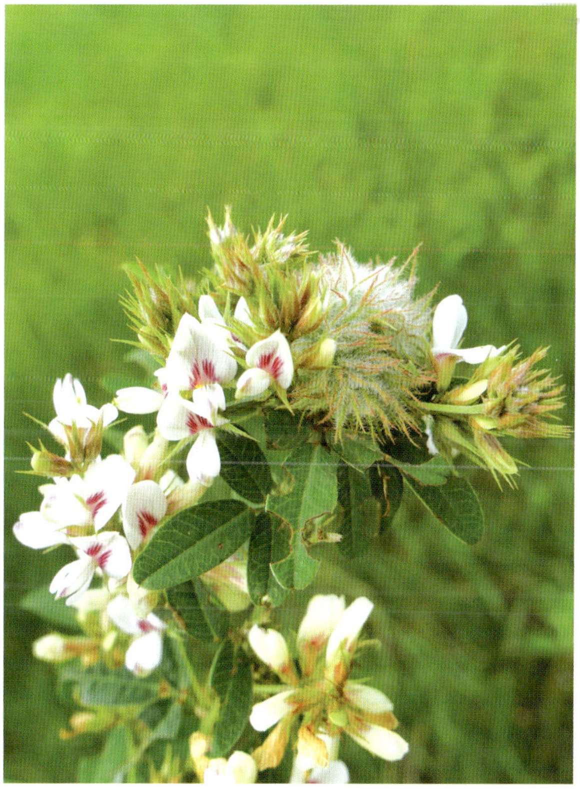

【生 活 型】多年生中旱生小半灌木。

【花 果 期】花期 7~8 月，果期 8~10 月。

【生　　境】生于森林草原带和草原带的干山坡、丘陵坡地、沙地、草原群落中，为草原群落的次优势成分或伴生成分。

【功能主治】全株或根（枝儿条）：解表散寒，止咳。用于感冒发热，咳嗽。

*附　注 | 该种为鄂伦春“四普”新分布。

· 尖叶胡枝子

【别名】尖叶铁扫帚、铁扫帚

Lespedeza juncea (L. f.) Pers.

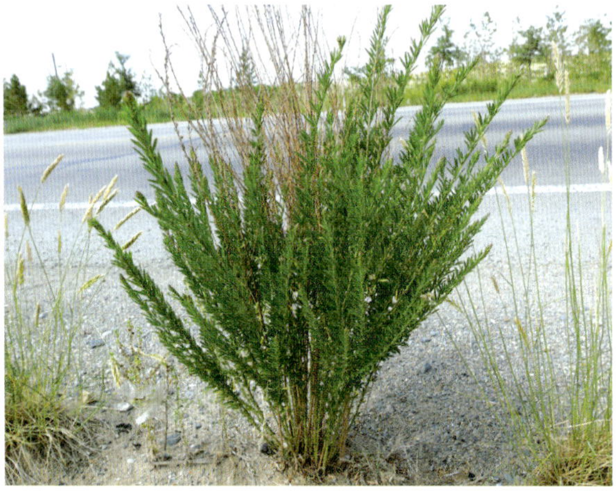

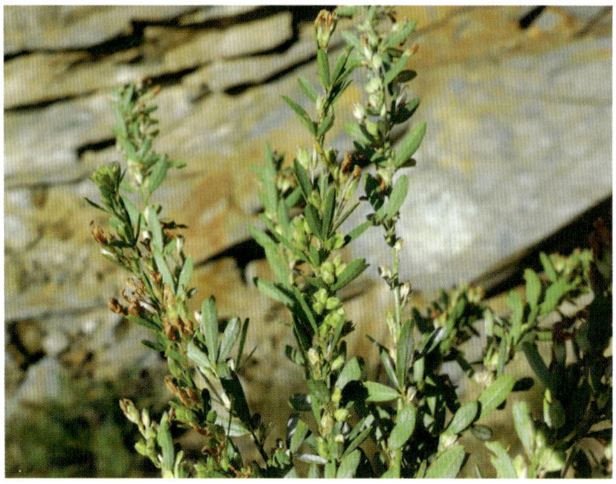

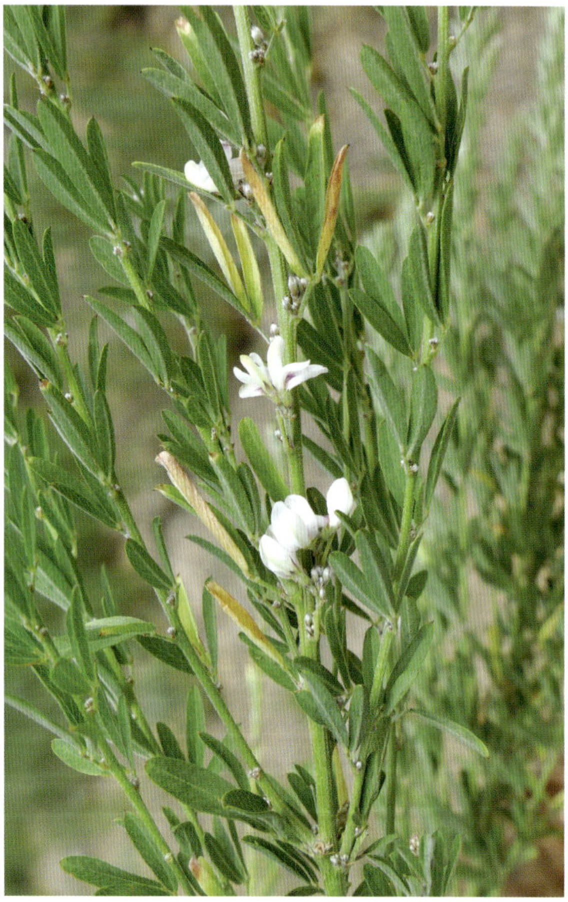

【生 活 型】中旱生草本状小半灌木。

【花 果 期】花期 8~9 月，果期 9~10 月。

【生　　境】生于森林草原带和草原带的丘陵坡地，也见于栎林边缘的干山坡，在山地草甸草原群落中为次优势种或伴生种。

【功能主治】全草或根（夜关门）：补肾涩精，健脾利湿，祛痰止咳，清热解毒。用于肾虚，遗精，遗尿，尿频，白浊，带下，泄泻，痢疾，水肿，小儿疳积，咳嗽气喘，跌打损伤，目赤肿痛，疮痈肿毒，毒虫咬伤。

鸡眼草属　*Kummerowia* Schindl.

一年生草本。叶为三出复叶；托叶大，膜质，宿存；小叶全缘或近全缘。花通常 1~2 朵簇生于叶腋，稀 3 朵或更多；萼下方具 4 小苞片，其中 1 片很小；花小，旗瓣与翼瓣近等长，通常均较龙骨瓣稍短；正常花的花冠和雄蕊在果期脱落，闭锁花（或不发达的花）的花冠、雄蕊和花柱在果期与花托分离，连在荚果上，后期脱落；雄蕊 10，为 9 与 1 两体。荚果有节荚，但仅具 1 节 1 粒种子。

鄂伦春有 1 种。

• 长萼鸡眼草

【别名】掐不齐

Kummerowia stipulacea (Maxim.) Makino

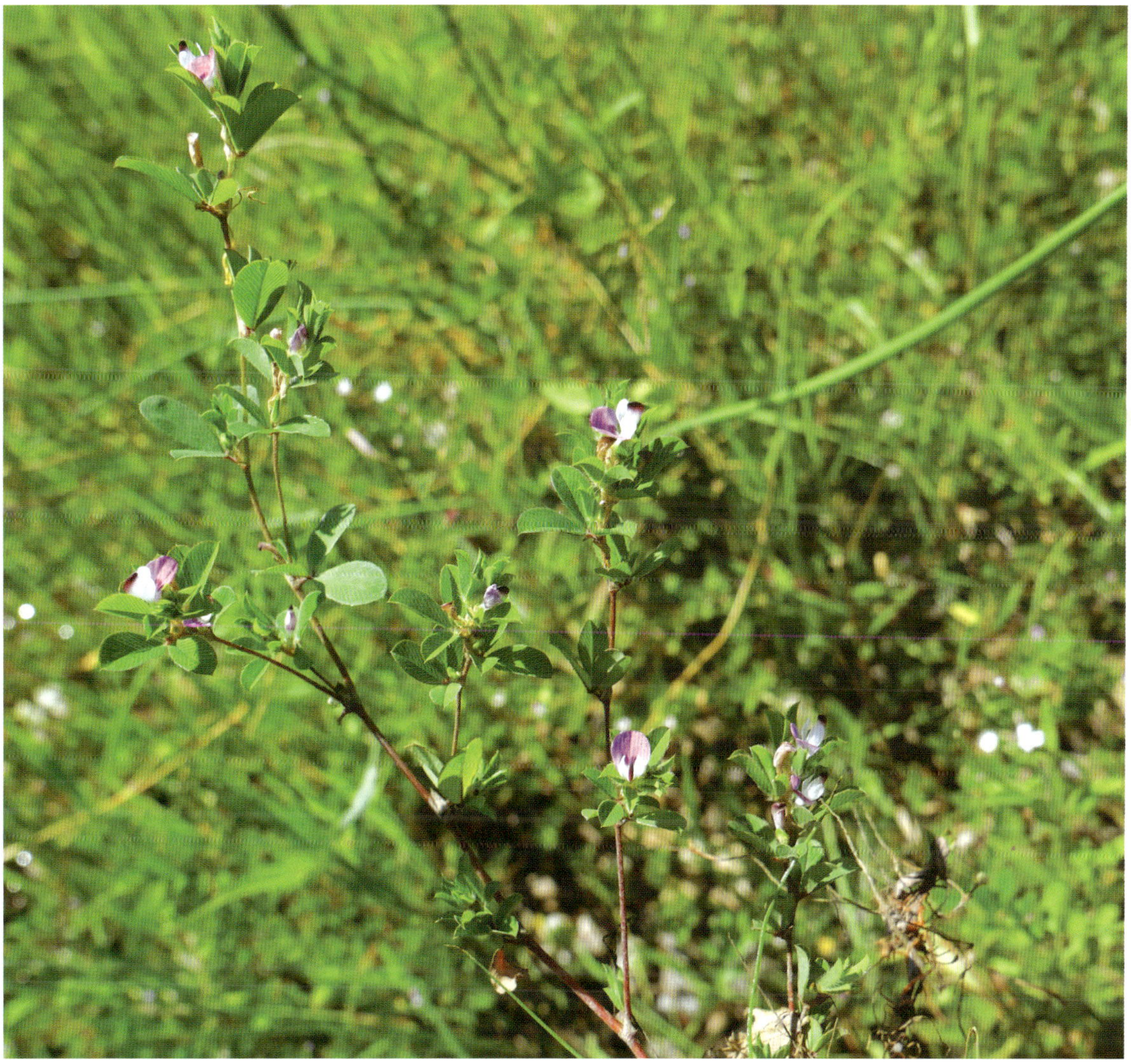

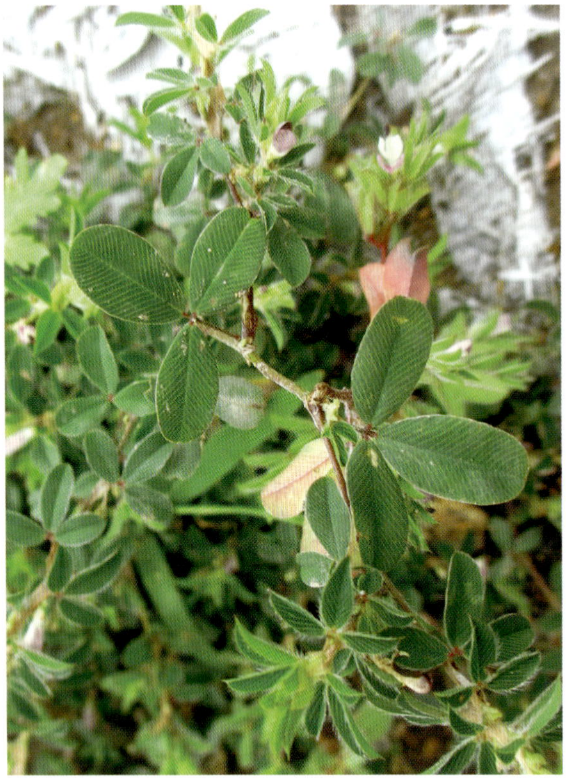 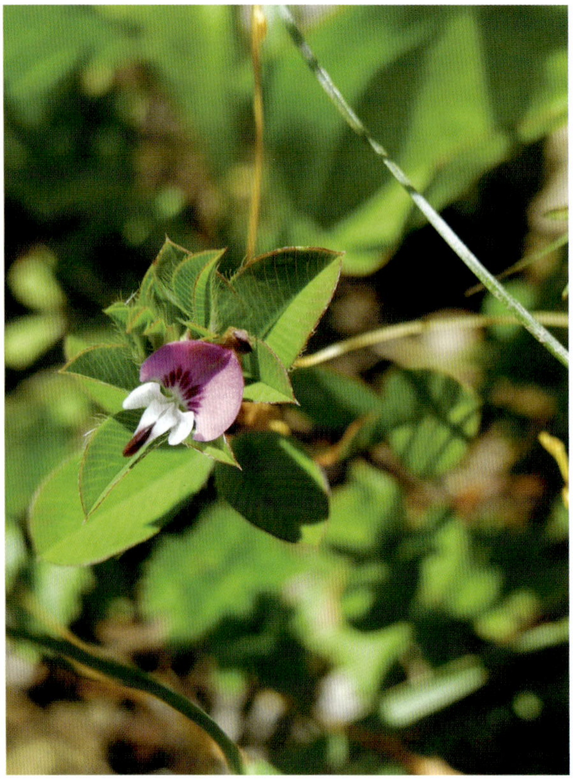

【生 活 型】一年生中生草本。

【花 果 期】花期 7~8 月，果期 8~9 月。

【生　　境】生于草原带和森林草原带的山地、丘陵、田边、路旁，为常见杂草，但多度不高，也进入荒漠草原群落中。

【功能主治】全草（鸡眼草）：清热解毒，健脾利湿。用于感冒发热，暑湿吐泻，疟疾，痢疾，病毒性肝炎，热淋，白浊。

牻牛儿苗属　*Erodium* L.'Hérit.

草本，稀亚灌木。具托叶。花通常辐射对称，单生或排列成伞形花序；具总花梗；萼片5；花瓣5，花瓣与腺体互生；雄蕊10，排成2轮，其中5个有花药，与5个退化雄蕊互生；子房5室，每室具胚珠2枚，花柱分枝5。蒴果，成熟时5果瓣与中轴分离，由下而上呈螺旋状卷曲，果瓣内面有毛。种子无胚乳。

鄂伦春有1种。

·牻牛儿苗

【别名】太阳花、狼怕怕

Erodium stephanianum Willd.

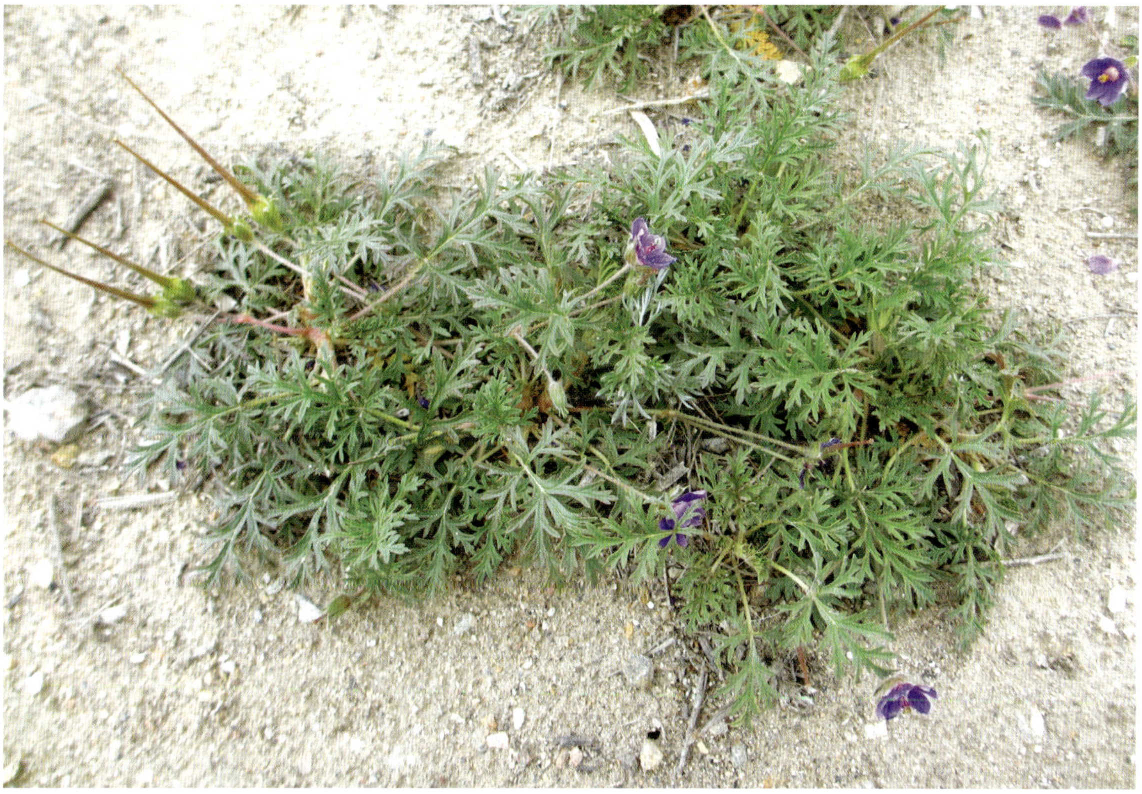

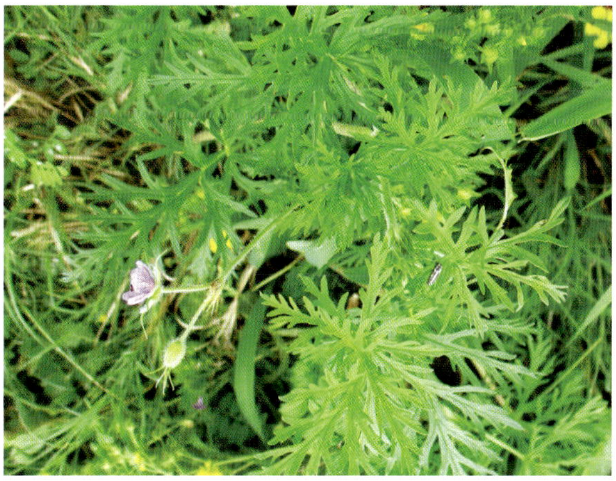

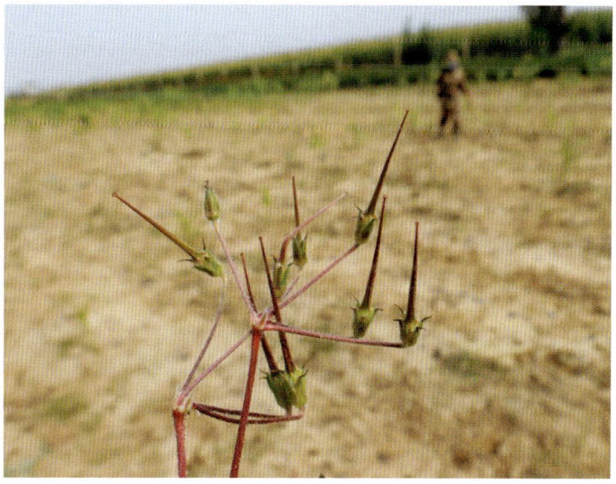

【生 活 型】一年生或二年生旱中生草本。

【花 果 期】花期 6~8 月，果期 8~9 月。

【生　　境】生于山坡、干草地、沙质草原、河岸、沙丘、田间、路旁。

【功能主治】地上部分（老鹳草）：祛风湿，通经络，止泻痢。用于风湿痹痛，麻木拘挛，筋骨酸痛，泄泻痢疾。

【民族应用】

蒙古族

全草（蔓久海）：燥协日乌素，调经，活血，明目，退翳。用于关节疼痛，跌扑损伤，云翳，月经不调。

老鹳草属　*Geranium* L.

草本或亚灌木。叶对生或互生，叶片圆形或肾形，有时三角形，掌状分裂；有托叶。花辐射对称；萼片 5；花瓣 5，覆瓦状排列；蜜腺 5，与花瓣互生；雄蕊 10，通常全部具花药，花丝通常基部扩大，离生或基部稍合生；子房 5 室，花柱上部分枝 5。蒴果，顶端有喙，每果瓣含 1 粒种子，成熟时由下而上反卷开裂，但不作螺旋状卷曲，果瓣宿存于花柱上。

鄂伦春有 6 种。

分种检索表

1a. 花较大，直径 2cm 以上。

　2a. 茎上部、花梗、萼片、蒴果被腺毛或混生腺毛；花柱合生部分较长，明显长于其上部分枝部分……………………………………………… **毛蕊老鹳草 *G. platyanthum***

　2b. 茎上部、花梗、萼片、蒴果被单毛，无腺毛；花柱合生部分甚短，明显短于其上部分枝部分。

　　3a. 叶片分裂较深，几达基部，裂片又 2~3 深裂，小裂片具缺刻及粗锯齿……………………………………………………………… **突节老鹳草 *G. krameri***

　　3b. 叶片分裂较浅，不达基部，分裂达全长的 2/3，裂片具牙齿状缺刻或不整齐牙齿。

　　　4a. 花瓣比萼片长 1 倍以上；全株被短伏柔毛；花丝基部扩大部分的边缘和背面均有长白毛；叶下面灰白色……………………… **灰背老鹳草 *G. wlassovianum***

　　　4b. 花瓣比萼片稍长；全株被开展的长柔毛；花丝基部扩大部分的边缘仅具缘毛，背面无毛；叶下面绿色……………………… **兴安老鹳草 *G. maximowiczii***

1b. 花较小，直径 2cm 以下。

5a. 花梗通常具 1 朵花；根单一或 2~3 个，圆锥状圆柱形 .... **鼠掌老鹳草 *G. sibiricum***

5b. 花梗通常具 2 朵花；根多数，纺锤状或长绳状 .... **粗根老鹳草 *G. dahuricum***

· 毛蕊老鹳草

Geranium platyanthum Duthie

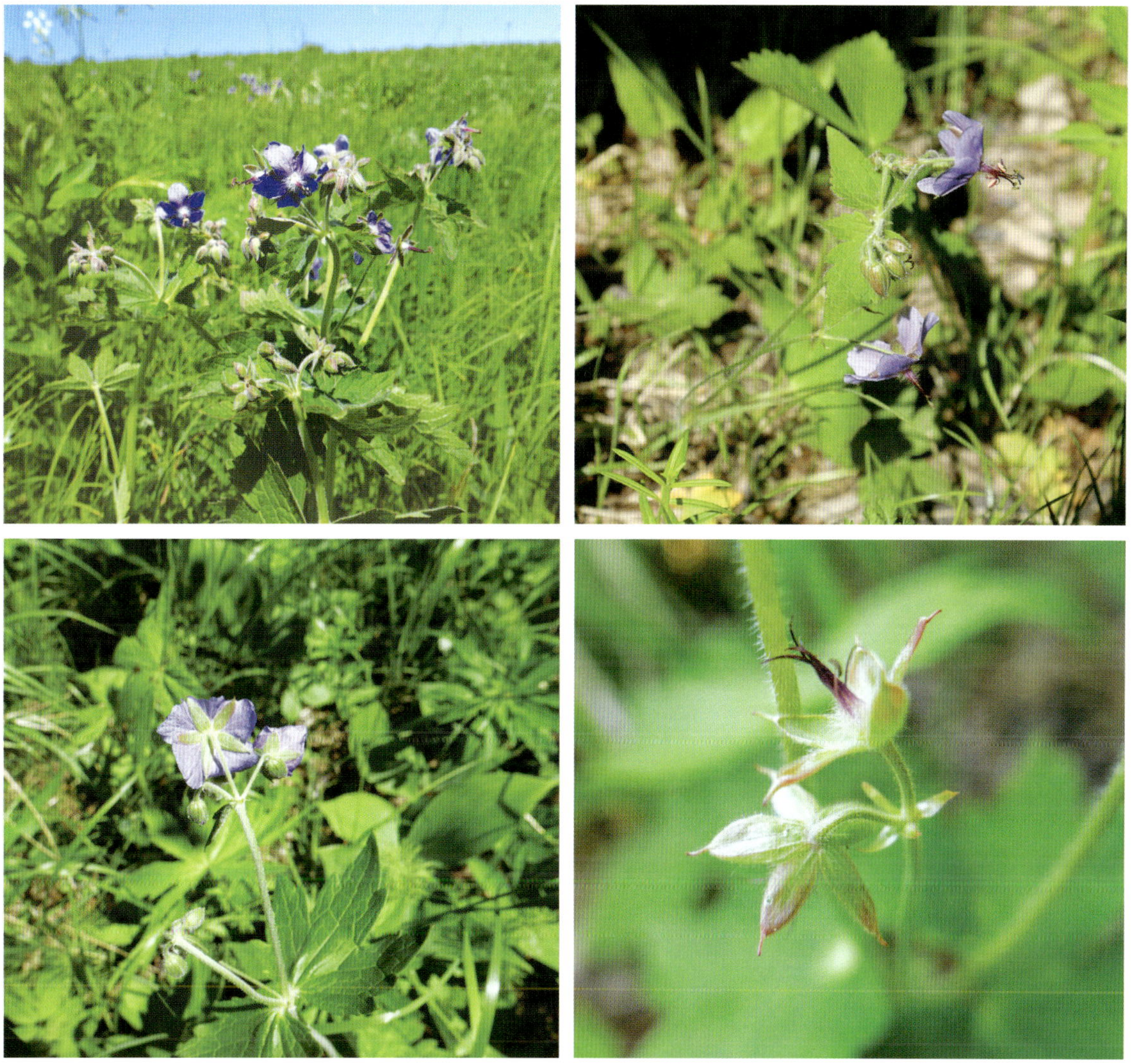

【生 活 型】多年生中生草本。

【花 果 期】花期 6~8 月，果期 8~10 月。

【生　　境】生于森林带和草原带的山地林下、林间、林缘草甸、灌丛。

【功能主治】全草或地上部分（毛蕊老鹳草）：疏风通络，强筋健骨。用于风寒湿痹，筋骨酸软，肌肤麻木，肠炎，痢疾，痈疽，跌打损伤。

【民族应用】

■ 蒙古族

全草（西伯日 - 西木德格来）：活血，调经，退翳。用于痛经，月经不调，闭经，眼白斑。

· 突节老鹳草

Geranium krameri Franch. et Sav.

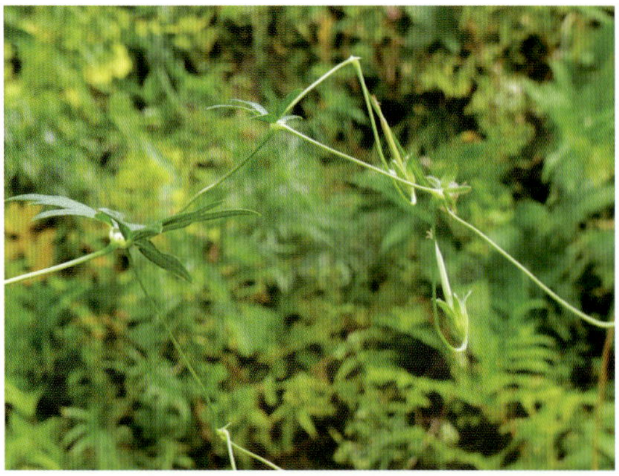

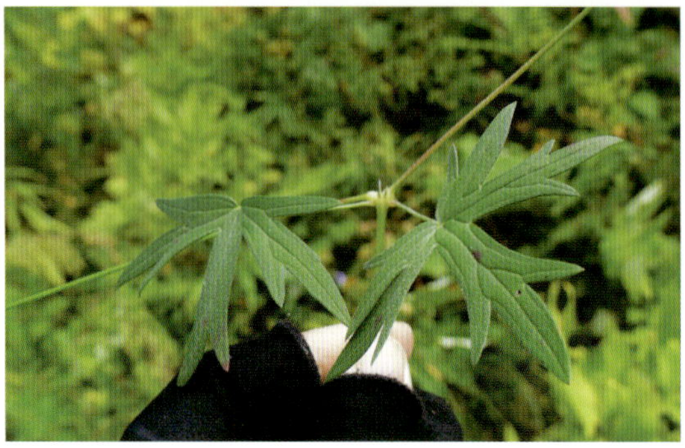

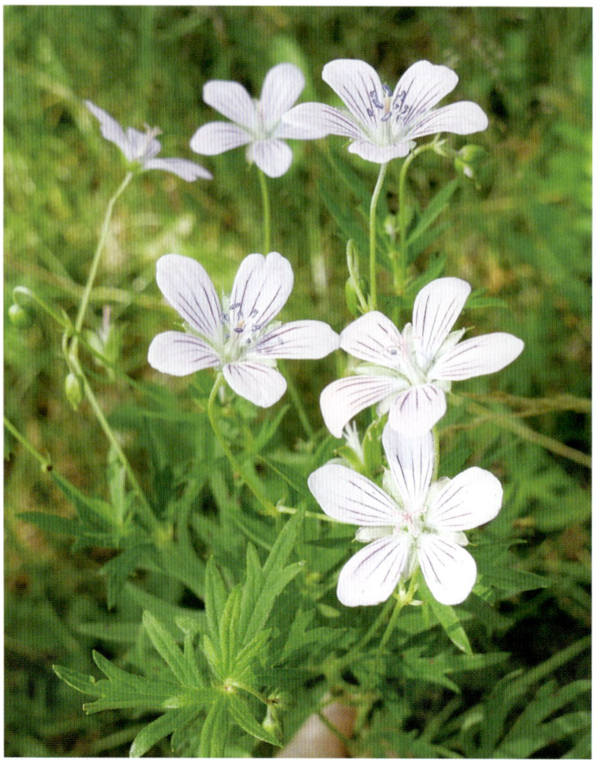

【生 活 型】多年生中生草本。

【花 果 期】花期 7~8 月，果期 8~9 月。

【生　　境】生于森林带和森林草原带的灌丛、草甸、路旁湿地。

【功能主治】全草（老鹳草）：祛风湿，通经络，止泻痢。用于风湿痹痛，麻木拘挛，筋骨酸痛，泄泻痢疾。

· 灰背老鹳草

Geranium wlassovianum Fischer ex Link

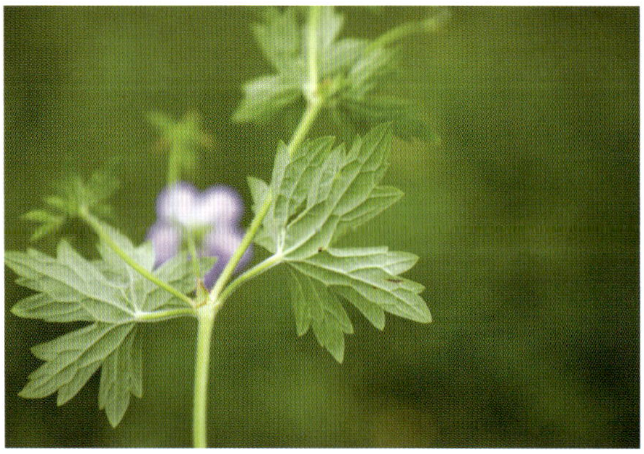

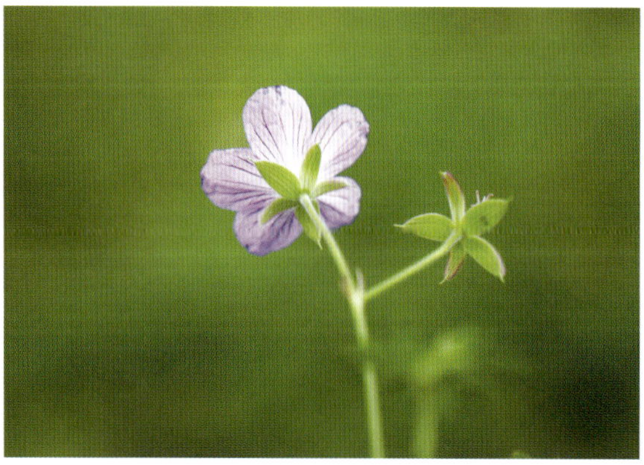

【生 活 型】多年生湿中生草本。
【花 果 期】花期 7~8 月，果期 8~9 月。
【生　　境】生于森林带和草原带的山地林下、沼泽草甸、河岸湿地。
【功能主治】全草（老鹳草）：祛风湿，通经络，止泻痢。用于风寒湿痹，麻木拘挛，筋骨酸痛，泄泻痢疾。
【民族应用】
▪ 蒙古族
全草（西伯日－西木德格来）：活血，调经，退翳。用于痛经，月经不调，闭经，眼白斑。

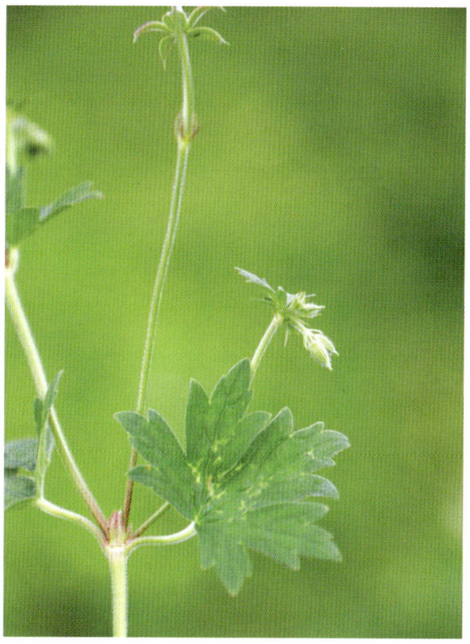

· 兴安老鹳草

Geranium maximowiczii Regel et Maack

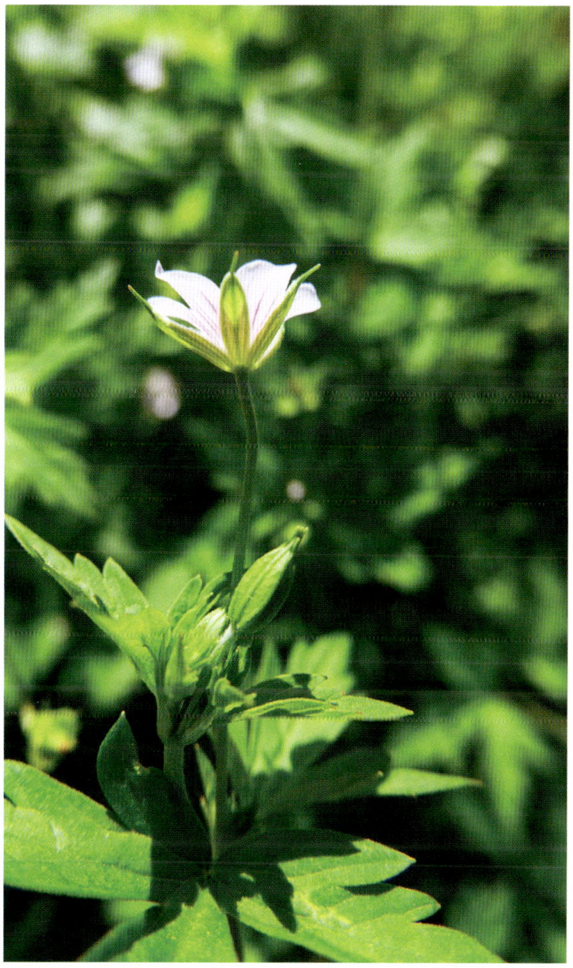

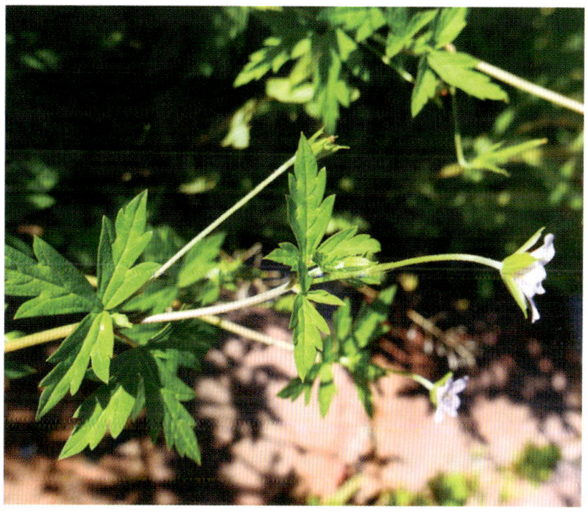

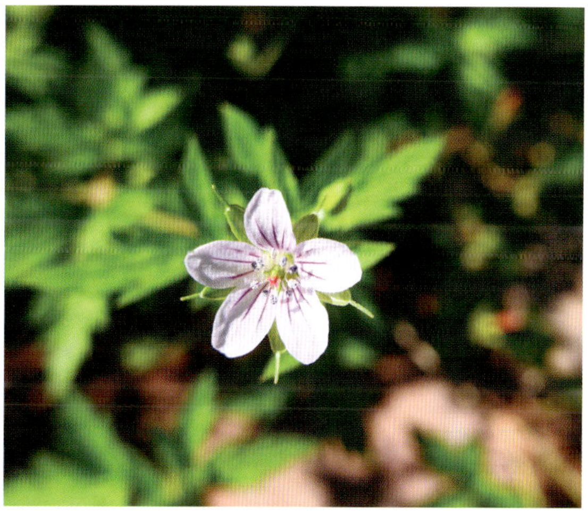

【生 活 型】多年生中生草本。

【花 果 期】花期 7~8 月，果期 8~9 月。

【生　　境】生于森林带和草原带的山地林下、林缘草甸、灌丛、河岸草甸、湿草地。

【功能主治】全草（老鹳草）：祛风湿，通经络，止泻痢。用于风湿痹痛，麻木拘挛，筋骨酸痛，泄泻痢疾。

*附　注 | 该种为鄂伦春“四普”新分布。

·鼠掌老鹳草

【别名】鼠掌草

Geranium sibiricum L.

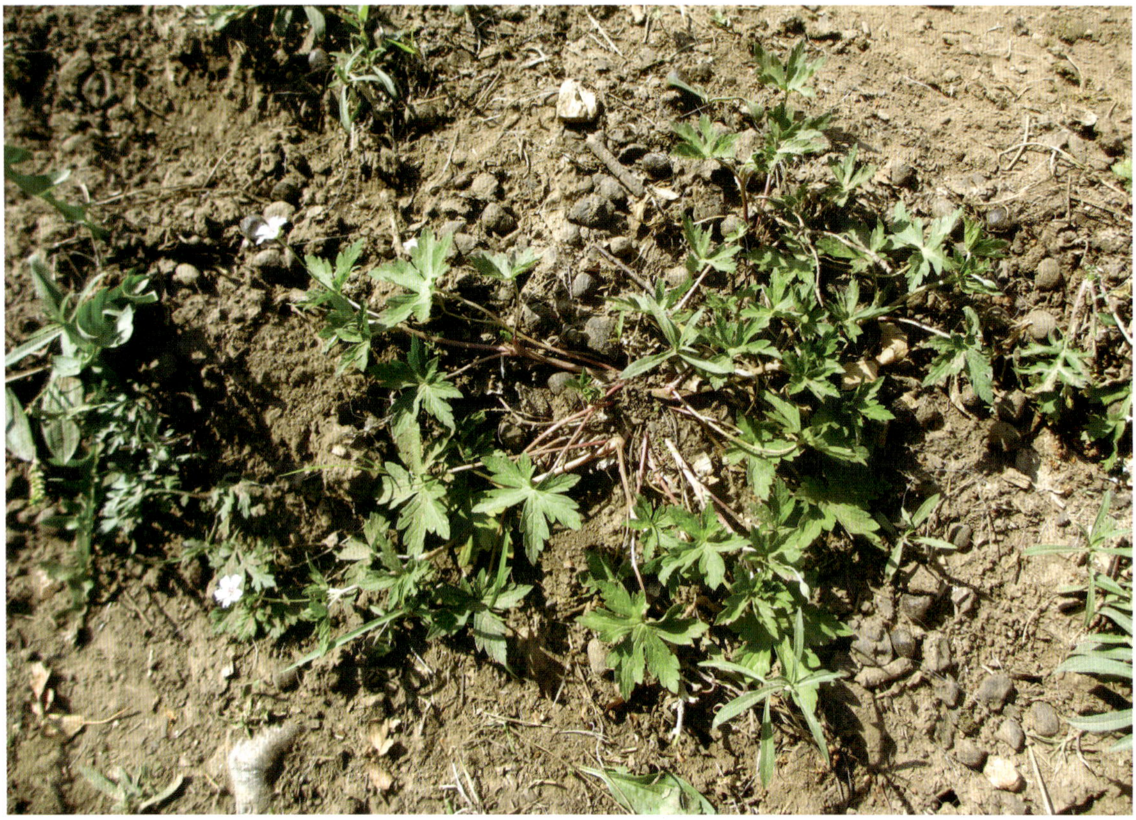

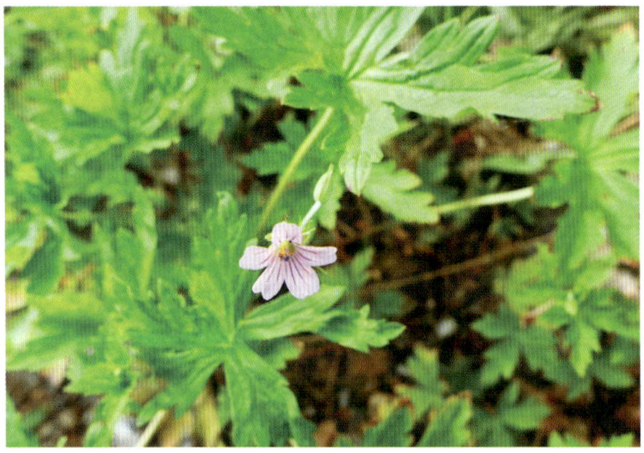

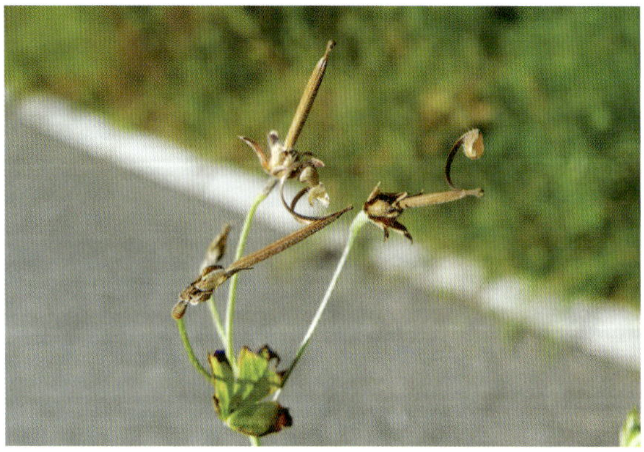

【生 活 型】多年生中生草本。

【花 果 期】花期 6~8 月，果期 8~9 月。

【生　　境】生于森林带和草原带的居民点附近及河滩湿地、沟谷、林缘、山坡草地。

【功能主治】全草或地上部分（老鹳草）：祛风湿，通经络，止泻痢。用于风寒湿痹，麻木拘挛，筋骨酸痛，泄泻痢疾。

【民族应用】

▪ 蒙古族

全草（西伯日－西木德格来）：活血，调经，退翳。用于痛经，月经不调，闭经，眼白斑。

*附 注 | 该种为鄂伦春“四普”新分布。

· 粗根老鹳草

【别名】块根老鹳草

Geranium dahuricum DC.

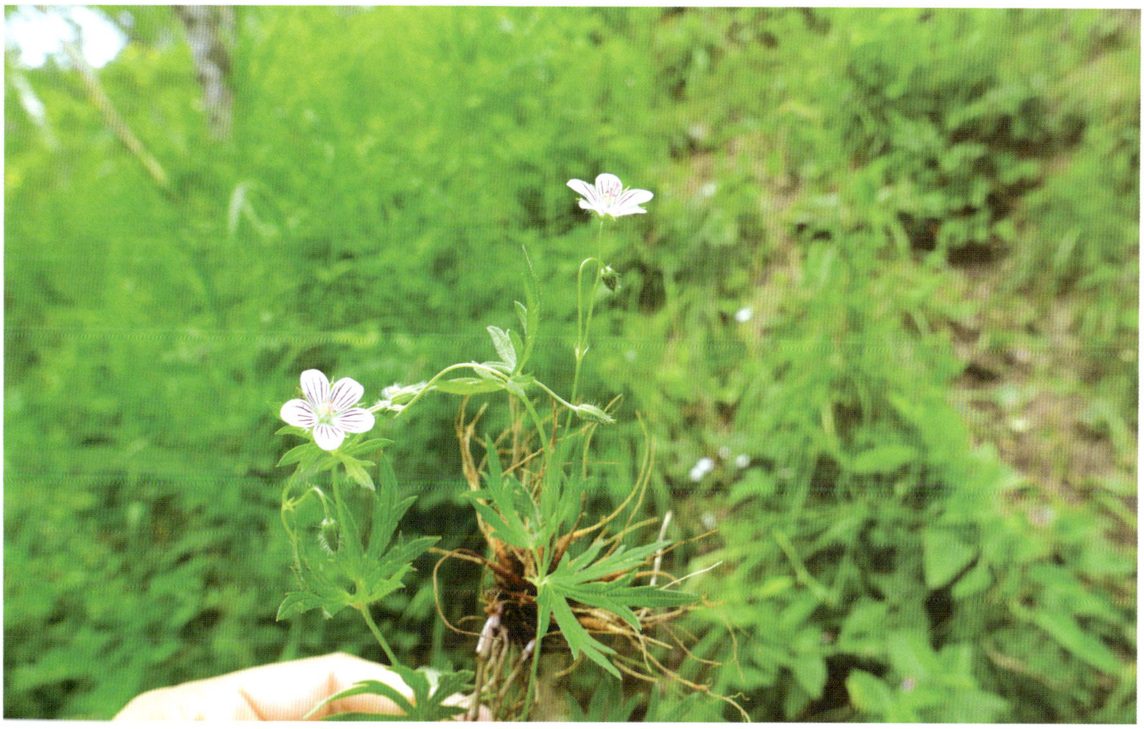

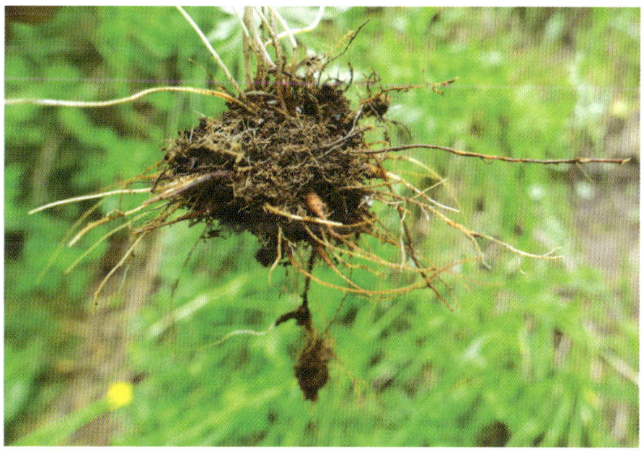

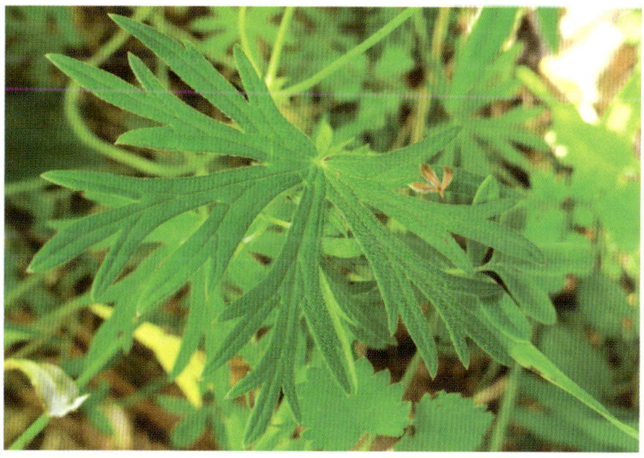

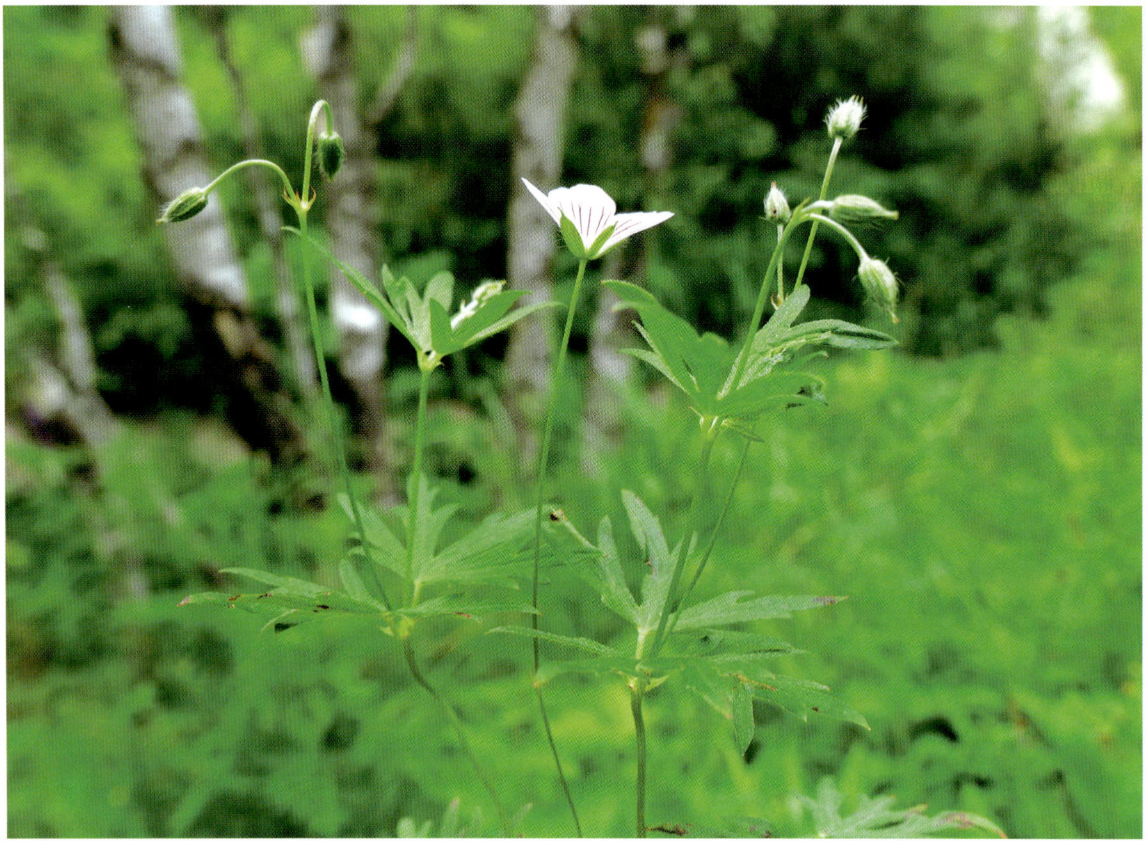

【生 活 型】多年生中生草本。

【花 果 期】花期 7~8 月，果期 8~9 月。

【生　　境】生于森林带和草原带的山地林下、林缘草甸、灌丛、湿草甸。

【功能主治】全草（老鹳草）：祛风湿，通经络，止泻痢。用于风湿痹痛，麻木拘挛，筋骨酸痛，泄泻痢疾。

【民族应用】

蒙古族

全草（西伯日 - 西木德格来）：活血，调经，退翳。用于痛经，月经不调，闭经，眼白斑。

鄂温克族

（1）全株：祛风湿，通经络。用于因风湿导致的双腿及关节红肿。

（2）茎叶：用于卧床病人压疮的预防。

亚麻属　*Linum* L.

多年生或一年生草本。茎直立，有坚韧皮层，无毛，稀被细毛。叶条形或披针形，无柄。花序为顶生或腋生总状或聚伞花序；萼片全缘，有时沿边缘有腺体；花瓣具爪，早脱落；雄蕊 5，花丝基部联合成筒状（环状），里面有齿状退化雄蕊；蜜腺 5，着生于雄蕊筒的外面；子房 5 室，花柱 5，分离，柱头伸长或头状。蒴果圆形或卵形。种子扁平，光滑。

鄂伦春有 1 种。

· 黑水亚麻

Linum amurense F. G. C. Alefeld

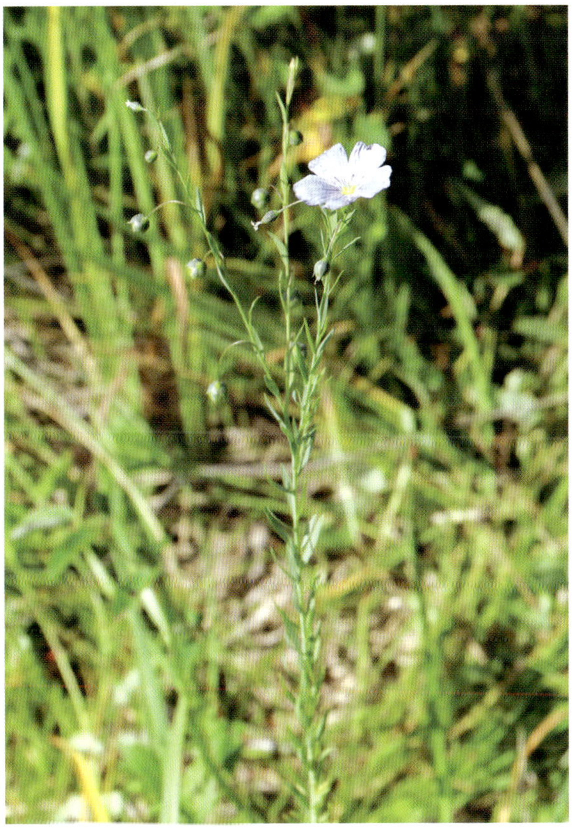

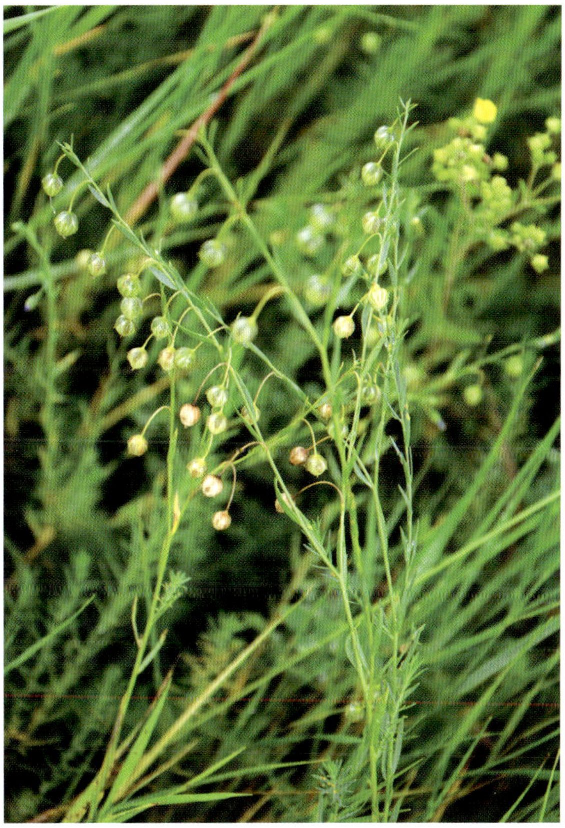

【生 活 型】多年生旱生草本。

【生　　境】生于草原带的草地、沙地、山坡。

【功能主治】花、果实（宿根亚麻）：通经活血。用于血瘀经闭。

【民族应用】

▪ 蒙古族

种子（麻嘎领古）：祛赫依，润燥，排脓。用于赫依病，便秘，皮肤瘙痒，老年皮肤粗糙，疮疖，睾丸肿痛，痛风。

蒺藜属　*Tribulus* L.

草本。双数羽状复叶。花黄色，单生叶腋；萼片和花瓣均5；花盘杯状，10裂；雄蕊10，其中5个稍长，与花瓣对生，5个短的在基部有腺体；子房由4~5心皮组成，每个心皮内具胚珠1或2~5枚。果实由数个不开裂的分果瓣组成，有针刺。种子无胚乳。

鄂伦春有1种。

・蒺　藜

【别名】硬蒺藜、白蒺藜

Tribulus terrestris L.

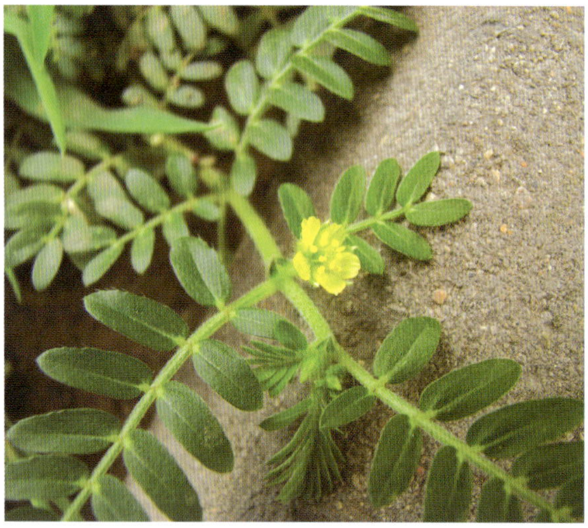

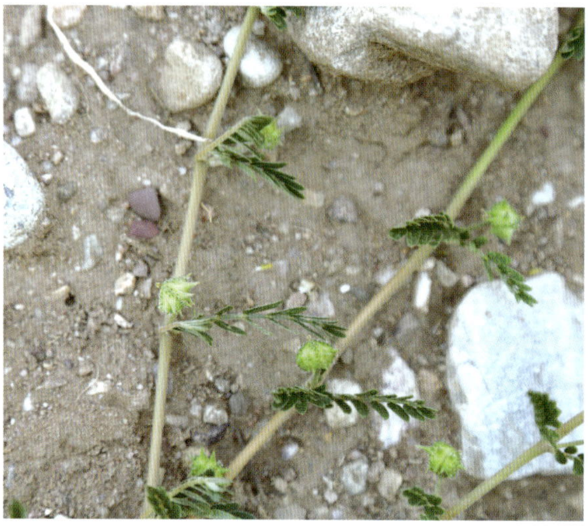

【生 活 型】一年生中生草本。

【花 果 期】花、果期5~9月。

【生　　境】生于荒地、山坡、路旁、田间、居民点附近，在荒漠区亦见于石质残丘坡地、白刺堆间沙地及干河床边。

【功能主治】果实（刺蒺藜）：平肝，解郁，明目，祛风。用于头痛，眩晕，胸胁胀痛，乳房胀痛，瘾瘕，目赤翳障，风疹瘙痒，白癜风，痈疽，瘰疬。

【民族应用】

■ 蒙古族

果实（伊曼－章古）：补肾助阳，利尿消肿。用于阳痿，肾寒，淋证，小便不利。

黄檗属 *Phellodendron* Rupr.

落叶乔木。叶对生，单数羽状复叶，小叶 5~13，对生。花小，黄绿色；单性，雌雄异株，顶生圆锥花序或伞房花序；花瓣 5~8，较萼片长数倍；雄花有雄蕊 5~6，退化雌蕊 1；雌花有 5~6 个小型的退化雄蕊与 1 个 5 室的子房。果实为浆果状核果，黑色，含种子 4~5 粒。

鄂伦春有 1 种。

·黄　檗

【别名】黄菠萝树、黄檗木、黄柏

Phellodendron amurense Rupr.

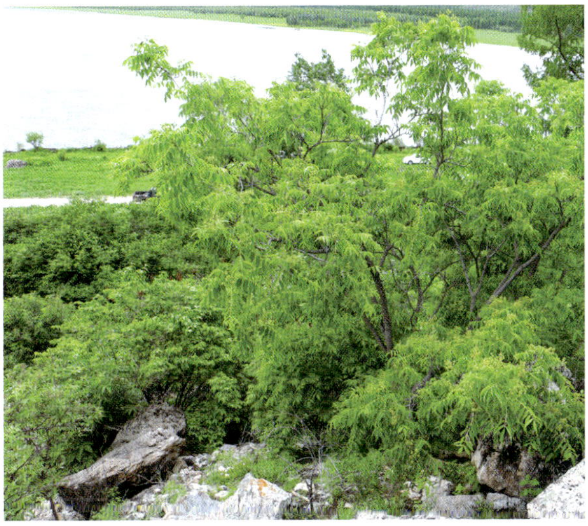

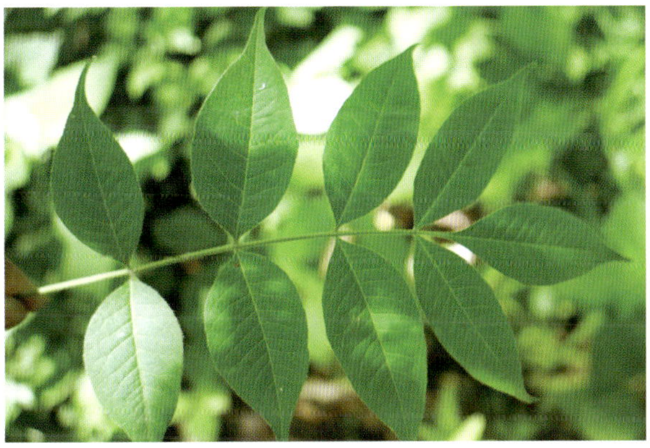

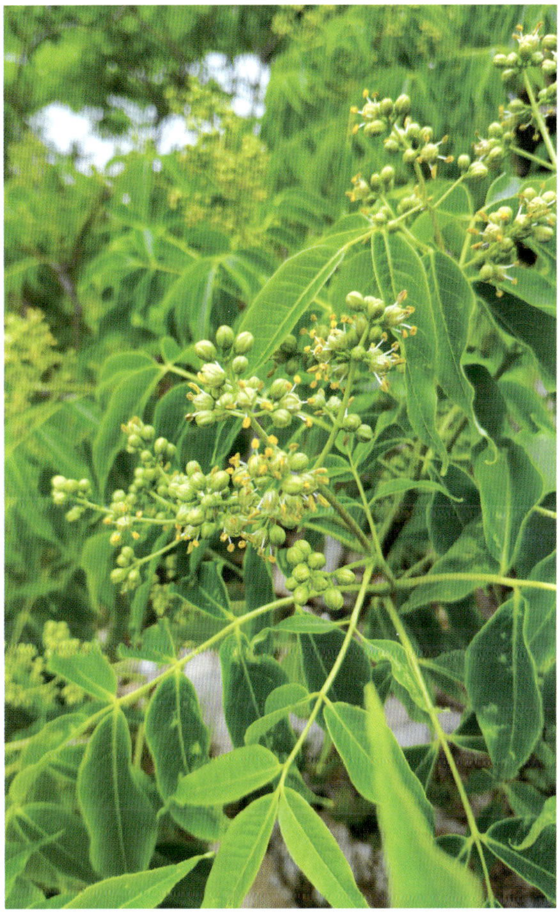

【生 活 型】中生落叶乔木。

【花 果 期】花期 6~7 月，果期 8~9 月。

【生　　境】生于落叶阔叶林带的杂木林中。

【功能主治】树皮（关黄柏）：清热燥湿，泻火除蒸，解毒疗疮。用于湿热泻痢，黄疸尿赤，带下阴痒，热淋涩痛，脚气痿躄，骨蒸劳热，盗汗，遗精，疮疡肿毒，湿疹湿疮。

【民族应用】

蒙古族

树皮（希拉毛都）：燥协日乌素，清热，解毒，明目，止血，止泻。用于协日乌素症，黄水疮，疥，癣，秃疮，皮肤瘙痒，麻风病，各种出血证，陈热证，痢疾，眼白斑，结膜炎，肾热，尿频，遗精，毒热等。

白鲜属 *Dictamnus* L.

多年生草本，基部稍木质化，有强烈的气味。单数羽状复叶，互生，有油点。总状花序顶生；花大而美丽，略呈左右对称，白色、淡红色或紫红色；花萼5深裂；花瓣5，下面1片下倾，其余4片向上斜伸；雄蕊10，离生，着生于杯形花盘四周；子房5室，5深裂，每室具胚珠2~4枚。蒴果有短柄，坚硬。种子近球形，黑色，无毛，有光泽。

鄂伦春有1种。

·白　鲜

【别名】八股牛、好汉拔、山牡丹

Dictamnus dasycarpus Turcz.

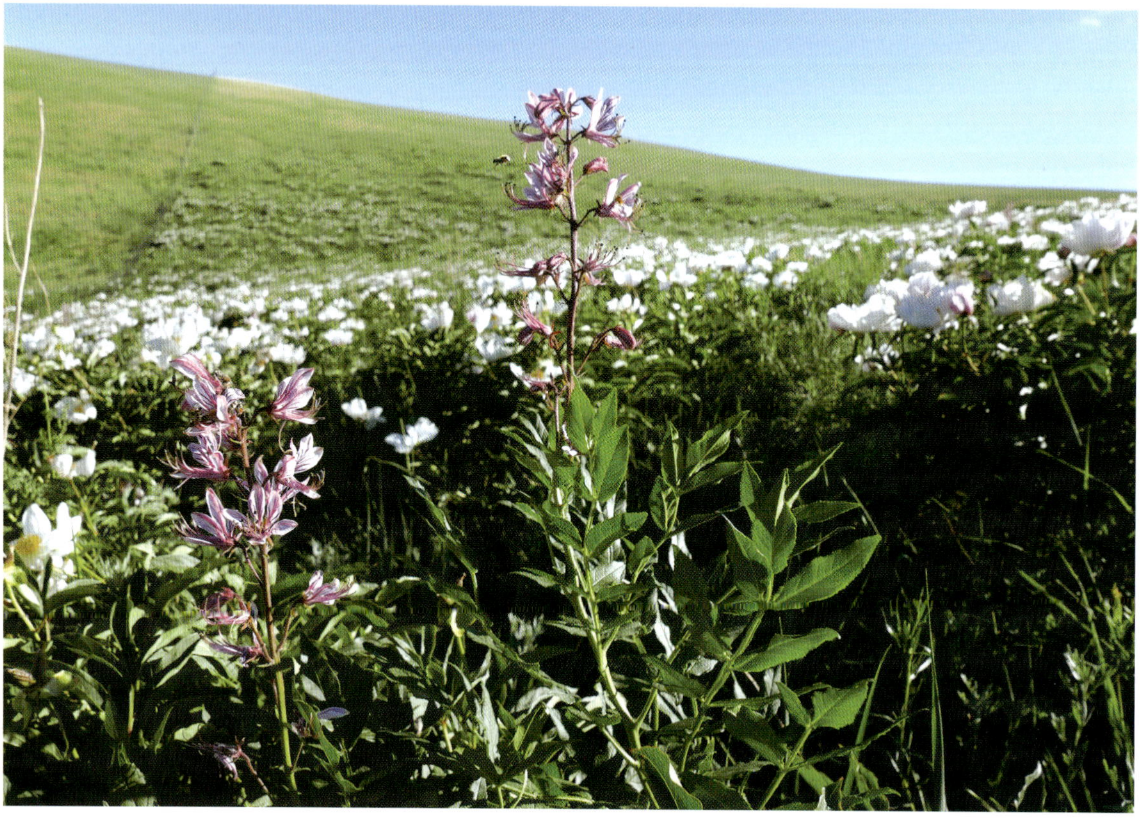

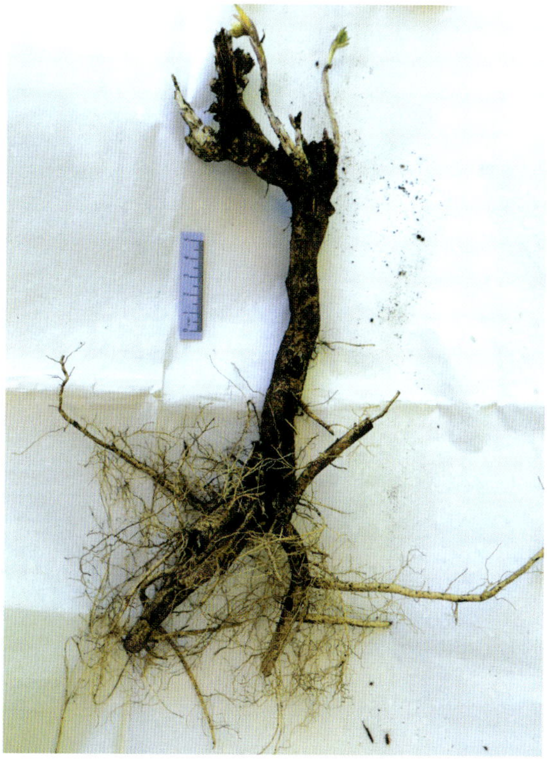

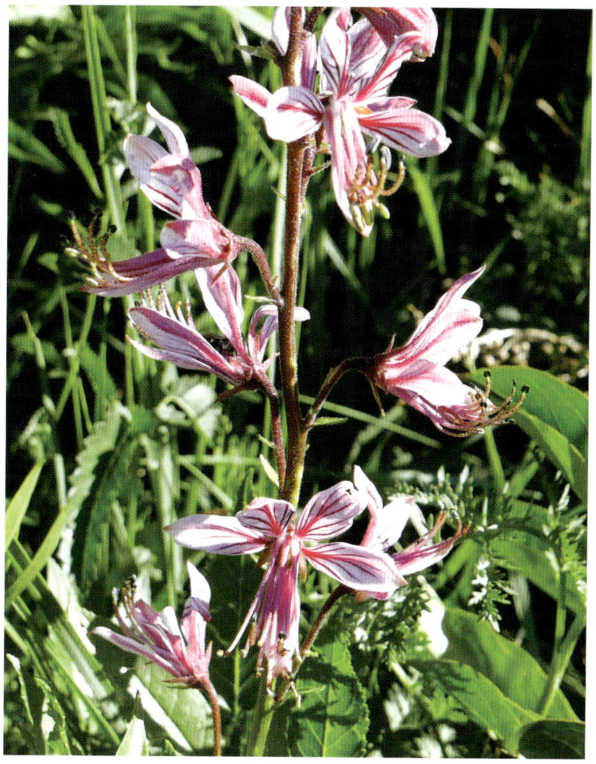

【生 活 型】多年生中生草本。

【花 果 期】花期 7 月，果期 8~9 月。

【生　　境】生于森林带和森林草原带的山坡林缘、疏林灌丛、草甸。

【功能主治】根皮（白鲜皮）：清热燥湿，祛风解毒。用于湿热疮毒，黄水淋漓，湿疹，风疹，疥癣疮癞，风湿热痹，黄疸尿赤。

远志属 *Polygala* L.

草本，稀半灌木。叶互生，稀轮生，无托叶。总状花序，腋生或顶生；萼片 5，宿存；花瓣 3，不等大，基部与雄蕊鞘相连，下方 1 片为龙骨状，顶端背部有流苏状缨，基部具爪；雄蕊 8，花丝基部合生成鞘状；子房 2 室。蒴果 2 室，室背开裂。种子 2 粒，有毛或有假种皮。

鄂伦春有 2 种。

分种检索表

1a. 叶条形或条状披针形，宽 0.5~2mm；蒴果边缘无毛 ………… **细叶远志 *P. tenuifolia***

1b. 茎下部叶卵形，上部叶披针形或卵状披针形，宽 3~6mm；蒴果边缘具毛 ………… **西伯利亚远志 *P. sibirica***

• 细叶远志

【别名】小草、远志、细草

Polygala tenuifolia Willd.

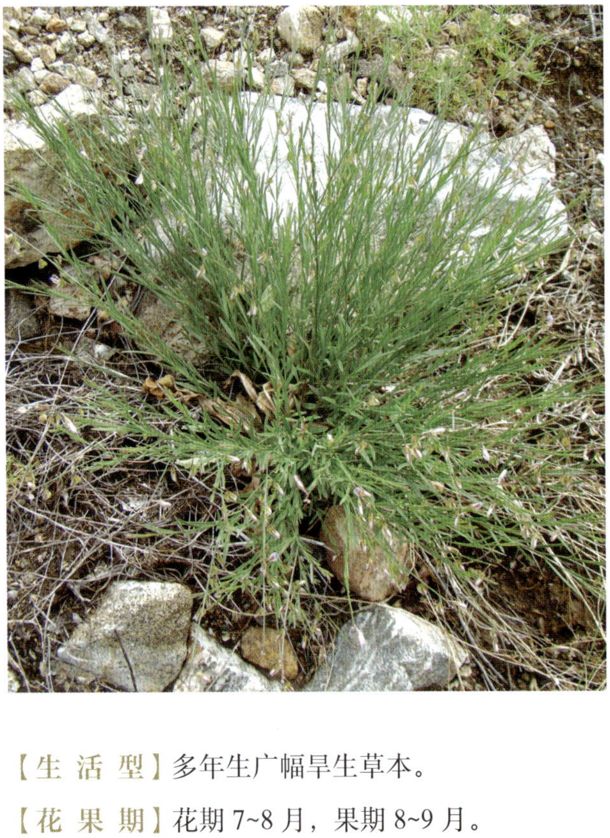

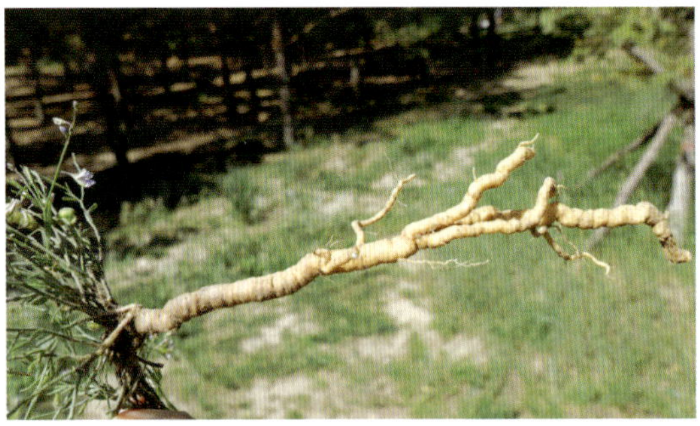

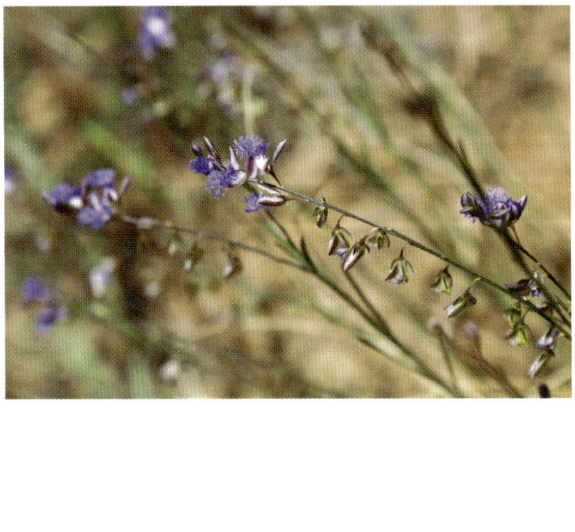

【生 活 型】多年生广幅旱生草本。

【花 果 期】花期 7~8 月，果期 8~9 月。

【生　　境】生于石质草原及山坡、草地、灌丛下。

【功能主治】根（远志）：安神益智，交通心肾，祛痰，消肿。用于心肾不交引起的失眠多梦、健忘惊悸、神志恍惚，咳痰不爽，疮疡肿毒，乳房肿痛。

【民族应用】

■ 蒙古族

根皮（吉如很-其其格）：排脓，化痰，润肺，锁脉，消肿，愈伤。用于肺脓肿，痰多咳嗽，脉伤。

·西伯利亚远志

【别名】卵叶远志、瓜子金

Polygala sibirica L.

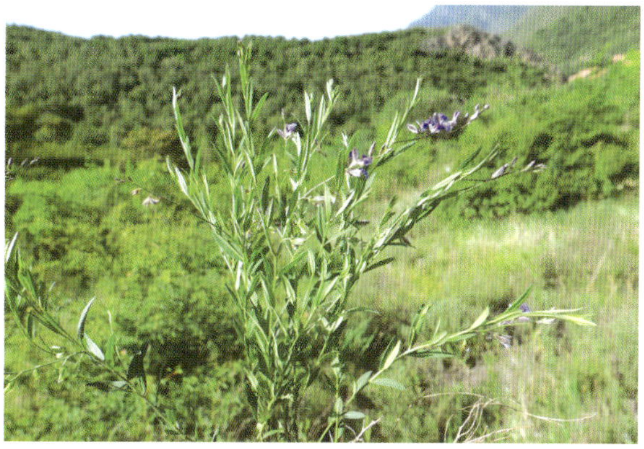
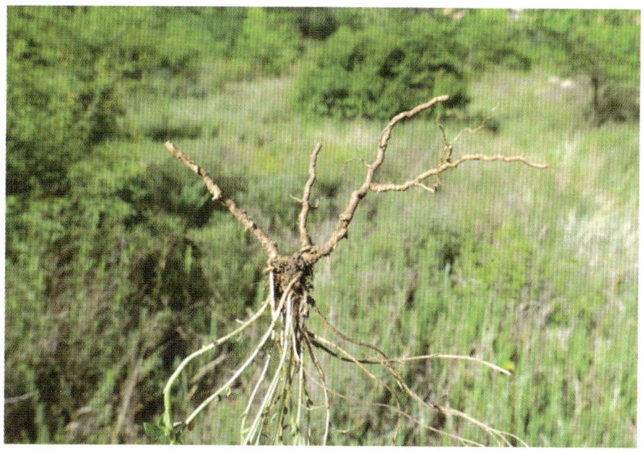
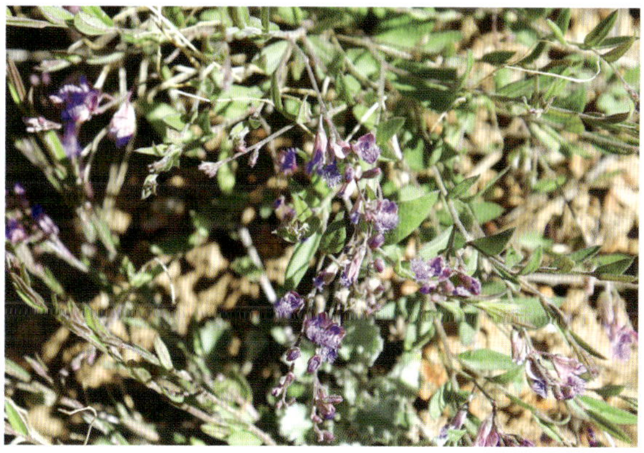
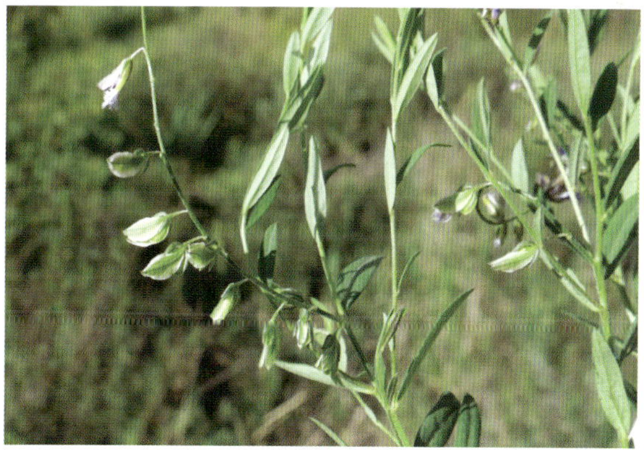

【生 活 型】多年生中旱生草本。

【花 果 期】花期 6~7 月，果期 8~9 月。

【生　　境】生于山坡、草地、林缘、灌丛。

【功能主治】根（远志）：安神益智，交通心肾，祛痰，消肿。用于心肾不交引起的失眠多梦、健忘惊悸、神志恍惚，咳痰不爽，疮疡肿毒，乳房肿痛。

【民族应用】

■ 蒙古族

根皮（吉如很-其其格）：排脓，化痰，润肺，锁脉，消肿，愈伤。用于肺脓肿，痰多咳嗽，脉伤。

白饭树属 *Flueggea* Willd.

落叶灌木。单叶互生，全缘或具细齿；有托叶。花小，单性，常簇生叶腋，雌雄同株或异株；萼片 5；无花瓣；雄花无梗或具短梗，雄蕊 5（6），具退化子房，小型；腺体 5，与萼互生；雌花有明显的小梗，子房 3 室，每室具 2 枚胚珠，花柱短，柱头 3 裂。蒴果近球形，成熟时 3 裂。种子无附属物，胚直立。

鄂伦春有 1 种。

• 一叶萩

【别名】叶底珠、叶下珠、狗杏条

Flueggea suffruticosa (Pall.) Baill.

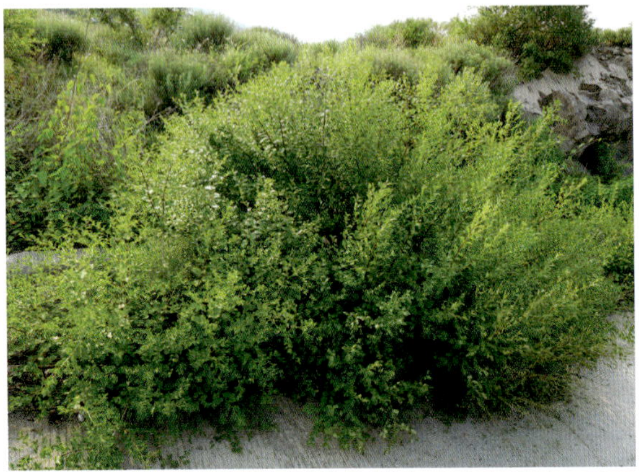
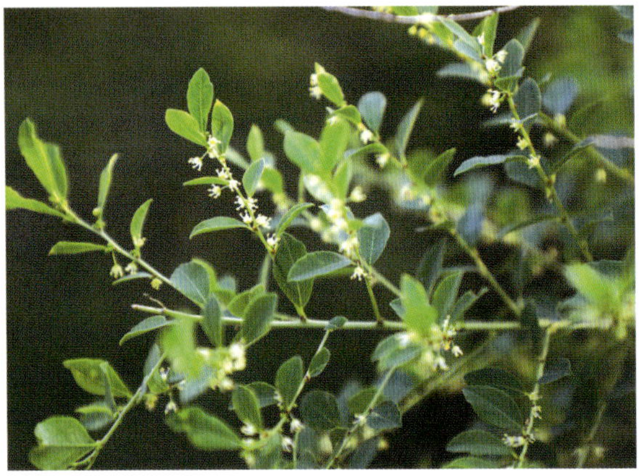
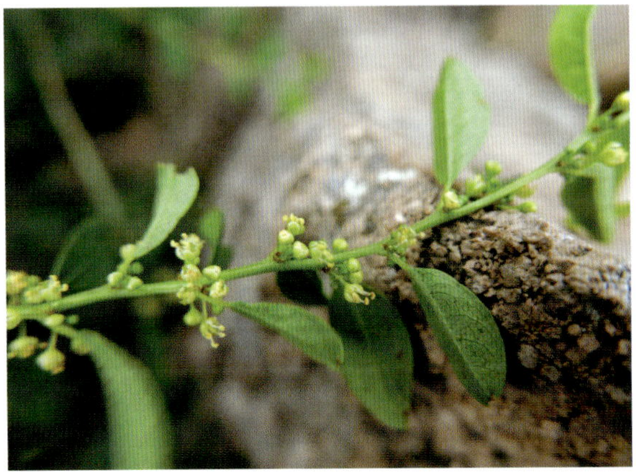
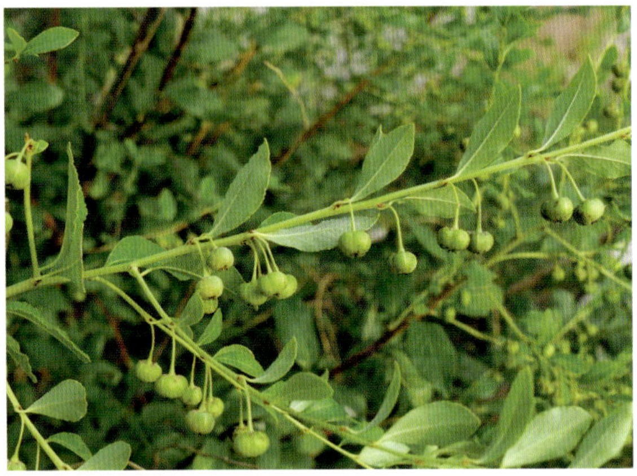

【生 活 型】中生灌木。

【花 果 期】花期 6~7 月，果期 8~9 月。

【生　　境】生于落叶阔叶林带及草原带的山地灌丛、石质山坡、沟谷。

【功能主治】嫩枝叶或根（一叶萩）：祛风活血，益肾强筋。用于风湿腰痛，四肢麻木，阳痿，小儿疳积，面神经麻痹，小儿麻痹后遗症。

大戟属 *Euphorbia* L.

一年生或多年生草本，少为灌木，内含乳汁。单叶，互生、对生或轮生，全缘或具牙齿，少分裂，无或有托叶。花单性，雌雄同株，由多数雄花及 1 雌花组成杯状聚伞花序；总苞杯状、钟状或圆锥状，先端 4~5 裂，腺体 4~5 或较少，常与裂片互生；雄花具 1 雄蕊，花药常为球形；雌花生于总苞的中央，子房 3 室，每室具 1 枚胚珠，具长柄，表面具瘤状突起或光滑，成熟时 3 瓣裂。种子小，先端具圆锥形种阜。

鄂伦春有 3 种。

分种检索表

1a. 一年生草本……………………………………地锦 ***E. humifusa***

1b. 多年生草本。

  2a. 茎生叶互生……………………………………乳浆大戟 ***E. esula***

  2b. 茎中上部的叶 3~5 轮生……………………………狼毒大戟 ***E. fischeriana***

·地　锦

【别名】铺地锦、铺地红、红头绳

Euphorbia humifusa Willd.

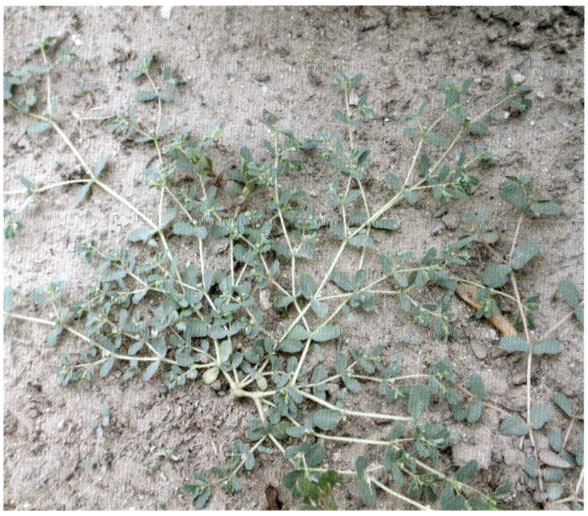

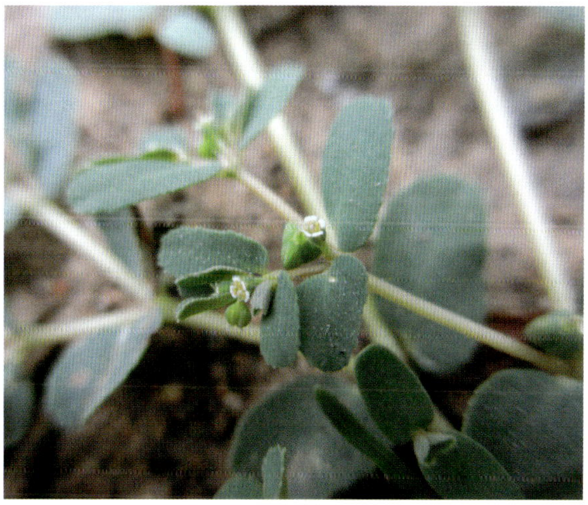

【生 活 型】一年生中生草本。

【花 果 期】花期 5~7 月，果期 8~9 月。

【生　　境】生于田野、路旁、河滩、固定沙地。

【功能主治】全草（地锦草）：清热解毒，凉血止血，利湿退黄。用于痢疾，泄泻，咯血，尿血，便血，崩漏，疮疖痈肿，湿热黄疸。

【民族应用】

■ 蒙古族

全草（马拉盖音－扎拉－额布斯）：止血，燥黄水，愈伤，清脑，清热，排脓。用于肺脓肿，内伤，便血，尿血，创伤出血，吐血，咳脓血痰，白脉病，中风，结喉，发症。

·乳浆大戟

【别名】猫儿眼、烂疤眼、鸡肠狼毒

Euphorbia esula L.

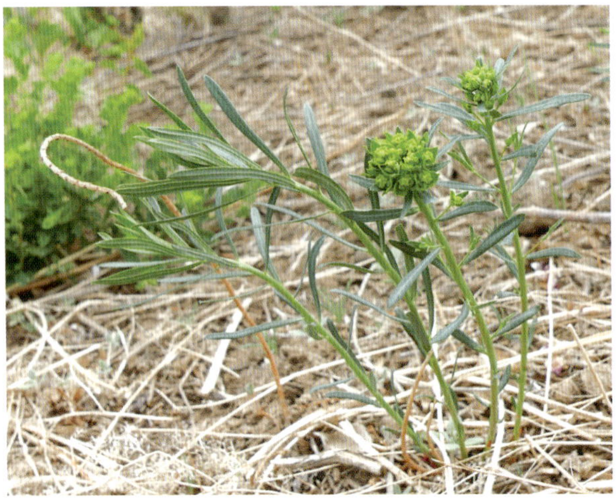

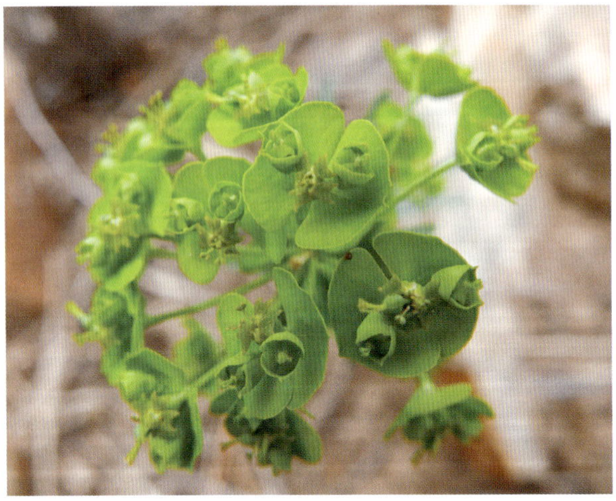

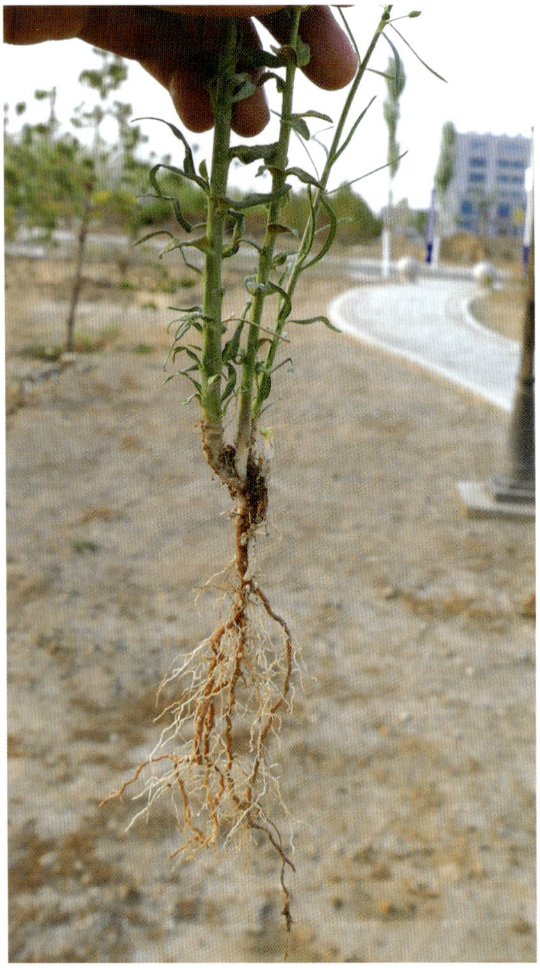

【生 活 型】多年生广幅中旱生草本。

【花 果 期】花期 5~7 月，果期 7~8 月。

【生　　境】多零散生于草原、山坡、干燥沙地、石质坡地、路旁。

【功能主治】全草（乳浆大戟）：利尿消肿，拔毒止痒。用于四肢浮肿，小便不利，疟疾；外用于颈淋巴结结核，疮癣瘙痒，肿毒，疥癣等。

【民族应用】

■ 蒙古族

全草（查干－塔日努）：破瘀，排脓，利胆，催吐。用于肠胃湿热，黄疸；外用于疥癣，痈疮。

· 狼毒大戟

【别名】猫眼草、狼毒

Euphorbia fischeriana Steud.

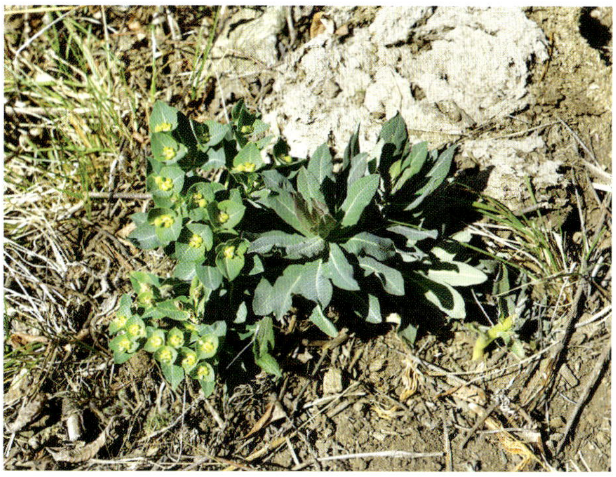

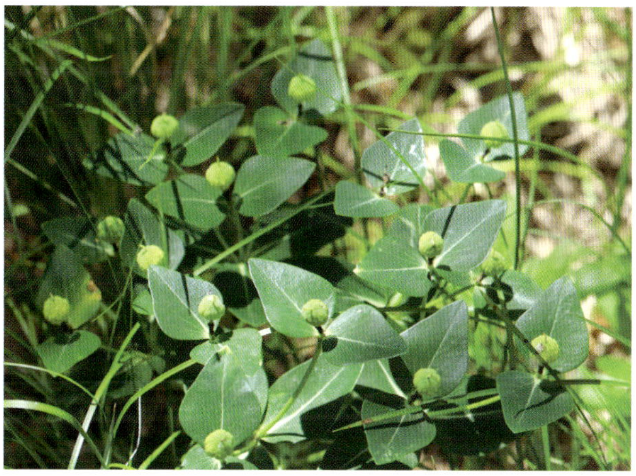

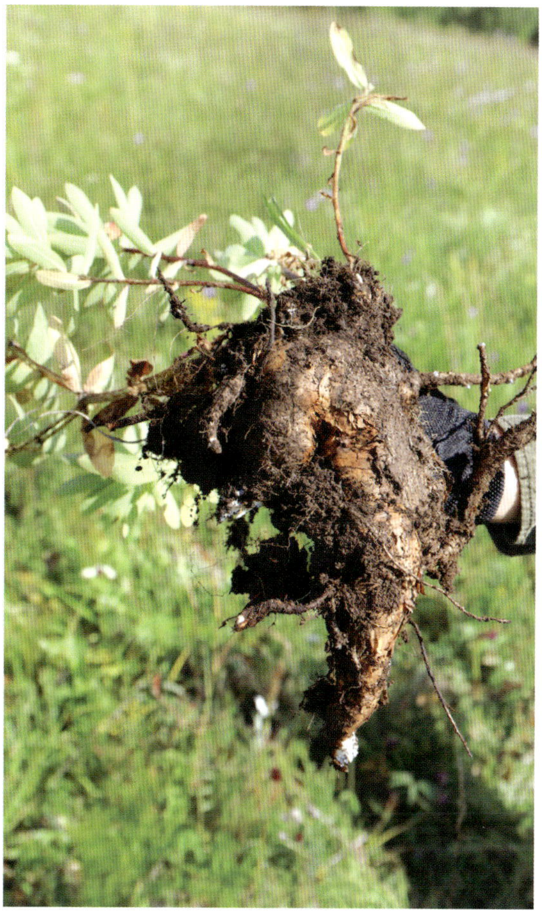

【生 活 型】多年生中旱生草本。

【花 果 期】花期 6 月，果期 7 月。

【生　　境】生于森林草原带和草原带的石质山地向阳山坡。

【功能主治】根（狼毒）：散结，杀虫，灭蛆。外用于淋巴结结核，皮癣。

【民族应用】

■ 蒙古族

根（塔日努）：泻下，消肿，消奇哈，杀虫，燥黄水。用于结喉，发症，痈肿，黄水疮，疥癣，水肿，痛风，游痛症，协日乌素病。

水马齿属 *Callitriche* L.

一年生草本。水生、沼生或湿生。茎细弱。叶对生，条形、条状匙形或倒卵状匙形，全缘；无托叶；茎顶端的叶多簇生或呈莲座状。每花基部具膜质角状小苞片；无花被；花极小，单性，腋生、单生或雌雄花同生于一叶腋内；雄花具1雄蕊，花药小，2室；雌花具1雌蕊，子房上位，2心皮，5裂，花柱2；中轴胎座。果实4裂，边缘常具膜质翅，成熟后4室分离形成果瓣。种子具直胚与肉质胚乳。

鄂伦春有1种。

·沼生水马齿

Callitriche palustris L.

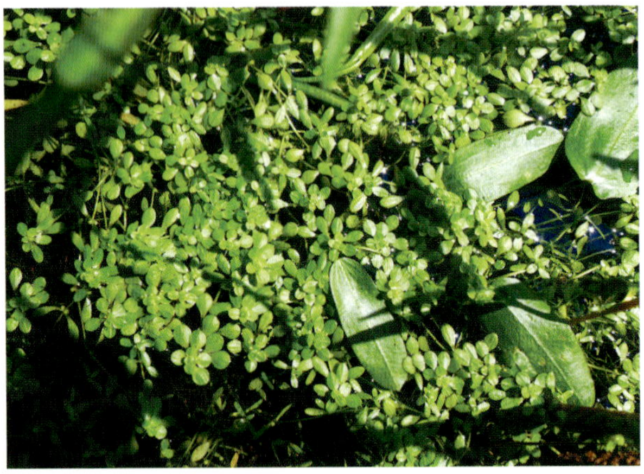

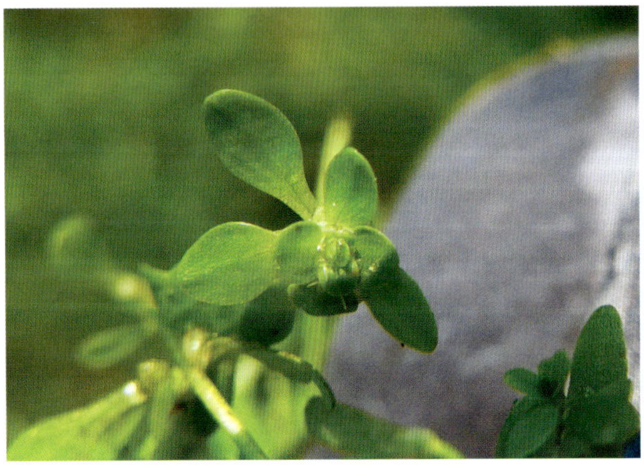

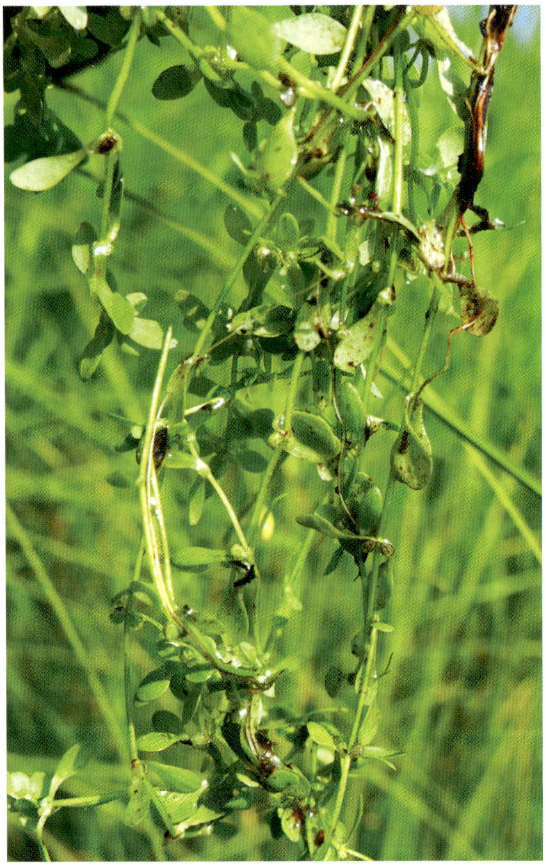

【生 活 型】一年生中湿生草本。

【生　　境】生于溪流或沼泽。

【功能主治】全草（沼生水马齿）：清热，解毒，利尿消肿。用于目赤肿痛，水肿，小便淋痛；外用于烧伤。

*附　注 | 该种为鄂伦春“四普”新分布。

岩高兰属 *Empetrum* L.

常绿匍匐状矮小灌木。单叶，密集排列，轮生或近轮生或交互对生，椭圆形至条形，边缘常反卷；无柄；无托叶。花小，两性或单性，单生叶腋或簇生小枝顶端；苞片 2~6，鳞片状；萼片 3~6，暗红色，花瓣状；无花瓣；雄蕊 2~6，花药 2 室，纵裂；子房上位，近球形，2~9 室，每室具 1 枚胚珠，花柱短，柱头星状或辐射状分裂，与子房同数。果实近球形，为肉质多浆核果，每个分果核含 1 粒种子。种子有丰富的肉质胚乳。

鄂伦春有 1 种。

·东北岩高兰

【别名】肝复灵

Empetrum nigrum L. var. *japonicum* K. Koch

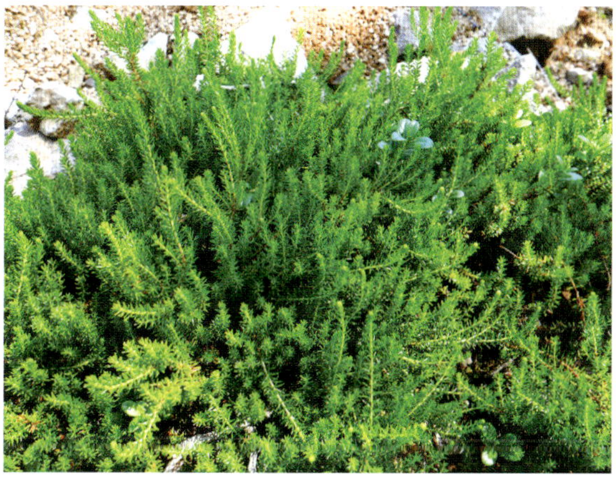

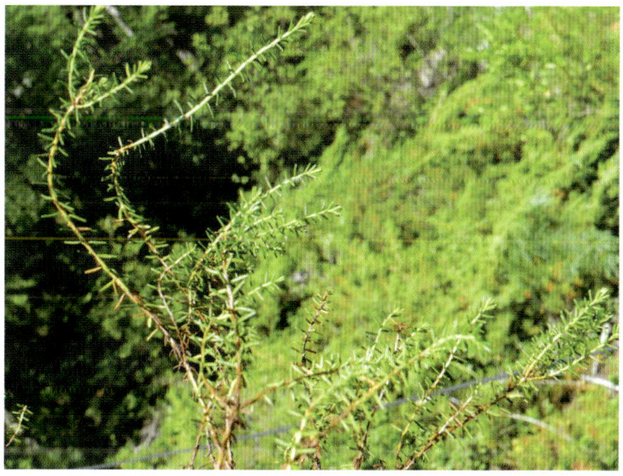

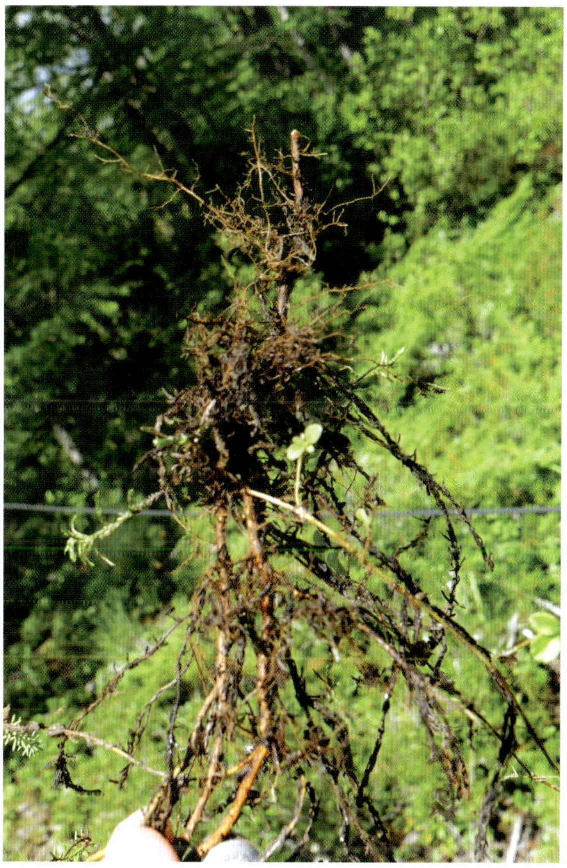

【生 活 型】常绿匍匐状中生小灌木。

【花 果 期】花期 6~7 月，果期 8 月。

【生　　境】生于寒温性针叶林带的高山岩石露头、林下或冻土上。

【功能主治】果实（东北岩高兰）：滋阴养肝，明目。用于肝炎，结膜炎。带果实全株亦可作药用。

*附　注 | 该种为鄂伦春“四普”新分布。

卫矛属 *Euonymus* L.

灌木或小乔木。小枝常有 4 棱；芽显著，具覆瓦状鳞片。叶通常对生，具柄，稀互生或轮生；托叶条形，脱落。花两性，4~5 基数，呈腋生聚伞花序；雄蕊短，插生在花盘上；花盘明显，微 4~5 裂；子房藏于花盘内。蒴果，4~5 室，每室含 1~2 粒种子。种子外包以肉质橘红色或橙黄色的假种皮。

鄂伦春有 1 种。

·白 杜

【别名】华北卫矛、丝棉木

Euonymus maackii Rupr.

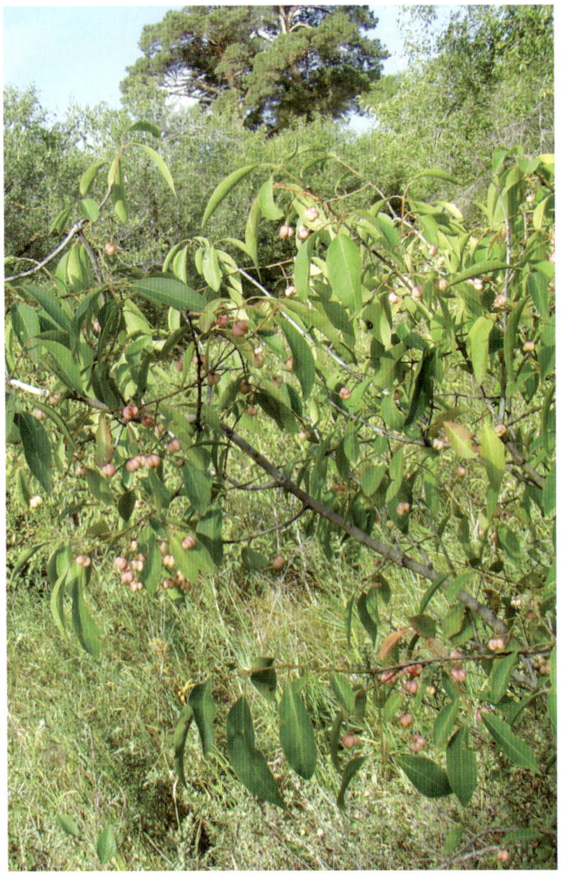

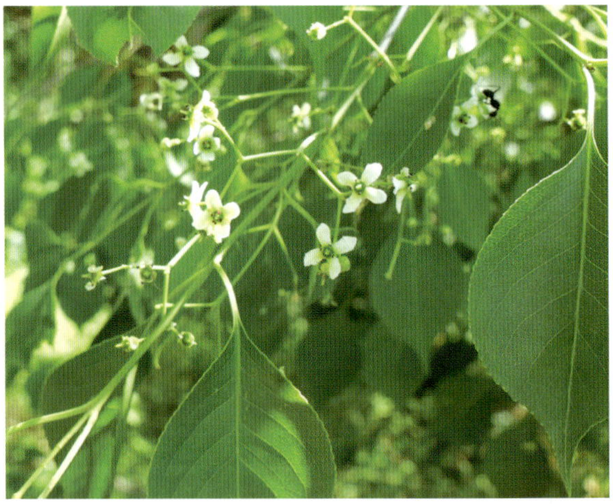

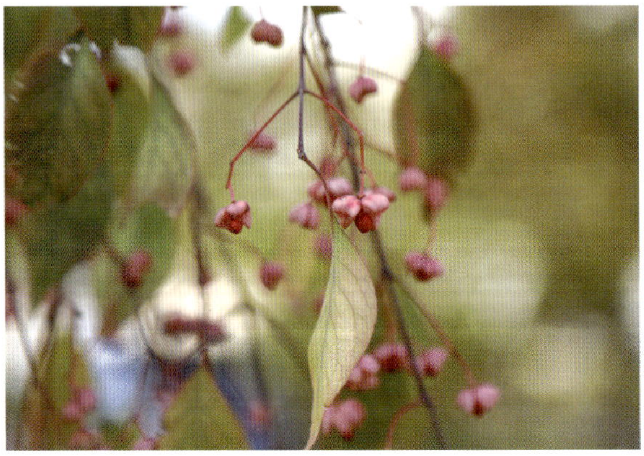

【生 活 型】中生灌木或小乔木。

【花 果 期】花期 6 月，果期 8 月。

【生 境】生于草原的山地、沟坡、沙丘。

【功能主治】根、树皮（丝棉木）：祛风除湿，活血通络，解毒止血。用于风湿性关节炎，腰痛，跌打伤肿，血栓闭塞性脉管炎，肺痈，衄血，疔疮肿毒。

*附 注 | 该种为鄂伦春“四普”新分布。

槭树属　*Acer* L.

乔木，稀灌木。冬芽鳞片呈覆瓦状排列或具 2 鳞片。单叶常掌状分裂或为具 3~7 小叶的复叶；叶柄基部膨大，落叶后呈对生的月牙形叶痕留在枝上。翅果扁平或凸起，翅在小坚果的一端。

鄂伦春有 1 种。

• 茶条槭

【别名】茶条、黑枫、枫树

Acer ginnala Maxim.

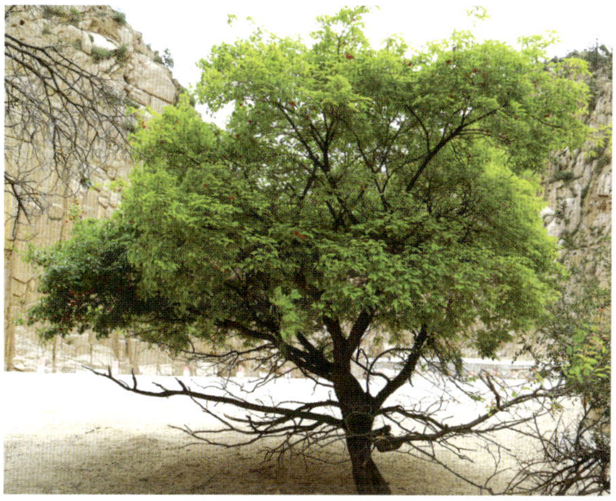
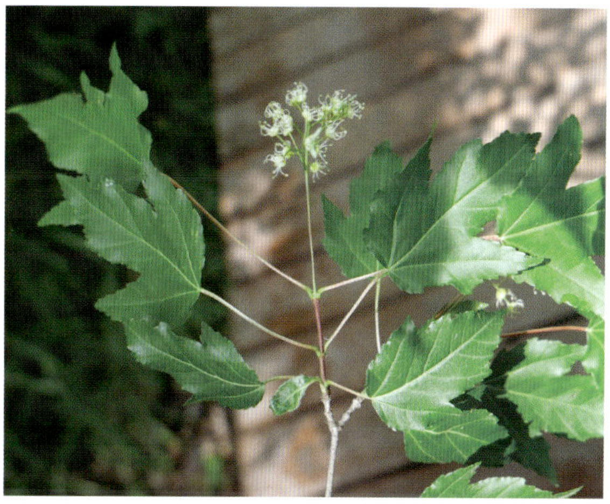
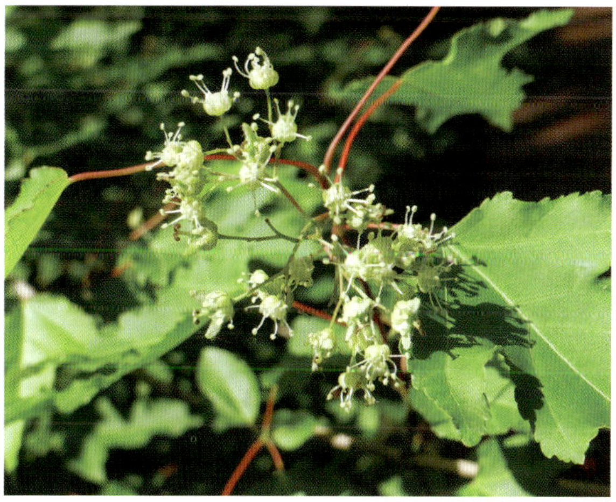
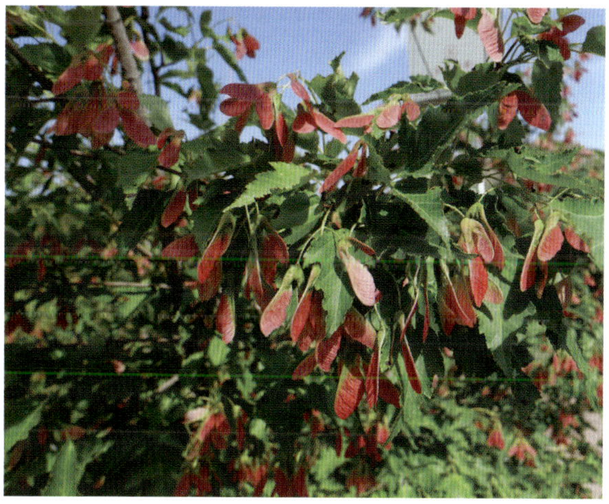

【生 活 型】落叶中生小乔木。

【花 果 期】花期 6 月上旬，果期 9 月。

【生　　境】生于草原带山地的半阳坡、半阴坡及杂木林。

【功能主治】

（1）嫩叶（桑芽）：清肝明目。用于风热头痛，肝热目赤，视物昏花。

（2）幼芽（桑芽茶）：散风热，清头目。用于风热头胀。

*附　注 | 该种为鄂伦春“四普”新分布。

鼠李属 *Rhamnus* L.

落叶或常绿乔木或灌木。常具枝刺。冬芽具鳞片或裸露；顶芽有或缺。单叶互生或对生，叶脉羽状，边缘具锯齿或全缘；具托叶。花小，两性，杂性或雌雄异株，黄色，带绿色，花部4~5基数，花瓣有时缺，腋生成簇，或排成伞形花序或总状花序；子房上位，2~4室，花柱常不分裂。果实为浆果状核果，有核2~4个，每核含1粒种子。

鄂伦春有2种。

分种检索表

1a. 叶和枝互生，少兼近对生 .... 朝鲜鼠李 ***R. koraiensis***

1b. 叶和枝对生或近对生，少兼互生 .... 鼠李 ***R. davurica***

• 朝鲜鼠李

【别名】老乌眼籽

Rhamnus koraiensis C. K. Schneid.

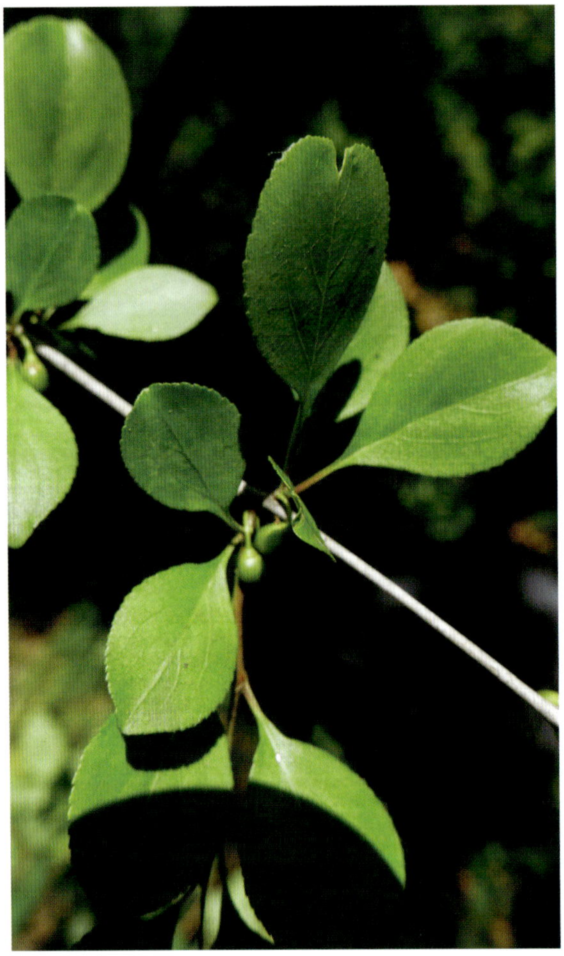

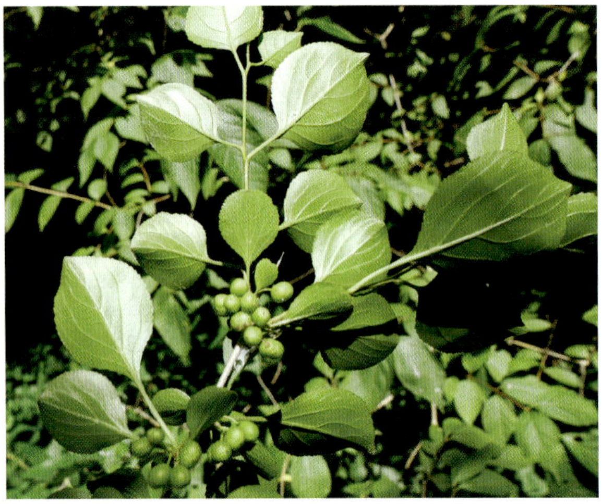

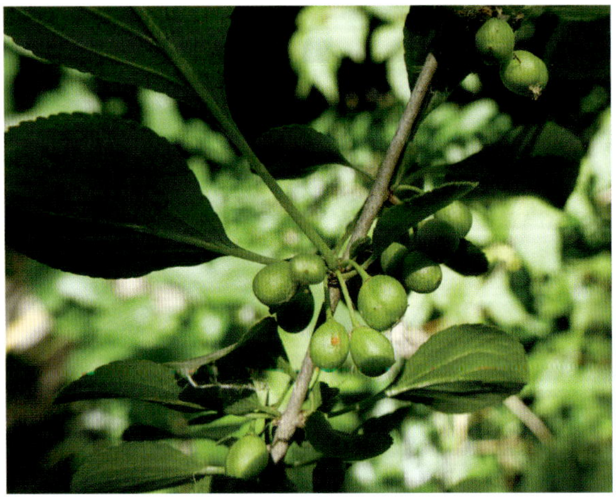

【生 活 型】中生灌木。

【花 果 期】花期 5~6 月，果期 8~9 月。

【生　　境】生于阔叶林带的杂木林或灌丛中。

【功能主治】

（1）根（鼠李根）：用于龋齿，口苷，发背肿毒。

（2）树皮（鼠李皮）：清热解毒，凉血，杀虫。用于风热瘙痒，疥疮，湿疹，腹痛，跌打损伤，肾囊风。

（3）果实（鼠李）：清热利湿，消积杀虫，止咳祛痰。用于咳喘，水肿胀满，瘰疬，疥癣，智齿冠周炎，痈疖。

*附　注 | 该种为鄂伦春“四普”新分布。

·鼠　李

【别名】乌苏里鼠李、老鹳眼、臭李子

Rhamnus davurica Pall.

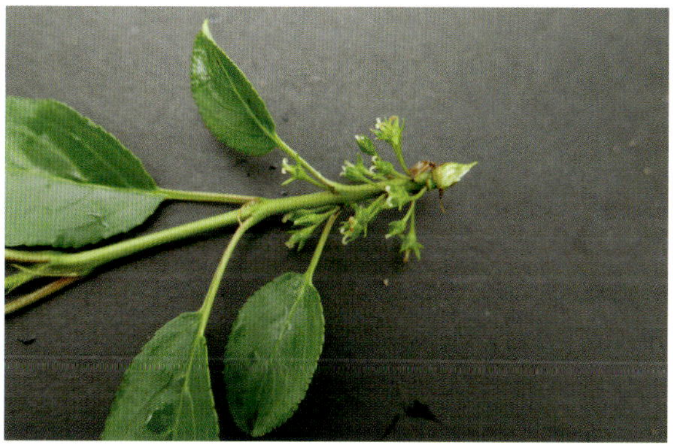

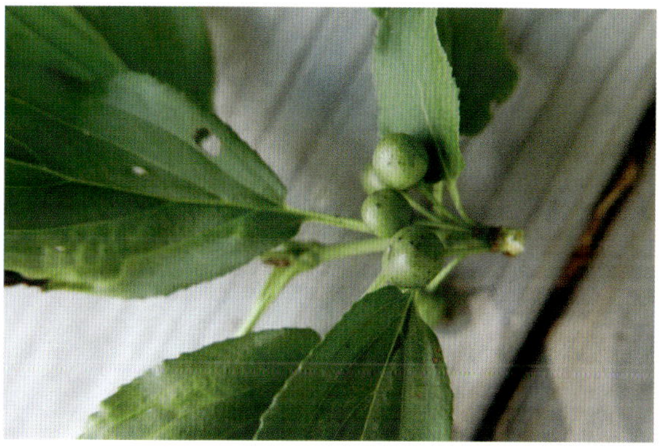

【生 活 型】中生灌木或小乔木。

【花 果 期】花期 5~6 月，果期 8~9 月。

【生　　境】生于森林带和森林草原带的山地沟谷、林缘、杂木林间、低山山坡、沙丘间地。

【功能主治】

（1）果实（鼠李）：清热利湿，消积杀虫，止咳祛痰。用于咳喘，水肿胀满，瘰疬，疥癣，智齿冠周炎，痈疖。

（2）树皮或根皮（鼠李皮）：清热解毒，凉血，杀虫。用于风热瘙痒，疥疮，湿疹，腹痛，跌打损伤，肾囊风。

【民族应用】

▪ 蒙古族

茎干（亚希勒）：燥恶血，燥协日乌素，清热，消肿，止痛。

▪ 鄂伦春族

嫩枝、皮（嘎黑毛）：用于跌打损伤。

椴树属 *Tilia* L.

落叶乔木。单叶互生，基部心形或截形，常偏斜，边缘有锯齿，齿端常呈刺芒状；具长柄。聚伞花序，具舌状苞片，苞片约1/2与总花梗合生；萼片5，分离；花瓣5，常具退化雄蕊，与花瓣对生；雄蕊多数，花丝分离或合生成5束，与花瓣对生；花柱细长，柱头5裂，子房5室，每室具2枚胚珠。果实为坚果状，通常含1~3粒种子。

鄂伦春有1种。

·紫　椴

【别名】阿穆尔椴、籽椴

Tilia amurensis Rupr.

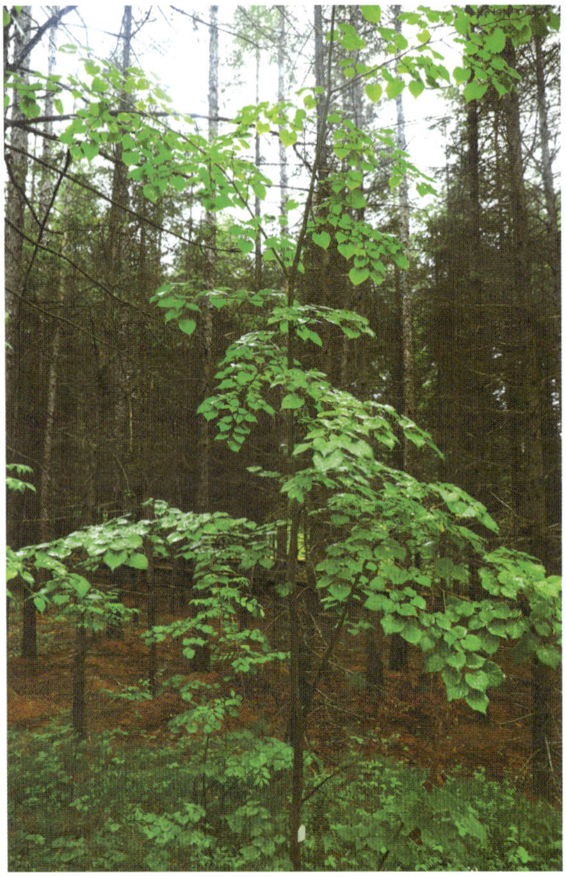

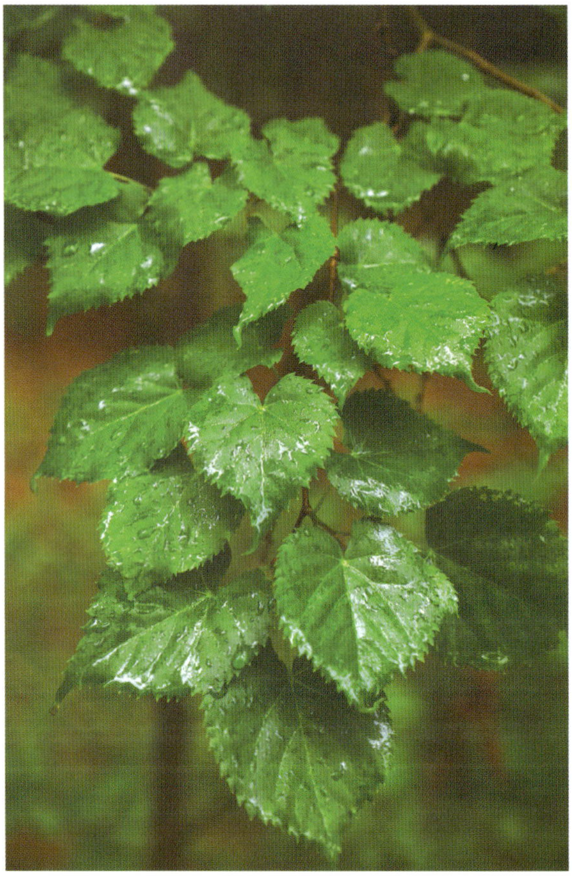

【生 活 型】中生落叶乔木。

【花 果 期】花期7月，果期8月。

【生　　境】散生于阔叶林带和森林草原带的山地杂木林中及山坡。

【功能主治】花（紫椴）：解表，清热。用于感冒发热，口腔炎，喉炎，肾盂肾炎等。

*附　注 | 该种为鄂伦春“四普”新分布。

木槿属 *Hibiscus* L.

草木、灌木，稀小乔木。单叶互生，不分裂或掌状分裂。花两性，常单生于叶腋，深红色、粉红色、白色或黄色；花萼5裂，萼下常有5至多数小苞片组成副萼；花瓣5，基部与雄蕊筒合生；雄蕊多数，花丝合生成筒；子房上位，5室，每室具3至多数胚珠。蒴果，室背开裂。种子常肾形。

鄂伦春有1种。

• 野西瓜苗

【别名】和尚头、香铃草

Hibiscus trionum L.

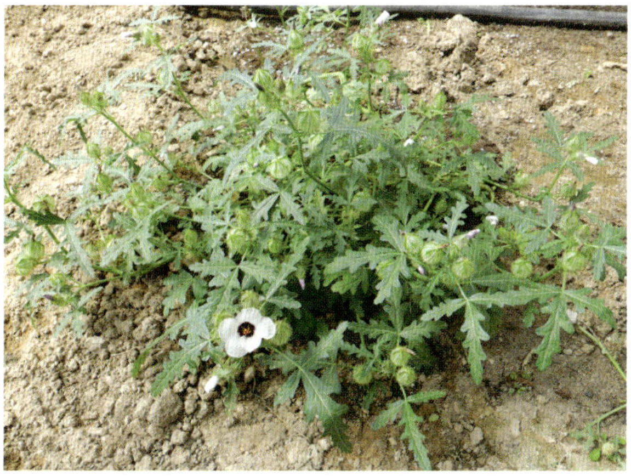

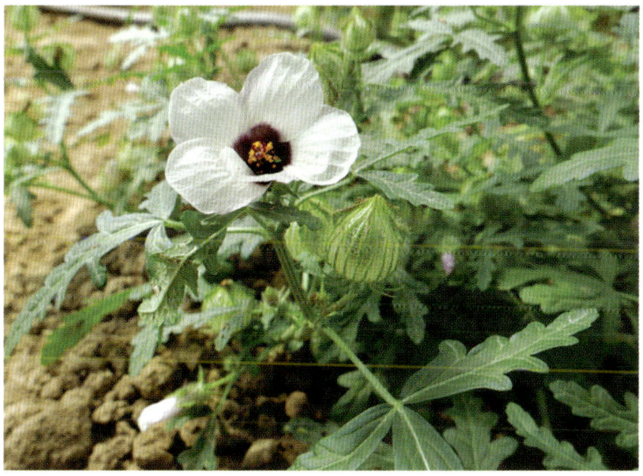

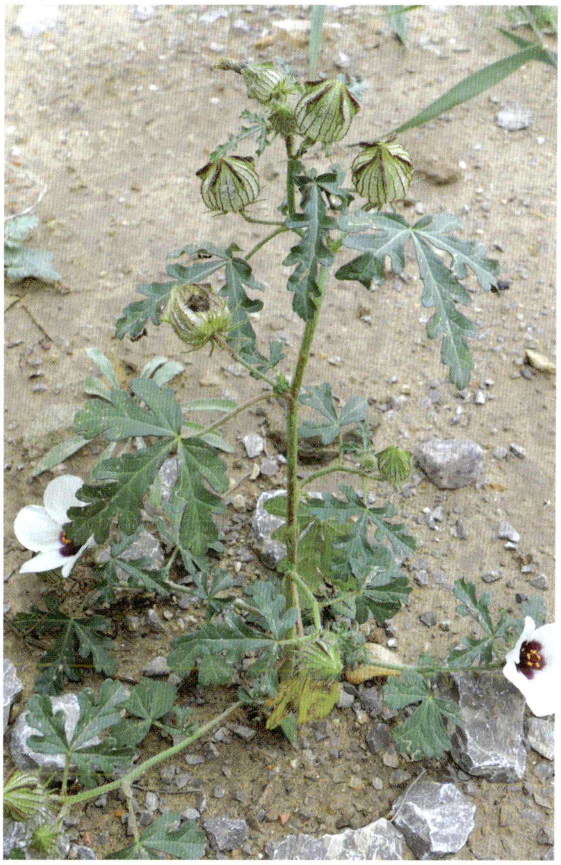

【生 活 型】一年生中生草本。

【花 果 期】花期6~9月，果期7~10月。

【生　　境】生于田野、路旁、村边、山谷等处。

【功能主治】

（1）全草或根（野西瓜苗）：清热解毒，利咽止咳。用于咽喉肿痛，咳嗽，泻痢，烫伤，疮毒。

（2）种子（野西瓜苗子）：润肺止咳，补肾。用于肺痨咳嗽，肾虚头晕，耳鸣耳聋。

【民族应用】

■ 蒙古族

全草（塔古 – 诺高）：燥协日乌素，清热，利尿，止咳。用于痛风，搏热引起的咳嗽，烫伤。

锦葵属 *Malva* L.

一年生、二年生或多年生草本。单叶互生，叶缘浅裂或深裂。花单生或数朵簇生于叶腋：有梗或无梗；萼 5 裂，萼外有 2~ 3 片小苞片（副萼片）；花瓣 5，顶端凹入，粉红色或白色；雄蕊多数，呈管状；花柱与心皮同数，柱头条形。果实为分果，每果瓣内含 1 粒种子。种子肾形。

鄂伦春有 1 种。

·野　葵

【别名】苋葵、冬苋菜

Malva verticillata L.

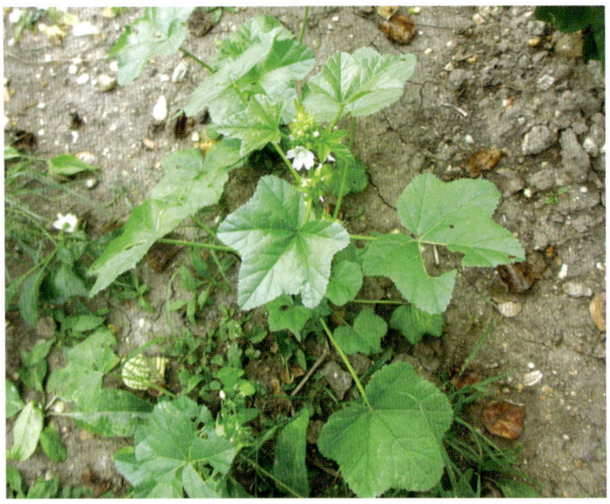

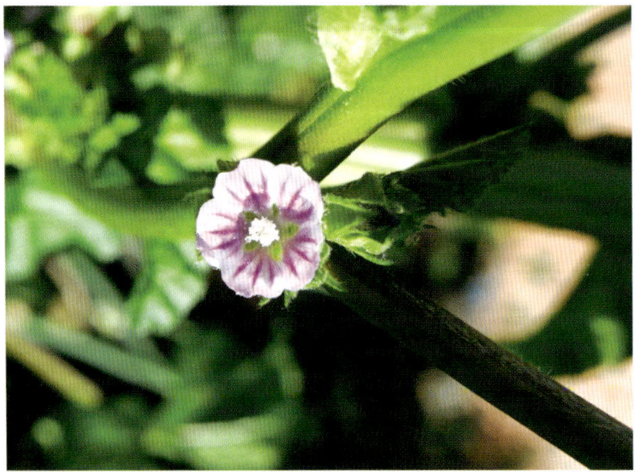

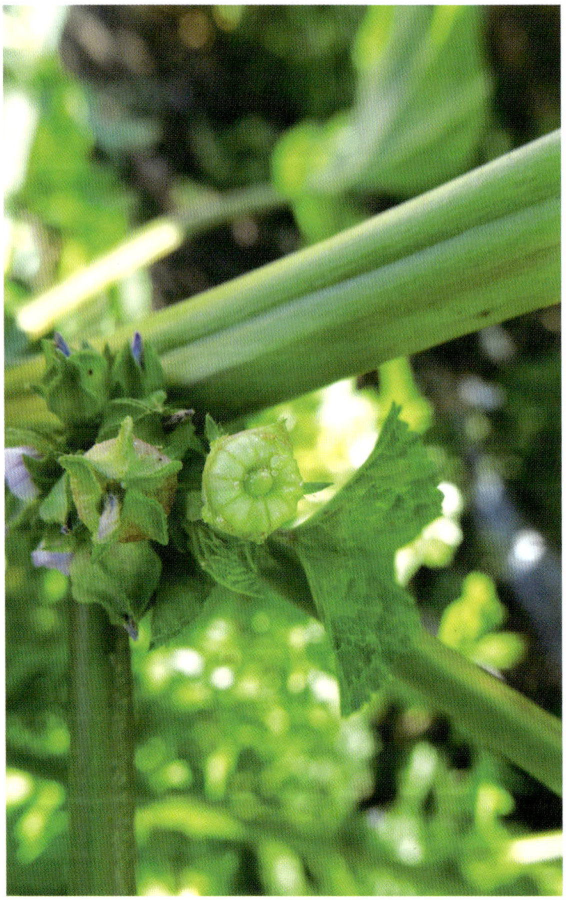

【生 活 型】一年生中生草本。

【花 果 期】花期 7~9 月，果期 8~10 月。

【生　　境】生于田野、路旁、村边、山坡。

【功能主治】

（1）果实（冬葵子）：利尿，下乳，通便。用于淋病，水肿，小便不利，乳汁不通，乳房肿痛。

（2）叶（冬葵叶）：清热，利湿，滑肠，通乳。用于肺热咳嗽，咽喉肿痛，热毒下痢，湿热黄疸，二便不通，乳汁不下，疮疖痈肿，丹毒。

（3）根（冬葵根）：清热利水，解毒。用于水肿，热淋，带下，乳痈，疳疮，蛇虫咬伤。

【民族应用】

蒙古族

果实（萨嘎日木克－扎木巴）：通脉，利尿消肿，祛协日，燥脓，止泻，止渴。用于肾热，膀胱热，尿闭，膀胱结石，浮肿，渴症，疮疡。

苘麻属　*Abutilon* Mill.

草本、亚灌木状或灌木。叶互生，基部心形，叶脉掌状。花单一，顶生或腋生；无小苞片；花萼钟状，裂片 5；花冠具 5 花瓣，上部分离，基部联合，与雄蕊柱合生；雄蕊多数，花丝基部相连成短筒；子房上位，中轴胎座，心皮 8~20，花柱分枝与心皮同数，每室具胚珠 2~9 枚。分果成熟后与中轴脱离，含 2 至多数种子。种子肾形。

鄂伦春有 1 种。

·苘　麻

【别名】青麻、白麻、车轮草

Abutilon theophrasti Medik.

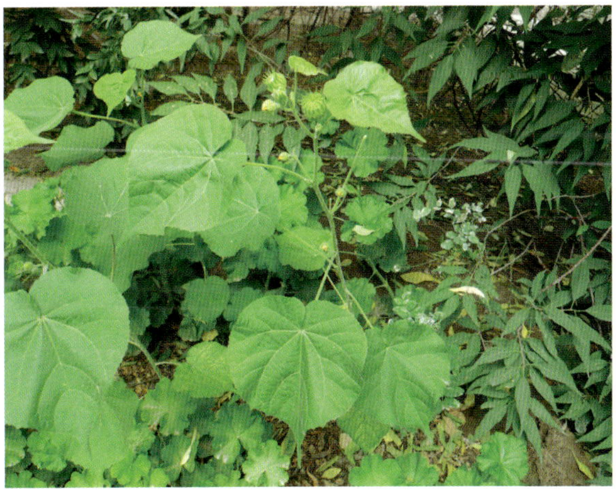

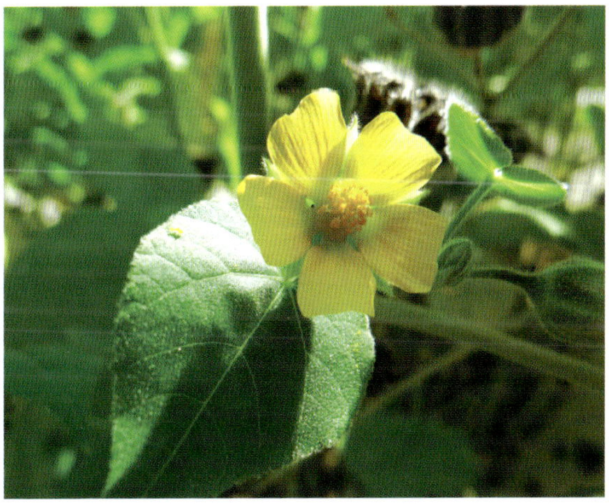

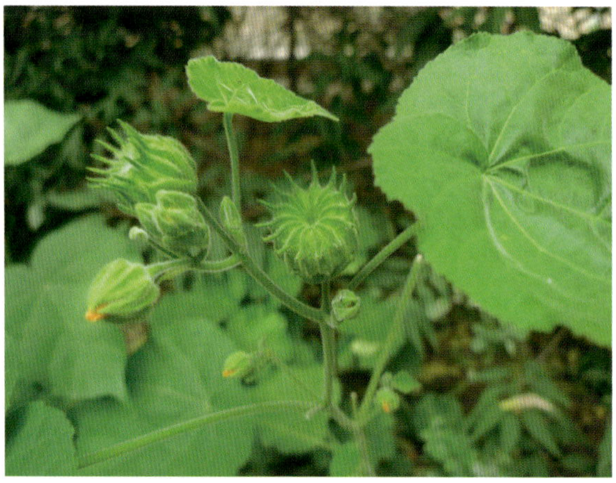 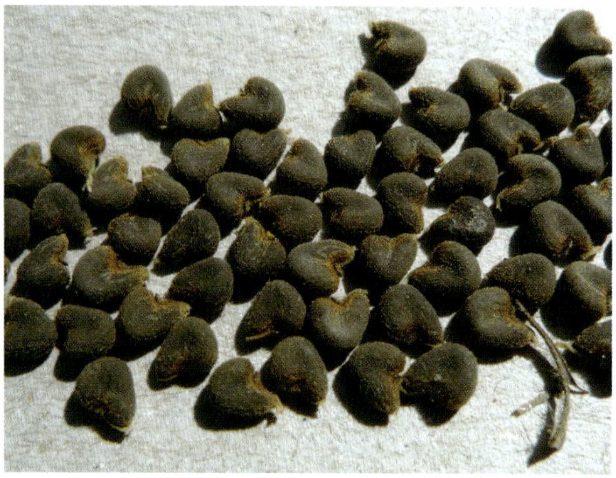

【生 活 型】一年生亚灌木状中生草本。

【花 果 期】花、果期 7~9 月。

【生　　境】生于田野、路旁、荒地和河岸。

【功能主治】

（1）全草或叶（苘麻）：清热利湿，解毒开窍。用于痢疾，中耳炎，耳鸣，耳聋，睾丸炎，化脓性扁桃体炎，痈疽肿毒。

（2）种子（苘麻子）：清热解毒，利湿，退翳。用于赤白痢疾，淋证涩痛，痈肿疮毒，目生翳膜。

【民族应用】

蒙古族

种子（黑衣麻－乌热）：燥黄水，杀虫。用于黄水病，麻风病，癣，疥，秃疮，黄水疮，痛风，游痛症，巴木病，浊热，风湿性关节炎，创伤。

金丝桃属 *Hypericum* L.

多年生草本或灌木。单叶对生，有时轮生，全缘，有透明或黑色腺点；具短柄或无柄；无托叶。花两性，呈聚伞花序或单生；萼片 5；花瓣 5，黄色，稀粉红色或淡紫色；雄蕊多数，离生或基部合生成 3~5 束；子房上位，1 室，有 3~5 个侧膜胎座，或成 3~5 室，为中轴胎座，花柱 3~5 条，离生或合生。蒴果，很少为浆果状。种子长圆柱形。

鄂伦春有 3 种。

分种检索表

1a. 柱头、心皮及雄蕊束均为 5 数，植株无黑色腺点。

2a. 花较大，直径 4~6cm；花柱从中部 5 裂；种子一侧具狭翼；萼片倒卵形或卵形，宽 7~8mm……**黄海棠 *H. ascyron***

2b. 花较小，直径 2.5~4cm；花柱从基部 5 裂；种子一侧具较宽的翼；萼片卵状披针形，宽 3~4mm……**短柱金丝桃 *H. gebleri***

1b. 柱头、心皮及雄蕊束均为 3 数，植株有散生的黑色腺点……**乌腺金丝桃 *H. attenuatum***

• 黄海棠

【别名】长柱金丝桃、红旱莲、金丝蝴蝶

Hypericum ascyron L.

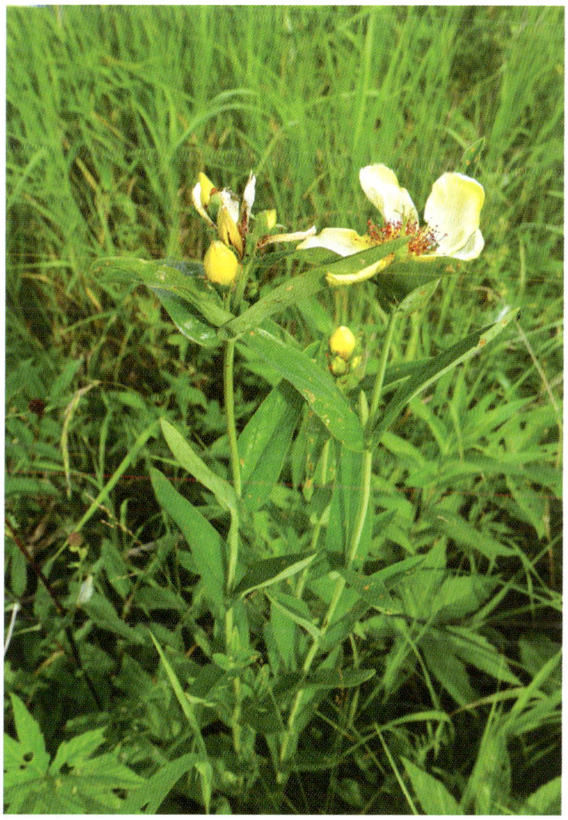

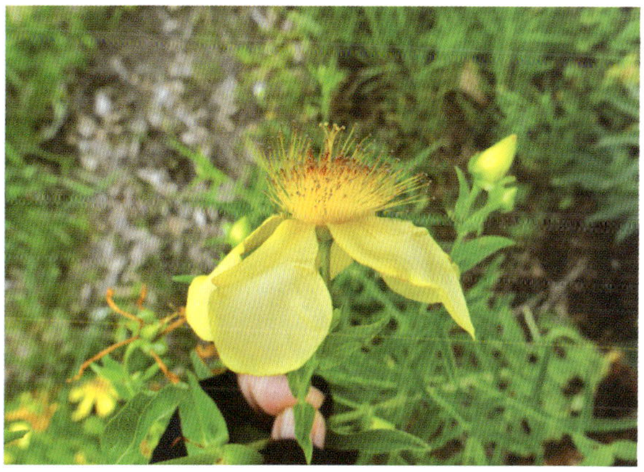

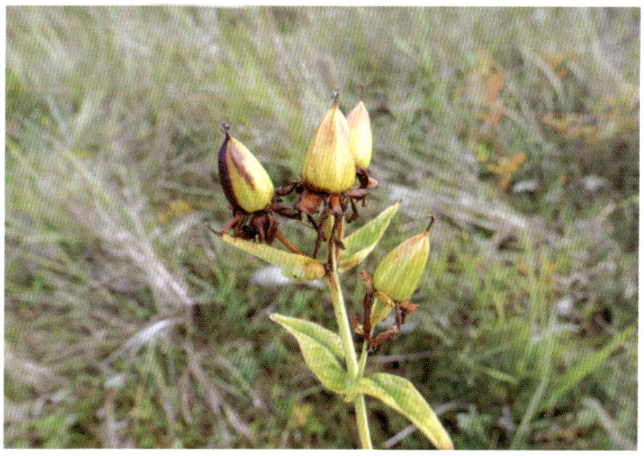

【生 活 型】多年生中生草本。

【花 果 期】花期 7~8 月，果期 8~9 月。

【生　　境】生于森林带和森林草原带的林缘、山地草甸和灌丛中。

【功能主治】全草（红旱莲）：凉血，止血，清热解毒，消肿。用于吐血，咯血，衄血，崩漏，外伤出血，热病头痛，黄疸，肝炎，跌打损伤，痈肿疮疖，烫火伤，湿疹。

【民族应用】

蒙古族

全草（阿拉坦 – 其格初海）：清毒热、心热，敛伤。用于肺、心、肾热，尤其对毒热、心热效果良好。

·短柱金丝桃

【别名】短柱黄海棠

Hypericum gebleri Ledeb.

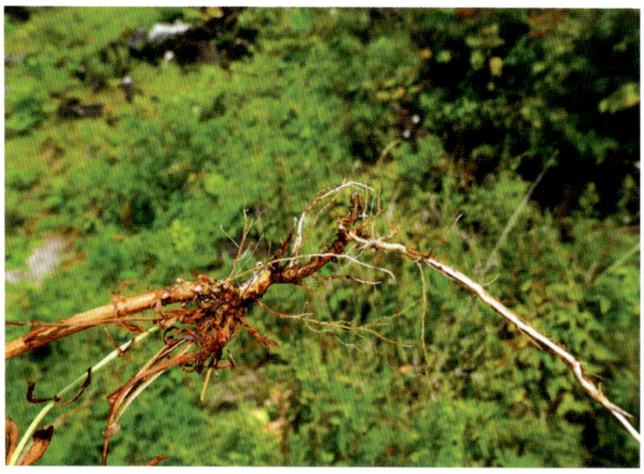

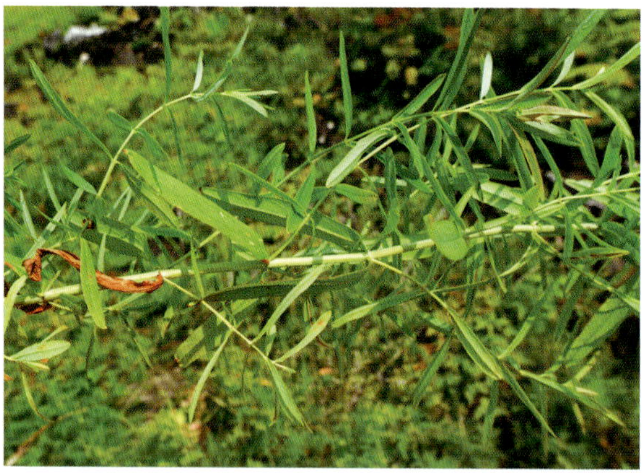

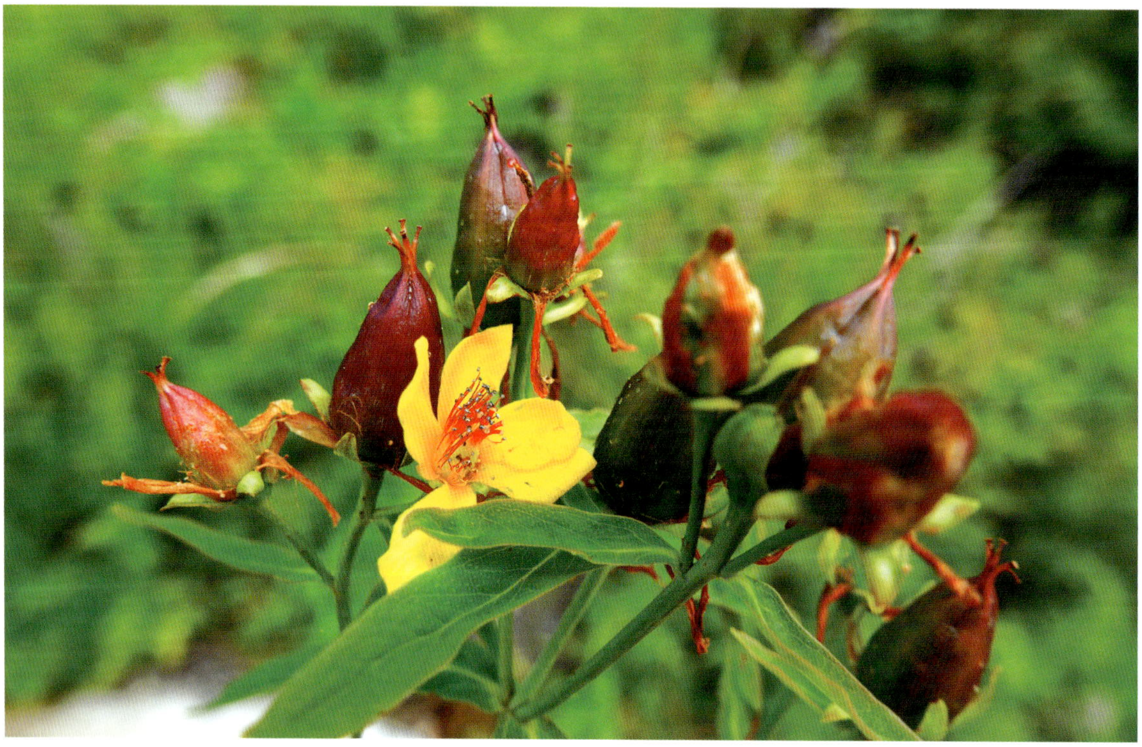

【生 活 型】多年生中生草本。

【花 果 期】花、果期 7~9 月。

【生　　境】生于森林带和森林草原带的林缘、灌丛、河边草甸。

【功能主治】全草（金丝海棠）：清热利湿。用于小便淋痛，黄水疮，疝气。

*附　注 | 该种为鄂伦春“四普”新分布。

· 乌腺金丝桃

【别名】赶山鞭、小金雀、女儿茶

Hypericum attenuatum Fisch.

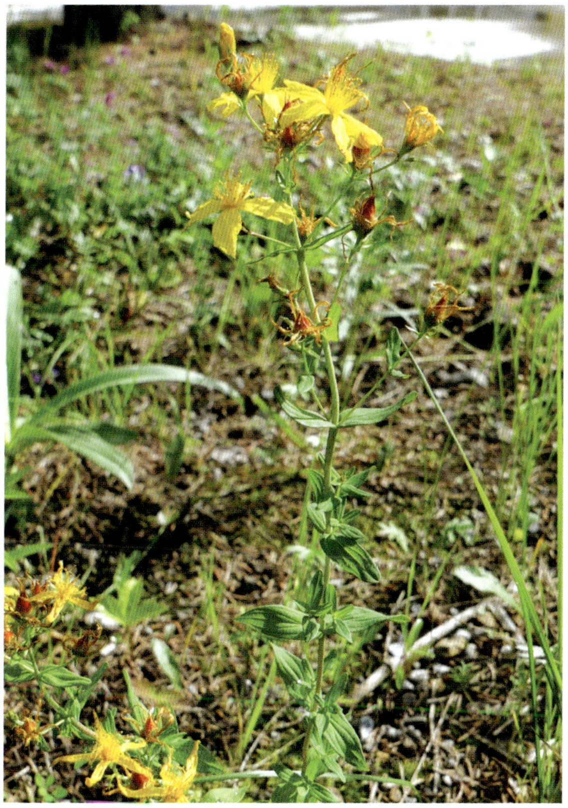

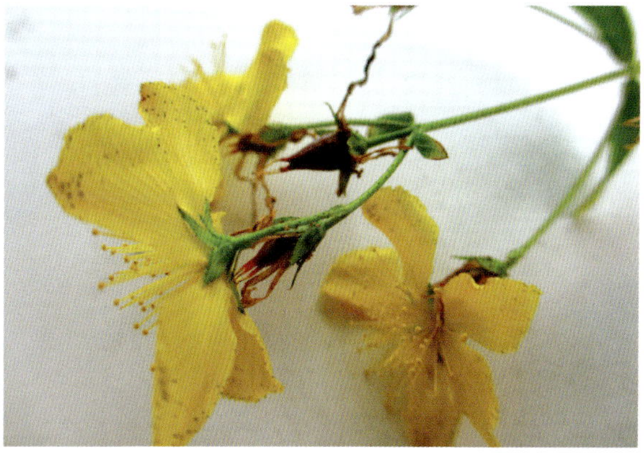

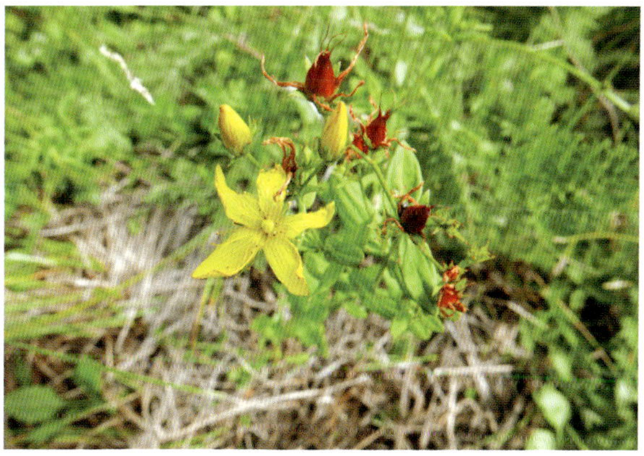

【生 活 型】多年生中生草本。

【花 果 期】花期 7~8 月，果期 8~9 月。

【生　　境】生于森林带和森林草原带的山地林缘、草甸和灌丛、草甸草原。

【功能主治】

全草（赶山鞭）：凉血止血，活血止痛，解毒消肿。用于吐血，咯血，崩漏，外伤出血，风湿痹痛，跌打损伤，痈肿疔疮，乳痈肿痛，乳汁不下，烫伤，蛇虫咬伤。

【民族应用】

▪ 蒙古族

全草（阿拉坦－其格初海）：清毒热、心热，敛伤。用于肺、心、肾热，尤其对毒热、心热效果良好。

堇菜属 *Viola* L.

多年生或一年生、二年生草本。有地上茎或无，具根茎，有时有匍枝。叶互生或由根茎丛生；托叶大部或一部与叶柄合生或完全分离。花梗腋生；单花，稀为2花；花二型，春季开花的，有花瓣；夏季开花的，无花瓣，为闭锁花，但能结实；萼片基部延伸成附属器；花瓣异形，稀同形，下瓣较大并具距；雄蕊的花丝短而宽，花药离生或彼此稍贴合；子房具3心皮，侧膜胎座，胚珠多数，花柱上端较粗，直立或弯曲，基部常稍膝曲。蒴果3瓣裂，成熟时沿缝线开裂弹出种子。种子倒卵状球形或倒卵形，褐色至白色，平滑，有或无斑纹。

鄂伦春有9种。

分种检索表

1a. 有地上茎。

  2a. 花淡黄色或黄色……………………………………**双花堇菜 *V. biflora***

  2b. 花堇色或白色。

    3a. 根茎较长，密被暗褐色鳞片……………………**库页堇菜 *V. sacchalinensis***

    3b. 根茎通常不被鳞片……………………………**鸡腿堇菜 *V. acuminata***

1b. 无地上茎。

  4a. 叶深裂、全裂或不整齐的缺刻状浅裂至中裂……………**裂叶堇菜 *V. dissecta***

  4b. 叶不分裂。

    5a. 花堇色、紫色、蓝紫色。

      6a. 叶狭长，匙形、矩圆形、披针形、卵状披针形、倒披针形或舌形…………………………………………**东北堇菜 *V. mandshurica***

      6b. 叶较宽，卵形、宽卵形、心形、圆形、矩圆状卵形。

        7a. 叶上面暗绿色或绿色，沿脉处具白斑，花期尤显著，下面带紫红色…………………………………………**斑叶堇菜 *V. variegata***

        7b. 叶上面沿脉处无白斑，两面绿色……………**早开堇菜 *V. prionantha***

    5b. 花白色或近白色……………………………………**白花堇菜 *V. patrinii***

• 双花堇菜

【别名】短距堇菜

Viola biflora L.

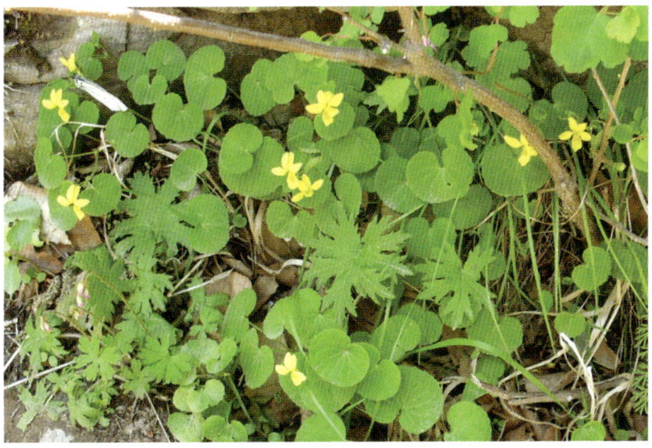

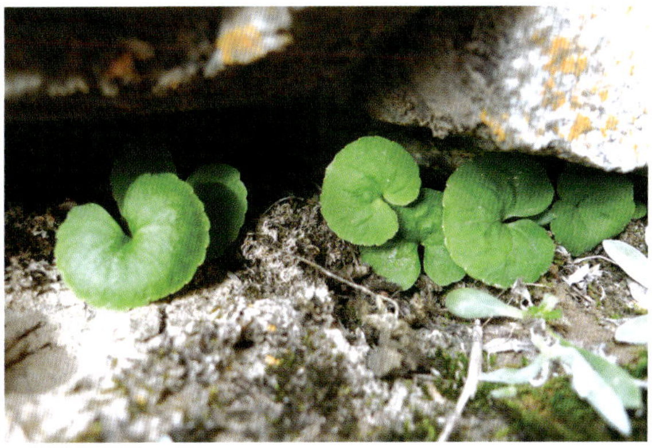

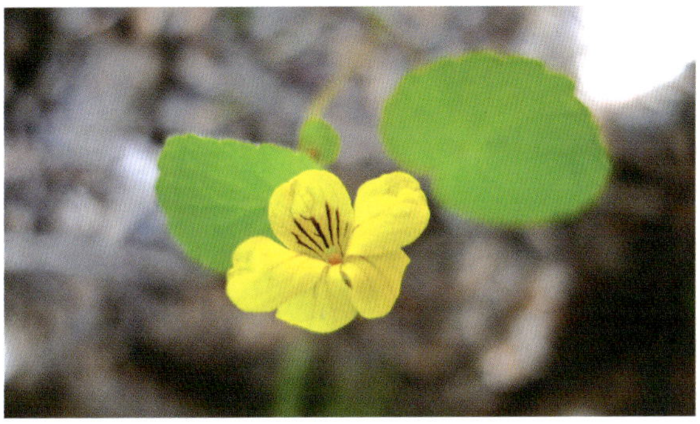

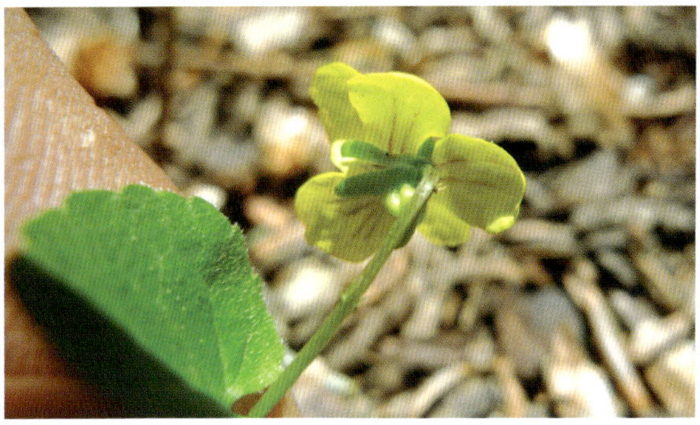

【生 活 型】多年生中生草本。

【花 果 期】花、果期 5~9 月。

【生　　境】生于森林带和草原带的山地疏林下及湿草地。

【功能主治】全草（双花堇菜）：活血散瘀，止血。用于跌打损伤，吐血，急性肺炎，肺出血。

*附　注 | 该种为鄂伦春“四普”新分布。

• 库页堇菜

Viola sacchalinensis H. Boiss.

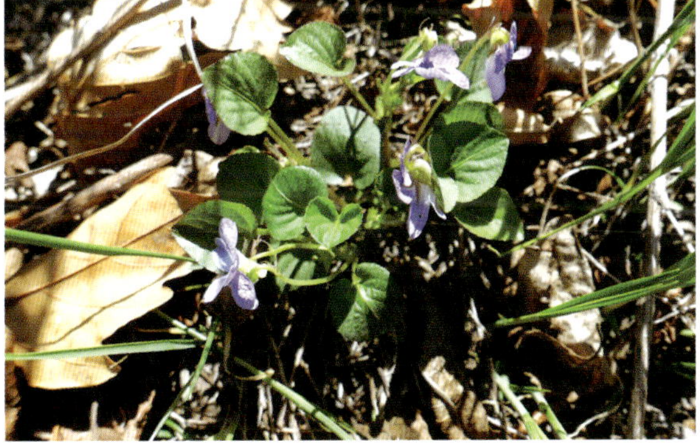

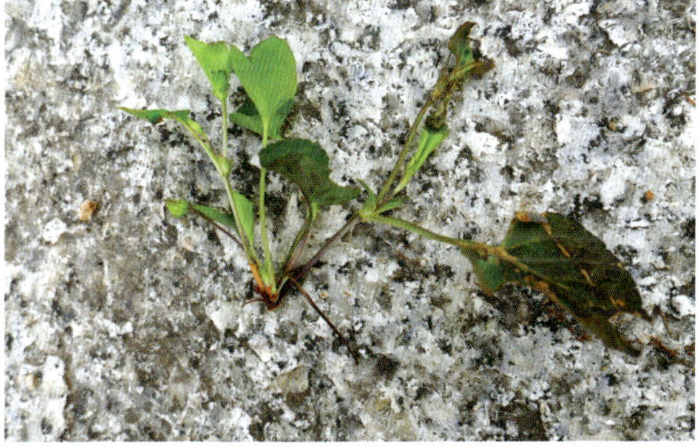

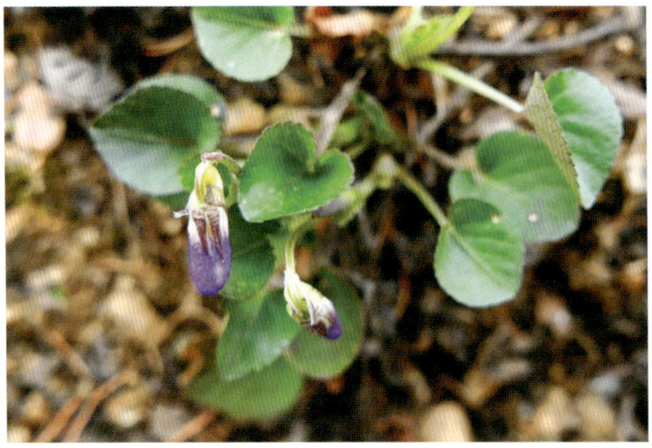
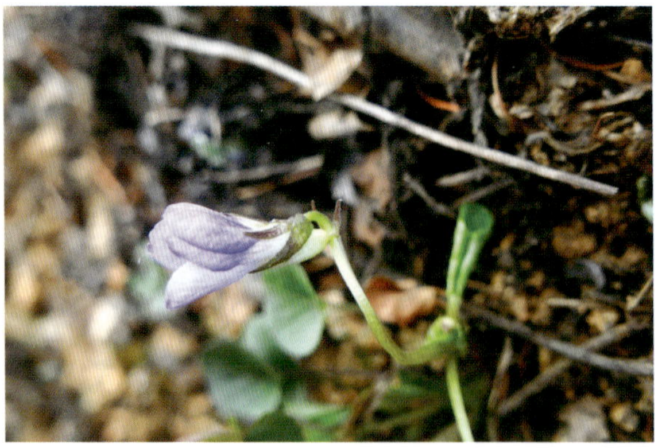

【生 活 型】多年生中生草本。

【花 果 期】花、果期5月中旬至8月。

【生　　境】生于针叶林、针阔混交林或阔叶林内、林缘。

【功能主治】全草（库叶堇菜）：活血化瘀，止血。用于跌打损伤，吐血，急性肺炎，肺出血，血滞经闭，癥瘕积聚，月经不调。

*附　注｜该种为鄂伦春“四普”新分布。

• 鸡腿堇菜

【别名】鸡腿菜、胡森堇菜、红铧头草

Viola acuminata Ledeb.

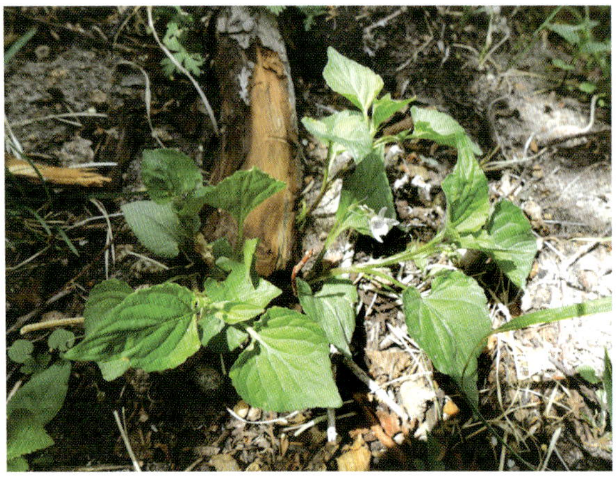
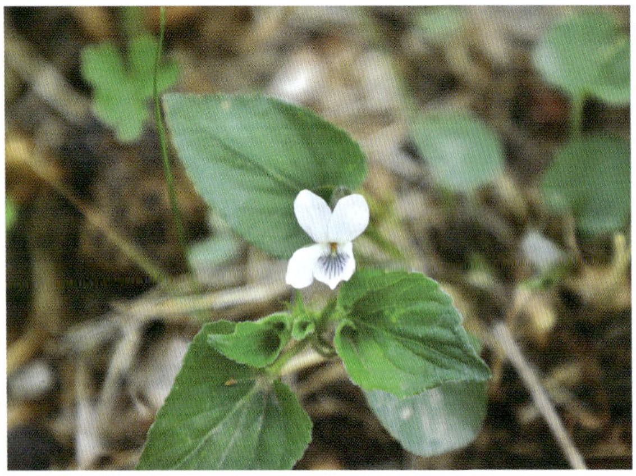
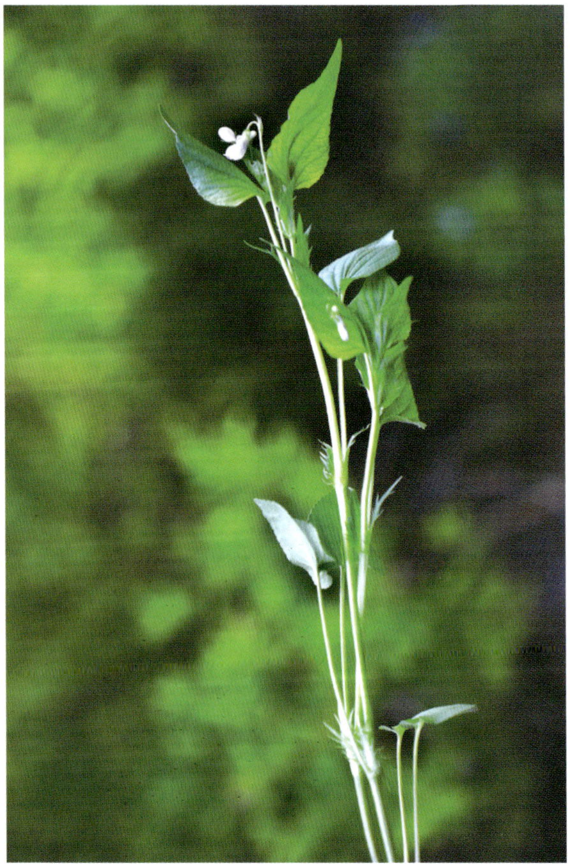

【生 活 型】多年生中生草本。

【花 果 期】花、果期 5~9 月。

【生　　境】生于森林带和森林草原带的山地林缘、疏林下、灌丛间、山坡草甸、河谷湿地。

【功能主治】全草（红铧头草）：清热解毒，消肿止痛。用于肺热咳嗽，跌打肿痛，疮疖肿毒等。

· 裂叶堇菜

【别名】疔毒草

Viola dissecta Ledeb.

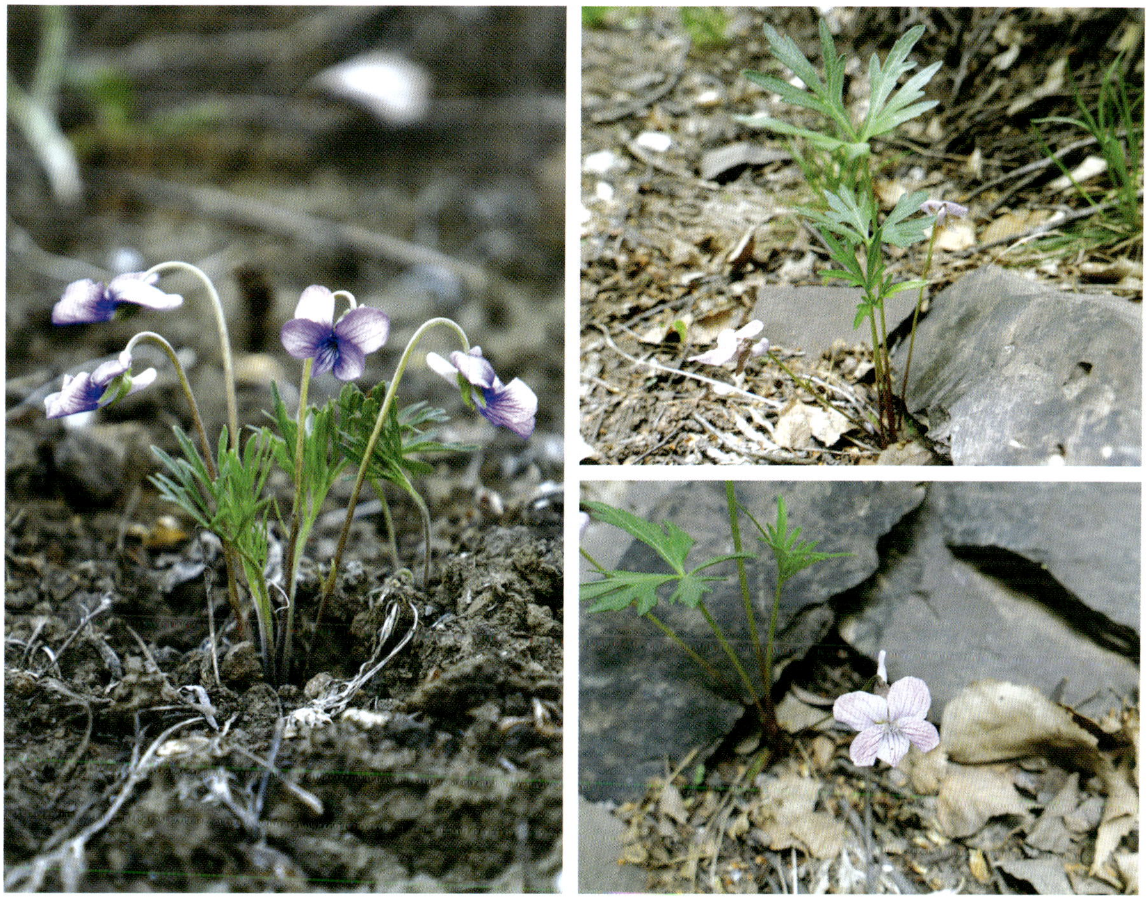

【生 活 型】多年生中生草本。

【花 果 期】花、果期 5~9 月。

【生　　境】生于森林带的山地林缘、灌丛、草甸。

【功能主治】全草（裂叶堇菜）：清热解毒，利湿消肿。用于疔疮肿毒，麻疹热毒，肺炎，胸膜炎，淋浊，带下，肾炎。

【民族应用】

■ 蒙古族

全草（奥尼图 – 尼勒 – 其其格）：清血热，止血。用于各种出血。

*附 注 | 该种为鄂伦春“四普”新分布。

• 东北堇菜

【别名】白花东北堇菜

Viola mandshurica W. Beck.

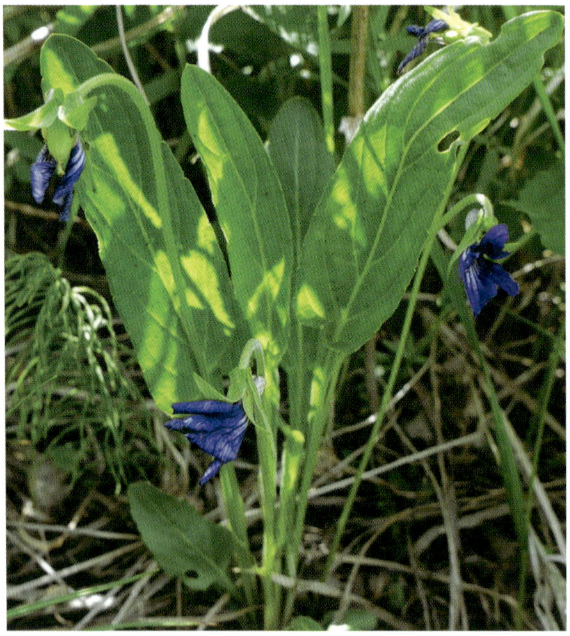
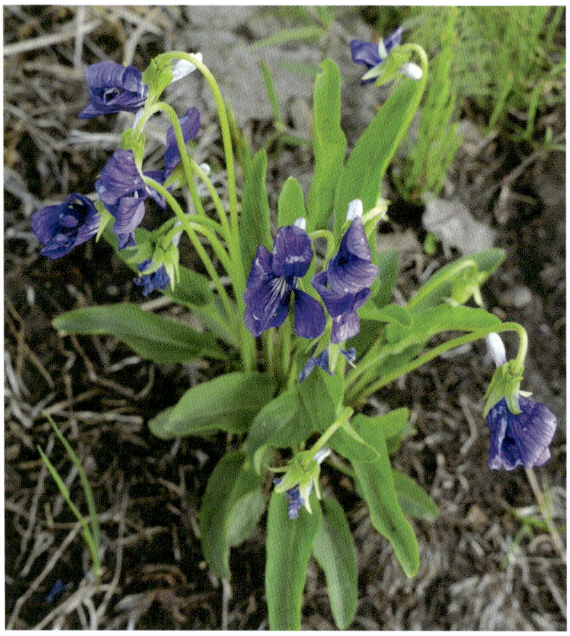

【生 活 型】多年生中生草本。

【花 果 期】花、果期 4 月下旬至 9 月。

【生　　境】生于森林带的山地湿草甸、林缘草甸、疏林下、灌丛。

【功能主治】全草（紫花地丁）：清热解毒，凉血消肿。用于疔疮肿毒，痈疽发背，丹毒，毒蛇咬伤。

【民族应用】

蒙古族

全草（尼勒其其格）：清热，解毒。用于协日病，黄疸，赫依热，肝火，胆热。

*附　注 | 该种为鄂伦春“四普”新分布。

• 斑叶堇菜

【别名】花叶堇菜

Viola variegata Fisch. ex Link

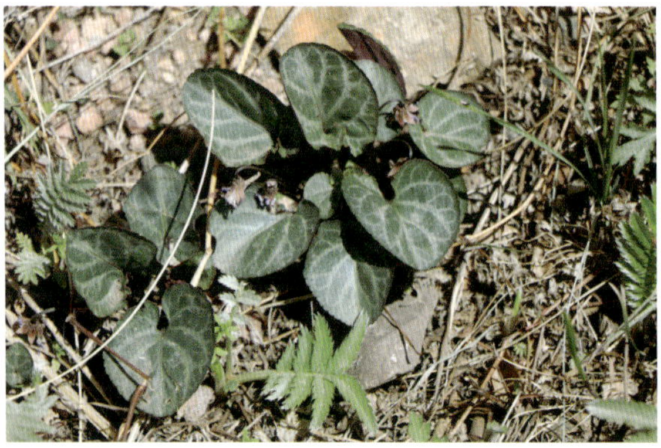
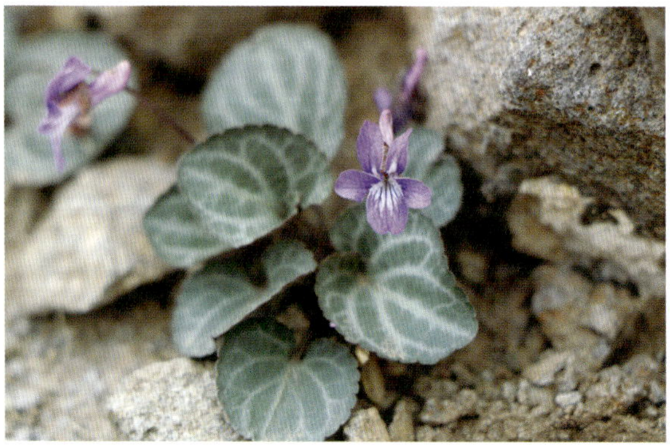

【生 活 型】多年生中生草本。

【花 果 期】花、果期 5~9 月。

【生　　境】生于森林带和草原带的山地、荒地、草坡、山坡砾石地、疏林地、林下岩石缝、灌丛。

【功能主治】全草（斑叶堇菜）：清热解毒，凉血止血。用于疮痈肿毒，创伤出血。

【民族应用】

蒙古族

全草（哲格仁－希勒比）：清血热。用于疫热，毒热。

*附　注 | 该种为鄂伦春“四普”新分布。

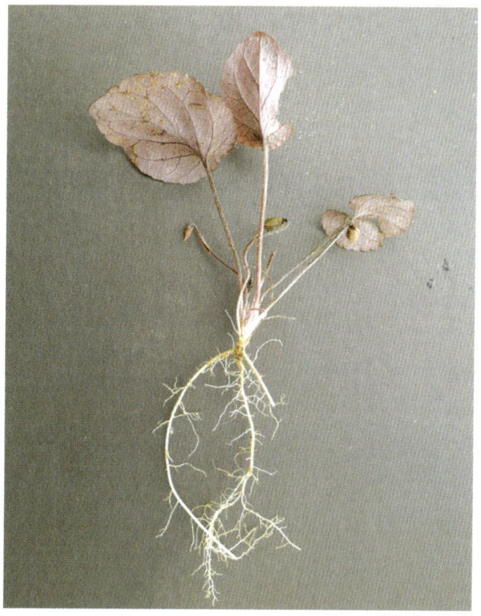

·早开堇菜

【别名】尖瓣堇菜、早花地丁

Viola prionantha Bunge

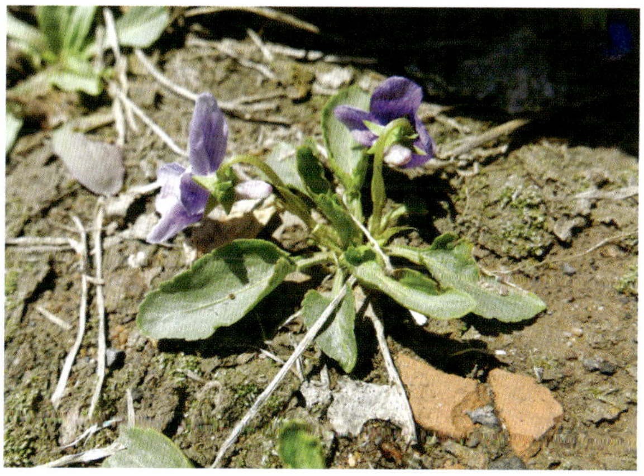

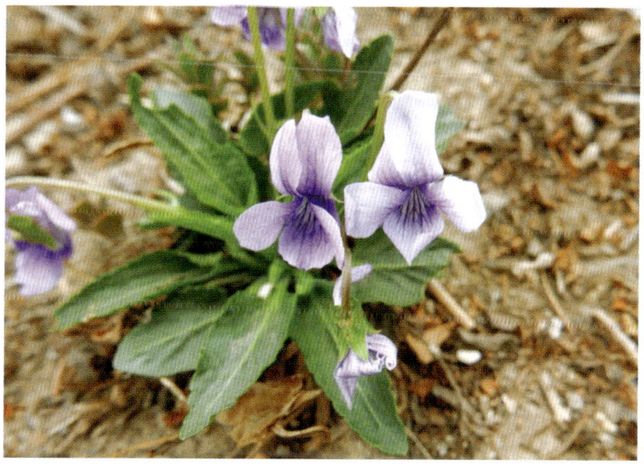

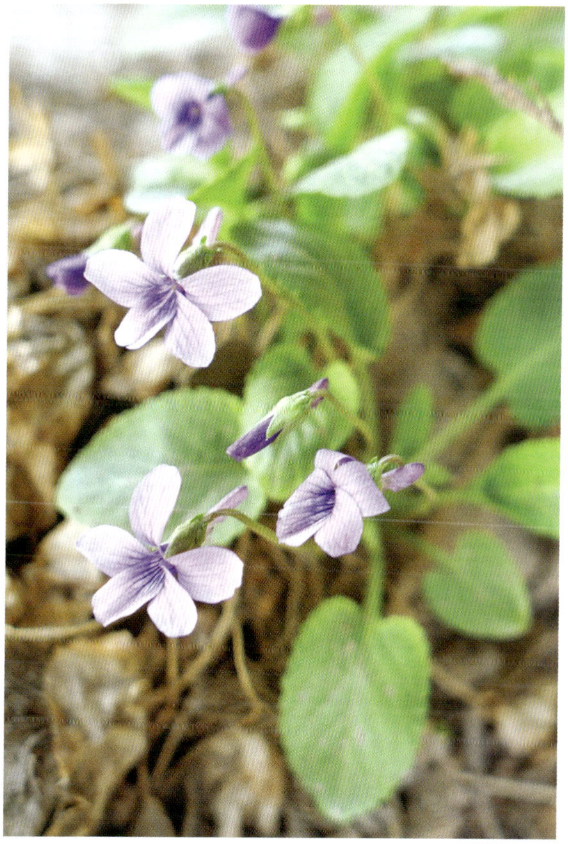

【生 活 型】多年生中生草本。

【花 果 期】花、果期 5~9 月。

【生　　境】生于森林带和草原带的丘陵谷地、山坡、草地、荒地、路旁、沟边、庭园、林缘。

【功能主治】全草（紫花地丁）：清热解毒，凉血消肿。用于疔疮肿毒，痈疽发背，丹毒，毒蛇咬伤。

【民族应用】

蒙古族

全草（尼勒其其格）：清热，解毒。用于协日病，黄疸，赫依热，肝火，胆热。

*附　注　|　该种为鄂伦春“四普”新分布。

·白花堇菜

【别名】白花地丁

Viola patrinii DC. ex Ging.

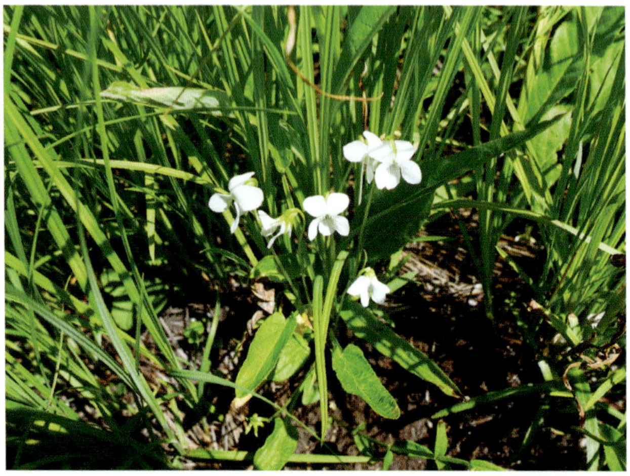

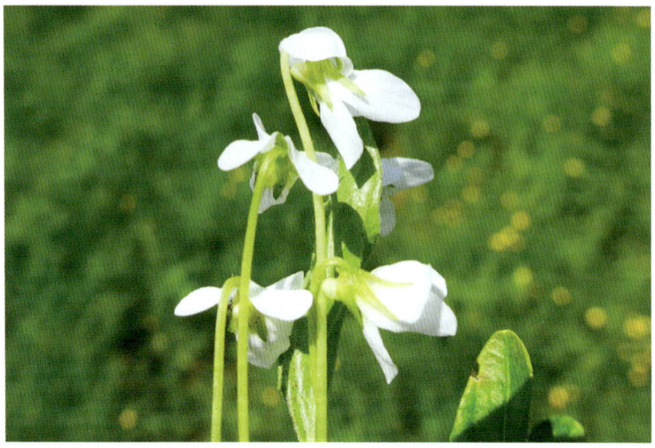

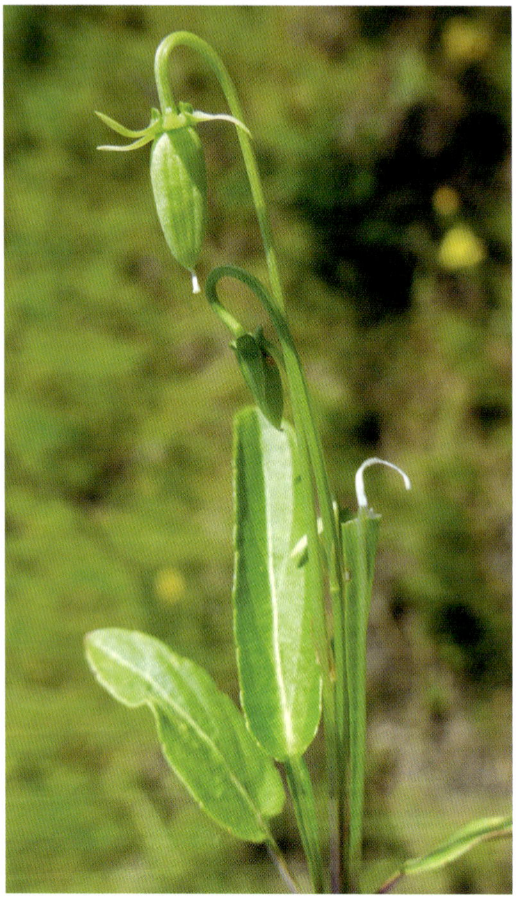

【生 活 型】多年生湿中生草本。

【花 果 期】花、果期 5~9 月。

【生　　境】生于森林带和森林草原带的沼泽化草甸、灌丛、林缘。

【功能主治】全草（白花地丁）：清热解毒，消瘀消肿。用于疮毒红肿，淋浊，狂犬咬伤，目赤，咽喉肿痛等；外用于疮疖痈肿。

【民族应用】

蒙古族

全草（查干－尼勒－其其格）：清血热，止血。用于各种出血。

狼毒属 *Stellera* L.

多年生草本或灌木。单叶互生，全缘；无柄。花两性，辐射对称，顶生头状花序或穗状花序；花萼管圆筒状，最后于子房上横裂，裂片 4，稀 5；雄蕊 8~10，2 轮，着生于花萼管内，花丝短；子房无柄，1 室，具倒生胚珠 1 枚，花柱短，柱头头状；花盘生于一侧，条形、披针形或呈腺形体。果实为坚果，包藏于宿存的花萼管基部。

鄂伦春有 1 种。

·狼　毒

【别名】断肠草、小狼毒、红火柴头花

Stellera chamaejasme L.

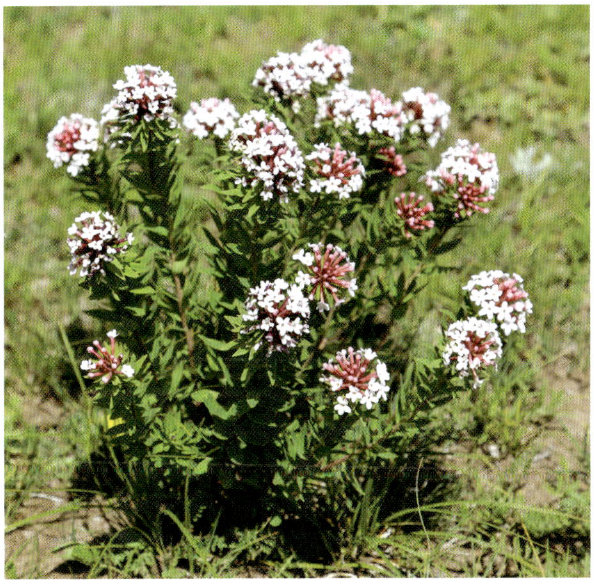

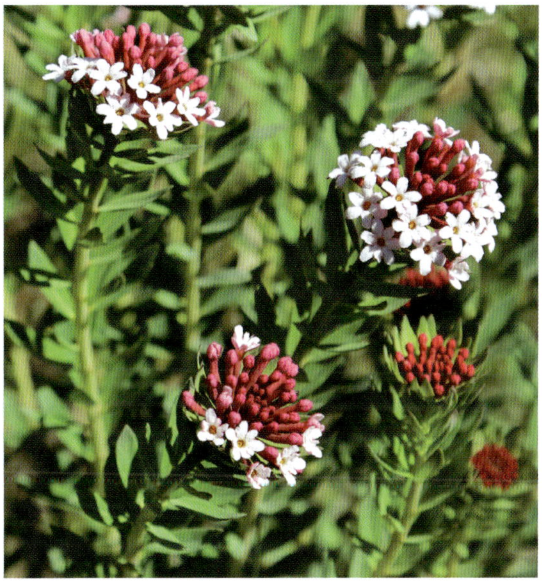

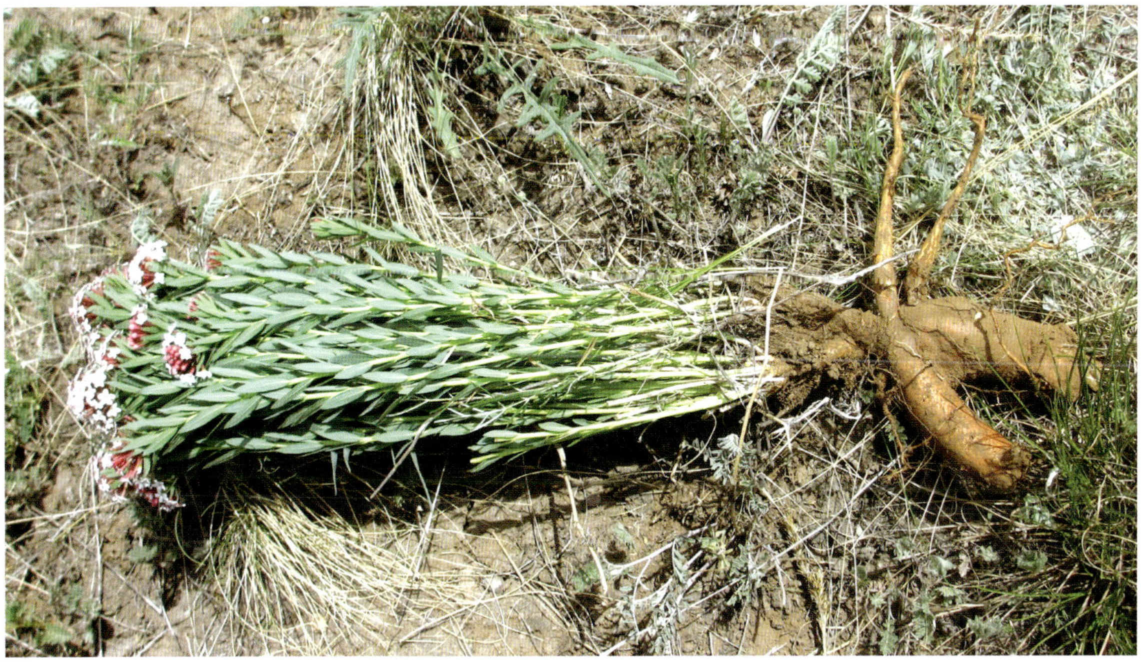

【生 活 型】多年生旱生草本。

【花 果 期】花期 6~7 月，果期 7~8 月。

【生　　境】广泛生于草原区，为草原群落的伴生种。

【功能主治】根（瑞香狼毒）：泻水逐饮，破积杀虫。用于水肿腹胀，痰食虫积，心腹疼痛，癥瘕积聚，结核，疥癣。

【民族应用】

蒙古族

根（达伏 - 图茹）：杀虫，逐泻，消奇哈，止腐消肿。用于各种奇哈症，乳腺炎，丹毒，腮腺炎，创伤。

鄂伦春族

根（取灯一拉嘎，热吉巴）：用于淋巴结结核，皮肤顽癣。

鄂温克族

根（瑞香狼毒）：用于淋巴结肿大，肿瘤。

千屈菜属　*Lythrum* L.

一年生或多年生草本，稀半灌木。花单生于叶腋或呈聚伞花序、穗状花序、总状花序，花辐射对称或稍两侧对称；萼圆筒状，有 8~12 纵肋，顶端裂片 4~6，裂片间有明显附属物；花瓣 4~6，少 8 或无花瓣；雄蕊 4~12，半数甚长，半数较短，相间排列；子房近无柄，花柱长，稀较短，子房 2 室。蒴果包于宿存萼内，常 2 瓣裂，每瓣再 2 裂。种子 8 至多数，细小。

鄂伦春有 1 种。

· 千屈菜

【别名】对叶莲

Lythrum salicaria L.

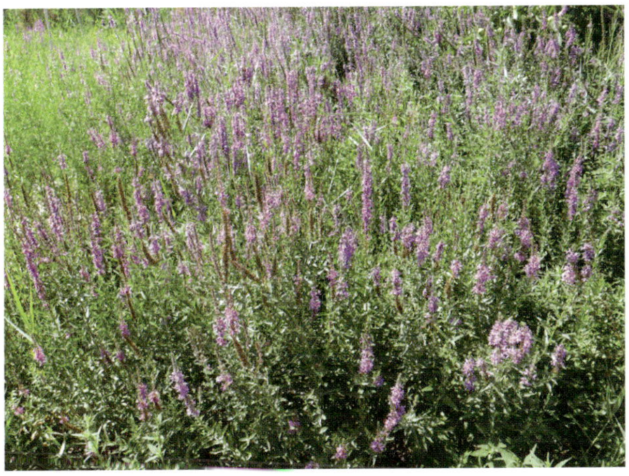

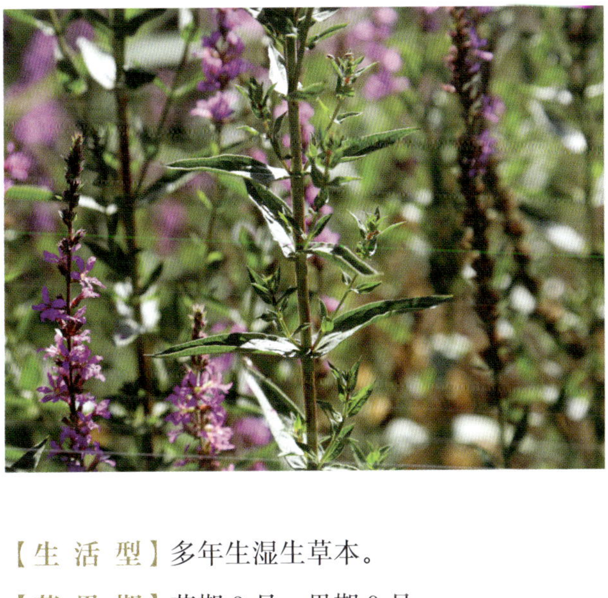

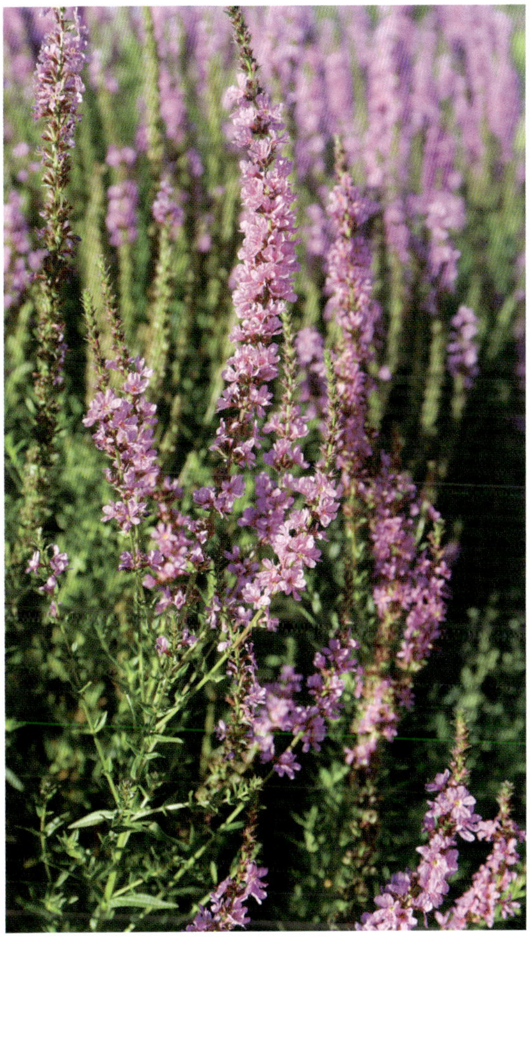

【生 活 型】多年生湿生草本。

【花 果 期】花期 8 月，果期 9 月。

【生　　境】生于森林带和草原带的河边、下湿地、沼泽。

【功能主治】全草（千屈菜）：清热解毒，止血，止泻。用于泄泻，痢疾，便血，崩漏；外用于外伤出血。

菱属　*Trapa* L.

一年生水生植物。叶二型，一种为沉水叶，对生于茎节上，淡绿色，羽状分裂，裂片丝状；另一种为浮水叶，聚生于主茎及分枝顶部，呈莲座状，叶片菱形，中上部边缘具牙齿，基部全缘；叶柄上部膨胀成海绵质气囊。花小，单生于叶腋；具短梗；萼筒短，与子房基部合生，萼片4，其中2片或4片都演变成刺；花瓣4，白色，着生于上位花盘的边缘；雄蕊4；子房半下位，2室，每室含1垂悬胚珠。果实呈坚果状，有2或4枚刺状角，稀无角，不开裂，顶端具短喙。种子1粒，无胚乳。

鄂伦春有1种。

·欧　菱

【别名】丘角菱、菱角、东北菱

Trapa natans L.

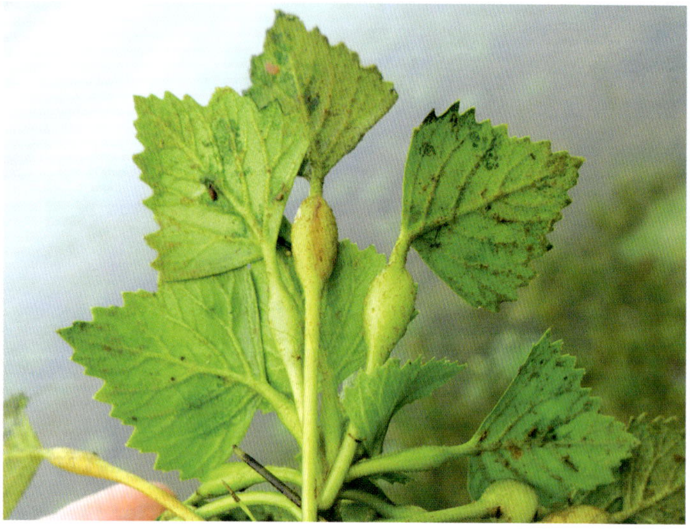

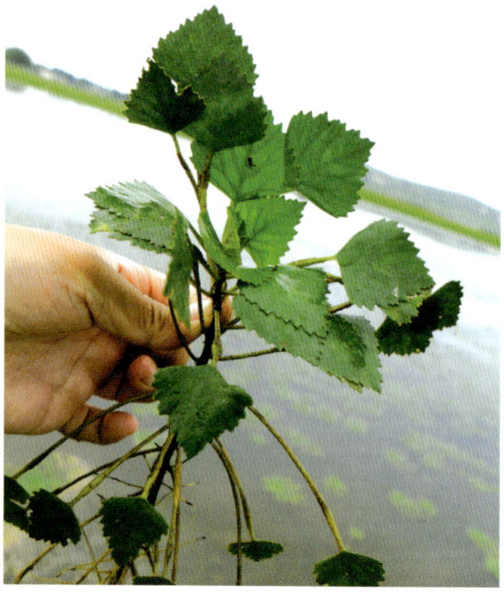

【生 活 型】一年生浮水草本。

【花 果 期】花期6~8月，果期7~9月。

【生　　境】生于草原的湖泊、池塘、水泡子、旧河湾中。

【功能主治】

（1）果肉（菱角）：生食清暑解热，除烦止咳；熟食益气，健脾，止痢。用于胃溃疡，痢疾，脾虚腹泻，消渴，食管癌，乳腺癌，宫颈癌等。

（2）果壳（菱角）：收敛，止泻，止血。外用于脱肛。

（3）果柄（菱角）：外用于皮肤多发性疣。

【民族应用】

▪ 蒙古族

果实（乌和日－章古）：壮阳补肾。用于阳痿，肾寒，病后虚弱等。

柳叶菜属 *Epilobium* L.

多年生草本或半灌木，直立或匍匐状。叶对生或互生，全缘或有锯齿。花单生于叶腋或呈总状、穗状花序；萼筒管状，4 深裂；花瓣 4，倒卵形或倒心形，顶端 2 裂；雄蕊 8，排列成 2 轮，4 枚较长；子房下位，4 室，每室具多数胚珠，柱头棍棒状、头状或 4 裂，花柱细。蒴果长而狭，条形，室背开裂成 4 瓣，各瓣反折，中轴四棱形。种子多数，顶端具种缨。

鄂伦春有 2 种。

分种检索表

1a. 柱头 4 裂 .... 柳兰 ***E. angustifolium***

1b. 柱头不裂，全缘，呈棍棒状或头状 .... 沼生柳叶菜 ***E. palustre***

·柳　兰

【别名】铁筷子、火烧兰、糯芋

Epilobium angustifolium L.

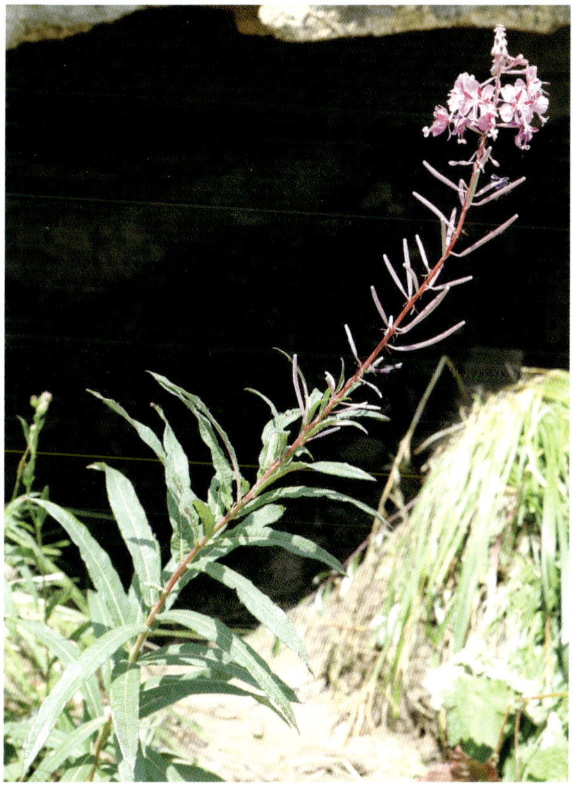

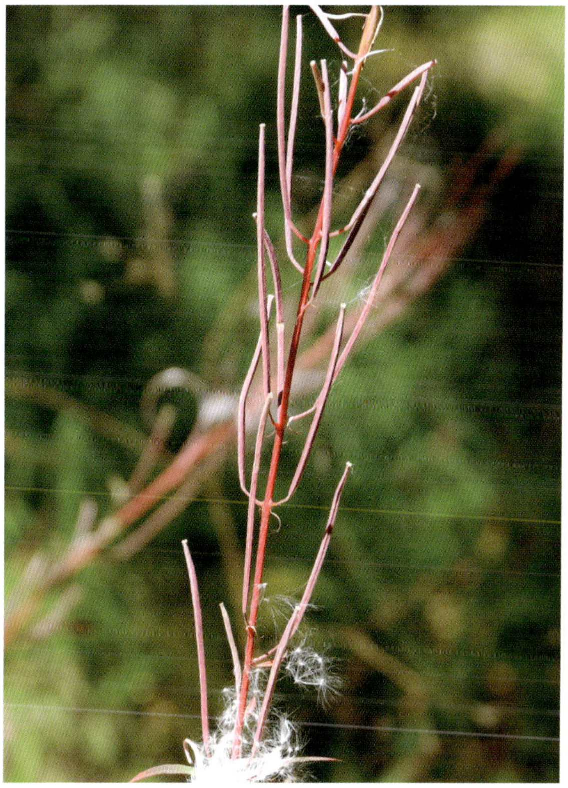

【生 活 型】多年生中生草本。

【花 果 期】花期 7~8 月，果期 8~9 月。

【生　　境】生于森林带和草原带的山地、林缘、森林采伐迹地、丘陵阴坡，有时在路旁或新翻动的土地上形成占优势的小群落。

【功能主治】全草（红筷子）：利水渗湿，理气消胀，活血调经。用于水肿，泄泻，食积胀满，月经不调，乳汁不通，阴囊肿大，疮疹痒痛。

【民族应用】

■ 蒙古族

全草（呼崩－奥日耐特）：清热，解毒，祛风除湿，止痒。用于风寒湿热，疮疖疹毒，皮肤瘙痒。

■ 鄂伦春族

根茎（柳兰，挨母出哈）：下乳，润肠，调经，活血，消肿止痛，接骨。用于月经不调，乳汁不下，肠燥便结，骨折，关节扭伤。

• 沼生柳叶菜

【别名】水湿柳叶菜、沼泽柳叶菜

Epilobium palustre L.

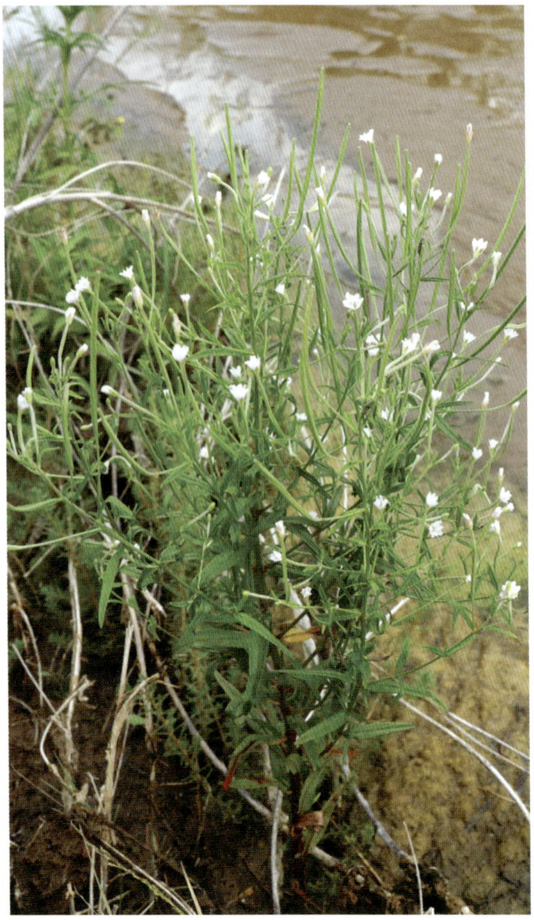

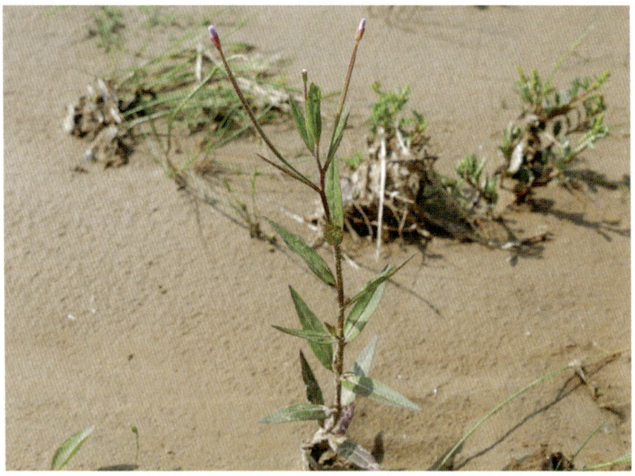

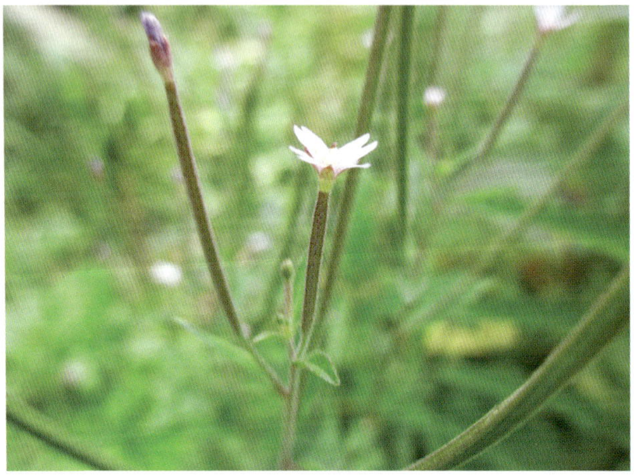

【生 活 型】多年生湿生草本。

【花 果 期】花期 7~8 月，果期 8~9 月。

【生　　境】生于森林带和草原带的山沟溪边、河边、沼泽草甸。

【功能主治】全草（沼生柳叶菜）：清热止痛，活血消肿，祛湿，止咳。用于咽喉肿痛，牙痛，目赤肿痛，月经不调，白带过多，跌打损伤，疔疮痈肿，外伤出血等。

狐尾藻属 *Myriophyllum* L.

水生草本，生于淡水中。叶互生或轮生，羽状分裂，裂片丝状。花小，无柄，生于叶腋或呈穗状花序；花单性或两性、杂性，雌雄同株，少异株，雄花生于上部，雌花生于下部；花萼4裂或全缘；花瓣4，在雌花中常缺；雄蕊4~8；子房下位，4室，每室具1枚胚珠，花柱4裂。果实具4浅沟或分裂为4果瓣。

鄂伦春有2种。

分种检索表

1a. 花生于茎顶，呈穗状花序 …… **狐尾藻 *M. spicatum***

1b. 花单生于叶腋，不呈穗状花序 …… **轮叶狐尾藻 *M. verticillatum***

· 狐尾藻

【别名】穗状狐尾藻

Myriophyllum spicatum L.

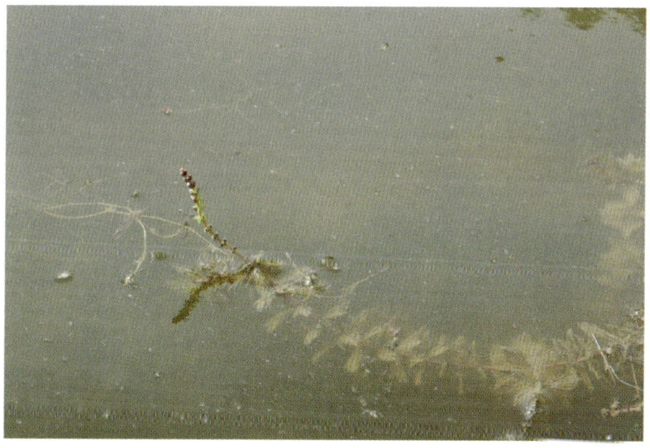

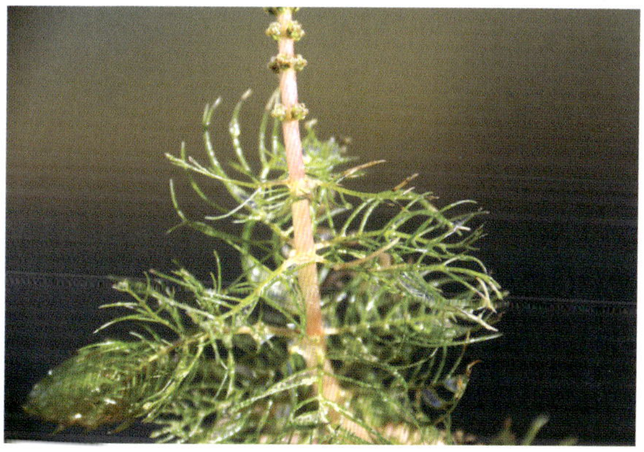

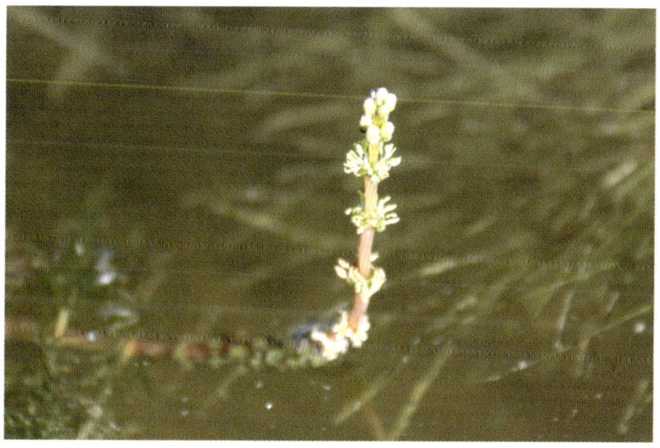

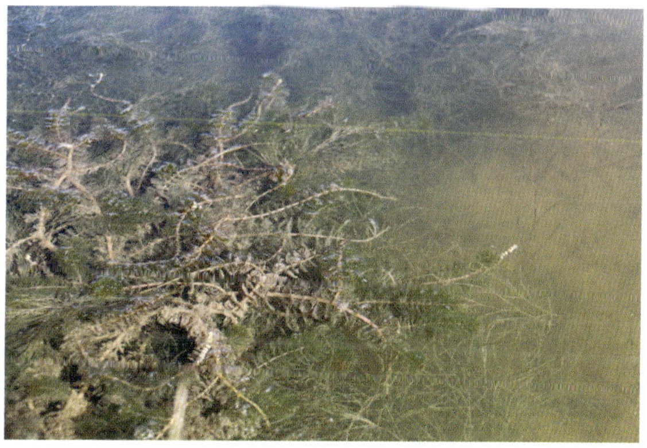

【生 活 型】多年生水生草本。

【花 果 期】花、果期7~8月。

【生　　境】生于池塘、河边浅水中。

【功能主治】全草（聚藻）：清热，凉血，解毒。用于热病烦渴，赤白痢，丹毒，疮疖，烫伤。

·轮叶狐尾藻

【别名】狐尾藻

Myriophyllum verticillatum L.

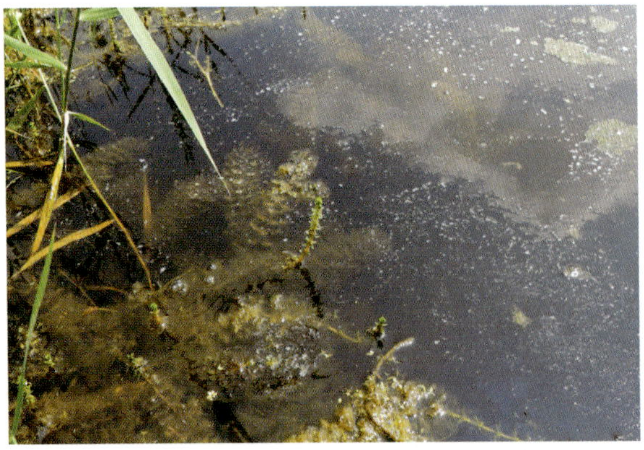

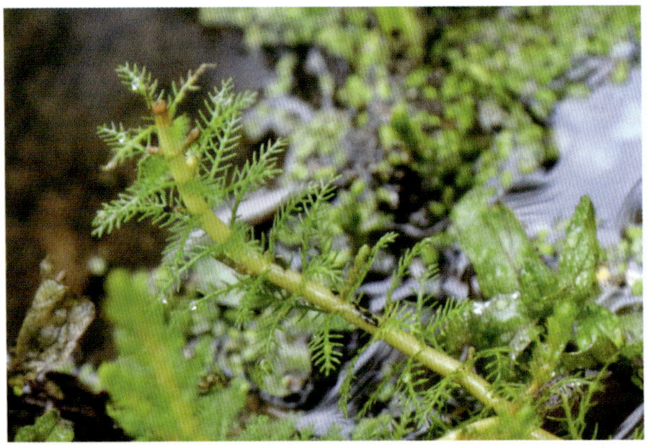

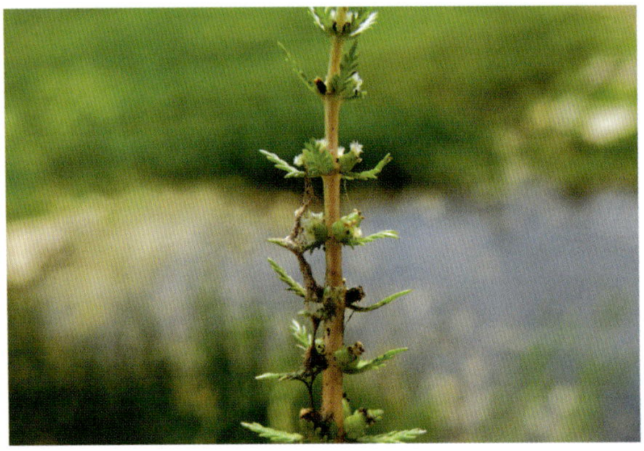

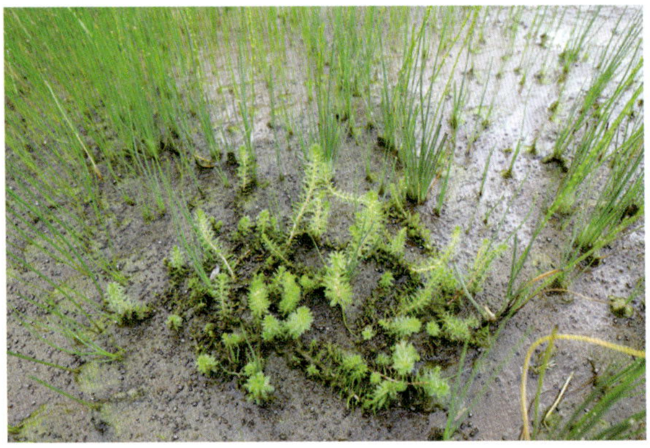

【生 活 型】多年生水生草本。

【花 果 期】花期 8~9 月。

【生　　境】生于池塘、河边浅水中。

【功能主治】全草（聚藻）：清热，凉血，解毒。用于热病烦渴，赤白痢，丹毒，疮疖，烫伤。

杉叶藻属 *Hippuris* L.

水生植物。茎直立，不分枝；下部有匍匐的根茎。叶条形或矩圆形，轮生。花小，无柄，单生于叶腋，两性或单性；萼管近圆筒形，全缘；无花瓣；雄蕊1；子房下位，1室，具1枚胚珠。核果椭圆形，平滑，不开裂，内含1粒种子。

鄂伦春有1种。

·杉叶藻

Hippuris vulgaris L.

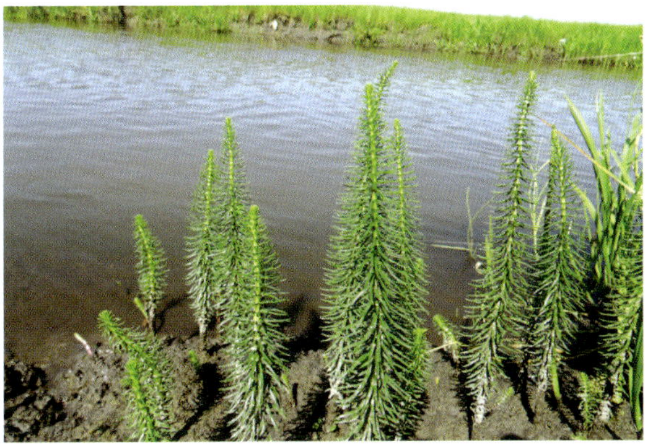
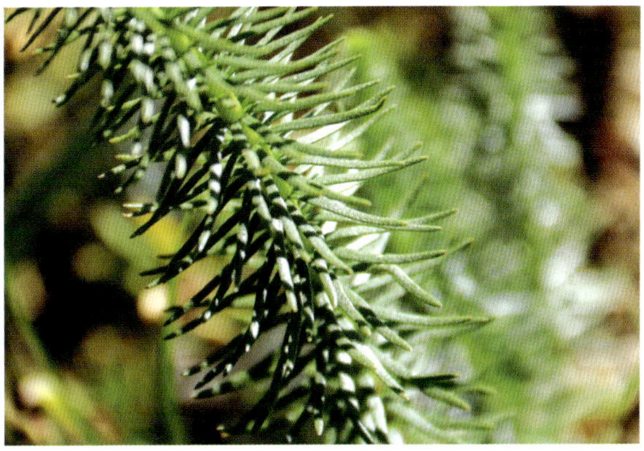
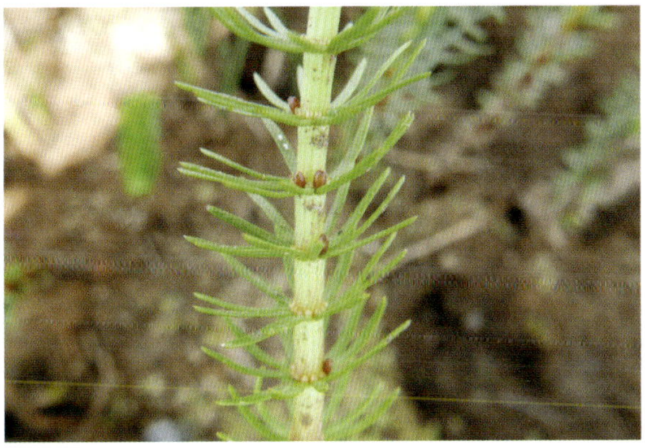
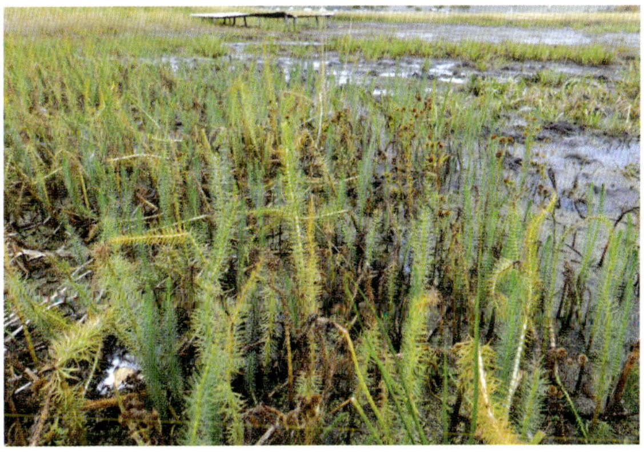

【生活型】多年生水生草本。

【花果期】花期6月，果期7月。

【生　　境】生于池塘浅水中、河岸水湿地。

【功能主治】全草（杉叶藻）：清热凉血，养阴生津，止咳，舒肝，退骨蒸。用于肺痨咳嗽，骨蒸劳热，两胁胀痛，烦渴，泄泻。

【民族应用】

蒙古族

全草（当布嘎日）：清热，排脓，润肺。用于肺热，肝热，脉热，肺脓肿，骨蒸劳热，骨折损伤，浊热，创伤，宝日病。

柴胡属 *Bupleurum* L.

多年生草本，少数为一年生草本、半灌木或灌木，全株无毛。单叶，全缘，叶脉平行或弧形。总苞片叶状，不等形，小总苞片数片；萼齿不明显；花瓣常黄色，矩圆形至圆形，顶端具内卷的小舌片；花柱基扁盘形。果实卵状长圆形至椭圆状矩圆形，两侧压扁；果棱凸起，等形，棱槽宽；每棱槽中具油管 2~5 条，常 3 条，合生面具 2~6 条，常 4 条，有时果熟时油管消失；胚乳腹面平坦或稍凹；心皮柄 2 裂达基部。

鄂伦春有 2 种。

分种检索表

1a. 叶大型，卵形或狭卵形，基部扩大，心形，抱茎 .... 大叶柴胡 ***B. longiradiatum***

1b. 叶较小，条形至披针形，基部不扩大 .... 红柴胡 ***B. scorzonerifolium***

· 大叶柴胡

Bupleurum longiradiatum Turcz.

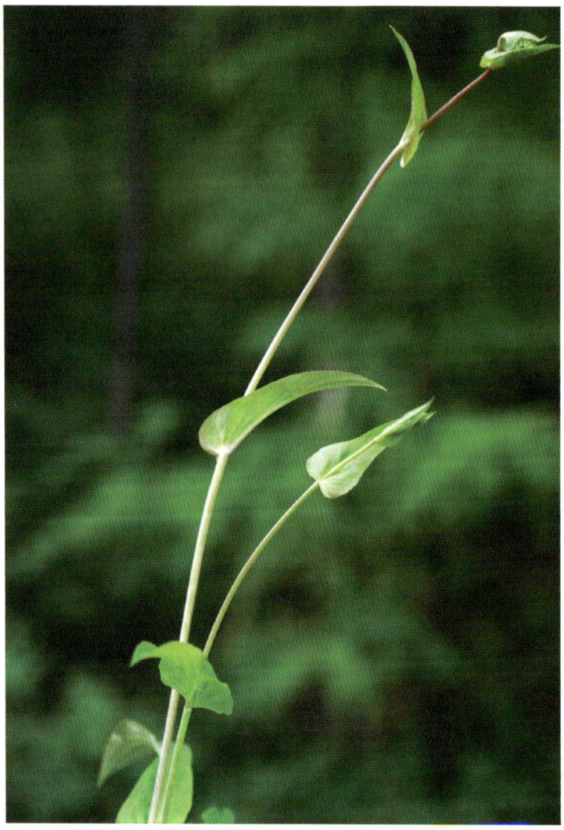

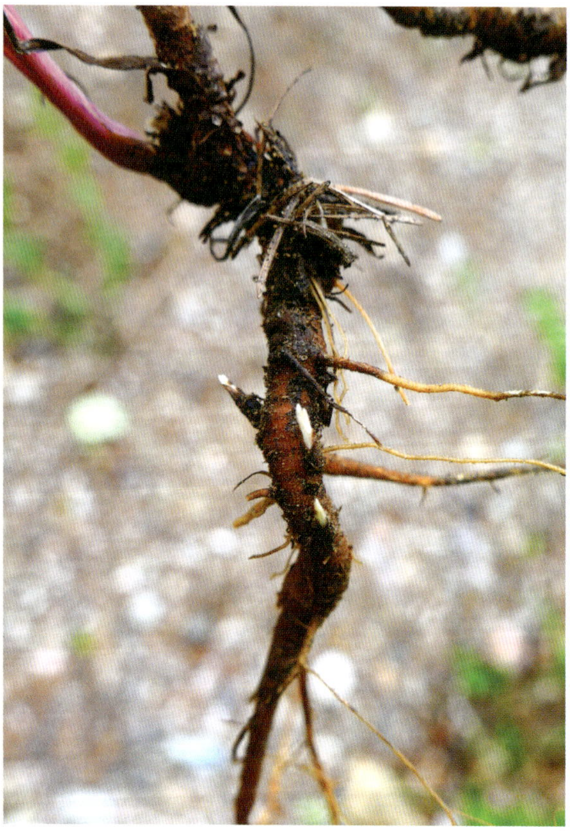

【生 活 型】多年生中生草本。

【花 果 期】花期 7~8 月，果期 8~9 月。

【生　　境】生于森林带的山地林缘草甸、灌丛。

【功能主治】根（大叶柴胡）：清热凉血。用于劳热骨蒸，虚劳，小儿五疳，久热羸瘦。

·红柴胡

【别名】狭叶柴胡、细叶柴胡、软柴胡

Bupleurum scorzonerifolium Willd.

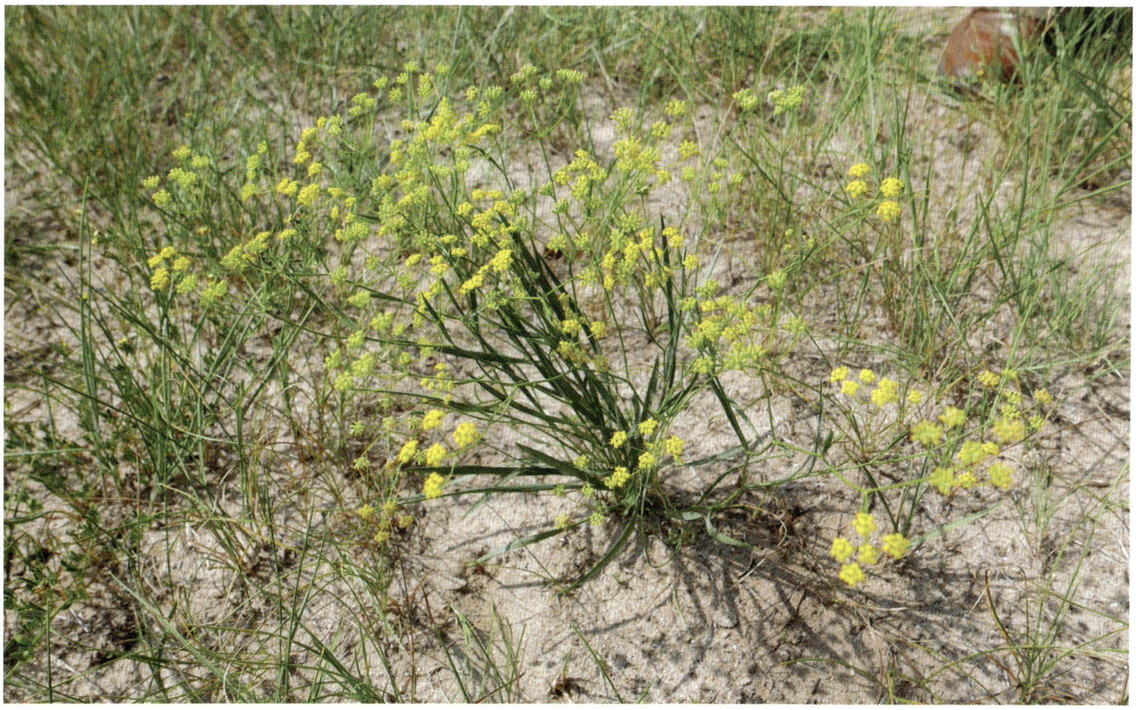

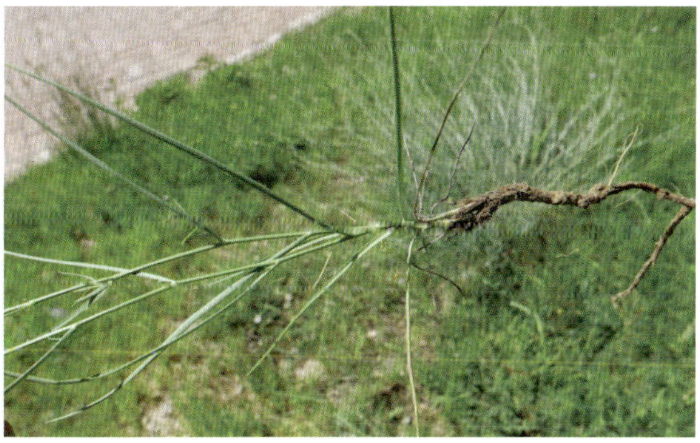

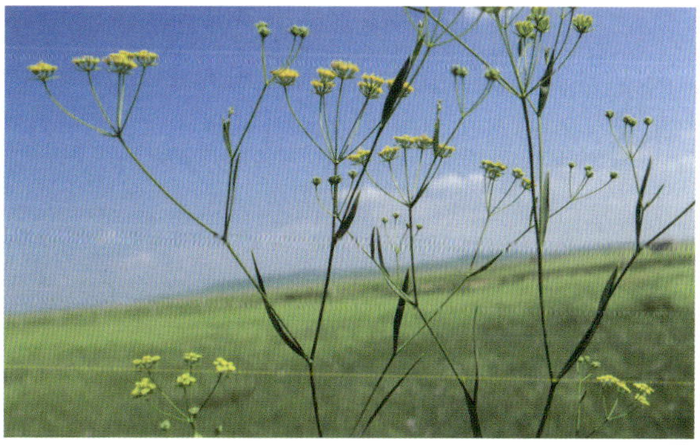

【生 活 型】多年生旱生草本。

【花 果 期】花期 7~8 月，果期 8~9 月。

【生　　境】生于森林草原带和草原带的草甸草原、典型草原、固定沙丘、山地灌丛。

【功能主治】根（柴胡）：解表和里，升举阳气，疏肝解郁。用于感冒，寒热往来，肝炎，疟疾，胆囊炎等。

【民族应用】

▪ 蒙古族

根（协日－子拉）：清肺止咳。用于肺热咳嗽，慢性支气管炎。

泽芹属 *Sium* L.

多年生草本。全株无毛。叶通常为一回羽状复叶，有时二回羽状全裂，叶缘常具锯齿。总苞片与小总苞片均多数；萼齿小，齿状，锐尖；花瓣白色，倒卵形或倒心形，顶端具内卷小舌片；花柱基扁圆锥形。果实近球形、卵形或宽椭圆形，两侧压扁；果棱明显凸起，等形，常木栓质；每棱槽中具油管 1~3 条，合生面具 2~6 条；胚乳腹面平坦；心皮柄 2 裂或贴生于合生面而不分裂。

鄂伦春有 1 种。

·泽 芹

【别名】山藁本、狭叶泽芹

Sium suave Walt.

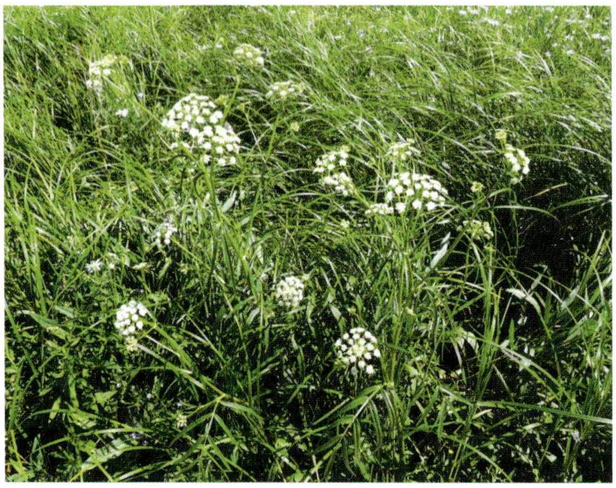

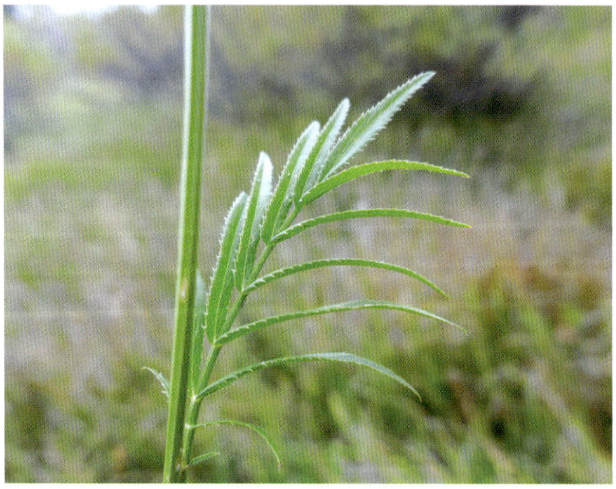

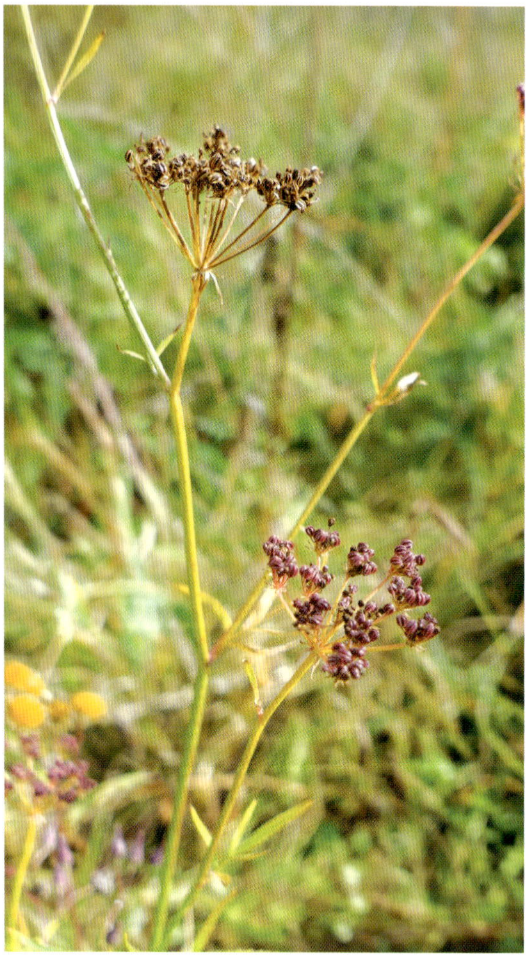

【生 活 型】多年生湿生草本。

【花 果 期】花期 7~8 月，果期 9~10 月。

【生　　境】生于森林带和草原带的沼泽、池沼边、沼泽草甸。

【功能主治】全草（泽芹）：散风寒，止头痛，降血压。用于风寒感冒头痛，高血压。

【民族应用】

■ 蒙古族

地上部分（希日－乌斯图－奥日图哲）：杀黏，燥协日乌素，解毒。用于黏热，炭疽肿，刺痛，协日乌素病，出血，大便干燥，中毒症。

毒芹属 *Cicuta* L.

多年生草本，植株无毛。叶为一至数回羽裂。复伞形花序具多数伞幅；总苞片少数或不存在，小总苞片常多数；萼齿三角形，先端锐尖；花瓣白色，倒卵形，顶端具内卷小舌片；花柱基扁圆锥形。果实近球形，两侧压扁，无毛；果棱肥厚，钝圆，带木栓质，侧棱较大；外果皮膜质，中果皮海绵质疏松，为通气组织，多条纤细的维管束分散在内果皮中；每槽中具油管 1 条，合生面具 2 条；胚乳腹面平坦或稍凹；心皮柄 2 裂。

鄂伦春有 1 种。

· 毒　芹

【别名】芹叶钩吻

Cicuta virosa L.

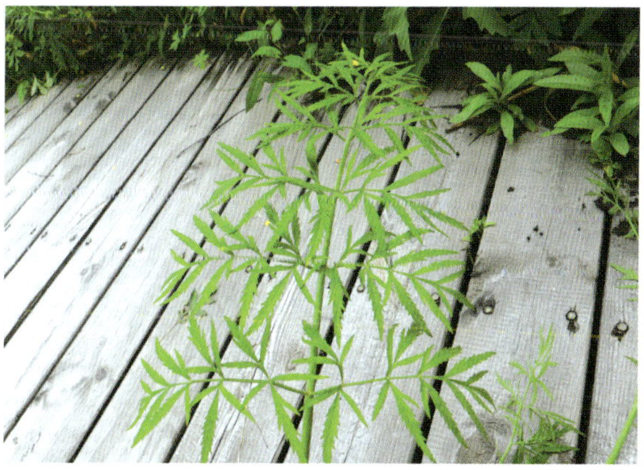
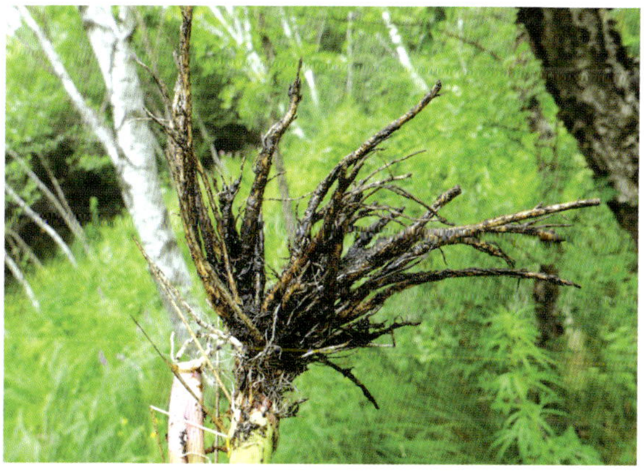
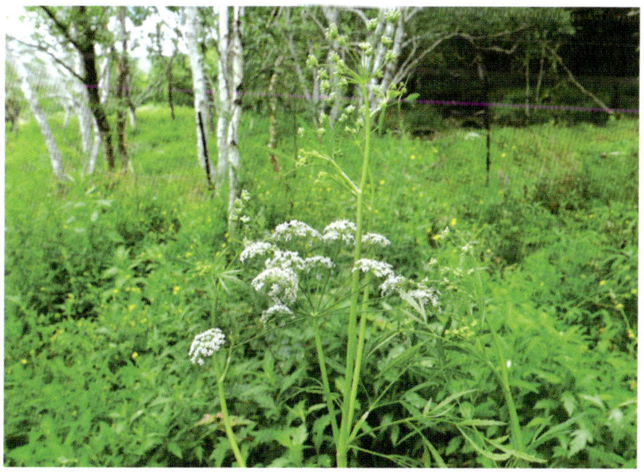
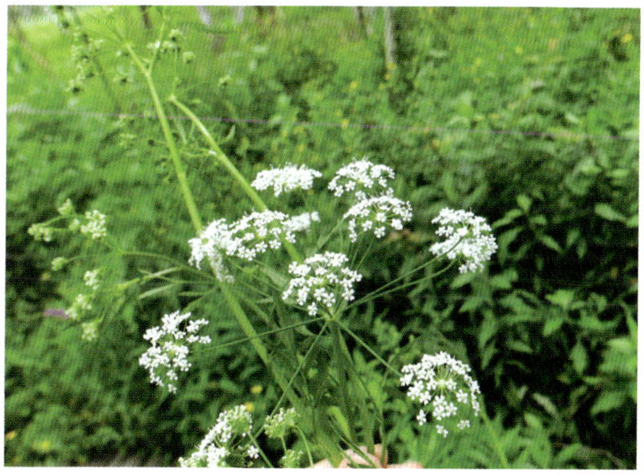

【生 活 型】多年生湿中生草本。

【花 果 期】花期 7~8 月，果期 8~9 月。

【生　　境】生于森林带和草原带的沼泽、河边、沼泽草甸及林缘草甸。

【功能主治】根（毒芹）：拔毒，祛瘀。外用于化脓性骨髓炎。

茴芹属　*Pimpinella* L.

多年生草本，稀一年生草本。叶为一至三回羽状或三出式羽状全裂或复叶，叶缘常具锯齿或牙齿。总苞片无，稀 1~2，小总苞片少数或无，小型；萼齿常不明显；花瓣常白色，稀淡紫色，顶端常具内卷小舌片；花柱基圆锥形或垫状，全缘。果实卵形或椭圆形，无毛或被毛，两侧稍压扁；果棱等形，丝状；每棱槽中具油管 2~4 条，合生面具 2~4 条；胚乳腹面平坦或微凹；心皮柄 2 浅裂或深裂。

鄂伦春有 1 种。

· 羊红膻

【别名】羊洪膻、缺刻叶茴芹、东北茴芹

Pimpinella thellungiana H. Wolff

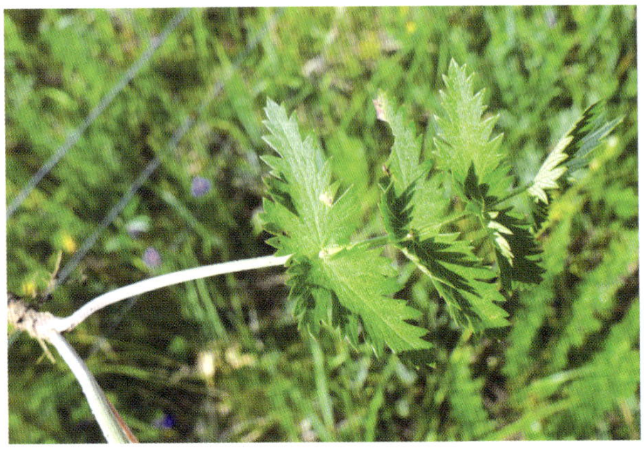

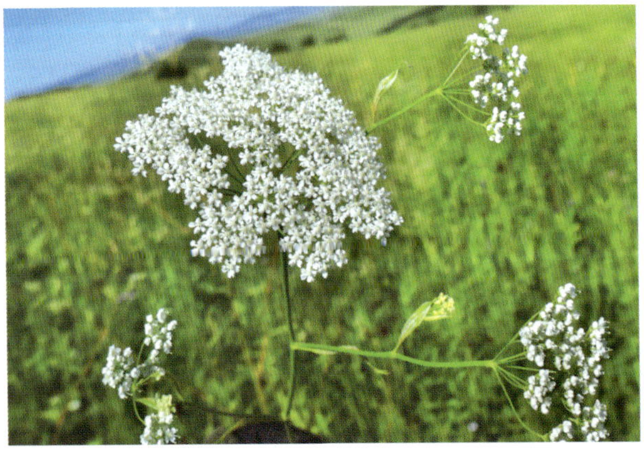

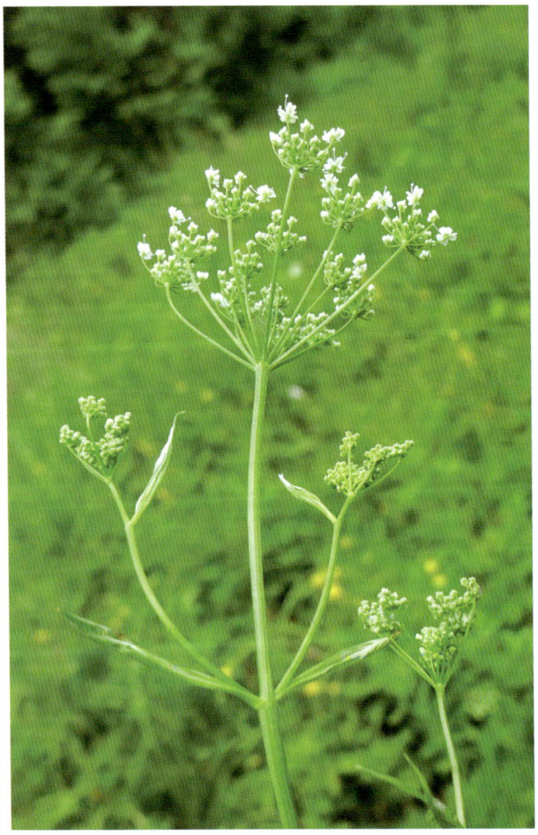

【生 活 型】多年生中生草本。

【花 果 期】花期 6~8 月，果期 8~9 月。

【生　　境】生于森林带和草原带的林缘草甸、沟谷、河边草甸。

【功能主治】全草（羊红膻）：健脾益气，养心安神，止咳祛痰。用于克山病，心悸，气短，哮喘。

羊角芹属　*Aegopodium* L.

多年生草本。具细长地下根茎。叶为二至三回三出式复叶或三出式羽状复叶或全裂。通常无总苞片和小总苞片；萼齿不明显；花瓣白色，稀淡红色，倒卵形，顶端具内卷小舌片；花柱基扁圆锥形，全缘。果实矩圆状卵形或卵形，两侧压扁；果棱同形，细丝状；棱槽宽阔，油管不明显；胚乳腹面平坦；心皮柄 2 浅裂。

鄂伦春有 1 种。

·东北羊角芹

【别名】小叶羊角芹、小叶芹

Aegopodium alpestre Ledeb.

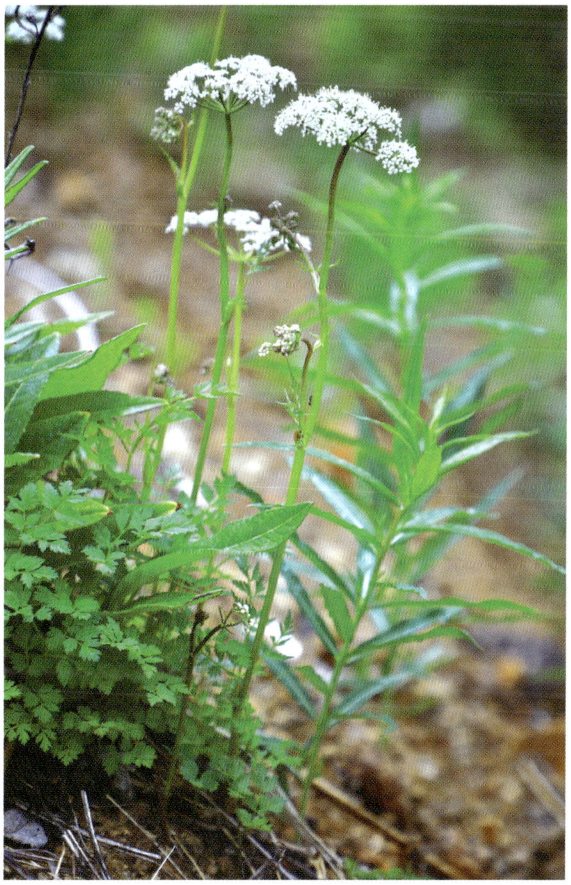

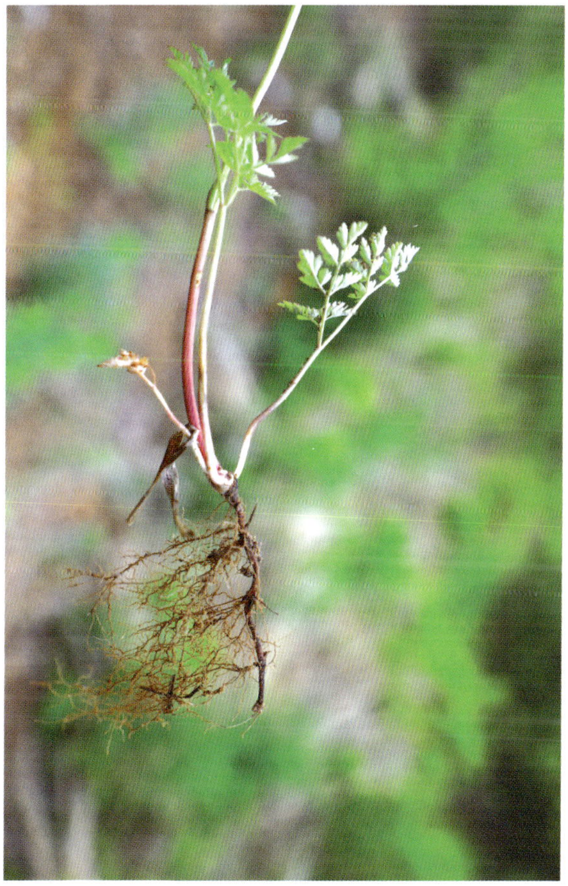

【生 活 型】多年生中生草本。

【花 果 期】花期 6~7 月，果期 7~8 月。

【生　　境】生于森林带的山地林下、林缘草甸、沟谷。

【功能主治】茎、叶（东北羊角芹）：祛风止痛。用于流行性感冒，风湿痹痛，眩晕。

防风属　*Saposhnikovia* Schischk.

多年生草本。茎自基部二叉状多分枝。叶为二至三回羽状全裂。通常无总苞片，小总苞片数片；萼齿三角状卵形；花瓣白色，宽卵形，先端钝截，具内卷小舌片；花柱基圆锥形，子房密被白色的瘤状突起，果期逐渐消失。果实狭椭圆形或椭圆形，背腹稍压扁；背棱与中棱稍隆起，侧棱较宽；每果棱内具油管 1 条，每棱槽内具 1 条，合生面具 2 条；胚乳腹面平坦；心皮柄 2 裂达基部。

鄂伦春有 1 种。

·防　风

【别名】北防风、关防风、旁风

Saposhnikovia divaricata (Turcz.) Schischk.

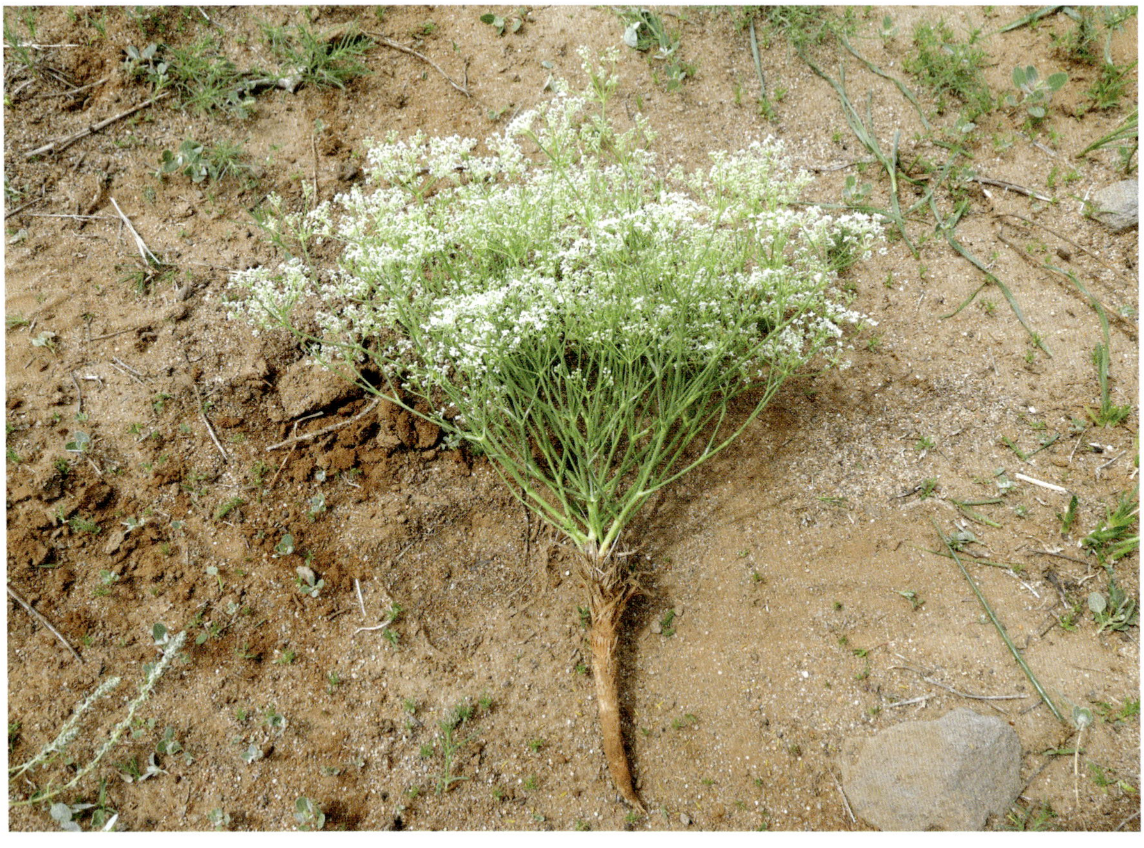

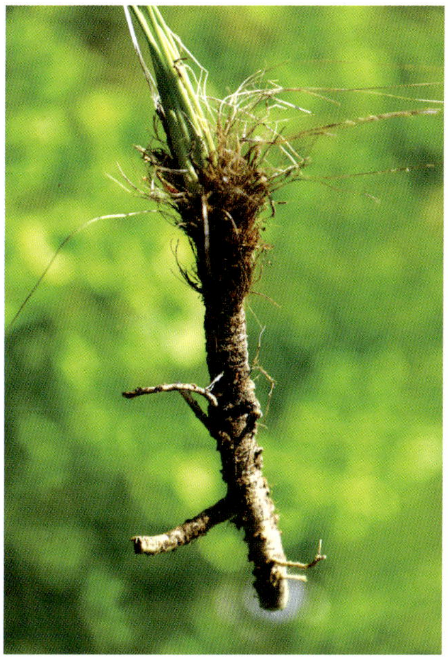 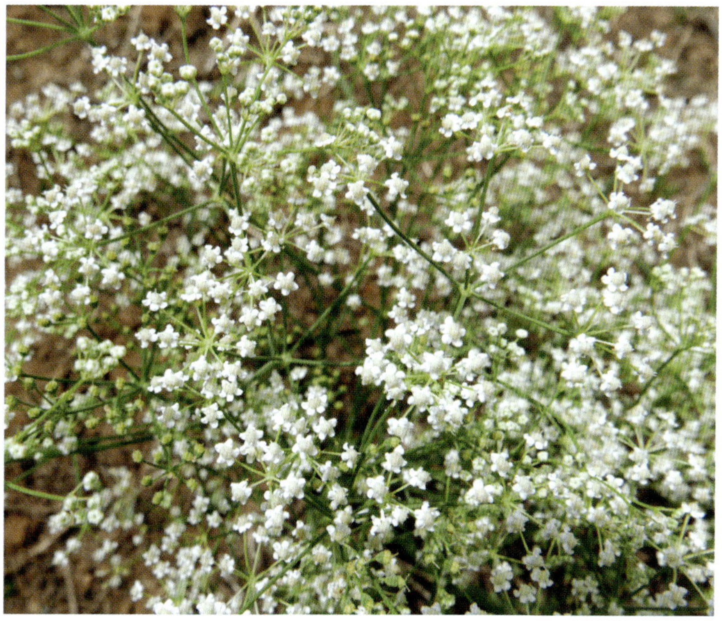

【生 活 型】多年生旱生草本。

【花 果 期】花期 7~8 月，果期 9 月。

【生　　境】生于森林带和草原带的高平原、丘陵坡地、固定沙丘，常为草原植被的伴生种。

【功能主治】根（防风）：祛风解表，胜湿止痛，止痉。用于感冒头痛，风湿痹痛，风疹瘙痒，破伤风。

【民族应用】

▪ 蒙古族

根（梳日格讷）：镇赫依，祛协日乌素，止痛。用于风寒感冒，无汗头痛，关节酸痛，半身不遂，神经痛，破伤风。

独活属　*Heracleum* L.

多年生或二年生草本，全株常被毛。叶为羽状复叶，小叶常羽状分裂。总苞片少数或不存在，小总苞片少数至多数；复伞形花序大型；主伞的花结实，侧伞的花有时不结实；萼齿明显或不明显；花白色，倒卵形；花序中央花的花瓣等形，先端具小舌片，内卷呈凹缺状；外缘花的外侧花瓣为辐射瓣；花柱基圆锥形或半球形，边缘微波状。果实圆形、倒卵形或椭圆形，背腹极压扁；果棱的背棱和中棱细丝状，不明显，彼此靠近，侧棱宽薄翅状，与中棱分离；每棱槽中具油管 1 条，合生面具 2~4 条，全部油管大而短缩，长达分生果中部或中下部；胚乳腹面平坦；心皮柄 2 裂达基部。

鄂伦春有 1 种。

• 短毛独活

【别名】东北牛防风、短毛白芷、兴安牛防风

Heracleum moellendorffii Hance

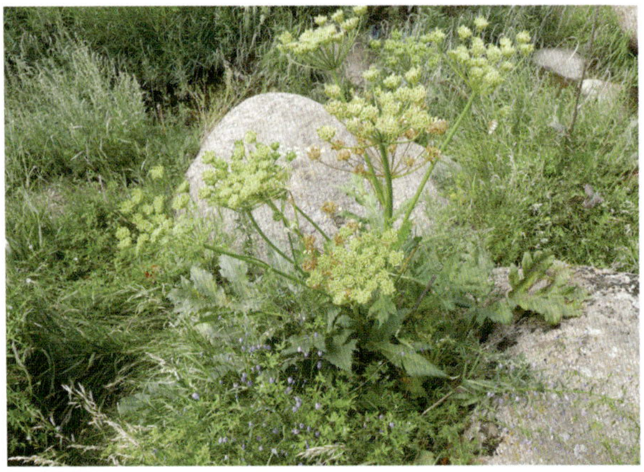

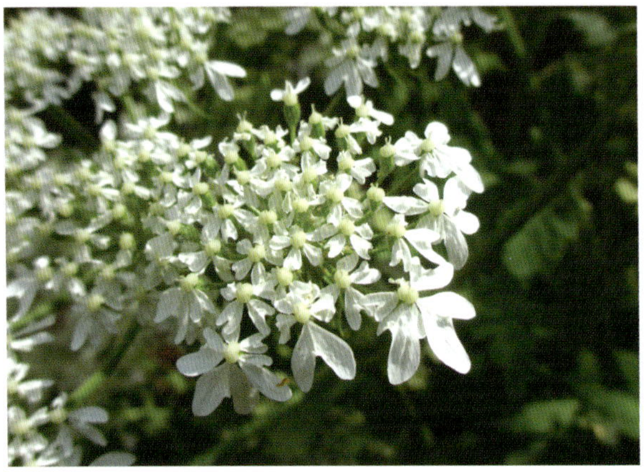

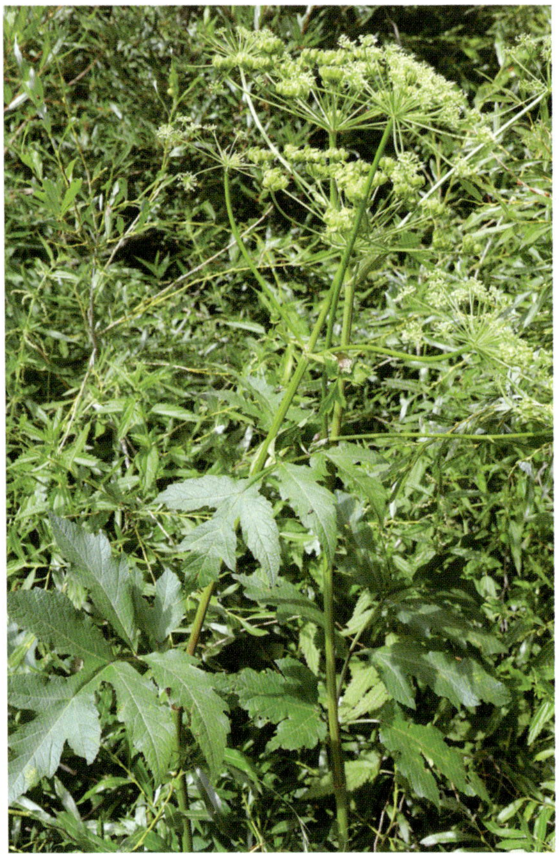

【生 活 型】多年生中生草本。

【花 果 期】花期 7 月，果期 8~10 月。

【生　　境】生于森林带和森林草原带的林下、林缘、溪边。

【功能主治】根（短毛独活）：发表，祛风除湿。用于风寒感冒，头痛，风湿痹痛，腰膝酸痛。

【民族应用】

■ 蒙古族

根（巴勒其日嘎那）：杀黏，止血，燥协日乌素。用于发症，结喉，瘟疫，各种出血。

柳叶芹属　*Czernaevia* Turcz.

二年生草本。叶为二回羽状全裂，末回裂片披针形或长卵状披针形，边缘有不整齐的粗锯齿。复伞形花序；总苞片无或有 1 片，早落，小总苞片 3~5；通常萼齿不明显；花瓣白色，顶端有内卷的小舌片，伞形花序外侧的花瓣比内侧的显著增大。双悬果近圆形或阔卵圆形，稍扁压；

分生果横切面近半圆形，通常5条果棱几乎均为翼状，稀成肋状，背棱狭翅状，侧棱宽翅状，约比背棱宽1倍，棱槽中各具油管3~5，合生面平坦，油管4~10，心皮柄2裂，分离。

鄂伦春有1种。

· 柳叶芹

【别名】小叶独活

Czernaevia laevigata Turcz.

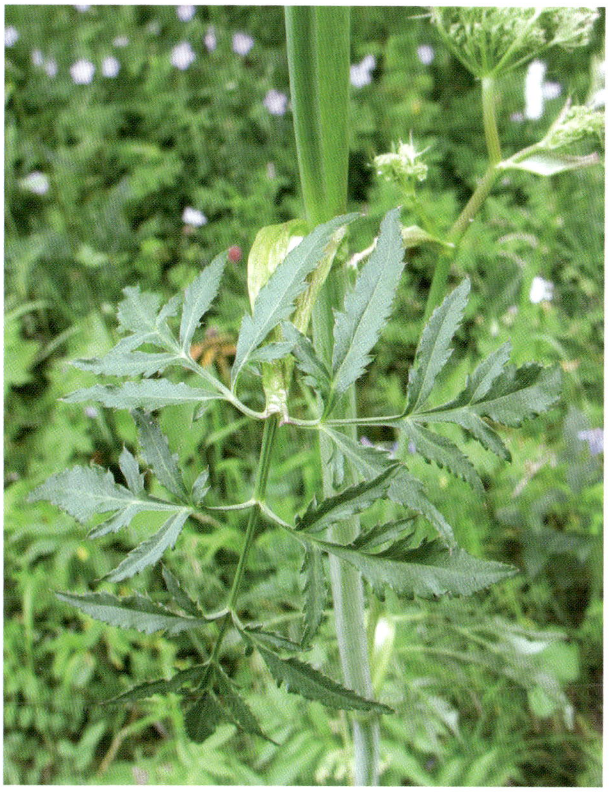

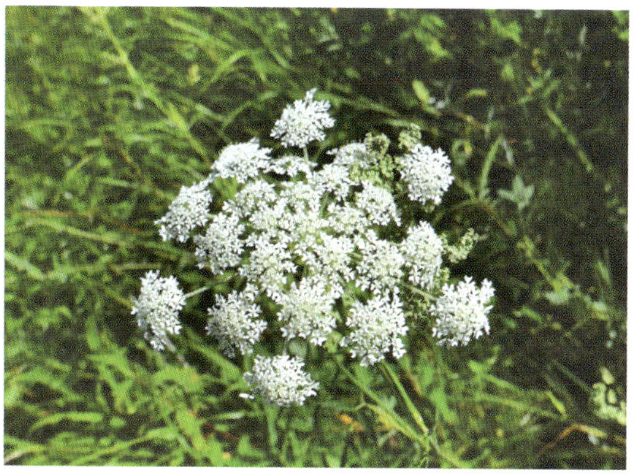

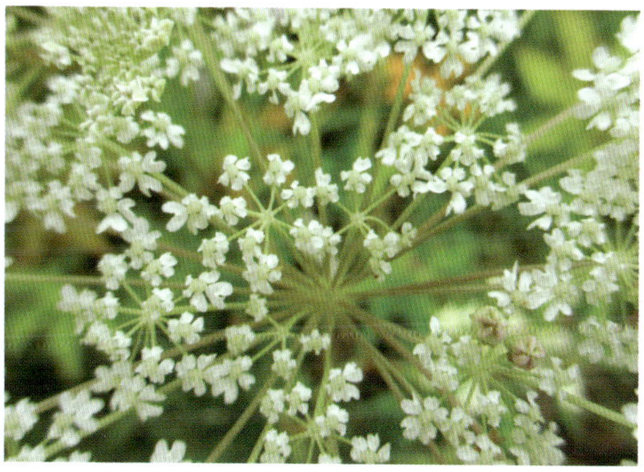

【生 活 型】二年生中生草本。

【花 果 期】花期7~8月，果期9月。

【生　　境】生于森林带和森林草原带的河边沼泽草甸、山地灌丛、林下、林缘草甸。

【功能主治】根（柳叶芹）：活血，祛风，除湿。

*附　注 | 该种为鄂伦春"四普"新分布。

胀果芹属　*Phlojodicarpus* Turcz.

多年生草本。叶为二至三回羽状全裂。总苞片与小总苞片数片至10余枚；萼齿披针形或锥形；花瓣白色或苍白微带堇色，倒卵形，基部具短爪，顶端具小舌片，呈凹缺状内卷；花柱基短圆锥形。果实椭圆形或近圆形，背腹压扁；背棱与中棱钝而隆起，木栓质，稍肥厚；侧棱较宽，翅状，木栓化，肥厚；各棱槽中具油管 1~3 条，合生面具 2~4 条，油管有时消失；胚乳腹面平坦；心皮柄 2 裂达基部。

鄂伦春有 1 种。

·胀果芹

【别名】燥芹、膨果芹

Phlojodicarpus sibiricus (Fisch. ex Spreng.) K.-Pol.

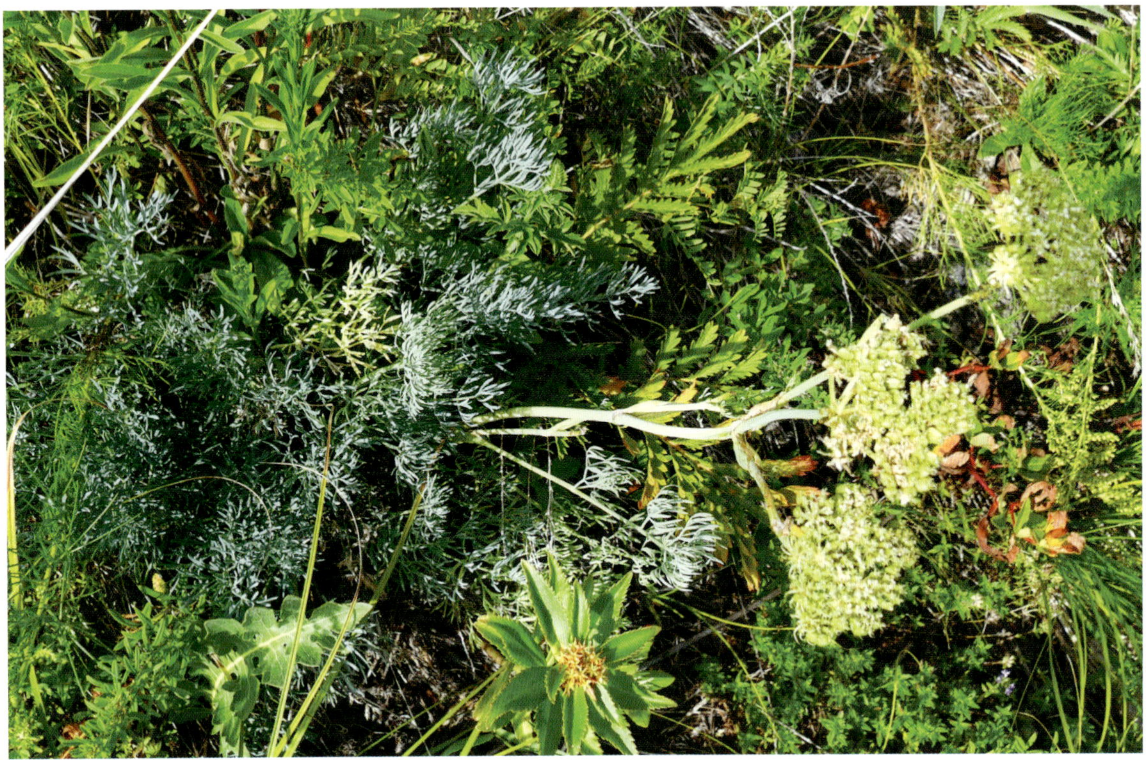

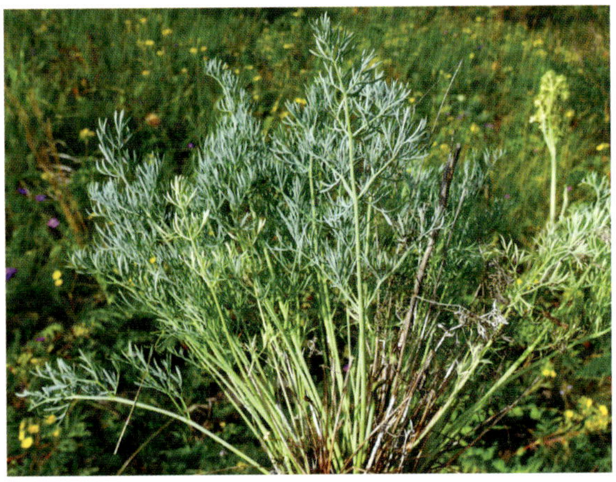

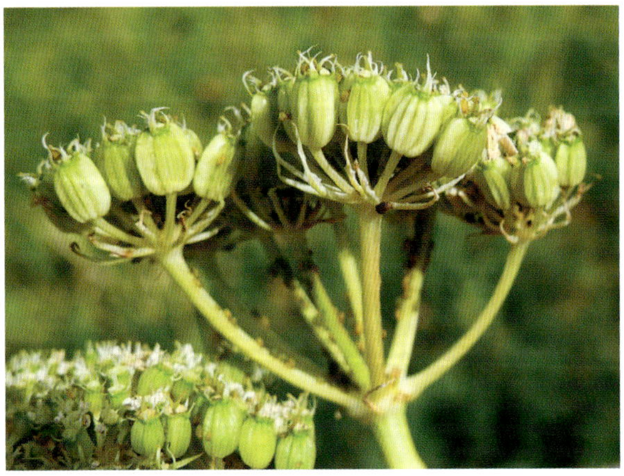

【生 活 型】多年生嗜砾石旱生草本。

【花 果 期】花期 6 月，果期 7~8 月。

【生　　境】生于草原带的石质山坡、向阳山坡。

【民族应用】

■ 蒙古族

全草（图日根－查干）：杀黏，清热，燥协日乌素，治伤，止血，生肌，消肿，软坚。用于流行性感冒，发症，结喉，腮腺炎，丹毒，肠刺痛，麻疹，游痛症，痛风，创伤，各种出血，里结。

*附　注 ｜ 该种为鄂伦春“四普”新分布。

前胡属　*Peucedanum* L.

多年生草本。叶一至数回三出全裂或羽状全裂。萼齿短或不明显；花瓣白色、淡绿色或紫色，先端具小舌片，内卷成凹缺状；花柱基肥厚，圆锥形，花柱下弯，比花柱基长。果实宽或狭椭圆形，背腹压扁；背棱与中棱稍隆起，侧棱翅状，与另一分生果侧棱互相紧密集合；每棱槽中具油管1~3条，合生面具2~6条；胚乳腹面稍内凹；心皮柄2裂达基部。

鄂伦春有1种。

·石防风　【别名】前胡、珊瑚菜、山香菜

Peucedanum terebinthaceum (Fisch. ex Trev.) Ledeb.

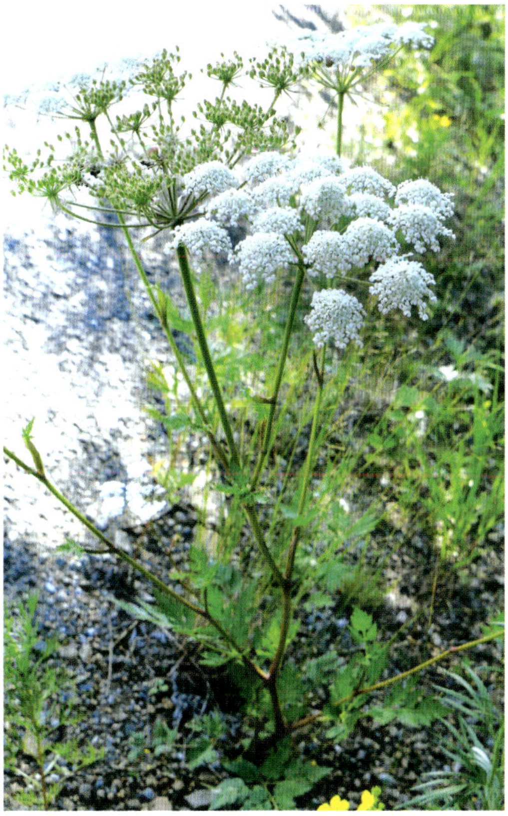

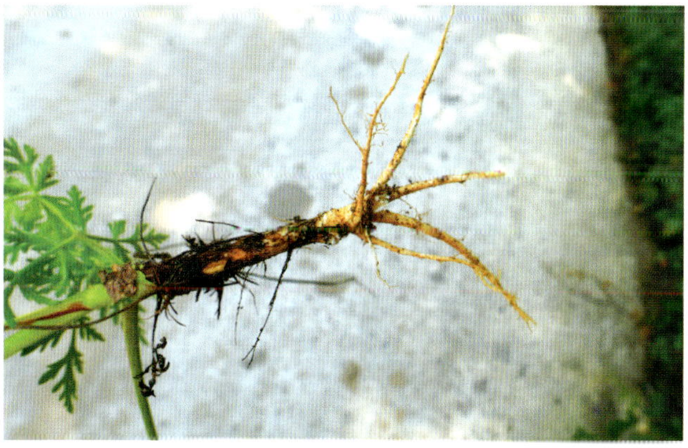

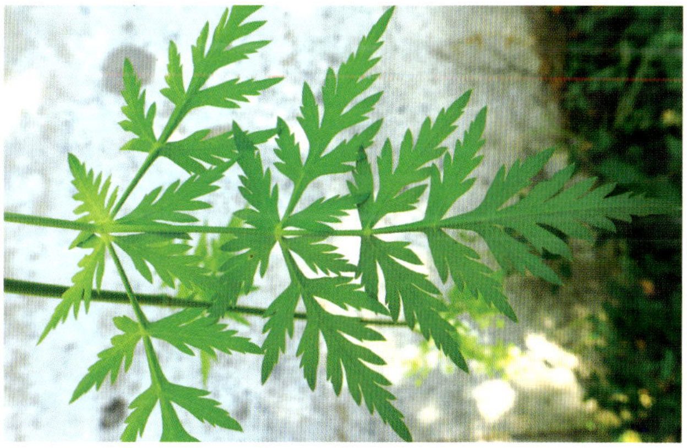

【生 活 型】多年生中生草本。

【花 果 期】花、果期 8~9 月。

【生　　境】生于森林带和森林草原带的山地林缘、山坡草地。

【功能主治】根（石防风）：止咳祛痰。用于感冒咳嗽，支气管炎。

山芹属 *Ostericum* Hoffm.

多年生草本。叶为二至四回羽状全裂或三出式羽状全裂。总苞片 1 至数枚或无，小总苞片 5~10，条形至披针形；萼齿明显，宿存；花瓣白色，先端具小舌片，内卷成凹缺状；花柱基扁圆锥形。果实矩圆形至椭圆形，背腹压扁；背棱与中棱隆起，中空，有时呈狭翅状；侧棱常呈宽翅状，中空；外果皮薄膜质，由一层凸镜状细胞组成，果熟时果皮部分与种子分离；每棱槽中具油管 1~4 条，合生面具 2~8 条；胚乳腹面平坦；心皮柄 2 裂达基部。

鄂伦春有 2 种。

分种检索表

1a. 叶的最终裂片狭细，边缘全缘；植株具细长根茎 ……………………**全叶山芹 *O. maximowiczii***

1b. 叶的最终裂片较宽，边缘具锯齿或牙齿；植株具直根 ……………… **绿花山芹 *O. viridiflorum***

·全叶山芹

【别名】全叶独活

Ostericum maximowiczii (F. Schmidt ex Maxim.) Kitag.

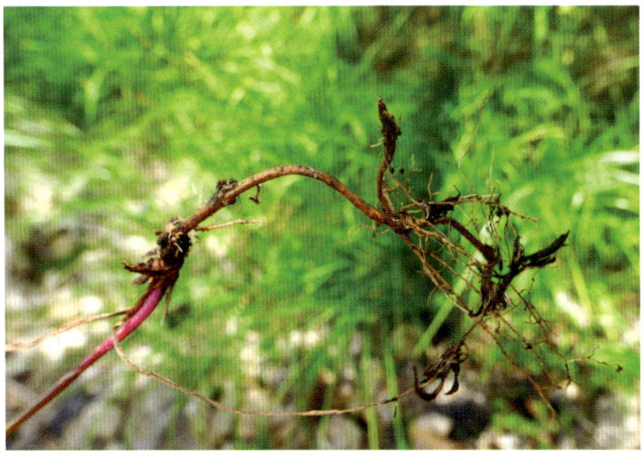

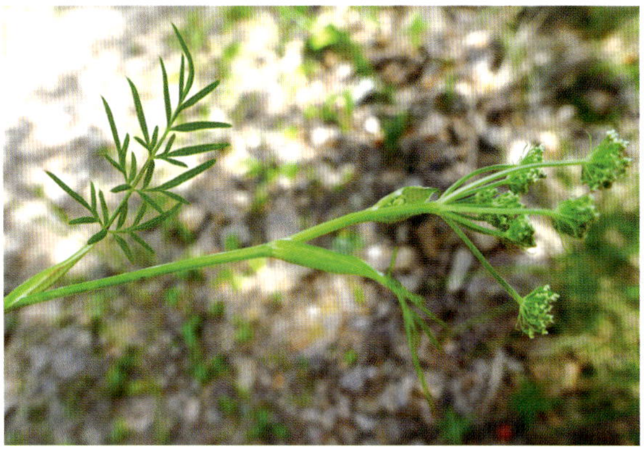

【生 活 型】多年生湿中生草本。

【花 果 期】花、果期 8~10 月。

【生　　境】生于森林带和森林草原带的山地沟谷草甸、林缘或林下草甸。

【功能主治】全草（全叶山芹）：祛风湿，止痛，解毒消肿。用于风湿痹痛，腰膝酸痛，感冒头痛，疮痈肿毒，毒蛇咬伤。

*附　注｜该种为鄂伦春“四普”新分布。

·绿花山芹

【别名】绿花独活

Ostericum viridiflorum (Turcz.) Kitag.

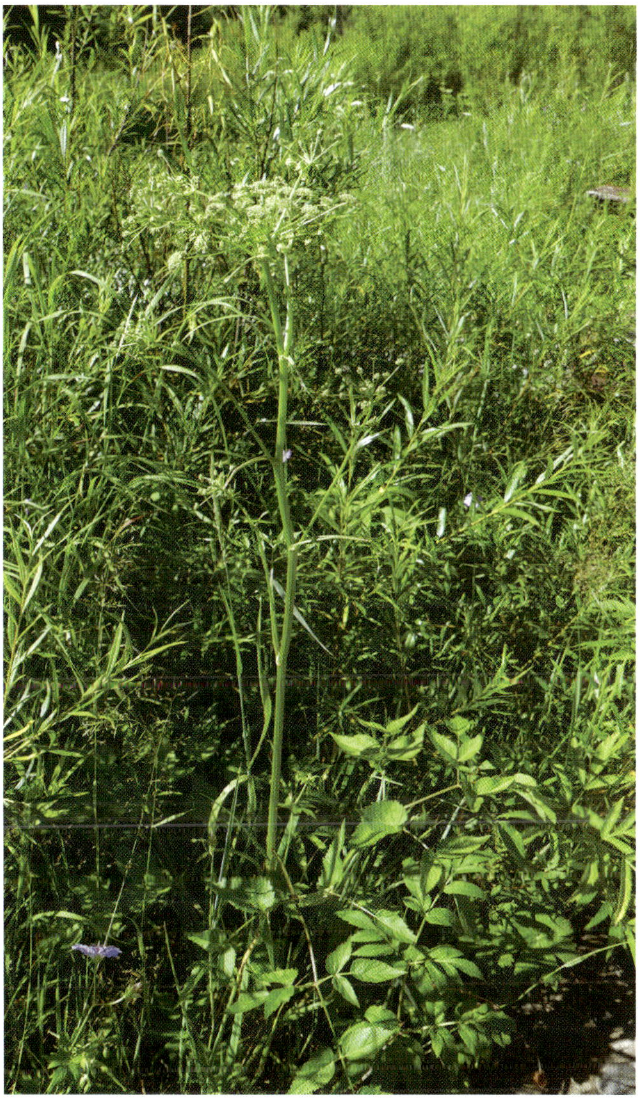

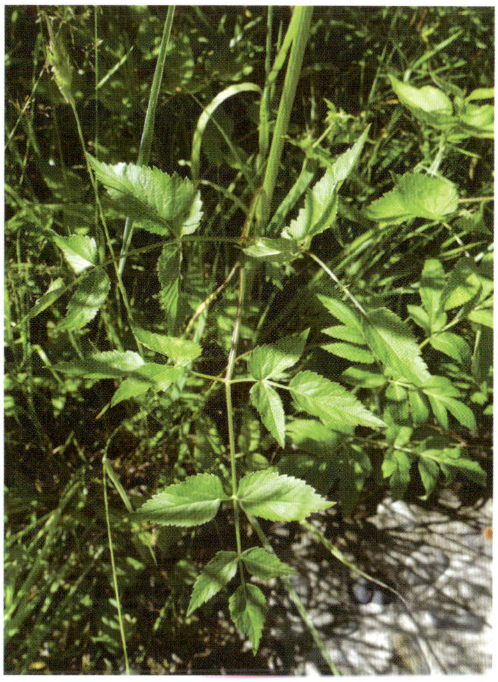

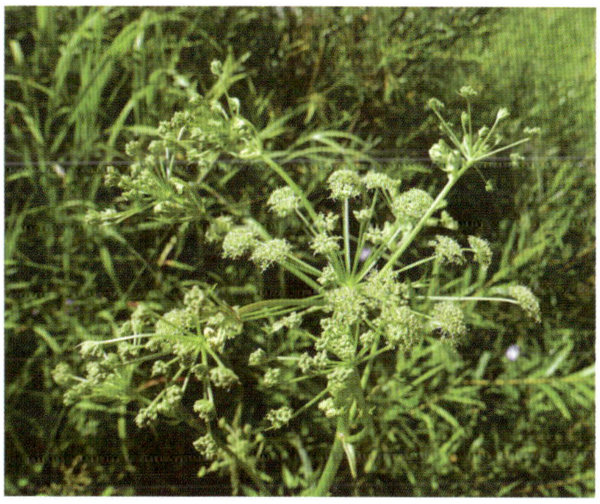

【生 活 型】二年生或多年生湿中生草本。

【花 果 期】花期 7~8 月，果期 8~9 月。

【生　　境】生于森林带和草原带的河边湿草甸、沼泽草甸。

【功能主治】根（绿花山芹）：祛风胜湿，散寒止痛。用于风寒感冒，头痛，风寒湿痹。

*附　注｜该种为鄂伦春“四普”新分布。

当归属　*Angelica* L.

二年生或多年生草本。叶为一至数回羽状全裂、三出式羽状全裂或羽状复叶，叶缘常具白色软骨质与锯齿。总苞片和小总苞片数枚至 10 余枚或不存在；萼齿通常不明显；花瓣白色，倒卵形或倒披针形，先端具小舌片，内卷成凹缺状；花柱基扁圆锥形或垫状。果实矩圆形、椭圆形至近圆形，背腹压扁，果实成熟时有 2 个分生果容易互相分离；背棱与中棱为丝状、肋状等隆起，钝或稍尖，侧棱宽翅状；果棱内的中果皮为海绵质，棱槽内的为膜质；每棱槽中具油管 1 至数条，合生面具 2 至数条；胚乳腹面平坦或稍凹；心皮柄 2 裂达基部。

鄂伦春有 1 种。

• 黑水当归

【别名】朝鲜当归

Angelica amurensis Schischk.

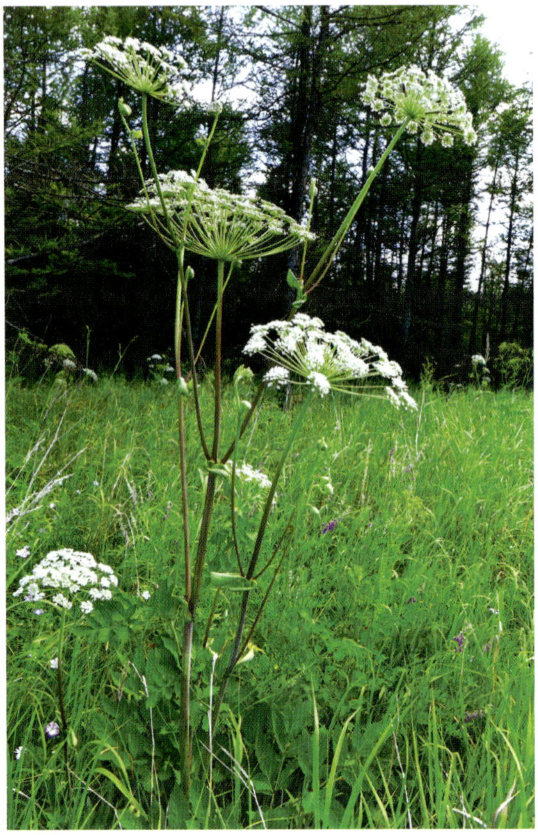

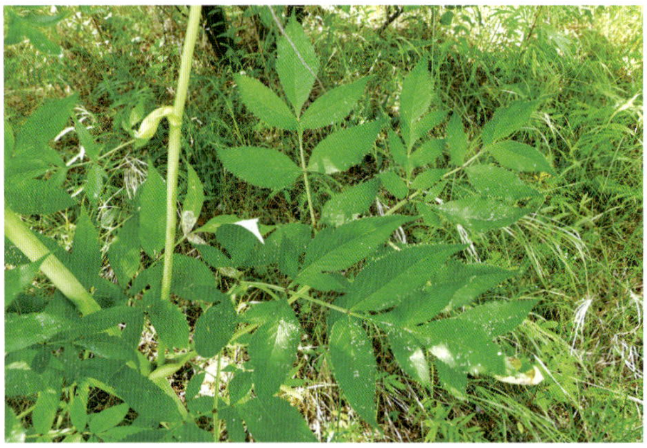

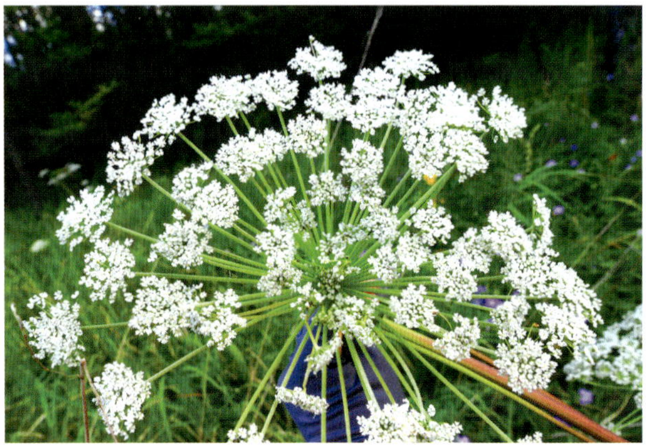

【生 活 型】多年生中生草本。

【花 果 期】花期 7~8 月，果期 8~9 月。

【生　　境】生于森林带的山地湿草甸、林缘草甸。

【功能主治】根（黑水当归）：祛风燥湿，消肿止痛。用于风湿痹痛，跌打损伤等。

迷果芹属　*Sphallerocarpus* Bess. ex DC.

多年生草本。茎圆柱，多分枝，有柔毛。叶片二至三回羽状分裂，裂片渐尖。复伞形花序顶生和侧生，伞幅多数；通常无总苞片，小总苞片 5，卵状披针形，边缘膜质；花白色，在顶生的伞形花序中几乎全是两性，侧生的伞形花序有时为雄性，花序外缘有时有辐射瓣；萼齿微小，不明显，卵状三角形或钻形；花瓣倒卵形；花柱短而直立或外折，花柱基圆锥形或平压状，全缘或呈波状皱褶。果实椭圆状长圆形，两侧微扁，合生面收缩，心皮有 5 条突出的波状棱，棱槽有油管 2~3，合生面 4~6；心皮柄 2 裂。种子近圆锥形，胚乳腹面有槽。

鄂伦春有 1 种。

· 迷果芹

【别名】东北迷果芹

Sphallerocarpus gracilis (Bess. ex Trev.) K.-Pol.

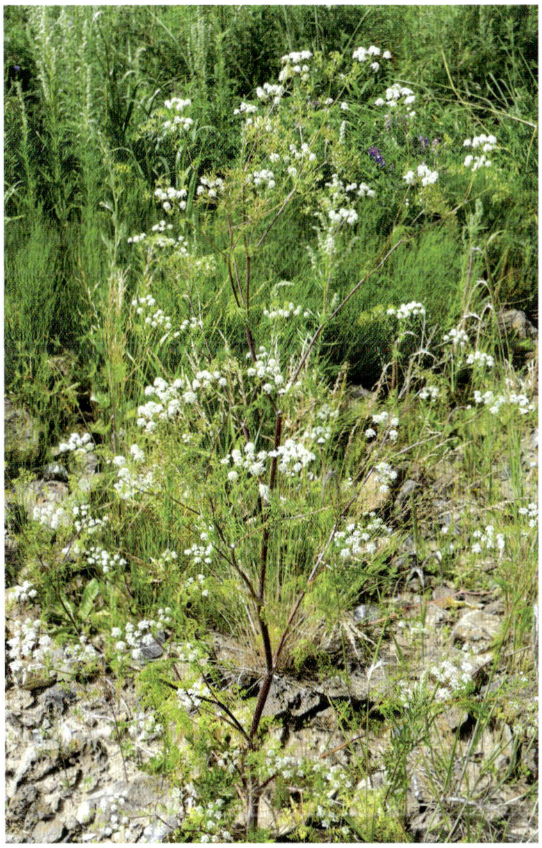

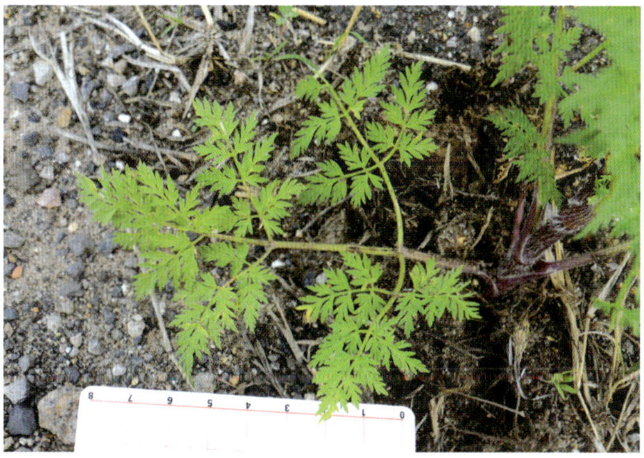

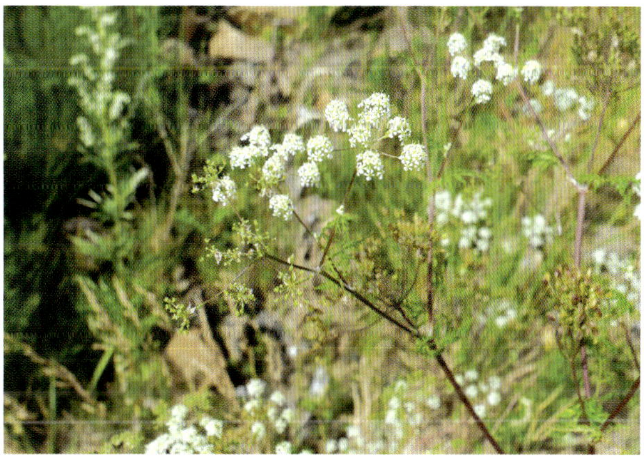

【生 活 型】多年生中生草本。

【花 果 期】花期 7~8 月，果期 8~9 月。

【生　　境】生于森林带和草原带的田野村旁、撂荒地、山地林缘草甸。

【功能主治】根和根茎（迷果芹）：祛肾寒，敛黄水。用于肾腰疼痛，尿频，腹胀，月经不调，产后腰酸背痛，淋病，关节痛，睾丸炎。

【民族应用】

■ 蒙古族

根或根茎（朝高日乐吉）：祛肾寒，敛协日乌素。用于肾寒病，寒性协日乌素病，关节肿胀，病后体弱。

岩风属 *Libanotis* Hall. ex Zinn

多年生草本，稀半灌木。叶一至数回羽状全裂。总苞片多数、1~2 或不存在，小总苞片数片至多数，常离生；萼齿披针形或披针状锥形，膜质，早落；花瓣白色或淡红色，无毛或背面被毛，先端常具内卷小舌片；花柱基扁圆锥形。双悬果卵形或椭圆形，被毛，背腹稍压扁。分生果横切面呈五角形；果棱隆起；每棱槽中具油管 1 条，稀 3 条，合生面具 2~4 条，稀 6 条；胚乳腹面平坦或稍凹入；心皮柄 2 裂达基部。

鄂伦春有 1 种。

·香　芹

【别名】山香芹、邪蒿

Libanotis seseloides (Fisch. et C. A. Mey. ex Turcz.) Turcz.

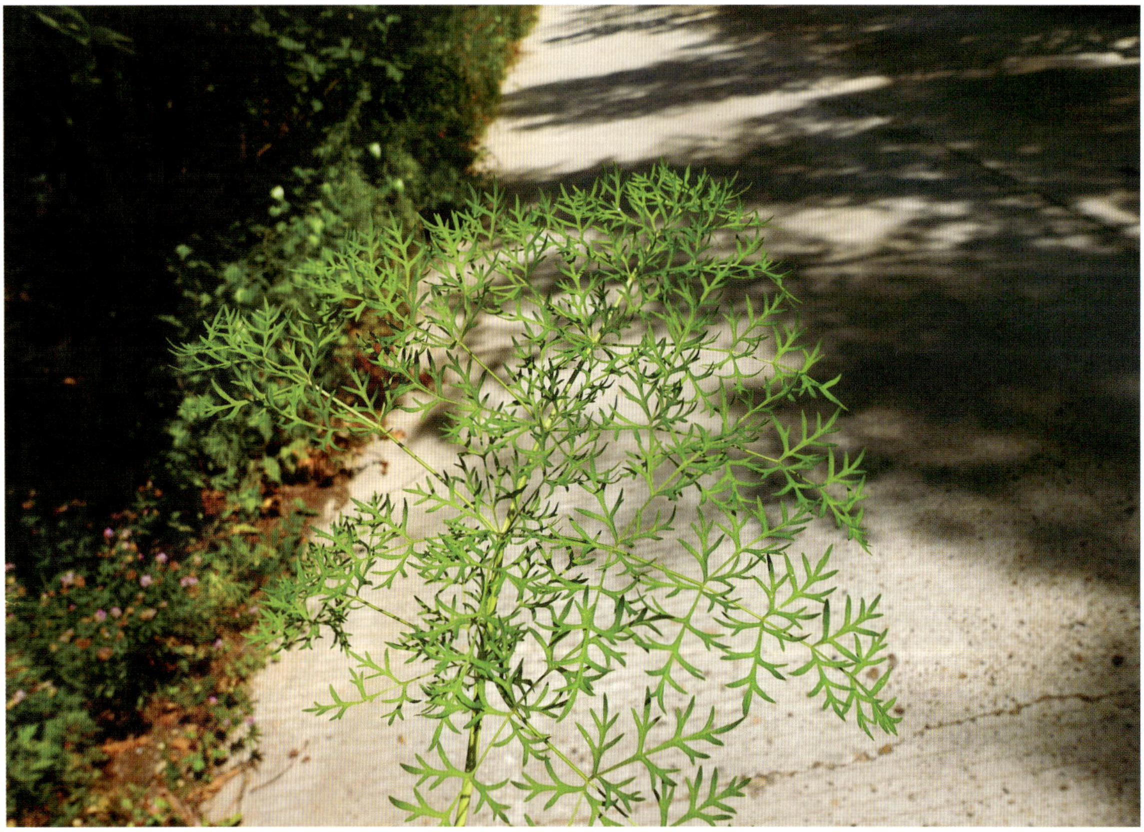

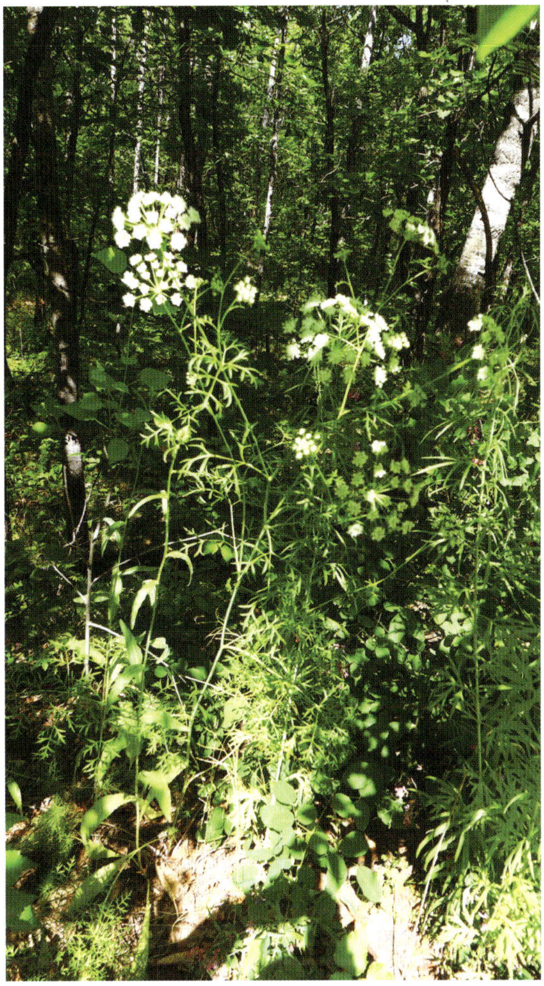 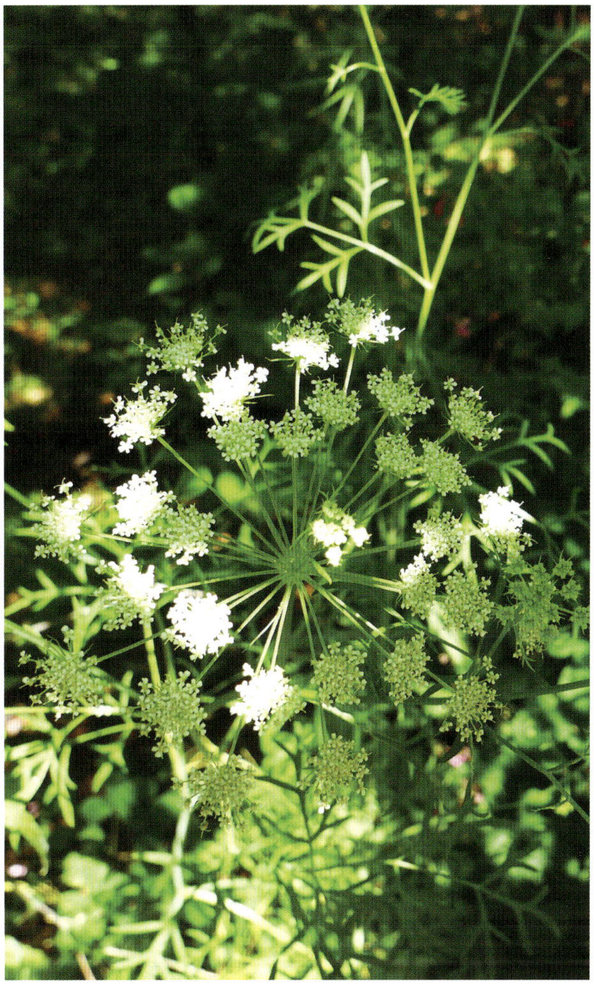

【生 活 型】多年生中生草本。

【花 果 期】花期 7~9 月，果期 9~10 月。

【生　　境】生于森林带和森林草原带的山地草甸、林缘。

【功能主治】全草（香芹）：化浊，醒脾，通脉。用于湿阻痞满，胃呆食少，痢疾，疮肿。

山茱萸属 *Cornus* L.

多木本。冬芽细长，具2镊合状鳞片。叶对生，有柄，全缘，常贴生柔毛。花两性，小型，4数，顶生聚伞或头状花序，基部有花瓣状苞片；萼筒杯形、钟形或球形，具细齿；花瓣卵形或椭圆形；雄蕊4，花药长椭圆形；花柱单生，条形或圆柱形，子房下位，2室。果实为核果，先端宿存萼及花柱，有骨质或硬壳质的核，核2室，含2粒种子。种子有大型的胚，胚直生或稍弯曲。

鄂伦春有1种。

• 红瑞木

【别名】红瑞山茱萸、凉子木

Cornus alba L.

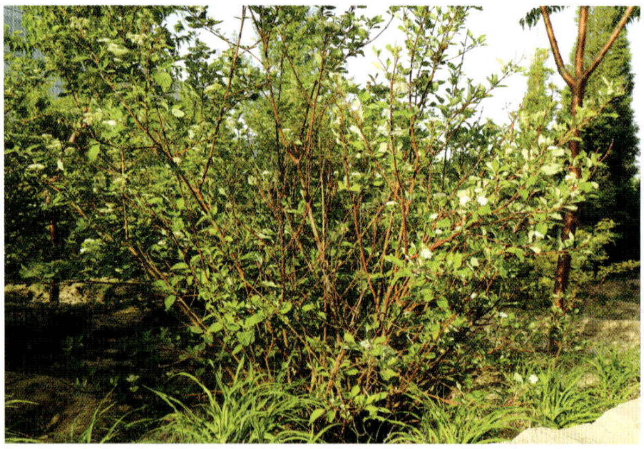
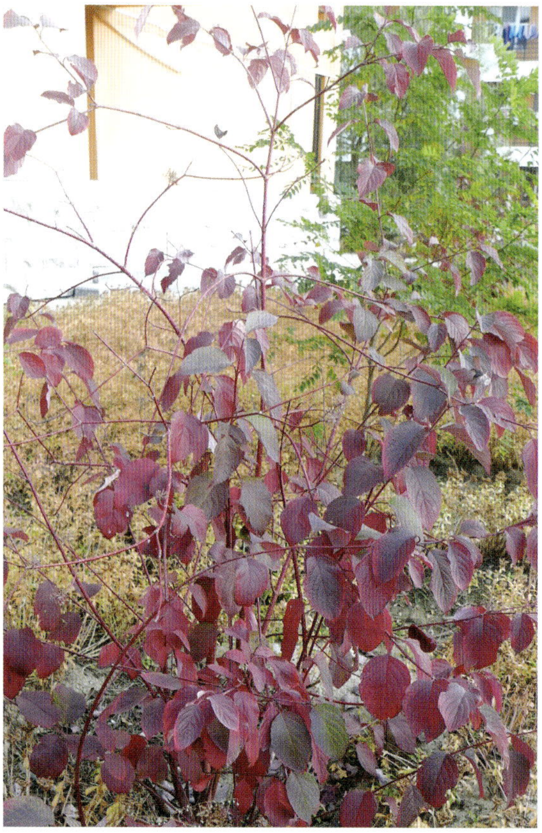
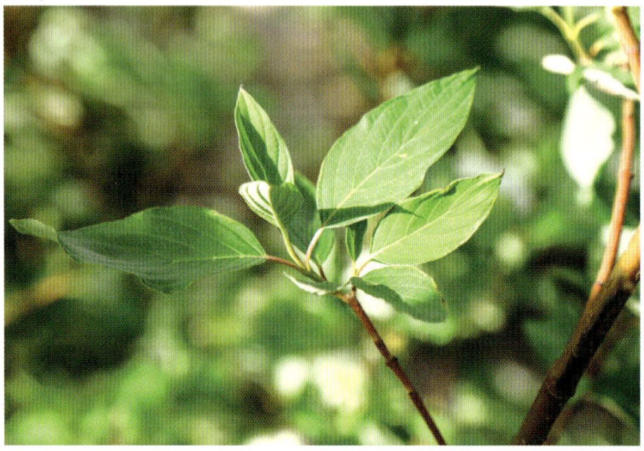
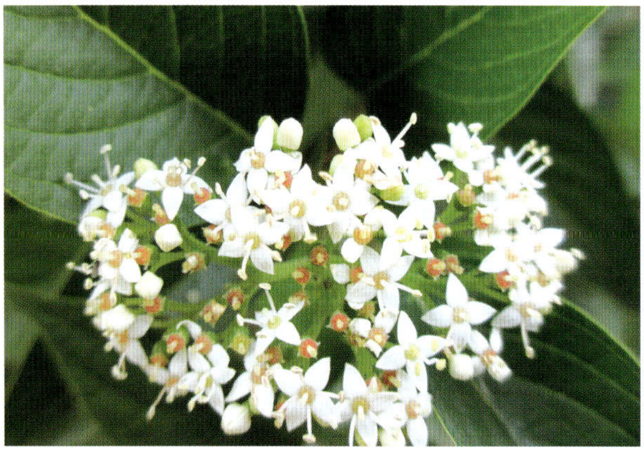
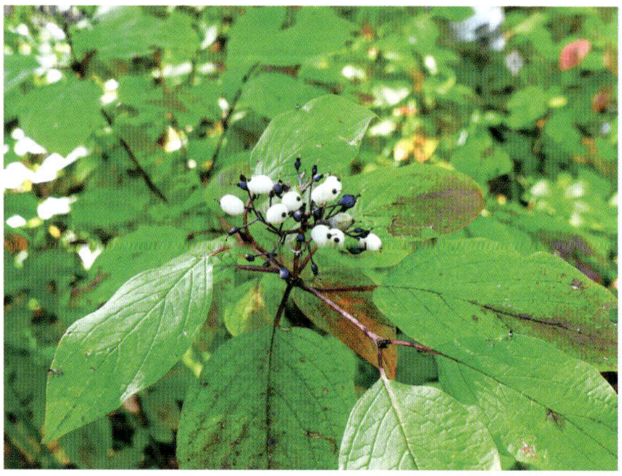

【生 活 型】落叶中生灌木。

【花 果 期】花期 5~6 月，果期 8~9 月。

【生　　境】生于森林带和草原带的山地杂木林中、溪流旁。

【功能主治】

（1）果实（红瑞木）：滋补强身。用于身体虚弱，肾虚腰痛。

（2）树皮和枝叶（红瑞木）：清热解毒，止痢，止血。用于湿热痢疾，肾炎，风湿关节痛，目赤肿痛，中耳炎，咯血，便血。

【民族应用】

■ 蒙古族

茎干（乌兰－塔日乃）：清热，解毒，透疹，燥协日乌素。用于毒热，肉毒症，血热，陈热，协日乌素病，麻疹不透，皮肤瘙痒。

■ 鄂伦春族

树皮（乌拉淋不了各汗，凉子木，红柳条）：清热解毒，止痢，止血，发表透疹。用于肠炎，痢疾，中耳炎，结膜炎，麻疹不透，上呼吸道感染，咯血等。

鹿蹄草属 *Pyrola* L.

常绿多年生草本。根茎细长横生。叶于基部簇生。总状花序，着生于花葶顶部；花白色、淡蔷薇色、淡黄绿色、绿色或紫红色；花萼裂片 5，宿存；花瓣 5，早脱落；雄蕊 10，花药顶端孔裂，有 2 短管，花粉为四分体型；子房基部无花盘，花柱单生，柱头 5 浅裂。蒴果下垂，瓣裂，裂缝边缘内有密蛛网状毛。

鄂伦春有 2 种。

分种检索表

1a. 花粉红色至紫红色，花药赤紫色……………………………………红花鹿蹄草 ***P. incarnata***

1b. 花白色，花药黄色 …………………………………………………………鹿蹄草 ***P. calliantha***

• 红花鹿蹄草

Pyrola incarnata (DC.) Freyn

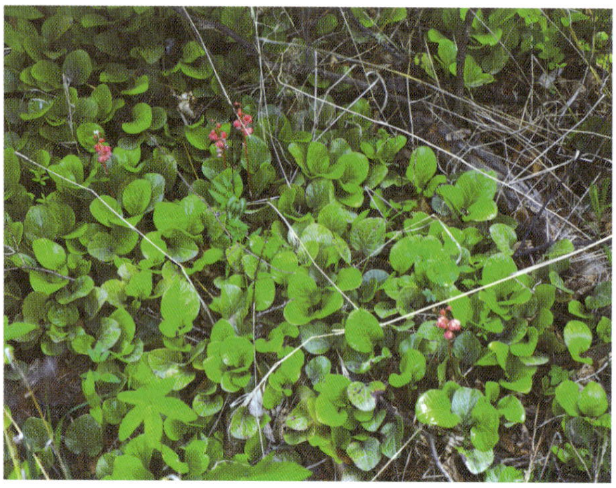

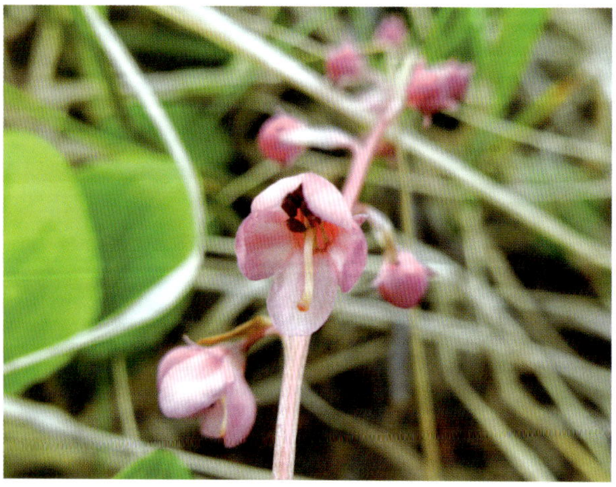

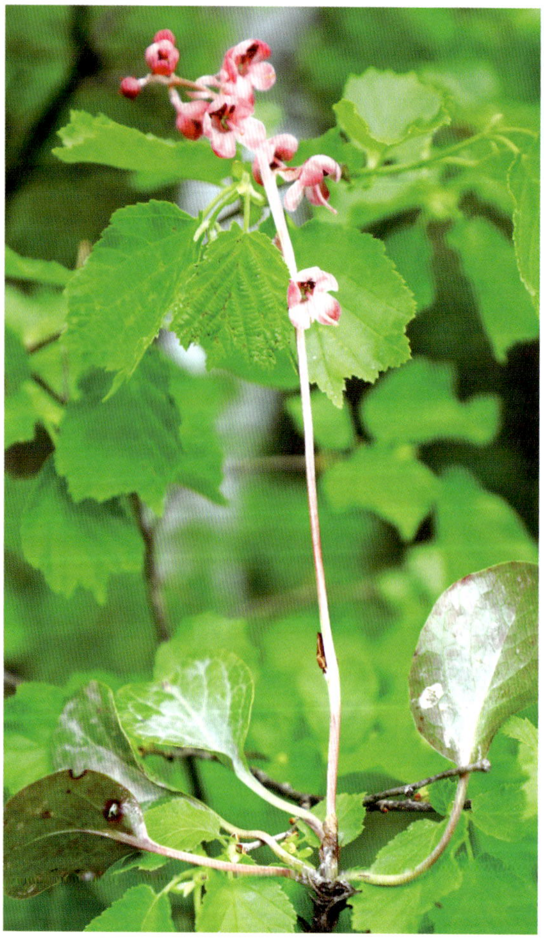

【生 活 型】多年生耐阴中生草本。

【花 果 期】花期 6~7 月，果期 8~9 月。

【生　　境】生于森林带的针阔混交林、阔叶林及灌丛下。

【功能主治】全草（鹿衔草）：补肾强骨，祛风除湿，止咳，止血。用于肾虚腰痛，风湿痹痛，筋骨痿软，新久咳嗽，吐血，衄血，崩漏，外伤出血。

· 鹿蹄草

【别名】鹿衔草、鹿含草、圆叶鹿蹄草

Pyrola calliantha Andres

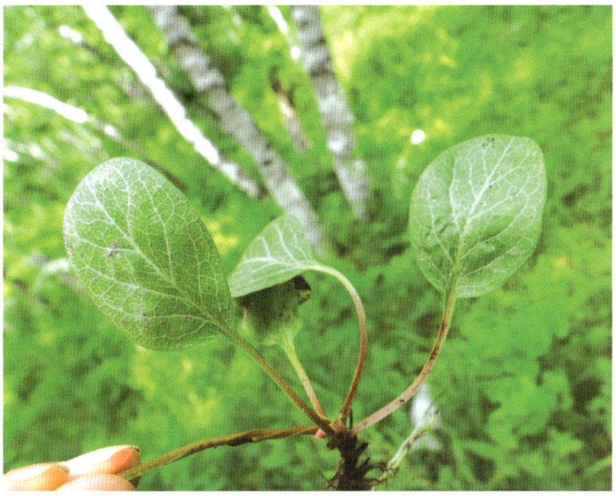

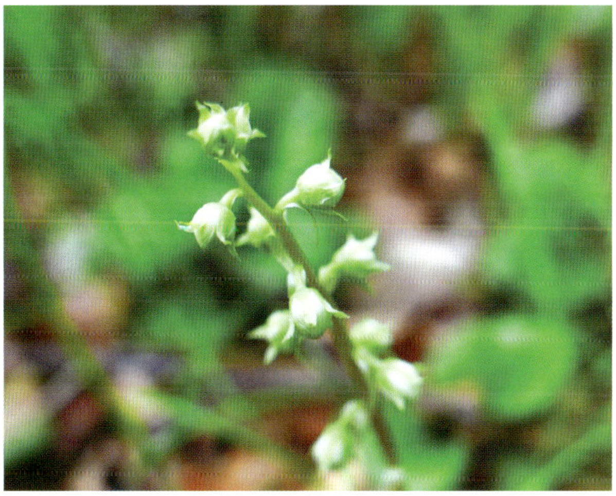

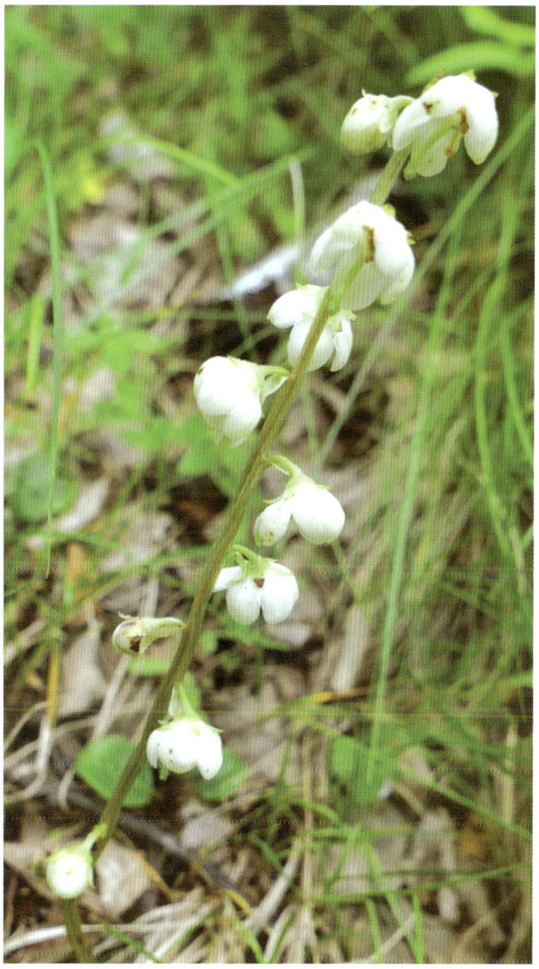

【生 活 型】多年生常绿耐阴中生草本。

【花 果 期】花期 6~7 月，果期 8~9 月。

【生　　境】生于森林带和森林草原带的针阔混交林、阔叶林及灌丛下。

【功能主治】全草（鹿衔草）：补肾强骨，祛风除湿，止咳，止血。用于肾虚腰痛，风湿痹痛，筋骨痿软，新久咳嗽，吐血，衄血，崩漏，外伤出血。

杜香属 *Ledum* L.

常绿直立小灌木。多分枝。单叶互生，全缘，常外卷，下面密被红棕色柔毛，具短柄。数花于去年枝顶形成总状伞房花序；花梗下方具苞片，早落；萼小，具5齿；花冠白色，花瓣5，离生；雄蕊5~10，花药钝，顶孔开裂；子房5室，花柱单一，细长。蒴果椭圆形，下垂，成熟时由基部5瓣开裂。种子多数，细小。

鄂伦春有1种。

• 狭叶杜香

【别名】细叶杜香

Ledum palustre L. var. *decumbens* Ait.

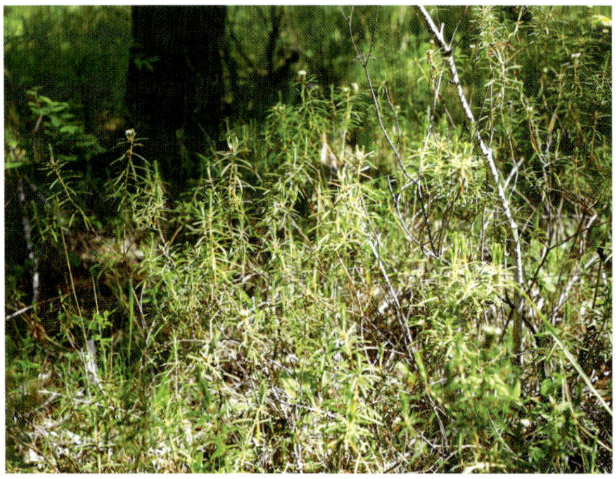

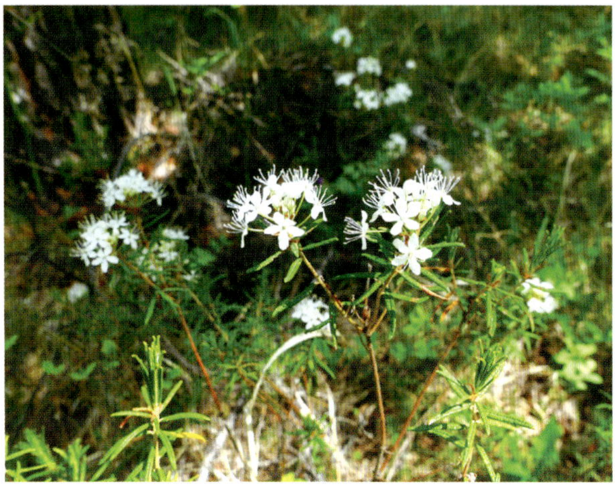

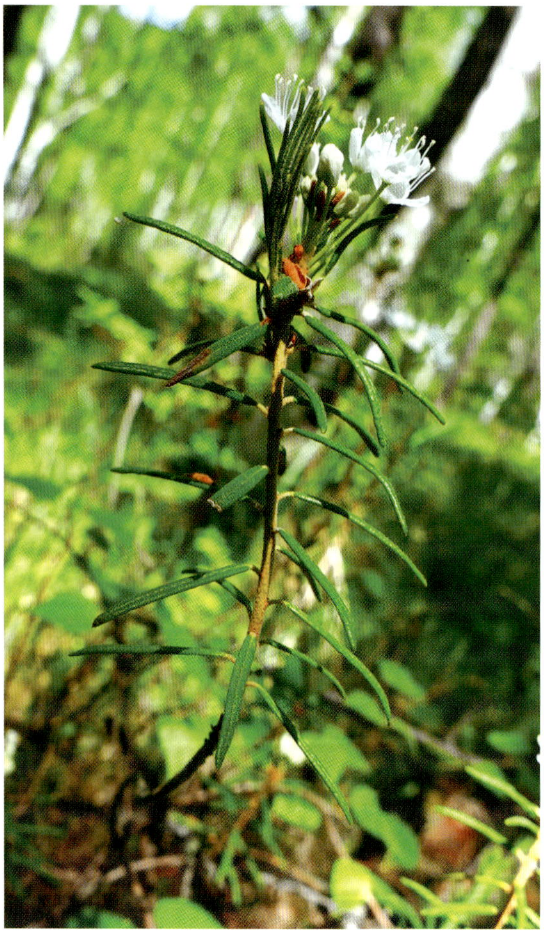

【生 活 型】耐阴中生小灌木。

【花 果 期】花期6~7月，果期7~8月。

【生　　境】生于森林带的山地针叶林下及水藓沼泽中。

【功能主治】叶（鹿杜香）：化痰，止咳，平喘。用于慢性支气管炎，百日咳。

杜鹃花属 *Rhododendron* L.

常绿或落叶灌木，很少为乔木。植株有或无鳞斑。单叶互生，全缘，少数具细齿。花为顶生或腋生的总状及伞形花序，或 1 至数朵单生及簇生；萼小型，5 裂；花冠漏斗状、辐状或筒状，常稍两侧对称；雄蕊 5~20，常外露，花药顶孔开裂；子房上位，5~10 室，每室具多数胚珠。蒴果，室间开裂。种子小，多数。

鄂伦春有 1 种。

· 兴安杜鹃

【别名】达乌里杜鹃、迎山红

Rhododendron dauricum L.

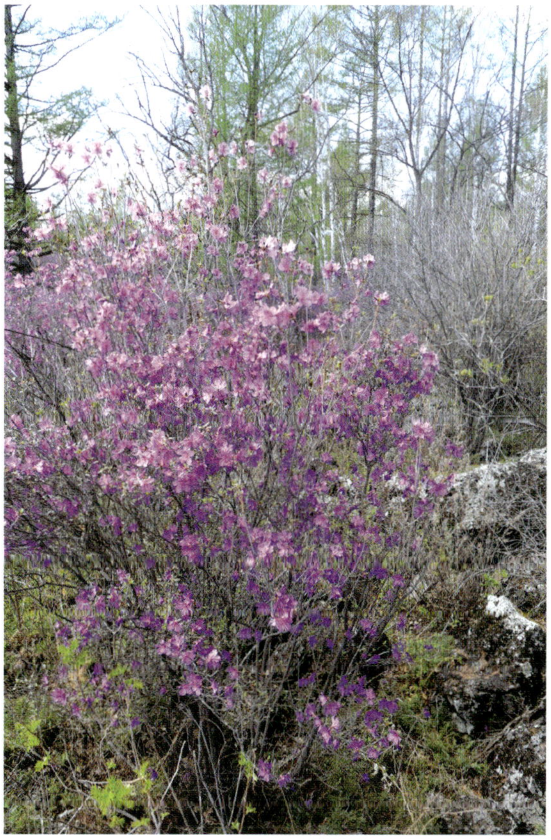

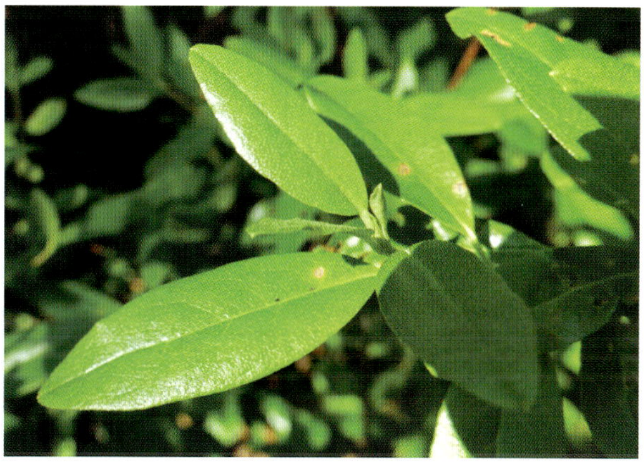

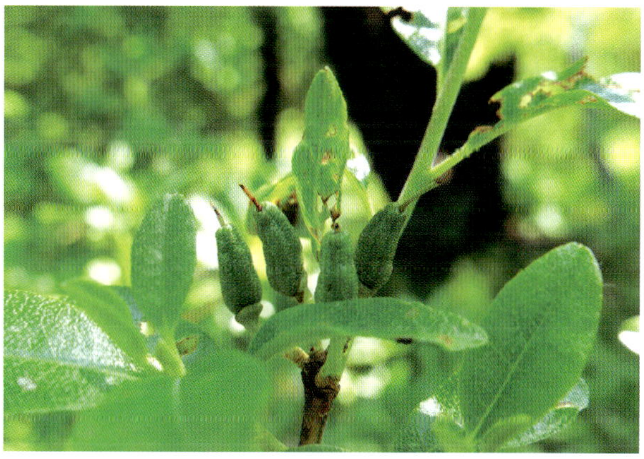

【生 活 型】半常绿多分枝中生灌木。

【花 果 期】花期 5~6 月，果期 7 月。

【生　　境】生于森林带和森林草原带的山地落叶松林、桦木林林下或林缘。

【功能主治】叶（满山红）：止咳祛痰。用于咳嗽气喘痰多。

【民族应用】

▪ 蒙古族

叶及带叶枝（哈日－阿拉腾－哈日布尔）：祛巴达干，止咳祛痰，消肿，滋补调元。用于消化不良，寒泻，铁垢巴达干，干咳，肺巴达干病，肾寒，浮肿，体衰，精亏。

*附 注 | 该种为鄂伦春“四普”新分布。

越橘属 *Vaccinium* L.

常绿或落叶灌木。叶互生、对生或轮生，全缘或有锯齿。花白色或紫红色，组成短总状花序，稀单生；花梗中间具关节；苞片脱落或宿存；萼4~5裂；雄蕊8~10，内藏，花药有时背部具芒刺，顶孔开裂；子房下位，4~5室，稀8~10室，花柱丝状。浆果，顶端冠以宿存的萼齿。种子多数。

鄂伦春有2种。

分种检索表

1a. 常绿灌木；叶革质，下面有腺点；浆果红色……越橘 ***V. vitis-idaea***

1b. 落叶灌木；叶纸质，下面无腺点；浆果蓝紫色……笃斯越橘 ***V. uliginosum***

·越 橘

【别名】红豆、牙疙瘩

Vaccinium vitis-idaea L.

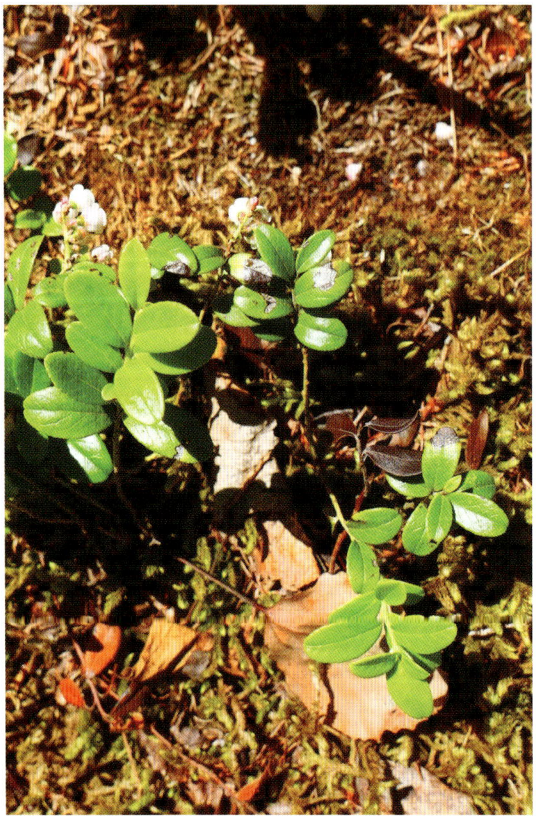

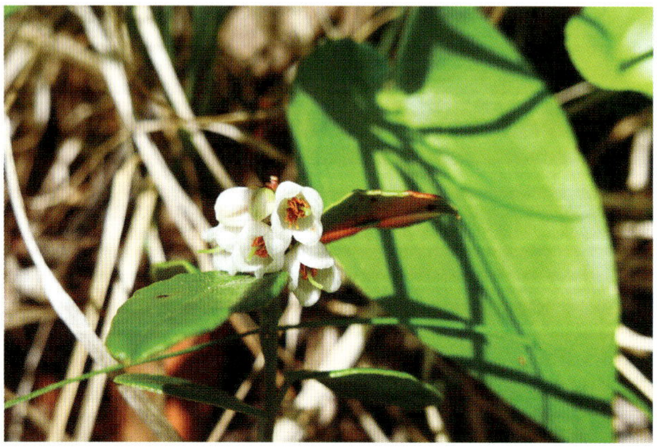

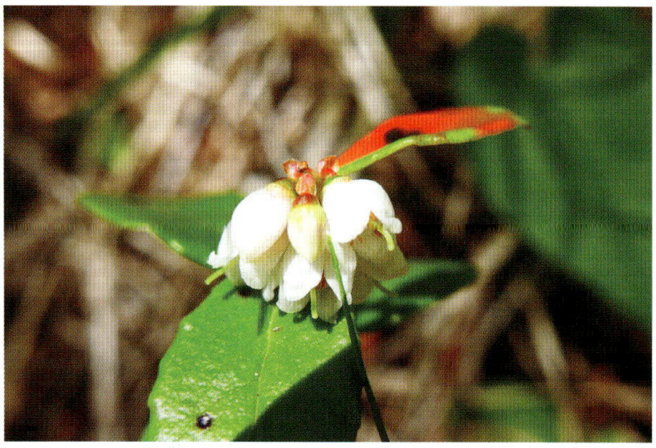

【生 活 型】中生常绿矮小灌木。

【花 果 期】花期 6~7 月，果期 8 月。

【生　　境】生于寒温性针叶林带的落叶松或白桦林下，也见于亚高山带。

【功能主治】

（1）叶（越橘叶）：利水，除湿，止痛。用于淋病，肾炎水肿，风湿痹痛。

（2）果实（越橘果）：收敛，止痢。用于泄泻，痢疾。

【民族应用】

▪ 鄂伦春族

叶（依木的，红豆，牙疙瘩）：用于尿道炎，膀胱炎。

果实（依木的，红豆，牙疙瘩）：用于痢疾，肠炎。

▪ 鄂温克族

叶：用于咳嗽，哮喘，小儿感冒引起的上火、咳嗽等。

• 笃斯越橘

【别名】笃斯、甸果

Vaccinium uliginosum L.

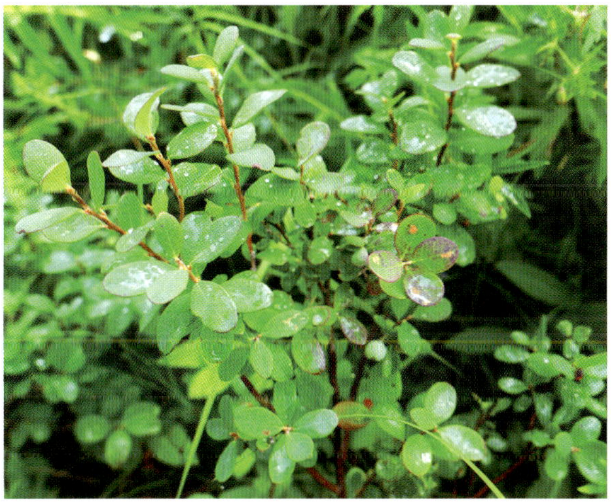

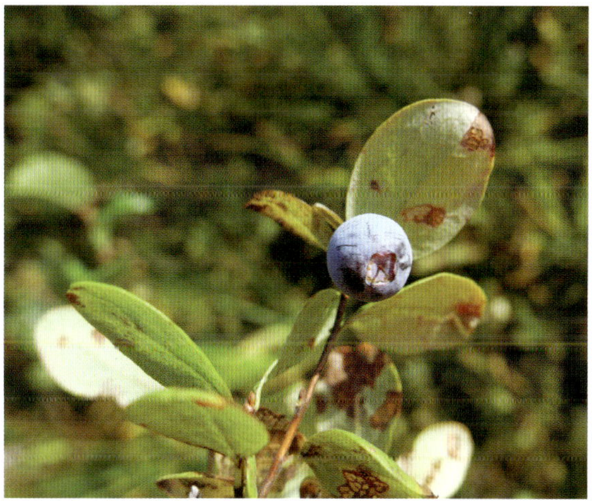

【生 活 型】耐阴中生落叶灌木。

【花 果 期】花期 6 月，果期 7 月。

【生　　境】生于寒森林带的山地针叶林下、林缘、沼泽湿地上。

【功能主治】果实（笃斯越橘）：健胃消食，涩肠止泻，清热通便，止血。用于胃痛，食欲不振，泄泻腹痛，胃热便秘，衄血，咯血。

*附　注 | 该种为鄂伦春“四普”新分布。

报春花属 *Primula* L.

多年生草本。叶全部基生，全缘或浅裂，有柄或无柄。花在花葶顶端组成伞形或层叠式伞形花序；花萼管状、钟状或漏斗状，5裂；花冠通常紫红色，稀淡紫红色至白色，漏斗状或高脚碟状，长于花萼，裂片5，全缘或2裂，花冠喉部不紧缩，常有附属体；雄蕊5，内藏。蒴果近球形或圆柱形，5~10瓣裂。种子多数，盾状着生。

鄂伦春有3种。

分种检索表

1a. 伞形花序；花冠裂片通常倒心形，顶端2裂，平展，淡红色或紫红色；植株通常被毛或被粉状物。

2a. 苞片基部稍膨胀成浅囊状或下延成耳状附属物；叶近全缘或具牙齿……………………**粉报春 *P. farinosa***

2b. 苞片基部无浅囊或耳状附属物；叶片卵形、卵状矩圆形或矩圆形，边缘浅裂，基部心形或圆形……………………**翠南报春 *P. sieboldii***

1b. 1~3轮层叠式伞形花序；花冠裂片矩圆形，全缘，通常反折，暗红色；全株无毛……………………**段报春 *P. maximowiczii***

· 粉报春

【别名】红花粉叶报春、黄报春

Primula farinosa L.

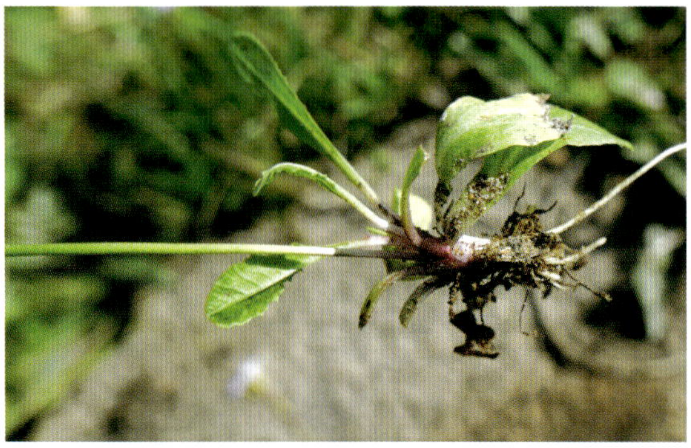

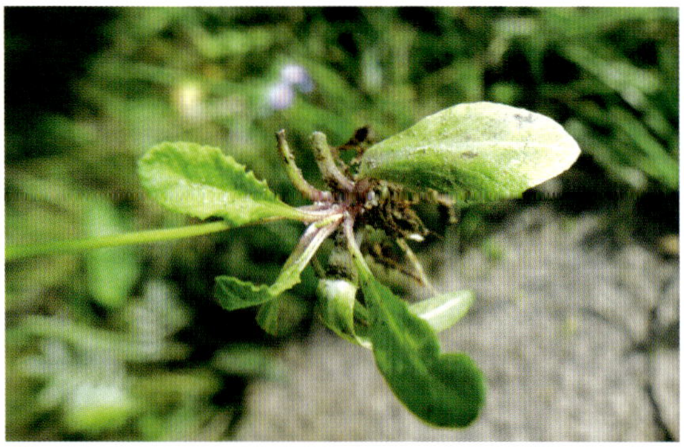

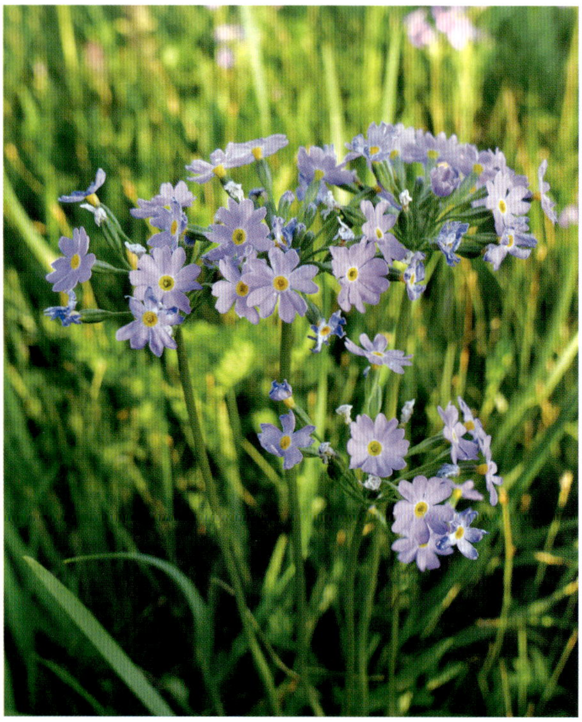

【生 活 型】多年生中生草本。

【花 果 期】花期 5~6 月，果期 7~8 月。

【生　　境】生于森林带和森林草原带的低湿地草甸、沼泽化草甸、亚高山草甸、沟谷灌丛中，也进入稀疏落叶松林下，在许多草甸群落中可达中等多度，或次优势种，开花时形成季相。

【功能主治】全草（粉报春）：清热解毒，泻肝降火，止血。用于小儿高热抽风，高血压，头痛，急性胃肠炎，痢疾；外用于创伤出血，痈疮肿痛，烫火伤。

【民族应用】

■ 蒙古族

全草（乌兰－哈布日希乐－其其格）：解热，清瘟疫，燥脓。

· 翠南报春

【别名】樱草

Primula sieboldii E. Morren

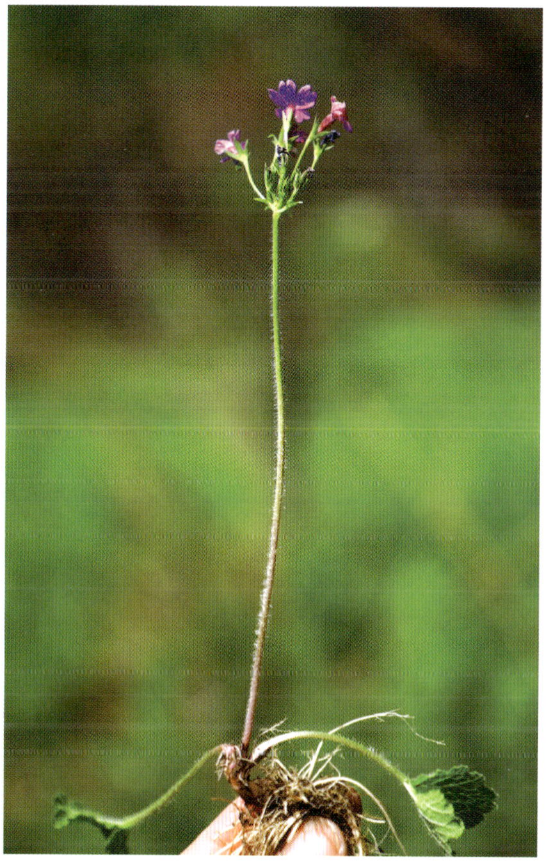

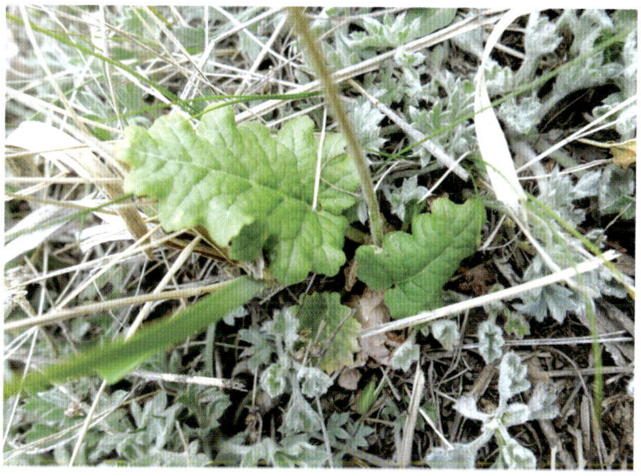

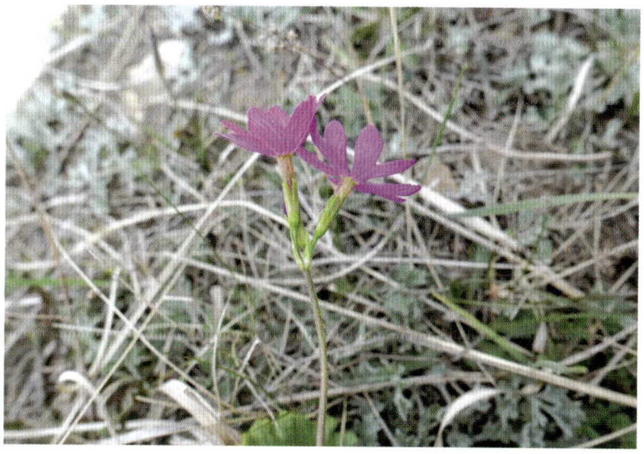

【生 活 型】多年生湿中生草本。

【花 果 期】花期 5~6 月，果期 7 月。

【生　　境】生于森林带的山地林下、林缘、草甸化沼泽。

【功能主治】根（樱草根）：止咳化痰，平喘。用于上呼吸道感染，咽炎，支气管炎，痰喘咳嗽。

· 段报春

【别名】胭脂报春、胭脂花

Primula maximowiczii Regel

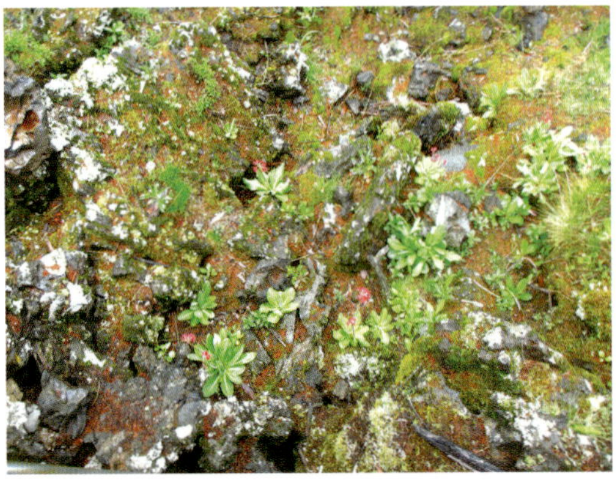

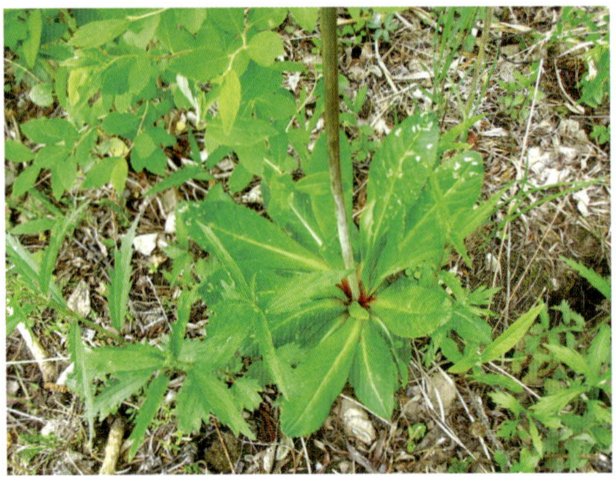

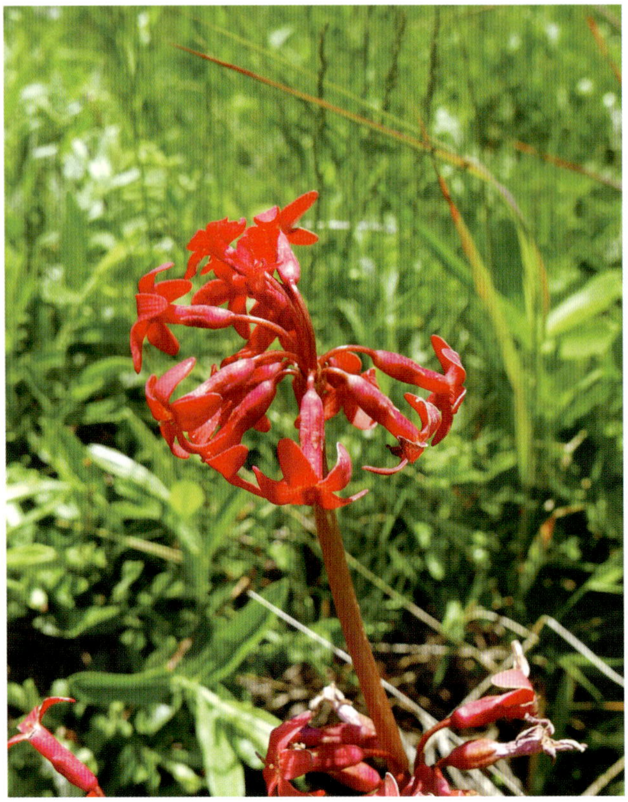

【生 活 型】多年生耐阴中生草本。

【花 果 期】花期 6 月，果期 7~8 月。

【生　　境】生于森林带和森林草原带的山地林下、林缘及山地草甸等腐殖质较丰富的潮湿生境。

【功能主治】全草（胭脂花）：清热解毒，散瘀止痛。用于咽喉肿痛，疮痈肿毒，肝火头痛，关节疼痛。

【民族应用】

■ 蒙古族

全草（套日格 – 哈布日西乐 – 其其格）：止痛。用于癫痫，头痛，中风。

点地梅属 *Androsace* L.

多年生或一年生、二年生矮小草本。叶一型至三型，全部基生，呈莲座状，极少茎生。花小；花萼 5 裂；花冠白色或淡红色，漏斗状或坛状，花冠筒短，喉部常紧缩，花冠裂片 5；雄蕊着生于花冠筒的周围，内藏；子房上位，球形或倒卵状球形，花柱短，柱头头状或稍膨大。蒴果矩圆形或近球形，成熟时顶端 5 瓣裂。种子通常少数。

鄂伦春有 3 种。

分种检索表

1a. 叶圆形或肾形，有明显叶柄 .... **点地梅 *A. umbellata***

1b. 叶卵形、矩圆形或披针形，无叶柄，或基部下延渐狭成柄状。

　2a. 须根；叶基部下延成柄状；花萼杯状，中脉不隆起；植株无毛或花葶上部被短腺毛 .... **东北点地梅 *A. filiformis***

　2b. 直根；叶无柄；花萼钟状，中脉隆起；植株被分叉毛........ **北点地梅 *A. septentrionalis***

• 点地梅

【别名】喉咙草、铜钱草

Androsace umbellata (Lour.) Merr.

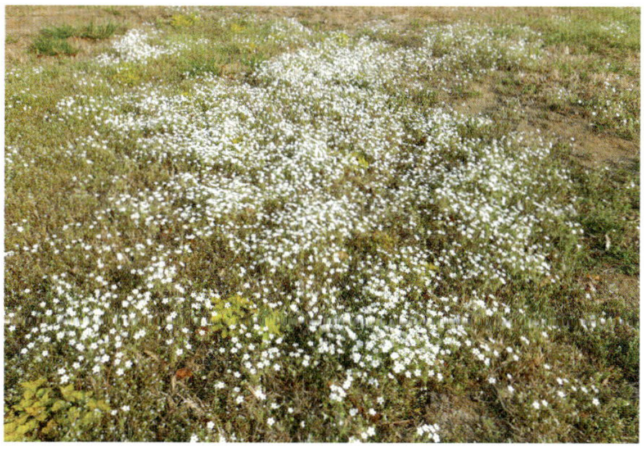

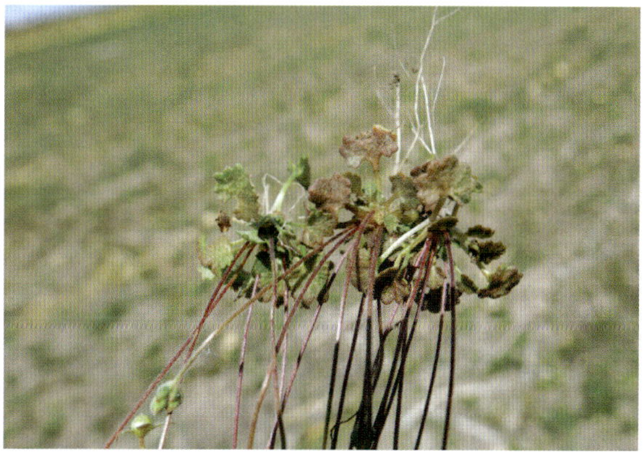

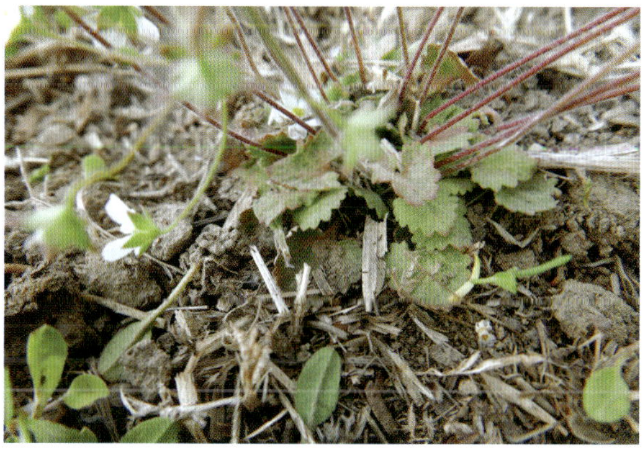

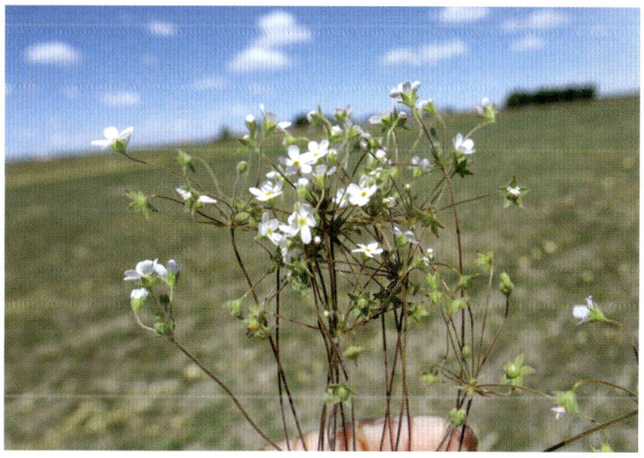

【生 活 型】一年生中生矮小草本。

【花 果 期】花期 4~5 月，果期 6 月。

【生　　境】生于森林带和森林草原带的山地林下、林缘、灌丛、草甸。

【功能主治】全草（点地梅）：清热解毒，消肿止痛。用于咽喉肿痛，口疮，牙痛，头痛，赤眼，风湿痹痛，哮喘，淋浊，疔疮肿毒，烫火伤，蛇咬伤，跌打损伤。

【民族应用】

■ 蒙古族

全草（拉音－达邻－套不其）：清热，燥协日乌素，愈伤，消肿，生津。用于跌扑损伤，骨蒸劳热，关节疼痛，病后体虚。

*附　注 | 该种为鄂伦春“四普”新分布。

· 东北点地梅

【别名】丝点地梅

Androsace filiformis Retz.

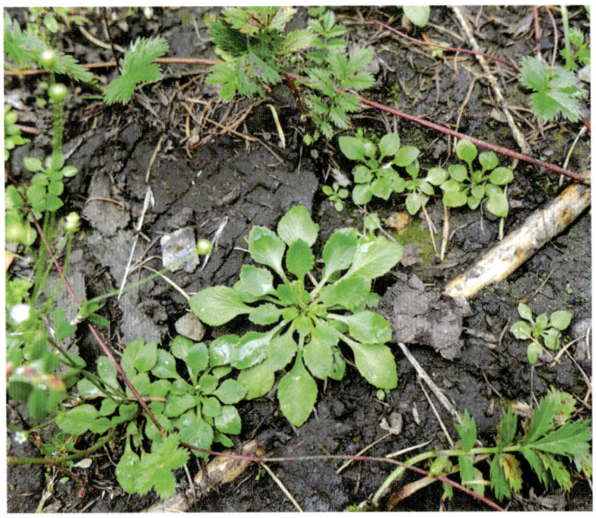

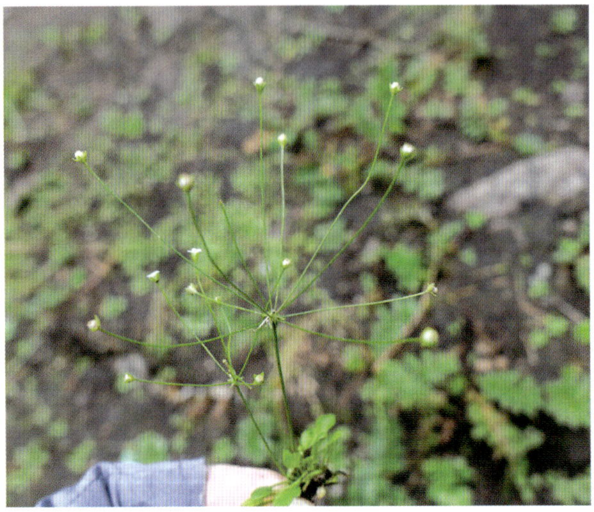

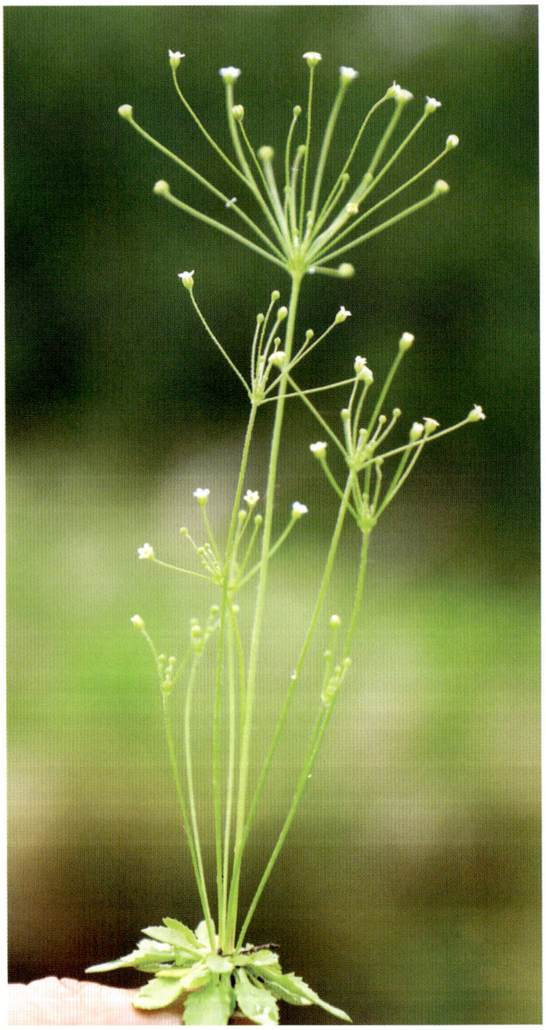

【生 活 型】一年生中生草本。

【花 果 期】花期 5~6 月，果期 6~7 月。

【生　　境】生于森林带和森林草原带的山地林缘、低湿草甸、沼泽草甸、沟谷。

【功能主治】全草（丝点地梅）：清热解毒，消肿止痛。用于咽喉肿痛，口疮，牙痛，风火眼，偏、正头痛，跌打肿痛。

【民族应用】

蒙古族

全草（拉音－达邻－套不其）：清热，燥协日乌素，愈伤，消肿，生津。用于跌扑损伤，骨蒸劳热，关节疼痛，病后体虚。

*附 注 | 该种为鄂伦春“四普”新分布。

·北点地梅

【别名】雪山点地梅

Androsace septentrionalis L.

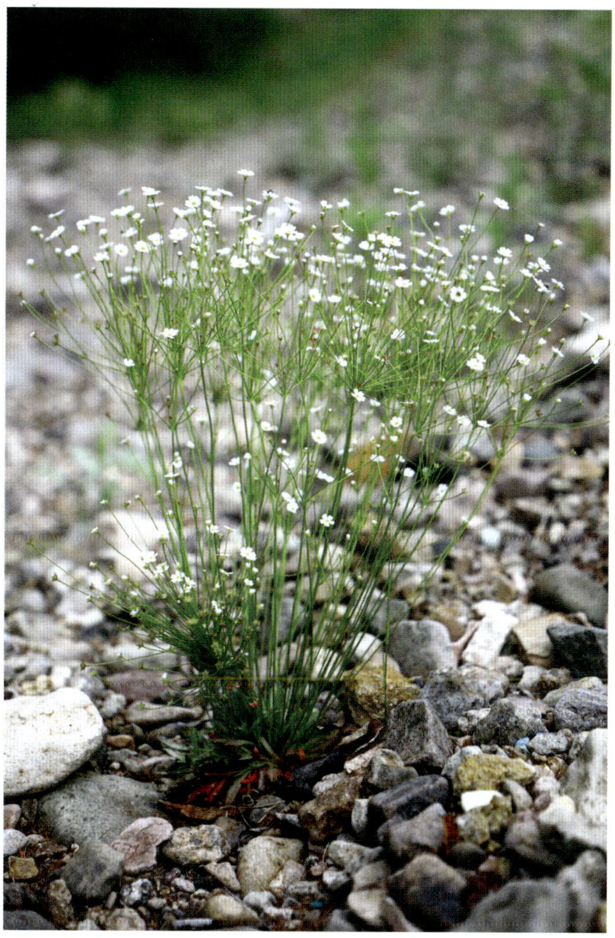

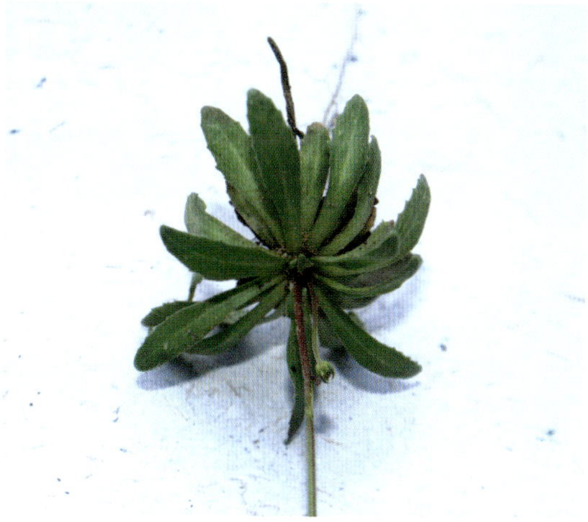

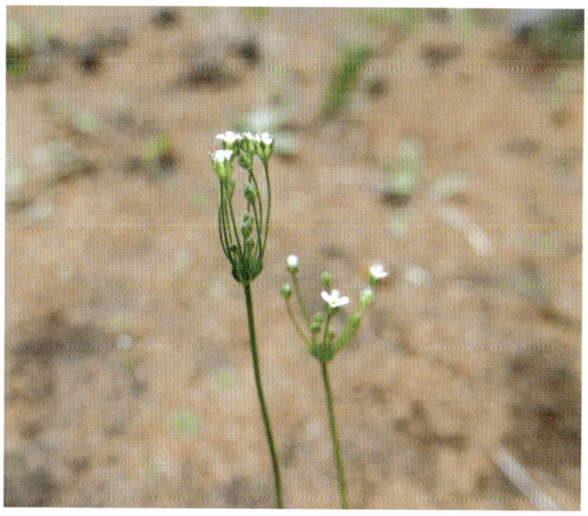

【生 活 型】一年生中生草本。

【花 果 期】花期 6 月，果期 7 月。

【生　　境】生于森林带、草原带和荒漠带的山地草甸、林缘、沟谷、草甸草原、砾石质草原。

【功能主治】

全草（北方点地梅）：清热解毒，消肿止痛。用于咽喉肿痛，口舌生疮，牙龈肿痛，偏、正头痛，跌扑损伤。

【民族应用】

■ 蒙古族

全草（拉音 – 达邻 – 套不其）：清热，燥协日乌素，愈伤，消肿，生津。用于跌扑损伤，骨蒸劳热，关节疼痛，病后体虚。

海乳草属 *Glaux* L.

多年生草本，全体无毛，稍带肉质。茎直立或基部匍匐，单一或有分枝。叶对生或有时在茎上部互生，线形至近匙形或狭长圆形，全缘，近于无柄。花单生叶腋，具短梗，无花冠；花萼白色或粉红色，钟状，通常分裂达中部，裂片 5，倒卵状长圆形，在花蕾中覆瓦状排列，宿存；雄蕊 5，着生于花萼基部，与萼片互生，花丝钻形或丝状，花药背着，卵心形，先端钝；子房卵珠形，花柱丝状，柱头呈小头状。蒴果卵状球形，先端稍尖，略呈喙状，下半部为萼筒所包藏，上部 5 裂。种子少数，椭圆形，背面扁平，腹面隆起，褐色。

单种属。鄂伦春有 1 种。

• 海乳草

【别名】西尚、黑盐草、海滨珍珠菜

Glaux maritima L.

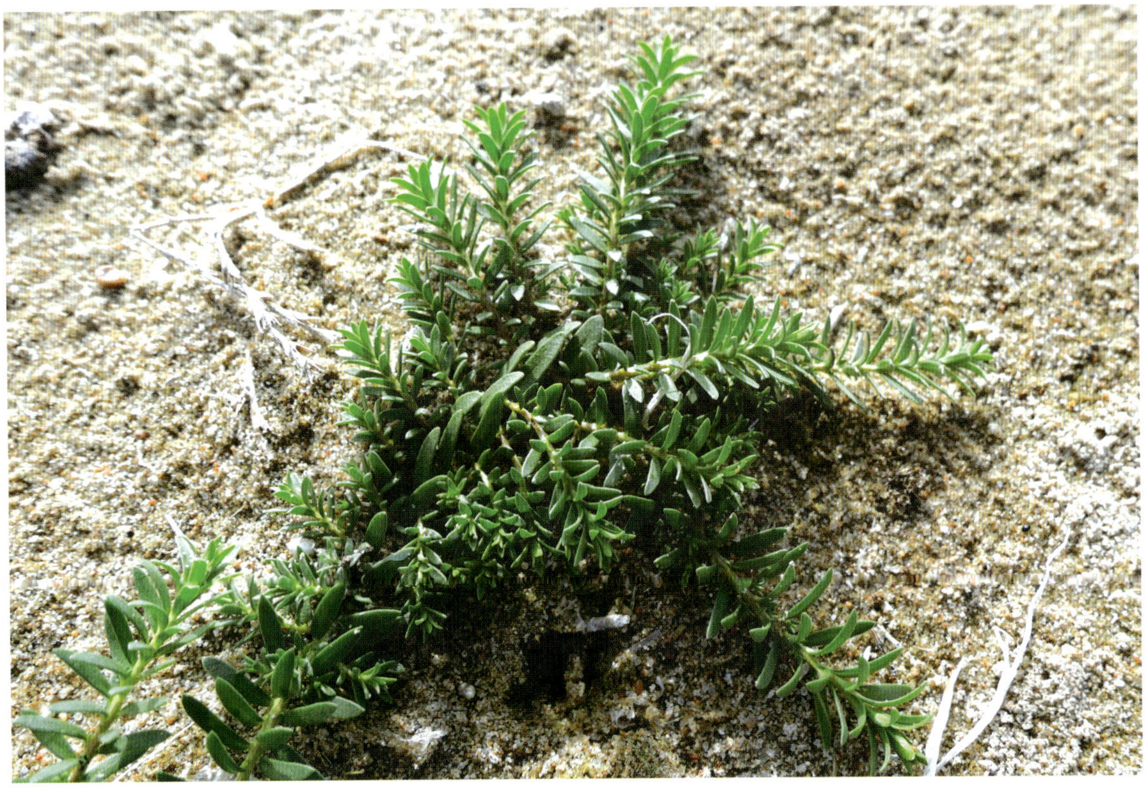

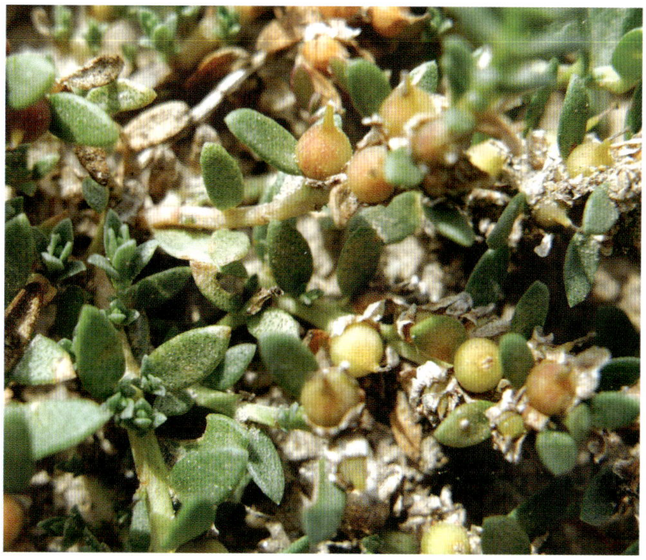 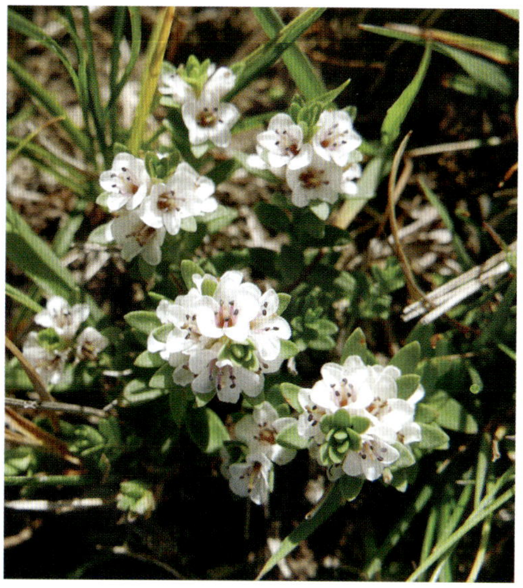

【生 活 型】多年生耐盐中生小草本。

【花 果 期】花期 6 月，果期 7~8 月。

【生 境】生于低湿地矮草草甸、轻度盐化草甸，可成为草甸优势成分之一。

【功能主治】全草（海乳草）：散气止痛，祛风，明目，消肿。

珍珠菜属 *Lysimachia* L.

一年生或多年生草本，通常有腺状斑点。茎直立或匍匐。单叶互生、对生或轮生，全缘。花通常组成顶生或腋生的总状花序、穗状花序或圆锥花序，稀单生于叶腋；花萼 4~7 裂，通常 5 裂至中部；花冠白色或黄色，辐状或钟状，4~7 裂，通常 5 深裂；雄蕊 4~7，通常 5，花药孔裂或纵裂；子房近球形，花柱丝状，柱头钝，胚珠少数或多数，半倒生。蒴果卵形或球形，通常 5 瓣裂。种子多数，种皮坚硬。

鄂伦春有 3 种。

分种检索表

1a. 花序顶生；花冠裂片宽 1mm 以上；雄蕊不伸出花冠之外。

2a. 叶对生或 3~4 叶轮生；顶生圆锥花序或复伞房状圆锥花序，花黄色……………………黄莲花 ***L. davurica***

2b. 叶互生；顶生总状花序，常弯向一侧，花白色……………………狼尾花 ***L. barystachys***

1b. 总状花序于茎中部腋生，花密集；花冠裂片狭长，宽约 0.8mm；雄蕊伸出花冠之外……………………球尾花 ***L. thyrsiflora***

• 黄莲花

Lysimachia davurica Ledeb.

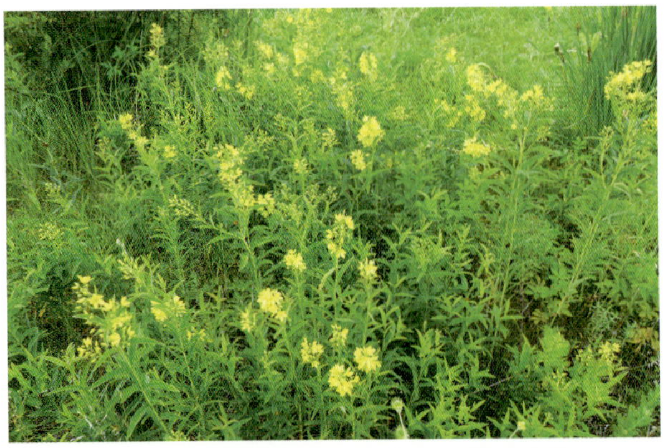

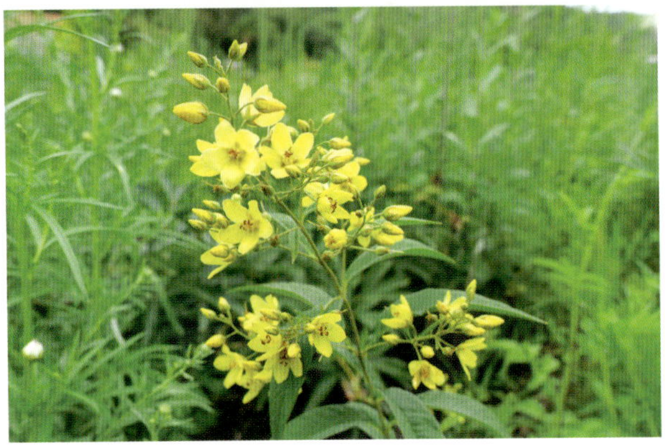

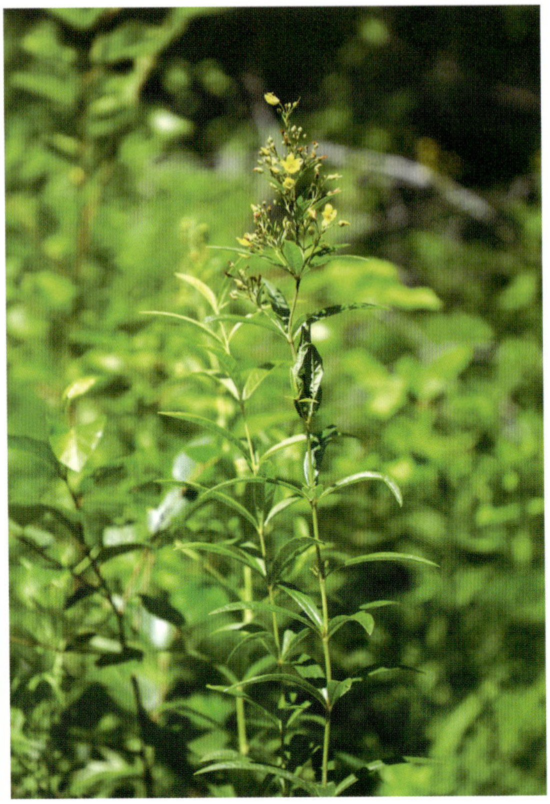

【生 活 型】多年生中生草本。

【花 果 期】花期 7~8 月，果期 8~9 月。

【生　　境】生于森林带和草原带的山地林缘、灌丛、草甸、路旁。

【功能主治】全草（黄莲花）：镇静安神，消肿，止血。用于高血压，头痛，失眠，咽喉肿痛，口舌生疮，咯血，子宫脱垂，痔疮出血，痢疾，泄泻；外用于跌打损伤，狂犬咬伤。

• 狼尾花

【别名】重穗珍珠菜、虎尾草

Lysimachia barystachys Bunge

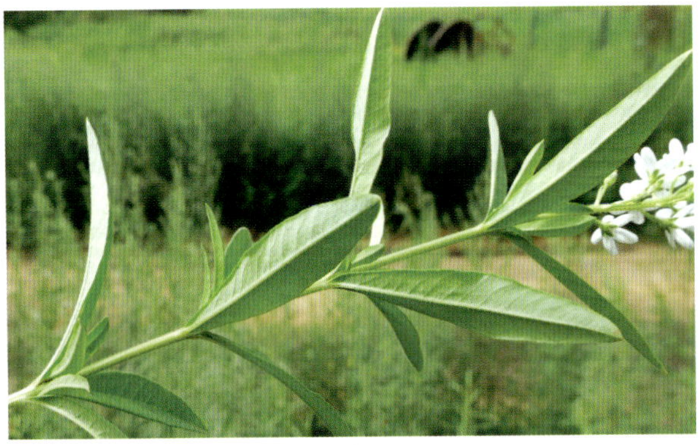

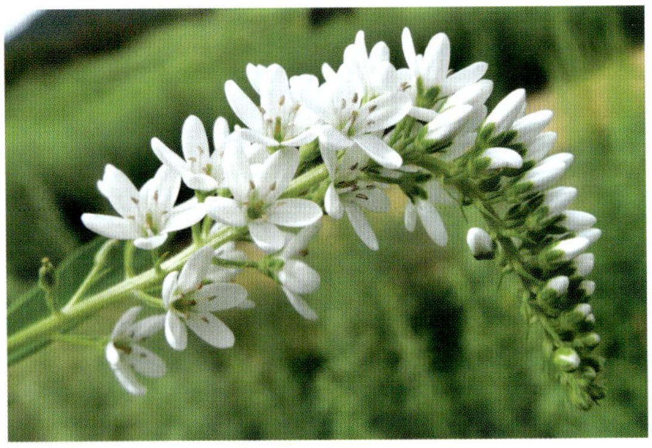

【生 活 型】多年生中生草本。

【花 果 期】花期 6~7 月，果期 7~9 月。

【生　　境】生于森林带和草原带的山地灌丛、草甸、沙地、路旁。

【功能主治】全草（狼尾花）：活血调经，散瘀消肿，利尿。用于月经不调，带下，小便不利，跌打损伤，疮痈肿毒。

· 球尾花

Lysimachia thyrsiflora L.

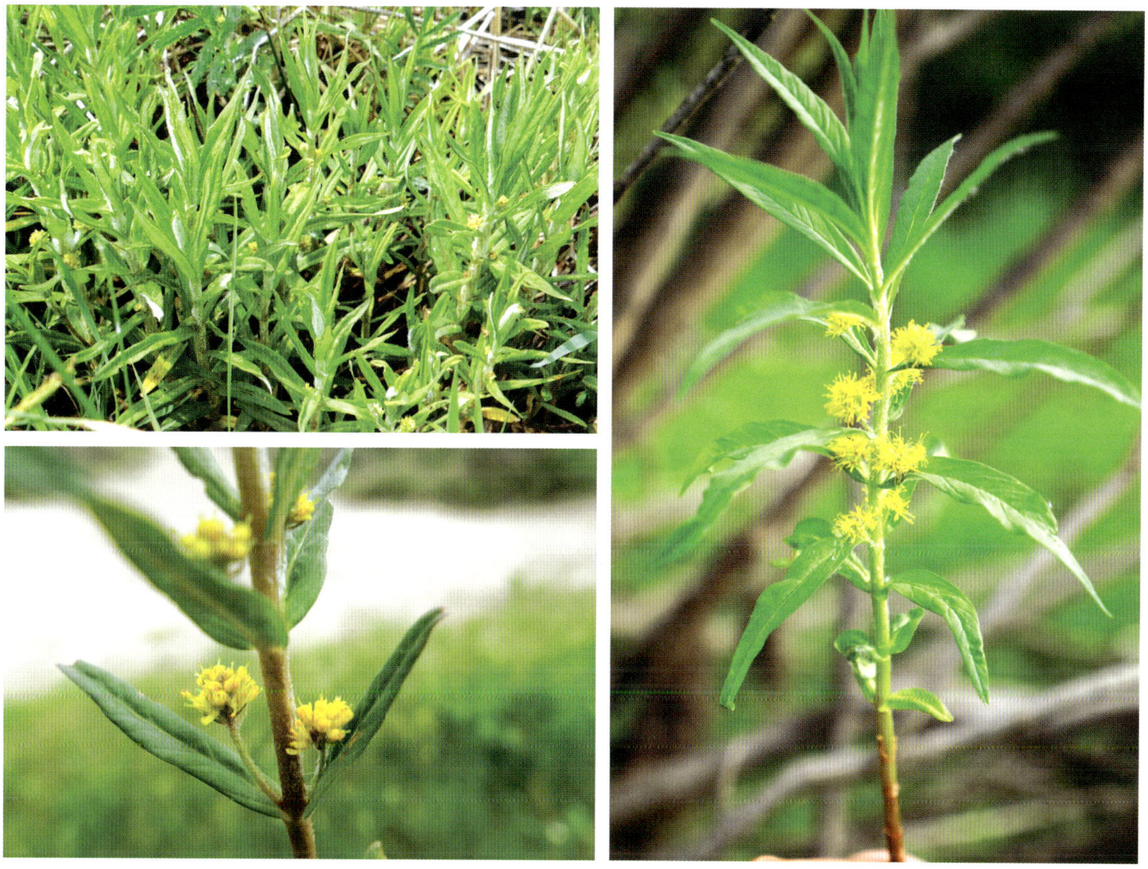

【生 活 型】多年生湿生草本。

【花 果 期】花、果期 6~8 月。

【生　　境】生于森林带和森林草原带的沼泽地、沼泽化草甸。

【功能主治】全草（球尾花）：活血，调经。用于月经不调，白带过多，跌打损伤；外用于蛇咬伤。

龙胆属 *Gentiana* L.

一年生或多年生草本。茎直立或斜升。叶对生，无柄。聚伞花序或单花，顶生或腋生；花无梗或具梗；花萼管状至钟状，通常具5裂片；花冠管状钟形，通常具5裂片，裂片间具褶；雄蕊5，内藏；子房基部具蜜腺，花柱短或无，柱头2裂。蒴果无柄，包藏在宿存花冠内，或具长梗伸出花冠外。

鄂伦春有7种。

分种检索表

1a. 一年生、二年生矮小草本……鳞叶龙胆 *G. squarrosa*

1b. 多年生草本。

2a. 茎基部包被发状残叶纤维，基生叶呈莲座状。

3a. 聚伞花序具少数花，疏松，不呈头状；花具梗，不等长。

4a. 花萼不开裂或一侧稍开裂，萼齿条形；叶条状披针形，先端锐尖，三至五出脉……达乌里龙胆 *G. dahurica*

4b. 花萼一侧开裂，萼齿钻形；叶条形或披针状条形，先端渐尖，一至三出脉……斜升龙胆 *G. decumbens*

3b. 聚伞花序具多数花，簇生成头状或腋生成轮状；花无梗；花萼一侧开裂，萼齿三角状卵形；叶披针形或倒披针形，先端钝尖，五至七出脉……秦艽 *G. macrophylla*

2b. 茎基部无残叶纤维，无莲座状基生叶。

5a. 叶卵形或卵状披针形，叶缘及下面主脉粗糙……龙胆 *G. scabra*

5b. 叶条形或披针形，叶缘及下面主脉不粗糙。

6a. 花冠裂片先端钝或圆；叶披针形……三花龙胆 *G. triflora*

6b. 花冠裂片先端渐尖；叶条形……条叶龙胆 *G. manshurica*

• 鳞叶龙胆

【别名】小龙胆、石龙胆

Gentiana squarrosa Ledeb.

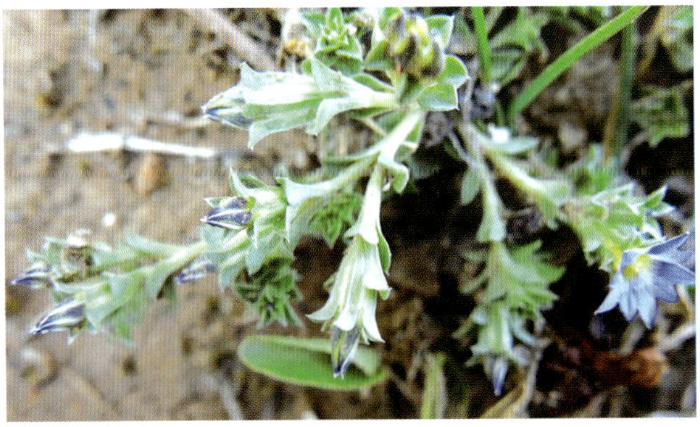

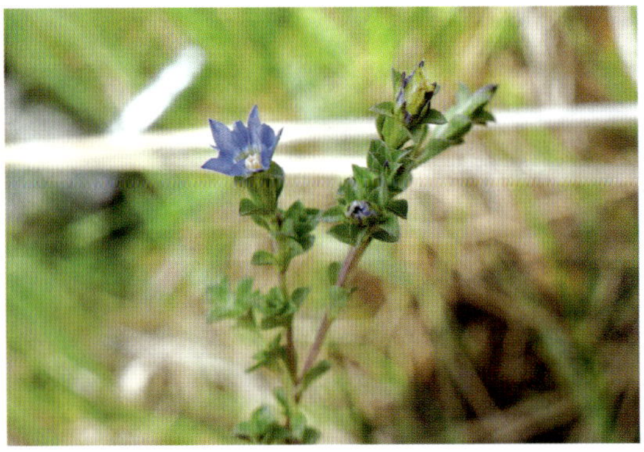

【生 活 型】一年生中生小草本。

【花 果 期】花、果期 6~8 月。

【生　　境】散生于山地草甸、旱化草甸及草甸草原。

【功能主治】全草（石龙胆）：解毒消痈，清热利湿。用于疔疮疖肿，瘰疬，无名肿毒，蛇咬伤，肠痈，目赤肿痛，黄疸，带下。

【民族应用】

- 蒙古族

全草（希日根－主力根－其木格）：利胆，退黄，清热，治伤，排脓。用于发热，头痛，口干，黄疸，肝胆热，伤热。

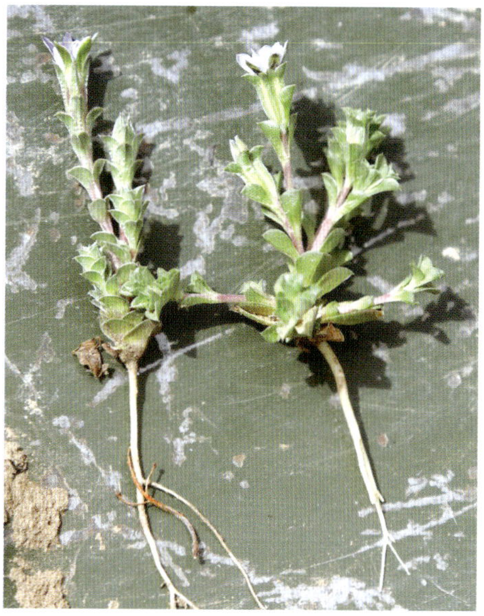

·达乌里龙胆

【别名】小秦艽、达乌里秦艽

Gentiana dahurica Fisch.

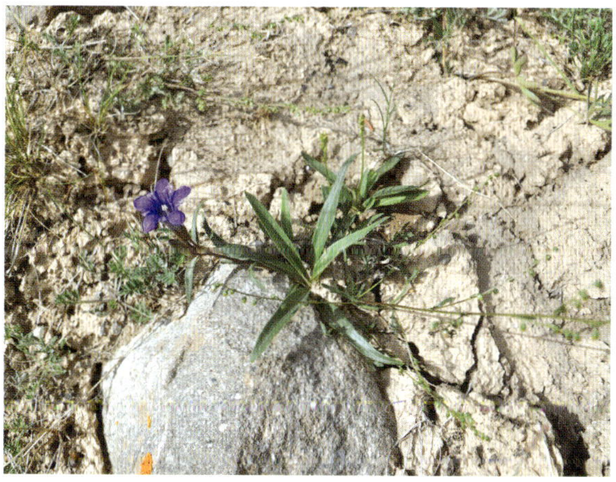

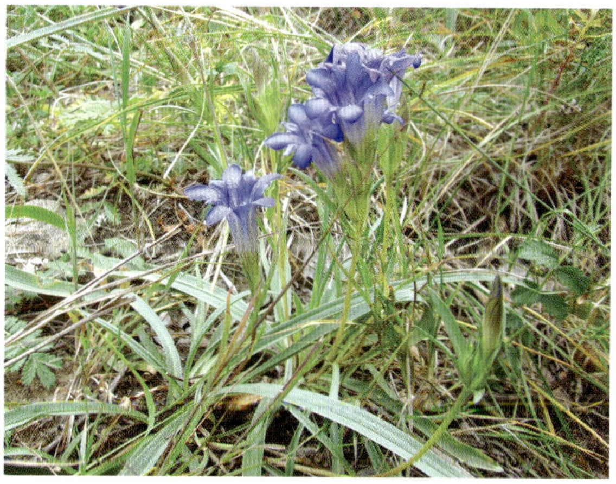

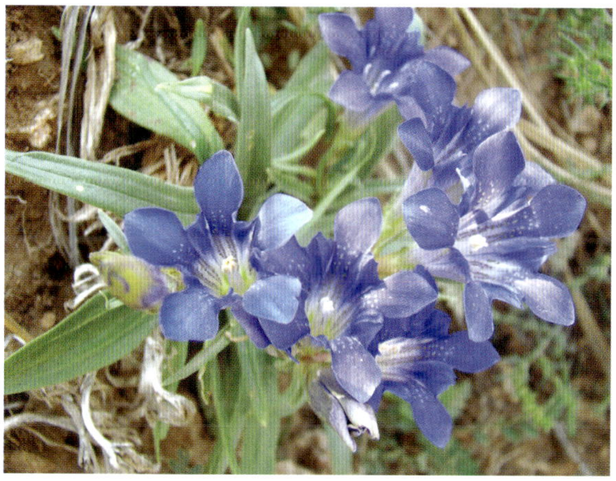

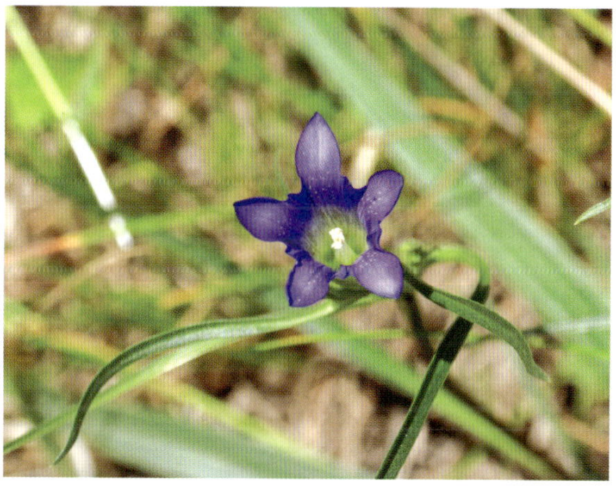

【生 活 型】多年生中旱生草本。

【花 果 期】花、果期 7~8 月。

【生　　境】生于草原、草甸、山地草原。

【功能主治】根（秦艽）：祛风湿，清湿热，止痹痛，退虚热。用于风寒湿痹，中风半身不遂，筋脉拘挛，骨节酸痛，湿热黄疸，骨蒸潮热，小儿疳积发热。

【民族应用】

蒙古族

花（哈日－基立吉）：清热，消肿，燥协日乌素。用于慢性黄水病，炭疽，扁桃体炎。

鄂温克族

茎叶（达乌里龙胆）：用于小儿惊吓。

·斜升龙胆

Gentiana decumbens L. f.

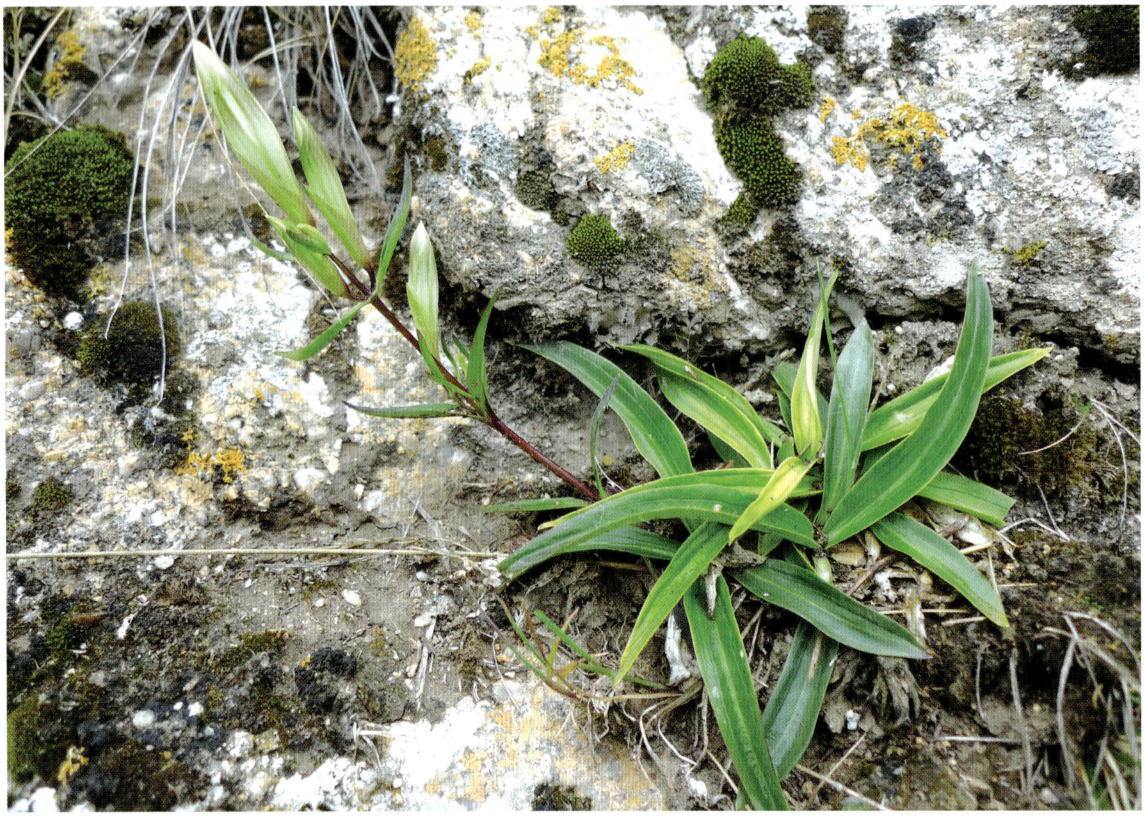

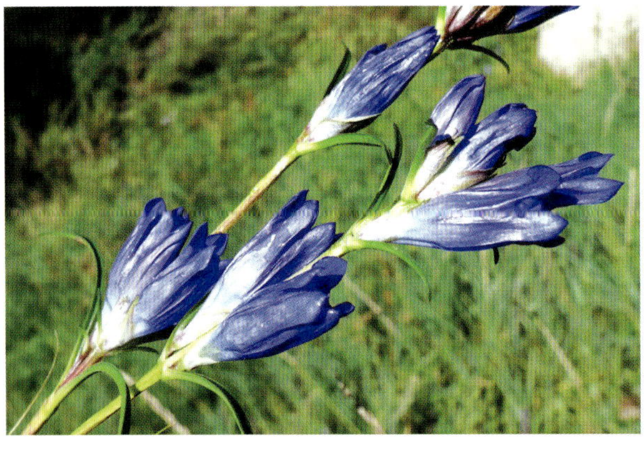

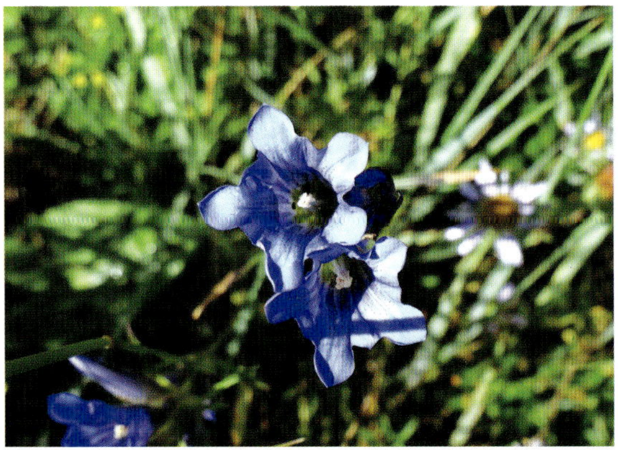

【生 活 型】多年生中生草本。

【花 果 期】花、果期 8 月。

【生　　境】生于森林带的山地林间草地。

【功能主治】根（斜升龙胆）：祛风湿，退虚热，舒筋止疼。用于风湿性关节炎，结核病潮热，小儿疳积发热，黄疸，小便不利等。

·秦　艽

【别名】大叶龙胆、萝卜艽、西秦艽

Gentiana macrophylla Pall.

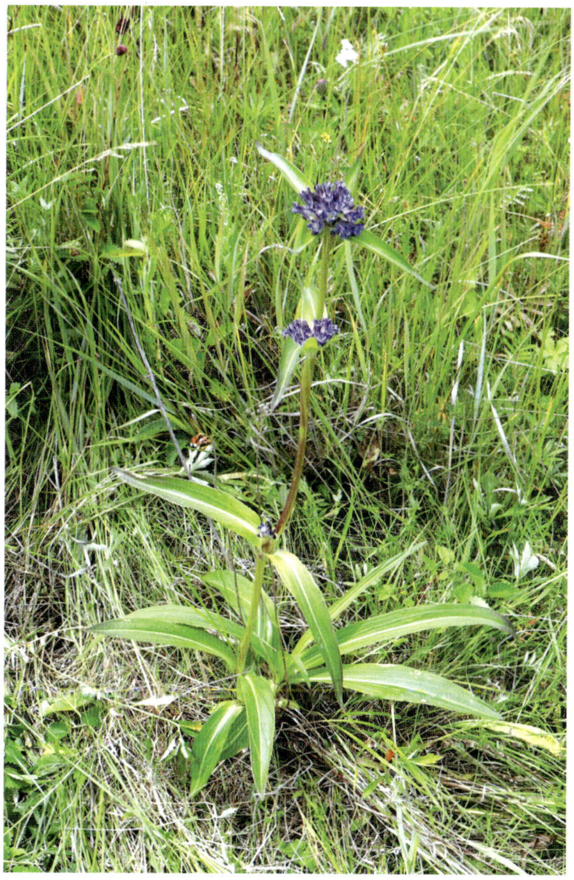

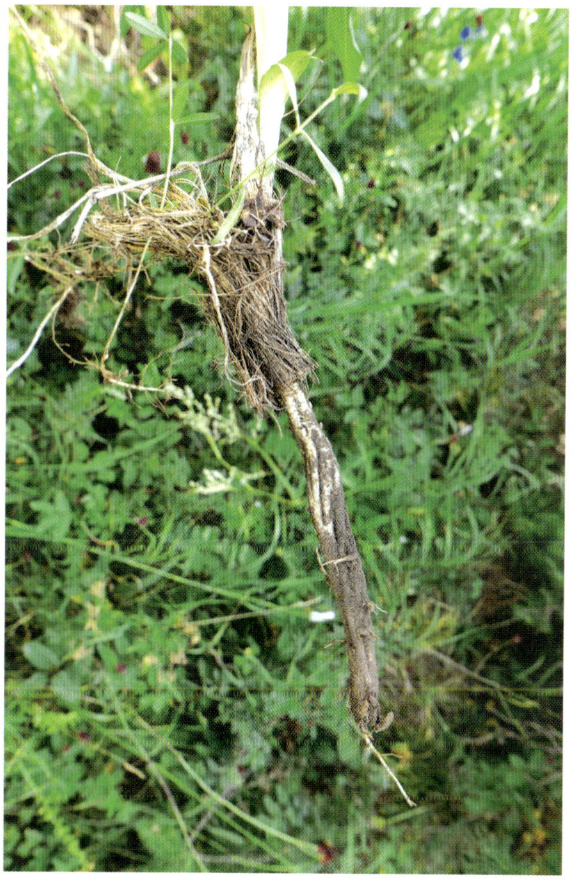

【生 活 型】多年生中生草本。

【花 果 期】花、果期 7~10 月。

【生　　境】生于森林带和森林草原带的山地草甸、林缘、灌丛、沟谷。

【功能主治】根（秦艽）：祛风湿，清湿热，止痹痛，退虚热。用于风湿痹痛，中风半身不遂，筋脉拘挛，骨节酸痛，湿热黄疸，骨蒸潮热，小儿疳积发热。

【民族应用】

■ 蒙古族

花（哈日－基立吉）：清热，消肿，燥协日乌素。用于热性黄水病，炭疽，扁桃体炎。

鄂伦春族

（1）根（龟轲尼音逆）：用于创口不合，小便艰难，腹胀满闷，荨麻疹。

（2）叶（古什康依因）：用于烧烫伤。

·龙　胆

【别名】龙胆草、胆草、粗糙龙胆

Gentiana scabra Bge.

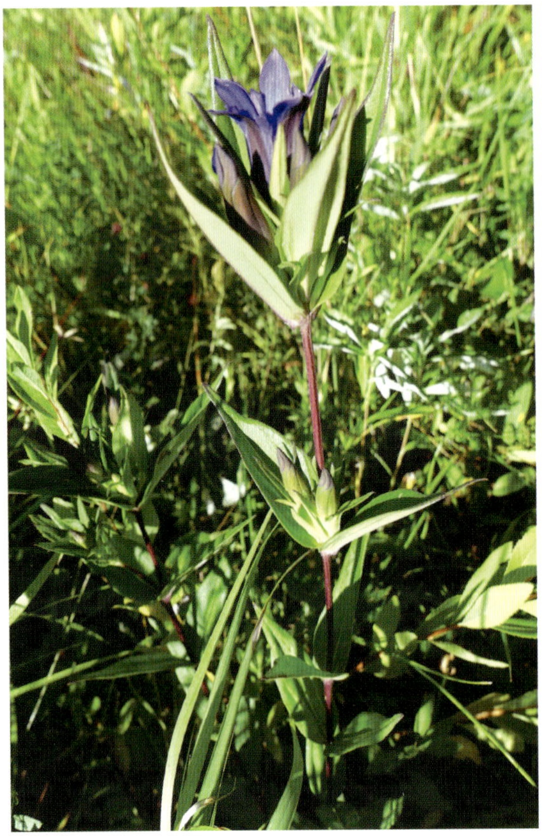
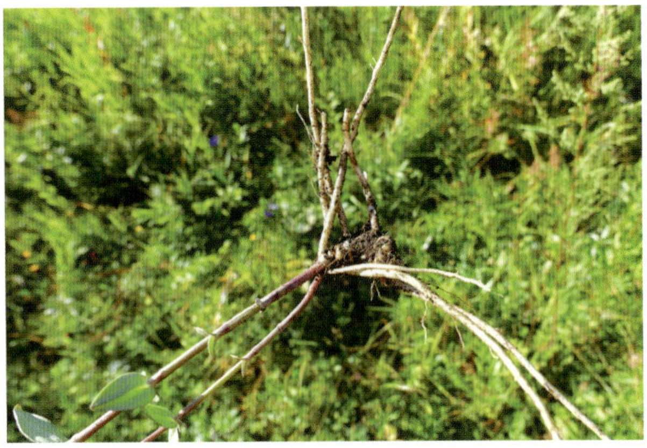
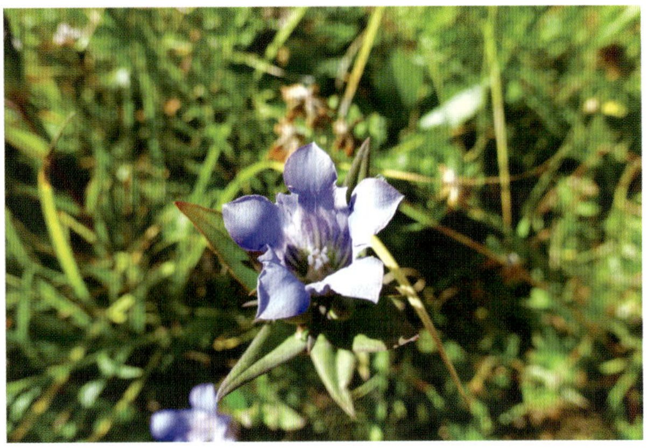

【生 活 型】多年生中生草本。

【花 果 期】花、果期 9~10 月。

【生　　境】生于森林带的山地林缘、灌丛、草甸。

【功能主治】根和根茎（龙胆）：清热燥湿，泻肝胆火。用于湿热黄疸，阴肿阴痒，带下，湿疹瘙痒，肝火目赤，耳鸣耳聋，胁痛口苦，强中，惊风抽搐。

【民族应用】

蒙古族

根（呼和 – 基立吉）：清热，消肿，燥协日乌素。用于发症，丹毒，痈，疖，黄水疮，咽喉肿痛，关节肿痛，肝热，胆热。

鄂伦春族

根及根茎（龟轲尼音妮，草龙胆，粗糙龙胆）：泻肝胆实火，除下焦湿热。用于头昏耳鸣，肝胆火逆，肝经热盛，小儿高热抽搐，惊痫狂躁，乙型脑炎，目赤肿痛，咽痛，胁痛口苦，胆囊炎，湿热黄疸，急性病毒性肝炎，中耳炎，尿路感染，膀胱炎，胃炎，心腹胀满，消化不良，妇女湿热带下，带状疱疹，急性湿疹，阴部瘙痒，热痢，疮疖痈肿，阴囊肿痛。

鄂温克族

地上部分（龙胆）：用于风湿性心脏病。

*附 注 | 该种为鄂伦春“四普”新分布。

·三花龙胆

【别名】榜间噶尔布

Gentiana triflora Pall.

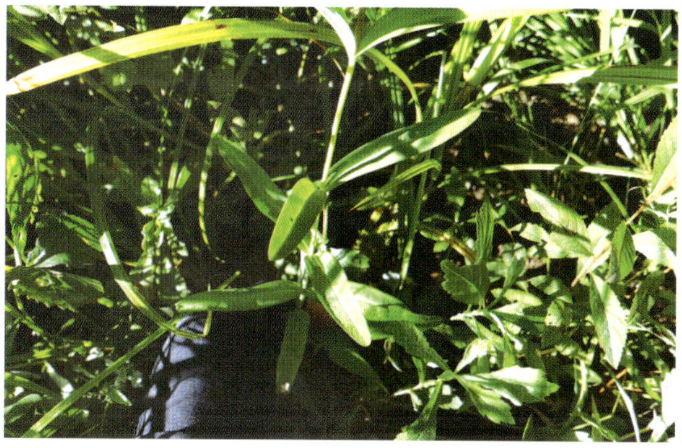

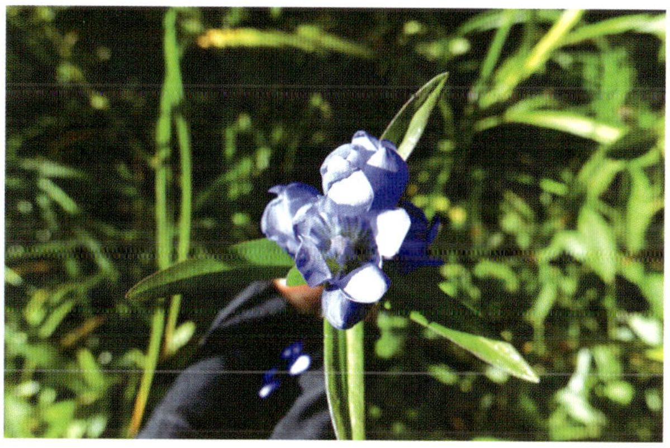

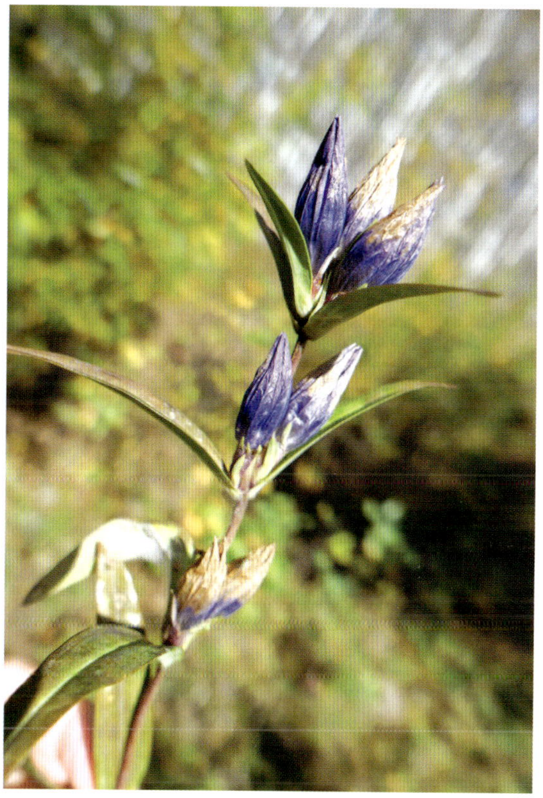

【生 活 型】多年生中生草本。

【花 果 期】花、果期 8~10 月。

【生　　境】生于森林带的山地林缘、灌丛、草甸。

【功能主治】根和根茎（龙胆）：清热燥湿，泻肝胆火。用于湿热黄疸，阴肿阴痒，带下，湿疹瘙痒，肝火目赤，耳鸣耳聋，胁痛口苦，强中，惊风抽搐。

【民族应用】

蒙古族

根（呼和 – 基立吉）：清热，消肿，燥协日乌素。用于发症，丹毒，痈，疖，黄水疮，咽喉肿痛，关节肿痛，肝热，胆热。

▪ 鄂伦春族

根（哈日基勒斯）：用于高血压，头晕耳鸣，目赤肿痛，胸胁痛，胆囊炎，湿热黄疸，急性病毒性肝炎，膀胱炎，阴部湿痒，疮疖痈肿。

*附 注 | 该种为鄂伦春“四普”新分布。

·条叶龙胆

【别名】东北龙胆

Gentiana manshurica Kitag.

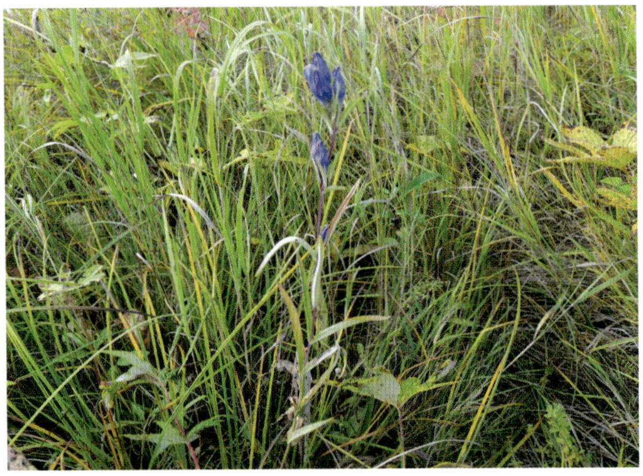

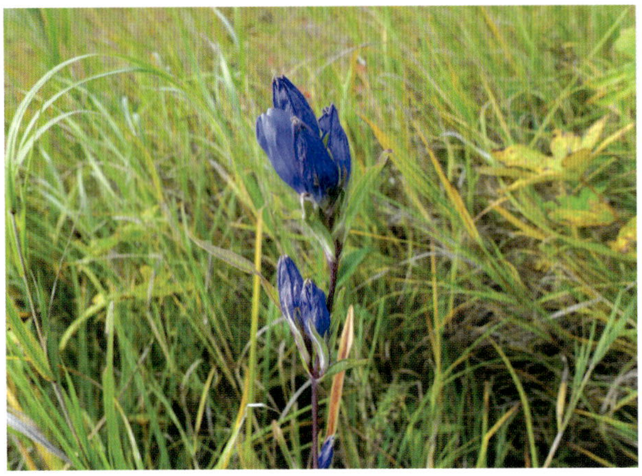

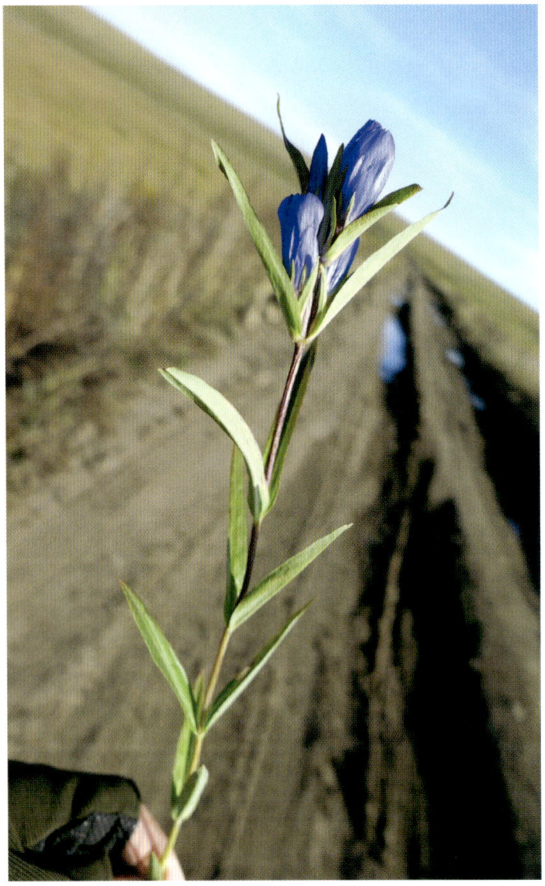

【生 活 型】多年生中生草本。

【花 果 期】花、果期 8~10 月。

【生　　境】生于森林带的山地林缘、灌丛、草甸。

【功能主治】根和根茎（龙胆）：清热燥湿，泻肝胆火。用于湿热黄疸，阴肿阴痒，带下，湿疹瘙痒，肝火目赤，耳鸣耳聋，胁痛口苦，强中，惊风抽搐。

【民族应用】

▪ 蒙古族

根（呼和－基立吉）：清热，消肿，燥协日乌素。用于发症，丹毒，痈，疖，黄水疮，咽喉肿痛，关节肿痛，肝热，胆热。

扁蕾属　*Gentianopsis* Y. C. Ma

一年生或二年生草本。花具长梗，单生于枝顶或叶腋；花蕾椭圆形，稍扁，具4棱；花4基数；花萼钟状管形，裂片2对，内对较宽而短，外对较狭而长，边缘膜质，裂片间基部具三角形萼内膜；花冠管状钟形，基部具4腺体且与雄蕊互生，裂片卵圆形、椭圆形或矩圆形；雄蕊贴生于花冠管的中部。蒴果具柄，2瓣开裂。种子表面具小瘤状突起。

鄂伦春有1种。

·扁　蕾

【别名】剪割龙胆

Gentianopsis barbata (Froel.) Y. C. Ma

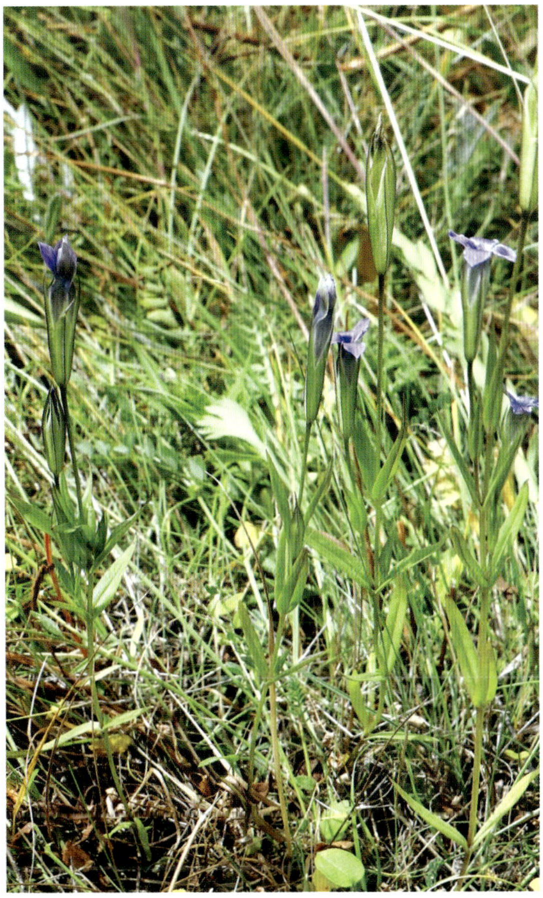

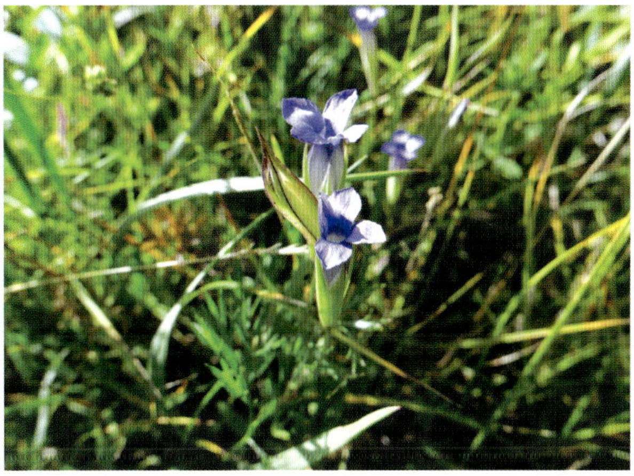

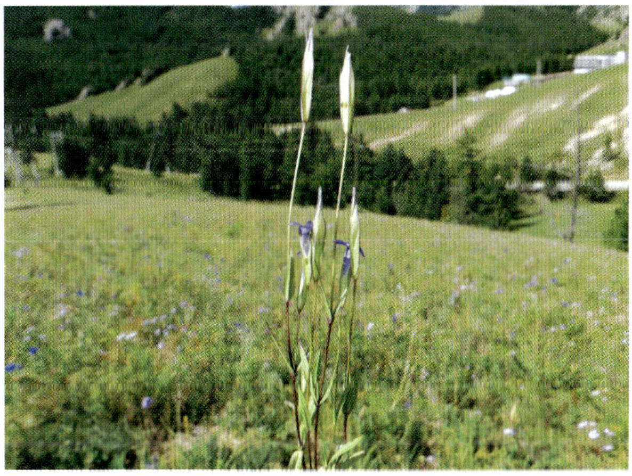

【生 活 型】一年生直立中生草本。

【花 果 期】花、果期7~9月。

【生　　境】生于森林带和草原带的山坡林缘、灌丛、沟谷、河滩砾石处。

【功能主治】全草（扁蕾）：清热解毒，消肿止痛。用于外感发热，肝炎，胆囊炎，头痛目赤，外伤肿痛，疮疖肿毒。

【民族应用】

■ 蒙古族

全草（哈日－特木尔－地格达）：清热，利胆，退黄，愈伤。用于黄疸，肝胆热，头痛，肺热，胃热，发热。

*附　注 | 该种为鄂伦春“四普”新分布。

喉毛花属　*Comastoma* (Wettstein) Toyokuni

一年生或二年生草本。花单生枝顶；花梗极长；花萼 4~5 深裂，萼管短；花冠钟状或漏斗状，裂片 4~5，每裂片基部（花冠喉部）具 2 白色流苏状鳞片，花冠近基部具腺体 8~10；雌蕊无花柱或不明显，柱头椭圆形或矩圆形。蒴果无柄。种子无翅。

鄂伦春有 1 种。

・尖叶喉毛花

【别名】苦龙胆、尖叶假龙胆

Comastoma acutum (Michx.) Y. Z. Zhao et X. Zhang

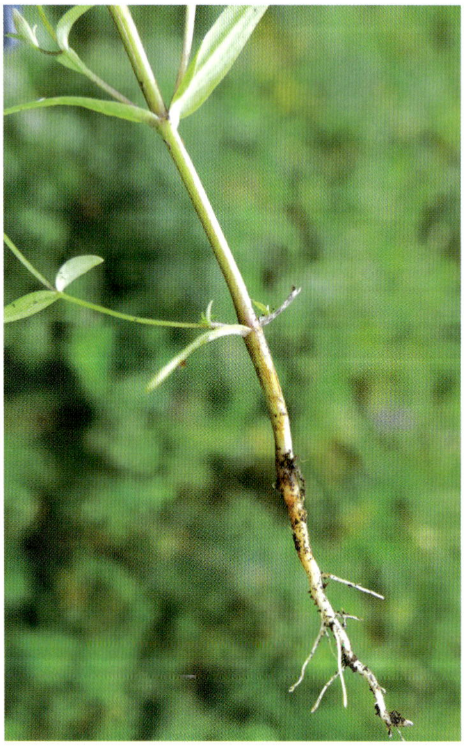

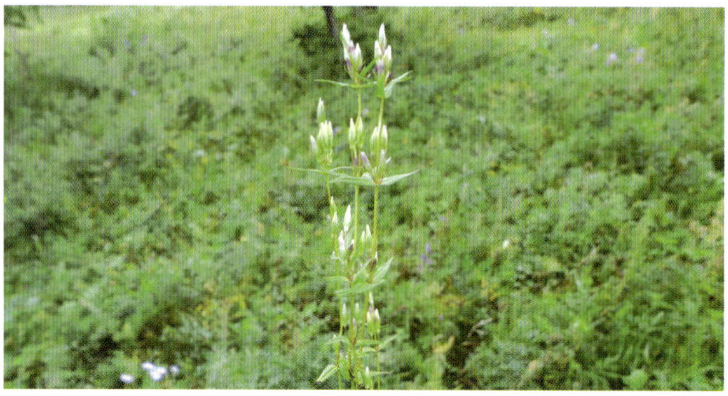

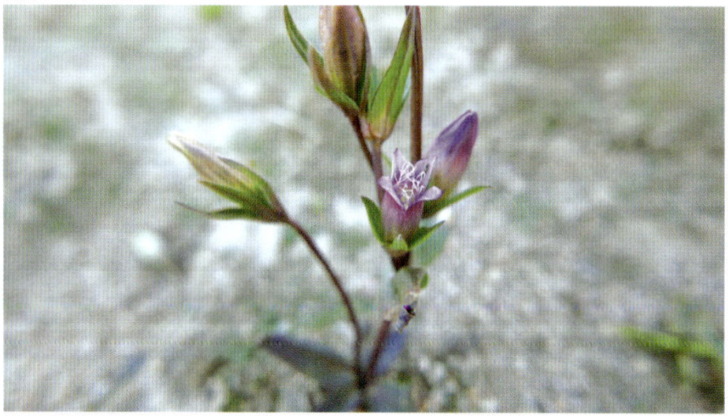

【生 活 型】一年生中生草本。

【花 果 期】花、果期 7~9 月。

【生　　境】生于森林带和草原带的山地林下、灌丛、低湿草甸。

【功能主治】全草（尖叶假龙胆）：清热燥湿，泻肝火。用于湿热黄疸，阴肿，带下，肝胆实火，目赤耳聋，高热惊风。

【民族应用】

■ 蒙古族

全草（阿古特－其其格）：清热，利胆，退黄。用于黄疸，头痛，发热，口干，未成熟热，胆热。

獐牙菜属　*Swertia* L.

一年生或多年生草本。茎直立。叶对生，稀互生。聚伞花序，稀单花，顶生或腋生；花4~5基数；花萼深裂几乎达基部，裂片条形、披针形或卵形；花冠辐状，具4~5裂片，每裂片具1~2腺洼，腺洼边缘具流苏状毛或裸露；雄蕊着生在花冠基部，花丝基部无毛；花柱短或缺，柱头2，片状。蒴果卵圆形或矩圆形，2瓣开裂，无柄。种子无翅或具翅，表面网状或近平滑。

鄂伦春有1种。

· 瘤毛獐牙菜

【别名】紫花当药

Swertia pseudochinensis H. Hara

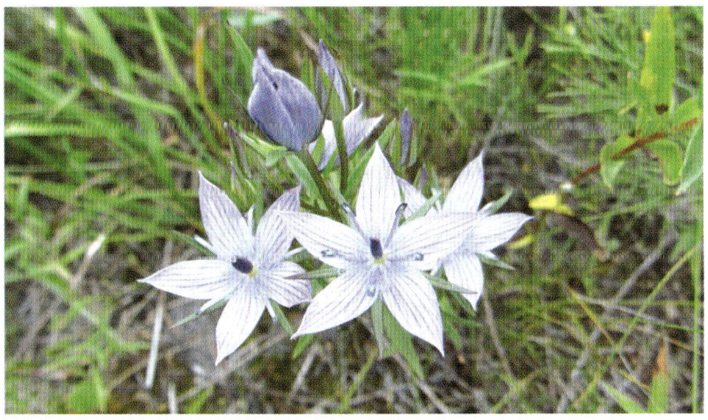

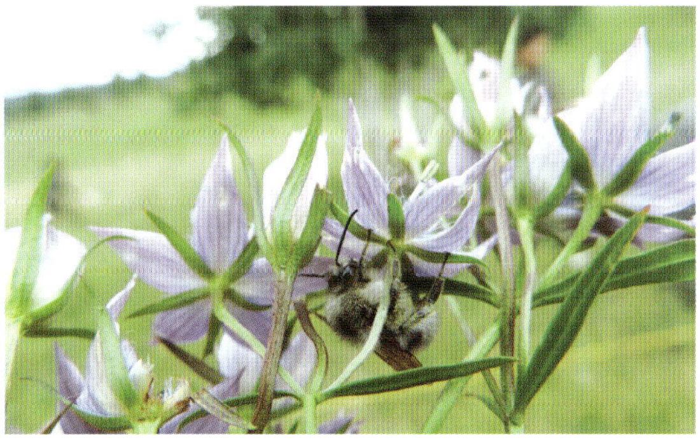

【生 活 型】一年生中生草本。

【花 果 期】花、果期9~10月。

【生　　境】生于森林带和草原带的林缘草甸、草甸。

【功能主治】全草（当药）：清湿热，健胃。用于湿热黄疸，胁痛，痢疾腹痛，食欲不振。

【民族应用】

■ 蒙古族

全草（查干－铁木尔－地格达）：平息协日热，清热健胃，利湿。用于发热，瘟疫，流行性感冒，胆结石，中暑，头痛，肝胆热，黄疸，伤热，食积胃热。

花锚属 *Halenia* Borkh.

一年生草本。叶对生。聚伞花序顶生或腋生；花萼4深裂，几乎达基部；花冠钟状，稀近辐状，具4直立的裂片，每裂片基部具蜜腺的距；雄蕊4，着生在花冠管的上部，花药卵圆形或矩圆形；子房1室，花柱短或缺，柱头2，片状。蒴果椭圆形。种子多数，近球形，近平滑。

鄂伦春有1种。

·花　锚

【别名】西伯利亚花锚

Halenia corniculata (L.) Cornaz

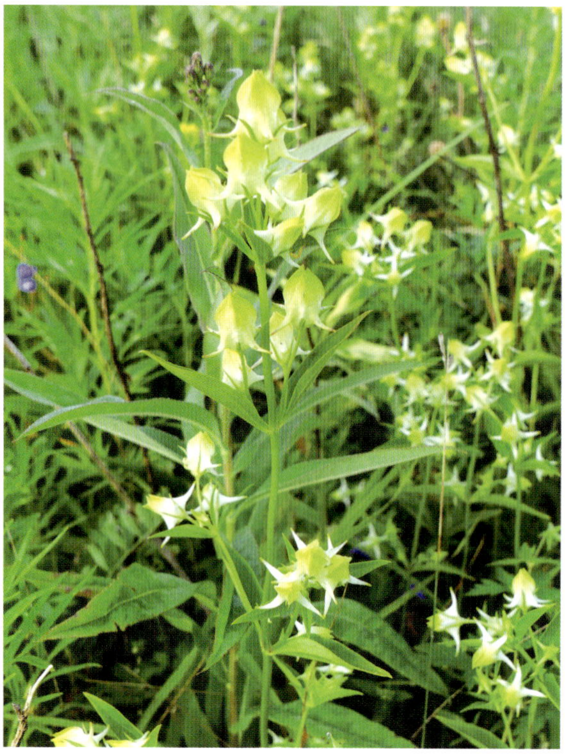

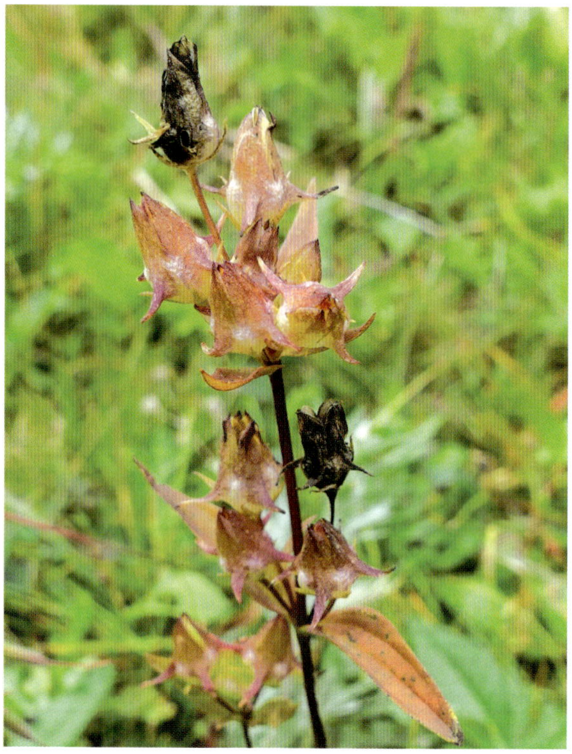

【生 活 型】一年生中生草本。

【花 果 期】花、果期7~8月。

【生　　境】生于森林带和草原带的林缘草甸及低湿草甸。

【功能主治】全草（花锚）：清热解毒，凉血止血。用于肝炎，脉管炎，外伤感染发热，外伤出血。

【民族应用】

▪ 蒙古族

全草（希给拉－地格达）：清热，利胆，退黄，治伤。用于黄疸，头痛，发热，伤热，脉热。

荇菜属 *Nymphoides* Seguier

多年生水生草本。叶互生或近花下的对生，卵形或圆形，基部心形。花序簇生叶腋；花萼5深裂，几达基部；花冠辐状或钟状，白色或黄色，花后早落，具5裂片，裂片在花蕾时内向镊合状，具流苏状或齿形的边缘；雄蕊5，贴生于花冠管；蜜腺5，位于子房基部；子房1室，花柱长或短，柱头2片状。蒴果不开裂或不规则开裂。种子多数或少数。

鄂伦春有1种。

·荇　菜

【别名】莲叶荇菜、水葵、莕菜

Nymphoides peltata (S. G. Gmelin) Kuntze

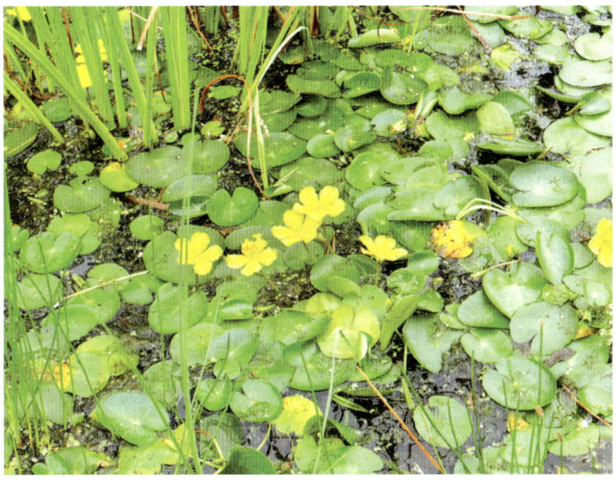

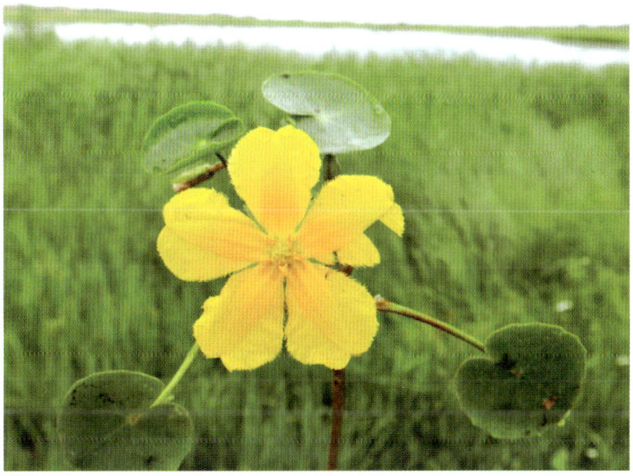

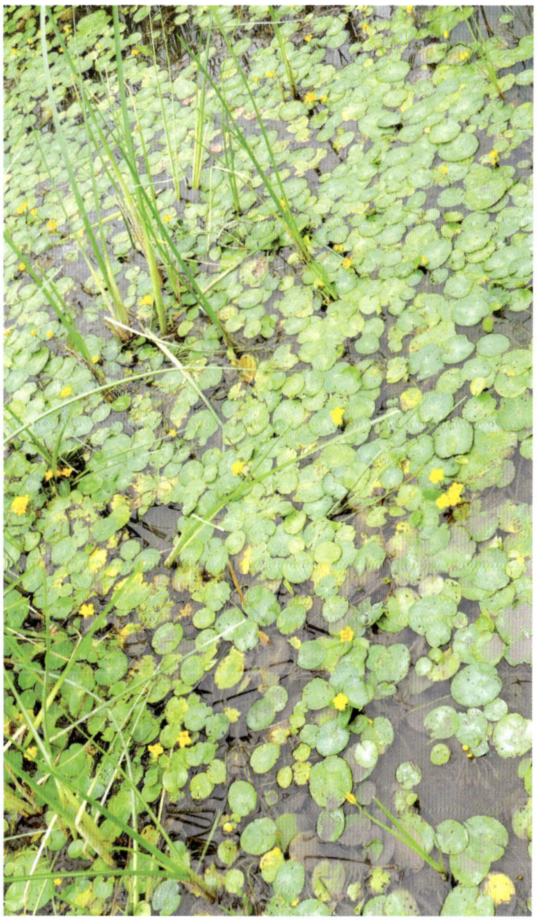

【生 活 型】多年生水生草本。

【花 果 期】花、果期7~9月。

【生　　境】生于池塘或湖泊中。

【功能主治】全草（荇菜）：发汗透疹，利尿通淋，清热解毒。用于感冒发热无汗，麻疹透发不畅，水肿，小便不利，热淋，疮痈肿毒，毒蛇咬伤。

鹅绒藤属 *Cynanchum* L.

灌木或多年生草本。茎直立或缠绕。叶对生，稀轮生。聚伞花序多数呈伞状；花萼5深裂，基部里面通常有小腺；花冠辐状，5深裂，副花冠膜质或肉质，5裂，杯状或筒状，其顶端具各式浅裂或锯齿，在裂片里面有时具小舌状片；花粉块每药室1个，下垂，通过花粉块柄而系结于着粉腺上；柱头基部膨大，五角形，顶端全缘或2裂。

鄂伦春有2种。

分种检索表

1a. 须根，花淡绿黄色或黄色 .... 徐长卿 *C. paniculatum*

1b. 根非须根，花白色或绿白色 .... 地梢瓜 *C. thesioides*

·徐长卿

【别名】了刁竹、土细辛、竹叶细辛

Cynanchum paniculatum (Bunge) Kitag.

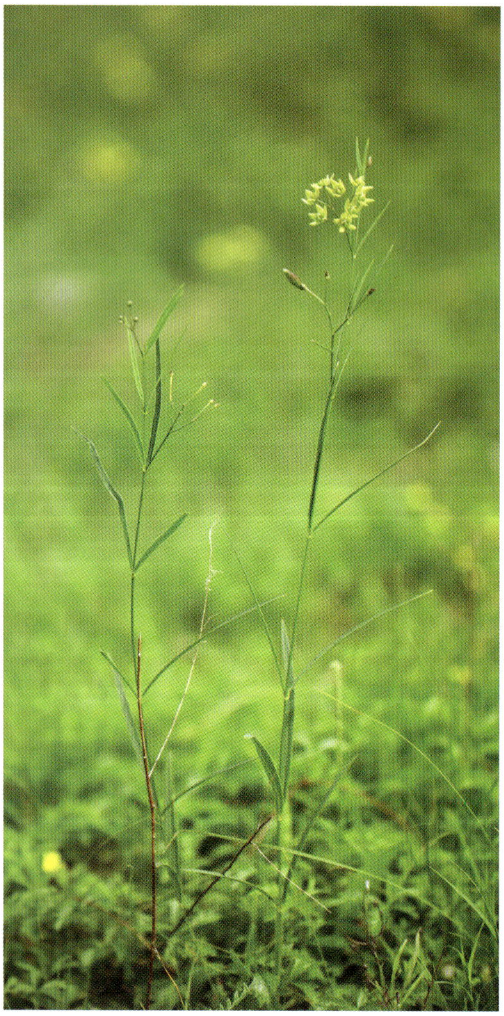

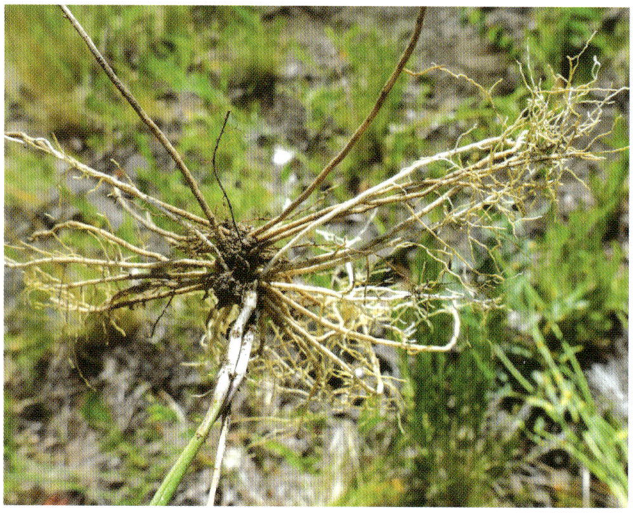

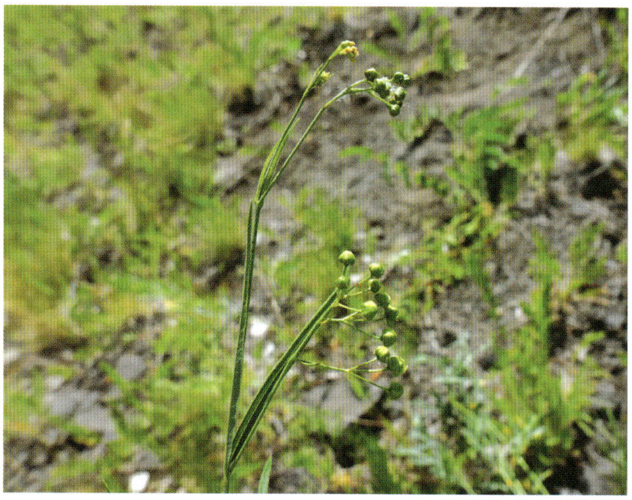

【生 活 型】多年生中生草本。

【花 果 期】花期 7 月，果期 8~9 月。

【生　　境】多散生在草甸草原及灌丛中，生于石质山坡及丘陵阳坡。

【功能主治】根和根茎（徐长卿）：祛风，化湿，止痛，止痒。用于风湿痹痛，胃痛胀满，牙痛，腰痛，跌扑伤痛，风疹，湿疹。

· 地梢瓜

【别名】沙奶草、老瓜瓢、沙奶奶

Cynanchum thesioides (Freyn) K. Schum.

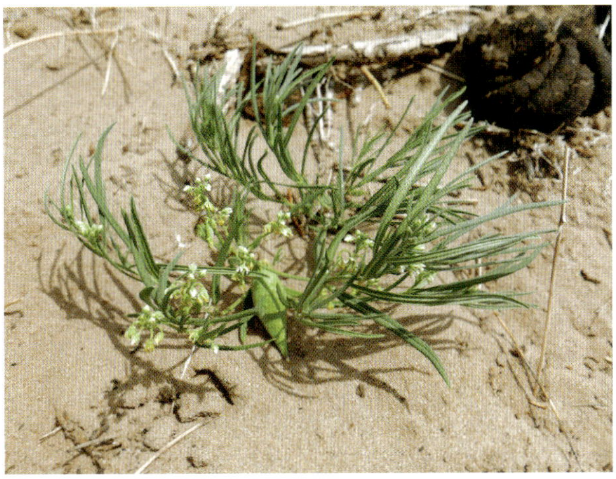

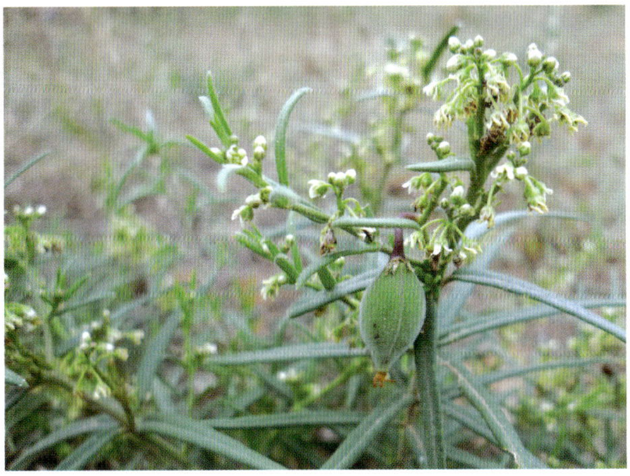

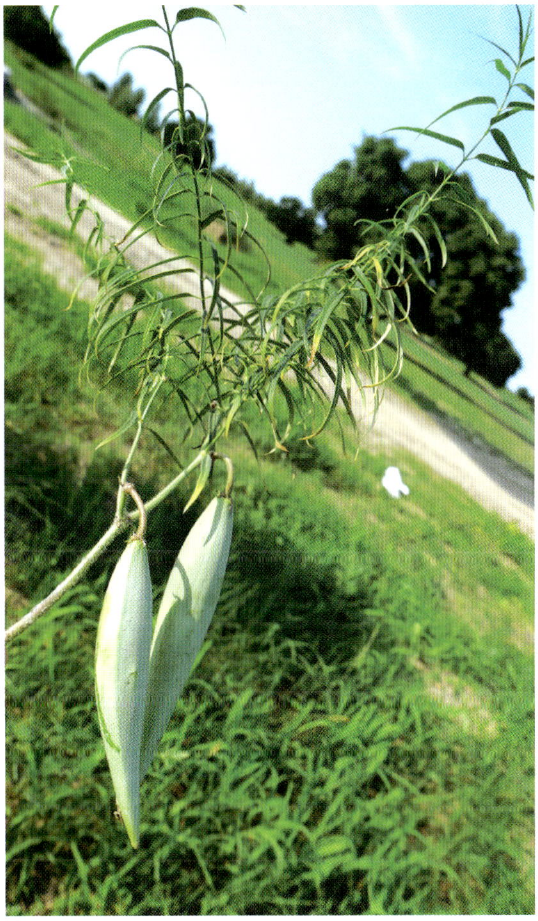

【生 活 型】多年生中旱生直立草本。

【花 果 期】花期 6~7 月，果期 7~8 月。

【生　　境】生于干草原、丘陵坡地、沙丘、撂荒地、田埂。

【功能主治】全草（地梢瓜）：清虚火，益气，生津，下乳。用于虚火上炎，咽喉疼痛，气阴不足，神疲健忘，虚烦口渴，头昏失眠，产后体虚，乳汁不足。

【民族应用】

▪ 蒙古族

种子（特木根 – 呼呼）：清协日，止泻。用于身目发黄，脏腑协日病，肠刺痛，热泻。

萝藦属 *Metaplexis* R. Br.

草质藤本或藤状半灌木。具乳汁。叶对生，心形。聚伞花序呈总状排列；花萼5深裂，里面基部具小腺体5；花冠近辐状，裂片5，副花冠环状，着生于合蕊冠上，5短裂，裂片兜状；雄蕊着生在花冠基部，花丝合生成短管，花药顶端具内弯的膜片，花粉块每药室1个，下垂；花柱短，柱头延长成一长喙，顶端2裂。

鄂伦春有1种。

·萝　藦

【别名】婆婆针线包、癞瓜瓢

Metaplexis japonica (Thunb.) Makino

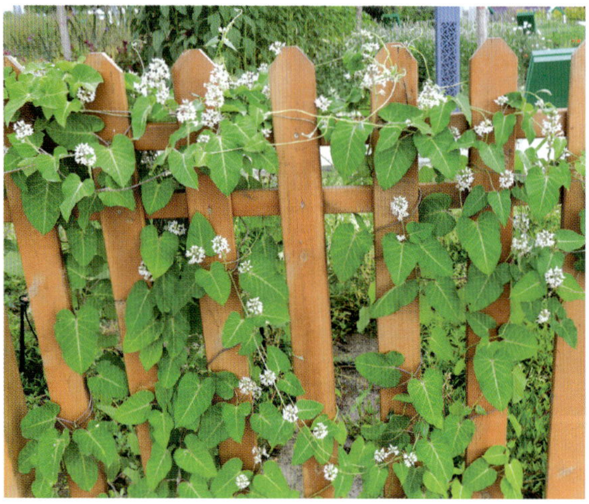

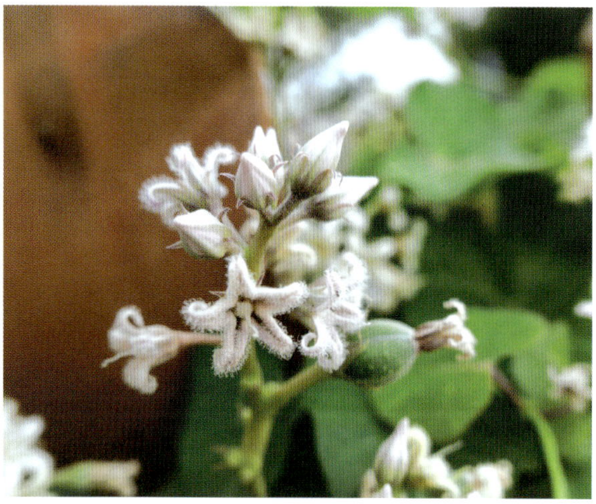

【生 活 型】多年生中生缠绕草本。

【花 果 期】花、果期7~9月。

【生　　境】生于草原带的河边沙质坡地。

【功能主治】

（1）全草（萝藦）：补精益气，通乳，解毒。用于虚损劳伤，阳痿，遗精，带下，乳汁不足，丹毒，瘰疬，疔疮，蛇虫咬伤。

（2）果实（萝藦子）：补益精气，生肌止血。用于虚劳，阳痿，遗精，金疮出血。

*附　注 | 该种为鄂伦春“四普”新分布。

打碗花属　*Calystegia* R. Br.

一年生或多年生草本。叶全缘或分裂。花单生于叶腋，具长花梗；苞片 2，大型，叶状，包围花萼，宿存；萼片卵形或长椭圆形，宿存；花冠漏斗状或钟状，白色或粉红色；雄蕊 5，内藏，贴生于花冠管，花丝基部扩大；花盘环状；子房 1 室或为不完全的 2 室，胚珠 4，花柱 1，柱头 2 裂，裂片矩圆形或椭圆形，扁平。蒴果球形或卵形。种子 4，光滑或具小瘤。

鄂伦春有 3 种。

分种检索表

1a. 植株无毛。

2a. 苞片较小，长 0.6~1.6cm；宿存萼及苞片与果实近等长或稍短……**打碗花 *C. hederacea***

2b. 苞片较大，长 1.7~2.7cm；宿存萼及苞片增大包藏果实……………………**宽叶打碗花 *C. silvatica* subsp. *orientalis***

1b. 植株被毛……………………**藤长苗 *C. pellita***

·打碗花

Calystegia hederacea Wall. ex Roxb.

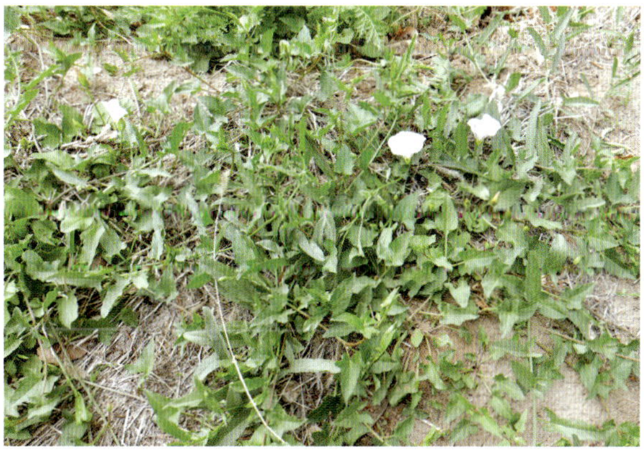

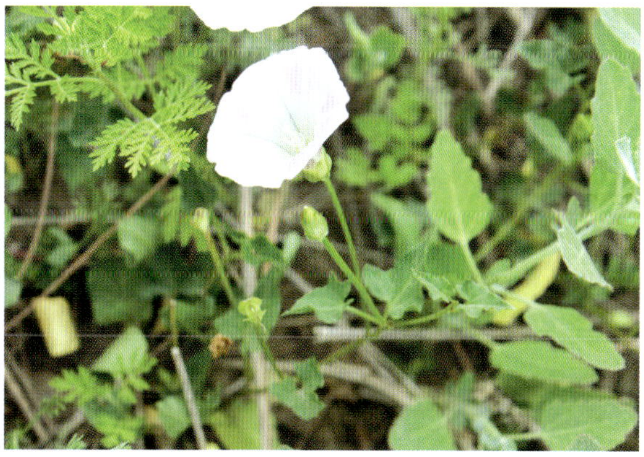

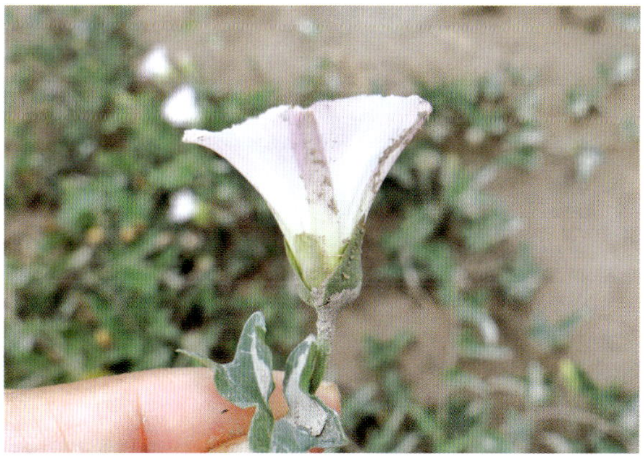

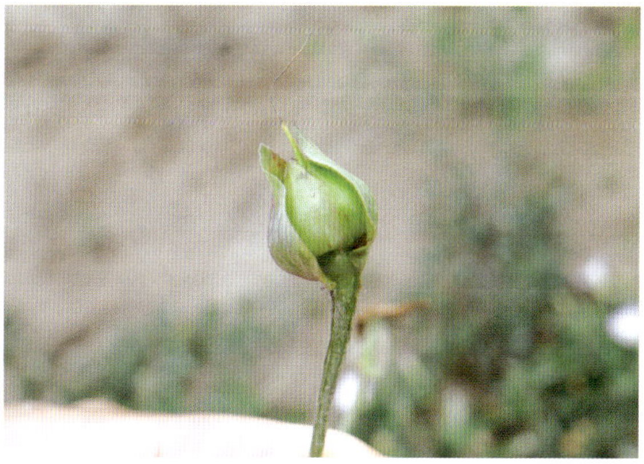

【生 活 型】多年生缠绕或平卧中生草本。

【花 果 期】花期 7~9 月，果期 8~10 月。

【生　　境】生于耕地、撂荒地和路旁，在溪边或潮湿生境中生长得最好，并可聚生成丛。

【功能主治】全草（面根藤）：健脾，利湿，调经。用于脾胃虚弱，消化不良，小儿吐乳，疳积，五淋，带下，月经不调。

【民族应用】

■ 蒙古族

全草（阿牙根 – 其其格）：解毒，消肿。用于毒热，新旧疮疡，水肿。

• 宽叶打碗花

【别名】旋花、喇叭花、篱天剑

Calystegia silvatica (Kit.) Griseb. subsp. *orientalis* Brummit.

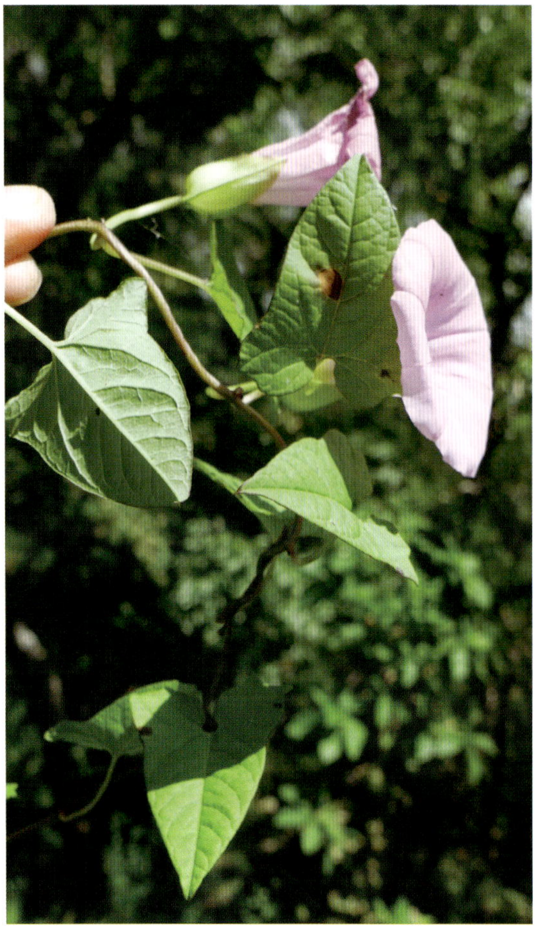

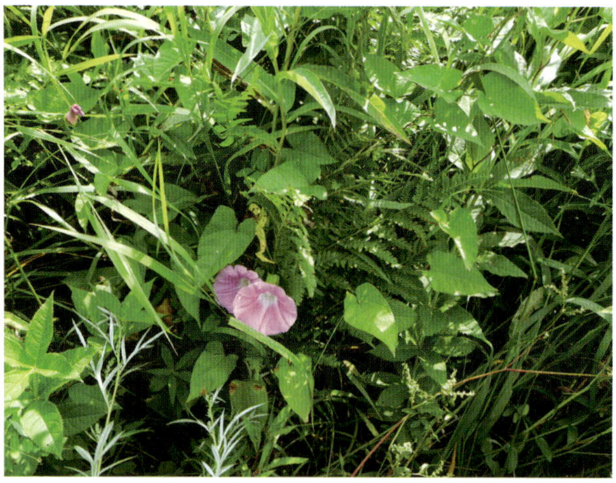

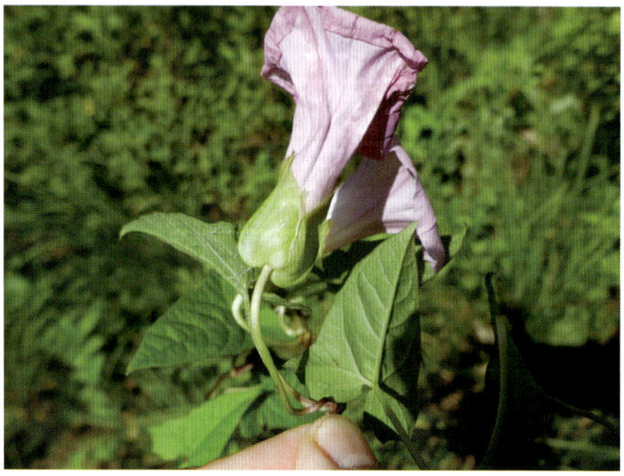

【生 活 型】多年生缠绕或平卧草甸中生草本。

【生　　境】生于撂荒地、农田、路旁、溪边草丛或山地林缘草甸中。

【功能主治】

（1）根（旋花根）：益气补虚，续筋接骨，解毒，杀虫。用于劳损，金疮，丹毒，蛔虫病。

（2）茎叶（旋花苗）：清热解毒。用于丹毒。

（3）花（旋花）：益气，养颜，涩精。用于面皯，遗精，遗尿。

·藤长苗

【别名】缠绕天剑、狗儿苗、大夫苗

Calystegia pellita (Ledeb.) G. Don

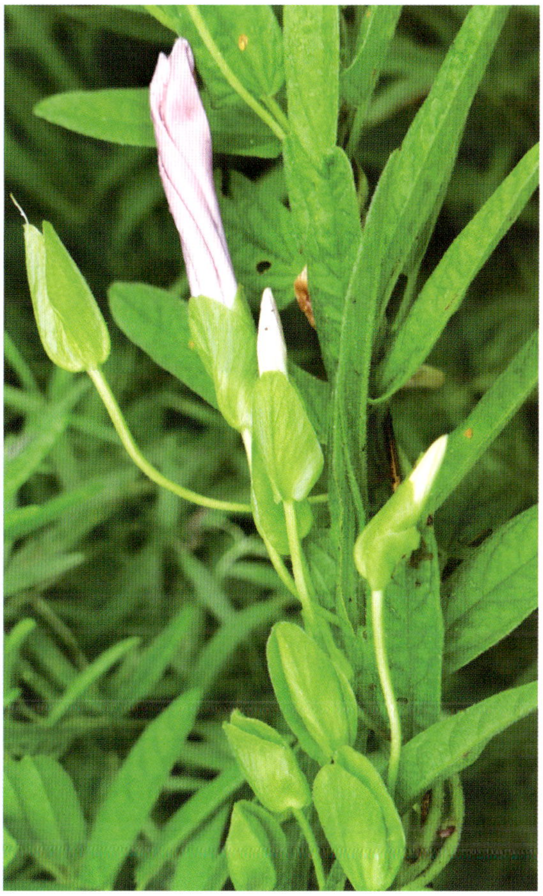

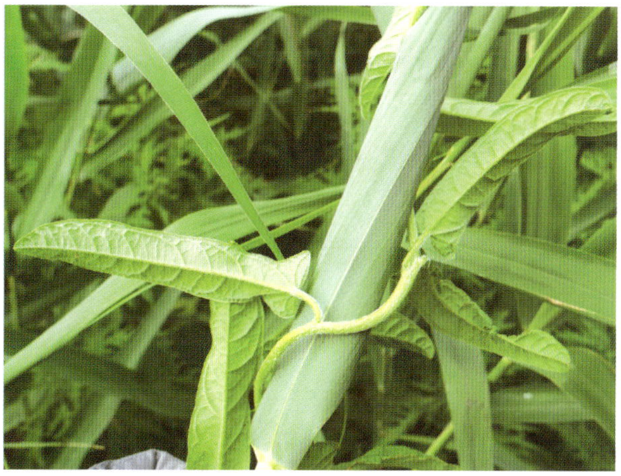

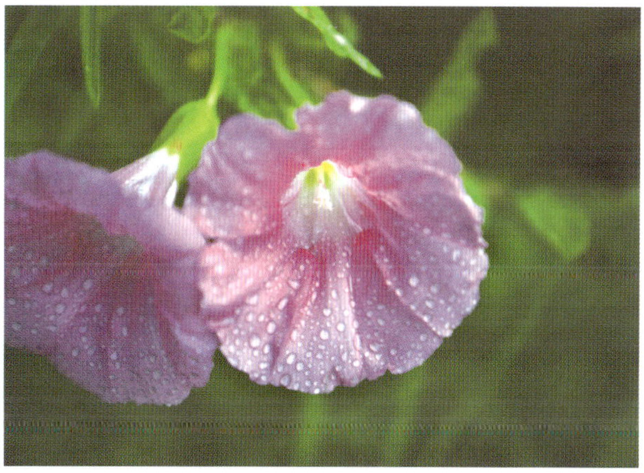

【生活型】多年生缠绕中生草本。

【生　　境】生于森林带和草原带的耕地、撂荒地、路旁、山地草甸。

【功能主治】全草（藤长苗）：益气利尿，强筋壮骨，活血祛瘀。

旋花属　*Convolvulus* L.

一年生或多年生直立、缠绕或平卧草本，或为直立半灌木或有刺灌木。单叶互生，矩圆形、心状卵形、披针形至条形，或狭长箭头形，全缘，稀具浅波状至皱波状圆齿或浅裂，具长柄。花大，漏斗状，白色或粉红色；苞片 2，小型，不包萼而位于花梗上方；雄蕊着生于花冠基部，花丝通常基部稍扩大；花粉粒无刺；花盘环状或杯状；子房 2 室，花柱 1，细长，柱头 2，裂片线形、圆柱形或近棒状。蒴果球形。

鄂伦春有 2 种。

分种检索表

1a. 缠绕草本；茎、叶无毛或疏被柔毛；叶卵状矩圆形或椭圆形，基部戟形、心形或箭形，具柄；花冠长 15~26mm .... **田旋花 *C. arvensis***

1b. 直立矮小草本；茎、叶、萼片均密被贴生银色绢毛；叶条形或狭披针形，基部渐狭，无柄；花冠长 8~15mm .... **银灰旋花 *C. ammannii***

· 田旋花

【别名】中国旋花、箭叶旋花

Convolvulus arvensis L.

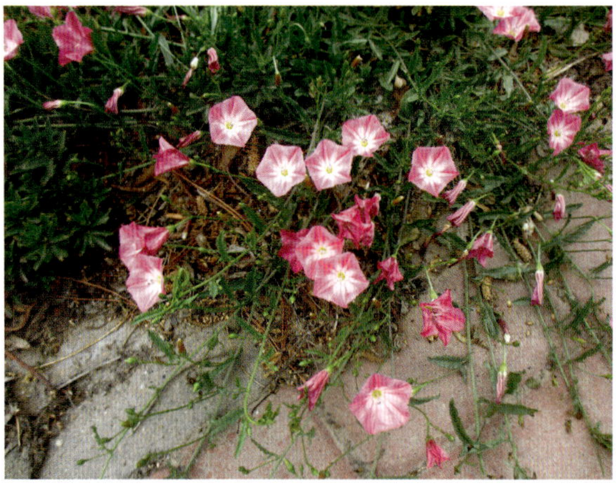

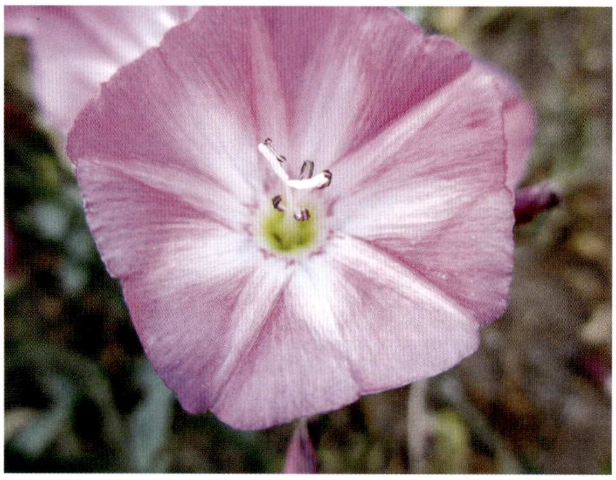

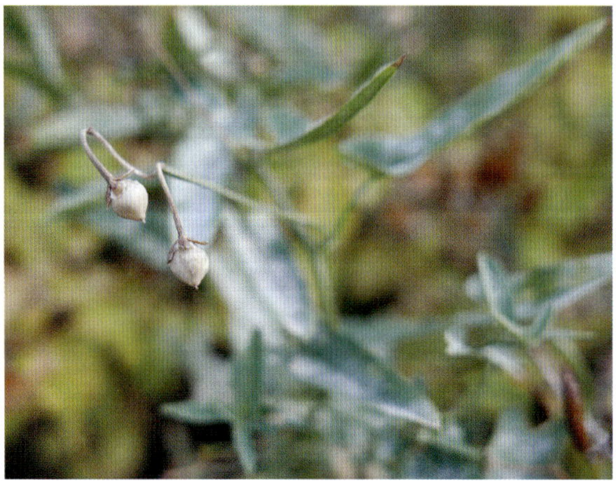

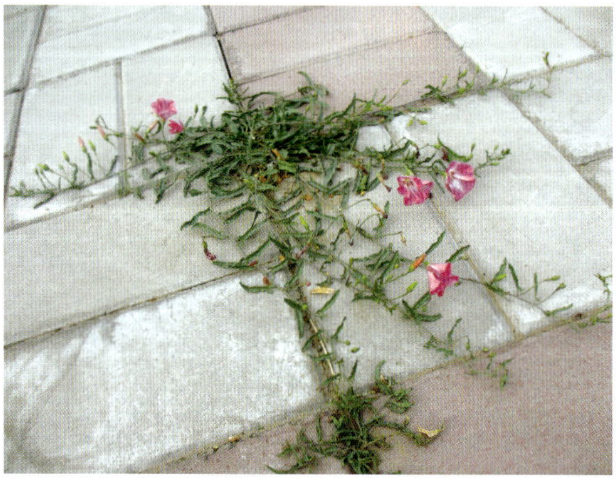

【生 活 型】多年生细弱蔓生或微缠绕中生草本。

【花 果 期】花期 6~8 月，果期 7~9 月。

【生　　境】生于田间、撂荒地、村舍与路旁，并可见于轻度盐化的草甸中。

【功能主治】全草（田旋花）：祛风，止痛，止痒。用于风湿痹痛，牙痛，神经性皮炎。

· 银灰旋花

【别名】阿氏旋花

Convolvulus ammannii Desr.

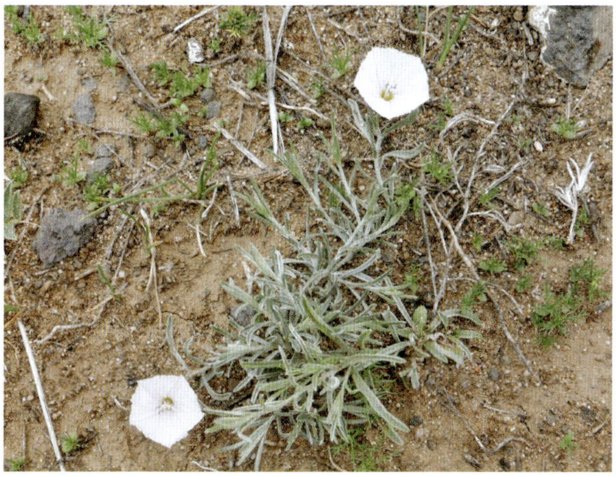

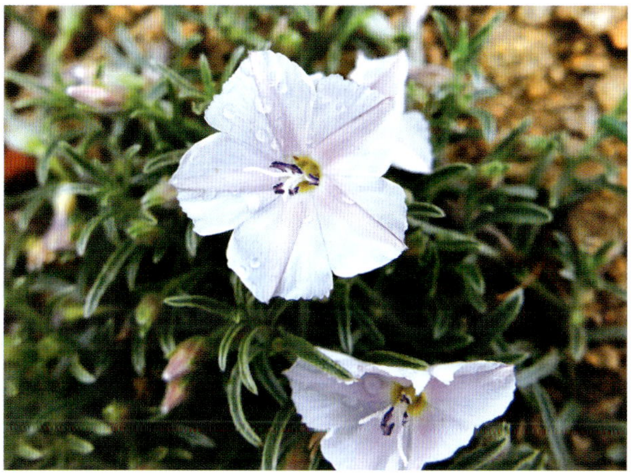

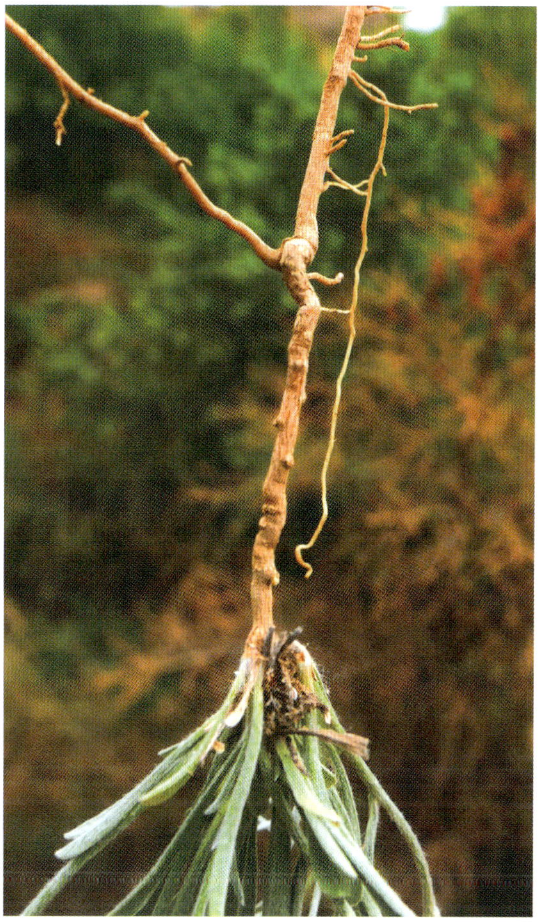

【生 活 型】多年生矮小典型旱生草本。

【花 果 期】花期 7~9 月，果期 9~10 月。

【生　　境】荒漠草原和典型草原群落常见的伴生植物，在荒漠草原中是植被放牧退化演替的指示种，散见于山地阳坡及石质丘陵等干旱生境。

【功能主治】全草（小旋花）：解表，止咳。用于感冒，咳嗽。

【民族应用】

蒙古族

全草（宝日－额勒黑那）：清热，利尿，消肿。用于脾热，肺热，肠热，尿闭，水肿。

菟丝子属 *Cuscuta* L.

一年生寄生蔓草。茎呈丝状，黄色、棕色或橘红色，光滑无毛。叶退化成小鳞片。花小，黄色、淡红色或白色，聚成无柄的小花束；苞片小，或无；花（3）4~5基数；萼片近等大，基部多少联合；花冠钟状或壶状，浅5裂，芽内覆瓦状排列；雄蕊5，着生于花冠喉部或花冠裂片相邻处，通常稍微伸出，花丝短、与花冠裂片互生，在花冠管基部具5枚与雄蕊相对的、边缘流苏状或具细齿的鳞片；花柱2，完全分离或多少联合为一，柱头条形棒状或头状，子房2室，每室2胚珠。蒴果。

鄂伦春有3种。

分种检索表

1a. 花柱单一；穗状或穗状总状花序；植株较粗 ……………… **日本菟丝子 *C. japonica***

1b. 花柱2，离生；花通常簇生成团伞花序；茎纤细。

  2a. 蒴果被凋谢的花冠完全围着，盖裂；花冠裂片具龙骨状突起 ……… **菟丝子 *C. chinensis***

  2b. 蒴果下半部被凋谢的花冠包住，不规则开裂；花冠裂片平坦 ….. **南方菟丝子 *C. australis***

· 日本菟丝子

【别名】金灯藤、金丝草、金灯笼

Cuscuta japonica Choisy

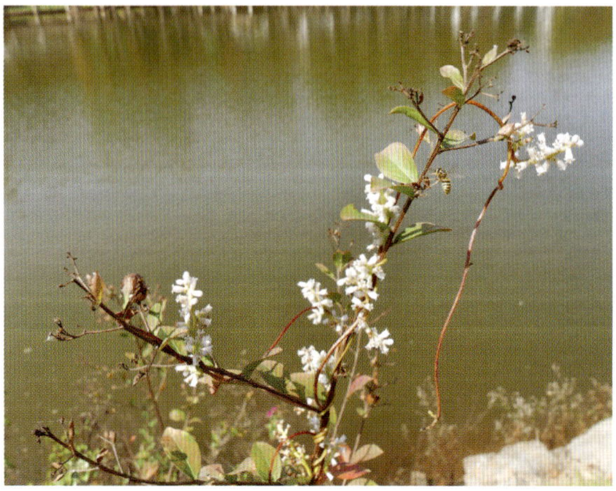

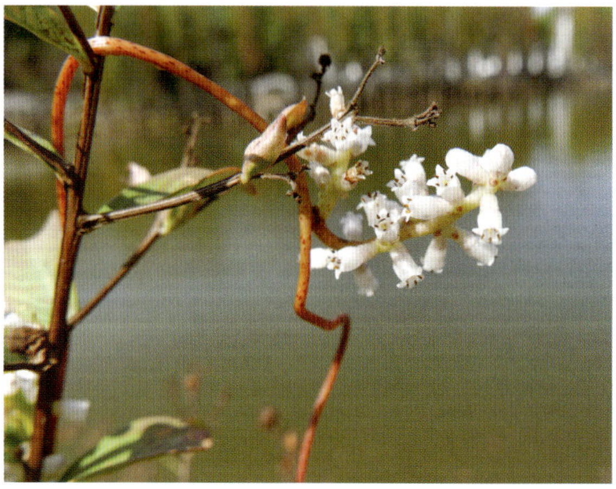

【生 活 型】一年生缠绕寄生草本。

【花 果 期】花期7~8月，果期8~9月。

【生　　境】常见寄生于草原植物和草甸植物。

【功能主治】种子（菟丝子）：补益肝肾，固精缩尿，安胎，明目，止泻；外用消风祛斑。用于肝肾不足，腰膝酸软，阳痿遗精，遗尿尿频，肾虚胎漏，胎动不安，目昏耳鸣，脾肾虚泻；外用于白癜风。

【民族应用】

蒙古族

种子（希日 – 奥日 – 阳古）：清热解毒。用于肝热，肺热，脉热，毒热，遗精，腰腿酸痛。

• 菟丝子

【别名】豆寄生、无根草、金丝藤

Cuscuta chinensis Lam.

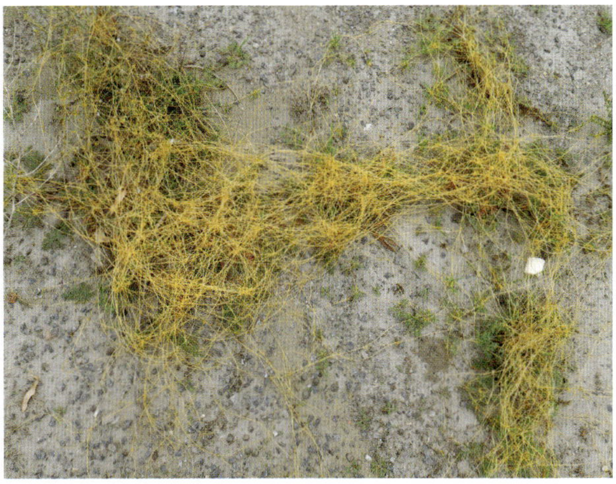

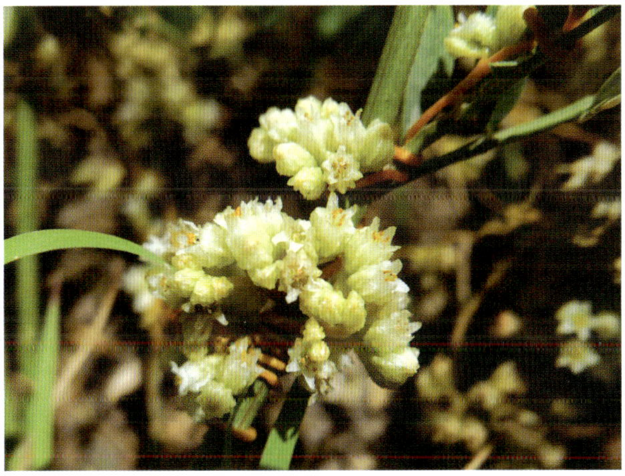

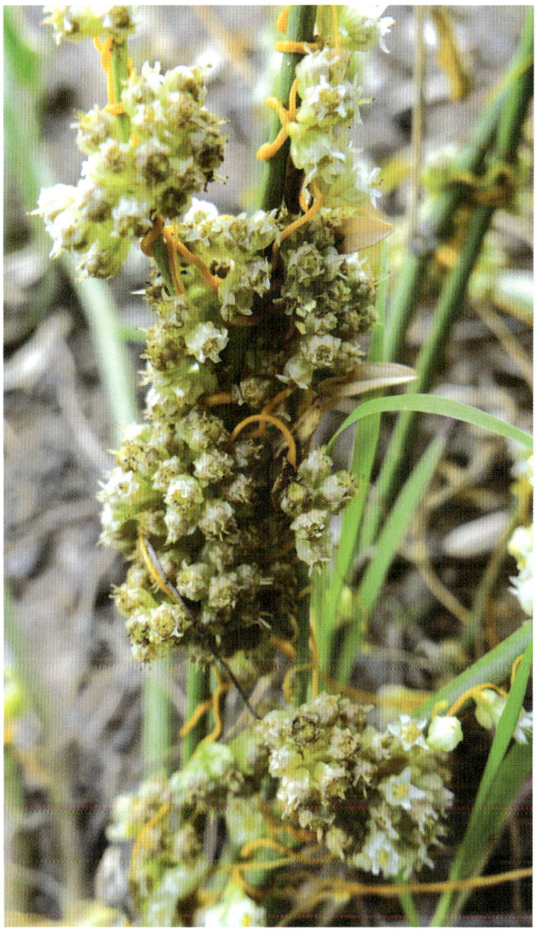

【生 活 型】一年生缠绕寄生草本。

【花 果 期】花期 7~8 月，果期 8~10 月。

【生　　境】寄生于草本植物上，多寄生在豆科植物上，故有“豆寄生”之名。

【功能主治】种子（菟丝子）：补益肝肾，固精缩尿，安胎，明目，止泻；外用消风祛斑。用于肝肾不足，腰膝酸软，阳痿遗精，遗尿尿频，肾虚胎漏，胎动不安，目昏耳鸣，脾肾虚泻；外用于白癜风。

【民族应用】

蒙古族

种子（希日 – 奥日 – 阳古）：清热解毒。用于肝热，肺热，脉热，毒热，遗精，腰腿酸痛。

·南方菟丝子

【别名】飞扬藤、金线藤、女萝

Cuscuta australis R. Br.

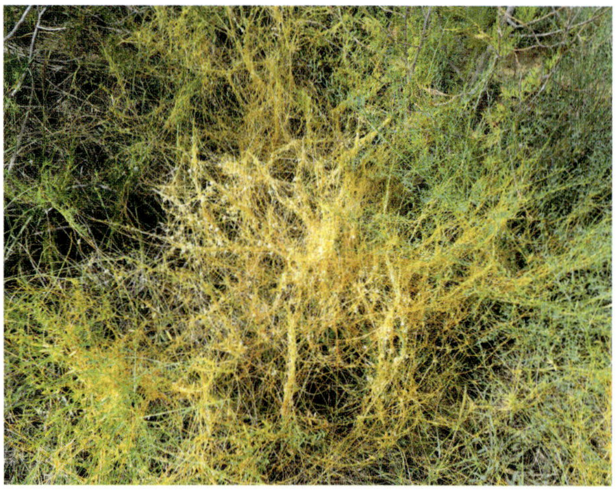

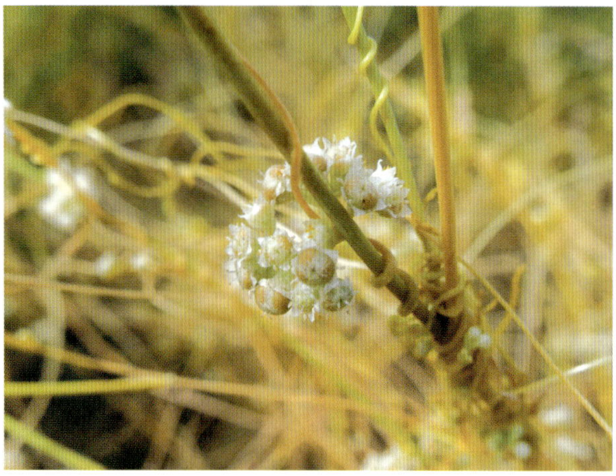

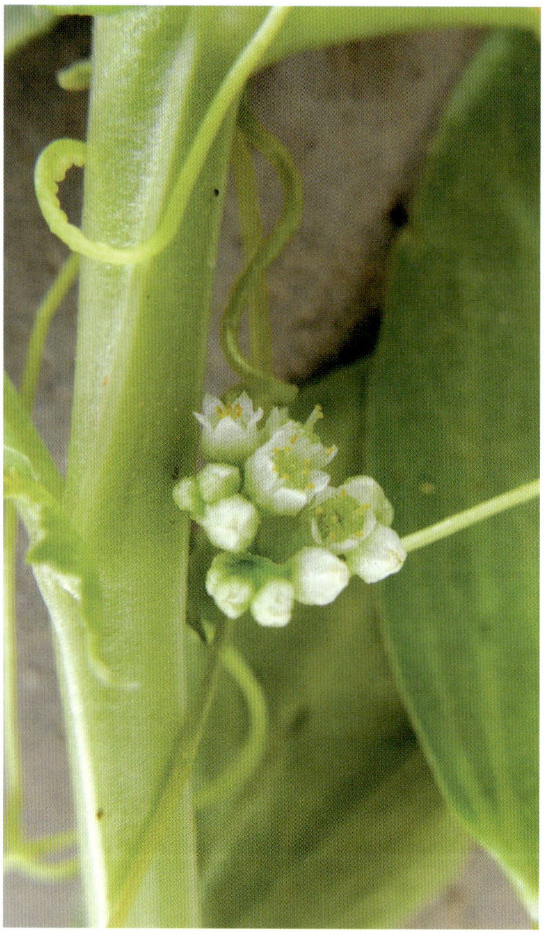

【生 活 型】一年生缠绕寄生草本。

【花 果 期】花期 5~7 月，果期 7~8 月。

【生　　境】寄生于田边和路旁的豆科及蒿属、牡荆属等草本或小灌木上。

【功能主治】种子（菟丝子）：补益肝肾，固精缩尿，安胎，明目，止泻；外用消风祛斑。用于肝肾不足，腰膝酸软，阳痿遗精，遗尿尿频，肾虚胎漏，胎动不安，目昏耳鸣，脾肾虚泻；外用于白癜风。

花荵属　*Polemonium* L.

多年生或一年生草本。叶互生，羽状复叶。顶生聚伞圆锥花序；花蓝色或白色；花萼钟状 5 裂；花冠钟状、辐状或漏斗状，5 裂；雄蕊基部着生位置相等；花盘具圆齿；子房 3 室，每室有胚珠 2~12 枚。蒴果 3 瓣裂。

鄂伦春有 1 种。

·花　荵

【别名】中华花荵、小花荵、毛茎花荵

Polemonium caeruleum L.

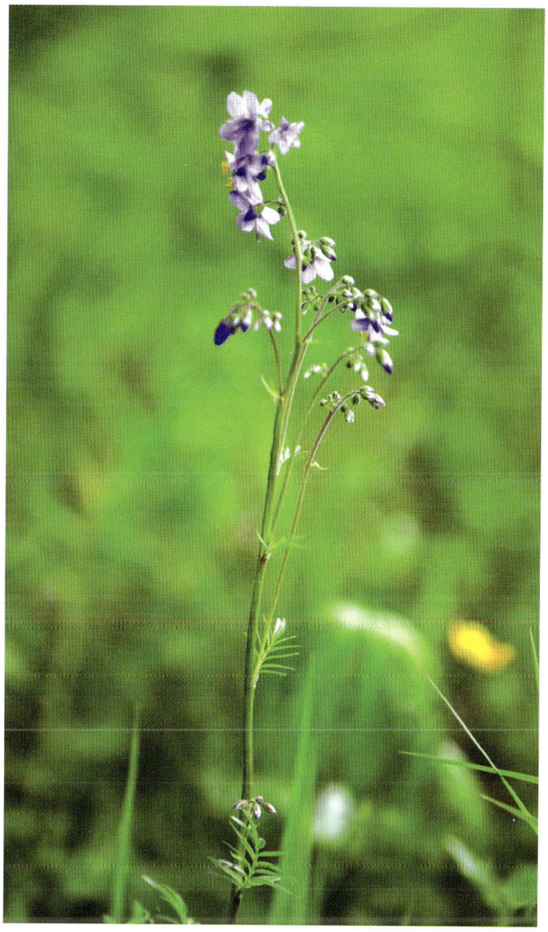

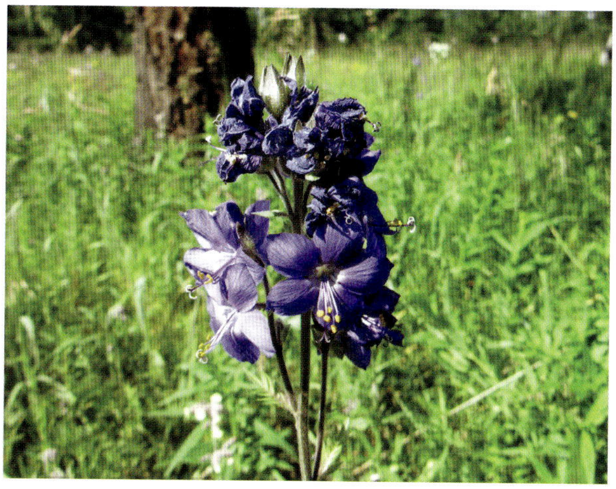

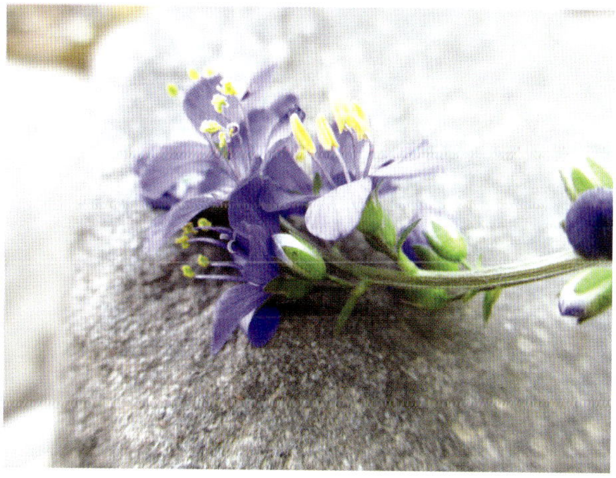

【生 活 型】多年生中生草本。

【花 果 期】花期 6~7 月，果期 7~8 月。

【生　　境】生于森林带和森林草原带的山地林下、林缘草甸、低湿地。

【功能主治】根和根茎（花荵）：化痰，安神，止血。用于咳嗽痰多，癫痫，失眠，咯血，衄血，吐血，便血，月经过多。

紫草属 *Lithospermum* L.

一年生或多年生草本或亚灌木。被粗硬毛或粗糙。叶互生。花白色、黄色或青紫色，单歧聚伞花序总状排列，单生叶腋或顶生；具苞片；花萼 5 裂，裂片条形；花冠漏斗状或高脚碟状，喉部无附属物或具 5 纵褶，裂片 5，覆瓦状排列，钝，开展；雄蕊 5，内藏，花药矩圆形，钝或细尖；子房深 4 裂，花柱丝状或圆柱状，柱头常 2 裂。小坚果，直立，卵球形，石质光滑或粗糙，或有小瘤体，着生面位于基部。

鄂伦春有 1 种。

·紫　草

【别名】紫丹、地血

Lithospermum erythrorhizon Sieb. et Zucc.

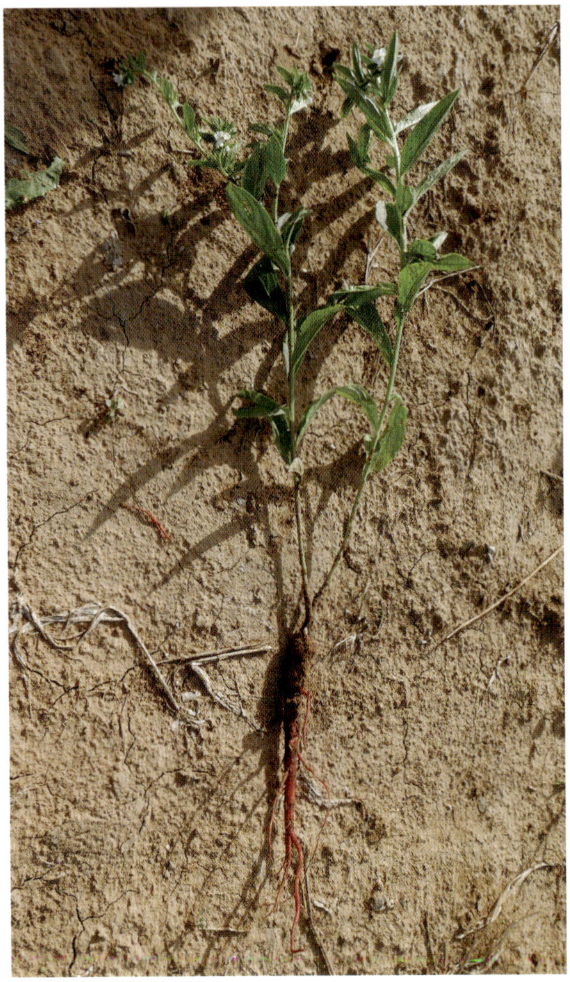

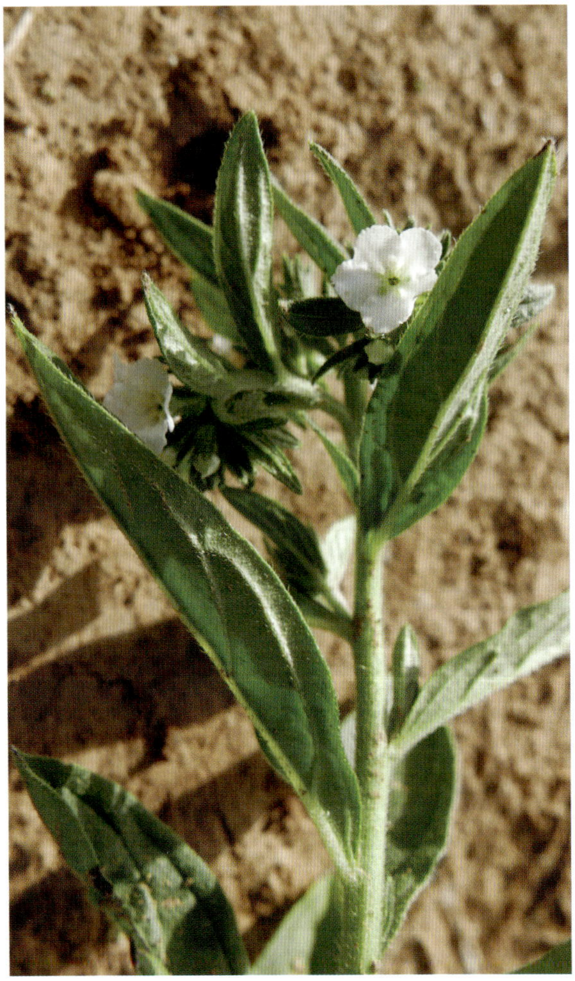

【生 活 型】多年生中生草本。

【花 果 期】花期 6~7 月，果期 8~9 月。

【生　　境】生于森林带和草原带的山地林缘、灌丛，也散生于路边。

【功能主治】根（紫草）：清热凉血，活血解毒，透疹消斑。用于血热毒盛，斑疹紫黑，麻疹不透，疮疡，湿疹，水火烫伤。

【民族应用】

蒙古族

根（毕日木格）：清肺、肾热，止血。用于肺热咳嗽，咳痰不利，扩散型肾热，振伤型肾热，各种出血证。

鹤虱属 *Lappula* Moench

一年生、稀二年生或多年生草本。叶互生，狭窄。花小，无柄或具柄，单歧聚伞花序总状排列；具苞片；花萼5裂，裂片卵形或狭窄，在花期后不扩展或稍扩展；花冠蓝色或白色，漏斗状至高脚碟状，喉部具5附属物，裂片5，覆瓦状排列，钝；雄蕊5，着生于花冠筒上，内藏，花丝极短，花药钝形；雌蕊基窄圆锥体形，花柱稍超出或不超出坚果顶部，柱头头状。小坚果4，直立，平滑或有小瘤体，有时在腹面顶部分离，背部有角或有边，沿角或边有锚状刺。种子直立。

鄂伦春有1种。

·鹤　虱

【别名】小粘染子、小赖毛子

Lappula myosotis Moench

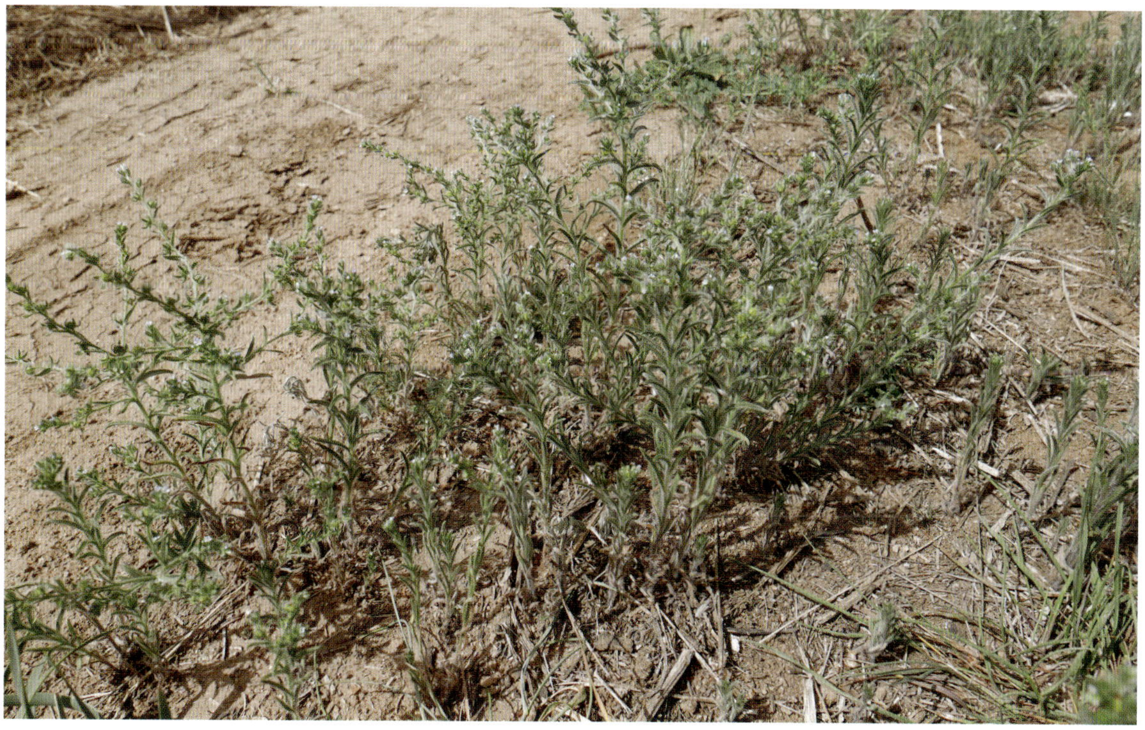

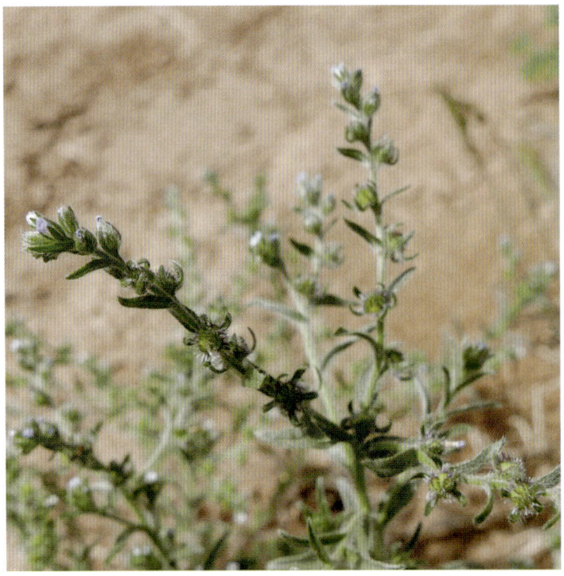 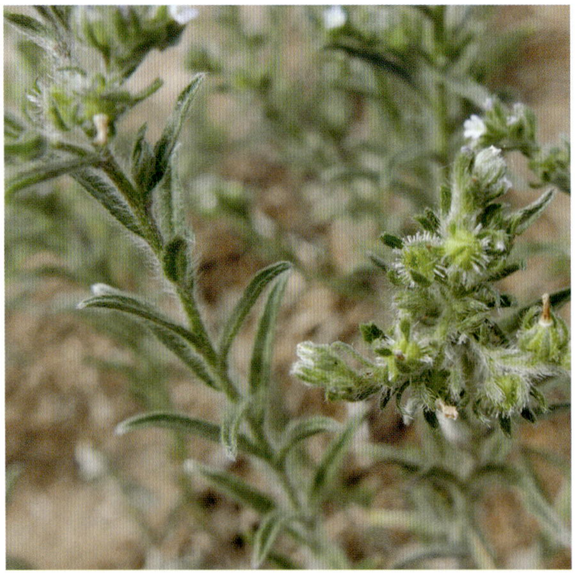

【生 活 型】一年生或二年生旱中生草本。

【花 果 期】花、果期 6~8 月。

【生　　境】生于森林带、草原带和荒漠带的河谷草甸、山地草甸及路旁等处。

【功能主治】果实（赖毛子）：驱虫，消积，止痒。用于蛔虫病，绦虫病，蛲虫病，虫积腹痛。

【民族应用】

■ 蒙古族

果实（囊给－章古）：杀虫，止痒，消肿，治伤。用于蛔虫病，蛲虫病，疮疡，关节伤，鼠疮。

齿缘草属 *Eritrichium* Schrad. ex Gaudin

一年生或多年生草本。植物体被刚毛、绢毛或柔毛。单叶互生。顶生单歧聚伞花序总状排列，不分枝或分枝而呈圆锥状；花萼 5 裂，直立至反折；花冠蓝色、淡蓝色或淡紫色，稀为黄色或白色，花冠筒短，裂片 5，钟状辐形或钟状筒形，喉部具 5 附属物，明显而形状多样；冠生雄蕊 5，内藏，花药卵圆形、圆形或长圆形；花柱和柱头单一，通常不高出小坚果，雌蕊基金字塔状或半球状，高等于或小于宽。小坚果 4，直立，陀螺状，或呈卵状、三角卵状和背腹压扁的两面体形；着生面位于果的中部、中部以下或近基部；棱缘具翅、齿、刺或锚状刺，稀毛。

鄂伦春有 1 种。

· 东北齿缘草

【别名】细叶蓝梅

Eritrichium mandshuricum Popov

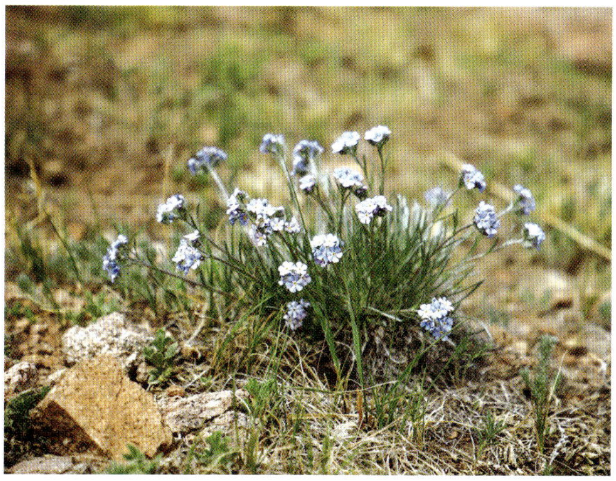

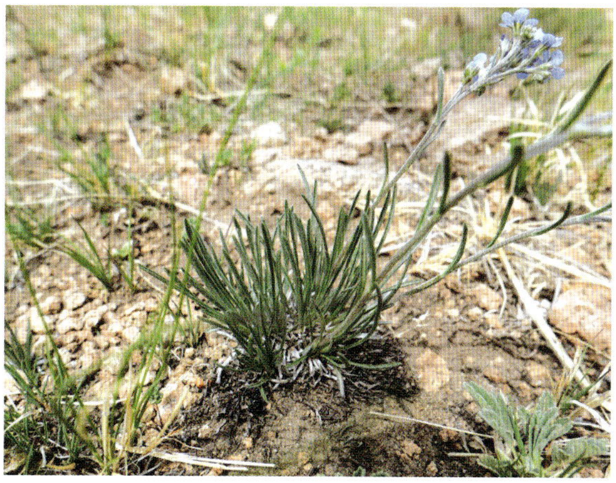

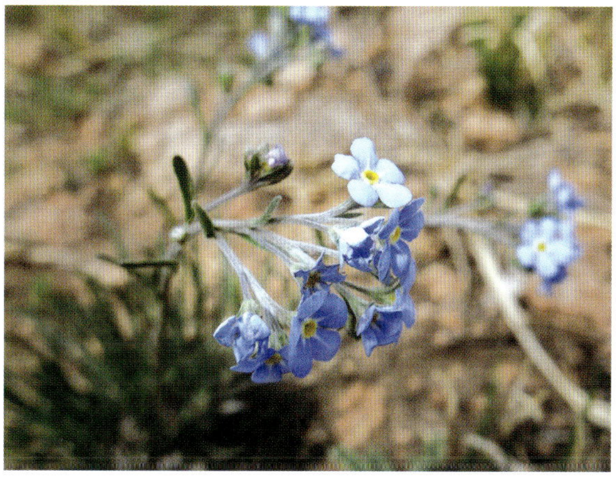

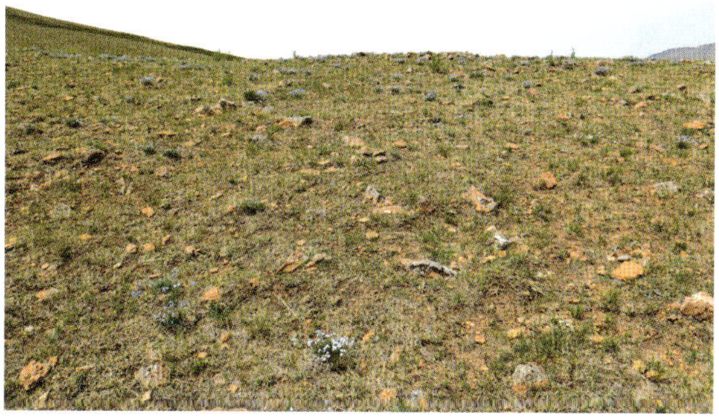

【生 活 型】多年生中旱生草本。

【生　　境】生于森林带和草原带的山地草原，也见于村旁路边。

【功能主治】全草（齿缘草）：清热解毒。用于感冒，发热，温热病，脉管炎。

【民族应用】

■ 蒙古族

全草（额布森－得瓦）：杀黏，清热，解毒。用于瘟热，流行性感冒，游脉协日症，协日热。

附地菜属　*Trigonotis* Stev.

一年生或多年生草本。纤弱或铺散，多少被毛。叶互生，卵形或披针形。花序疏散；具多数腋生的花梗；无苞片或下部的花梗有苞片；花萼 5 裂或 5 深裂，果期不扩大或稍扩大；花冠小，蓝色或白色，管短于花萼，喉部具小片状附属物 5，裂片 5，钝头，开展；雄蕊 5，内藏，花药矩圆形，钝；子房深 4 裂，花柱丝状，不伸长，柱头头状。小坚果 4，四面体形，具锐棱，着生面小，基生，无柄或具短柄。

鄂伦春有 1 种。

· 附地菜

【别名】地胡椒、黄瓜香、伏地菜

Trigonotis peduncularis (Trev.) Benth. ex Baker et Moore

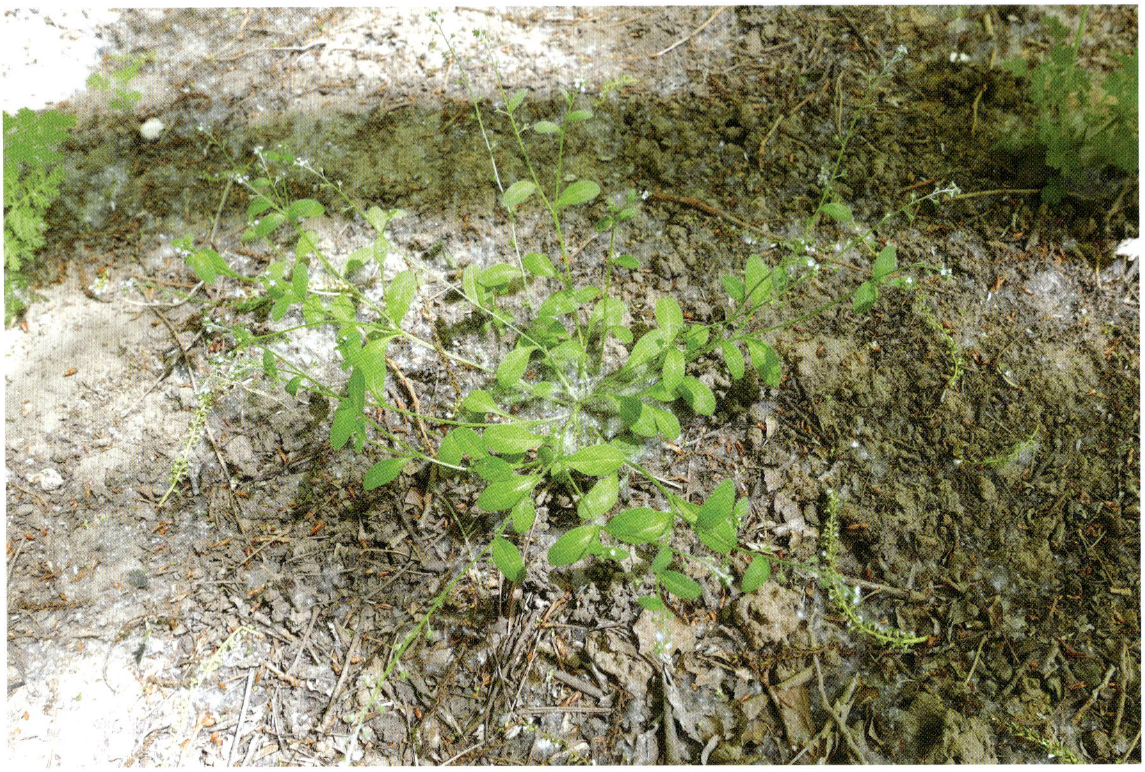

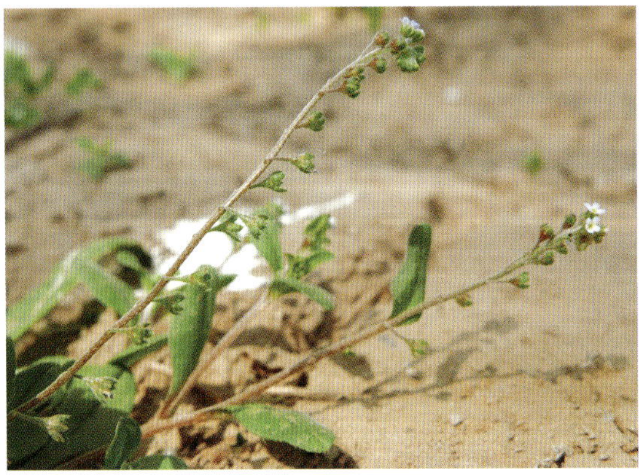

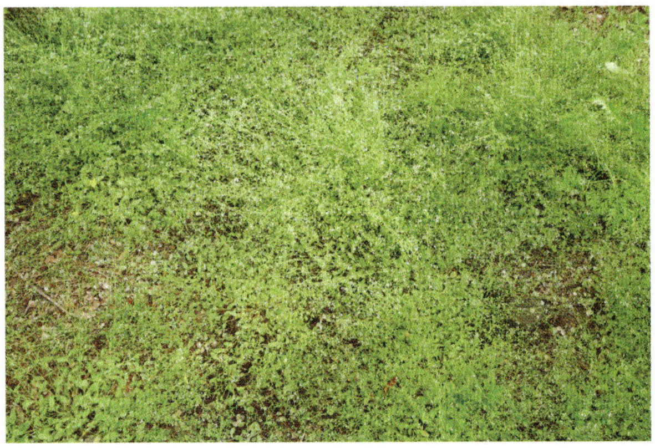

【生 活 型】一年生旱中生草本。

【花 果 期】花期 5 月，果期 8 月。

【生　　境】生于森林带和草原带的山地林缘、草甸及沙地。

【功能主治】全草（附地菜）：行气止痛，解毒消肿。用于胃痛吐酸，痢疾，热毒痈肿，手脚麻木。

勿忘草属 *Myosotis* L.

一年生或多年生草本。叶互生，全缘。花序伸长，无苞片，或花近无柄，最下部花为单生；花萼短或深 5 裂；花冠蓝色、玫瑰红色或白色，花冠筒短，高脚碟状，裂片 5，钝，开展，喉部常具附属物；雄蕊 5，内藏，花药卵形，钝；子房深 4 裂，花柱丝状，柱头小，雌蕊基扁平。小坚果 4，卵球状矩圆形，像凸透镜状，长大于宽，具光泽，光滑或上部被毛，着生面与雌蕊基相连。

鄂伦春有 1 种。

· 勿忘草

【别名】草原勿忘草、林勿忘草、勿忘我

Myosotis alpestris F. W. Schmidt

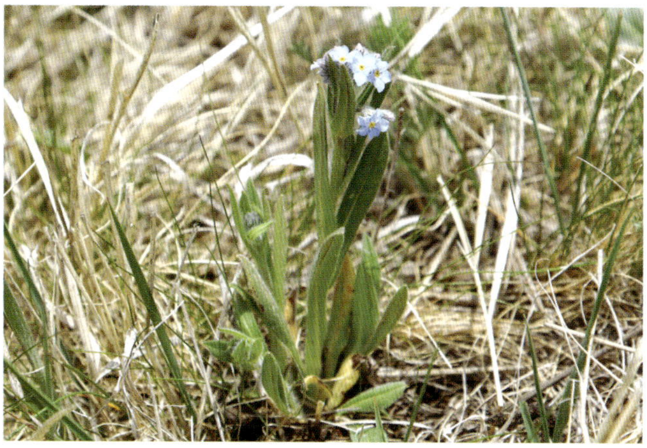

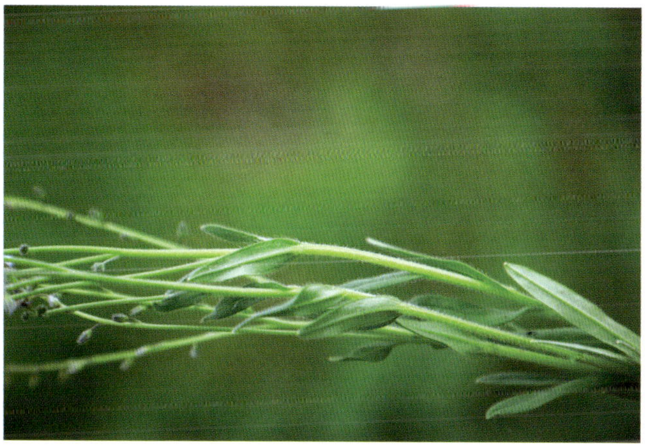

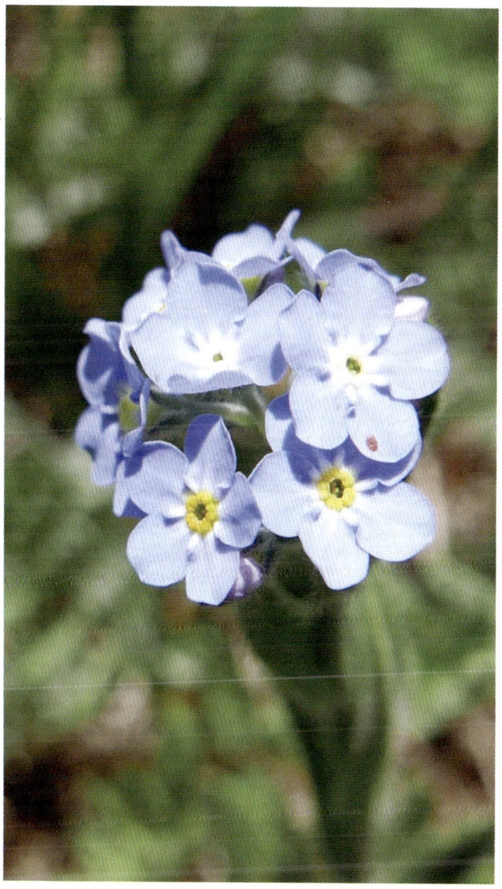

【生 活 型】多年生中生草本。

【花 果 期】花期 5~6 月，果期 8 月。

【生　　境】生于森林带和森林草原带的山地落叶松林、桦木林下及山地灌丛、山地草甸中，并可生于亚高山地带。

【功能主治】花（勿忘草）：清热解毒，清肝明目，护肤养颜，可促进机体新陈代谢，延缓衰老，提高免疫力。

筋骨草属 *Ajuga* L.

一年生或多年生草本。轮伞花序，具2至多数花，组成间断或密集的穗状花序；花萼钟状或漏斗状，具10脉，萼齿5，近整齐；花冠假单唇，上唇直立，极短，下唇宽大，伸长，3裂；雄蕊4，二强，前对较长，花药2室，其后横裂并贯通为1室；子房浅4裂，花柱细长，先端近相等2浅裂。小坚果通常为倒卵状三棱形，侧腹面具宽大果脐。

鄂伦春有1种。

· 多花筋骨草

【别名】耗子花、毛毛花

Ajuga multiflora Bunge

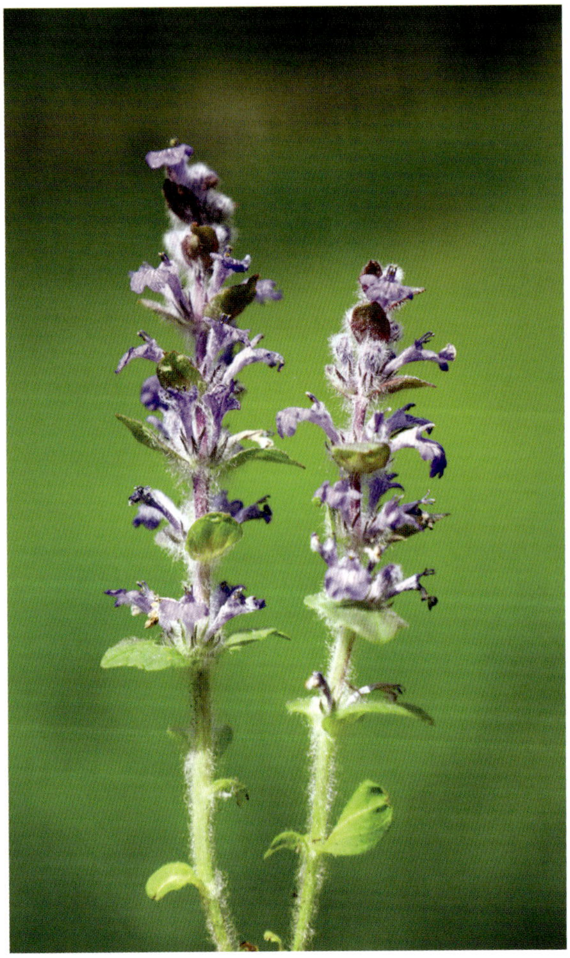

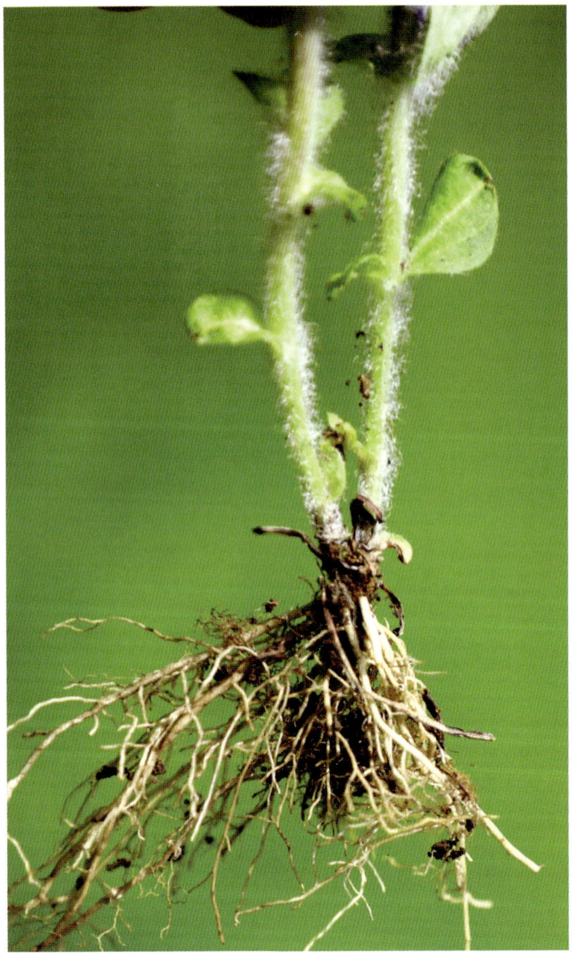

【生 活 型】多年生中生草本。

【花 果 期】花期4~5月，果期5~6月。

【生　　境】生于山地森林带及森林草原带的山地草甸、河谷草甸、林缘、灌丛中。

【功能主治】全草（多花筋骨草）：清热解毒，止血。用于肺热咳嗽，咯血，疮痈肿毒。

水棘针属 *Amethystea* L.

一年生直立草本。茎四棱形。叶具柄，叶片三角形或近卵形，3 深裂，稀不裂或 5 裂，边缘具齿。花序为由松散具长梗的聚伞花序组成的圆锥花序；苞叶与茎叶同形，变小；小苞片微小，线形；花小，两性，蓝色至紫蓝色；花萼钟形，具 10 脉，其中 5 肋明显，萼齿 5，近整齐；花冠筒内藏或略长于萼，内面无毛环，冠檐二唇形，上唇 2 裂，裂片与下唇侧裂片同形，下唇稍大，中裂片近圆形；雄蕊 4，前对能育，花芽时内卷，花时向后伸长，自上唇裂片间伸出，花丝细弱，伸出，花药 2 室，室叉开，纵裂，成熟后贯通为 1 室，后对为退化雄蕊，微小或几无；花柱细弱，先端不相等 2 浅裂，后裂片短或不明显；花盘环状，具相等的浅裂片；子房 4 裂。小坚果倒卵状三棱形，背面具网状皱纹，腹面具棱，两侧平滑，合生面大，高达果长 1/2 以上。

单种属。鄂伦春有 1 种。

· 水棘针

【别名】土荆芥、细叶山紫苏

Amethystea caerulea L.

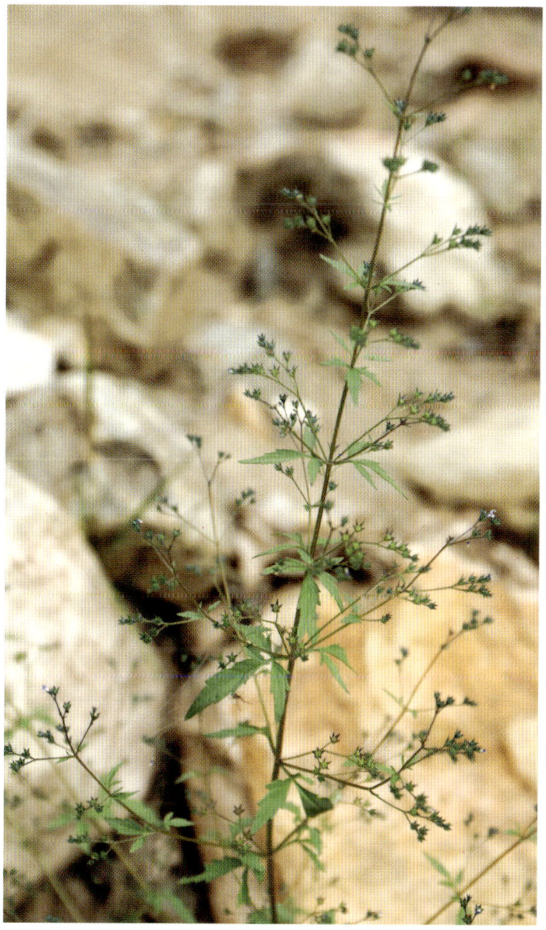

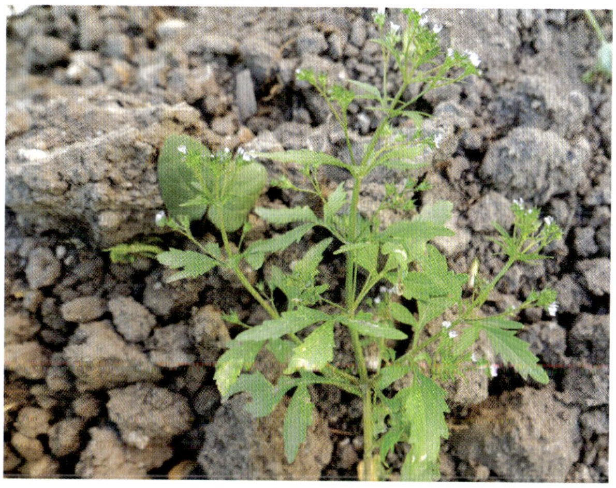

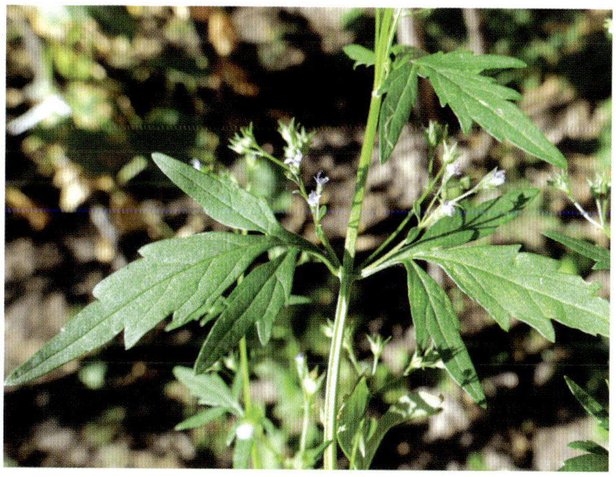

【生 活 型】一年生中生草本。

【花 果 期】花期 8~9 月，果期 9~10 月。

【生　　境】生于森林带和草原带的河滩沙地、田边路旁、溪旁、居民点附近，散生或形成小群落。

【功能主治】全草（水棘针）：疏风解表，宣肺平喘。用于感冒，咳嗽气喘。

黄芩属　*Scutellaria* L.

草本或半灌木。花腋生、对生，组成顶生或侧生总状或穗状花序；花萼钟状，二唇形，唇片短而宽，全缘，果期闭合，上裂片在背上有盾片或无盾片而明显呈囊状突起；花冠筒伸出于萼筒，背面近直立，前方基部膝曲成囊状，冠檐二唇形，上唇盔状，下唇常 3 裂，中裂片宽大；雄蕊 4，二强，延伸至上唇片之下，后对花药具 2 室，前对花药不育而退化为 1 室，药室裂口具髯毛；子房 4 裂，花柱着生于子房基部。小坚果扁球形或卵圆形，背面具瘤，果脐小，高度不超过果轴的一半。

鄂伦春有 6 种。

分种检索表

1a. 主根粗壮，花组成顶生间有腋生背腹向的总状花序……………………………黄芩 ***S. baicalensis***

1b. 根茎细长。

　2a. 一年生草本；叶卵形，具细长柄，长 1~2cm；花组成顶生间有腋生背腹向的总状花序……………………………………………………………………………………京黄芩 ***S. pekinensis***

　2b. 多年生草本；叶三角状卵形、矩圆状披针形、披针形、条状披针形或条形，具短柄或几无柄，柄长不超过 5mm；花腋生。

　　3a. 叶全缘。

　　　4a. 叶三角状卵形，边缘不向下反卷；花较小，长 3~4mm，白色或淡蓝紫色…………………………………………………………………………………纤弱黄芩 ***S. dependens***

　　　4b. 叶披针形、条状披针形或条形，边缘向下反卷；花较大，长 15~20mm，蓝紫色……………………………………………………………………………狭叶黄芩 ***S. regeliana***

　　3b. 叶缘具疏锯齿。

　　　5a. 叶上面无毛，下面近无毛或沿脉疏被柔毛且具凹腺点；花较大，长 18~24mm…………………………………………………………………………………并头黄芩 ***S. scordifolia***

　　　5b. 叶两面被短柔毛，下面无凹腺点；花较小，长 14~18mm…………………………………………………………………………………………盔状黄芩 ***S. galericulata***

·黄　芩

【别名】香水水草、黄筋子、黄芩茶

Scutellaria baicalensis Georgi

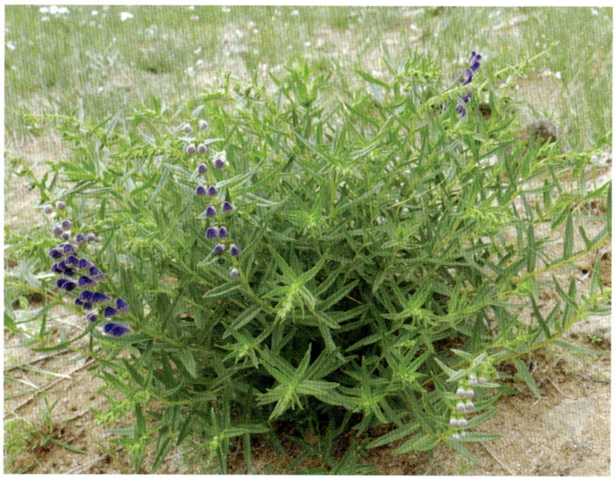

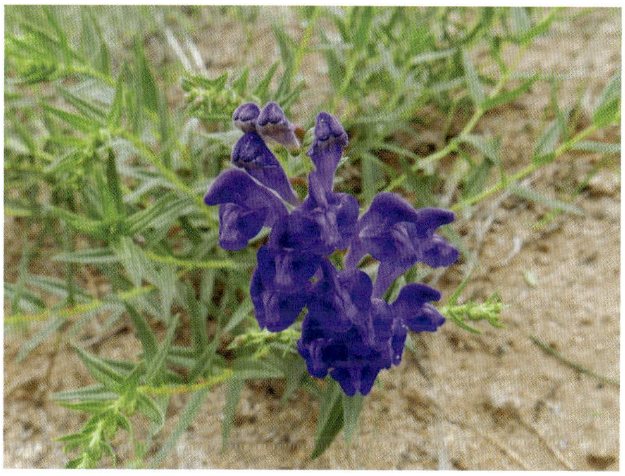

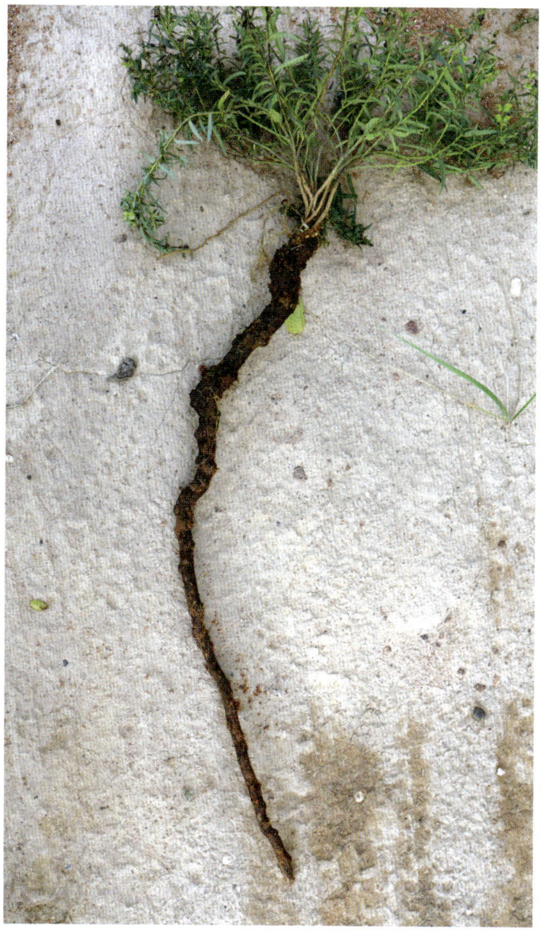

【生 活 型】多年生广幅中旱生草本。

【花 果 期】花期 7~8 月，果期 8~9 月。

【生　　境】生于森林带和草原带的山地、丘陵的砾石坡地及沙质地上，为草甸草原及山地草原的常见种，在线叶菊草原中可成为优势种。

【功能主治】根（黄芩）：清热燥湿，泻火解毒，止血，安胎。用于湿温、暑湿所致胸闷呕恶，湿热痞满，泻痢，黄疸，肺热咳嗽，高热烦渴，血热叶衄，痈肿疮毒，胎动不安。

【民族应用】

■ 蒙古族

根（混芩）：清热，解毒，清心热，燥心协日乌素。用于毒热，心伏热，心悸，失眠。

■ 鄂伦春族

（1）根（卡达白地，枯芩，元芩）：清湿热，泻火，解毒，止血，安胎。用于湿温病发热，肺热咳嗽，肺炎，咯血，黄疸，湿热泻痢，目赤肿痛，胎动不安，高血压，痈肿疮毒，中暑，猩红热。

（2）叶（卡达白地，枯芩，元芩）：用于食欲减退，胃脘不适。

· 京黄芩

【别名】丹参、筋骨草、北京黄芩

Scutellaria pekinensis Maxim.

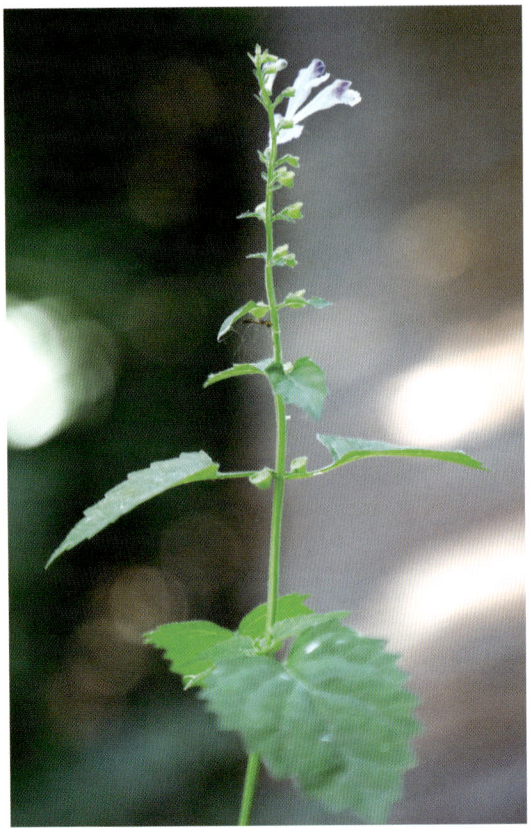

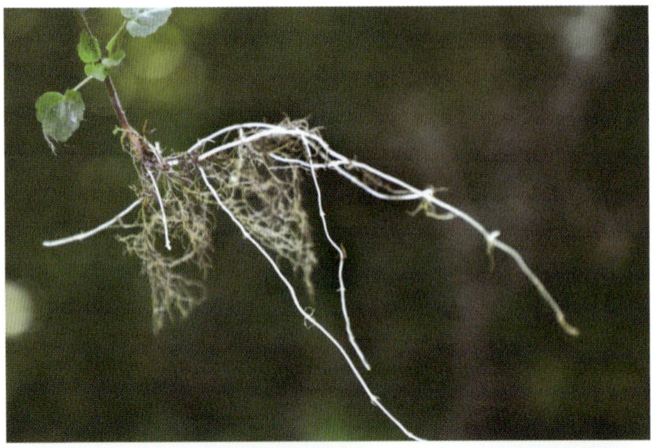

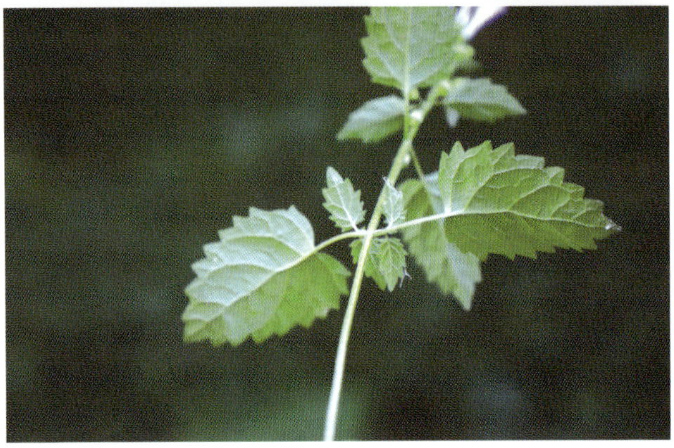

【生 活 型】一年生中生草本。

【生　　境】生于落叶阔叶林林下、林缘、林间草甸与低湿地。

【功能主治】全草（京黄芩）：清热解毒。用于跌打损伤。

*附 注 | 该种为鄂伦春“四普”新分布。

· 纤弱黄芩

Scutellaria dependens Maxim.

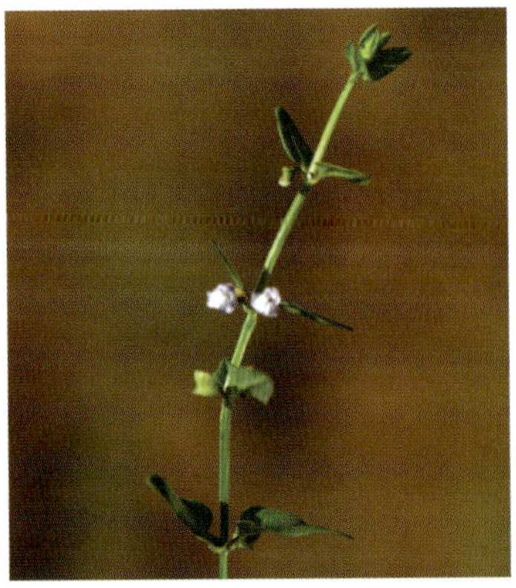

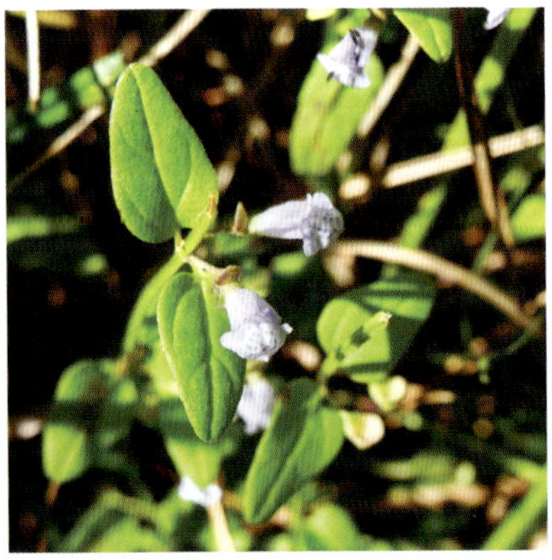

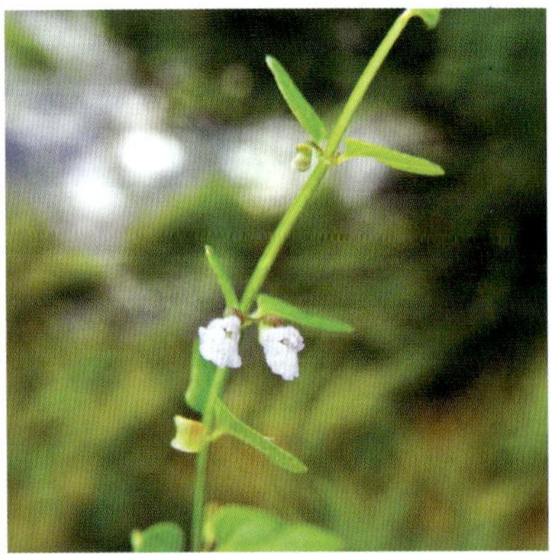

【生 活 型】多年生耐阴中生草本。

【花 果 期】花、果期 6~8 月。

【生　　境】生于森林带和森林草原带的山地林下、林间草甸、沟谷沼泽草甸。

【功能主治】全草（纤弱黄芩）：清热燥湿，凉血安胎。用于温热病。

·狭叶黄芩

【别名】塔头黄芩、薄叶黄芩、香水水草

Scutellaria regeliana Nakai

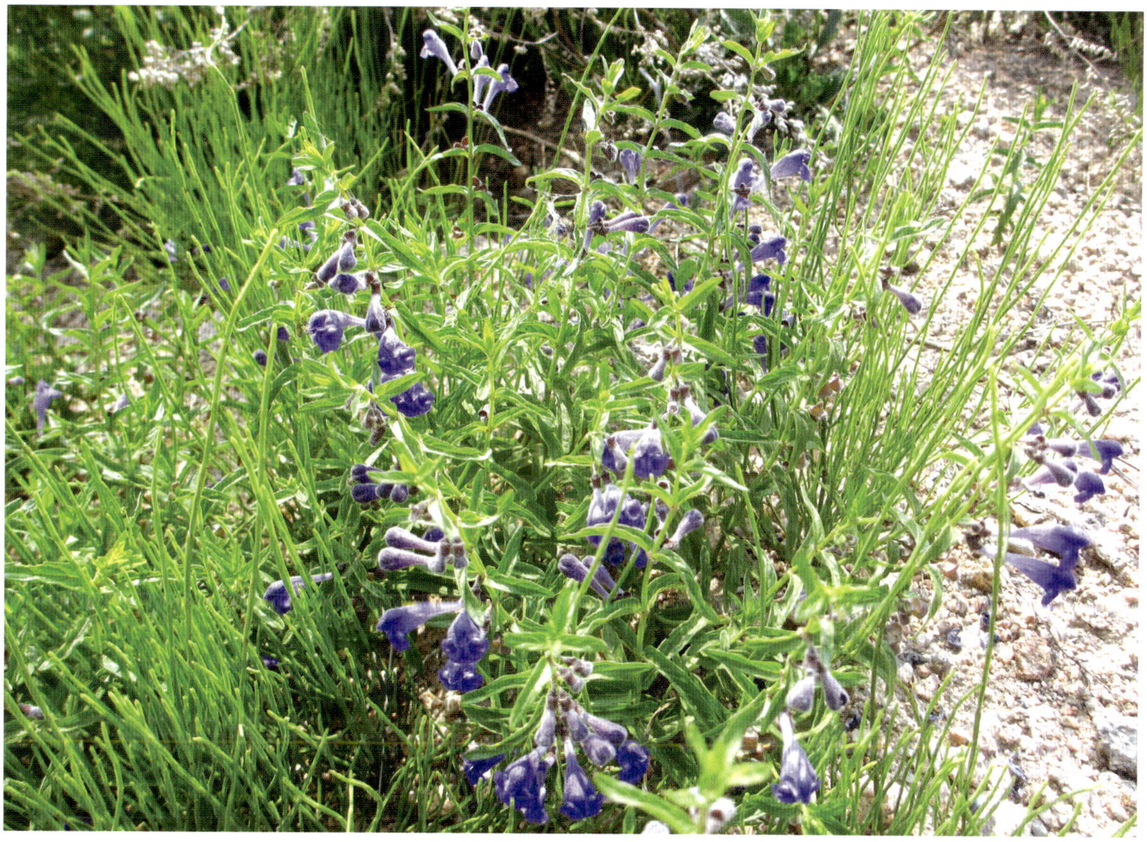

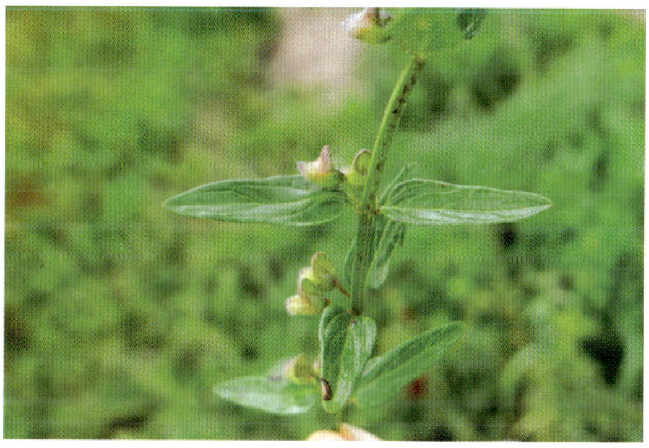

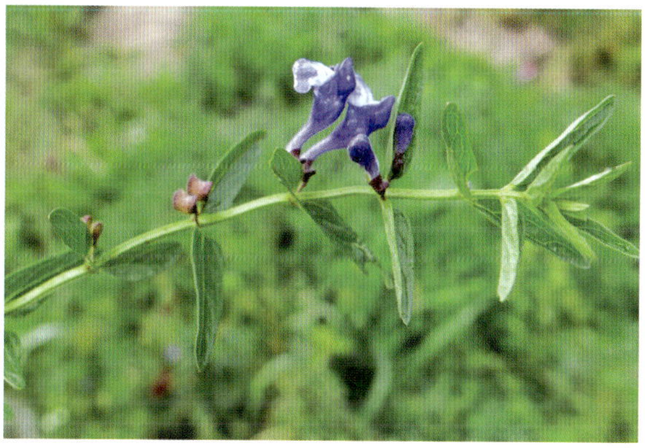

【生 活 型】多年生中生草本。

【花 果 期】花期 6~7 月，果期 7~8 月。

【生　　境】生于森林带和森林草原带的林缘草甸、沟谷沼泽草甸、河滩草甸。

【功能主治】根（薄叶黄芩）：清热解毒。用于牙龈肿痛，痈疮疖肿。

【民族应用】

蒙古族

根（混芩）：清热，解毒，清心热，燥心协日乌素。用于毒热，心伏热，心悸，失眠。

· 并头黄芩

【别名】山麻子、头巾草

Scutellaria scordifolia Fisch. ex Schrank

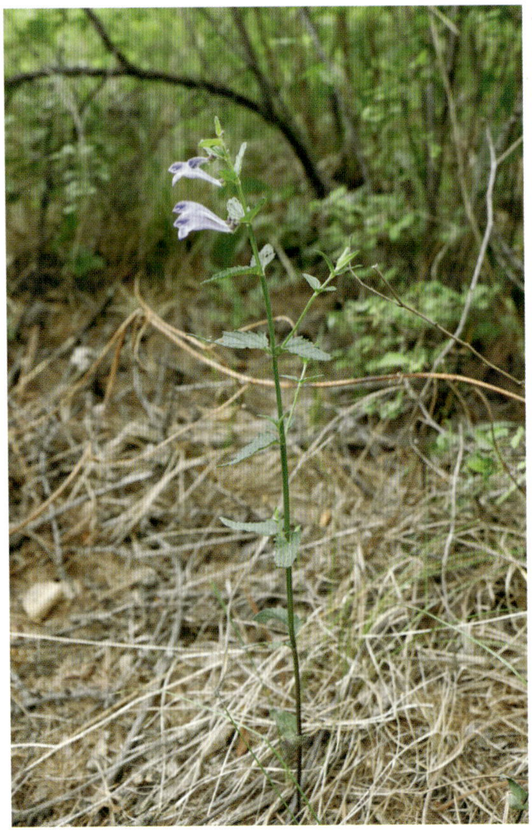
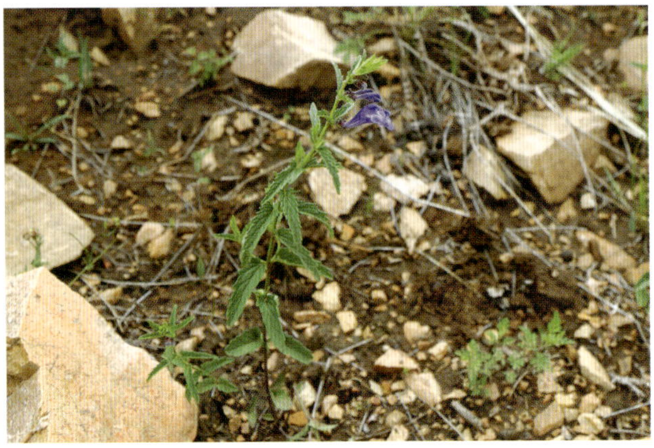
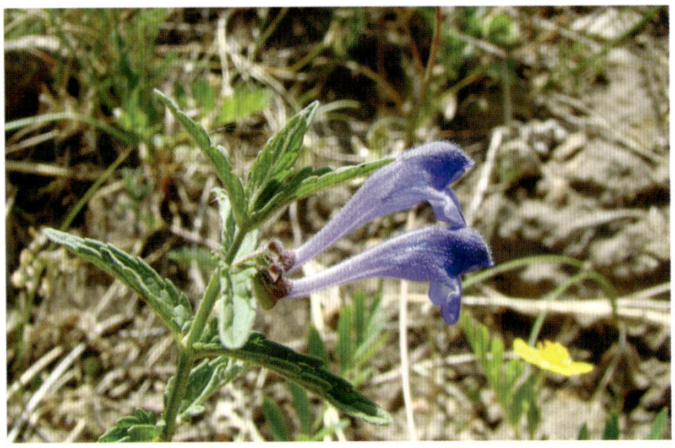

【生 活 型】多年生中生草本。

【花 果 期】花期 6~8 月，果期 8~9 月。

【生　　境】生于森林带和草原带的山地林下、林缘、河滩草甸、山地草甸、撂荒地、路旁、村边。

【功能主治】全草（头巾草）：清热利湿，解毒消肿。用于肝炎，肝硬化腹水，阑尾炎，乳腺炎，蛇虫咬伤，跌打损伤。

【民族应用】

蒙古族

全草（好斯 – 其其格特 – 混芩）：清热，解毒，清协日。用于黄疸，肝热，蛇咬伤，协日病。

鄂温克族

茎叶（并头黄芩）：用于腹胀。

• 盔状黄芩

【别名】头巾草

Scutellaria galericulata L.

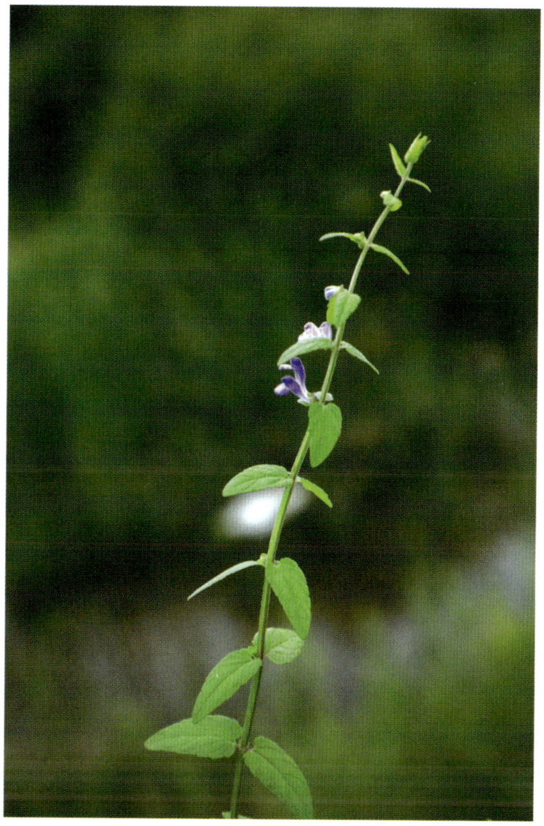
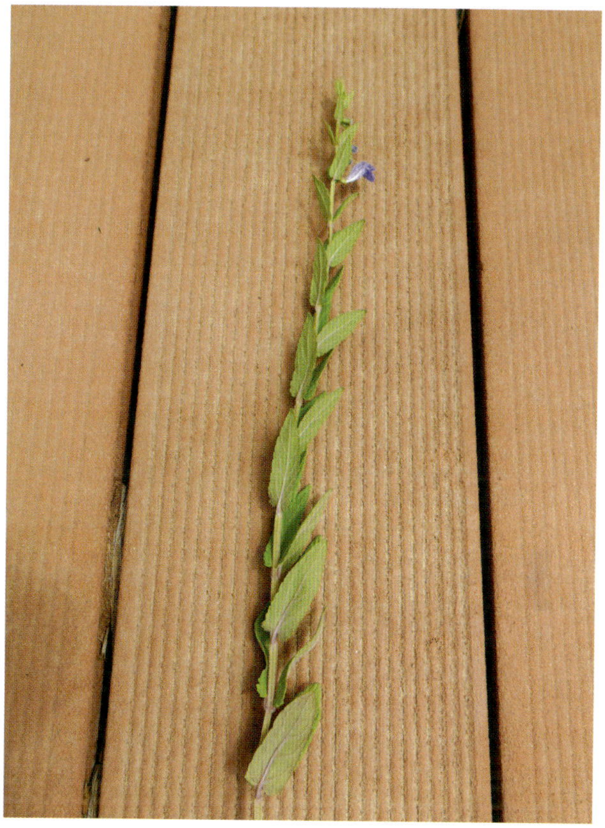

【生 活 型】多年生中生草本。

【花 果 期】花期 6~7 月，果期 7~8 月。

【生　　境】生于森林带和草原带的河滩草甸、沟谷湿地。

【功能主治】全草（兜冠黄芩）：清热解毒，利水通淋，活血散瘀。用于热淋，血淋，肠痈，肝炎，癌肿，疮疡肿毒，跌打损伤，毒蛇咬伤。

*附　注 | 该种为鄂伦春“四普”新分布。

藿香属　*Agastache* Clayt.

多年生草本。叶具柄，边缘具齿。轮伞花序多花，聚集成顶生穗状花序；花萼管状，有脉15 条，5 齿裂；花冠二唇形，上唇直伸，2 裂，下唇开展，3 裂，中裂片宽大但无爪状狭柄；雄蕊 4，伸出花冠，后对较长前倾，前对雄蕊上升；花盘裂片相等。小坚果光滑，顶部被毛。

鄂伦春有 1 种。

·藿　香

【别名】合香、苍告、山茴香

Agastache rugosa (Fisch. et Mey.) Ktze.

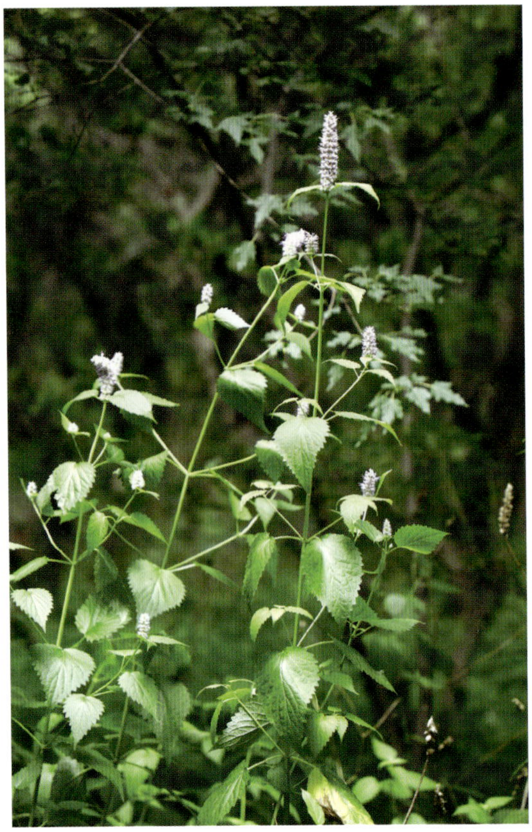

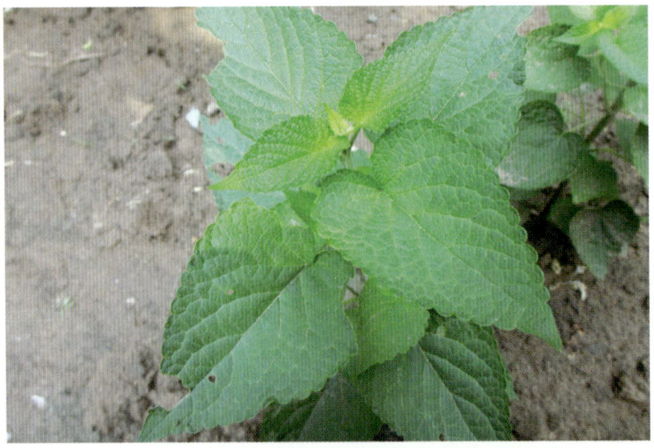

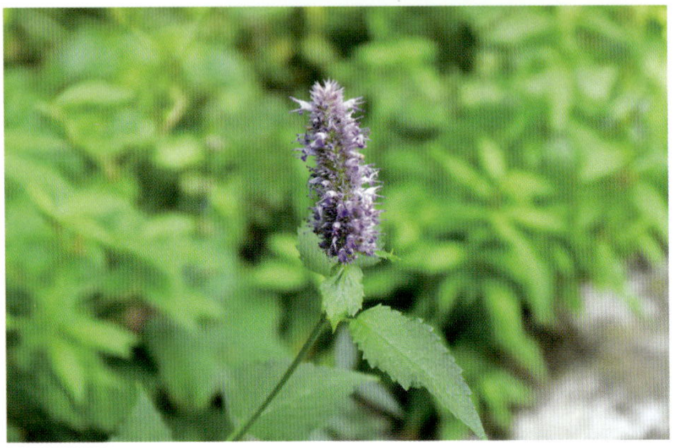

【生 活 型】多年生中生草本。

【花 果 期】花期 6~9 月，果期 9~11 月。

【生　　境】逸生于山地林缘草甸。

【功能主治】地上部分（藿香）：祛暑解表，化湿和胃。用于暑湿感冒，寒热头痛，胸闷恶心，食欲不振，腹痛吐泻；外用于手足癣。

【民族应用】

■ 蒙古族

地上部分（乌努日根讷）：解表，祛暑。用于感冒，发热，中暑，血热头痛，头昏眼花。

*附　注 | 该种为鄂伦春“四普”新分布。

裂叶荆芥属　*Schizonepeta* Briq.

多年生或一年生草本。叶分裂。轮伞花序组成顶生穗状花序；花萼具 15 脉，5 齿裂；花冠略超出萼，二唇形，上唇直立，先端2裂，下唇平伸，3深裂；雄蕊4，后对上升至上唇片之下或超过之，前对向前面直伸，长于后对，药室水平叉开；花盘4浅裂。小坚果平滑，无毛。

鄂伦春有1种。

·多裂叶荆芥

【别名】东北裂叶荆芥、裂叶荆芥

Schizonepeta multifida (L.) Briq.

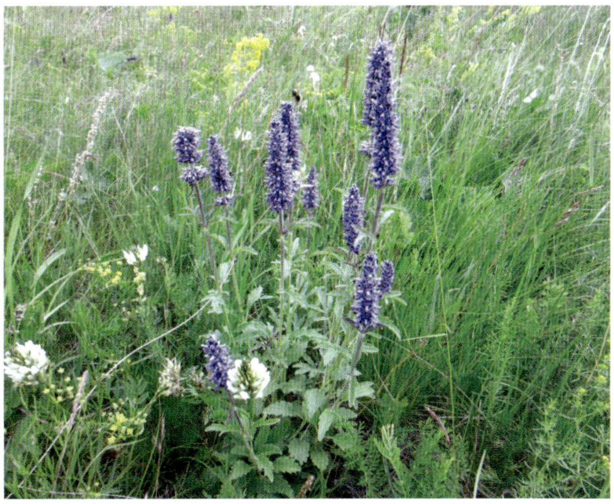

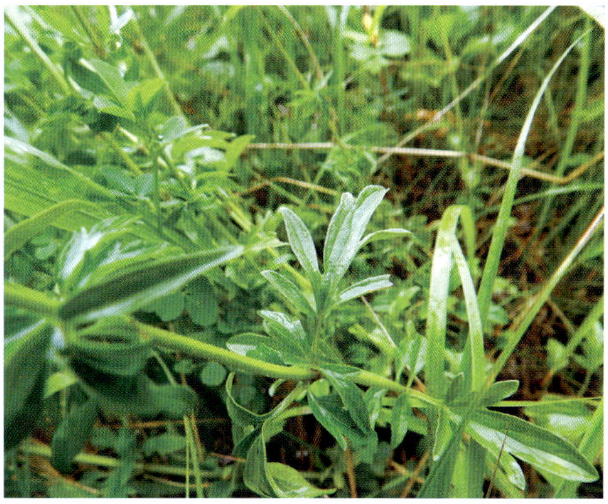

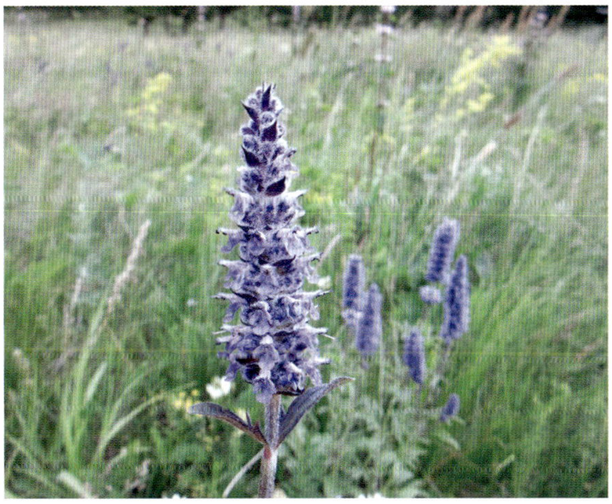

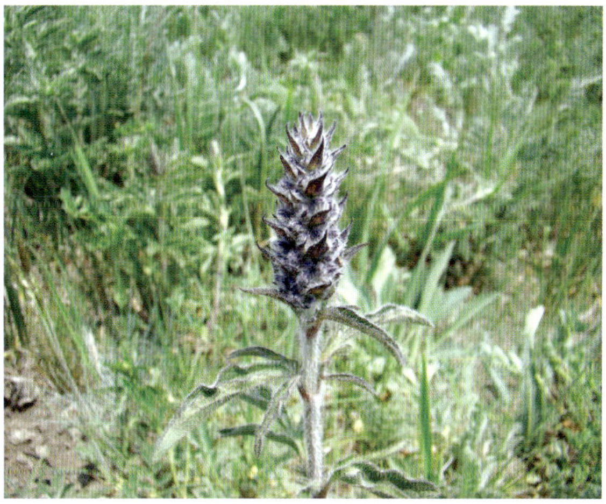

【生活型】多年生中旱生草本。

【花果期】花期7~8月，果期8~9月。

【生境】生于草原带的沙质平原、丘陵坡地及石质山坡，也见于森林带的林缘及灌丛中，为草甸草原和典型草原的常见伴生种。

【功能主治】地上部分（荆芥）：解表散风，透疹，消疮。用于感冒，头痛，麻疹，风疹，疮疡初起。

【民族应用】

蒙古族

地上部分（哈日－吉如格巴）：健胃，止痒，愈创。用于梅毒，巴达干病，皮肤瘙痒，滴虫阴道炎，外伤。

鄂温克族

全草、花（temeen suul，多裂叶荆芥）：用于舌生疮。

*附　注 | 该种为鄂伦春“四普”新分布。

青兰属　*Dracocephalum* L.

多年生草本，稀一年生或小半灌木。轮伞花序密集成头状或穗状，或稀疏排列；花萼管形或钟状管形，直或稍弯，具 15 脉，萼齿 5，有时呈二唇形，齿间具瘤状的胼胝体；花冠筒下部细，从中部以上渐宽，冠檐二唇形，上唇直或微弯，顶端 2 裂或微凹，下唇 3 裂，中裂片最大；雄蕊 4，后对较前对长，通常与花冠等长或稍伸出，花药无毛或稀被毛，近 180° 叉开，药隔常突出成附属器而使花药侧生；子房 4 裂，花柱细长，柱头 2 等裂。小坚果矩圆形，光滑。

鄂伦春有 2 种。

分种检索表

1a. 叶全缘，条形或披针状条形 .... 光萼青兰 ***D. argunense***

1b. 叶具锯齿或牙齿，卵形或披针形 .... 香青兰 ***D. moldavica***

· 光萼青兰

【别名】北青兰

Dracocephalum argunense Fisch. ex Link

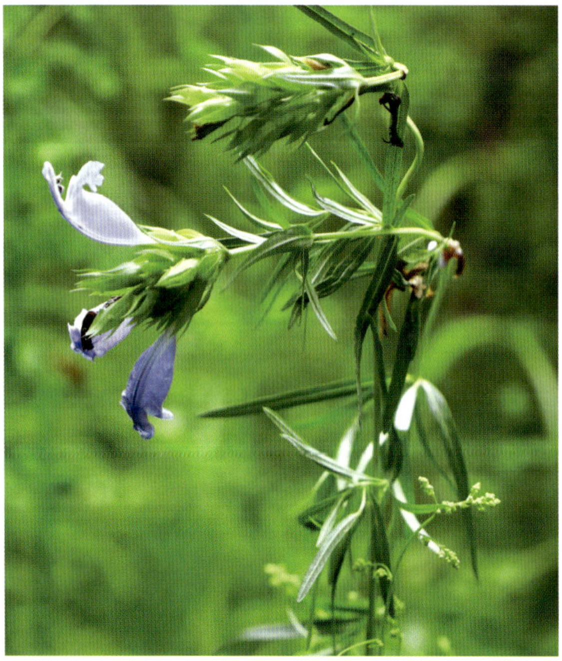

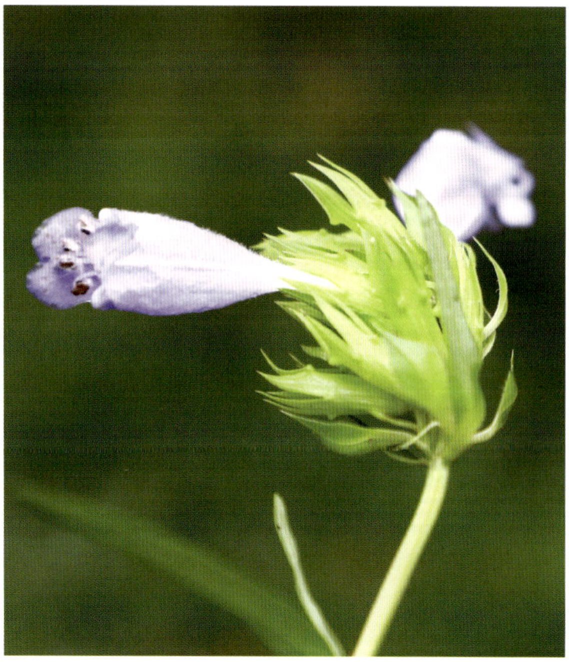

【生 活 型】多年生中生草本。

【花 果 期】花、果期 7~9 月。

【生　　境】生于森林区和森林草原带的山地草甸、山地草原、林缘灌丛，也散见于沟谷及河滩沙地。

【功能主治】地上部分（香青兰）：疏风清热，利咽止咳，凉肝止血。用于感冒发热，头痛，咽喉肿痛，咳嗽气喘，痢疾，黄疸，吐血，衄血，风疹，皮肤瘙痒。

【民族应用】

■ 蒙古族

地上部分（毕日阳古）：泻肝火，清胃热，燥协日乌素，止血，愈伤。用于黄疸，肝热，胃扩散热，食物中毒，胃痉挛，胃烧口苦，吐酸水，胃出血，巴木病。

*附　注 | 该种为鄂伦春"四普"新分布。

·香青兰

【别名】野青兰、山薄荷

Dracocephalum moldavica L.

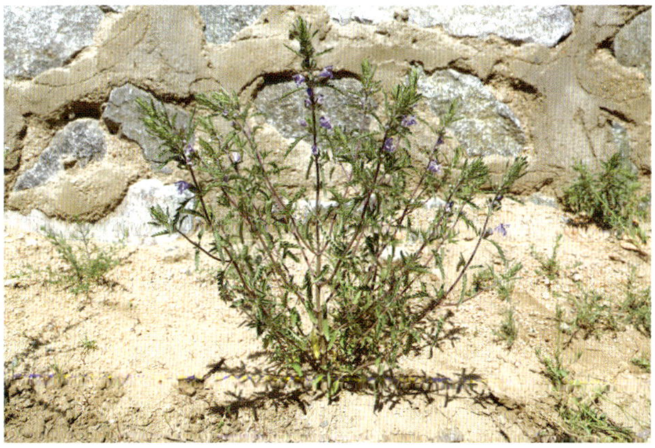

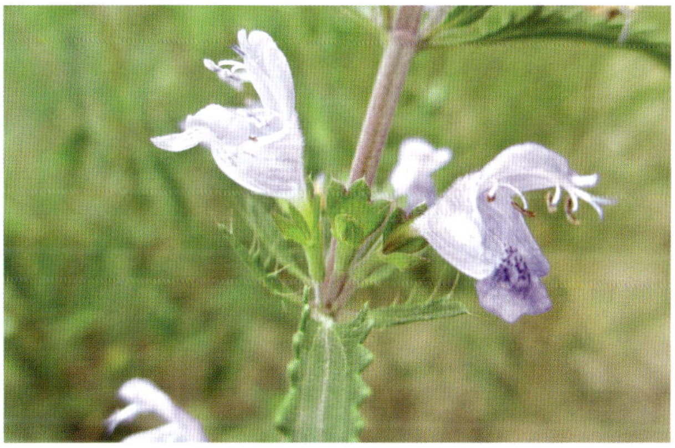

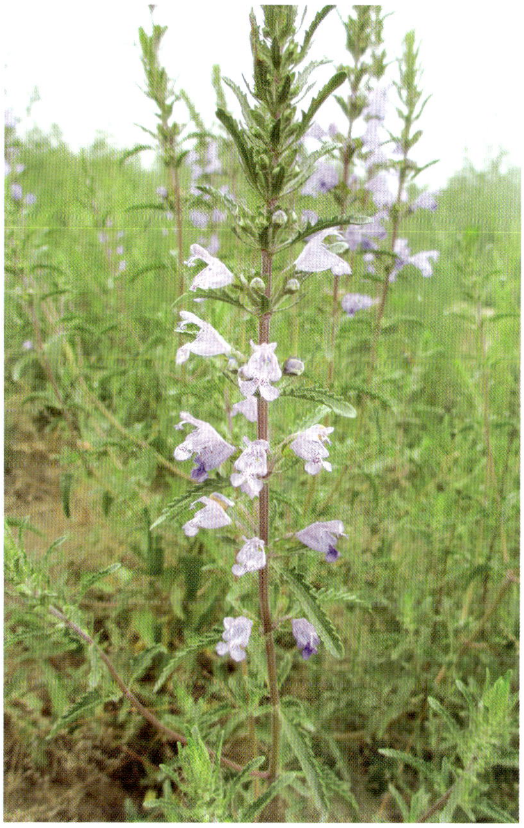

【生 活 型】一年生中生草本。

【花 果 期】花期 7~8 月，果期 8~9 月。

【生　　境】生于山坡、沟谷、河谷砾石滩地。

【功能主治】地上部分（香青兰）：疏风清热，利咽止咳，凉肝止血。用于感冒发热，头痛，咽喉肿痛，咳嗽气喘，痢疾，黄疸，吐血，衄血，风疹，皮肤瘙痒。

【民族应用】

■ 蒙古族

地上部分（毕日阳古）：泻肝火，清胃热，燥协日乌素，止血，愈伤。用于黄疸，肝热，胃扩散热，食物中毒，胃痉挛，胃烧口苦，吐酸水，胃出血，巴木病。

鼬瓣花属　*Galeopsis* L.

一年生草本。分枝开展。轮伞花序，具6至多数花，腋生，远离，于枝端聚集；花萼管状钟形，具5~10脉，萼齿5，齿大小相同；花冠二唇形，上唇直伸，卵圆形，全缘或具齿，外面被毛，下唇3裂，张开，中裂片较大，在下唇两侧裂片与中裂相交处有向上的齿状突起（盾片）；雄蕊4，平行，均上升至上唇片之下，花药卵形，2室，背着，横向二瓣开裂，内瓣较小，有纤毛，外瓣较长而大，无毛；花盘平顶，略呈指状增大；子房全4裂，无柄，花柱着生于子房基部，先端2裂，近等长。小坚果先端钝，光滑。

鄂伦春有1种。

· 鼬瓣花

【别名】壶瓶花、野苏子、野芝麻

Galeopsis bifida Boenn.

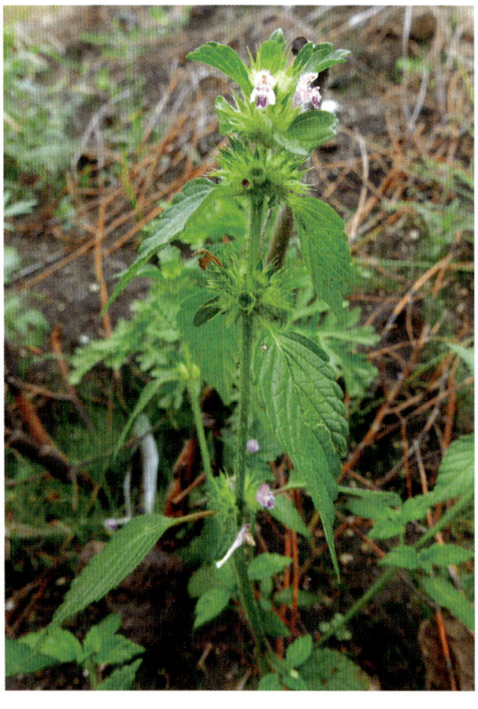

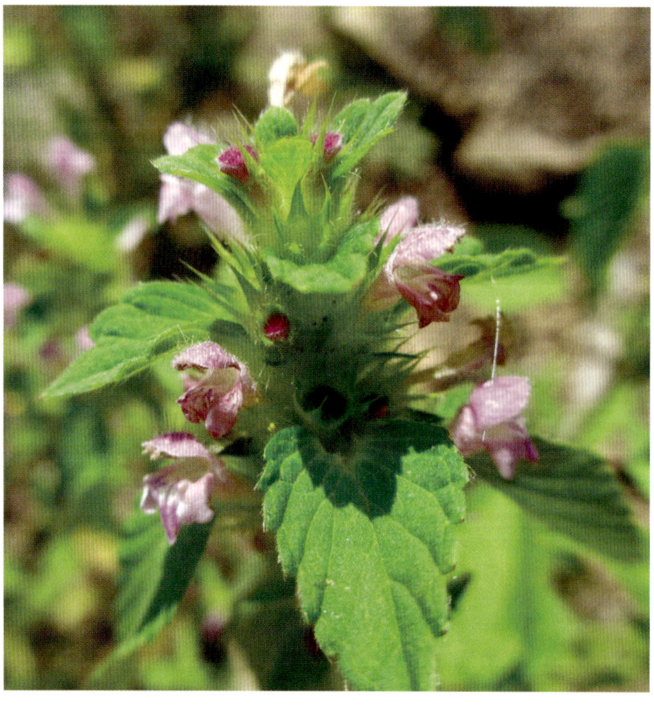

【生 活 型】一年生中生草本。

【花 果 期】花、果期 7~9 月。

【生　　境】散生于山地针叶林区和森林草原带的林缘、草甸、田边及路旁。

【功能主治】

（1）全草（鼬瓣花）：清热解毒，明目退翳。用于目赤肿痛，翳障，梅毒，疮疡。

（2）根（鼬瓣花根）：补虚，止咳，调经。用于体虚羸弱，肺虚久咳，月经不调。

野芝麻属　*Lamium* L.

一年生或多年生草本。轮伞花序；花萼管状钟形至钟形，萼齿 5，近相等，等长于或长于萼筒；花冠二唇形，上唇直伸，矩圆形，多少盔状内弯，下唇向下伸展，3 裂，中裂片较大，倒心形，侧裂片不明显的浅半圆形或裂片状，边缘常有 1 至数个锐尖小齿；雄蕊 4，前对较长，均上升至上唇之下，花药被毛，2 室，水平叉开；花盘平顶，具圆齿。小坚果近三棱形。

鄂伦春有 1 种。

• 短柄野芝麻

Lamium album L.

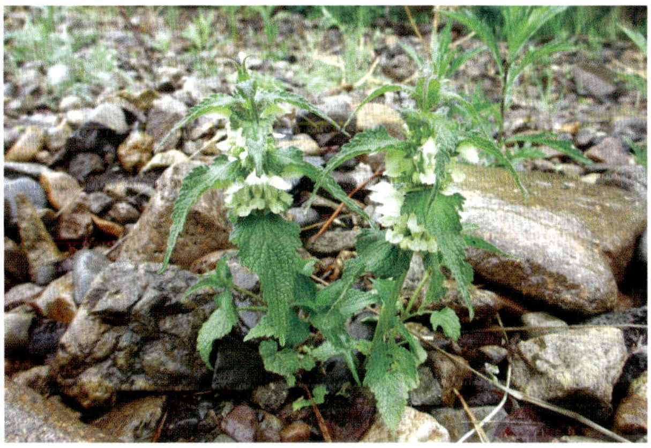

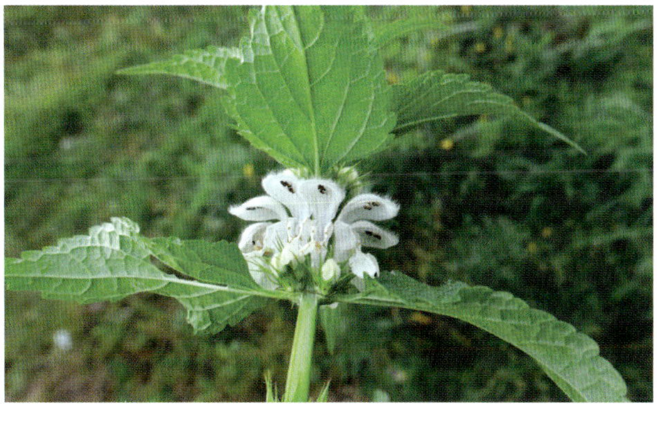

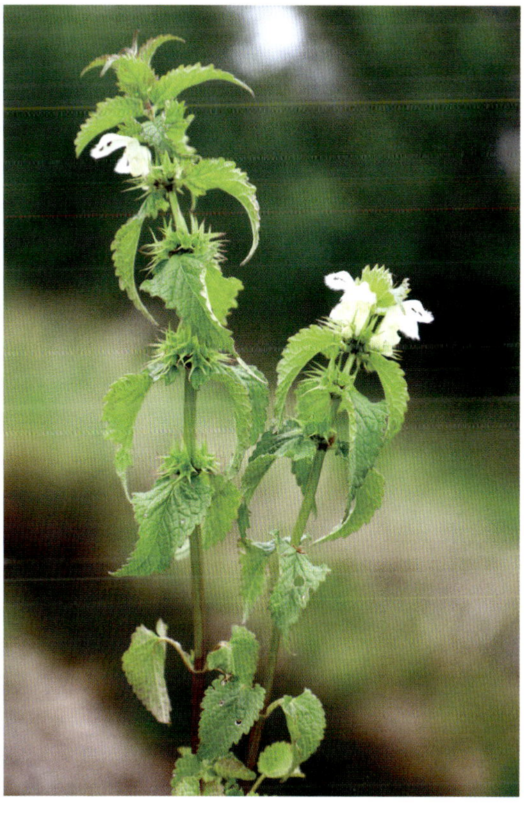

【生 活 型】多年生中生草本。

【花 果 期】花期 7~9 月，果期 8~10 月。

【生　　境】生于森林带的山地林缘草甸。

【功能主治】地上部分（短柄野芝麻）：活血散瘀，消炎止痛。用于跌打损伤，痛经，带下，小便淋痛，子宫内膜炎。

益母草属　*Leonurus* L.

一年生或多年生草本。茎直立。叶近掌状分裂。轮伞花序，腋生，多花密集；小苞片钻形或刺状；花萼倒圆锥形或管状钟形，具 5 脉，齿 5，近等大，不明显二唇形，上唇 3 齿直立，下唇 2 齿较长，靠合；花冠粉红色至淡紫色或白色，花冠筒里面被柔毛或具毛环，冠檐二唇形，上唇矩圆形或倒卵形，全缘，下唇直伸或开展，3 裂；雄蕊 4，花药 2 室，室平行；花柱先端相等的 2 裂。小坚果扁三棱形，顶端截平，基部楔形。

鄂伦春有 2 种。

分种检索表

1a. 花序上部叶全缘……益母草 ***L. japonicus***

1b. 花序上部叶分裂……细叶益母草 ***L. sibiricus***

• 益母草

【别名】益母蒿、坤草、龙昌昌

Leonurus japonicus Houttuyn

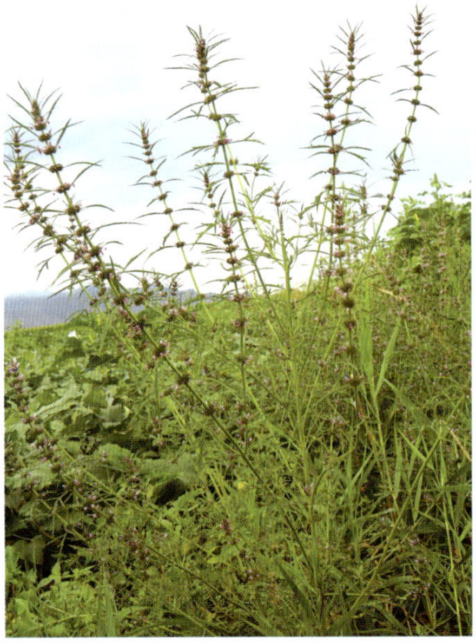

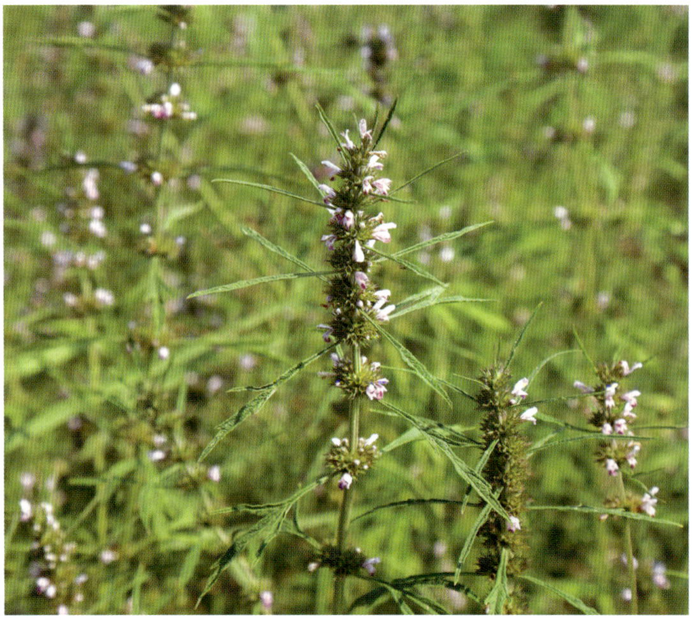

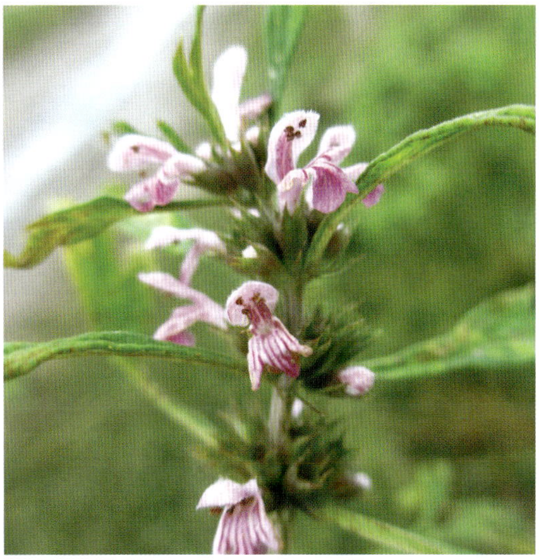

【生 活 型】一年生或二年生中生草本。

【花 果 期】花期 6~9 月，果期 9~10 月。

【生　　境】生于森林草原带和草原带的田野、房舍附近。

【功能主治】

（1）地上部分（益母草）：活血调经，利尿消肿，清热解毒。用于月经不调，痛经经闭，恶露不净，水肿尿少，疮疡肿毒。

（2）果实（茺蔚子）：活血调经，清肝明目。用于月经不调，痛经，闭经，产后瘀滞腹痛，肝热头痛，头晕，目赤肿痛，目生翳障。

【民族应用】

蒙古族

地上部分（都日伯乐吉－额布斯）：活血调经，拨云退翳。用于产后腹痛，闭经，月经不调，痛经，血症，风火眼，目翳。

*附　注 | 该种为鄂伦春“四普”新分布。

·细叶益母草

【别名】益母蒿、龙昌菜、风葫芦草

Leonurus sibiricus L.

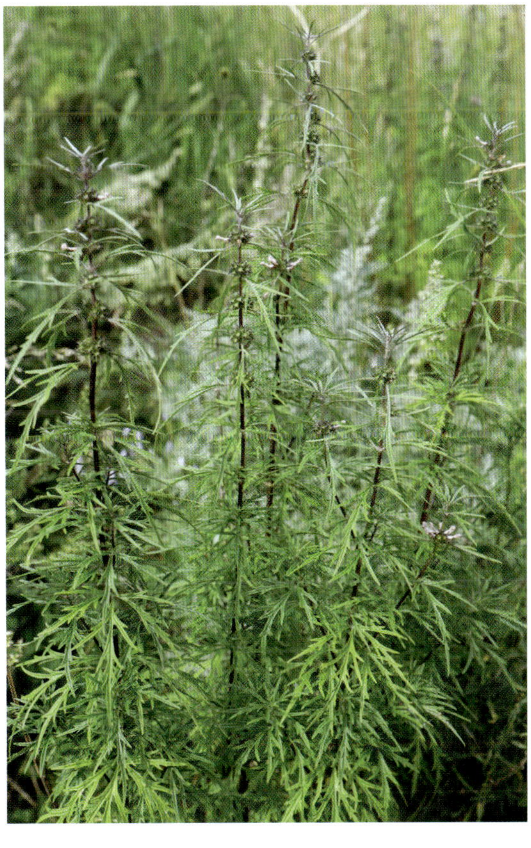

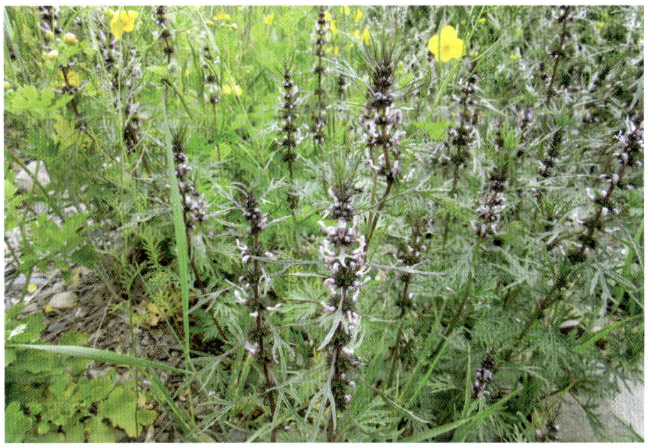

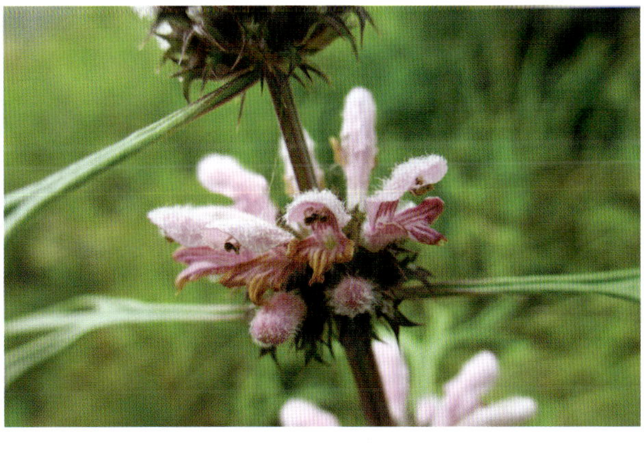

【生 活 型】一年生或二年生中生草本。

【花 果 期】花期 7~9 月，果期 9 月。

【生　　境】生于草原区和荒漠区的石质丘陵、沙质草原、沙地、沙丘、山坡草地、沟谷、农田、村旁、路边。

【功能主治】

(1) 地上部分 (益母草)：活血调经，利尿消肿，清热解毒。用于月经不调，痛经经闭，恶露不净，水肿尿少，疮疡肿毒。

(2) 果实 (茺蔚子)：活血调经，清肝明目。用于月经不调，痛经，闭经，产后瘀滞腹痛，肝热头痛，头晕，目赤肿痛，目生翳障。

【民族应用】

■ 蒙古族

地上部分 (都日伯乐吉 – 额布斯)：活血调经，拨云退翳。用于产后腹痛，闭经，月经不调，痛经，血症，风火眼，目翳。

*附　注 | 该种为鄂伦春“四普”新分布。

水苏属　*Stachys* L.

多年生草本。轮伞花序多数组成顶生穗状花序；花萼管状钟形、倒圆锥形或管状，具 10 脉，5 齿裂；花冠筒圆锥形，里面近基部有疏柔毛环，冠檐二唇形，上唇直立，常微盔状，下唇 3 裂，中裂片大，侧裂片较短；雄蕊 4，前对较长，药室 2，平行或略叉开；花柱先端等 2 裂。小坚果卵球形或矩圆形，先端截平或圆形。

鄂伦春有 1 种。

• 华水苏

【别名】毛水苏、水苏草、好姆亨

Stachys baicalensis Fisch. ex Benth.

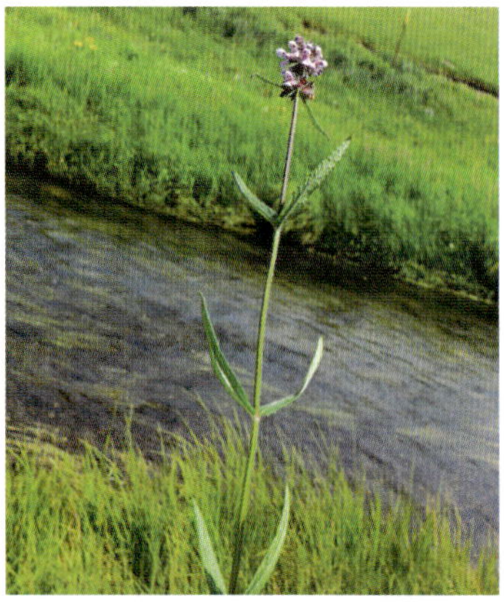

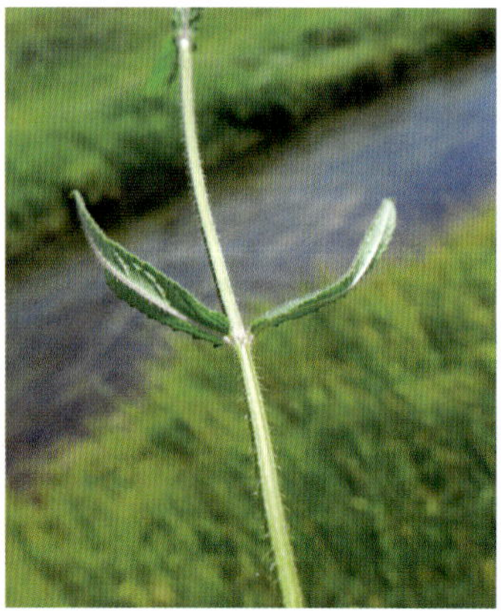

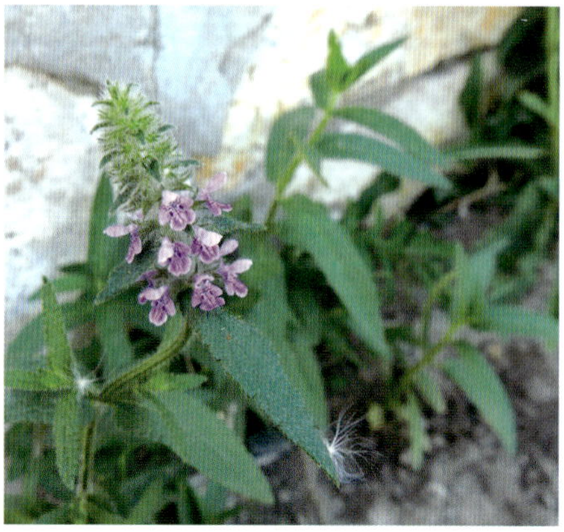

【生 活 型】多年生湿中生草本。

【花 果 期】花期 7~8 月，果期 8~9 月。

【生　　境】生于森林带、森林草原带、草原带的低湿草甸、河谷草甸、沼泽草甸。

【功能主治】全草（毛水苏）：疏风解毒，理气，止血。用于感冒，头风目眩，咽喉肿痛，肺痈血证，崩漏，产后身痛，疮疖肿毒。

百里香属　*Thymus* L.

半灌木或小灌木。叶小，多全缘，苞片微小。轮伞花序紧密地排成头状花序或疏松地排成穗状花序；花萼钟形或管形，具 10~13 脉，明显二唇形，上唇 3 裂，下唇 2 裂，里面喉部被白色毛环；花冠近于辐射对称，二唇形，上唇直伸，微凹，下唇开展，3 裂，裂片近相等或中裂片较长；雄蕊 4，伸出花冠外或内藏，前对较长，花药 2 室，药室平行或叉开；花盘平顶。小坚果卵球形，光滑。

鄂伦春有 1 种。

· 百里香

【别名】地椒

Thymus serpyllum L.

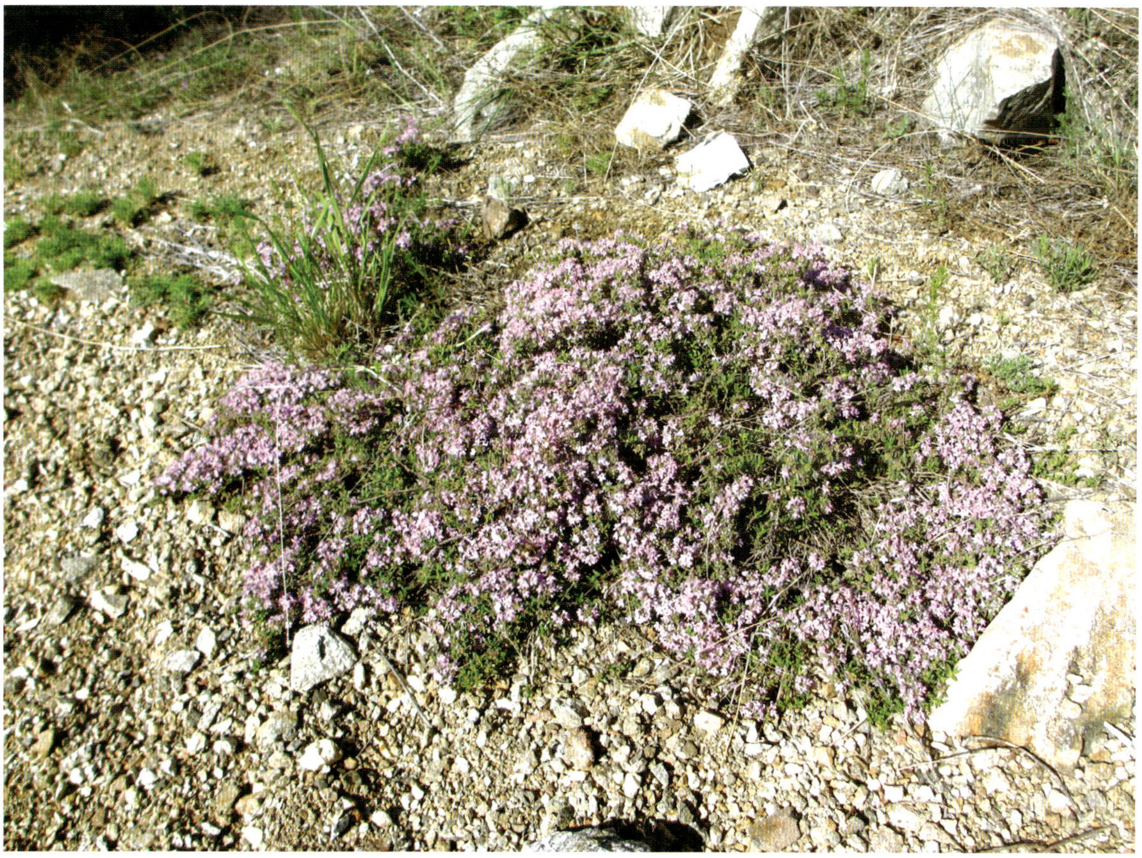

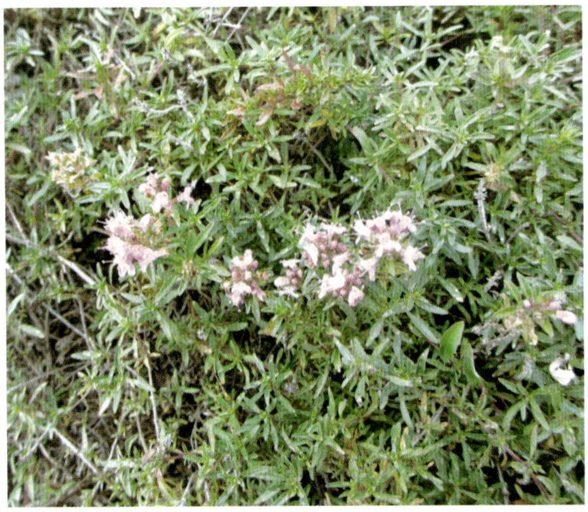

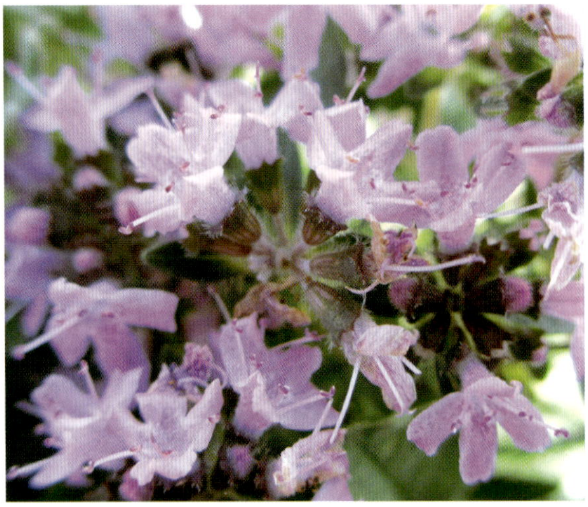

【生 活 型】旱生小半灌木。

【花 果 期】花期 7~8 月，果期 9 月。

【生　　境】生于草原带和森林草原带的沙砾质平原、石质丘陵及山地阳坡。

【功能主治】全草（地椒）：祛风止咳，健脾行气，利湿通淋。用于感冒头痛，咳嗽，百日咳，脘腹疼痛，消化不良，呕吐腹泻，牙痛，小便涩痛，湿疹瘙痒，疮痈肿痛。

【民族应用】

■ 鄂温克族

全草（Ganga，亚洲百里香）：用于咳嗽，感冒。

薄荷属　*Mentha* L.

多年生草本，稀一年生草本。有香气。叶缘具牙齿、锯齿或圆齿。轮伞花序，密集，再排成穗状花序；花小；花萼钟形，具 10~13 脉，具 5 齿，喉部无毛或有毛；花冠钟形，近 4 裂，上裂片大都稍宽，全缘，先端 2 浅裂，其余 3 裂片等大，全缘；雄蕊 4，近等大，直立，通常伸出花冠，花药 2 室，室平行；花柱伸出，顶端 2 浅裂。小坚果平滑或有网状突起。

鄂伦春有 2 种。

■ 分种检索表

1a. 轮伞花序多个，腋生，疏散；萼齿披针状钻形或狭三角形；叶先端长渐尖……………………………………………………………………………………**薄荷 *M. canadensis***

1b. 轮伞花序 2 个，密集成头状；萼齿宽三角形；叶先端锐尖……………**兴安薄荷 *M. dahurica***

·薄　荷

【别名】野薄荷、东北薄荷、水益母

Mentha canadensis Linnaeus

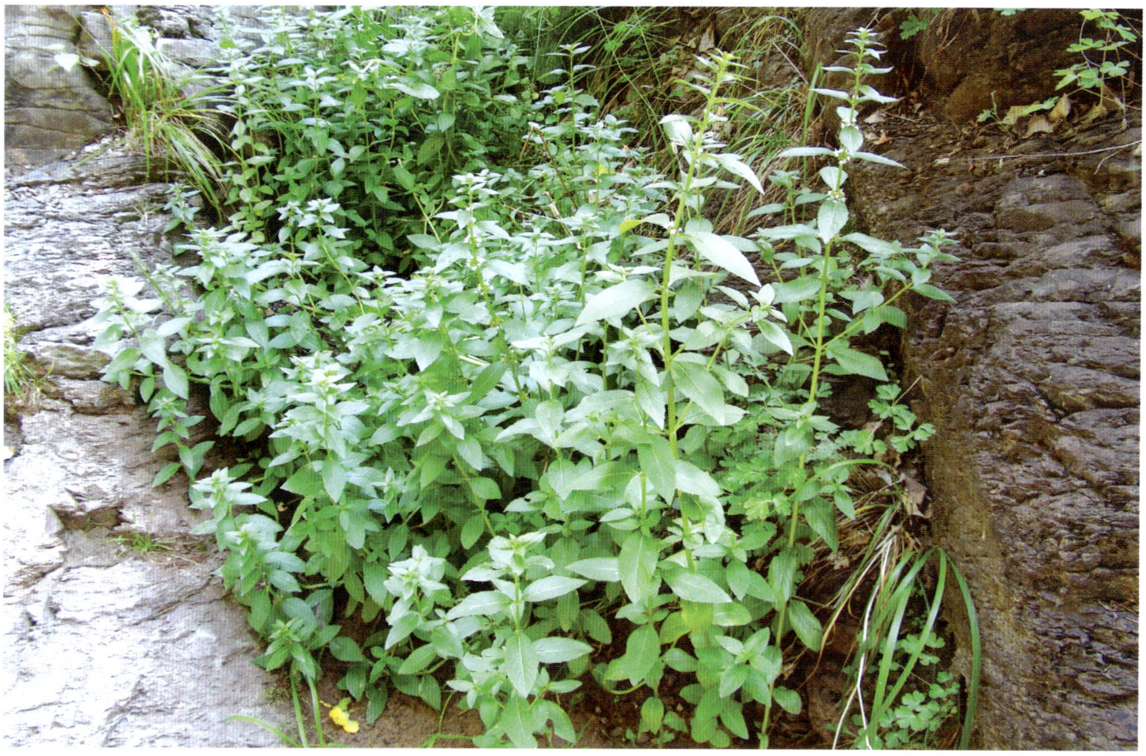

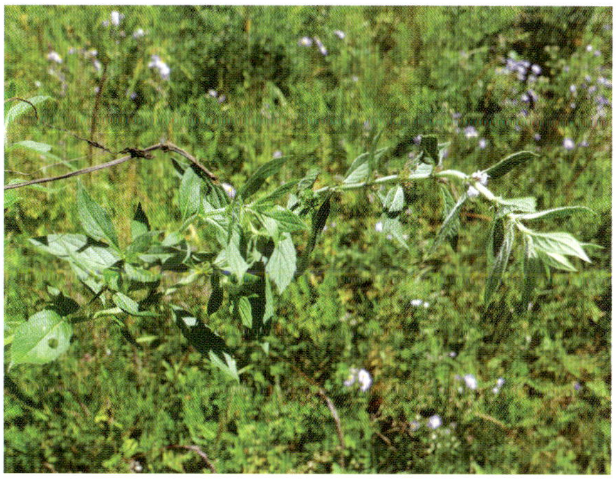

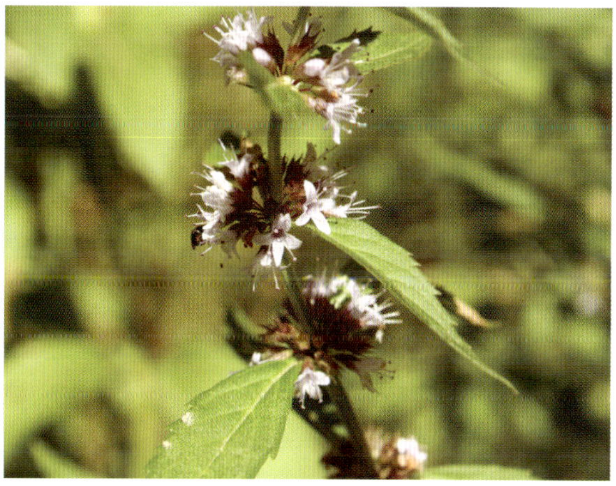

【生 活 型】多年生湿中生草本。

【花 果 期】花期 7~8 月，果期 9 月。

【生　　境】生于森林带和草原带的水旁低湿地，湖滨草甸、河滩沼泽草甸。

【功能主治】地上部分（薄荷）：疏散风热，清利头目，利咽，透疹，疏肝行气。用于风热感冒，风温初起，头痛，目赤，喉痹，口疮，风疹，麻疹，胸胁胀闷。

【民族应用】

■ 蒙古族

地上部分（巴得日阿西）：祛风热，清头目。用于风热感冒，头痛，目赤，咽喉肿痛，口舌生疮，牙痛，荨麻疹，风疹。

• 兴安薄荷

【别名】野薄荷

Mentha dahurica Fisch. ex Benth.

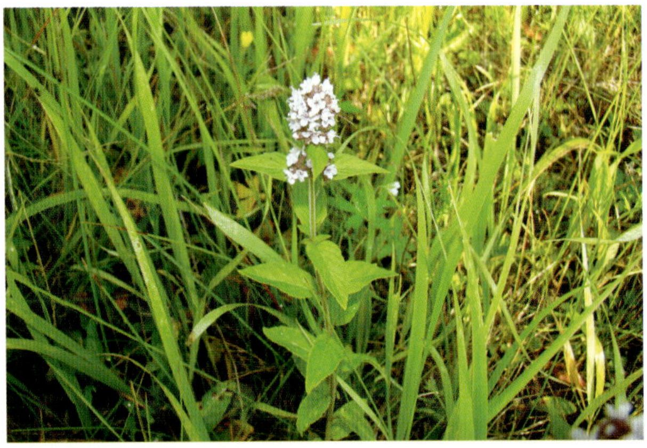

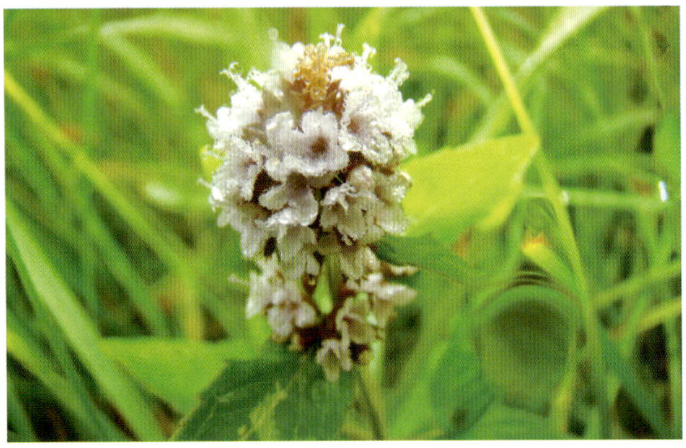

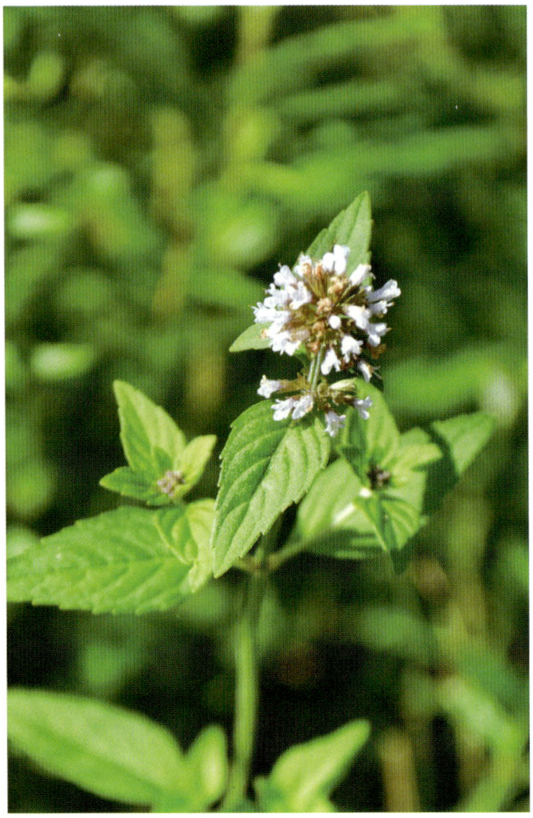

【生 活 型】多年生湿中生草本。

【花 果 期】花期 7~8 月。

【生　　境】生于山地森林地带、森林草原带的河滩湿地及草甸。

【功能主治】地上部分（薄荷）：疏散风热，清利头目，利咽，透疹，疏肝行气。用于风热感冒，风温初起，头痛，目赤，喉痹，口疮，风疹，麻疹，胸胁胀闷。

【民族应用】

蒙古族

地上部分（巴得日阿西）：祛风热，清头目。用于风热感冒，头痛，目赤，咽喉肿痛，口舌生疮，牙痛，荨麻疹，风疹。

地笋属 *Lycopus* L.

多年生草本，常具肥大的根茎。叶具齿或羽状分裂，苞叶与叶同形。轮伞花序，多花密集，再排列成穗状，花小，无梗；苞片小；花萼钟形，萼齿 4~5，齿不等大；花冠钟状，近于辐射对称的二唇形，冠檐4裂，上唇全缘，下唇3裂，中裂片稍大；雄蕊4，前对能育，上升，稍超出花冠，花药2室，室平行，顶端不贯通，后对雄蕊退化消失或呈丝状；花盘平顶；花柱先端2裂，裂片等大或后裂片较小。小坚果背腹扁平，腹面多少具棱，顶端截平。

鄂伦春有1种。

·地　笋

【别名】地瓜苗、泽兰、地蚕子

Lycopus lucidus Turcz. ex Benth.

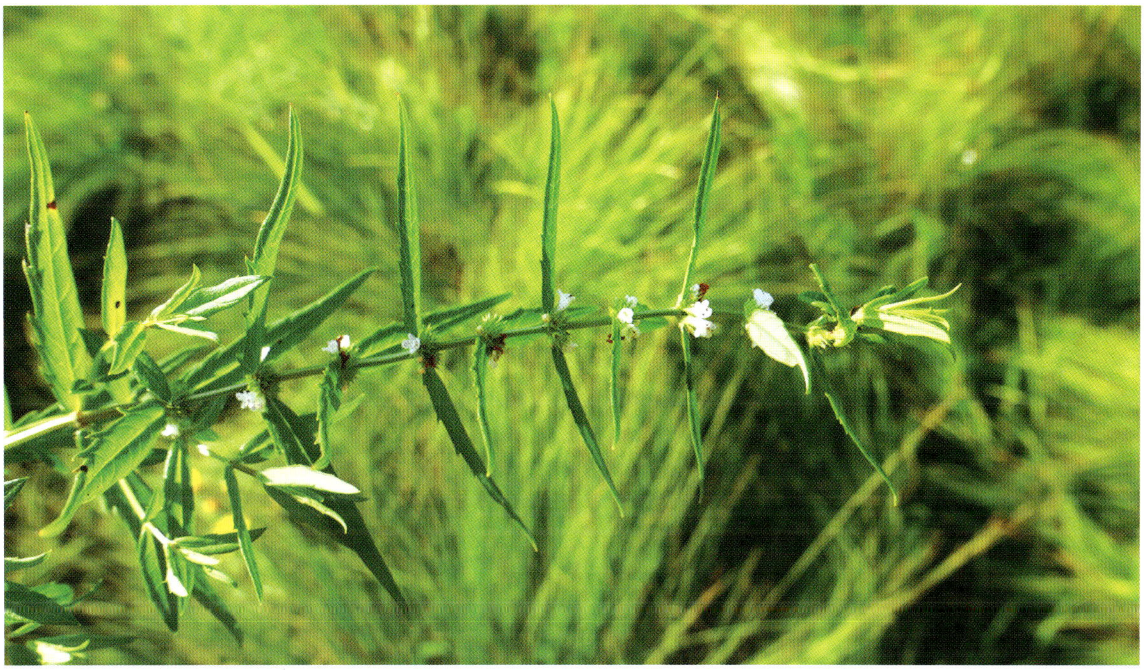

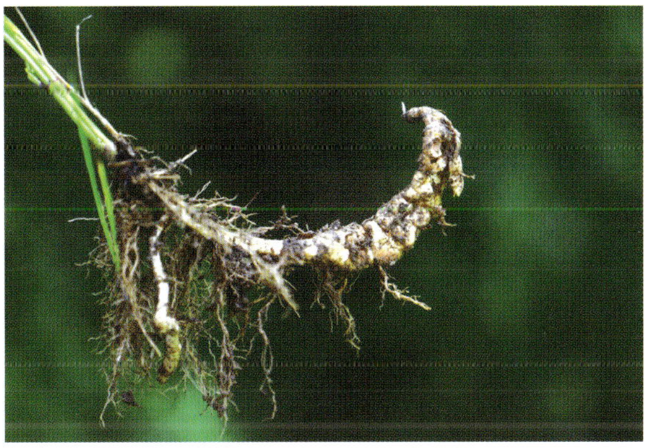

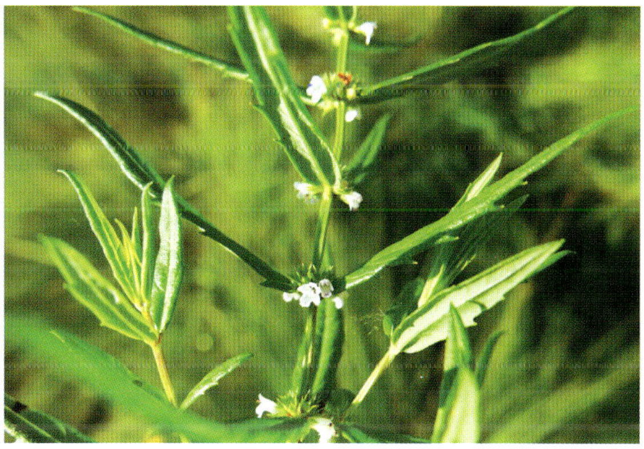

【生 活 型】多年生湿中生草本。

【花 果 期】花期7~8月，果期8~9月。

【生　　境】生于森林带和草原带的河滩沼泽草甸、沼泽化草甸及其他低湿地。

【功能主治】根茎（地笋）：化瘀止血，益气利水。用于衄血，吐血，产后腹痛，黄疸，水肿，带下，气虚乏力。

*附　注 | 该种为鄂伦春“四普”新分布。

香薷属 *Elsholtzia* Willd.

草本、半灌木或灌木。叶缘具齿。轮伞花序组成穗状花序，花序圆柱形或偏向于一侧；花萼钟形或管形，萼齿 5，近等长，喉部无毛，果期稍膨大；花冠小，近二唇形，上唇直立，下唇开展，3 裂，中裂片常较大，全缘，里面具或无毛环；雄蕊 4，前对常较长，上升，花药球形，2 室，顶端贯通；花柱先端 2 裂。小坚果卵圆形或矩圆形，无毛。

鄂伦春有 2 种。

分种检索表

1a. 穗状花序圆柱形，多花密集，密被紫色串珠状长柔毛……………………密花香薷 ***E. densa***

1b. 穗状花序偏于一侧 ……………………………………………………………香薷 ***E. ciliata***

· 密花香薷

【别名】细穗香薷

Elsholtzia densa Benth.

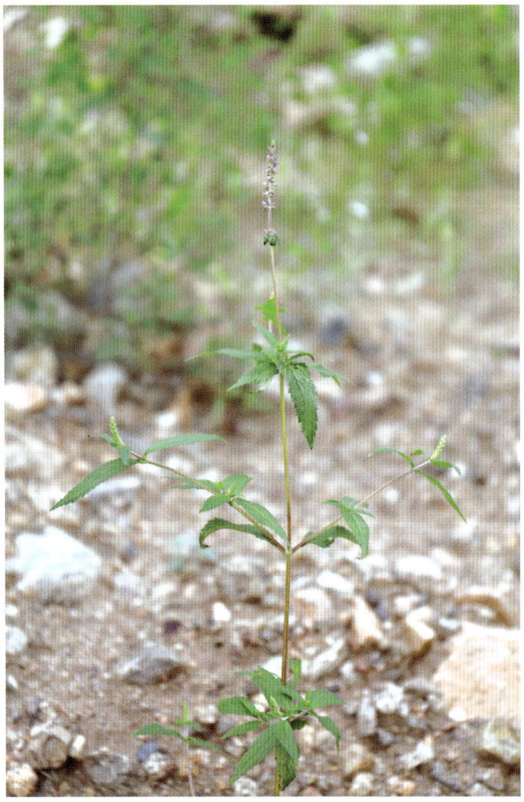

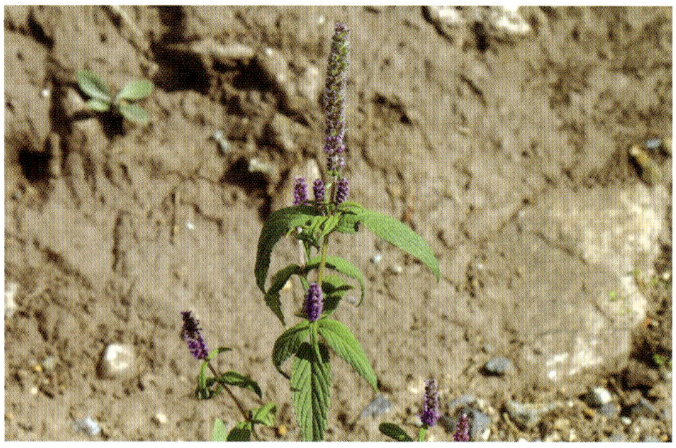

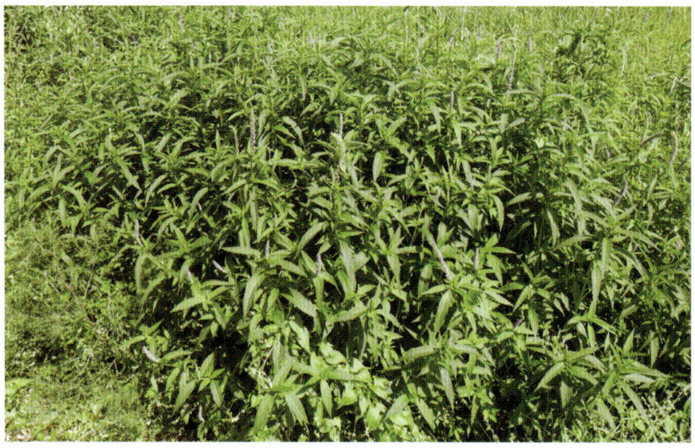

【生 活 型】一年生中生草本。

【花 果 期】花、果期 7~10 月。

【生　　境】生于森林带和草原带的山地林缘、草甸、沟谷、撂荒地，也生于沙地。

【功能主治】全草（密花香薷）：发汗解暑，利水消肿。用于伤暑感冒，水肿；外用于脓疮，皮肤病。

·香　薷

【别名】香草、山苏子、土香薷

Elsholtzia ciliata (Thunb.) Hyland.

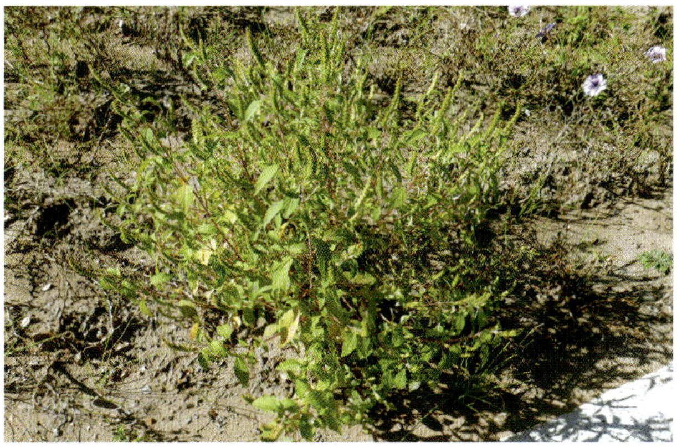

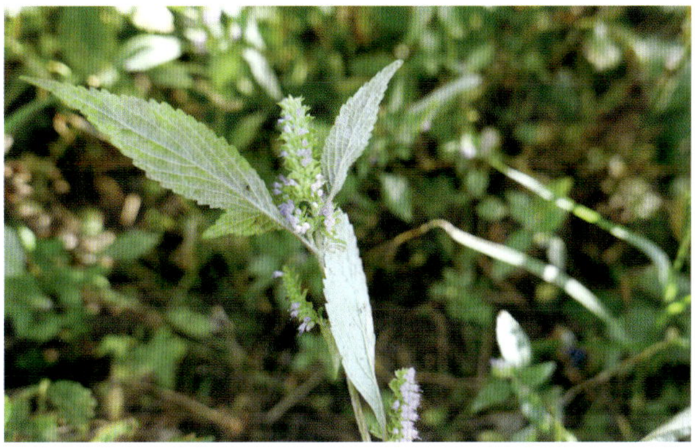

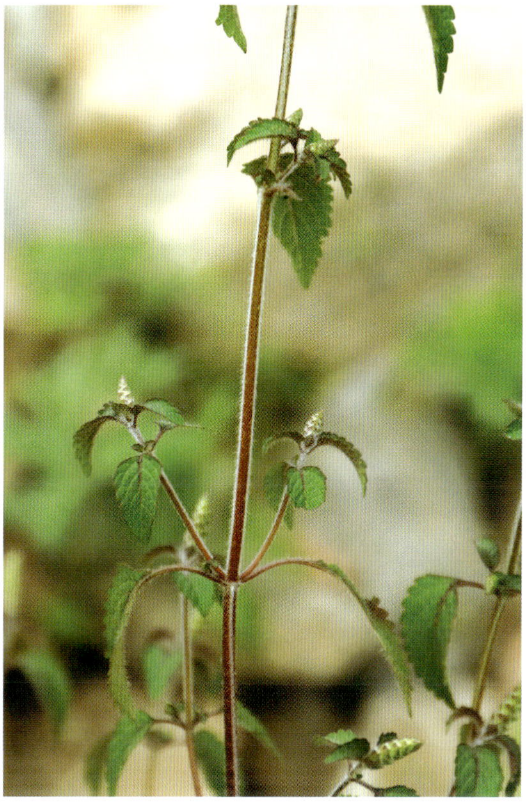

【生 活 型】多年生中生草本。

【花 果 期】花、果期 7~10 月。

【生　　境】生于山地阔叶林林下、林缘、灌丛及山地草甸，也见于较湿润的田野及路边。

【功能主治】地上部分（土香薷）：发汗解暑，化湿，利水。用于夏季感冒，发热无汗，泄泻，小便不利。

【民族应用】

▪ 蒙古族

全草（希拉－吉茹格）：杀虫，止腐，愈伤，祛巴达干。用于阴道虫、肛门虫、肠虫病及皮肤瘙痒等各种虫疾。

香茶菜属　*Isodon* (Schrad. ex Benth.) Spach

灌木、半灌木或多年生草本。叶大都具柄，具齿。聚伞花序，具 3 至多数花，常排列成总状或圆锥花序，稀密集成穗状花序；花具梗；花萼钟形或管状钟形，萼齿 5，齿近等大或二唇形；

花冠筒伸出于花萼之外，下倾或下曲，基部上方浅囊状或呈短矩，至喉部等宽或略收缩；冠檐二唇形，上唇外翻，先端具4圆裂，下唇全缘，通常较上唇长，内凹，常呈舟状；雄蕊4，二强，下倾，花药1室，贯通；花柱先端相等2浅裂；花盘环状，近全缘或具齿，前方有时呈指状膨大。小坚果圆球形，光滑或具小点。

鄂伦春有1种。

• 蓝萼香茶菜

【别名】山苏子、香茶菜、回菜花

Isodon japonicus (Burm. f.) Hara var. *glaucocalyx* (Maxim.) H. W. Li

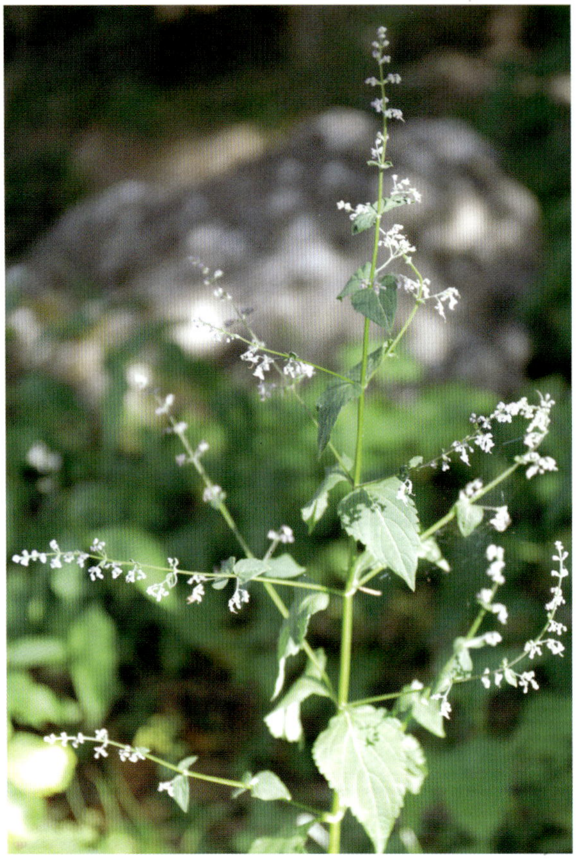

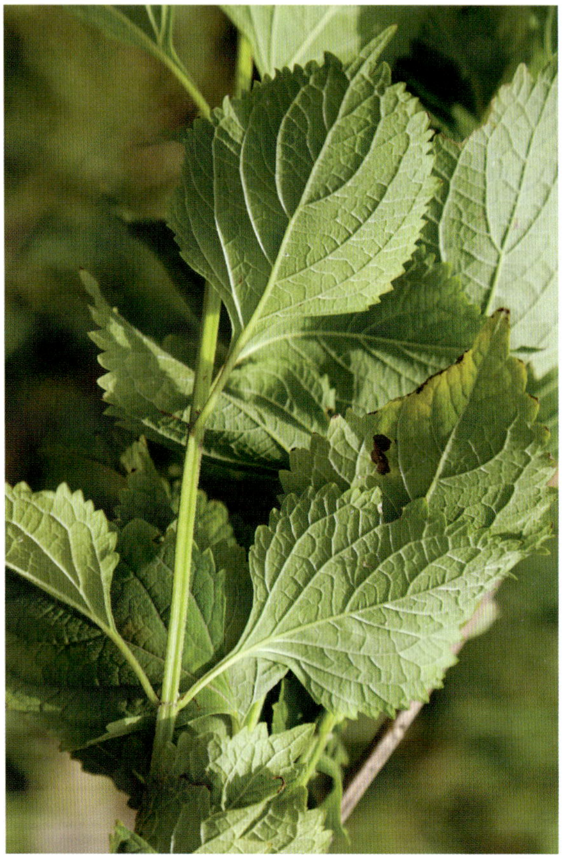

【生 活 型】多年生中生草本。

【花 果 期】花期7~9月，果期9~10月。

【生　　境】生于山地阔叶林林下、林缘与灌丛中，也见于山地沟谷及较湿润的撂荒地。

【功能主治】全草（香茶菜）：健胃消食，清热解毒。用于脘腹胀痛，食滞纳呆，胁痛黄疸，感冒发热，乳痈，蛇虫咬伤。

*附 注 | 该种为鄂伦春“四普”新分布。

茄属 *Solanum* L.

草本或灌木，或有时为攀缘性。植物体具刺或无，常被星状毛。单叶或为羽状复叶。花单生叶腋，或为顶生或侧生的聚伞花序；萼通常 4~5 齿裂；花冠辐状或浅钟状，白色、黄色、蓝色或紫色；雄蕊 5，花药侧面黏合成一圆锥体，顶孔开裂；子房 2 室，胚珠多数。浆果。

鄂伦春有 2 种。

分种检索表

1a. 叶全缘或具波状浅齿 ………………………… 龙葵 ***S. nigrum***

1b. 叶羽状分裂 ………………………… 青杞 ***S. septemlobum***

·龙　葵

【别名】天茄子、黑天天、酸溜子棵

Solanum nigrum L.

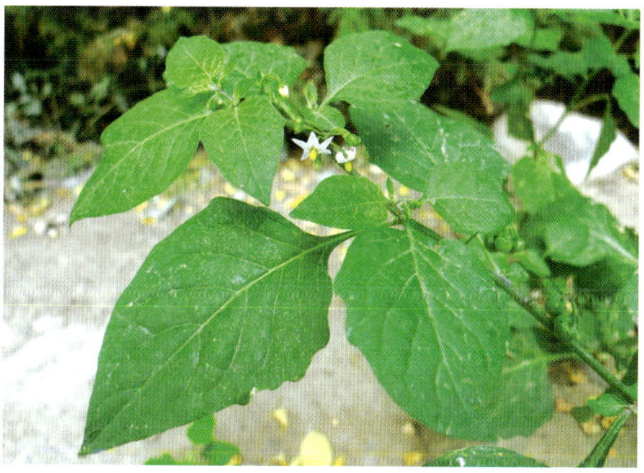

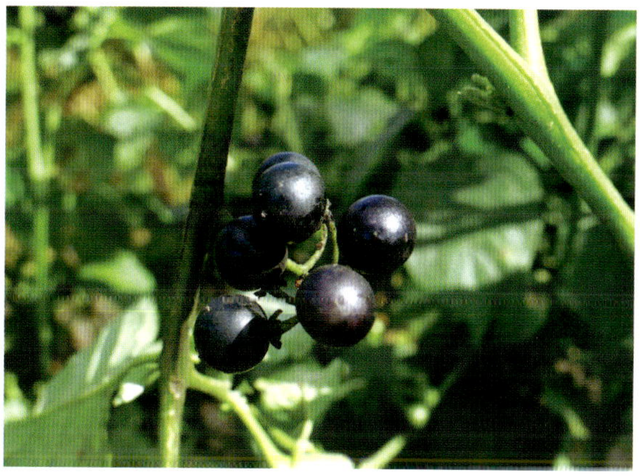

【生 活 型】一年生中生草本。

【花 果 期】花期 7~9 月，果期 8~10 月。

【生　　境】生于草原带和荒漠带的山地路旁、村边、水沟边。

【功能主治】

（1）全草（龙葵）：清热解毒，活血消肿。用于疔疮，痈肿，丹毒，跌打扭伤，慢性支气管炎，肾炎水肿。

（2）种子（龙葵子）：清热解毒，化痰止咳。用于咽喉肿痛，疔疮，咳嗽痰喘。

（3）根（龙葵根）：清热利湿，活血解毒。用于痢疾，淋浊，尿路结石，带下，风火牙痛，跌打损伤，痈疽肿毒。

【民族应用】

▪ 鄂伦春族

（1）全草（挨母出哈，天茄子，黑姑娘）：清热解毒，消炎利尿，消肿散结，化痰止咳，降血压。

用于尿路感染，小便不利，水肿，肿瘤，乳腺炎，前列腺炎，带下，痢疾，慢性支气管炎，咳嗽咯血，急性肾炎，感冒，发热，血虚眩晕，高血压，牙痛，跌打扭伤，疮疥肿痛，丹毒，疔疮，瘙痒性皮炎，天疱疮，咬伤。

（2）种子（挨母出哈，天茄子，黑姑娘）：用于急性扁桃体炎，疔疮，乳蛾。

（3）根（挨母出哈，天茄子，黑姑娘）：用于痢疾，淋浊，白带异常，跌打损伤，痈疽肿毒。

*附　注 | 该种为鄂伦春“四普”新分布。

·青　杞

【别名】红葵、野枸杞、草枸杞

Solanum septemlobum Bunge

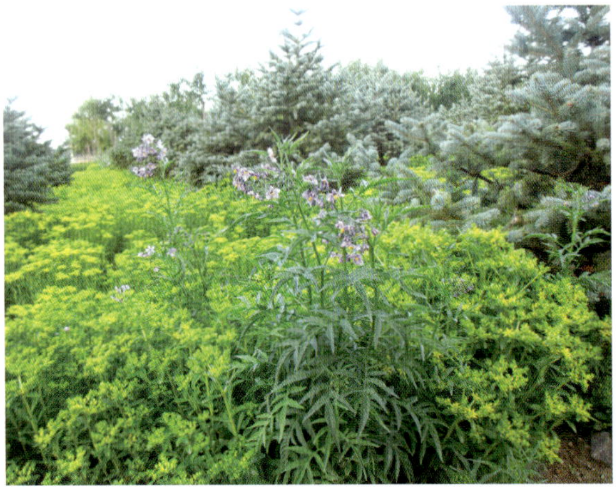

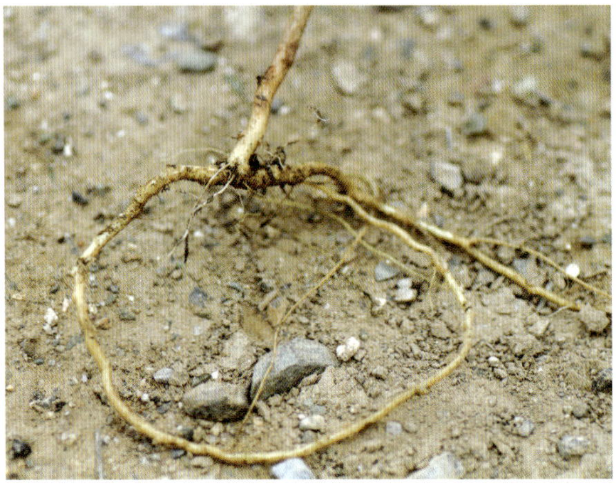

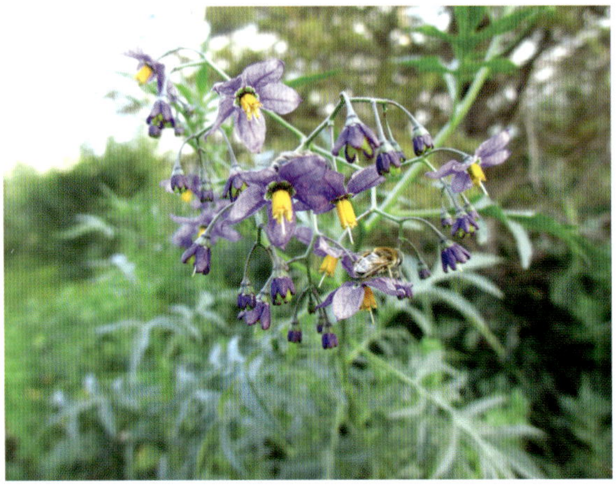

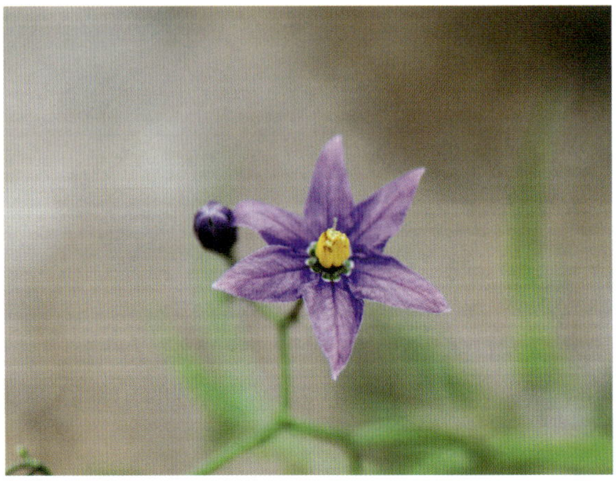

【生 活 型】多年生中生草本。

【花 果 期】花期 7~8 月，果期 8~9 月。

【生　　境】生于路旁、林下及水边。

【功能主治】全草（蜀羊泉）：清热解毒。用于咽喉肿痛，目昏目赤，乳腺炎，腮腺炎，疥癣瘙痒。

泡囊草属　*Physochlaina* G. Don

多年生草本。根粗壮，肉质。茎直立，常多分枝。叶互生，叶片全缘而带波状或具少数三角形牙齿，具柄。伞房式或伞形式聚伞花序顶生；萼钟状，宿存，并于果期膨大，包围果实，但顶端不闭合，具5萼齿；花紫色、黄色或稀白色；花冠钟状或漏斗状，花冠管长于先端裂片；雄蕊插生于花冠管的中部或下部；花盘肉质，环状，围绕于子房基部，果期呈垫座状；子房2室，花柱丝状，伸长而向上弯，柱头头状，不明显2裂。蒴果，自中部稍上处盖裂。种子极多，肾状而稍侧扁。

鄂伦春有1种。

· 泡囊草

【别名】脬囊草、大头狼毒、华山参

Physochlaina physaloides (L.) G. Don

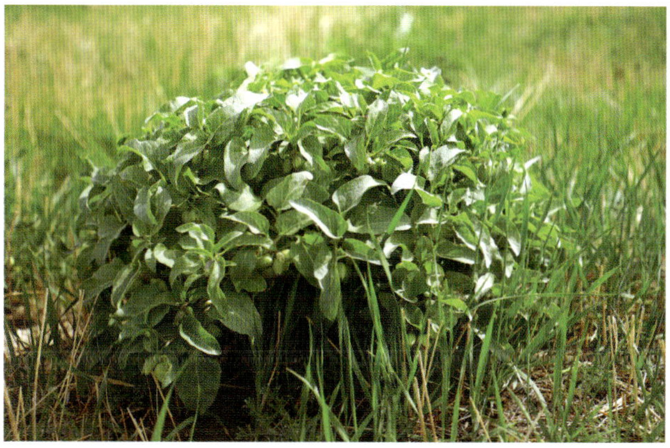

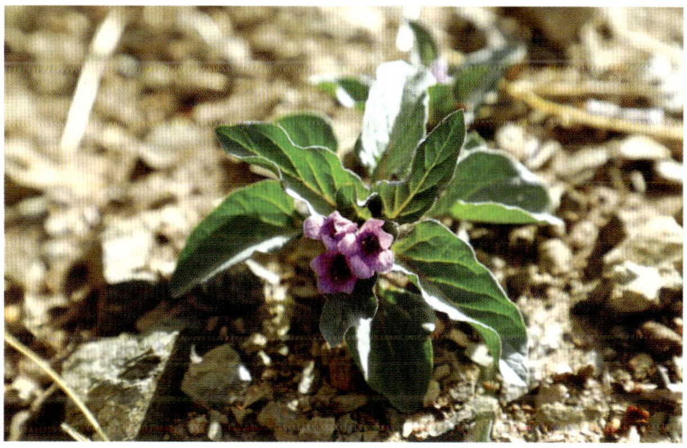

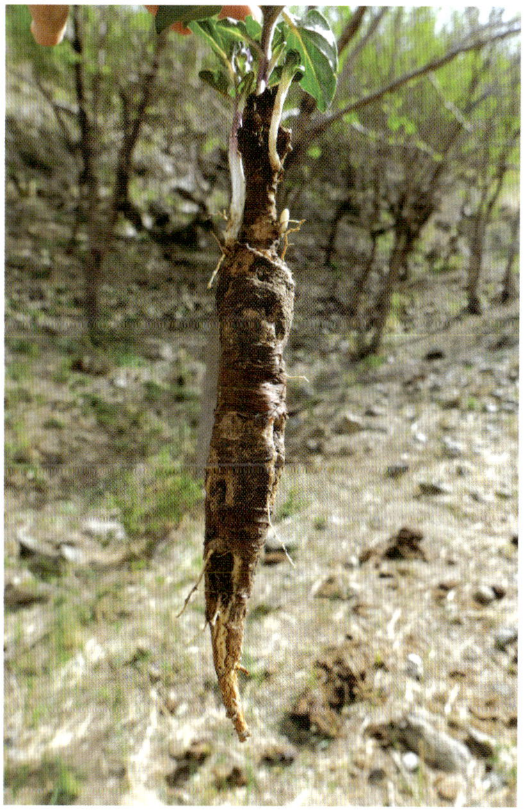

【生 活 型】多年生旱中生草本。

【花 果 期】花期5~6月，果期6~7月。

【生　　境】生于草原带的山地、沟谷。

【功能主治】

（1）全草（泡囊草）：清热解毒。用于痈肿疮毒，咽喉肿毒，鼻渊，聤耳。

（2）根（泡囊草根）：温中祛痰定喘。用于虚寒泄泻，咳喘多痰。

【民族应用】

蒙古族

根或全草（混－好日苏）：解痉，消肿，杀黏虫，镇痛，强壮。用于胃肠痉挛，黏症，发症，结喉，脑刺痛，牙痛，痒症，血虚失养，遗精，阳痿。

天仙子属 *Hyoscyamus* L.

一年生或多年生草本。通常全株被柔毛和黏性腺毛。叶互生，有粗齿或羽状分裂，稀为全缘。花腋生，在茎顶形成一具叶的密集的总状花序；萼5齿裂，结果时扩大，但不呈囊状；花冠漏斗状，5裂。蒴果自中部稍上处盖裂，2室。

鄂伦春有1种。

· 天仙子

【别名】莨岩子、山烟

Hyoscyamus niger L.

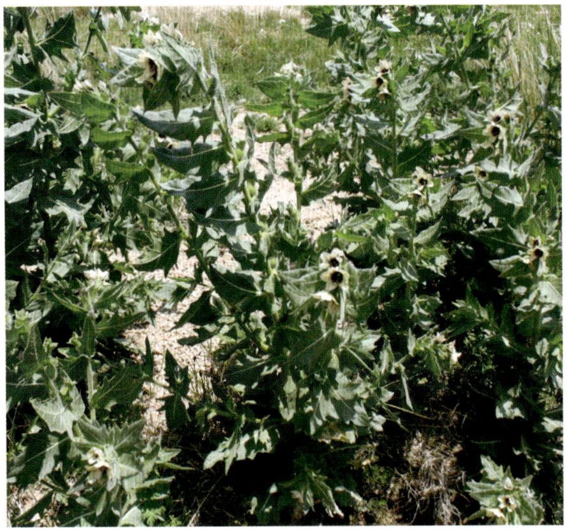

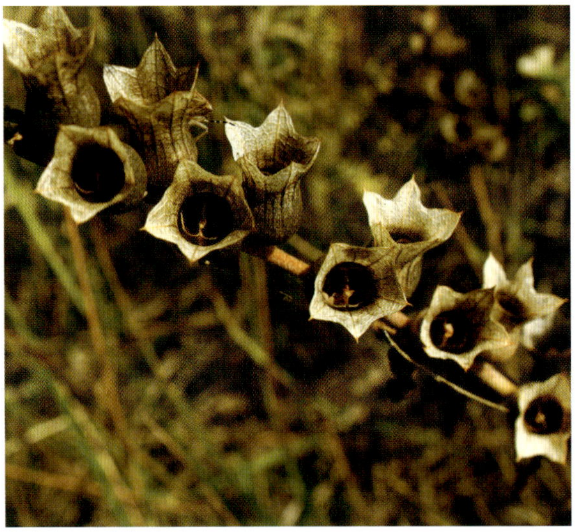

【生 活 型】一年生、二年生中生草本。

【花 果 期】花期6~8月，果期8~10月。

【生 境】生于村舍附近、路边、田野。

【功能主治】种子（天仙子）：解痉，止痛，安神，杀虫。用于癫狂，风痫，风痹厥痛，喘咳，胃痛，久痢，久泻，脱肛，牙痛，痈肿，恶疮等。

柳穿鱼属 *Linaria* Mill.

一年生或多年生草本。叶互生、轮生或仅部分轮生，通常狭窄，全缘。总状花序顶生；花萼裂片 5；花冠筒基部有长距，上唇直立，2 裂，下唇先端平展，3 裂，并在喉部向上隆起；雄蕊 4，二强，不外露，药室分离，平行；花柱单一，条形，柱头细小。蒴果卵圆形或球形，2 室，于顶部下方孔裂或纵裂。种子多数。

鄂伦春有 1 种。

• 柳穿鱼

Linaria vulgaris Mill. subsp. *chinensis* (Bunge ex Debeaux) D. Y. Hong

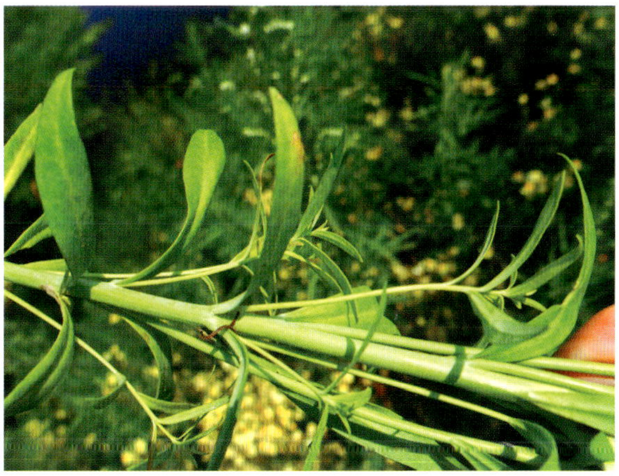

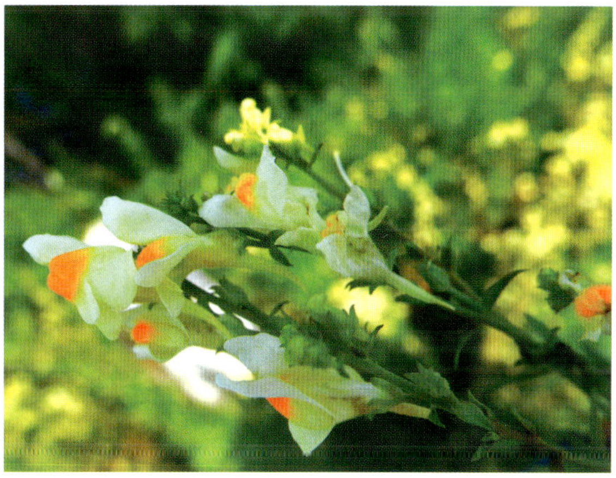

【生 活 型】多年生旱中生草本。

【花 果 期】花期 7~8 月，果期 8~9 月。

【生　　境】生于森林带和森林草原带的山地草甸、沙地、路边。

【功能主治】全草（柳穿鱼）：清热解毒，利尿。用于黄疸，小便不利，感冒头痛，痔疮，皮肤病，烫火伤。

【民族应用】

■ 蒙古族

全草（好宁 – 扎吉鲁西）：清热解毒，消肿，利胆退黄。用于瘟疫，流行性感冒，黄疸，烫伤，伏热，黄水疮等。

*附　注 | 该种为鄂伦春“四普”新分布。

水茫草属 *Limosella* L.

湿生或水生草本。叶对生或于基部簇生，稀互生，条形或匙形，全缘，具长柄。花小，单生于叶腋；具花梗，无小苞片；萼钟状，5齿裂；花冠钟状，近辐射状，裂片5；雄蕊4，近相等；子房在基部2室，花柱短。蒴果室间2裂。种子多数，小，具横皱纹。

鄂伦春有1种。

• 水茫草

【别名】伏水茫草

Limosella aquatica L.

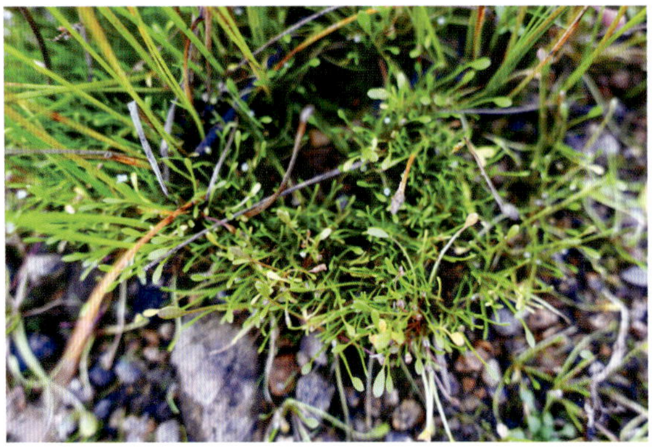
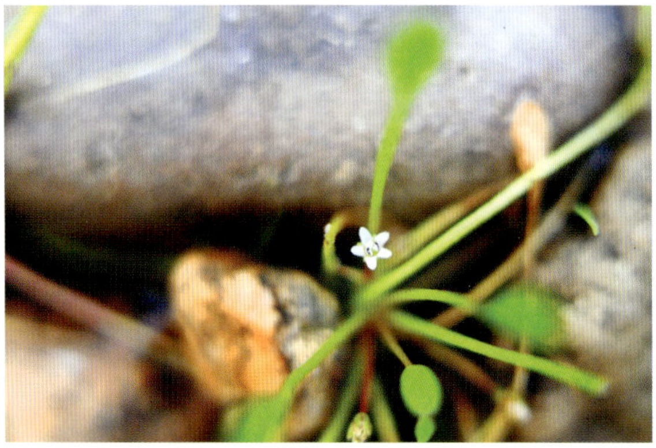
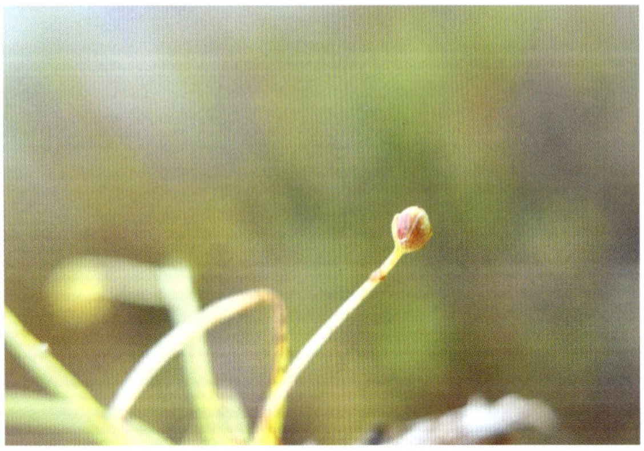
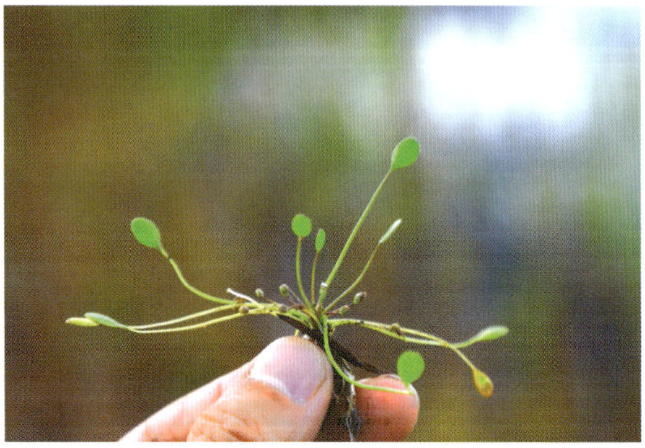

【生 活 型】一年生水生或湿生草本。

【花 果 期】花期5~8月，果期6~9月。

【生　　境】生于森林带的河岸、湖边。

【功能主治】全草（水茫草）：清热解毒，生津。用于咳嗽，咽喉痛；外用于疔疮肿毒。

*附　注 | 该种为鄂伦春“四普”新分布。

通泉草属 *Mazus* Lour.

一年生或多年生草本。叶生于下部的对生或呈莲座状，上部的互生。花蓝色或白色，为顶生的总状花序；苞片小或无；花萼钟状，裂片 5；花冠筒短，上唇短而直立，2 裂，下唇大而开展，3 裂，有 2 条皱褶直达喉部；雄蕊 4，二强，着生于花冠筒部；柱头 2 裂，薄片状。蒴果球形或扁卵球形，室背开裂。种子多数，细小，卵球形。

鄂伦春有 1 种。

· 弹刀子菜

【别名】水苏叶、四叶细辛、地菊花

Mazus stachydifolius (Turcz.) Maxim.

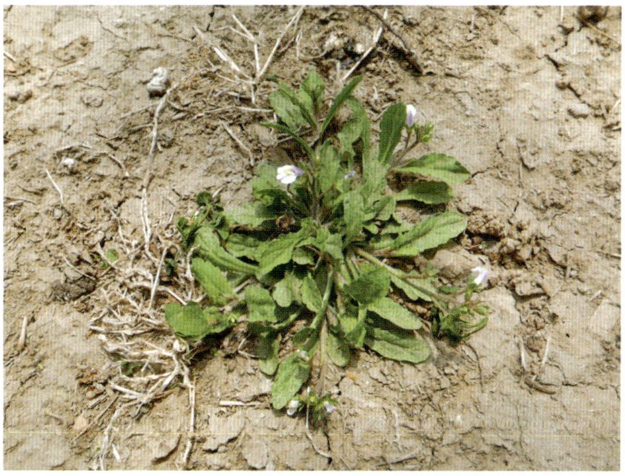

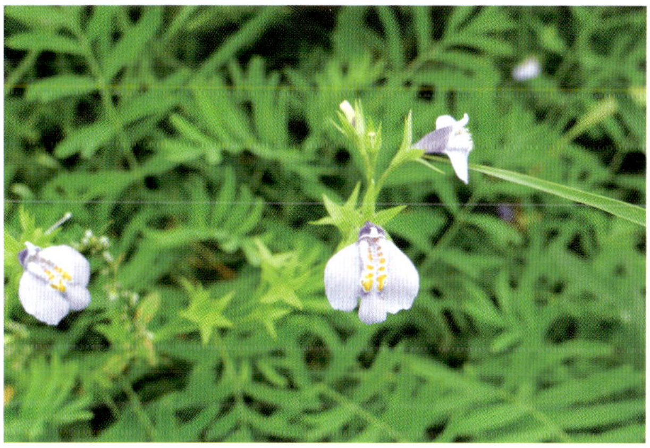

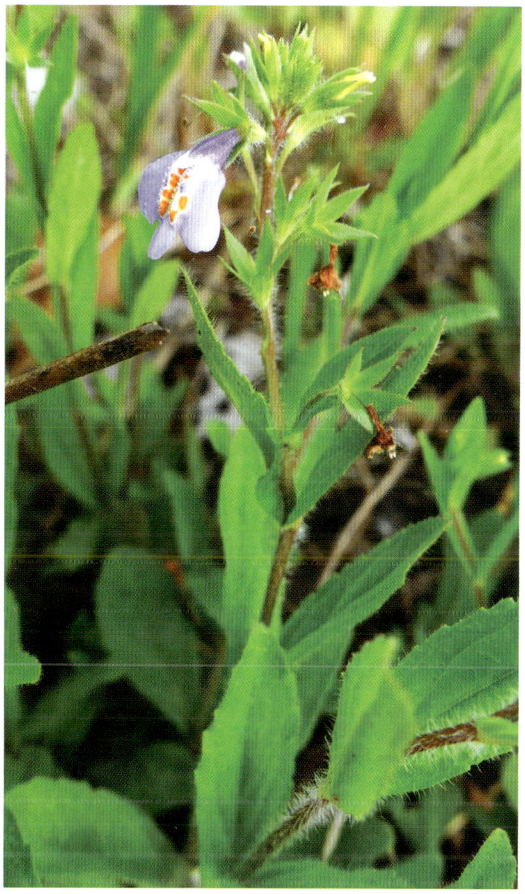

【生 活 型】多年生中生草本。

【花 果 期】花期 6~7 月，果期 8 月。

【生　　境】生于森林带和森林草原带的林缘或湿润草甸。

【功能主治】全草（弹刀子菜）：清热解毒，凉血散瘀。用于便秘下血，疮疖肿毒，毒蛇咬伤，跌打损伤。

鼻花属 *Rhinanthus* L.

一年生半寄生草本。叶对生。花序总状；花萼侧扁，果期膨胀成囊状，4裂，3枚浅裂，后方1枚深裂达中部；花冠二唇形，上唇盔状，顶端延成短喙，2裂，下唇3裂；雄蕊4，伸至盔下，花药靠拢，药室横叉开，无距，开裂后沿裂口露出须毛。蒴果扁而圆，室背开裂。种子每室数粒，近半圆形，具宽翅。

鄂伦春有1种。

·鼻　花

Rhinanthus glaber Lam.

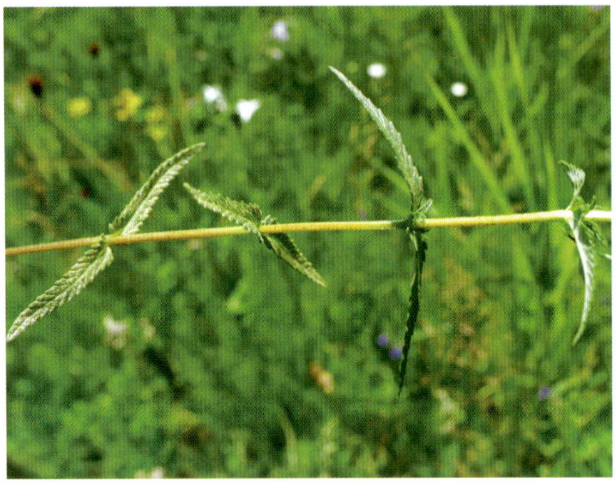

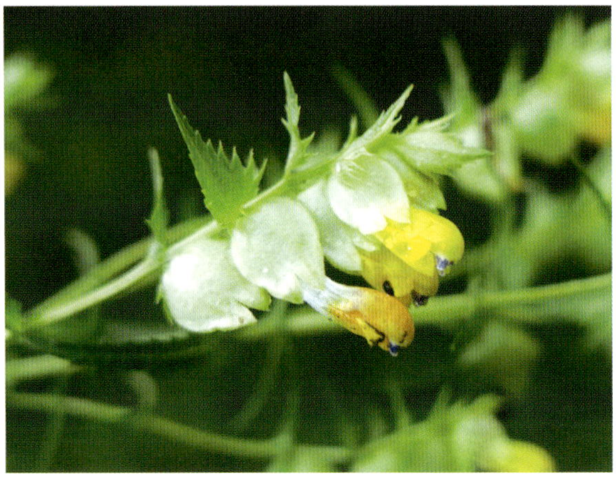

【生 活 型】一年生直立中生草本。

【花 果 期】花、果期7~8月。

【生　　境】生于森林带的林缘草甸。

【民族应用】

■ 蒙古族

全草（哈木日其其格）：清肺热，解毒。用于利湿，消肿止血。

*附　注 | 该种为鄂伦春“四普”新分布。

山罗花属 *Melampyrum* L.

一年生半寄生草本。叶对生，全缘或基部分裂。总状花序着生于分枝顶端；苞片与叶同形，边缘通常具芒状长齿或在下面有尖齿，少全缘；萼钟状，4齿裂，裂片不等，后方2枚较大；花冠筒管状，上部二唇形，上唇直立，短，头盔状，2齿裂，下唇较长，3齿裂，基部有2凸起的皱褶；雄蕊4，二强，花药靠拢，药室相等，基部具尾尖，药室开裂后沿裂缝有须毛；子房2室，每室有胚珠2粒。蒴果2瓣裂，每室有种子1~2粒。种子较大而平滑。

鄂伦春有1种。

·山罗花

Melampyrum roseum Maxim.

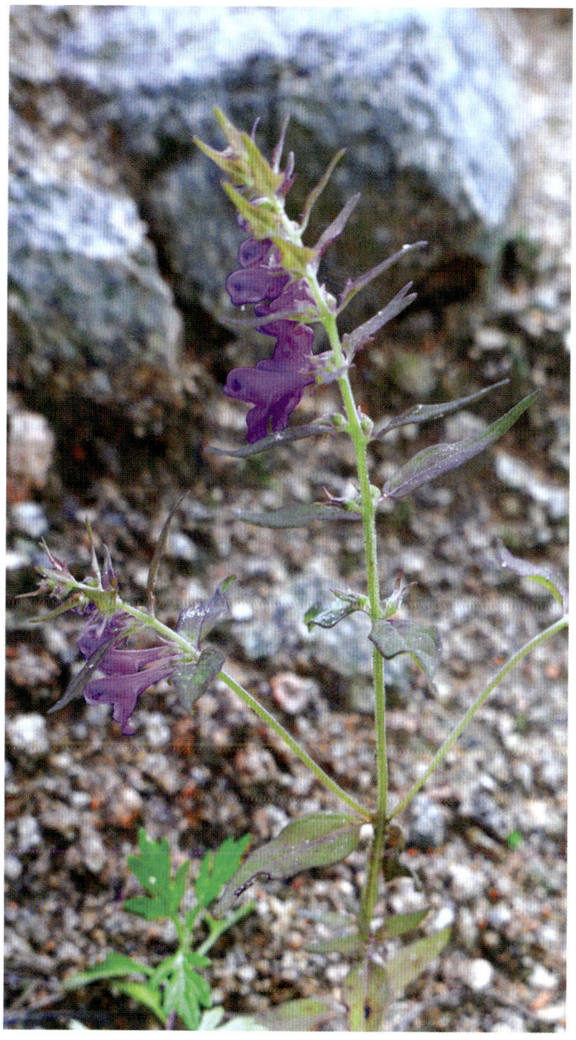

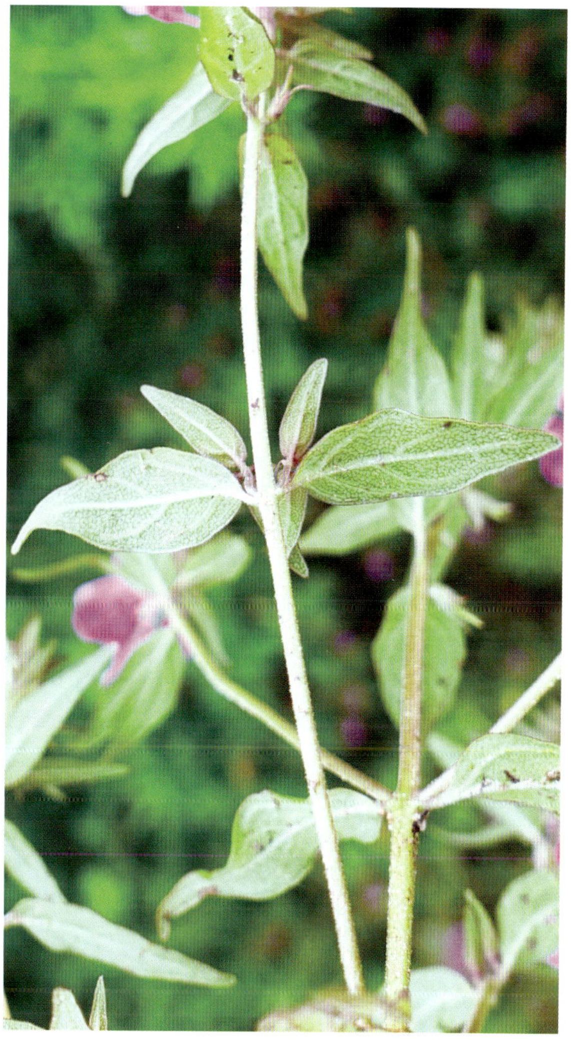

【生 活 型】一年生直立中生草本。

【花 果 期】花期7月，果期8~9月。

【生　　境】生于森林带的疏林林下、林缘、林间草甸及灌丛中。

【功能主治】全草（山罗花）：清热解毒。用于痈肿疮毒。

*附　注 | 该种为鄂伦春"四普"新分布。

小米草属 *Euphrasia* L.

一年生或多年生草本。叶小型，通常在茎下部的较小，向上逐渐增大，过渡为苞叶，对生，基部楔形，边缘具尖齿或缺刻。苞叶叶状；穗状花序顶生；花萼筒状或狭钟状，4 裂，前后两方裂得较深，裂片钝头或锐尖头；花冠二唇形，上唇直立，2 浅裂，边缘外卷，下唇伸展，3 裂，裂片顶端又 2 浅裂或深凹；雄蕊 4，二强。蒴果长矩圆形或倒卵形，扁平，疏被硬毛或刚毛，室背开裂。种子多数，具多数纵翅。

鄂伦春有 1 种。

· 小米草

【别名】芒小米草、药用小米草

Euphrasia pectinata Ten.

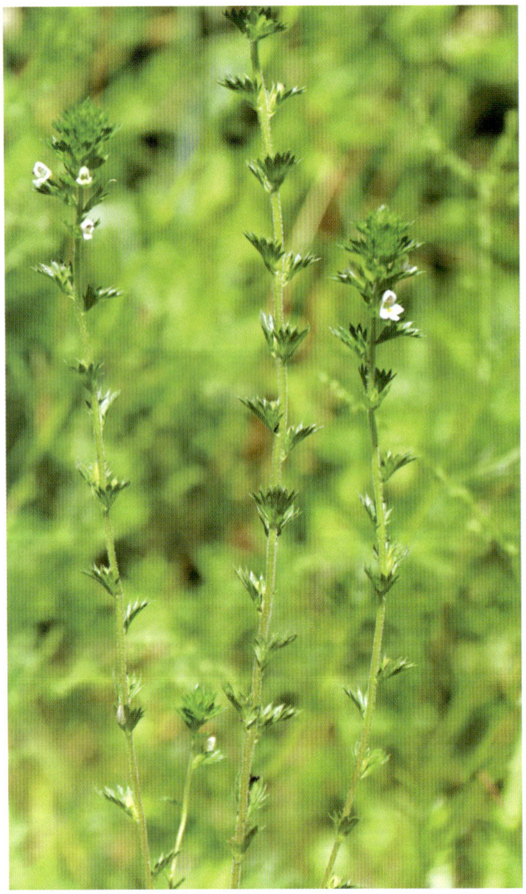

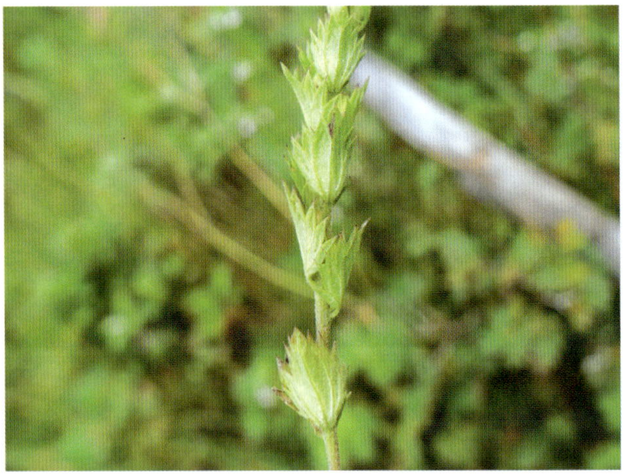

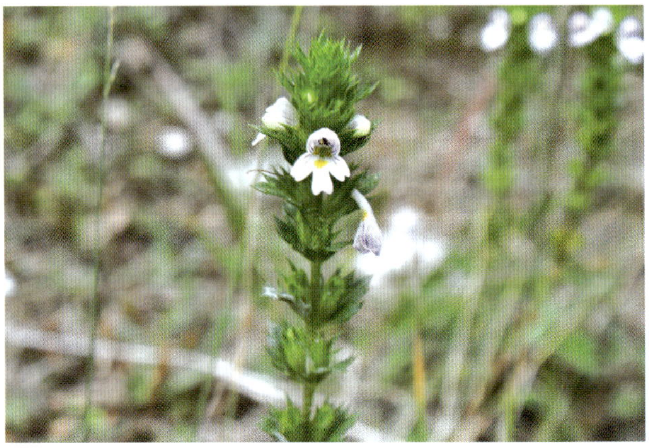

【生 活 型】一年生中生草本。

【花 果 期】花期 7~8 月，果期 9 月。

【生　　境】生于山地草甸、草甸草原、林缘、灌丛。

【功能主治】全草（小米草）：清热解毒，利尿。用于热病口渴，头痛，肺热咳嗽，咽喉肿痛，热淋，小便不利，口疮，痈肿。

疗齿草属 *Odontites* Ludwig

一年生草本。茎直立，稍分枝。叶对生，边缘具锯齿。总状花序长而顶生；花梗极短；花萼钟状，4 等裂；花冠二唇形，上唇直立，略呈盔状，顶部微凹或 2 浅裂，下唇 3 裂；雄蕊 4，二强，药室略叉开，基部凸尖。蒴果矩圆形，略扁，室背开裂。种子多数，有纵翅。

鄂伦春有 1 种。

· 疗齿草

【别名】齿叶草

Odontites vulgaris Moench

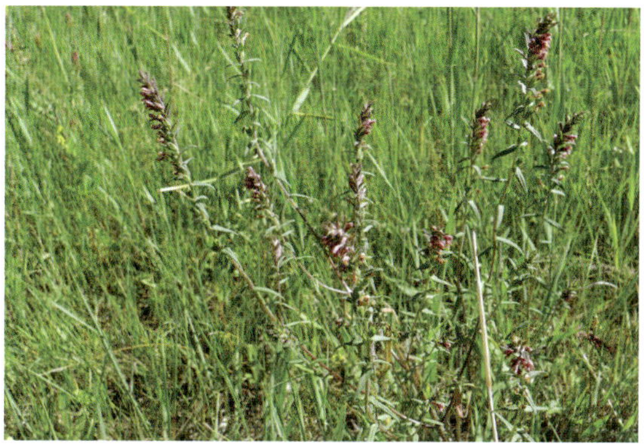

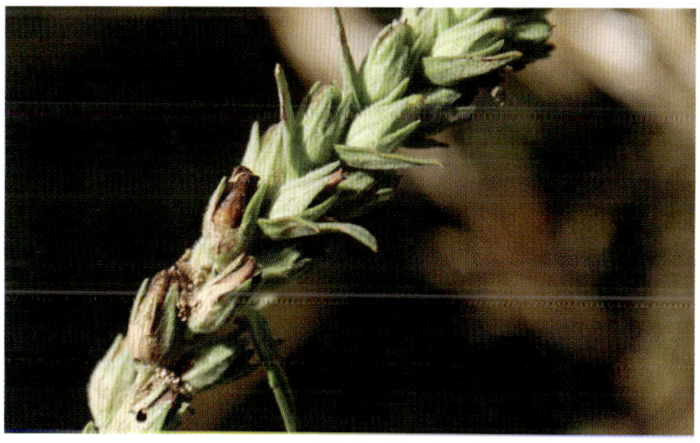

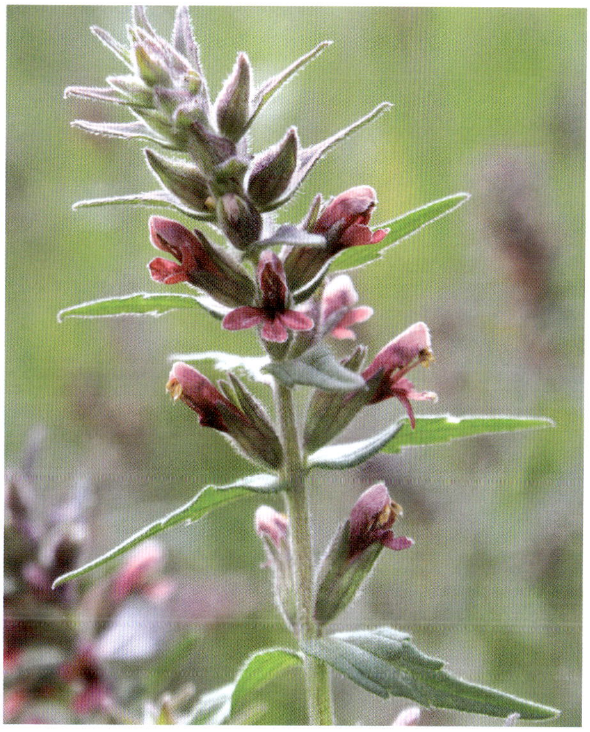

【生 活 型】一年生广幅中生草本。

【花 果 期】花期 7~8 月，果期 8~9 月。

【生　　境】生于森林带和草原带的低湿草甸及水边。

【功能主治】全草（疗齿草）：清热燥湿，凉血止痛。用于肝火头疼，肝胆瘀热，瘀血作痛，肝火头痛，胁痛。

【民族应用】

▪ 蒙古族

地上部分（宝日 - 巴西嘎）：清血热，止刺痛，解毒。用于血热，血、协日热，血刺痛，偏头痛，痧症，肝热，宝日相搏，产褥热。

*附　注 | 该种为鄂伦春“四普”新分布。

松蒿属　*Phtheirospermum* Bunge ex Fisch. et C. A. Mey.

一年生或多年生草本。具腺毛。叶对生，羽状分裂。花生于上部叶腋，具短梗，无小苞片；花萼钟状，5裂，裂片全缘至羽状分裂；花冠二唇形，上唇短而直立，略呈盔状，2浅裂，裂片边缘外卷，下唇较长而宽，3裂，有2条皱褶；雄蕊4，二强，前方1对较长，药室基部延长成短芒；花柱细长，柱头匙形，2短裂。蒴果扁平，先端具喙，室背开裂。种子多数，细小，卵形，表面膜质网状。

鄂伦春有1种。

·松　蒿

【别名】小盐灶草

Phtheirospermum japonicum (Thunb.) Kanitz

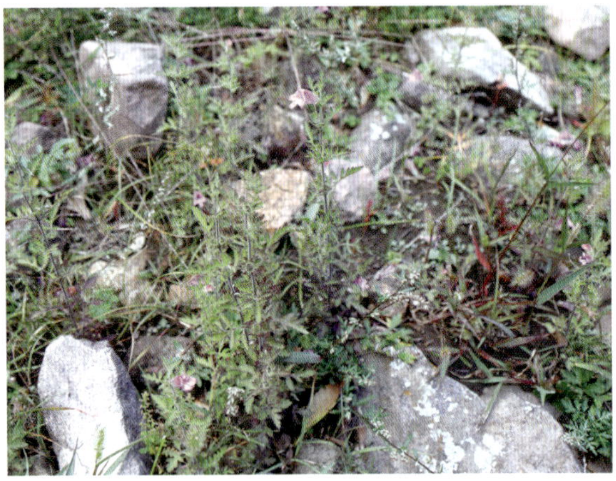
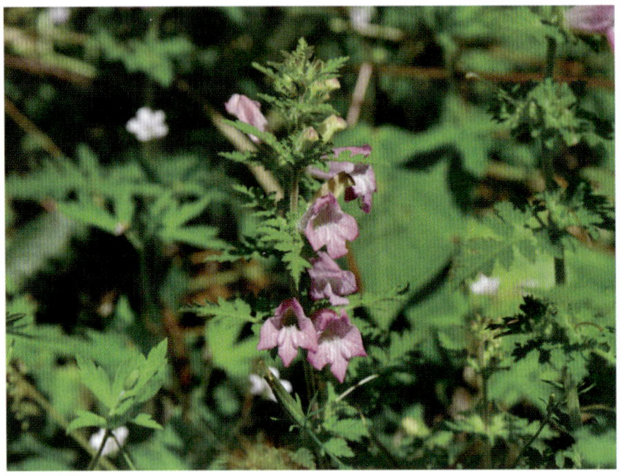

【生 活 型】一年生中生草本。

【花 果 期】花、果期8~9月。

【生　　境】生于森林草原带和草原带的山地灌丛或沟谷草甸。

【功能主治】全草（松蒿）：清热，利湿。用于湿热黄疸，水肿。

*附　注 | 该种为鄂伦春"四普"新分布。

马先蒿属　*Pedicularis* L.

多年生或一年生草本，常为半寄生或半腐生。叶互生、对生或轮生，具齿或羽状分裂。花为顶生的总状或穗状花序；花萼筒状钟形或多少坛状，膜质、草质或革质，其上具明显的纵脉，不等的4~5齿裂，稀2浅裂，有的在前面开裂；花冠管圆筒形，花冠二唇形，上唇盔状，顶端呈圆形，先端伸出或长或短的喙，稀无喙，或具小齿，下唇3裂；雄蕊4，二强，内藏，花丝2对均被毛或其中1对被毛；子房2室，有胚珠4至多数，花柱细长，柱头头状。蒴果多少卵圆形，顶端尖，室背开裂。种子卵形或矩圆形，具网状或蜂窝状孔纹。

鄂伦春有4种。

分种检索表

1a. 叶互生，稀部分对生。

2a. 花冠上唇先端无喙或仅有极小的凸尖，不呈钩状弯曲……………**大花马先蒿 *P. grandiflora***

2b. 花冠上唇先端钩状或镰状，常有喙或小齿。

3a. 花冠上唇先端具1对小齿……………………………………**红纹马先蒿 *P. striata***

3b. 花冠上唇先端狭缩成喙，由短而直至伸长为象鼻状或呈“S”字形……………………………………………………………**返顾马先蒿 *P. resupinata***

1b. 叶轮生……………………………………………………………**穗花马先蒿 *P. spicata***

·大花马先蒿

【别名】野苏子

Pedicularis grandiflora Fisch.

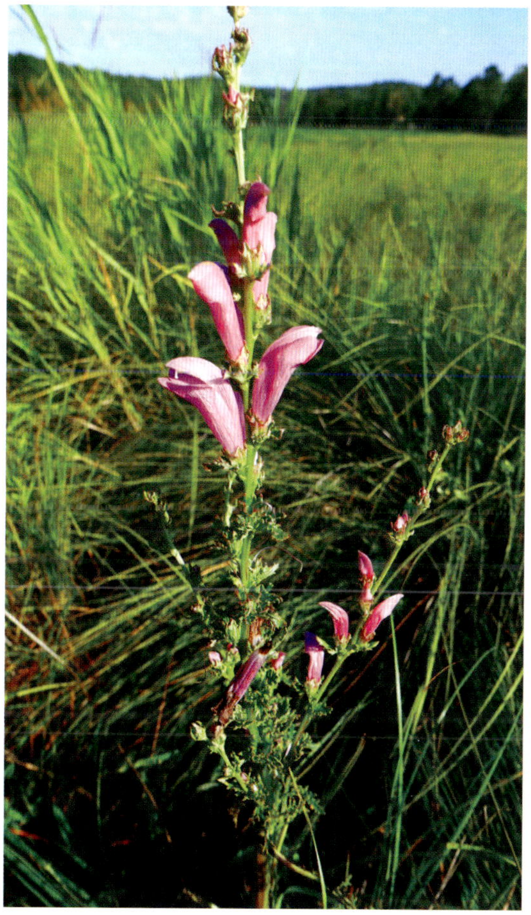

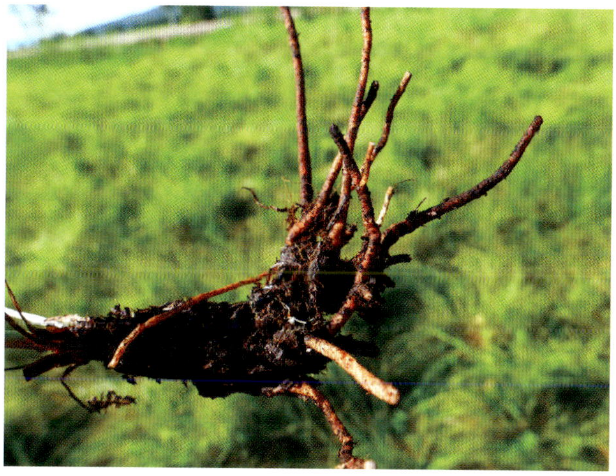

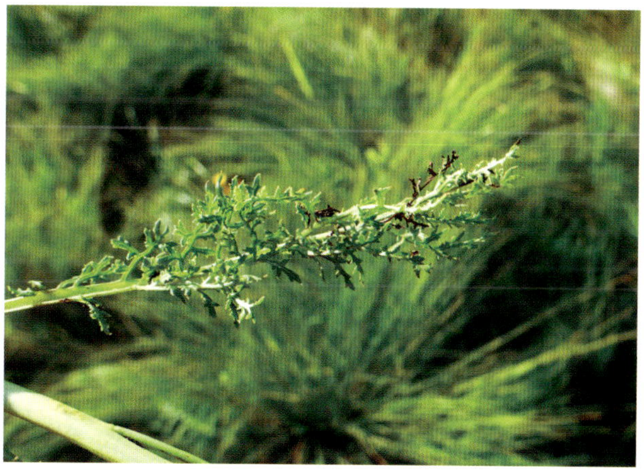

【生 活 型】多年生湿中生草本。

【花 果 期】花期 7~8 月，果期 8~9 月。

【生　　境】生于森林带的沼泽草甸。

【功能主治】茎、叶、根（野苏子）：祛风，胜湿，利尿。用于风湿关节痛，小便不畅，尿路结石，带下，疥疮等。

• 红纹马先蒿

【别名】细叶马先蒿

Pedicularis striata Pall.

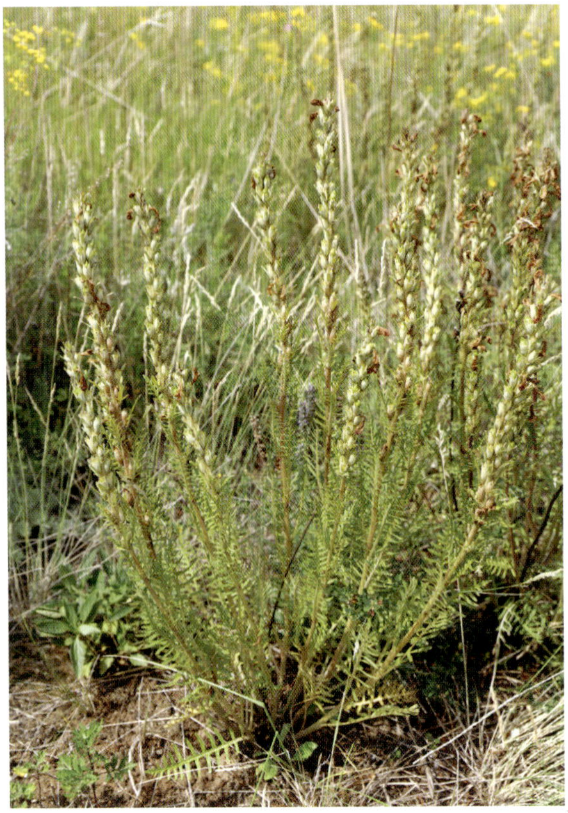

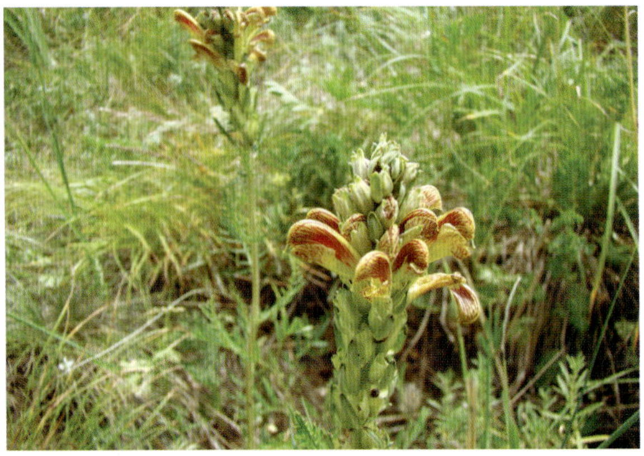

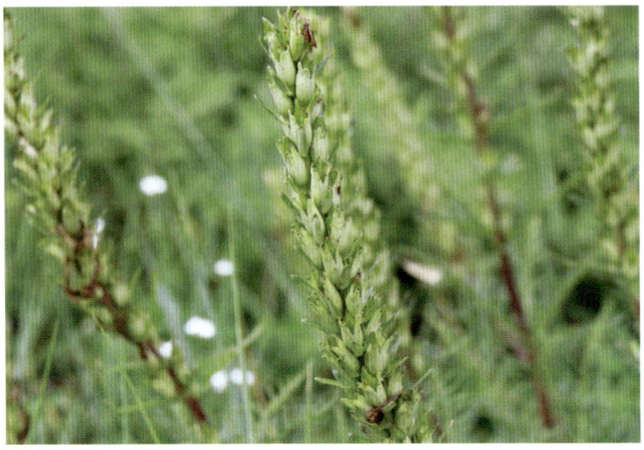

【生 活 型】多年生中生草本。

【花 果 期】花期 6~7 月，果期 8 月。

【生　　境】生于森林带和草原带的山地草甸草原、林缘草甸、疏林。

【功能主治】全草（红纹马先蒿）：温肾壮阳，利水消肿。用于肾阳虚衰证，肾阳虚衰之水肿、小便不利。

【民族应用】

■ 蒙古族

全草（协日 – 浩宁 – 额布尔 – 其其格）：收扩散之毒，清热，固精。用于毒性扩散，中毒性遗精，关节筋骨疼痛。

*附　注 | 该种为鄂伦春“四普”新分布。

· 返顾马先蒿

【别名】马矢蒿、马尿泡

Pedicularis resupinata L.

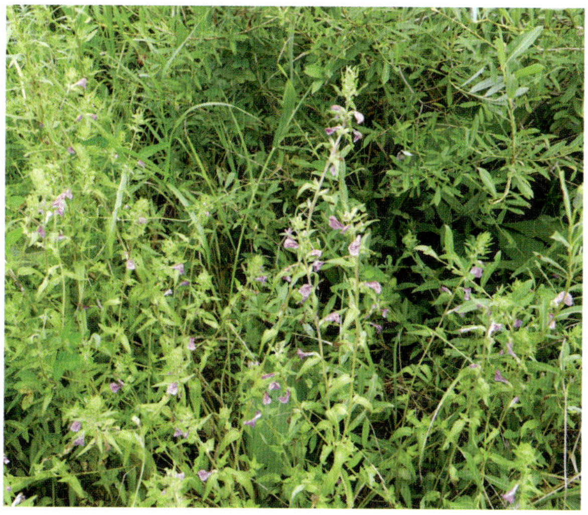

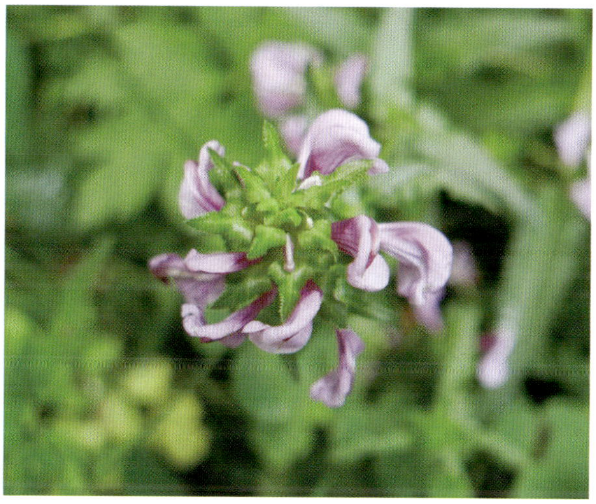

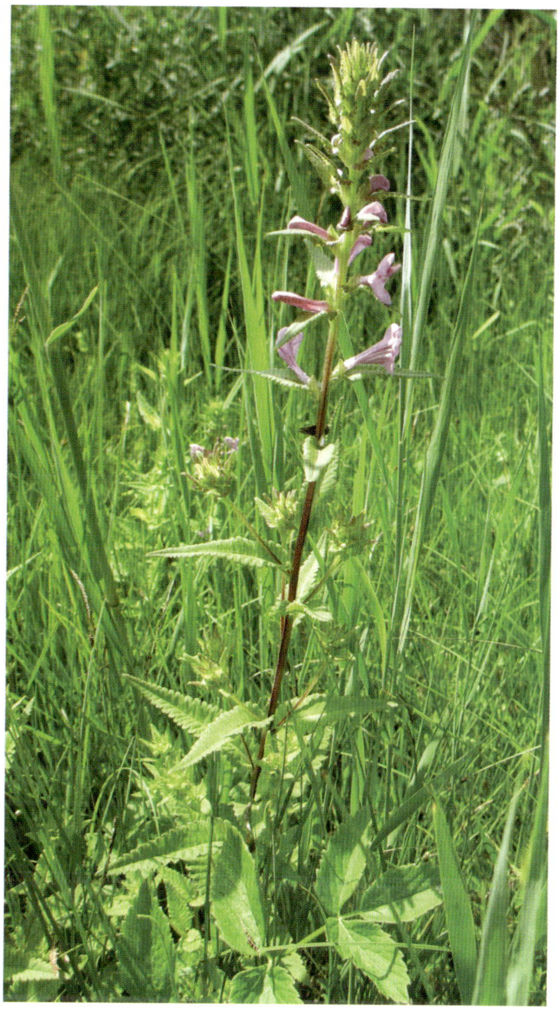

【生 活 型】多年生中生草本。

【花 果 期】花期 6~8 月，果期 7~9 月。

【生　　境】生于森林带和草原带的山地林下、林缘草甸、沟谷草甸。

【功能主治】全草（返顾马先蒿）：祛风湿，利尿。用于风湿关节疼痛，石淋，小便不畅，白带异常，疥疮。

【民族应用】

▪ 蒙古族

全草（好宁－额布日－其其格）：清热，解毒。用于急性胃肠炎，食物中毒，肉类中毒症。

*附　注｜该种为鄂伦春"四普"新分布。

·穗花马先蒿

Pedicularis spicata Pall.

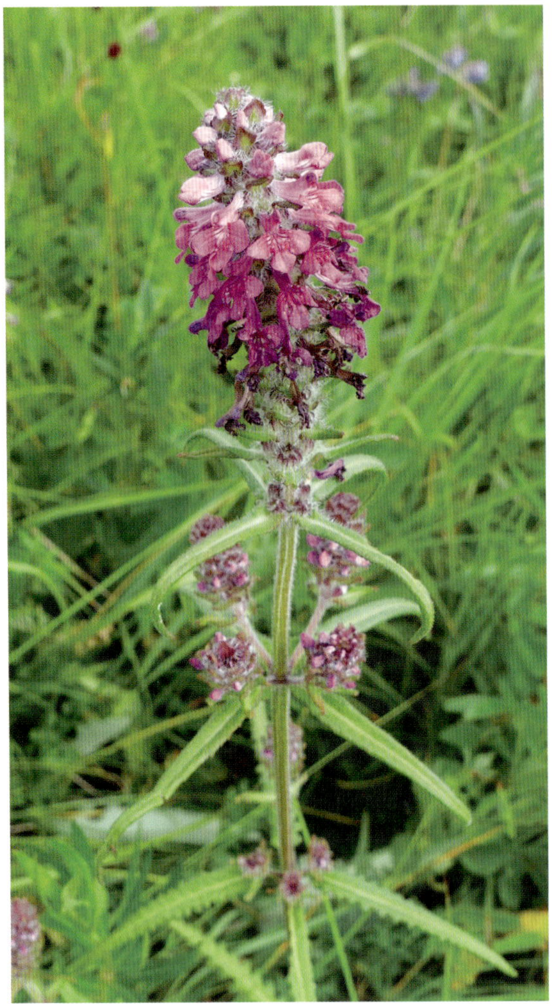
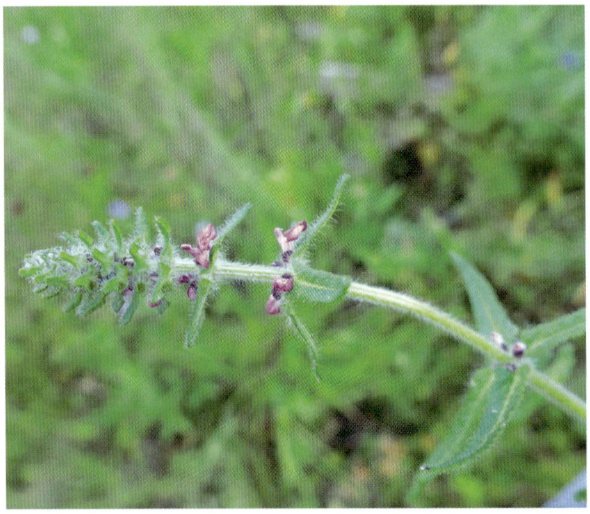
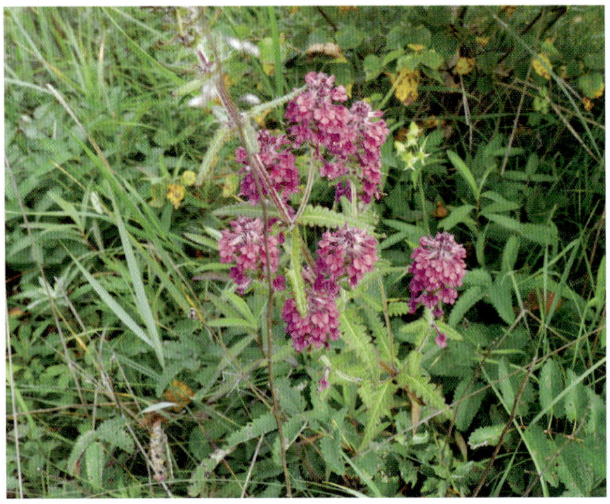

【生 活 型】一年生中生草本。

【花 果 期】花期 7~8 月，果期 9 月。

【生　　境】生于森林带和森林草原带的山地林缘草甸、河滩草甸、灌丛。

【功能主治】根（穗花马先蒿）：祛风湿，利尿。用于风湿关节疼痛，石淋，小便不畅，白带异常，疥疮。

【民族应用】

■ 蒙古族

全草（好您－额伯日－其其格）：清热，解毒。用于急性肠炎，食物中毒，肉类中毒症。

*附 注 | 该种为鄂伦春“四普”新分布。

阴行草属　*Siphonostegia* Benth.

一年生草本。通常被毛。叶对生，羽状分裂。花近无梗或具短梗；萼基部有 2 小苞片，组成顶生的总状花序；萼长管状，有 10 脉，5 裂，裂片条形，等长；花冠黄色或带紫色，二唇形，上唇直立，盔状，全缘，下唇 3 裂；雄蕊 4，二强，内藏。蒴果长椭圆形，包于宿存的萼管内，室背开裂。种子多数，细小。

鄂伦春有 1 种。

・阴行草

【别名】刘寄奴、金钟茵陈

Siphonostegia chinensis Benth.

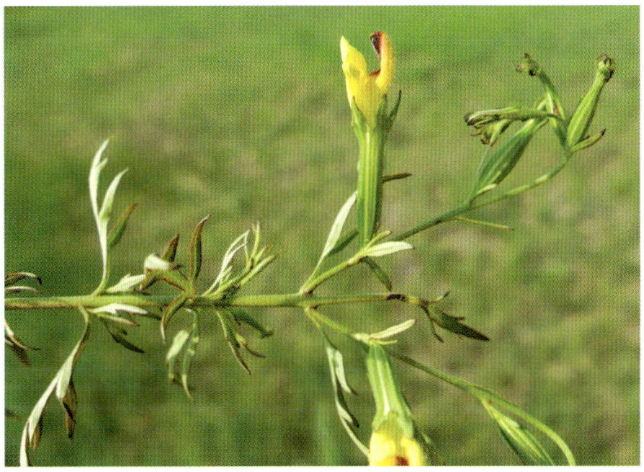

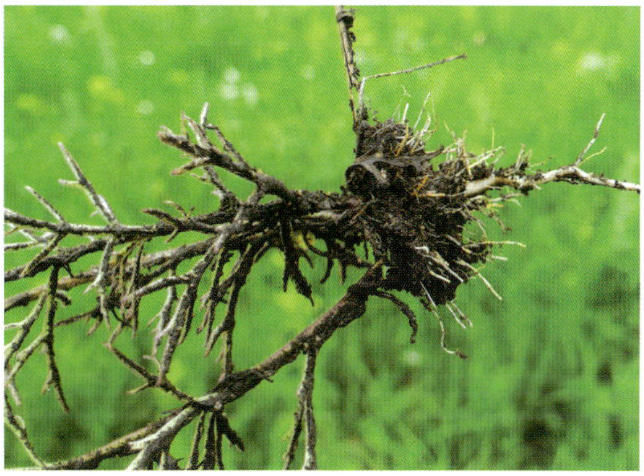

【生 活 型】一年生中生草本。

【花 果 期】花期 7~8 月，果期 8~9 月。

【生　　境】生于森林带和草原带的山坡草地。

【功能主治】全草（阴行草）：清利湿热，凉血祛瘀。用于黄疸性肝炎，尿路结石，小便不利，便血，外伤出血。

腹水草属　*Veronicastrum* Heist. ex Fabric.

多年生草本。具根茎，根幼嫩时密被黄色茸毛。叶互生、对生或轮生。总状花序穗状，顶生或腋生；花萼 5 深裂；花冠 4 裂，近相等或上部裂片较大，筒部长，占全长的 1/2 以上；雄蕊 2，着生于花冠筒后方，明显伸出花冠之外；花柱细长，柱头为花柱的延伸，不为头状。蒴果卵形。种子多数，椭圆状或矩圆形，具网纹。

鄂伦春有 1 种。

· 草本威灵仙

【别名】轮叶婆婆纳、斩龙剑

Veronicastrum sibiricum (L.) Pennell

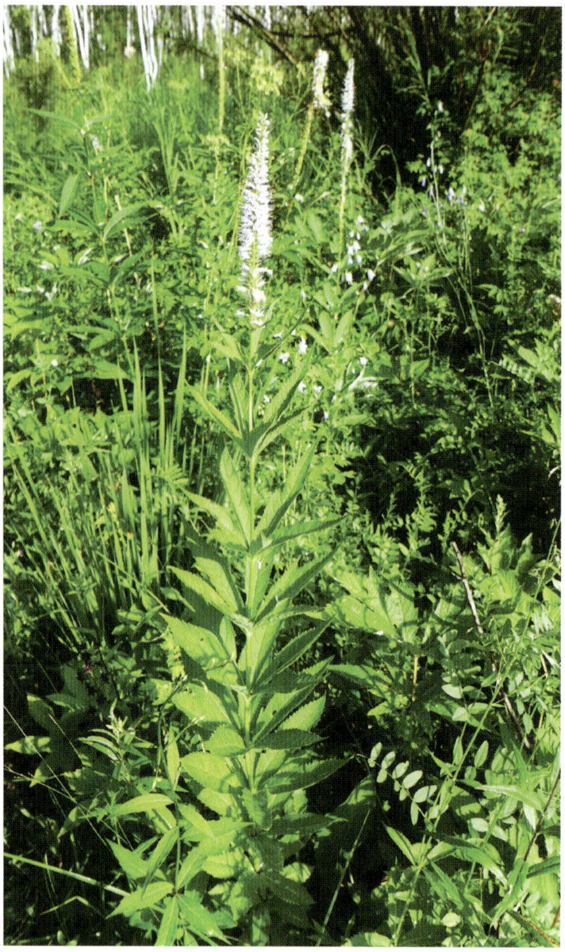

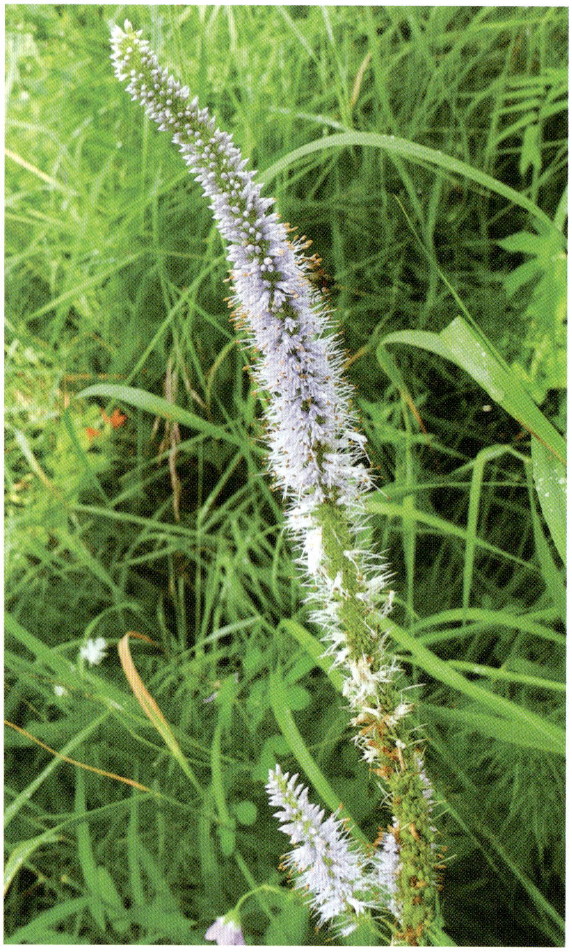

【生 活 型】多年生中生草本。

【花 果 期】花期 6~7 月，果期 8 月。

【生　　境】生于森林带和草原带的山地阔叶林林下、林缘草甸及灌丛。

【功能主治】全草（斩龙剑）：祛风除湿，解毒消肿，止痛止血。用于风湿腰腿痛，膀胱炎；外用于创伤出血。

*附　注 ｜ 该种为鄂伦春“四普”新分布。

穗花属　*Pseudolysimachion* (W. D. J. Koch) Opiz

多年生草本。叶对生，少互生。总状花序长穗状，顶生；具苞片，无小苞片；花萼 4 裂；花冠近辐状，4 裂，不等大，后方 1 枚大而宽，前方 1 枚小而窄，有时稍二唇形，筒部短，占全长的 1/2 以上；雄蕊 2，花开后露出花冠；柱头头状。蒴果卵球形，稍扁，具 2 纵凹沟，顶端微凹。种子每室 1 至多数。

鄂伦春有 3 种。

分种检索表

1a. 叶互生，有时下部的对生，叶条形至倒披针状条形……………………**细叶穗花 *P. linariifolium***

1b. 叶对生，有时上部的互生。

2a. 叶三角状卵形至三角状披针形，有的下部羽裂，基部心形至截形，先端钝尖或锐尖；花白色……………………**大穗花 *P. dauricum***

2b. 叶披针形，基部浅心形、圆形或宽楔形，先端渐尖至长渐尖；花蓝色……………………**兔儿尾苗 *P. longifolium***

·细叶穗花

【别名】细叶婆婆纳、细叶水蔓菁

Pseudolysimachion linariifolium (Pall. ex Link) Holub

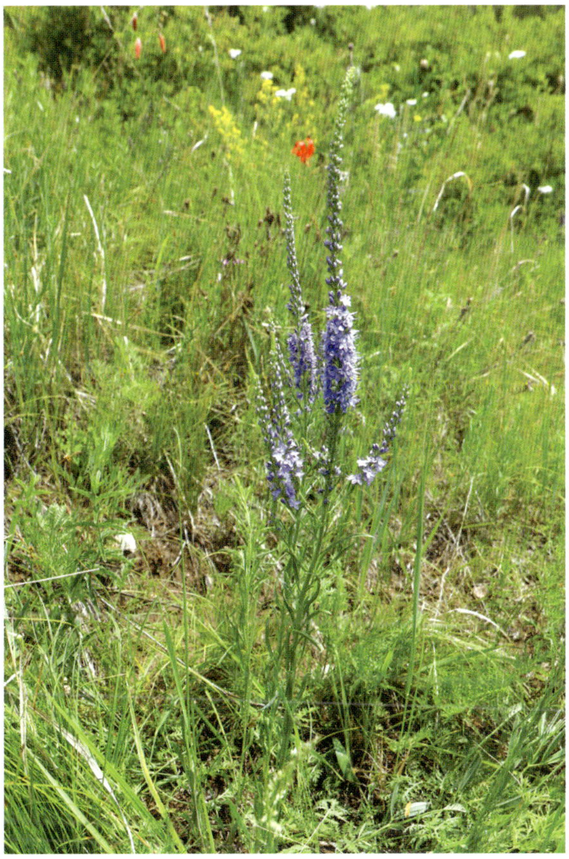

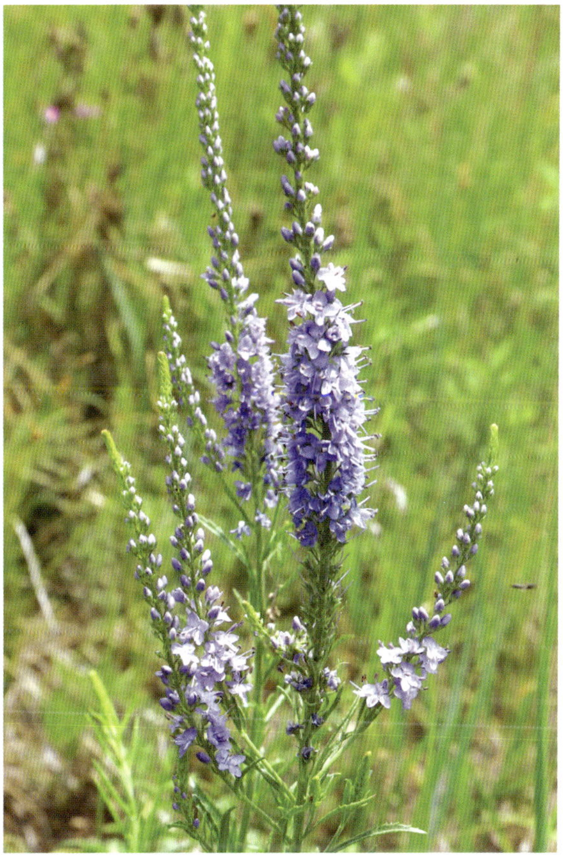

【生 活 型】多年生旱中生草本。

【花 果 期】花期 7~8 月，果期 8~9 月。

【生　　境】生于森林带和草原带的山坡草地、灌丛。

【功能主治】全草（水蔓菁）：清热解毒，化痰止咳。用于肺热咳喘，肺脓肿，咳吐脓血，疮疖肿毒，皮肤湿疹，风疹瘙痒。

*附　注｜该种为鄂伦春“四普”新分布。

·大穗花

【别名】大婆婆纳、灯笼草

Pseudolysimachion dauricum (Steven) Holub

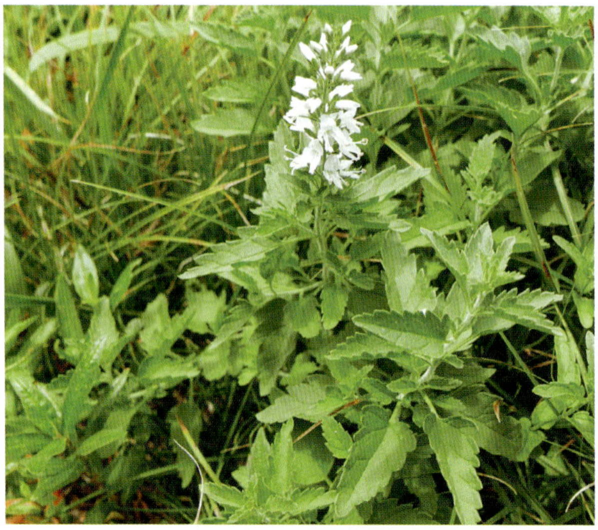

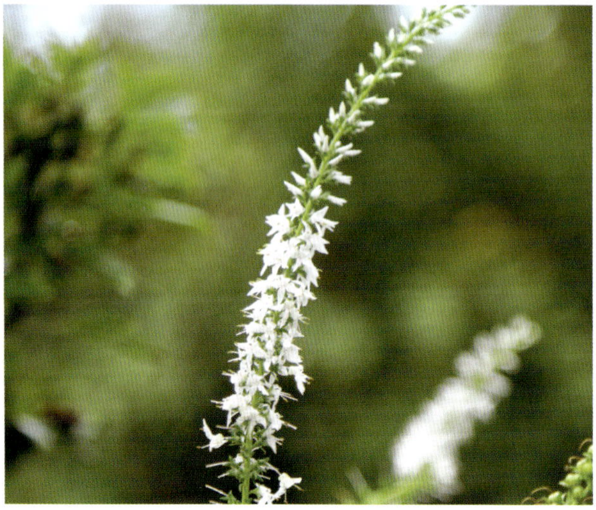

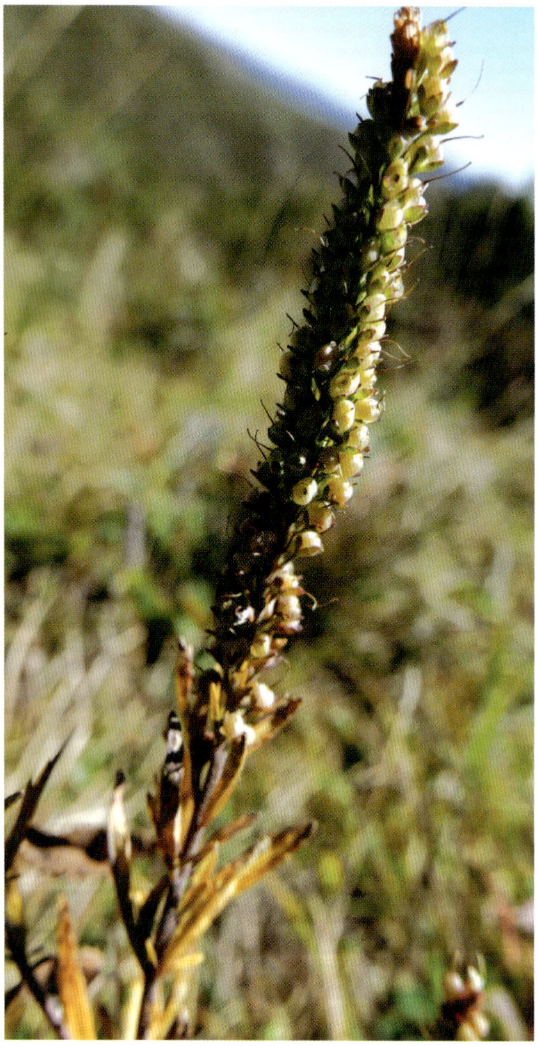

【生 活 型】多年生中生草本。

【花 果 期】花期 7~8 月，果期 9 月。

【生　　境】生于森林带和草原带的山坡、沟谷、岩隙、沙丘低地的草甸及路边。

【功能主治】全草（大婆婆纳）：祛风除湿，壮腰，截疟。用于风湿热痹，肾虚腰痛。

*附　注｜该种为鄂伦春“四普”新分布。

·兔儿尾苗

【别名】长尾婆婆纳、长叶婆婆纳、长叶水苦荬

Pseudolysimachion longifolium (Linnaeus) Opiz

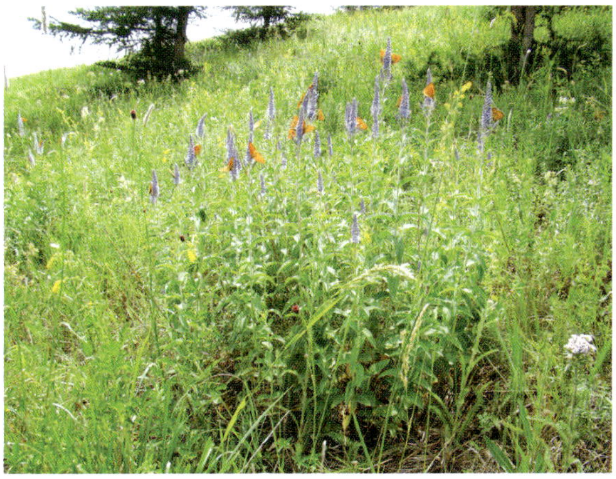
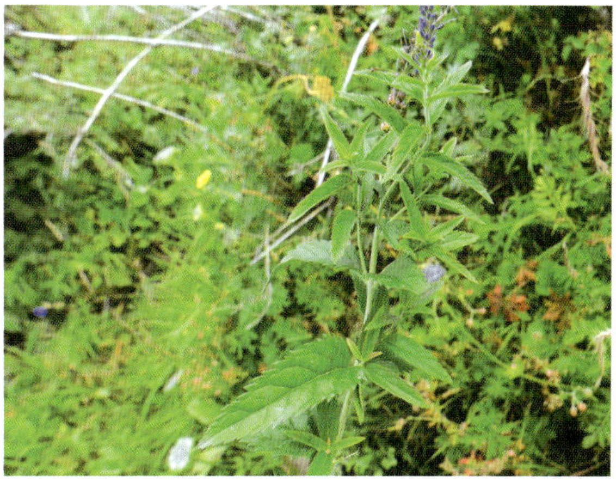
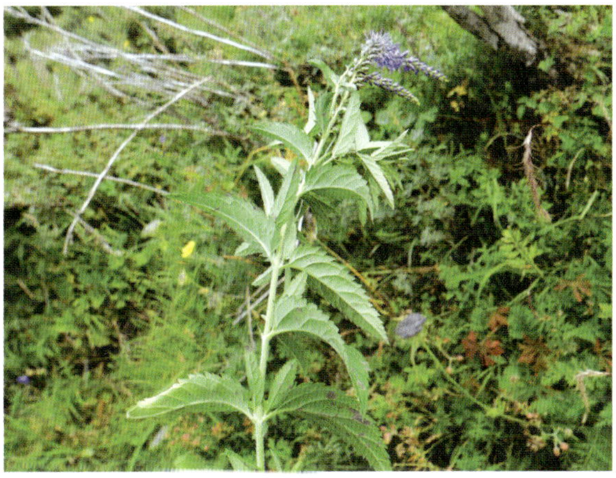
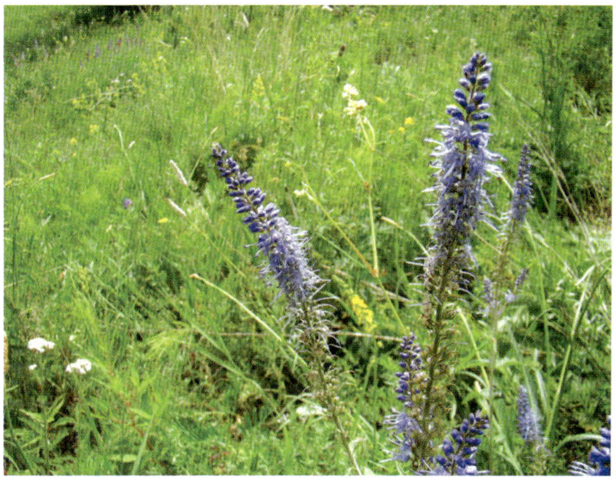

【生 活 型】多年生中生草本。

【花 果 期】花期 7~8 月，果期 8~9 月。

【生 境】生于森林带和草原带的山地林下、林缘草甸、沟谷及河滩草甸。

【功能主治】全草(兔儿尾苗)：祛风除湿，解毒止痛。用于风湿腰腿痛，咳嗽，支气管炎，膀胱炎。

*附 注 | 该种为鄂伦春 “四普” 新分布。

角蒿属 *Incarvillea* Juss.

草本。叶互生，单叶或二至三回羽状复叶，裂片狭。花大，黄色或红色，为顶生总状花序；花萼钟状，5 裂；花冠长漏斗形，呈二唇状，裂片 5；雄蕊 4，二强，内藏；花盘环状；子房 2 室，胚珠在每一胎座上 1~2 列。蒴果。种子有翅。

鄂伦春有 1 种。

·角　蒿

【别名】羊角草、羊角蒿、透骨草

Incarvillea sinensis Lam.

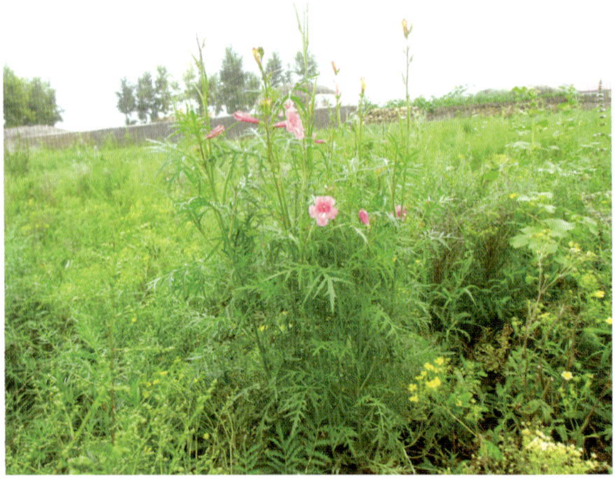

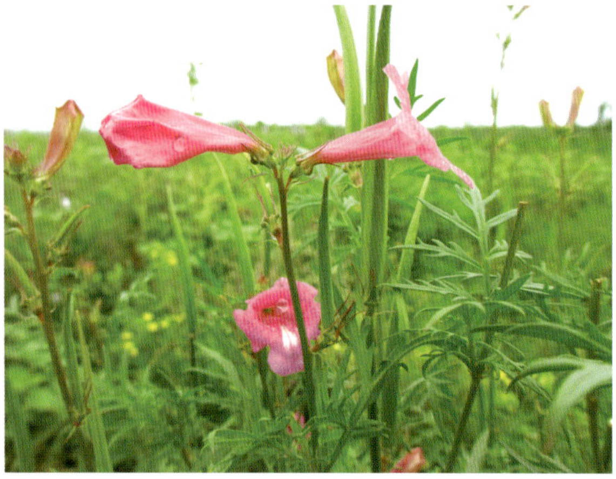

【生 活 型】一年生中生草本。

【花 果 期】花期 6~8 月，果期 7~9 月。

【生　　境】生于森林带和草原带的山地、沙地、河滩、河谷，也散生于田野、撂荒地或路边、宅旁。

【功能主治】全草（角蒿）：祛风湿，解毒，杀虫。用于风湿痹痛，跌打损伤，口疮，齿龈溃烂，耳疮，湿疹，疥癣，滴虫阴道炎。

【民族应用】

▪ 蒙古族

地上部分（乌兰－套鲁玛）：止咳，燥协日乌素，助赫依运行，止痛，润肠。用于肺热，肺脓肿，中耳炎，耳聋，协日乌素病，便秘。

列当属 *Orobanche* L.

一年生或多年生根寄生草本。茎单生或分枝，圆柱形，肉质，常在基部增粗，具互生的鳞片状叶。花序为稠密、疏散或间断的穗状花序或总状花序；苞片 1，小苞片 2 或无；花萼合生，钟状，具 4~5 尖齿或在向花序轴方向裂开，2 深裂，每裂片全缘或再 2 齿裂；花冠管状、钟状或漏斗状，在喉部多少膨大，二唇形，上唇常 2 裂，下唇 3 裂；雄蕊内藏，花药无毛或被柔毛，顶端具骤尖头。蒴果 2 瓣开裂。种子多数。

鄂伦春有 1 种。

·列　当

【别名】兔子拐棍、独根草、兔子腿

Orobanche coerulescens Steph.

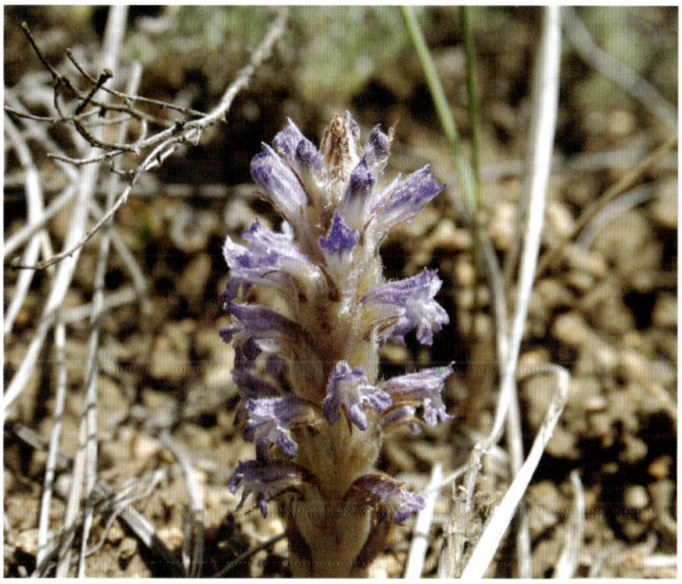

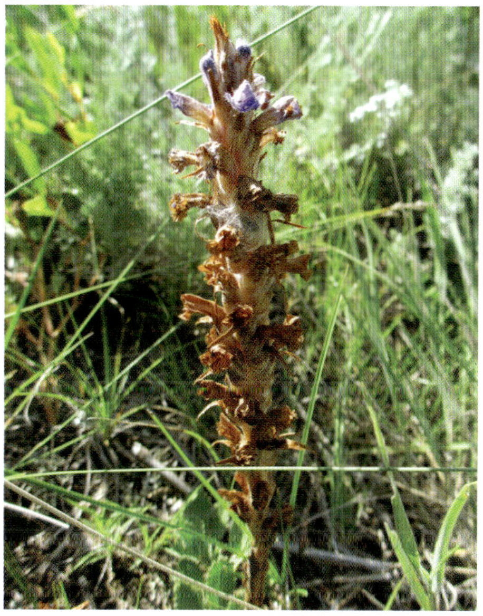

【生 活 型】二年生或多年生根寄生肉质草本。

【花 果 期】花期 6~8 月，果期 8~9 月。

【生　　境】寄生于蒿属植物的根上，生于固定或半固定沙丘、向阳山坡、山沟草地上。

【功能主治】全草（列当）：补肾助阳，强筋骨，润肠。用于肾虚阳痿，腰膝冷痛，遗精，宫冷不孕，性功能减退，小儿佝偻病，筋骨软弱，肠燥便秘；外用于小儿肠炎等。

【民族应用】

■ 蒙古族

全草（特木根 - 苏乐）：用于炭疽。

■ 鄂伦春族

全草、根茎（挨母出哈，兔子拐棒）：温肾散寒，壮阳健骨。用于肾寒腰膝冷痛，肾虚阳痿，遗精，体虚，多汗等。

车前属 *Plantago* L.

草本。叶通常基生，有时互生或对生，基部鞘状。穗状花序生于花葶上部；花小，两性，辐射对称，着生于苞片腋部；花萼膜质，4裂，裂片背部中央常有1龙骨状突起，宿存；花冠干膜质，淡绿色，4裂，裂片覆瓦状排列；雄蕊4，着生于花冠筒上，和花冠裂片互生，花丝较长，花药2室，纵裂，丁字形着生；子房上位，1~4室，每室有胚珠1至多数，中轴胎座或基底胎座，花柱丝状，柱头2裂。果实为盖裂蒴果或骨质坚果。种子小，1至多数，通常盾形或矩圆形，种皮薄，胚直立，稀弯曲，胚乳丰富。

鄂伦春有2种。

分种检索表

1a. 直根……………………………………平车前 ***P. depressa***

1b. 须根……………………………………车前 ***P. asiatica***

• 平车前

【别名】车前草、车轱辘菜、车串串

Plantago depressa Willd.

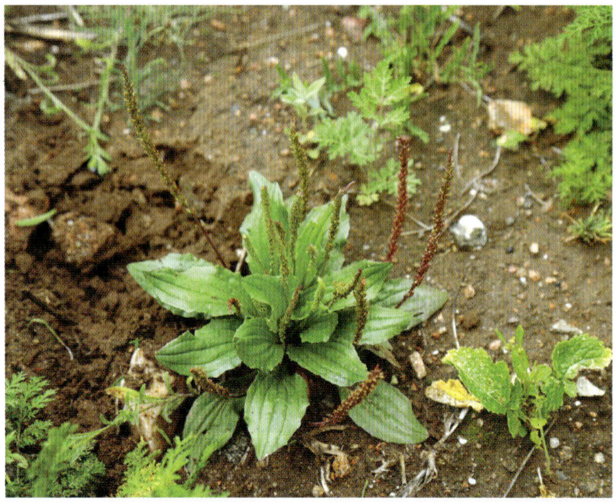

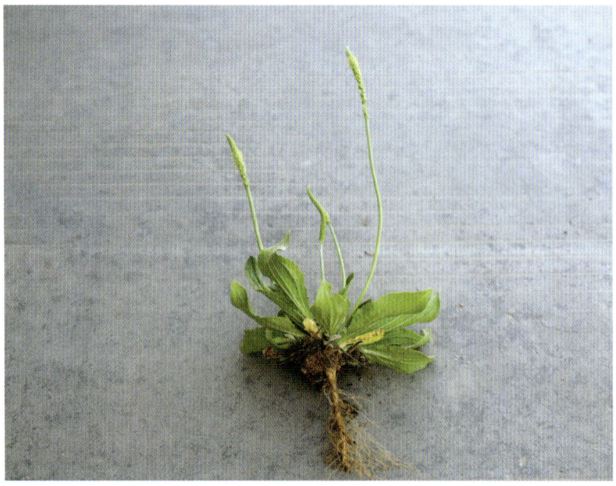

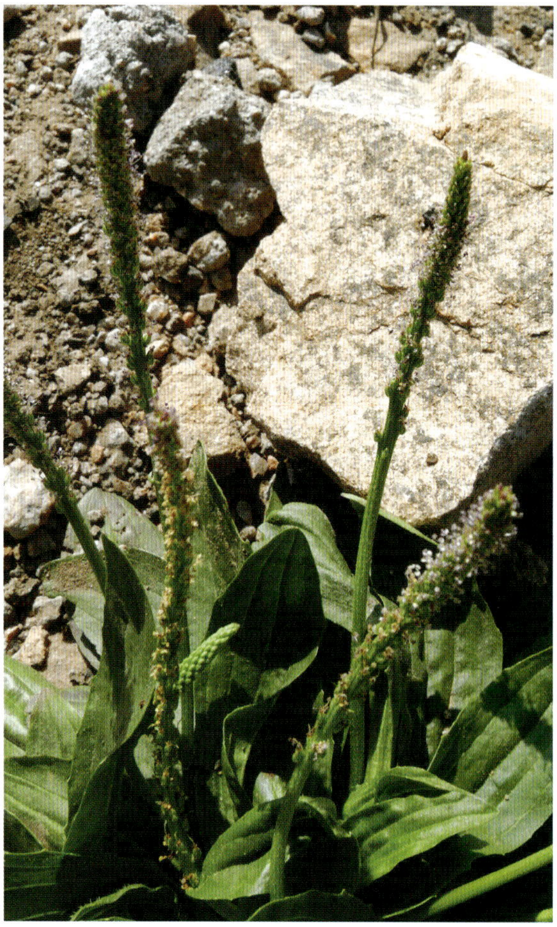

【生 活 型】一年生或二年生中生草本。

【花 果 期】花、果期 6~10 月。

【生　　境】生于草甸、轻度盐化草甸，也见于路旁、田野、居民点附近。

【功能主治】

（1）种子（车前子）：清热利尿通淋，渗湿止泻，明目，祛痰。用于热淋涩痛，水肿胀满，暑湿泄泻，目赤肿痛，痰热咳嗽。

（2）全草（车前草）：清热利尿通淋，祛痰，凉血，解毒。用于热淋涩痛，水肿尿少，暑湿泄泻，吐血衄血，痰热咳嗽，痈肿疮毒。

【民族应用】

▪ 蒙古族

种子（乌和尔 - 乌尔格讷）：止泻，利尿，燥协日乌素，疗伤，止血。用于肠痧，热性腹泻，尿闭，尿血，鼻衄，小便淋痛，水肿，刀伤。

▪ 鄂温克族

全草（平车前）：止血，消肿。用于外伤，肺病。

·车　前

【别名】车轱辘菜、车轮草、车串串

Plantago asiatica L.

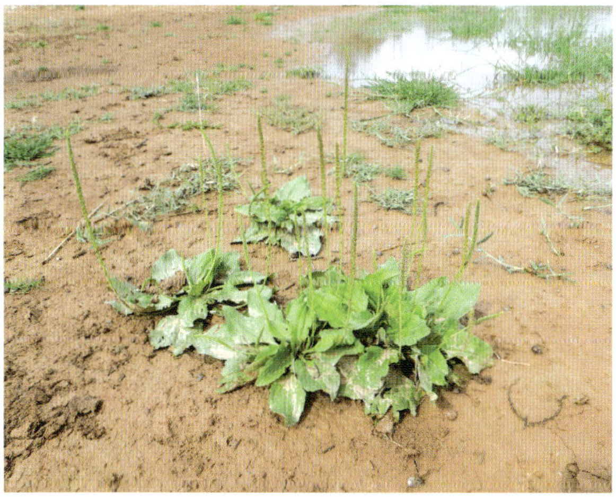

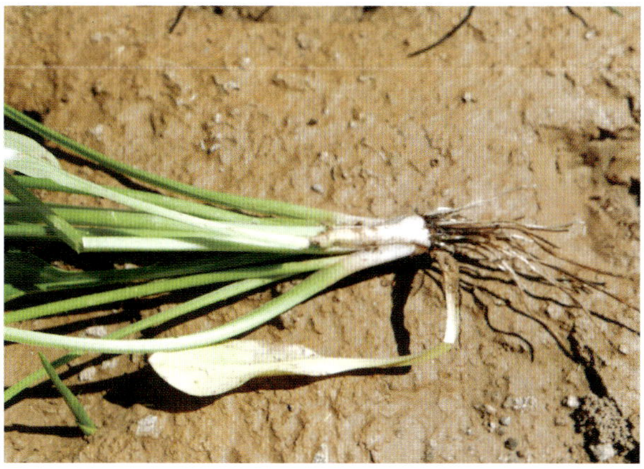

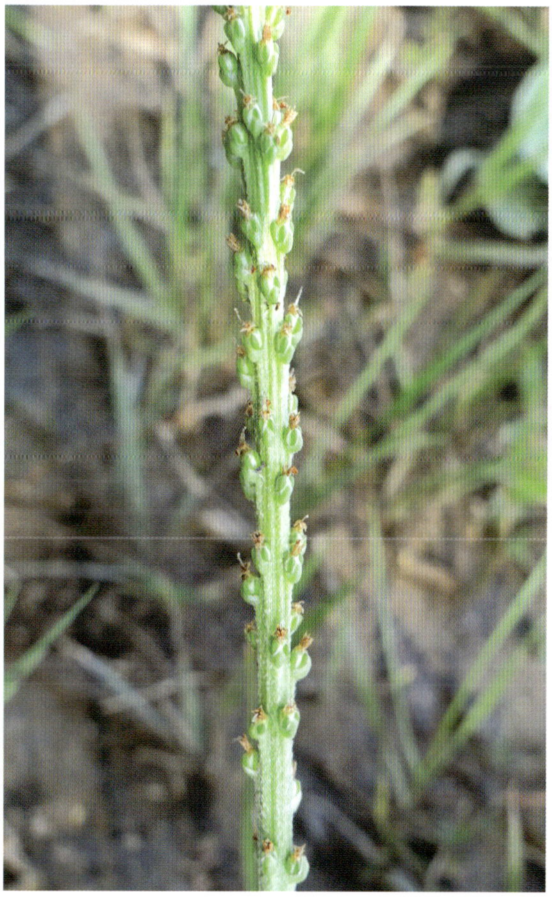

【生 活 型】多年生中生草本。

【花 果 期】花、果期 6~10 月。

【生　　境】生于草甸、沟谷、路边、耕地、田野。

【功能主治】

（1）种子（车前子）：清热利尿通淋，渗湿止泻，明目，祛痰。用于热淋涩痛，水肿胀满，暑湿泄泻，目赤肿痛，痰热咳嗽。

（2）全草（车前草）：清热利尿通淋，祛痰，凉血，解毒。用于热淋涩痛，水肿尿少，暑湿泄泻，吐血衄血，痰热咳嗽，痈肿疮毒。

【民族应用】

蒙古族

种子（乌和尔 - 乌尔格讷）：止泻，利尿，燥协日乌素，疗伤，止血。用于肠痧，热性腹泻，尿闭，尿血，鼻衄，小便淋痛，水肿，刀伤。

鄂伦春族

种子或全草（车轱辘菜）：用于水肿。

拉拉藤属 *Galium* L.

一年生或多年生草本。茎直立或蔓生，通常具 4 棱，有倒生刺或无。叶 4~10 枚轮生，无柄或稀有柄。花两性，稀单性，组成顶生或腋生聚伞花序或圆锥花序，稀单生；花萼筒卵形或球形，与子房合生，檐部具细齿或无齿；花冠筒短，檐部通常 4 裂，稀 3 裂；雄蕊 4，稀 3；子房下位，2 室，每室 1 粒胚珠，花柱 2，基部联合，柱头头状。果实双球形，由 2 个具 1 粒种子的果爿组成，有时仅有 1 分果成熟，表面光滑或具瘤状突起或被刺毛。

鄂伦春有 4 种。

分种检索表

1a. 叶 4（5）枚轮生。

  2a. 叶具 1 脉……**小叶猪殃殃 *G. trifidum***

  2b. 叶具 3 脉……**北方拉拉藤 *G. boreale***

1b. 叶 6~10 枚轮生。

  3a. 茎直立，植株无刺毛……**蓬子菜 *G. verum***

  3b. 茎常匍匐或攀缘上升，植株通常具刺毛……**大叶猪殃殃 *G. dahuricum***

• 小叶猪殃殃

【别名】三瓣猪殃殃、细叶四叶葎

Galium trifidum L.

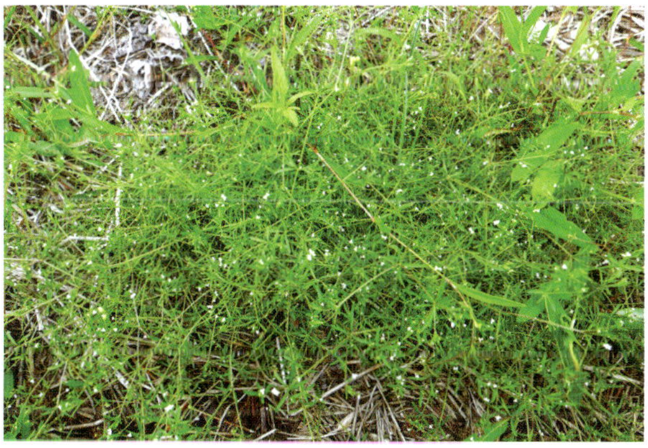

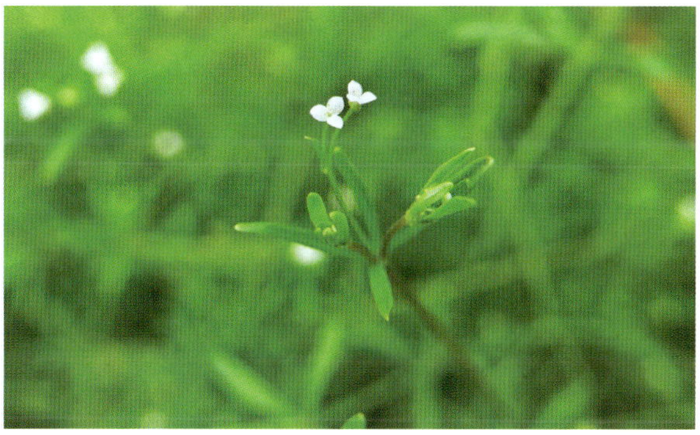

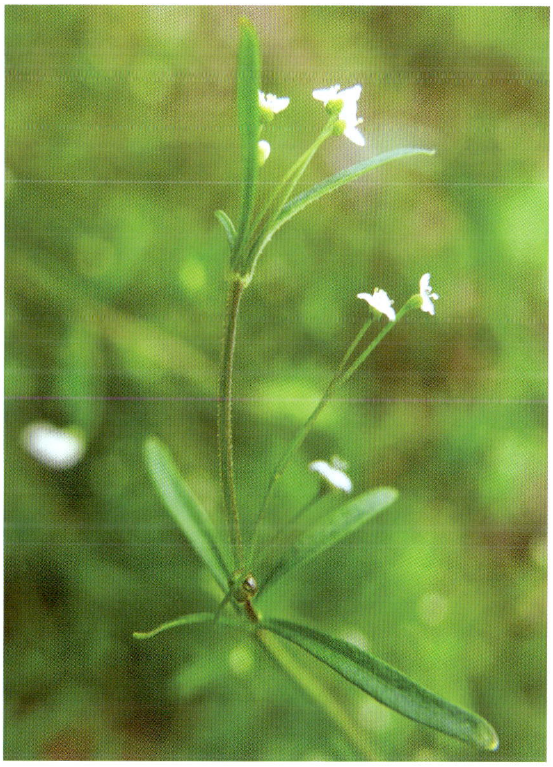

【生 活 型】多年生中生草本。

【花 果 期】花、果期 7~9 月。

【生　　境】生于森林带和草原带的河谷草甸、沼泽化草甸、水泡边、沙地。

【功能主治】全草（小叶猪殃殃）：祛风止痛，清热解毒。用于腰腿酸痛，头痛，疮痈肿毒，瘰疬，各种皮肤病，目赤肿痛。

【民族应用】

蒙古族

全草（查干 - 乌如木杜乐）：平息协日，止血，治伤，接骨，利尿。用于黄疸，不思饮食，头痛，尿血，各种出血，金伤，骨折。

· 北方拉拉藤

【别名】砧草

Galium boreale L.

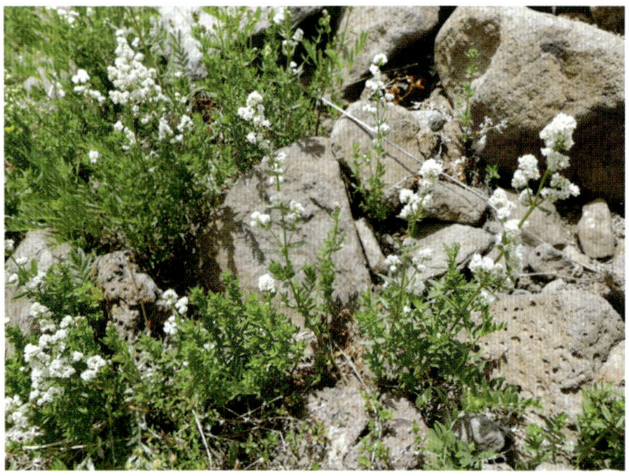

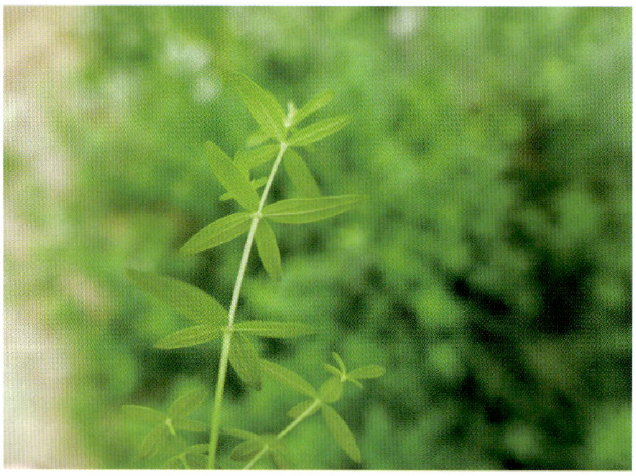

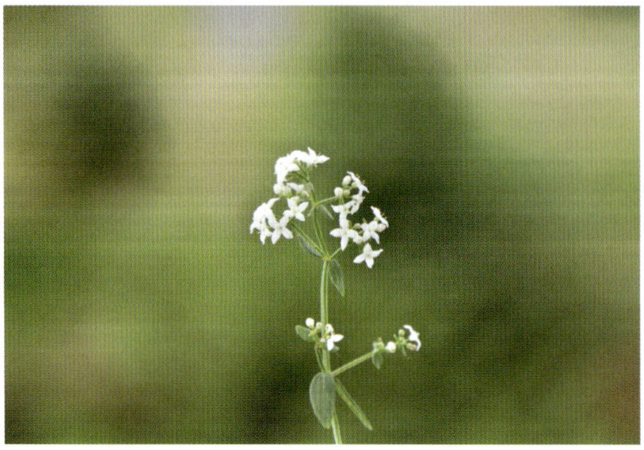

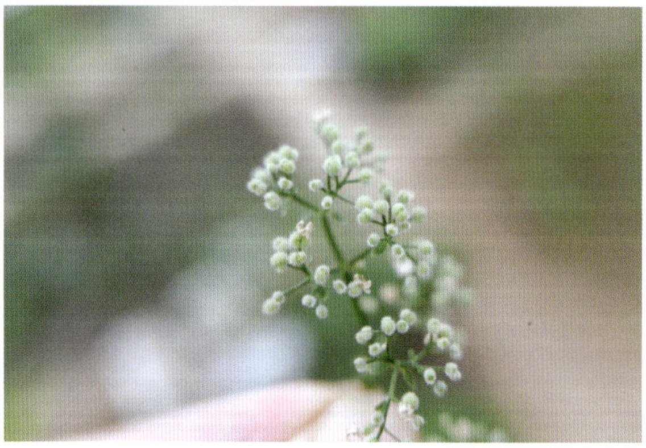

【生 活 型】多年生中生草本。

【花 果 期】花期 7 月，果期 9 月。

【生　　境】生于森林带和草原带的山地林下、林缘、灌丛、草甸。

【功能主治】全草（北方拉拉藤）：清热解毒，祛风活血。用于肺炎咳嗽，肾炎水肿，腰腿疼痛，闭经，痛经，带下，疮癣。

【民族应用】

■ 蒙古族

全草（查干 - 乌如木杜乐）：平息协日，止血，治伤，接骨，利尿。用于黄疸，不思饮食，头痛，尿血，各种出血，金伤，骨折。

· 蓬子菜

【别名】松叶草、疔毒蒿、黄米花

Galium verum L.

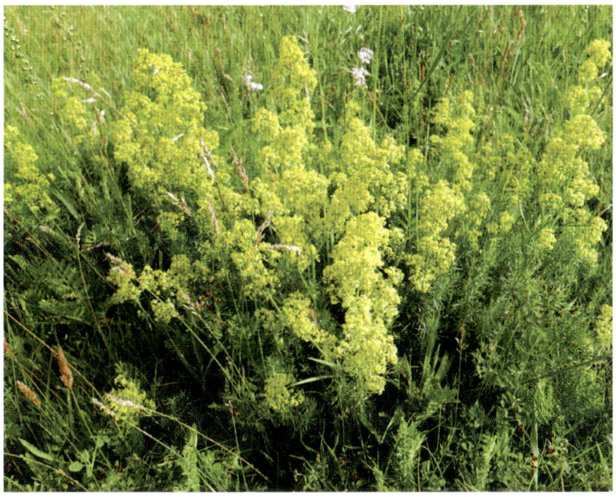

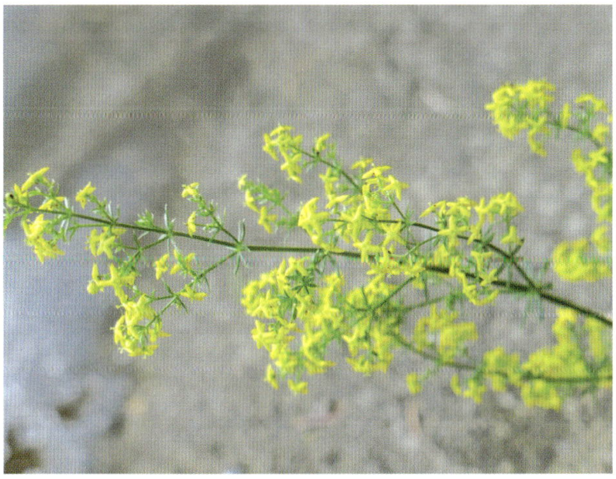

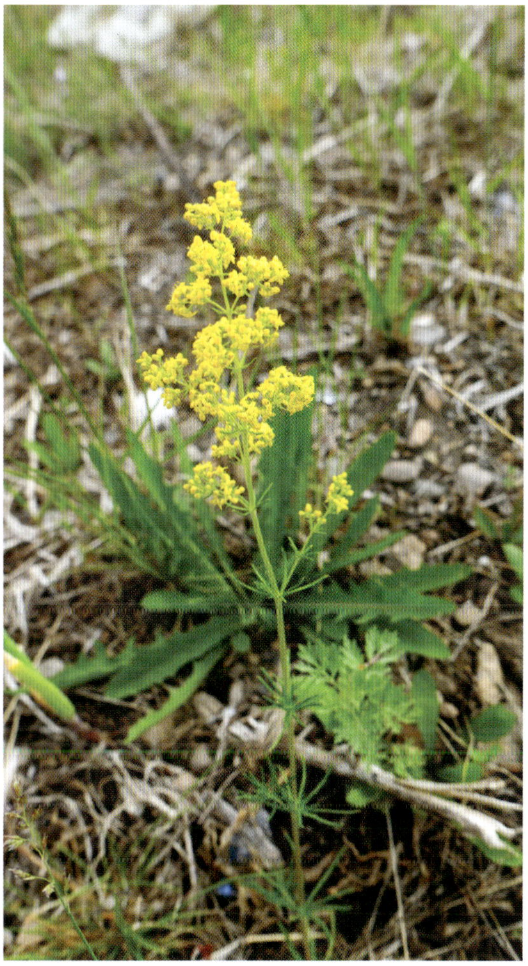

【生 活 型】多年生中生草本。

【花 果 期】花期 7 月，果期 8~9 月。

【生　　境】生于森林带和草原带的山地林缘、灌丛、草甸草原、杂类草草甸。

【功能主治】全草（蓬子菜）：清热解毒，活血行瘀，祛风止痒。用于肝炎，腹水，咽喉肿痛，疮痈肿毒，跌打损伤，荨麻疹，月经不调，腹痛，毒蛇咬伤，稻田性皮炎。

·大叶猪殃殃

【别名】东北猪殃殃、沼拉拉藤

Galium dahuricum Turcz. ex Ledeb.

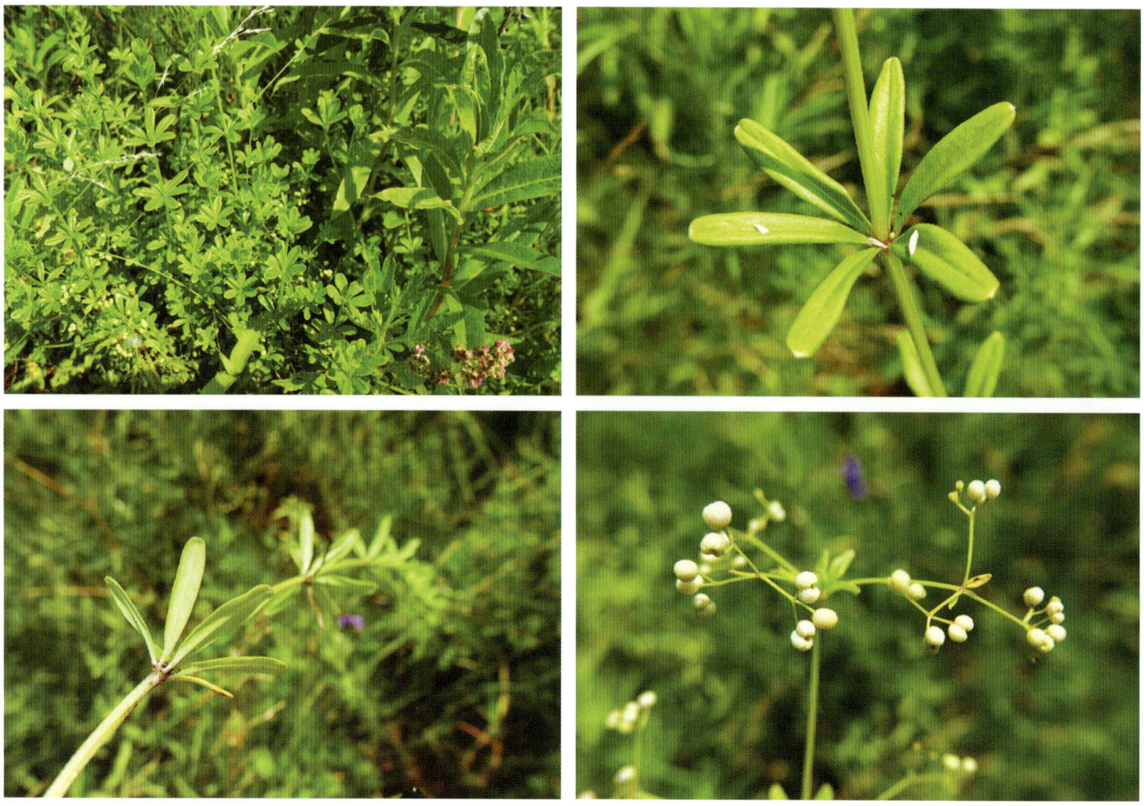

【生 活 型】多年生蔓生或攀缘草本。

【花 果 期】花期 6~7 月，果期 8~9 月。

【生　　境】生于森林带的河边、林下、林缘、草甸、沼泽地。

【功能主治】全草（大叶猪殃殃）：清热解毒，消肿止痛。

*附　注 | 该种为鄂伦春“四普”新分布。

茜草属　*Rubia* L.

直立或缠绕草本，粗糙或被倒生小刺或被短硬毛。茎具 4 棱。托叶叶状。聚伞花序顶生或腋生，花小；萼筒卵形或近球形，萼裂片不明显或缺；花冠辐状，4~5 裂，裂片镊合状排列；雄蕊与花冠裂片同数而互生，着生于花冠筒上，花丝短，花药球形或长椭圆形；花盘小或肿胀；子房下位，花柱 2 深裂，柱头头状或球形。浆果，肉质，成熟时橙红色或黑紫色。种子具胚乳，子叶宽而薄。

鄂伦春有 2 种。

分种检索表

1a. 果实成熟后为橙红色……………………………………茜草 ***R. cordifolia*** **var.** ***cordifolia***

1b. 果实成熟后为黑色或黑紫色…………………………黑果茜草 ***R. cordifolia*** **var.** ***pratensis***

·茜　草

【别名】红丝线、涩涩草、粘粘草

Rubia cordifolia L. var. *cordifolia* L.

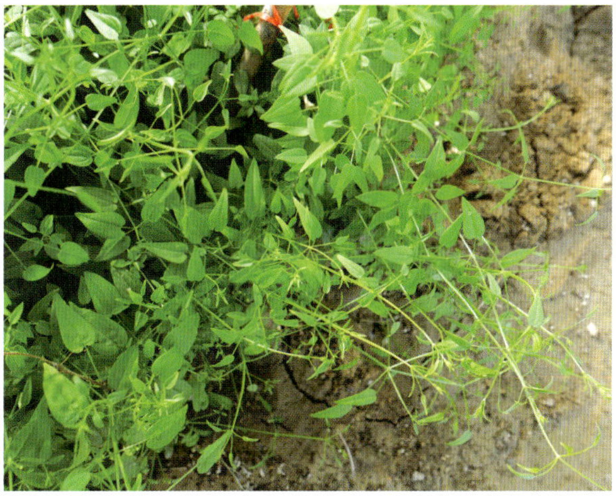
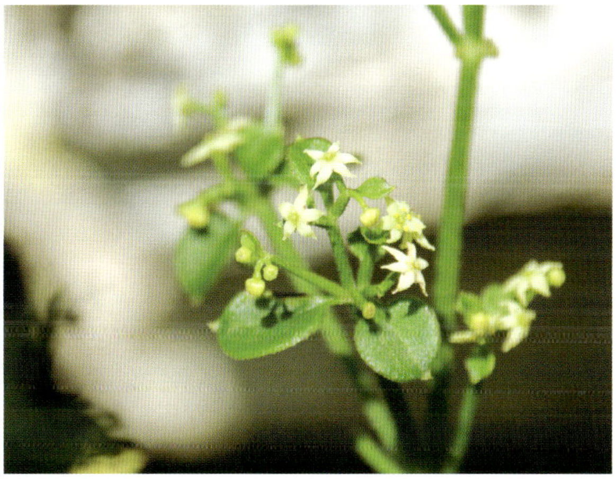
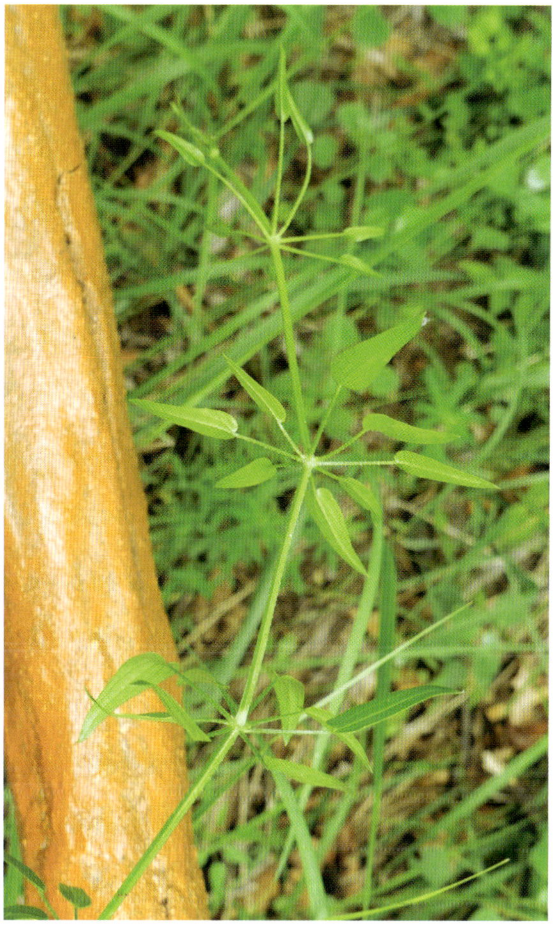

【生 活 型】多年生中生草本。

【花 果 期】花期 7 月，果期 9 月。

【生　　境】生于森林带、草原带和荒漠带的山地杂木林下、林缘、路旁草丛。

【功能主治】根和根茎（茜草）：凉血，祛瘀，止血，通经。用于吐血，衄血，崩漏，外伤出血，瘀阻经闭，关节痹痛，跌打肿痛。

【民族应用】

蒙古族

根和根茎（麻日纳）：清血热，止血，止泻。用于血热，吐血，鼻衄，异常子宫出血，肾肺伤热，麻疹，肠刺痛，肠热腹泻。

·黑果茜草

【别名】阿拉善茜草

Rubia cordifolia L. var. *pratensis* Maxim.

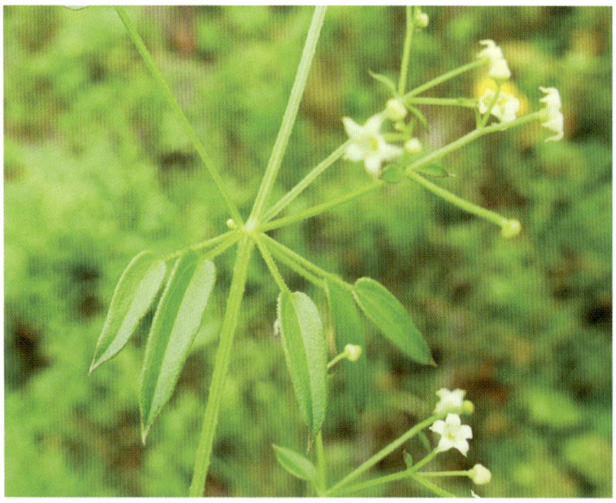

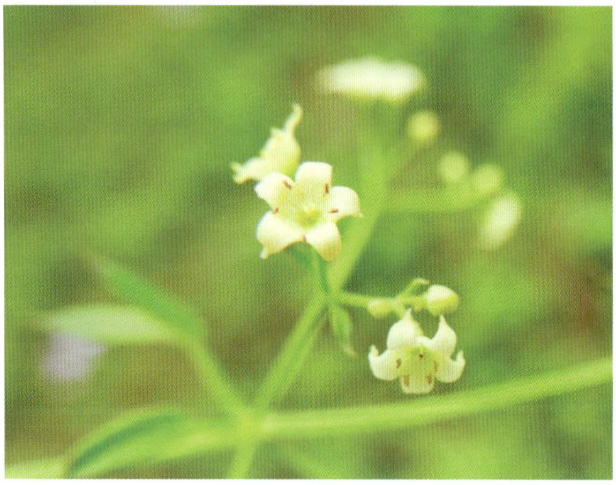

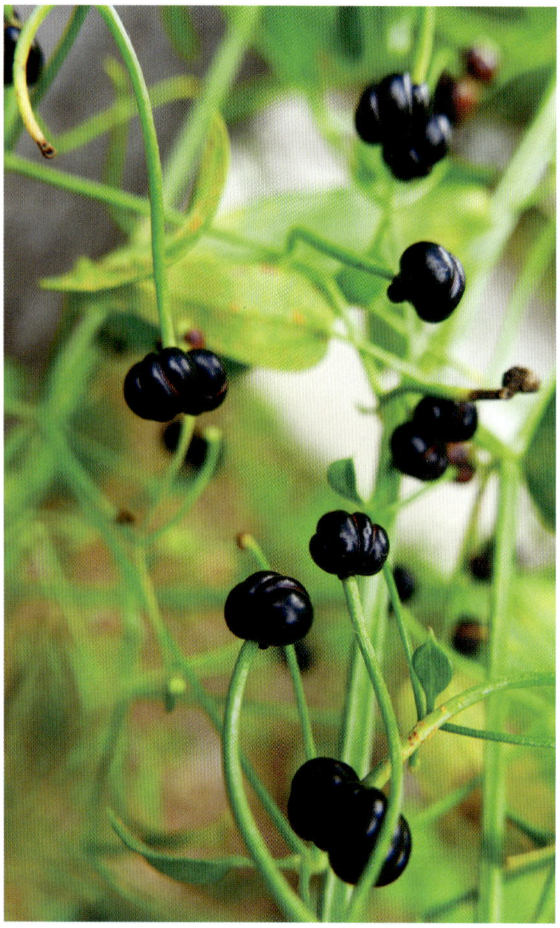

【生 活 型】多年生攀缘中生草本。

【花 果 期】花期 7 月，果期 9 月。

【生　　境】生于森林带、草原带和荒漠带的山地杂木林下、林缘、路旁草丛。

【功能主治】根和根茎（茜草）：凉血，祛瘀，止血，通经。用于吐血，衄血，崩漏，外伤出血，经闭瘀阻，关节痹痛，跌扑肿痛。

【民族应用】

■ 蒙古族

根和根茎（麻日纳）：清血热，止血，止泻。用于血热，吐血，衄血，异常子宫出血，尿血，肾热，肺热，麻疹，肠刺痛，肠热腹泻。

*附　注｜该种为鄂伦春“四普”新分布。

忍冬属 *Lonicera* L.

落叶或常绿灌木，直立、攀缘或缠绕。叶对生，通常全缘，具短柄或无柄，无托叶。花成对生于腋生的总花梗的顶端；有 2 枚苞片及 4 枚小苞片，小苞片通常合生，稀缺或花无梗轮生于枝顶；花萼 5 齿裂，萼筒上部缢缩成颈；花冠具细长或短管，基部常具浅囊，二唇形或近 5 裂；雄蕊 5；子房下位，成对，每对有时部分或全部联合，2~3（~5）室，每室有胚珠数枚至多数，花柱细长，柱头头状。浆果有数枚至多数种子。

鄂伦春有 2 种。

分种检索表

1a. 小枝具白色密实的髓 .... 蓝靛果忍冬 *L. caerulea*

1b. 小枝具黑色的髓，后髓消失而中空 .... 黄花忍冬 *L. chrysantha*

• 蓝靛果忍冬

【别名】蓝果忍冬、黑瞎子食、甘肃金银花

Lonicera caerulea L.

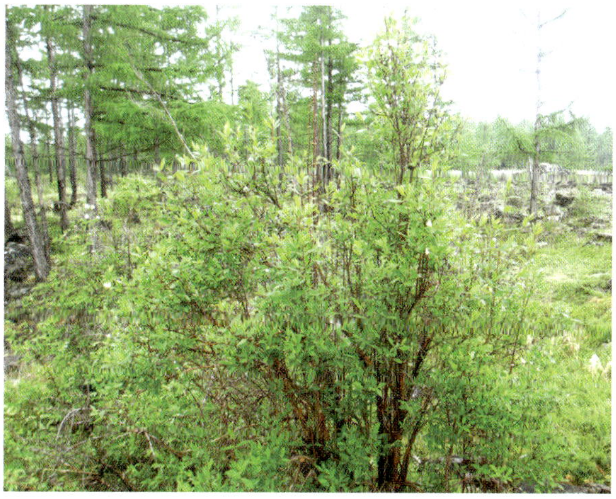

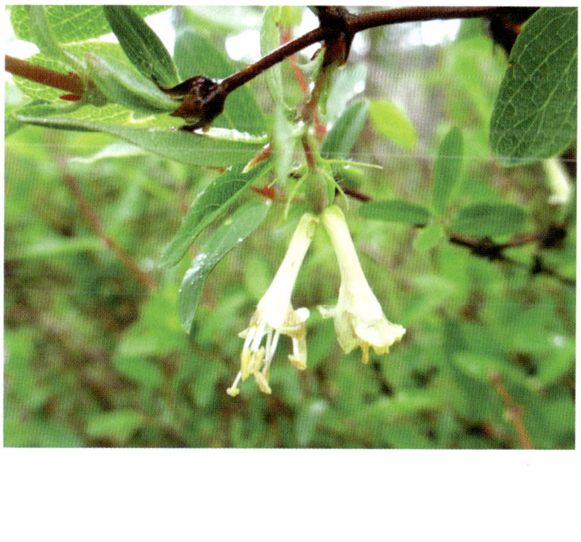

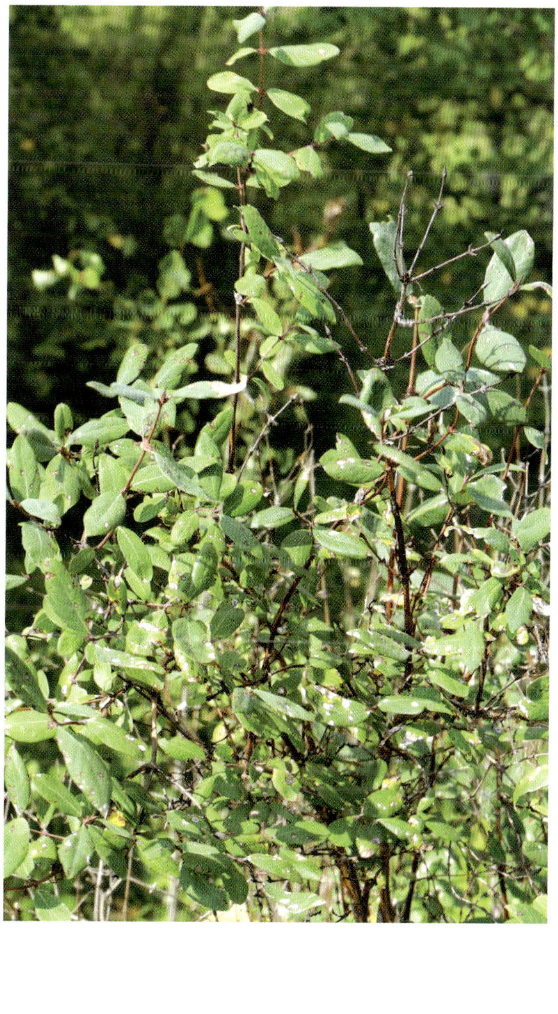

【生 活 型】中生灌木。

【花 果 期】花期 5 月，果期 7~8 月。

【生　　境】生于森林带和森林草原带的山地杂木林下或灌丛中，可成为山地灌丛的优势种之一。

【功能主治】果实（蓝锭果）：清热解毒，散痈消肿。用于疔疮，乳痈，肠痈，丹毒，湿热痢疾。

*附　注 | 该种为鄂伦春“四普”新分布。

· 黄花忍冬

【别名】金花忍冬、黄金银花

Lonicera chrysantha Turcz. ex Ledeb.

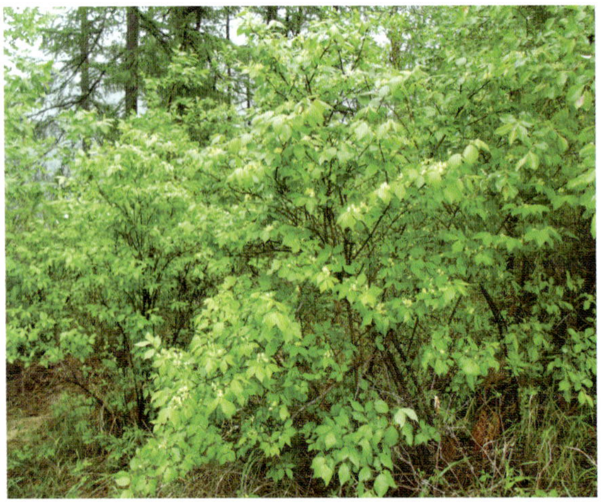

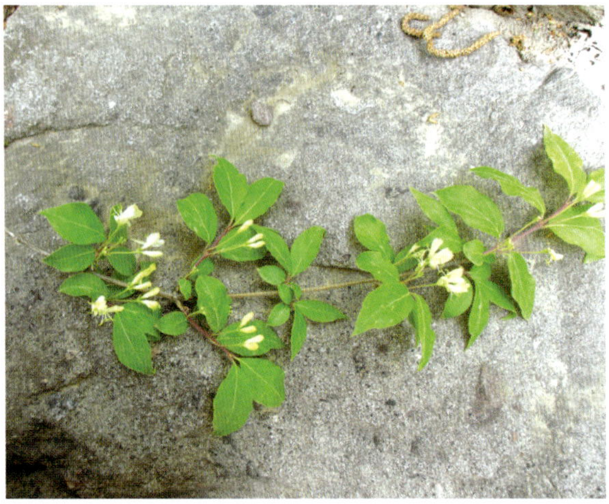

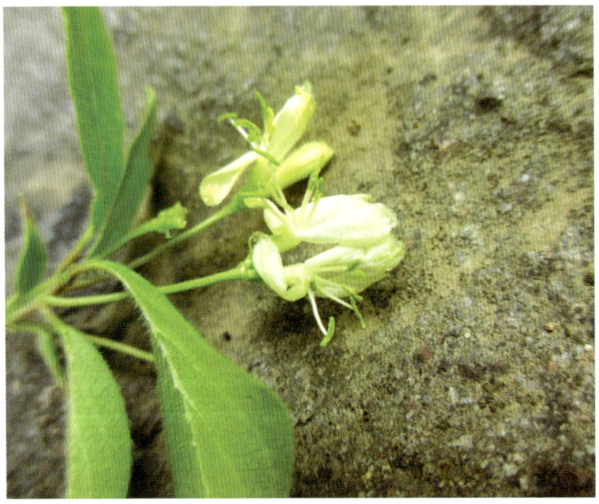

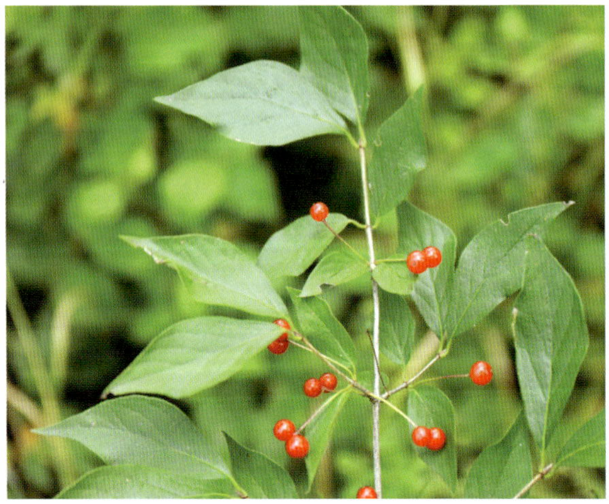

【生 活 型】中生耐阴灌木。

【花 果 期】花期 6 月，果期 9 月。

【生　　境】生于森林带和草原带海拔 1200~1400m 的山地阴坡杂木林下或沟谷灌丛中。

【功能主治】花蕾、嫩枝、叶（黄花忍冬）：清热解毒，散痈消肿。用于疔疮疖肿。

*附　注 | 该种为鄂伦春“四普”新分布。

荚蒾属 *Viburnum* L.

落叶或常绿灌木，少小乔木。单叶对生，全缘，具齿牙或裂片；托叶缺，或有时具小托叶，和叶柄连生。花小，白色或粉红色，呈伞形状或圆锥状聚伞花序，有些种类花序的边缘有大型的不孕花；花萼小，5 齿裂；花冠呈钟状或管状，5 裂；雄蕊 5；子房 1 室，花柱极短，3 裂。核果具 1 种子。

鄂伦春有 2 种。

分种检索表

1a. 伞形花序多花，外围有大型不育花；叶卵圆形至宽卵形，顶端 3 裂，无星状毛……………… 鸡树条荚蒾 ***V. opulus* subsp. *calvescens***

1b. 花序全由两性花组成，无大型的不育花；叶不分裂，被星状毛……………… 蒙古荚蒾 ***V. mongolicum***

• 鸡树条荚蒾

【别名】天目琼花、山竹子、鸡树条

Viburnum opulus L. subsp. *calvescens* (Rehder) Sugim.

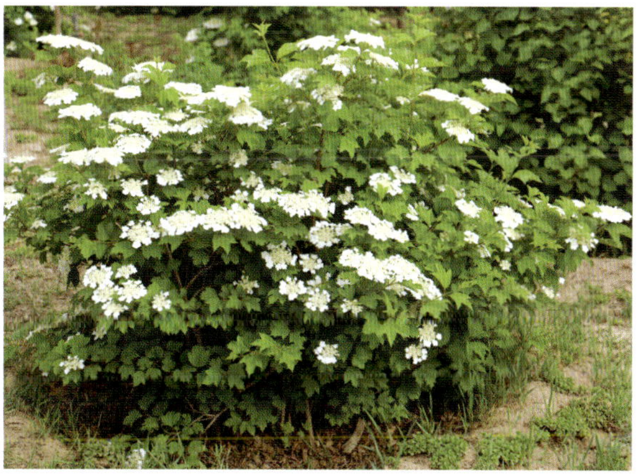

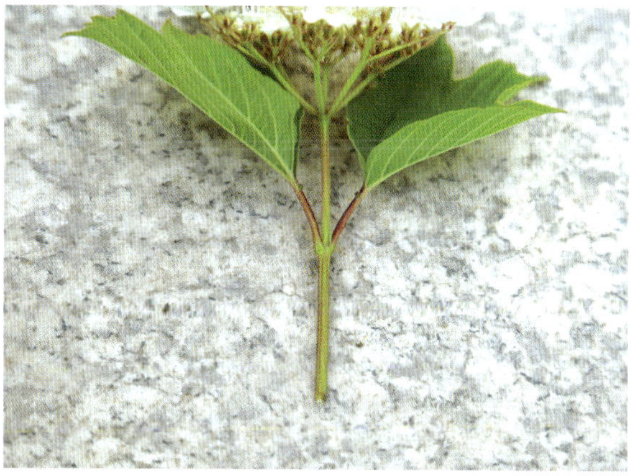

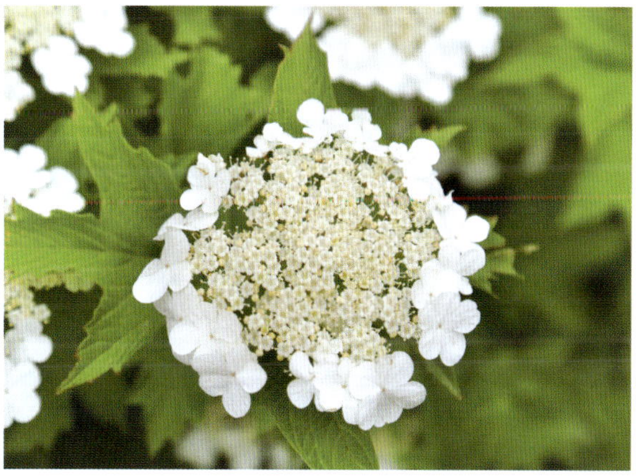

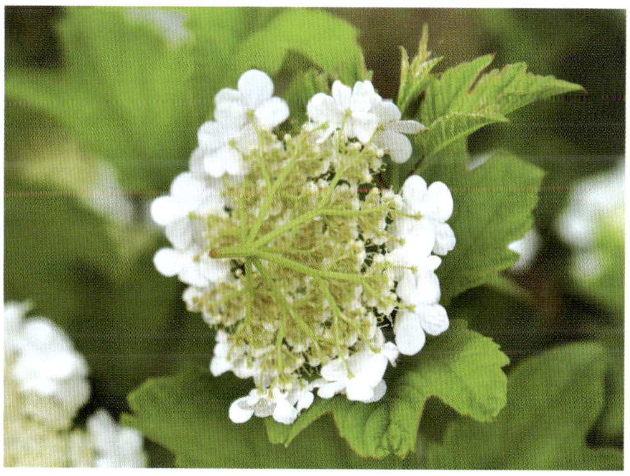

【生 活 型】中生灌木。

【花 果 期】花期 6 月，果期 9 月。

【生　　境】生于森林带和草原带的山地林缘、杂木林、山地灌丛中。

【功能主治】

（1）枝叶（鸡树条）：通经活络，解毒止痒。用于腰腿疼痛，闪腰岔气，疮疖，疥癣，皮肤瘙痒。

（2）果实（鸡树条果）：止咳。用于咳嗽。

·蒙古荚蒾

【别名】蒙古绣球花、白暖条

Viburnum mongolicum (Pall.) Rehd.

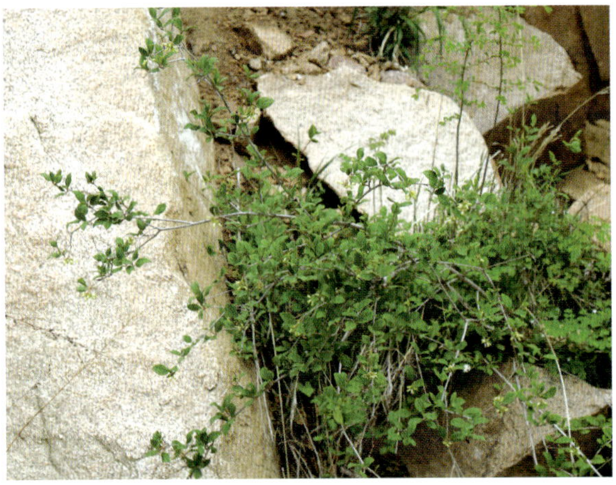

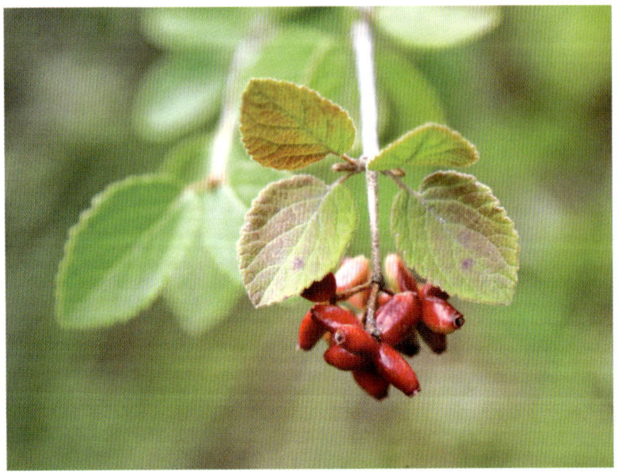

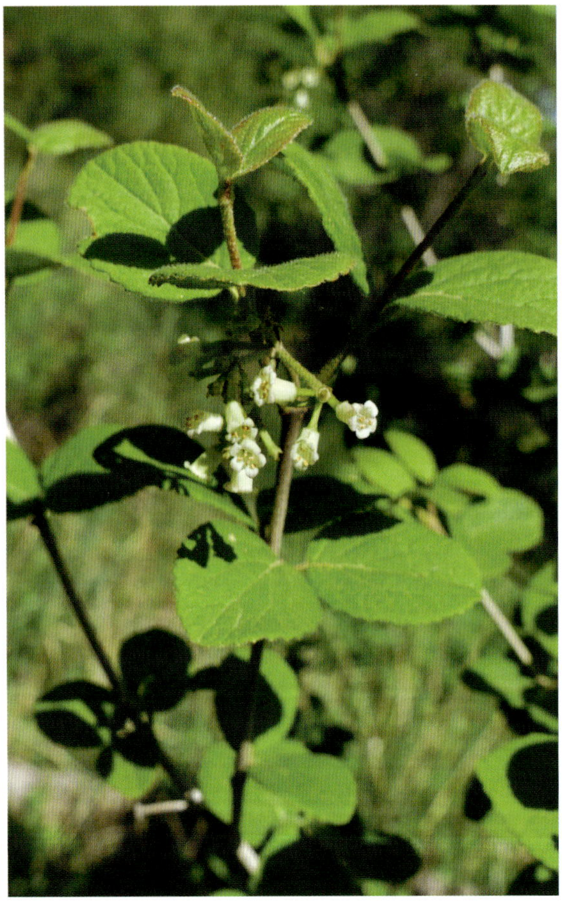

【生 活 型】多分枝中生喜阳灌木。

【花 果 期】花期 6 月，果期 9 月。

【生　　境】生于森林带和草原带的山地林缘、杂木林及灌丛中。

【功能主治】

（1）根、叶（蒙古荚蒾）：祛风除湿，活血通经。用于风湿痹痛，淋巴结炎，跌打损伤。

（2）果实（蒙古荚蒾）：清热解毒，破瘀通经，健脾。用于感冒咳嗽，结肠炎腹泻，胃及十二指肠溃疡，内出血，鼻出血。

接骨木属　*Sambucus* L.

落叶灌木或小乔木。小枝具粗髓，冬芽具鳞片数对。单数羽状复叶，对生，小叶具锯齿。花小，白色，辐射对称，呈顶生复伞房花序或圆锥花序；花萼 5 裂，裂片小；花冠辐状，5 裂；雄蕊 5，花丝短；子房下位，3~5 室，花柱短，3~5 裂。果实为浆果状核果，有 3~5 具单种子的小核。

鄂伦春有 2 种。

分种检索表

1a. 小叶柄、小叶下面、叶轴、花序轴及花梗均无毛，或后变无毛 ....**接骨木 *S. williamsii***

1b. 小叶柄、小叶下面沿脉及叶轴均被长硬毛，花序轴和花梗被短柔毛和长硬毛....................
....**毛接骨木 *S. sibirica***

·接骨木

【别名】续骨草、九节风、野杨树

Sambucus williamsii Hance

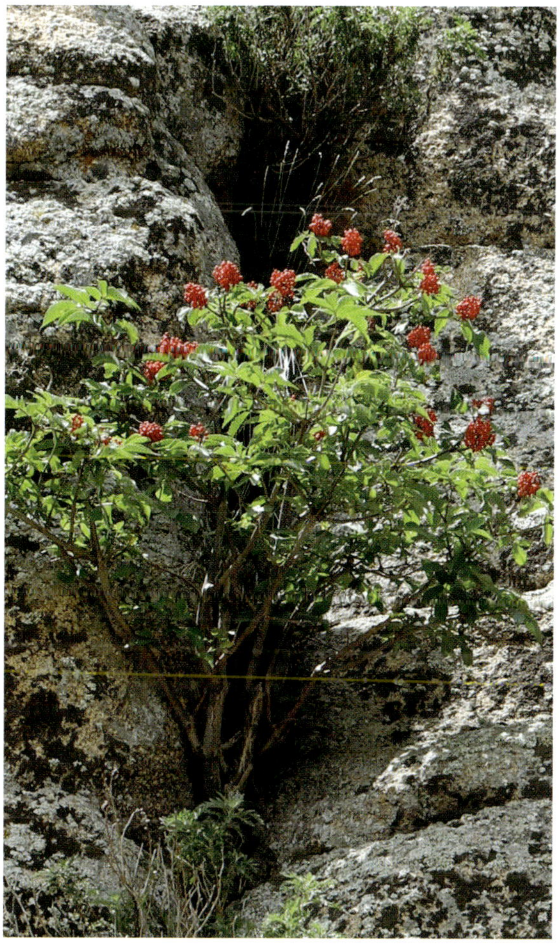

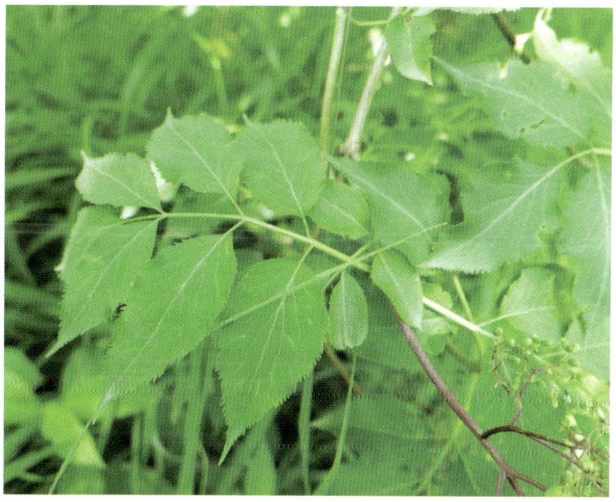

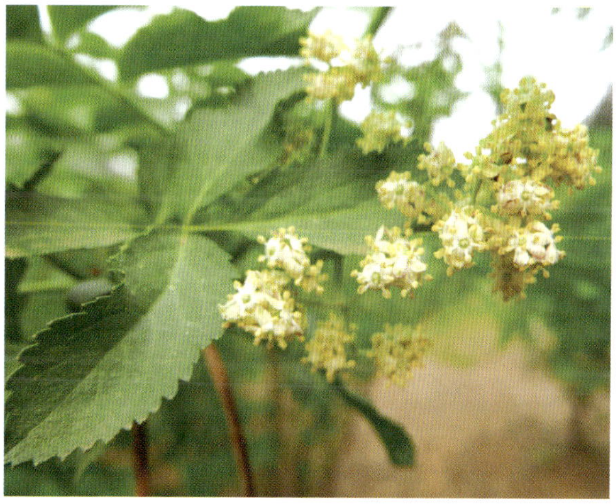

【生 活 型】中生灌木。

【花 果 期】花期 5 月，果期 9 月。

【生　　境】生于森林带和森林草原带的山地灌丛、林缘、山麓。

【功能主治】

（1）茎枝（接骨木）：祛风利湿，活血，止血。用于风湿痹痛，痛风，大骨节病，急、慢性肾炎，风疹，跌打损伤，骨折肿痛，外伤出血等。

（2）叶：活血，舒筋，止痛，利湿。用于跌打骨折，风湿痹痛，筋骨疼痛，痛风，脚气病，烫火伤等。

（3）根（接骨木根）：祛风除湿，活血舒筋，利尿消肿。用于风湿疼痛，痰饮，跌打瘀痛，骨折肿痛，急、慢性肾炎，烫伤等。

（4）花：发汗，利尿。用于感冒，小便不利。

【民族应用】

蒙古族

茎枝（宝棍 - 宝拉兑）：炼热，调元，止咳。用于未成熟热，讧热，赫依热，瘟疫，感冒，肺热，咳嗽，气喘。

鄂伦春族

枝条（那热特，马尿骚，大接骨丹）：接骨止痛，散止血。用于跌打损伤，骨折，创伤出血，风湿痹痛，肾炎水肿，烫火烧。

鄂温克族

枝（格阿黑呼日）：用于筋骨疼痛，风湿性关节炎，跌打损伤，扭腰岔气，大骨节病，软骨炎。

· 毛接骨木

【别名】马尿骚、公道老

Sambucus sibirica Nakai

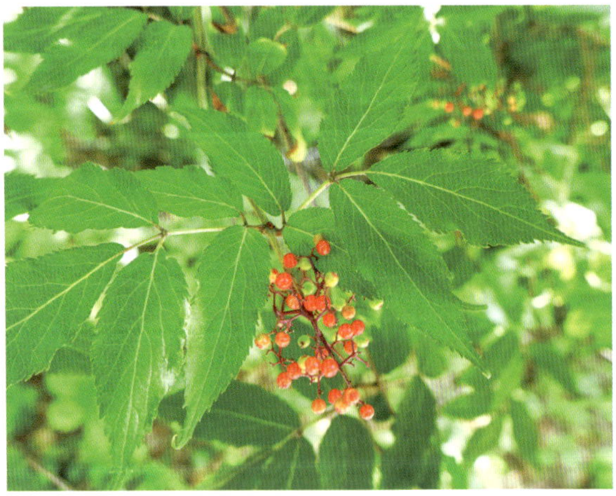

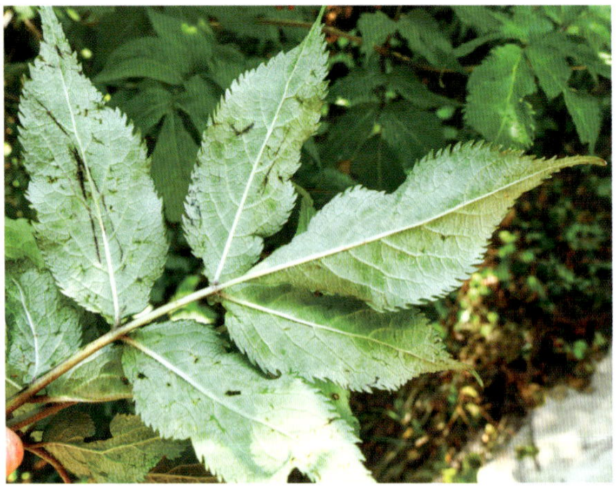

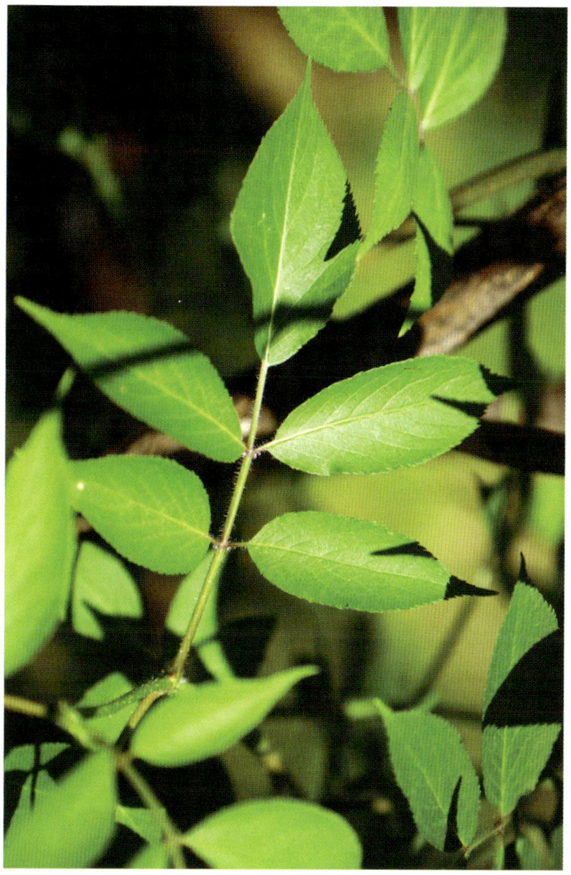

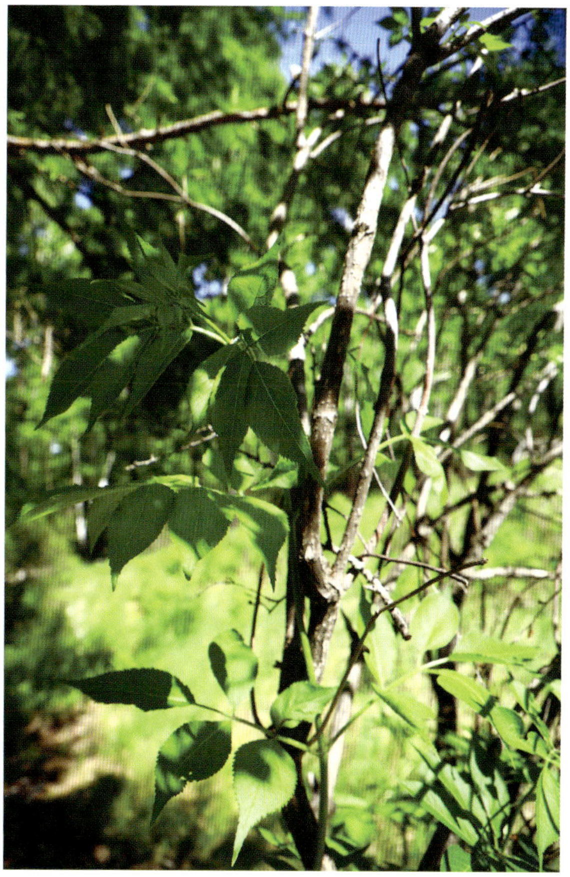

【生 活 型】中生灌木或小乔木。

【花 果 期】花期 5 月，果期 7~8 月。

【生　　境】生于干旱岩石缝中。

【功能主治】

（1）茎枝（接骨木）：祛风利湿，活血，止血。用于风湿痹痛，痛风，大骨节病，急、慢性肾炎，风疹，跌打损伤，骨折肿痛，外伤出血等。

（2）叶：活血，舒筋，止痛，利湿。用于跌打骨折，风湿痹痛，筋骨疼痛，痛风，脚气病，烫火伤等。

（3）根（接骨木根）：祛风除湿，活血舒筋，利尿消肿。用于风湿疼痛，痰饮，跌打瘀痛，骨折肿痛，急、慢性肾炎，烫伤等。

（4）花：发汗，利尿。用于感冒，小便不利。

败酱属 *Patrinia* Juss.

多年生草本。叶对生，常羽状分裂。花黄色，少白色；花序伞房状；萼截平或5齿裂；花冠合瓣，辐射对称，5裂；雄蕊4；子房下位。瘦果基部常与苞片合生，3室，仅1室发育，其他2室常肥厚。种子1。

鄂伦春有1种。

·岩败酱

Patrinia rupestris (Pall.) Dufresne

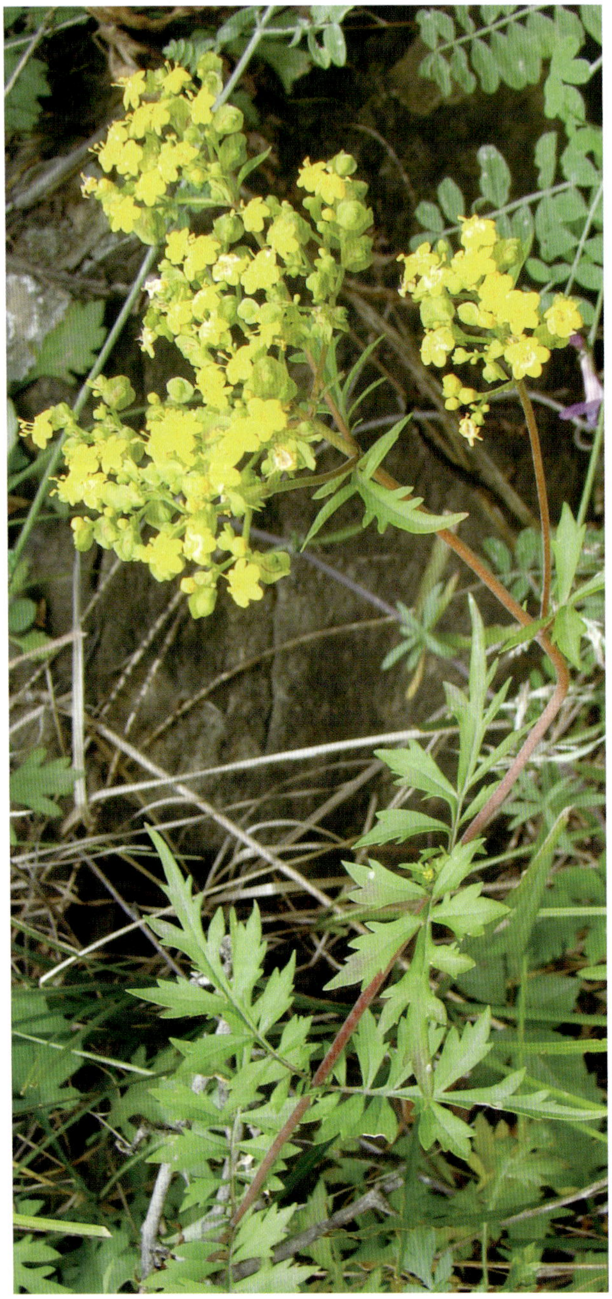

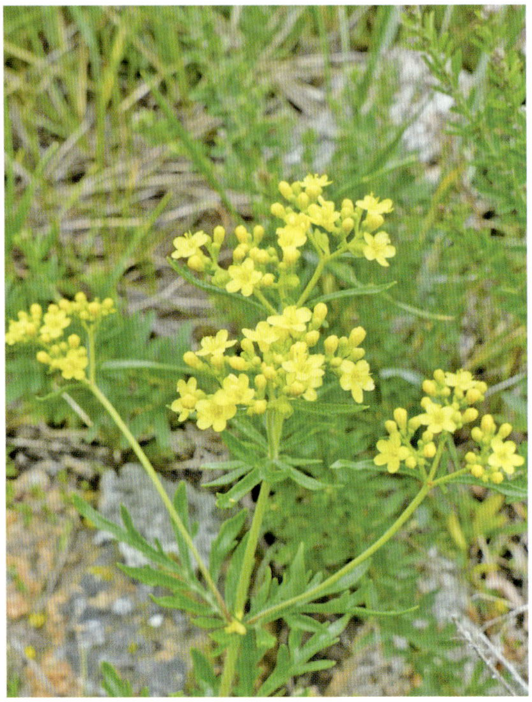

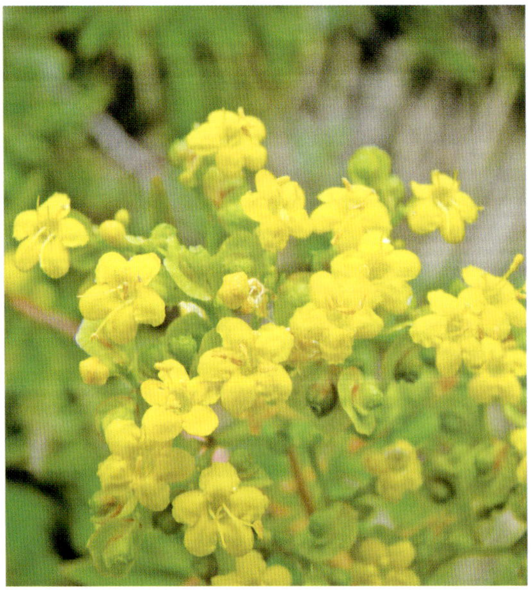

【生 活 型】砾石生旱中生多年生草本。

【花 果 期】花期 7~8 月，果期 8~9 月。

【生 境】生于森林草原带和草原带的石质丘陵顶部及砾石质草原群落。

【功能主治】

（1）全草（岩败酱）：清热解毒，活血，排脓。用于痢疾，泄泻，黄疸，肠痈。

（2）根（岩败酱）：镇静。用于神经衰弱。

缬草属 *Valeriana* L.

多年生草本或半灌木，直立或攀缘。根有强烈气味。叶全缘、齿缘或一至三回羽状复叶。聚伞花序顶生，或为稠密或间断的穗状花序或圆锥花序；花小，白色或粉红色，两性；萼 5~15 裂，裂片在开花时不明显，果期呈冠毛状；花冠管纤细，先端 5 裂；雄蕊 3，稀为 1 或 2；子房下位，3 室，但仅 1 室发育而有胚珠 1 枚。果为一扁平的瘦果，前面 3 脉，背面 1 脉。

鄂伦春有 1 种。

· 缬 草

【别名】拔地麻、媳妇菜、毛节缬草

Valeriana officinalis L.

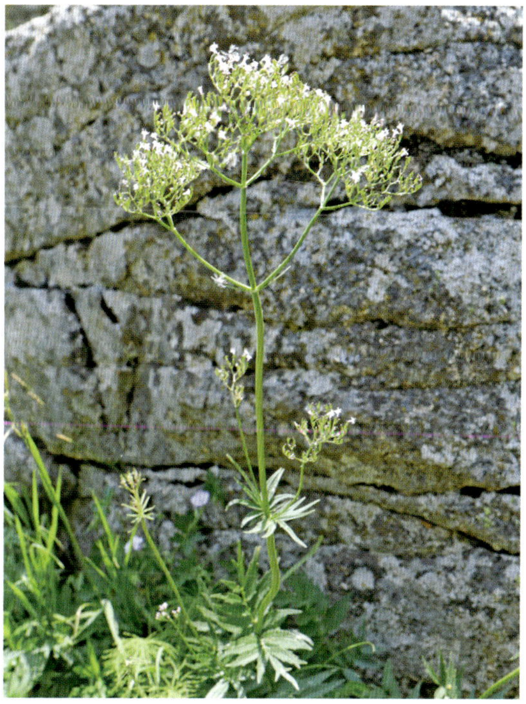

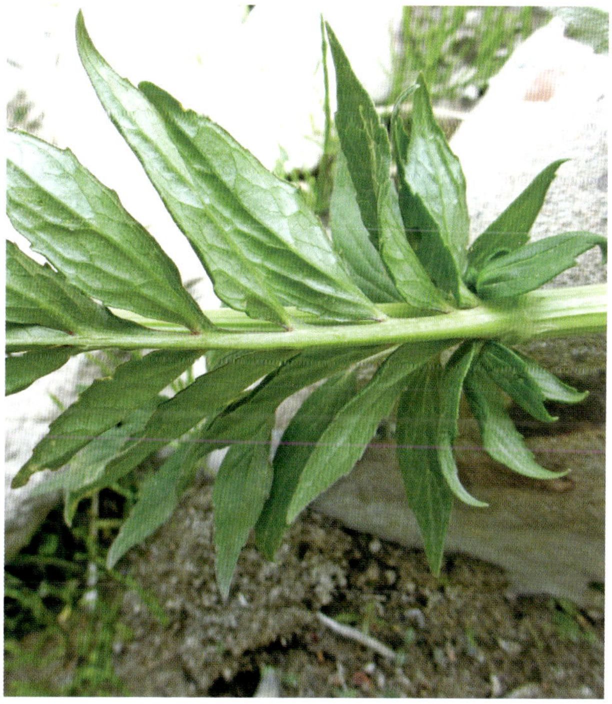

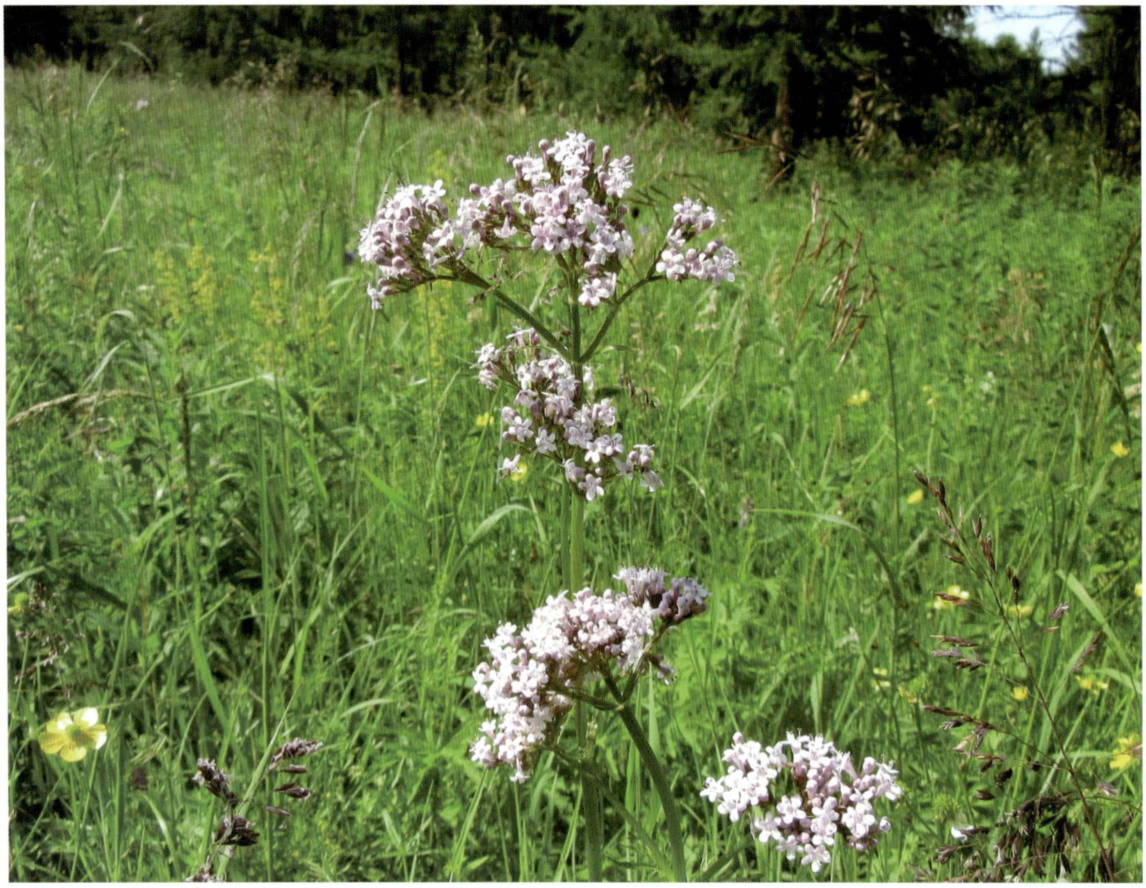

【生 活 型】多年生中生草本。

【花 果 期】花期 6~8 月，果期 7~9 月。

【生　　境】生于山地落叶松林、白桦林下、林缘、灌丛、山地草甸及草甸草原中。

【功能主治】根及根茎（缬草）：安心神，祛风湿，行气血，止痛。用于心神不安，心悸失眠，癫狂，脏躁，风湿痹痛，脘腹胀痛，痛经，闭经，跌打损伤。

【民族应用】

■ 蒙古族

根及根茎（朱勒根－胡吉）：清热，解毒，镇静，消肿，止痛。用于毒热，阵热，心悸，失眠，心神不安，癫痫。

■ 鄂伦春族

根及根茎（挨母出哈）：安神，理气，止痛。用于神经衰弱，心神不安，失眠，癔病，癫痫，胃弱，胃腹胀痛，腰腿痛，月经不调，跌打损伤，口腔疾病，腹泻，腹痛；外用于牙痛。

■ 鄂温克族

全草：用于腮腺炎，口腔疾病，腹泻，腹痛。

*附　注 | 该种为鄂伦春"四普"新分布。

蓝盆花属 *Scabiosa* L.

一年生或多年生草本。单叶全缘至羽状深裂。头状花序顶生，扁球形、卵形或卵状圆锥形；总苞片草质，1~2 列，小总苞杯状，具膜质的冠；花萼短小，先端具 5 刺毛状萼齿；花冠筒状，4~5 裂，近相等或二唇形，边缘花通常较大而呈放射状，有各种颜色，通常为蓝色，稀白色；雄蕊 4，少 2；子房下位，1 室。瘦果为杯状小总苞所包，顶端冠以宿存芒刺状的萼裂片。

鄂伦春有 2 种。

分种检索表

1a. 基生叶羽状全裂，裂片条形，稀齿裂……………………………………………… **窄叶蓝盆花 *S. comosa***

1b. 基生叶不裂且具缺刻状锐齿或大头羽状分裂……………………………… **华北蓝盆花 *S. tschiliensis***

• 窄叶蓝盆花

【别名】细叶山萝卜、华北蓝盆花、蓝盆花

Scabiosa comosa Fisch. ex Roem. et Schult.

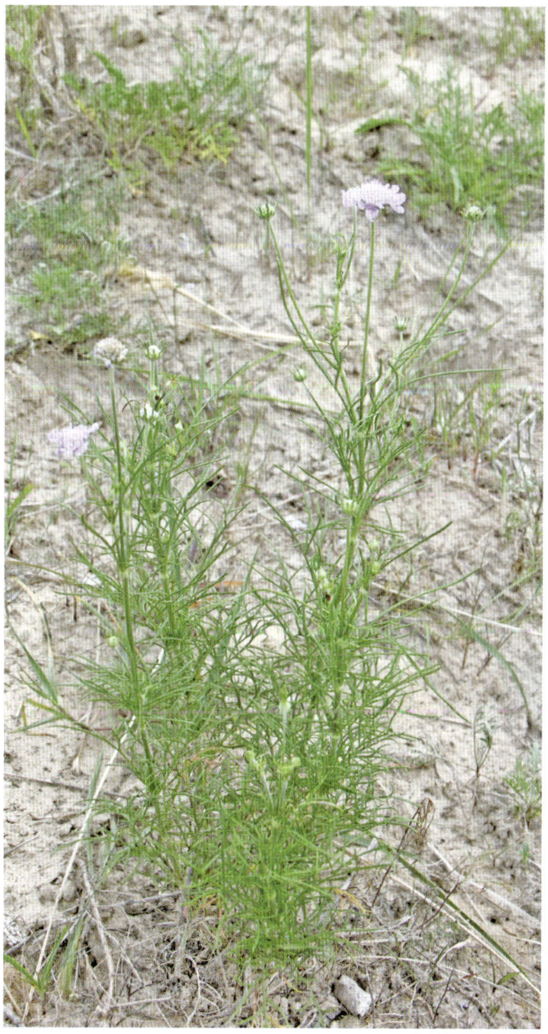

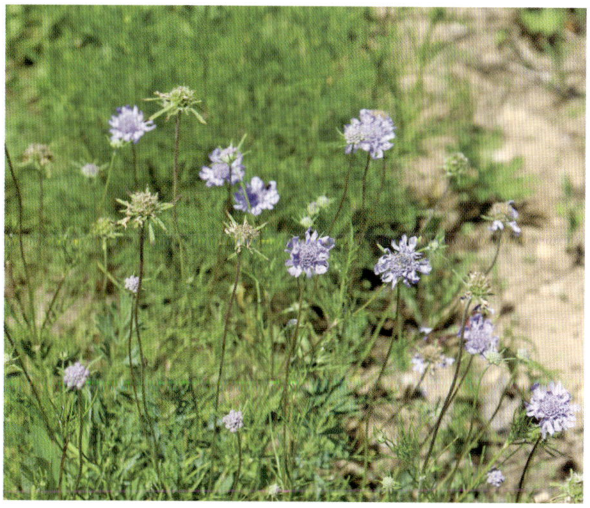

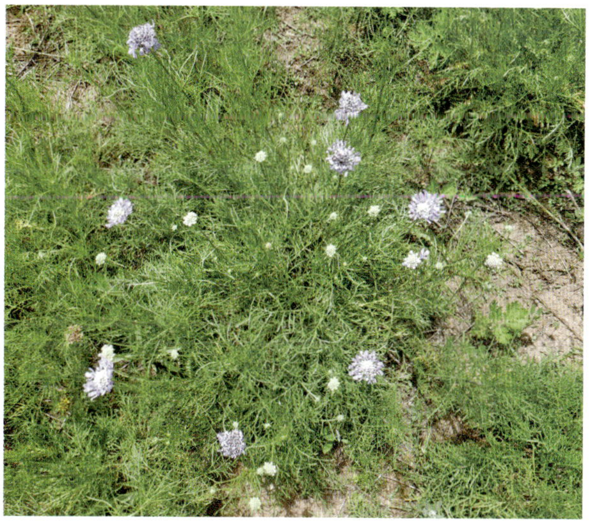

【生 活 型】多年生喜沙中旱生草本。

【花 果 期】花期 6~8 月，果期 8~10 月。

【生　　境】生于草原带和森林草原带的沙地与沙质草原中，可成为主要伴生种。

【功能主治】花（蓝盆花）：清热泻火。用于肝火头痛，发热，肺热咳嗽，目赤，黄疸。

【民族应用】

■ 蒙古族

花（陶森－套日玛）：清热，清协日。用于肺热，肝热，咽喉肿痛。

• 华北蓝盆花

【别名】山萝卜、蓝盆花

Scabiosa tschiliensis Grün.

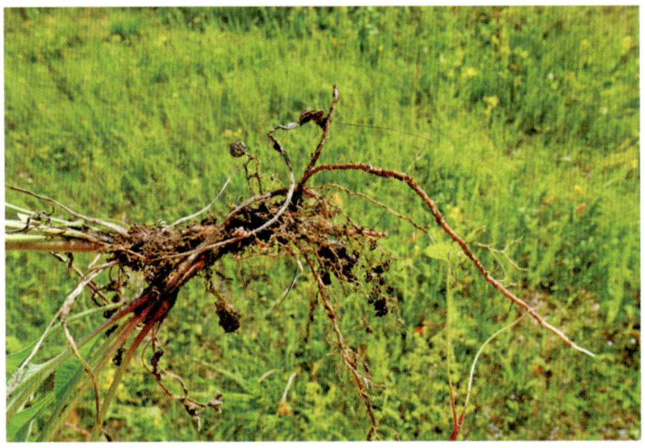

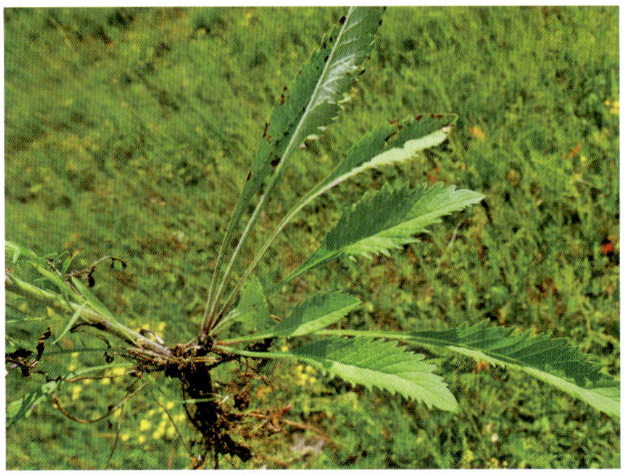

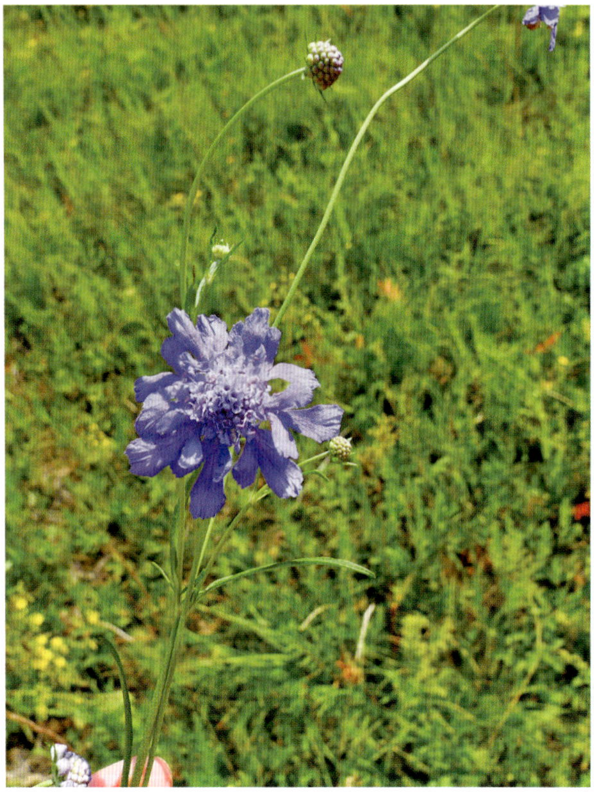

【生 活 型】多年生沙生中旱生草本。

【花 果 期】花期 6~8 月，果期 8~10 月。

【生　　境】生于沙质草原、典型草原、草甸草原群落中，为常见的伴生种。

【功能主治】花（蓝盆花）：清热泻火。用于肝火头痛，发热，肺热咳嗽，目赤，黄疸。

【民族应用】

■ 蒙古族

花：清热，清协日。用于肺热，肝热，咽喉肿痛。

*附　注 | 该种为鄂伦春"四普"新分布。

桔梗属 *Platycodon* A. DC.

多年生草本。全株带苍白色，含白色乳汁。根粗壮，长倒圆锥形，表皮黄褐色。茎直立，单一或分枝。叶3枚轮生，有时对生或互生，卵形或卵状披针形，先端锐尖，基部宽形，边缘有尖锯齿，上面绿色，下面灰蓝绿色，沿脉被短糙毛，无柄或近无柄。花1至数朵生于茎及分枝顶端；花萼筒钟状，裂片5，三角形至狭三角形；花冠蓝紫色，宽钟状，5浅裂，裂片宽三角形，先端尖，开展；雄蕊5，与花冠裂片互生，花药条形，黄色；花柱较雄蕊长，柱头5裂。蒴果倒卵形，成熟时顶端5瓣裂。种子卵形，扁平，黑褐色，有光泽。

鄂伦春有1种。

·桔　梗

【别名】包袱花、铃铛花

Platycodon grandiflorus (Jacq.) A. DC.

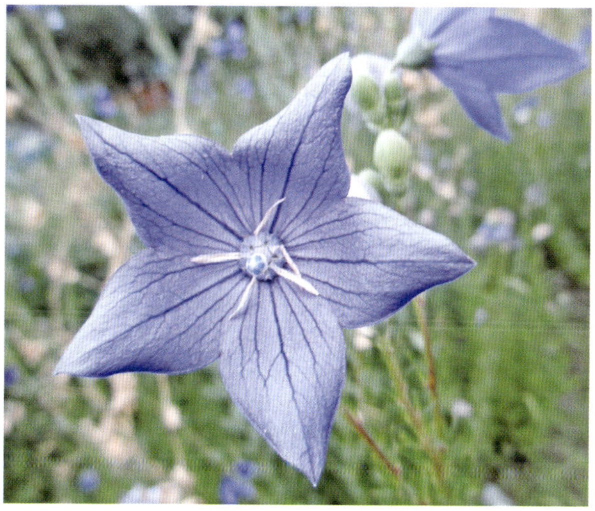

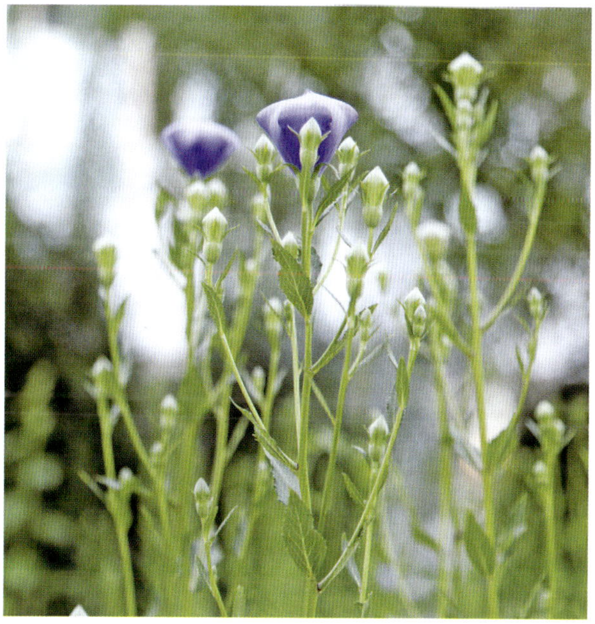

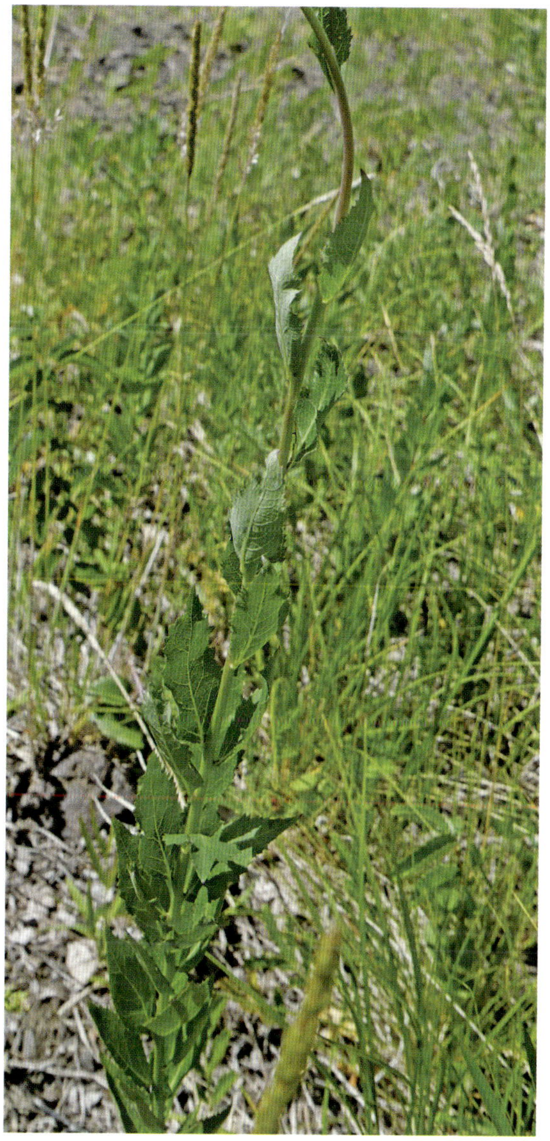

【生 活 型】多年生中生草本。

【花 果 期】花期 7~9 月，果期 8~10 月。

【生 境】生于森林带和草原带的山地林缘草甸、沟谷草甸。

【功能主治】根（桔梗）：宣肺，利咽，祛痰，排脓。用于咳嗽痰多，胸闷不畅，咽痛音哑，肺痈吐脓。

【民族应用】

蒙古族

根（胡尔敦 – 查干）：清肺热，止咳，排脓，祛痰。用于赫依肺热，肺扩张，肺脓肿，伤风咳嗽，肺痨。

鄂伦春族

根（挨母出哈，梗草，苦菜根）：宣肺散寒，祛痰排脓。用于外感咳嗽，咳痰不爽，咽喉肿痛，胸闷腹胀，支气管炎，肺脓肿，胸膜炎。

风铃草属 *Campanula* L.

多年生或一年生、二年生草本。茎直立。单叶，互生，有时簇生于茎基部；茎生叶有短柄或无柄，有时半抱茎，基生叶具长柄；叶全缘或有锯齿。花生于茎顶或上部叶腋，单一，总状、圆锥状或簇生；萼管与子房合生，萼裂片 5，裂片间常有向后反折的附属体；花冠钟状或管状钟形，稀漏斗状或辐射状，5 浅裂至 5 中裂；雄蕊 5，离生，有时彼此紧贴，花丝基部常加宽；子房下位，3~5 室，胚珠多数；柱头 3 或 5 裂，裂片较细。蒴果在侧面开裂。种子极小。

鄂伦春有 2 种。

分种检索表

1a. 花萼裂片间有一个卵形而反折的附属物；花冠大，长约 4cm，白色而有紫黑色斑点……………………………………………………………… **紫斑风铃草 *C. punctata***

1b. 花萼裂片间无附属物；花冠小，长不超过 2.5cm，蓝紫色……………**聚花风铃草 *C. glomerata***

· 紫斑风铃草

【别名】灯笼花、吊钟花、山小菜

Campanula punctata Lam.

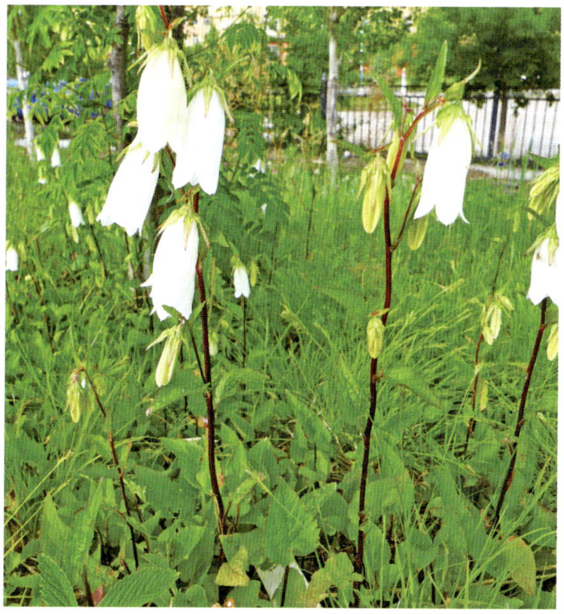

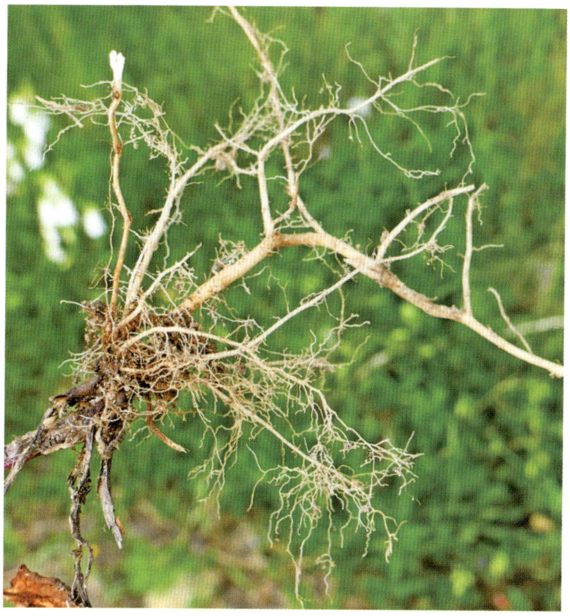

【生 活 型】多年生中生草本。

【花 果 期】花期 6~8 月，果期 7~9 月。

【生　　境】生于森林带和森林草原带的山地林间草甸、林缘、灌丛。

【功能主治】

（1）全草（紫斑风铃草）：清热解毒，止痛。用于咽喉炎，头痛，难产。

（2）根（紫斑风铃草）：清热解毒，祛风除湿，止痛，平喘。

· 聚花风铃草

【别名】灯笼花

Campanula glomerata L.

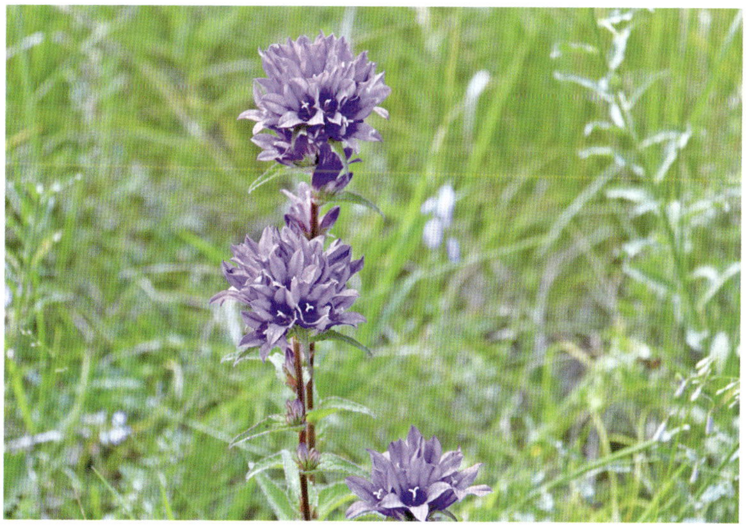

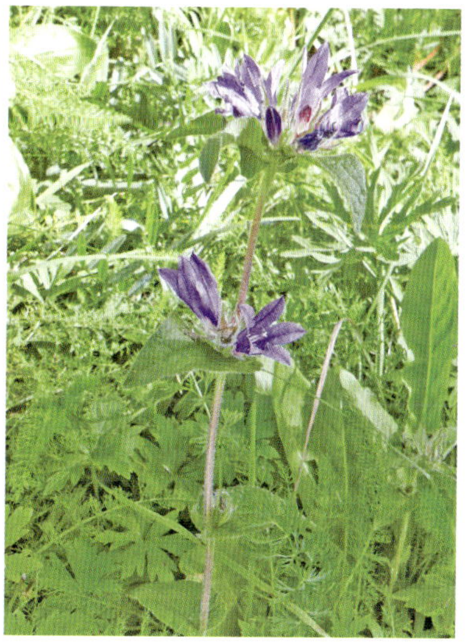

【生 活 型】多年生中生草本。

【花 果 期】花期 7~8 月，果期 9 月。

【生　　境】生于森林带和森林草原带的山地草甸、林间草甸、林缘。

【功能主治】全草（聚花风铃草）：清热解毒，止痛。用于咽喉肿痛，头痛。

【民族应用】

■ 鄂伦春族

全草（挨母出哈，灯笼草）：清热解毒，止痛。用于咽喉炎，声音嘶哑，头痛。

沙参属 *Adenophora* Fisch.

多年生草本。植株含白色乳汁。根肥大，肉质，倒圆锥形或圆柱形。茎直立，单一或自根部抽出数条。基生叶近圆形、心形或宽卵形，具长柄，早落；茎生叶互生、对生或轮生，叶形变化很大。花序通常总状或圆锥状；花萼钟状，与子房贴合，萼裂片 5，全缘或有齿；花冠 5 浅裂，钟状、筒状钟形或坛状，紫色或蓝色；雄蕊 5，离生；花丝下部加宽，呈片状，密被白色柔毛，镊合状排列；花药条形；花盘筒状或环状；子房下位，3 室，胚珠多数，花柱细长，幼嫩时被短柔毛，柱头 3 裂。蒴果自基部瓣裂或孔裂。

鄂伦春有 7 种。

分种检索表

1a. 花柱短于花冠或近等长或稍伸出；花冠口部不收缢，呈钟状或漏斗状；花盘短筒状或环状；雄蕊远短于花冠。

　2a. 茎生叶轮生或有一部分对生和互生；植株如被毛，则为长柔毛或硬毛……………………………………长白沙参 ***A. pereskiifolia***

　2b. 茎生叶完全互生；植株如被毛，则为短糙毛。

　　3a. 萼裂片全缘。

　　　4a. 叶狭条形或条形，全缘或极少有疏齿……………**狭叶沙参 *A. gmelinii* var. *gmelinii***

　　　4b. 叶缘明显具锐尖齿或不规则锯齿……………**柳叶沙参 *A. gmelinii* var. *coronopifolia***

　　3b. 萼裂片具齿或多少有齿。

　　　5a. 花柱稍伸出花冠或近等长……………………………………多歧沙参 ***A. wawreana***

　　　5b. 花柱稍短于花冠……………………………………锯齿沙参 ***A. tricuspidata***

1b. 花柱强烈伸出花冠，通常为花冠的 2 倍；花冠口部收缢，呈坛状或坛状钟形；花盘长筒状、筒状或短筒状；雄蕊与花冠近等长或稍伸出。

6a. 叶完全轮生；花序分枝轮生 .... **轮叶沙参 *A. tetraphylla***

6b. 叶完全互生，花序分枝互生 .... **长柱沙参 *A. stenanthina***

·长白沙参

【别名】阔叶沙参

Adenophora pereskiifolia (Fisch. ex Schult.) Fisch. ex G. Don

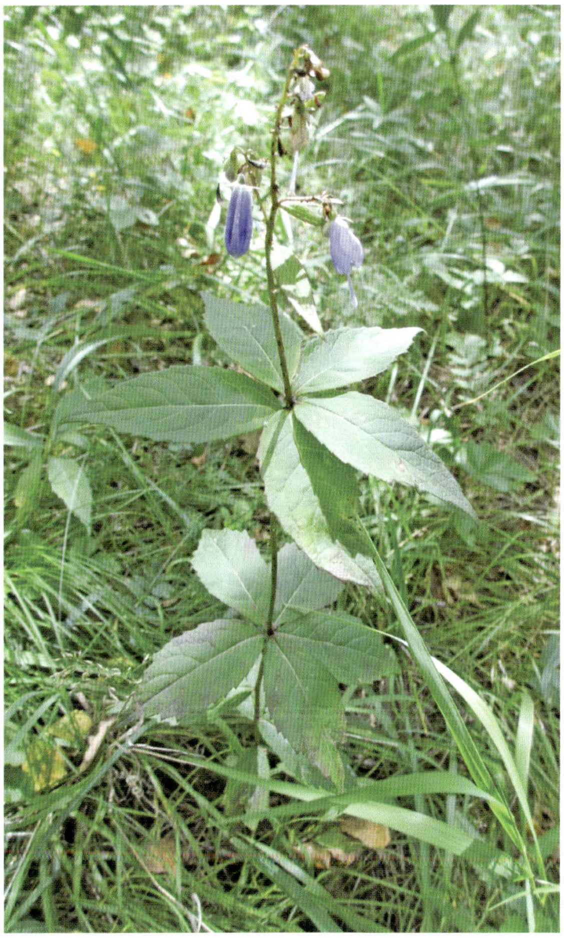

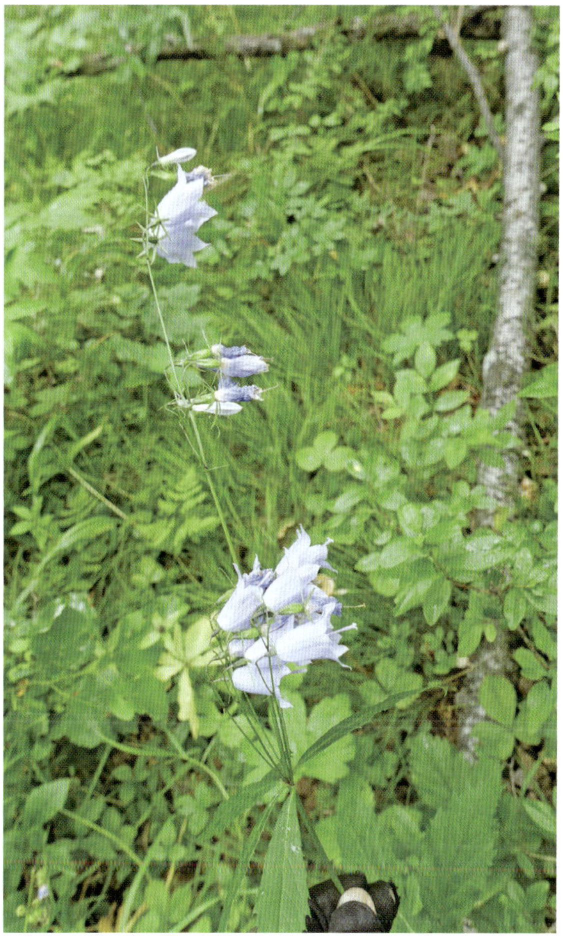

【生 活 型】多年生中生草本。

【花 果 期】花期 7~8 月，果期 8~9 月。

【生　　境】生于森林带的林间草甸、林缘。

【功能主治】根（南沙参）：养阴清肺，益胃生津，化痰，益气。用于肺热燥咳，阴虚劳嗽，干咳痰黏，胃阴不足，食少呕吐，气阴不足，烦热口干。

【民族应用】

■ 蒙古族

根（洪呼 - 其其格）：消肿，燥协日乌素。用于红肿，协日乌素病，牛皮癣，关节炎，痛风症，游痛症，巴木病，麻风病。

· 狭叶沙参

【别名】柳叶沙参、厚叶沙参、北方沙参

Adenophora gmelinii (Beihler) Fisch. var. *gmelinii* (Beihler) Fisch.

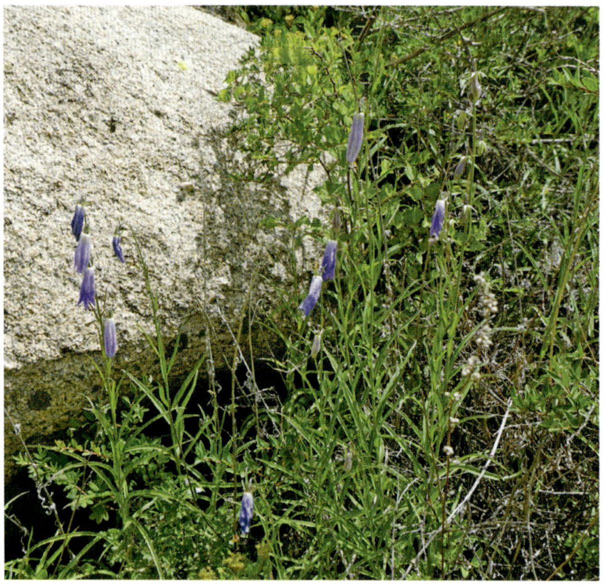

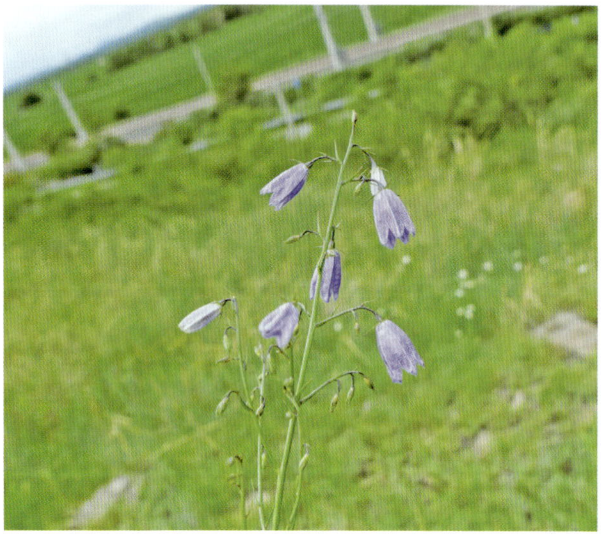

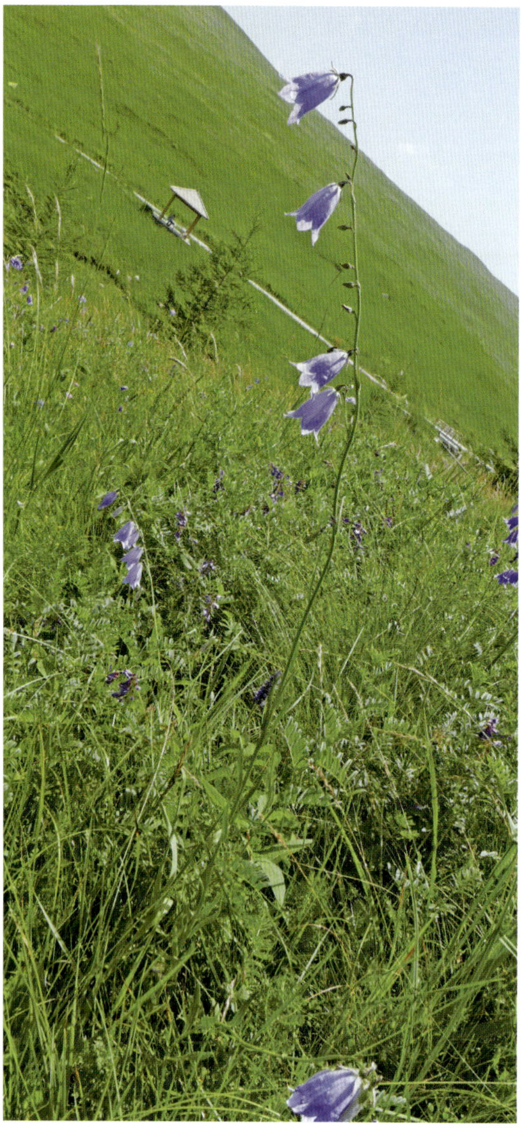

【生 活 型】多年生旱中生草本。

【花 果 期】花期 7~8 月，果期 9 月。

【生　　境】生于森林带和森林草原带的林缘、山地草原、草甸草原。

【功能主治】根（南沙参）：养阴清肺，益胃生津，化痰，益气。用于肺热燥咳，阴虚劳嗽，干咳痰黏，胃阴不足，食少呕吐，气阴不足，烦热口干。

【民族应用】

蒙古族

根（洪呼－其其格）：消肿，燥协日乌素。用于红肿，协日乌素病，牛皮癣，关节炎，痛风症，游痛症，巴木病，麻风病。

• 柳叶沙参

【别名】沙参

Adenophora gmelinii (Beihler.) Fisch. var. *coronopifolia* (Fisch.) Y. Z. Zhao

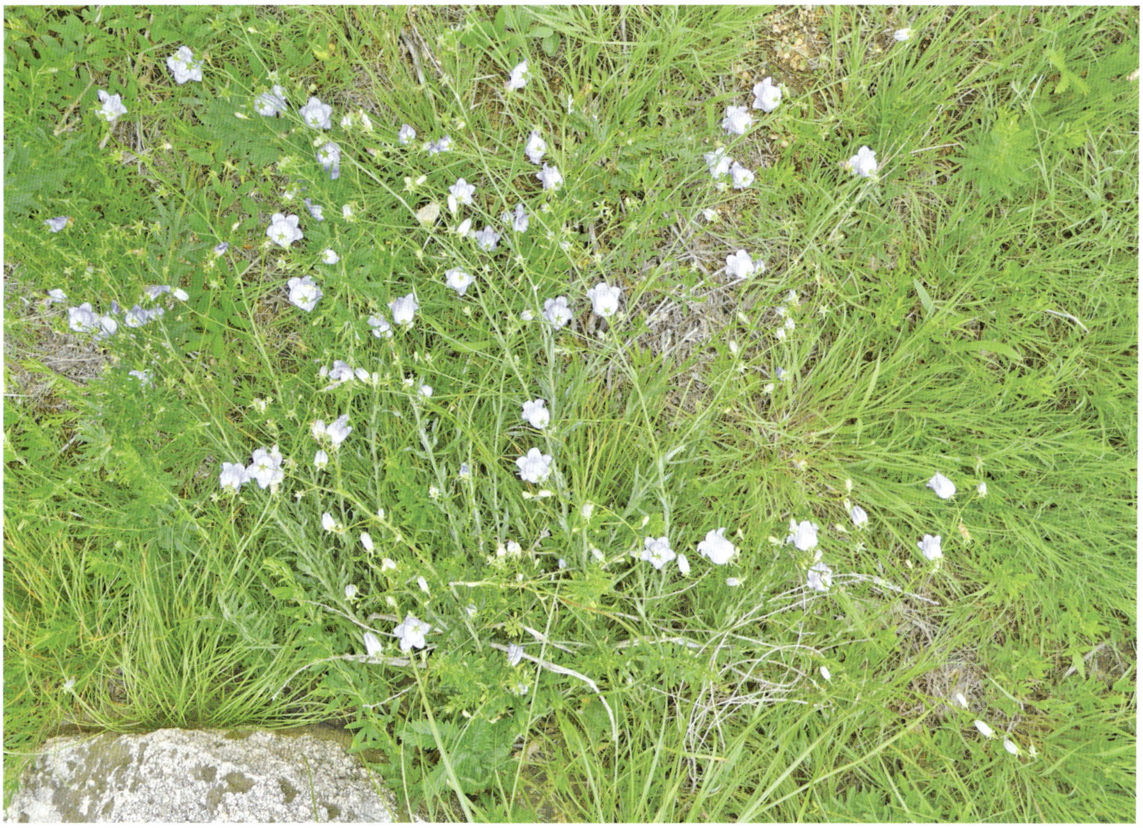

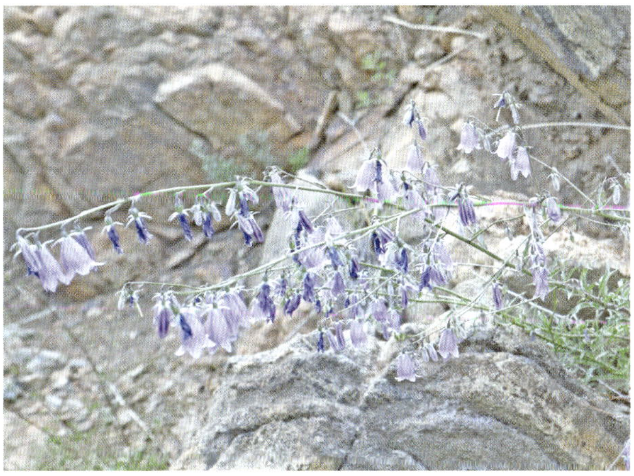

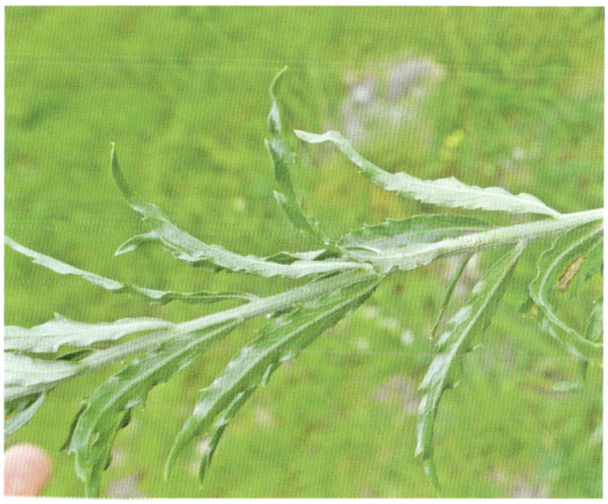

【生 活 型】多年生中生草本。

【花 果 期】花期 7~8 月，果期 9 月。

【生　　境】生于森林带和森林草原带的林下、林缘、沟谷草甸。

【功能主治】根（南沙参）：养阴清热，润肺化痰，益胃生津。用于阴虚久咳，劳嗽痰血，燥咳痰少，虚热喉痹，津伤口渴。

·多歧沙参

【别名】瓦氏沙参

Adenophora wawreana Zahlbr.

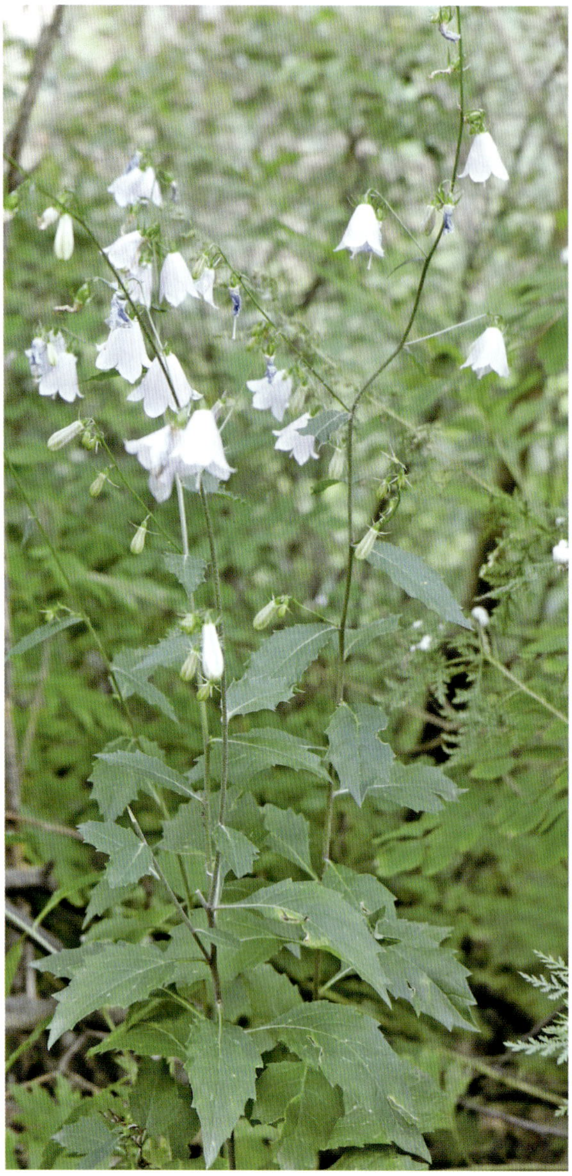

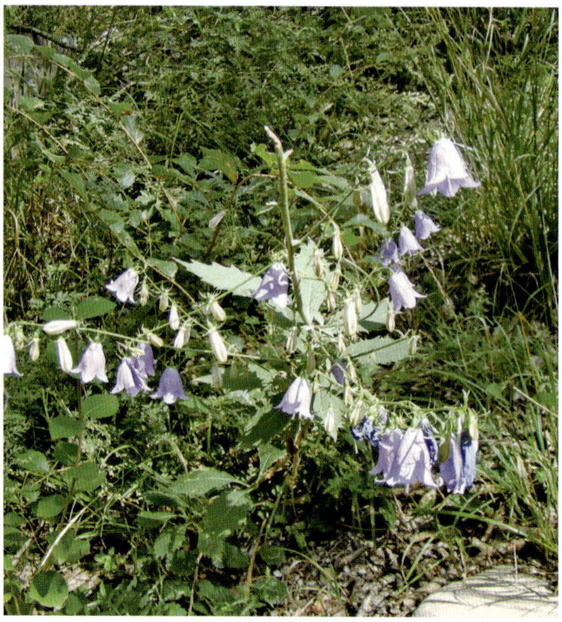

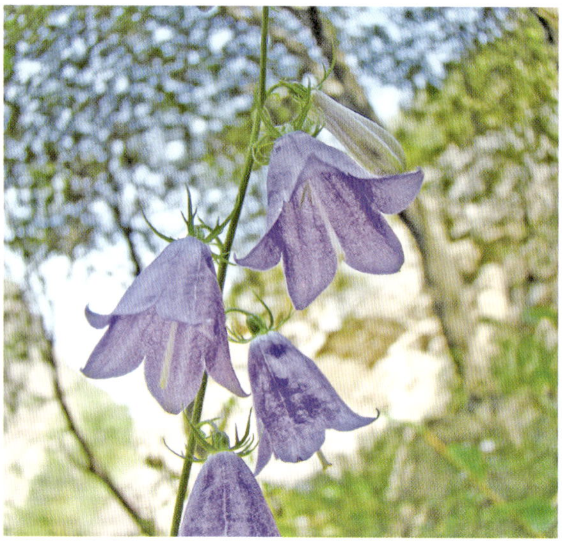

【生 活 型】多年生旱中生草本。

【花 果 期】花期 7~9 月，果期 9~10 月。

【生　　境】生于森林带和森林草原带的山地林缘、沟谷草甸、山坡草地。

【功能主治】根（南沙参）：养阴清热，润肺化痰，益胃生津。用于阴虚久咳，劳嗽痰血，燥咳痰少，虚热喉痹，津伤口渴。

【民族应用】

▪ 蒙古族

根（洪呼－其其格）：消肿，燥协日乌素。用于红肿，协日乌素病，牛皮癣，关节炎，痛风症，游痛症，巴木病，麻风病。

·锯齿沙参

【别名】沙参

Adenophora tricuspidata (Fisch. ex Roem. et Schult.) A. DC.

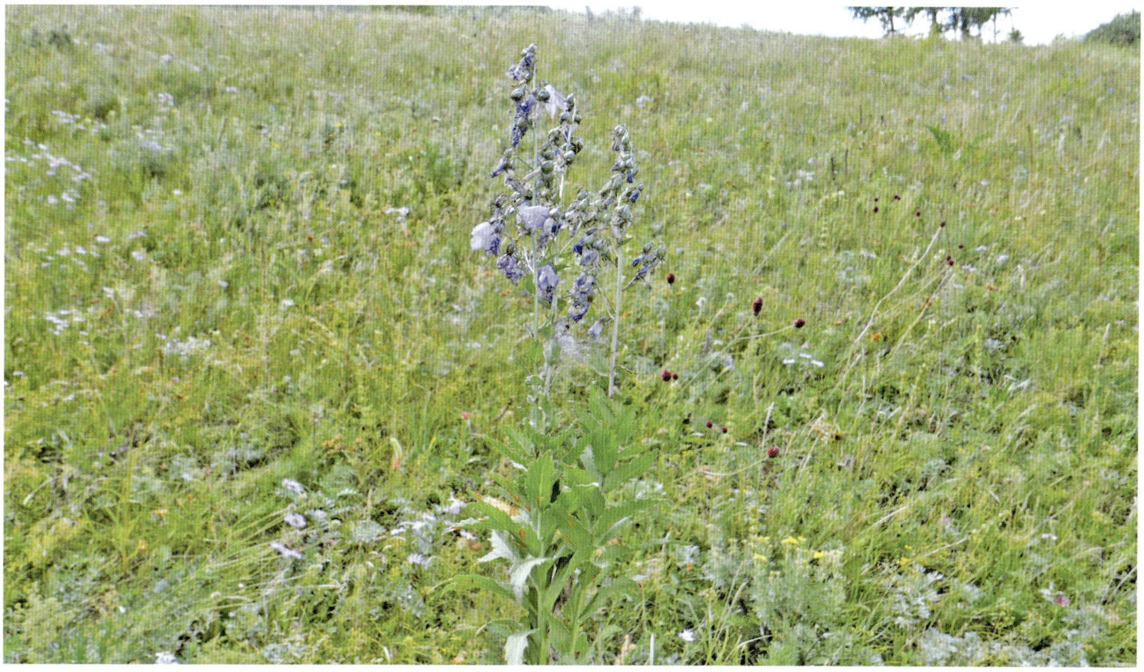

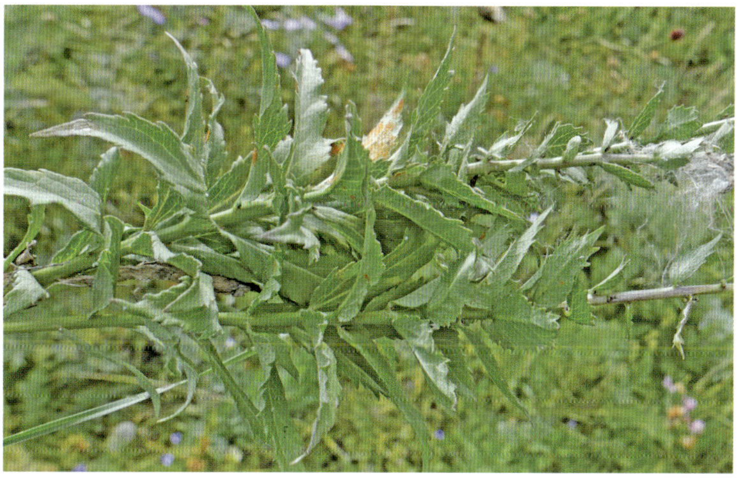

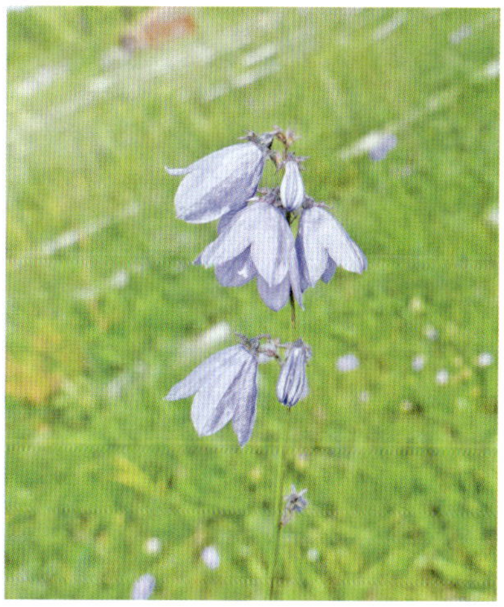

【生 活 型】多年生中生草本。

【花 果 期】花期 7~8 月，果期 9 月。

【生　　境】生于森林带和森林草原带的山地草甸、湿草地。

【功能主治】根（南沙参）：养阴清肺，益胃生津，化痰，益气。用于肺热燥咳，阴虚劳嗽，干咳痰黏，胃阴不足，食少呕吐，气阴不足，烦热口干。

【民族应用】

■ 蒙古族

根（洪呼 - 其其格）：消肿，燥协日乌素。用于红肿，协日乌素病，牛皮癣，关节炎，痛风症，游痛症，巴木病，麻风病。

·轮叶沙参

【别名】四叶沙参、泡参、南沙参

Adenophora tetraphylla (Thunb.) Fisch.

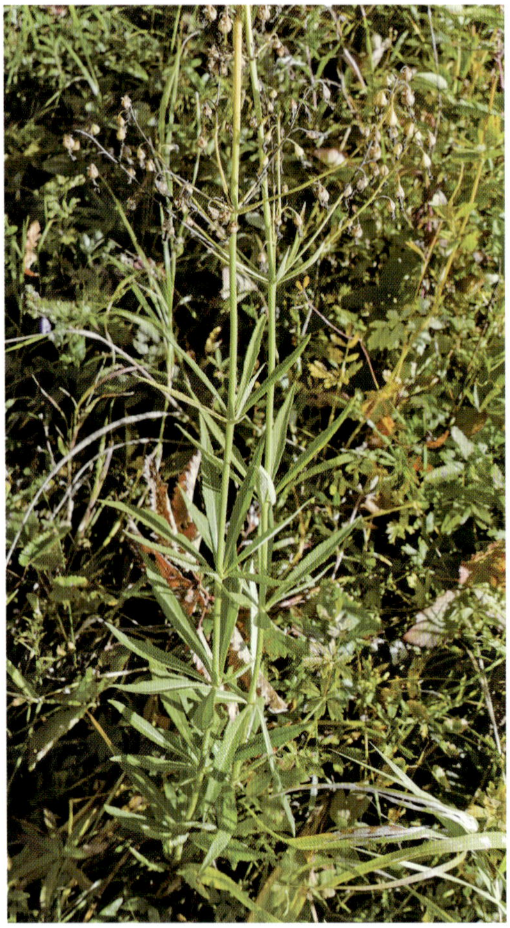

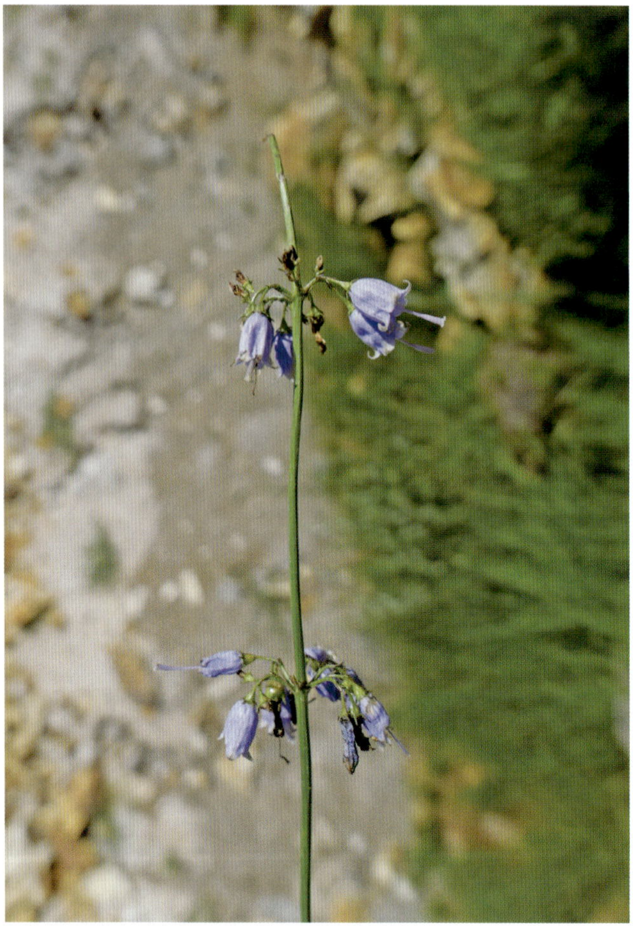

【生 活 型】多年生中生草本。

【花 果 期】花期 7~8 月，果期 9 月。

【生　　境】生于森林带和森林草原带的山地林缘、河滩草甸、固定沙丘间草甸。

【功能主治】根（南沙参）：养阴清肺，益胃生津，化痰，益气。用于肺热燥咳，阴虚劳嗽，干咳痰黏，胃阴不足，食少呕吐，气阴不足，烦热口干。

【民族应用】

蒙古族

根（洪呼 – 其其格）：消肿，燥协日乌素。用于红肿，协日乌素病，牛皮癣，关节炎，痛风症，游痛症，巴木病，麻风病。

鄂伦春族

根茎（依克欣，玲儿草，羊婆奶）：清热养阴，润肺止咳。用于肺热咳嗽，咳痰黄稠，虚劳久咳，支气管炎，百日咳，外感头痛，口燥咽干等。

鄂温克族

块根（草参）：养阴清肺，祛痰止咳。用于肺热咳嗽。

· 长柱沙参

【别名】锡林沙参

Adenophora stenanthina (Ledeb.) Kitag.

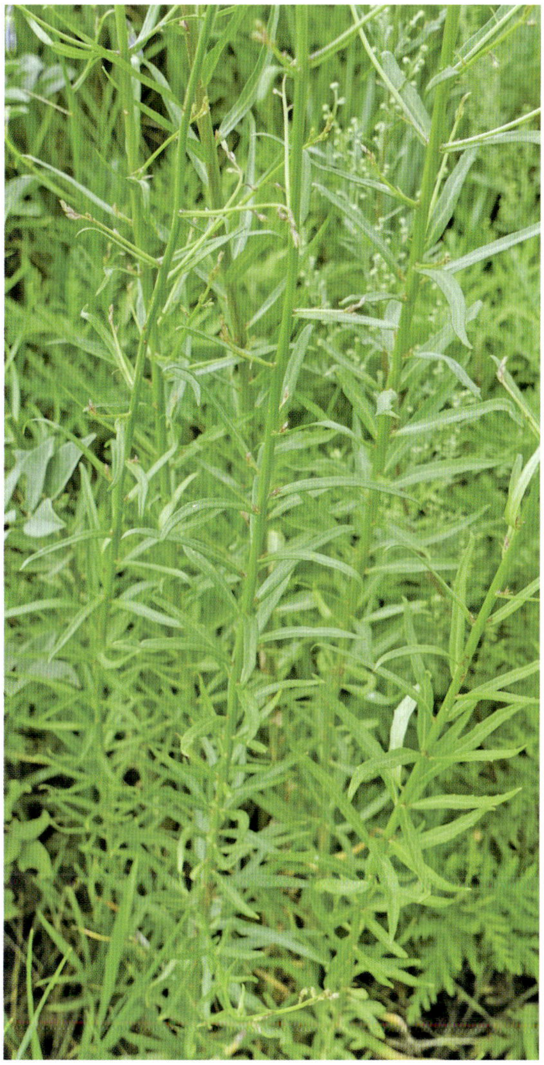

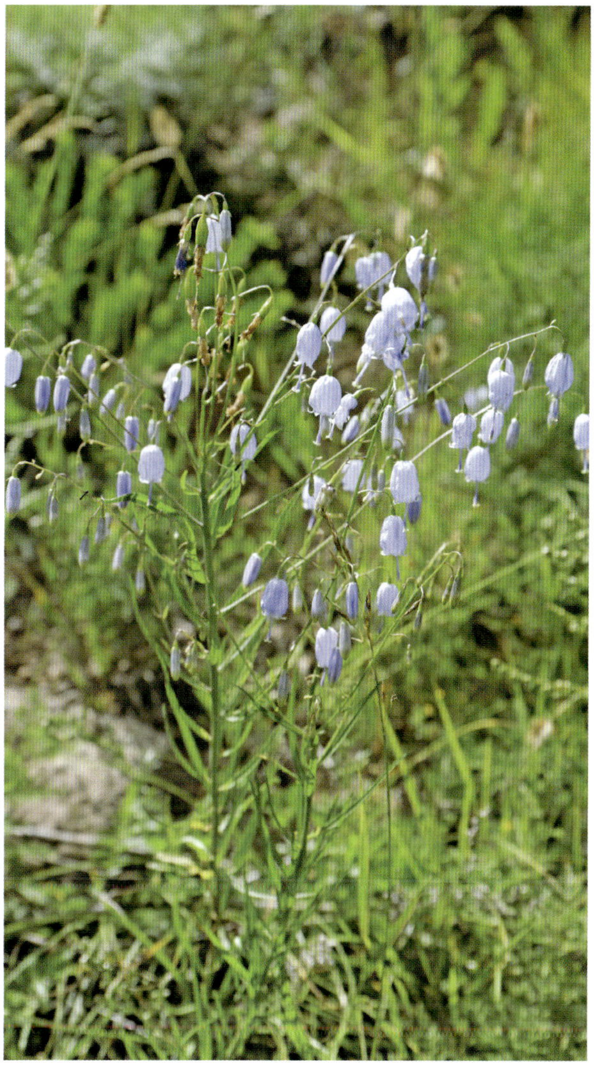

【生 活 型】多年生旱中生草本。

【花 果 期】花期 7~9 月，果期 7~10 月。

【生　　境】生于森林草原带和草原带的山地草甸草原、沟谷草甸、灌丛、石质丘陵、草原及沙丘上。

【功能主治】根（南沙参）：养阴清肺，益胃生津，化痰，益气。用于肺热燥咳，阴虚劳嗽，干咳痰黏，胃阴不足，食少呕吐，气阴不足，烦热口干。

【民族应用】

蒙古族

根（洪呼 – 其其格）：消肿，燥协日乌素。用于红肿，协日乌素病，牛皮癣，关节炎，痛风症，游痛症，巴木病，麻风病。

*附 注 | 该种为鄂伦春“四普”新分布。

半边莲属 *Lobelia* L.

多年生草本或半灌木。植株含白色乳汁。叶互生。花单生或为总状、穗状、圆锥状花序；萼5裂；花冠两侧对称，二唇形，上唇2裂，下唇3裂；雄蕊5，花药及花丝上部合生，花丝基部分离，其中有2枚花药或全部顶端具束毛；子房下位，2室，胚珠多数，生于中轴胎座上。蒴果顶裂为2果瓣。

鄂伦春有1种。

·山梗菜

【别名】半边莲、水苋菜

Lobelia sessilifolia Lamb.

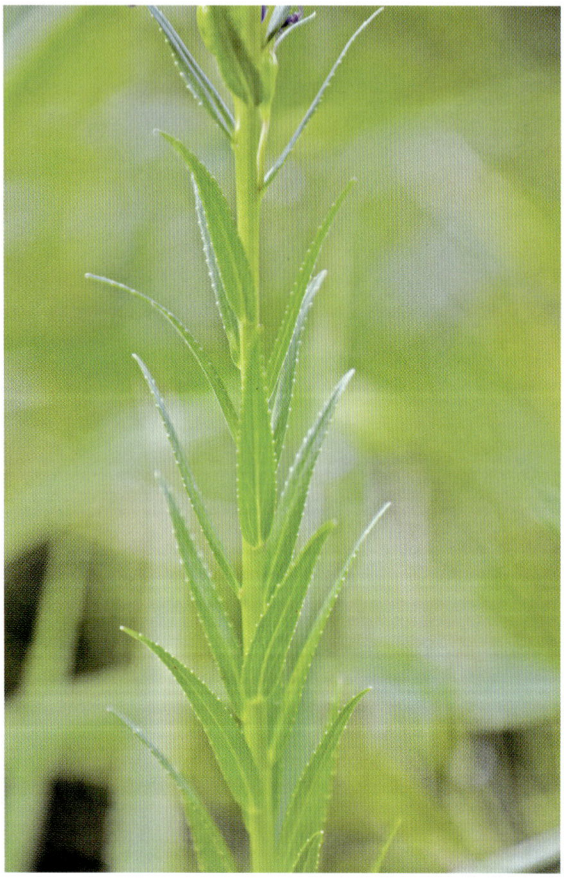

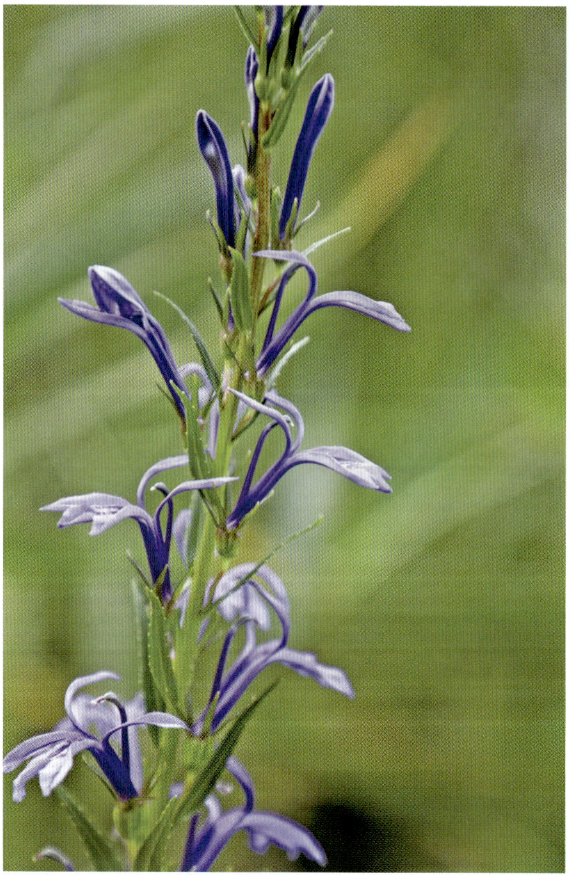

【生 活 型】多年生中生草本。

【花 果 期】花期7~9月，果期9月。

【生　　境】生于森林带的山坡湿草地。

【功能主治】全草（山梗菜）：祛痰止咳，利尿消肿，清热解毒。用于感冒发热，咳嗽痰喘，肝硬化腹水，痈疽疔毒，毒蛇咬伤，蜂蜇，跌打扭伤肿痛，大腹水肿，面足浮肿，晚期血吸虫病腹水等。

泽兰属 *Eupatorium* L.

多年生草本。叶对生或轮生，边缘有锯齿或分裂。头状花序小，盘状，多数在茎顶排列成密集的伞房状，有多数同形小花，两性，结实；总苞圆筒形或钟形；总苞片2~3层，覆瓦状排列；花序托平坦，有小凹点；小花花冠管状，顶端5齿裂；花药基部钝；花柱分枝伸长，丝状或半圆柱形，先端钝或稍尖。瘦果圆柱形，通常有5棱；冠毛糙毛状。

鄂伦春有1种。

· 林泽兰

【别名】白鼓钉、尖佩兰、佩兰

Eupatorium lindleyanum DC.

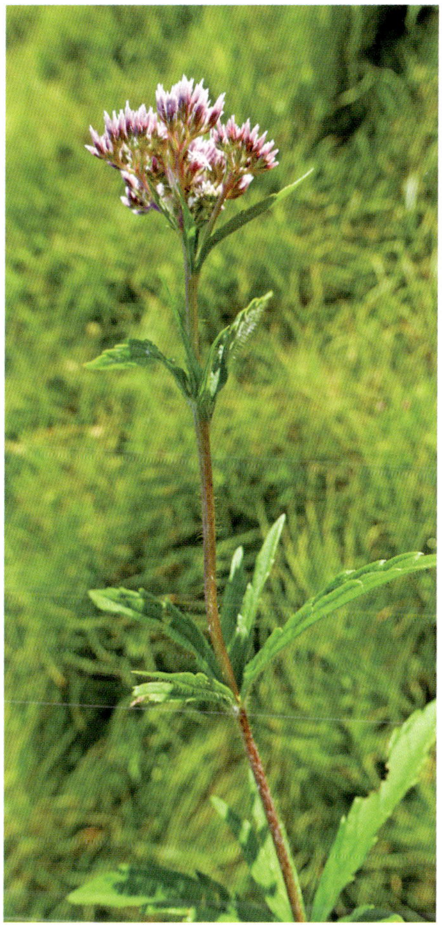

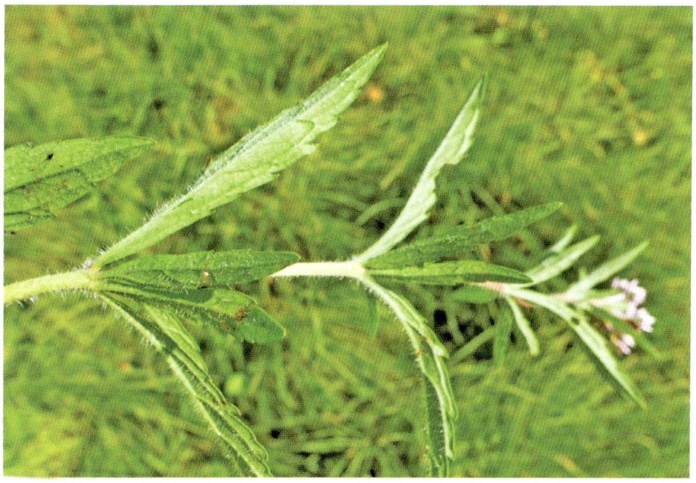

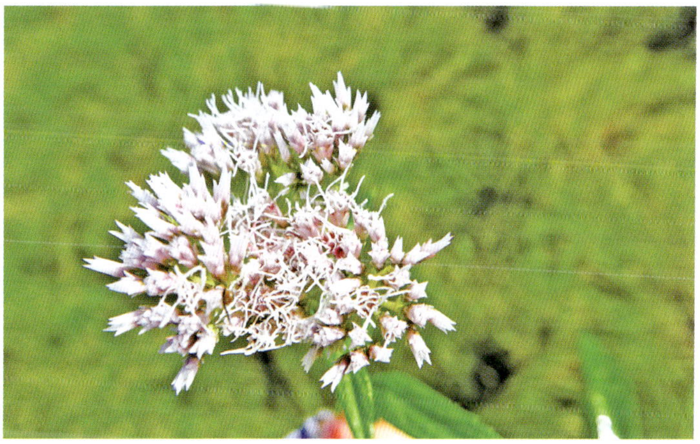

【生 活 型】中生草本。

【花 果 期】花、果期7~9月。

【生　　境】生于森林带和草原带的河滩草甸、沟谷。

【功能主治】地上部分（林泽兰）：化痰止咳平喘。用于痰多，咳嗽气喘。

*附　注 | 该种为鄂伦春"四普"新分布。

马兰属 *Kalimeris* Cass.

多年生草本。叶互生，有锯齿，有时羽状分裂。头状花序多数，在茎顶排列成疏伞房状，有异形小花，辐射状，外围有1~2层雌花，结实，中央有多数两性花，结实；总苞半球形；总苞片2~3层，等长或外层者短；花序托突起，有小窝孔；雌花花冠舌状，淡蓝色、淡紫色或白色，两性花花冠管状，上端5齿裂；花药基部钝；花柱分枝披针形。瘦果倒卵形或矩圆形，扁平，具边肋；冠毛长0.25~1m，糙毛状或膜片状，上端分离，基部联合而呈冠状。

鄂伦春有3种。

分种检索表

1a. 头状花序直径1~2cm；叶条状披针形、条状倒披针形或披针形，全缘，密被细短硬毛……………………………………**全叶马兰 *K. integrifolia***

1b. 头状花序直径2~4cm；叶非上述情况，叶缘通常有疏锯齿、缺刻状牙齿或羽状深裂，常有短硬毛。

  2a. 总苞片草质，外层者披针形，内层者长椭圆形，被微毛；叶有缺刻状牙齿，或有或浅或深的裂片……………………………**裂叶马兰 *K. incisa***

  2b. 总苞片革质，外层者椭圆形，内层者宽椭圆形或倒卵状椭圆形，被短柔毛或无毛；叶羽状深裂或有缺刻状锯齿……………………**北方马兰 *K. mongolica***

·全叶马兰

【别名】全叶鸡儿肠、野粉团花

Kalimeris integrifolia Turcz. ex DC.

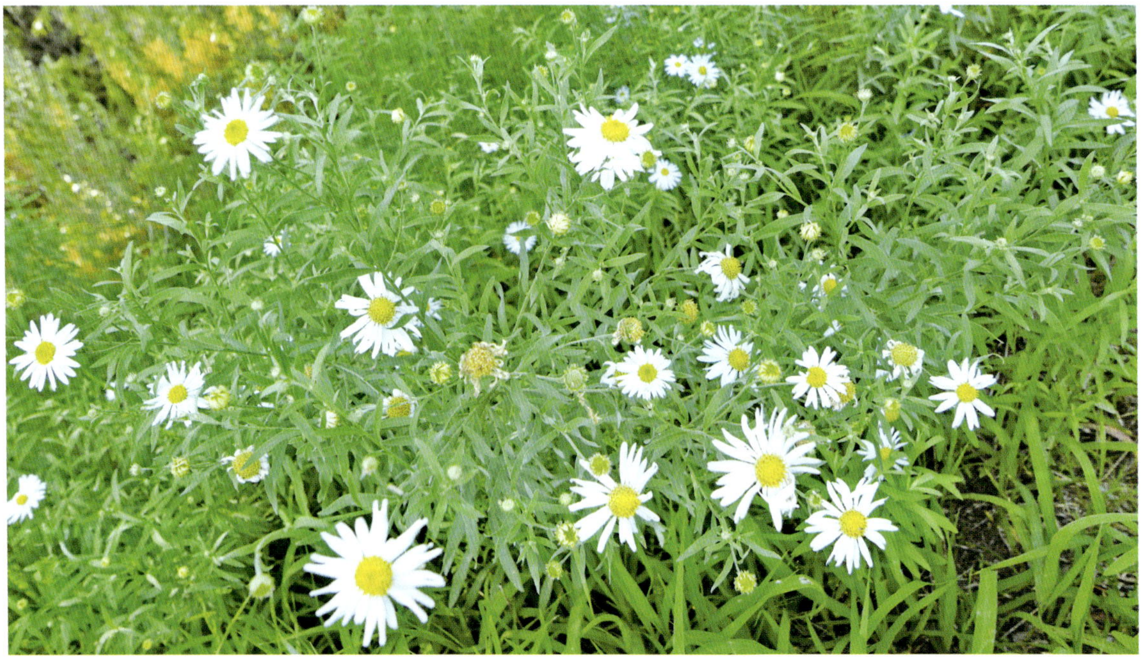

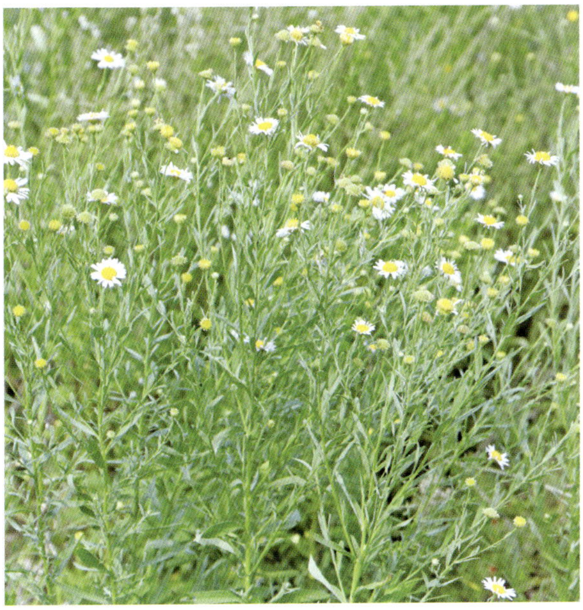
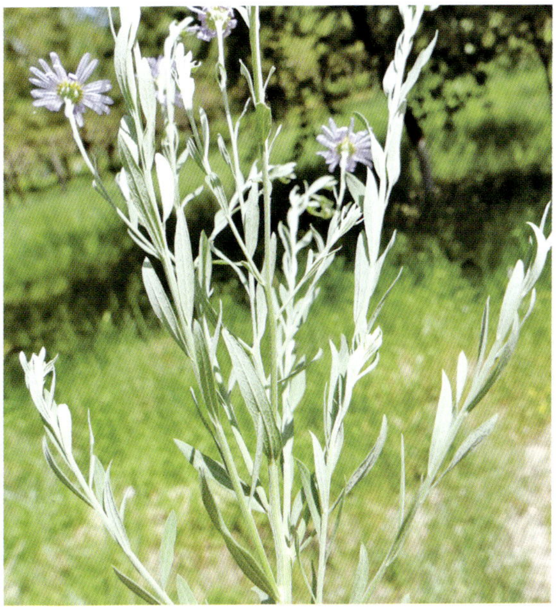

【生 活 型】中生草本。

【花 果 期】花、果期 8~9 月。

【生　　境】生于森林带和草原带的山地、林缘、草甸草原、河岸、沙质草地、固定沙丘、路边。

【功能主治】全草（全叶马兰）：清热解毒，止咳。用于感冒发热，咳嗽，咽炎。

*附　注 | 该种为鄂伦春"四普"新分布。

· 裂叶马兰

【别名】北鸡儿肠

Kalimeris incisa (Fisch.) DC.

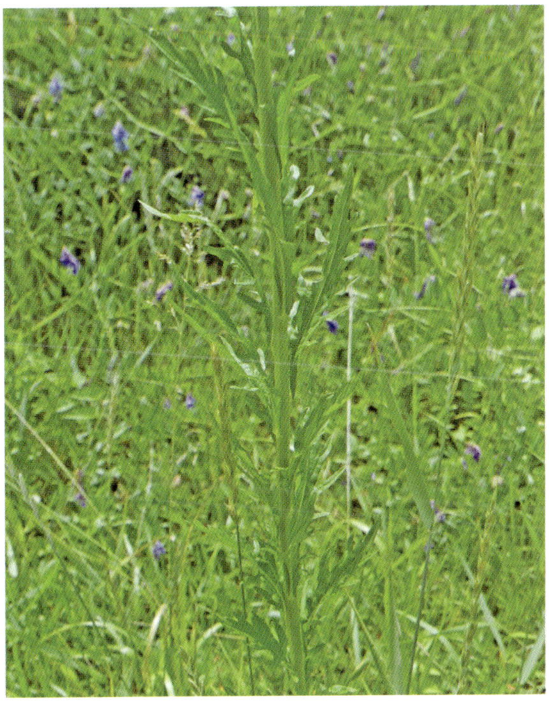
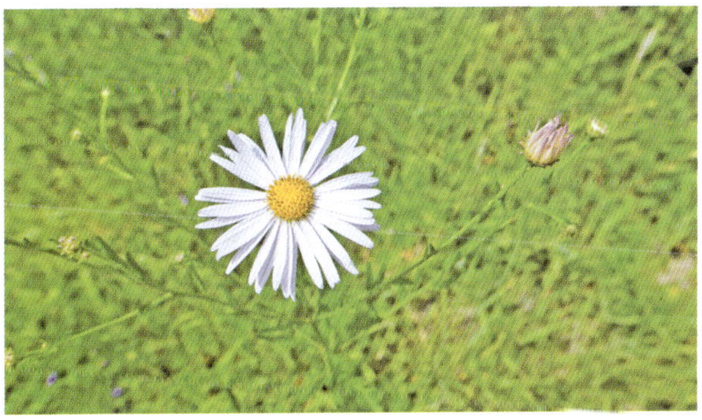
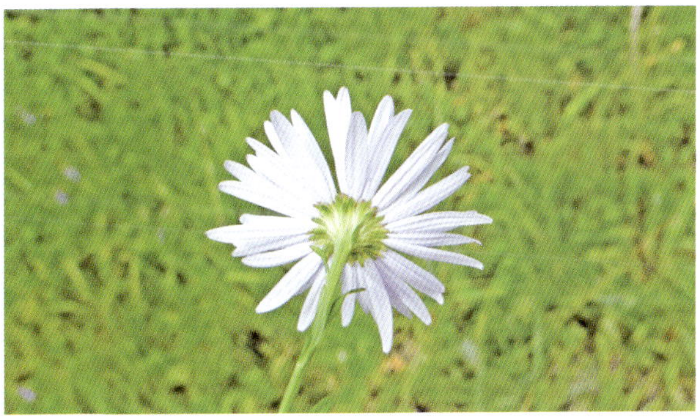

【生 活 型】中生草本。

【花 果 期】花、果期 8~9 月。

【生　　境】生于阔叶林带河岸、林内、灌丛间和山地草甸。

【功能主治】全草（裂叶马兰）：清热解毒，利湿，凉血止血。用于感冒发热，咳嗽，咽喉肿痛，肠炎，痢疾，水肿，疮疖肿毒，外伤出血。

*附　注 | 该种为鄂伦春"四普"新分布。

·北方马兰

【别名】蒙古马兰、蒙古鸡儿肠

Kalimeris mongolica (Franch.) Kitam.

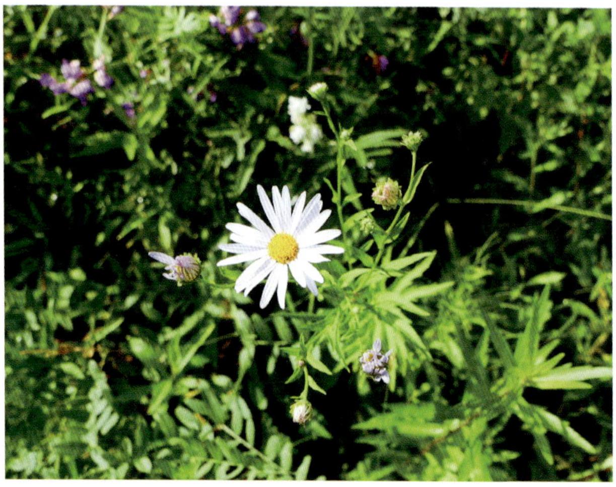

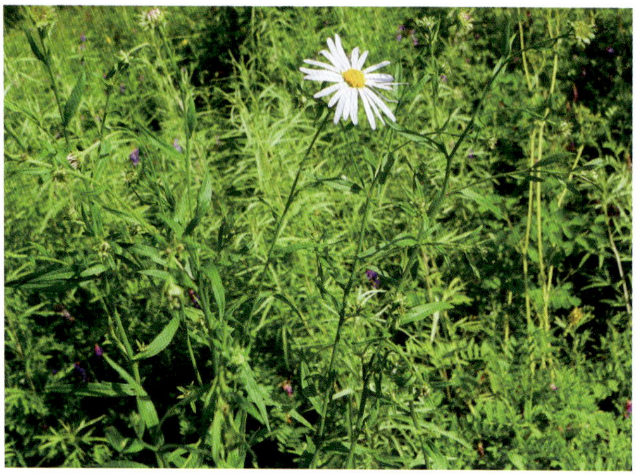

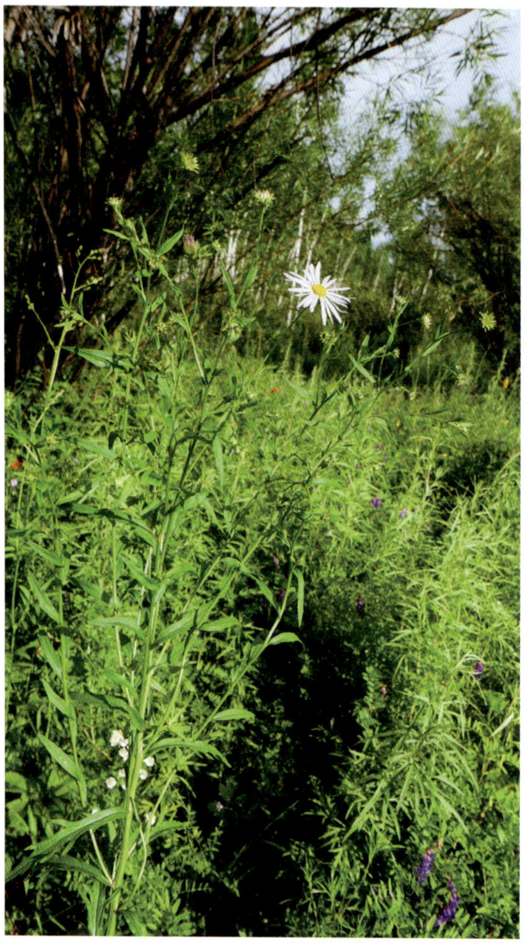

【生 活 型】中生草本。

【花 果 期】花、果期 7~9 月。

【生　　境】生于森林带的河岸、路旁。

【功能主治】根及全草（蒙古马兰）：清热解毒，利湿，凉血止血。用于感冒发热，咳嗽，咽喉肿痛，肠炎，痢疾，水肿，痈疽疮疖，疼痛瘙痒，风热外束肺卫，肺气失宣，头痛项痛，外伤出血等。

狗娃花属 *Heteropappus* Less.

一年生、二年生或多年生草本。叶通常全缘。头状花序多数，在茎顶排列成伞房状花序，有异形小花，辐射状，外围通常有1层雌花，中央有多数两性花，结实；总苞半球形；总苞片2~3层，稀4层；花序托稍突起或平，有小窝孔；雌花花冠舌状，蓝紫色或淡红色，稀白色；两性花花冠管状，黄色，上端有5裂片，其中1裂片较长，花药基部钝；花柱分枝扁平，顶端有三角形附片。瘦果倒卵形或矩圆状倒卵形，多少扁平，有1~2纵条纹，有毛；冠毛毛状或膜片状。

鄂伦春有2种。

分种检索表

1a. 多年生草本；全株被弯曲短硬毛；头状花序较小，直径2~3cm；总苞片草质，边缘膜质 ……………… **阿尔泰狗娃花 *H. altaicus***

1b. 一年生、二年生草本；全株被直或弯曲的硬毛；头状花序较大，直径3~5cm；外层总苞片全部草质，内层的边缘膜质 ……………… **狗娃花 *H. hispidus***

· 阿尔泰狗娃花

【别名】阿尔泰紫菀

Heteropappus altaicus Willd.

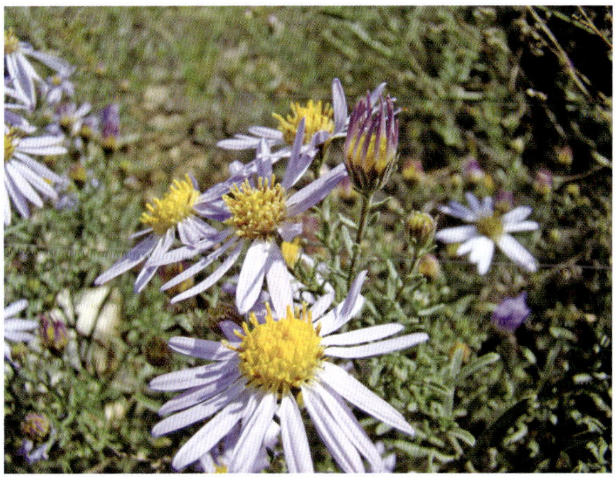

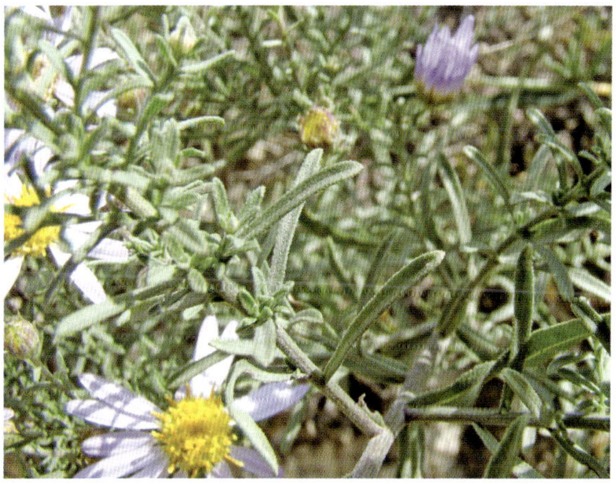

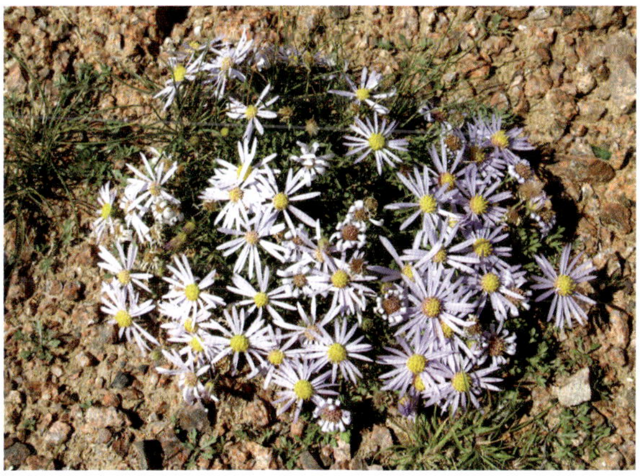

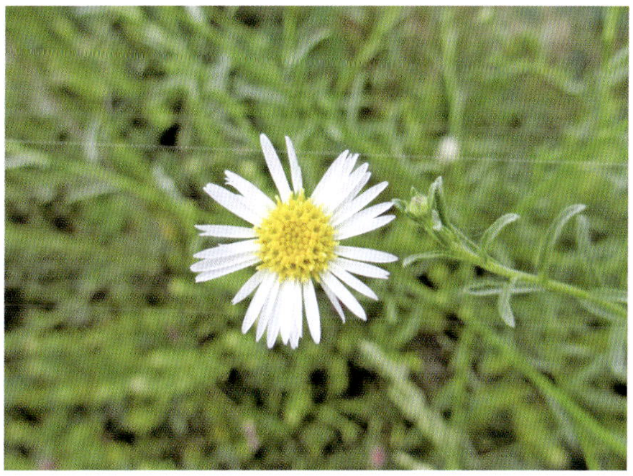

【生 活 型】多年生中旱生草本。

【花 果 期】花、果期 7~10 月。

【生　　境】生于干草原和草甸草原带，也生于山地、丘陵坡地、沙质地、路旁、村舍附近，是重要的草原伴生植物。在放牧较重的退化草原中，其种群显著增长，成为草原退化演替的标志种。

【功能主治】

（1）全草或花序（阿尔泰紫菀）：清热降火，排脓止咳。用于热病，肝胆火旺，肺脓肿，咳吐脓血，膀胱炎，疱疹疮疖。

（2）根（阿尔泰紫菀）：化痰止咳，润肺。用于咳嗽气喘，阴虚咯血。

【民族应用】

蒙古族

头状花序（巴嘎－浩宁－尼敦－其其格）：杀黏，清热，解毒。用于血热，宝日热，麻疹。

• 狗娃花

【别名】狗哇花、斩龙戟

Heteropappus hispidus (Thunb.) Less

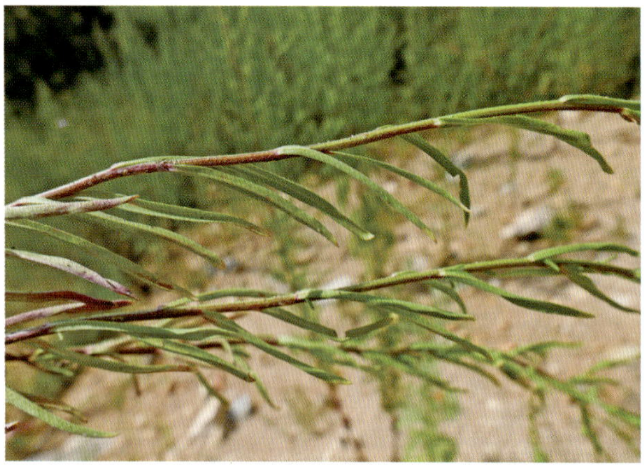

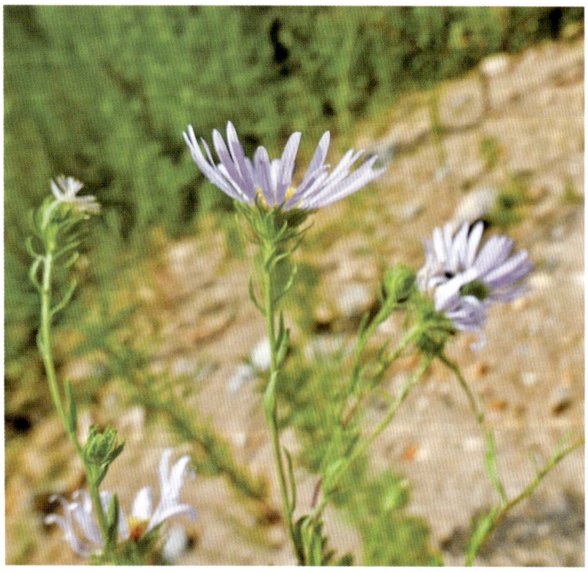

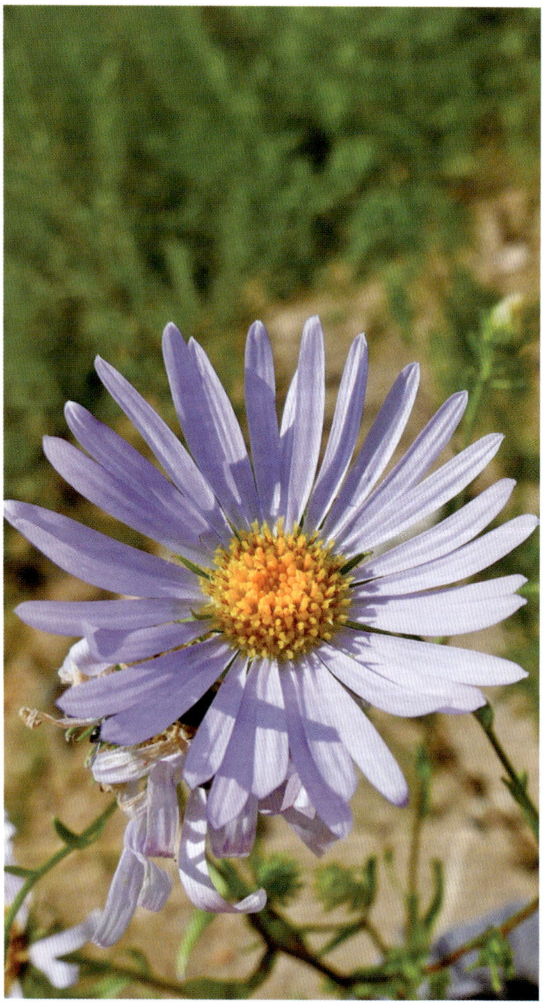

【生 活 型】一年生、二年生中生草本。

【花 果 期】花期 6~10 月。

【生　　境】生于森林带和草原带的山地草甸、河岸草甸、林下。

【功能主治】根、花或全草（阿尔泰紫菀）：清热解毒，消肿。用于疮肿，蛇咬伤。

【民族应用】

蒙古族

头状花序（巴嘎 – 浩宁 – 尼敦 – 其其格）：杀黏，清热，解毒。用于血热，宝日热，麻疹。

*附　注 | 该种为鄂伦春“四普”新分布。

东风菜属　*Doellingeria* Nees

多年生草本，有地下茎。茎直立。叶互生，有锯齿，稀近全缘。头状花序稍小，伞房状排列，有异形花，外围有 1 层雌花，放射状，中央有多数两性花，都结实；总苞半球状或宽钟状，总苞片 2~3 层，近覆瓦状排列或近等长，条状披针形，厚质或叶质，边缘常干膜质；花序托稍凸起，窝孔全缘或稍撕裂；雌花舌状，舌片常白色，矩圆状披针形，顶端有微齿；两性花管状，黄色，上部钟状，有 5 裂片，花药基部钝，近全缘，花柱分枝附片三角形或披针形，尖。冠毛同形，污白色，有多数不等长的细糙毛，与管状花花冠等长或不超过花冠。

鄂伦春有 1 种。

• 东风菜　　【别名】山蛤芦、钻山狗、白云草

Doellingeria scaber (Thunb.) Nees

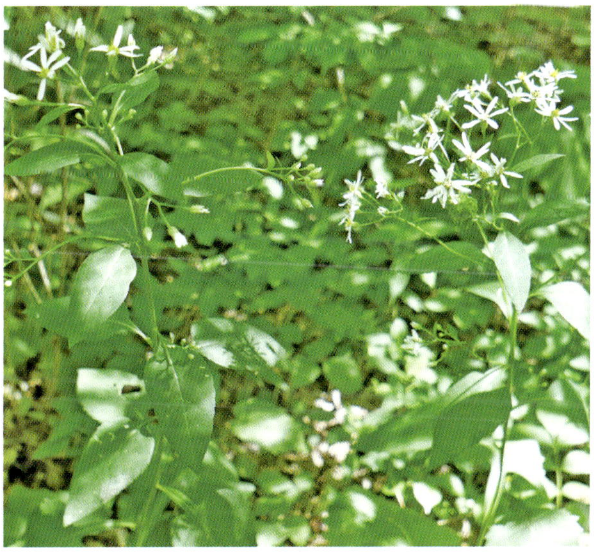

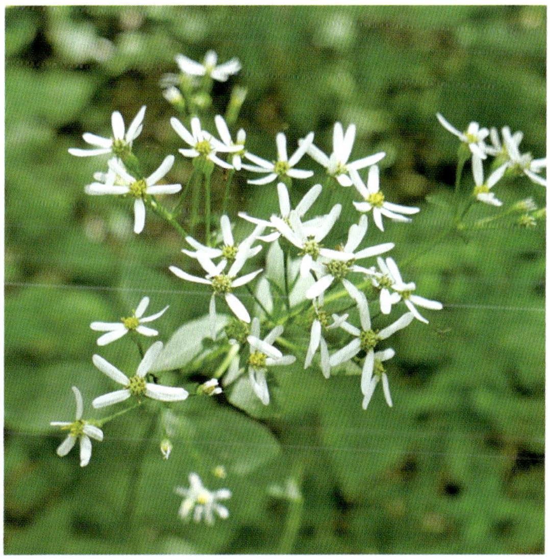

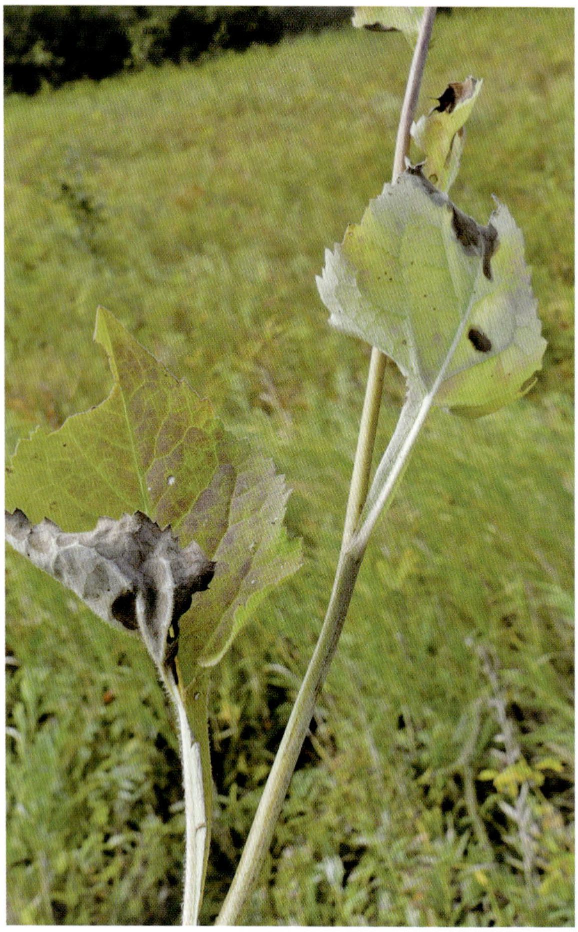
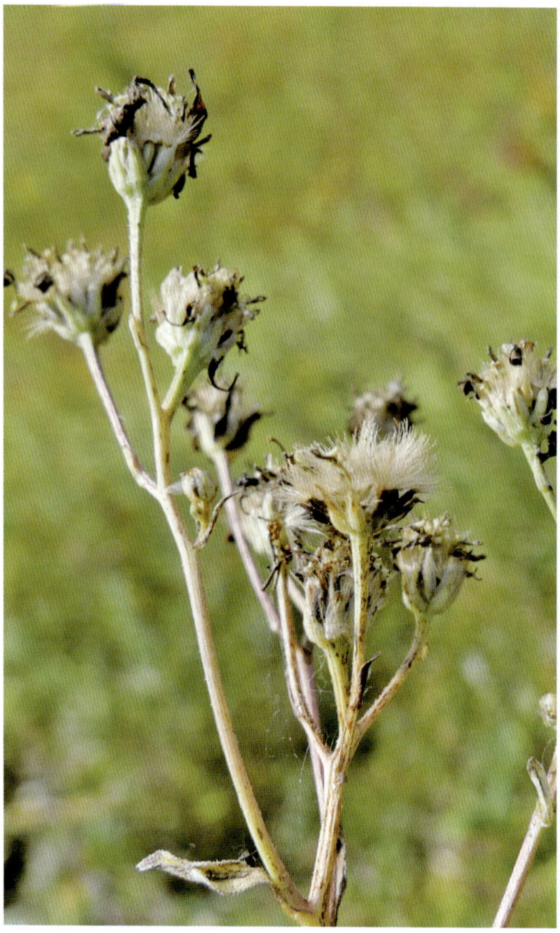

【生 活 型】多年生中生草本。

【花 果 期】花、果期 7~9 月。

【生　　境】生于森林带和森林草原带的阔叶林中、林缘、灌丛，也进入草原带的山地。

【功能主治】全草或根（东风菜）：清热解毒，明目，利咽。用于风热感冒，头痛目眩，咽喉肿痛，目赤肿痛，急性肾炎，肺病吐血，毒蛇咬伤，痈肿疔疮，跌打损伤。

女菀属 *Turczaninovia* DC.

多年生草本。叶互生。头状花序小，多数密集成复伞房花序，有异形花，辐射状，外围有1层雌花，中央有数个两性花，部分不结实；总苞筒状至钟状，总苞片 3~4 层，覆瓦状排列，草质，边缘膜质，顶端钝；花托稍凸起，蜂窝状，窝孔撕裂；雌花舌状，舌片椭圆形，顶端有 2~3 个微齿或近全缘；两性花管状，黄色，檐部钟状，有 5 裂片，花药基部钝，全缘，花柱分枝附片三角形或花柱不发育。冠毛 1 层，污白色或稍红色，有多数微糙毛。

鄂伦春有 1 种。

·女　菀

【别名】白菀、织女菀、女肠

Turczaninovia fastigiata (Fischer) DC.

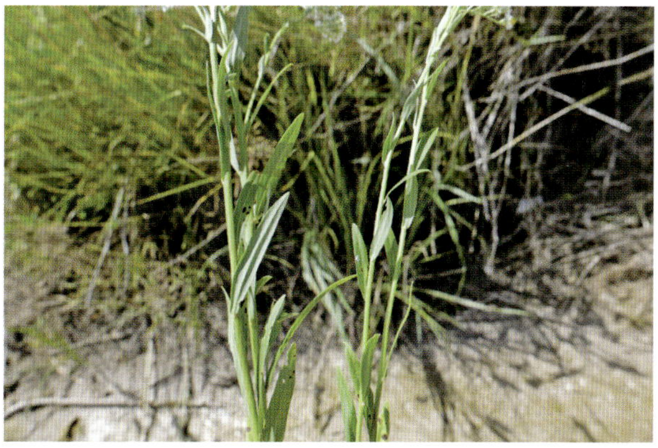
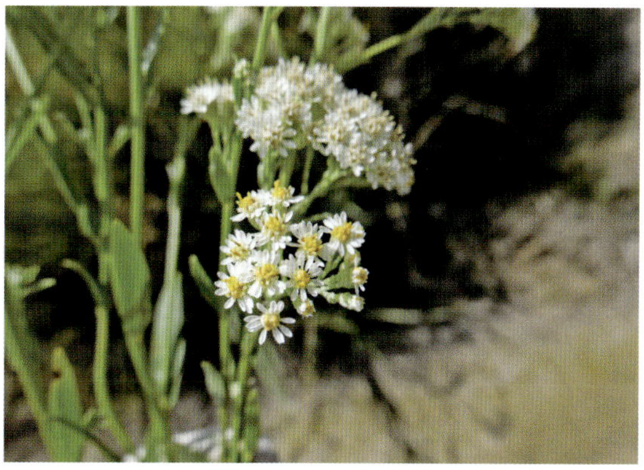
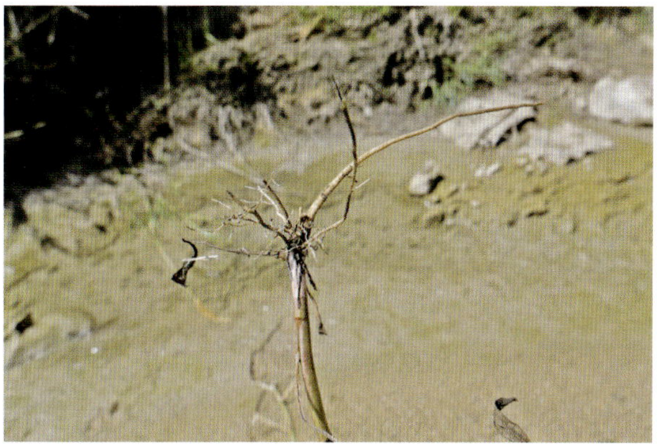
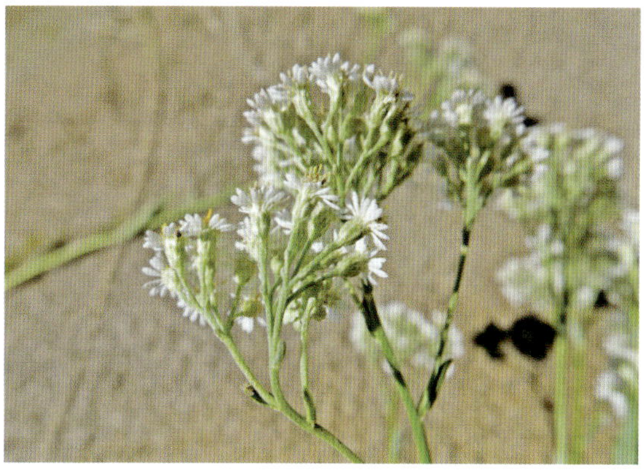

【生 活 型】多年生旱中生草本。

【花 果 期】花期 7~9 月。

【生　　境】生于草原带和森林草原带的山坡、荒地。

【功能主治】全草或根（女菀）：温肺化痰，健脾利湿。用于咳嗽气喘，泄泻，痢疾，小便淋痛。

紫菀属　*Aster* L.

多年生草本。茎分枝或不分枝。叶全缘或有齿。头状花序单生或在茎顶排列成伞房状或圆锥状，有异形小花，辐射状，外围有 1~2 层雌花，结实，中央有多数两性花，结实；总苞钟状或半球形，总苞片 2~5 层，有时 4 层，通常外层者较短，草质或边缘膜质；花序托平或稍突起，具小窝孔；雌花花冠舌状，蓝色、蓝紫色或白色，舌片先端有 2~3 齿；两性花花冠管状，黄色，上端有 5 相等的裂片；花药基部钝，顶端披针形；花柱分枝扁平，披针形或三角形。瘦果倒卵形，多少扁平，具边肋，两面有肋或无肋，被柔毛或腺点，稀无毛；冠毛糙毛状，多数或少数，1~2 层，等长或不等长。

鄂伦春有 3 种。

分种检索表

1a. 茎不分枝；头状花序单生茎顶 .... 高山紫菀 *A. alpinus*

1b. 茎分枝或单一；头状花序多数或少数，在茎顶排列成伞房状。

2a. 植株高达 100cm；基生叶大型，基部下延成长柄 .... 紫菀 *A. tataricus*

2b. 植株高 25~80cm；基生叶小型，无明显长柄或无柄 .... 圆苞紫菀 *A. maackii*

· 高山紫菀

【别名】高岭紫菀

Aster alpinus L.

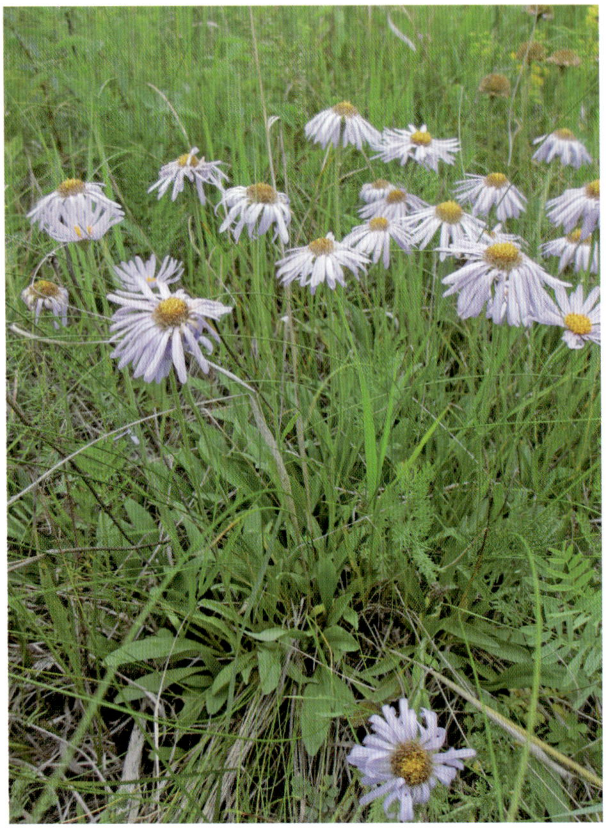

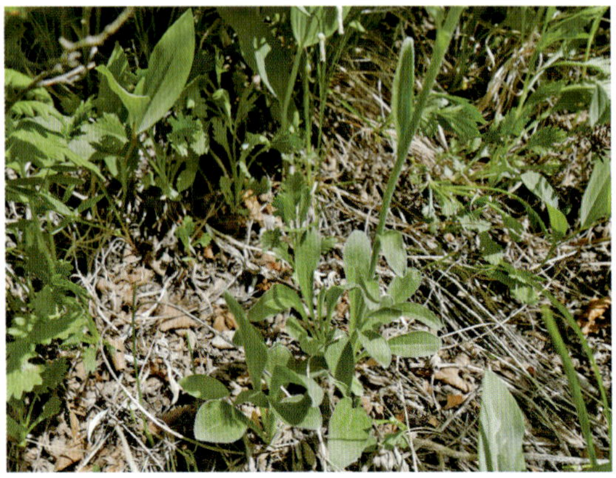

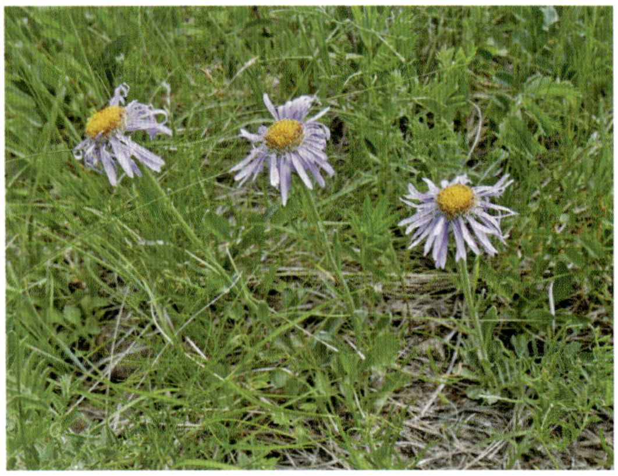

【生 活 型】多年生中生草本。

【花 果 期】花、果期 7~8 月。

【生　　境】生于森林带和草原带的山地草原、林下，喜碎石土壤。

【功能主治】全草（高山紫菀）：清热解毒。用于风热头痛，结膜炎。

【民族应用】

蒙古族

花（塔格音－敖登－其其格）：杀黏，清热，解毒，燥脓，消肿。用于瘟疫，流行性感冒，头痛，发症，疔疮，毒热，猩红热，麻疹不透。

·紫　菀

【别名】青菀

Aster tataricus L. f.

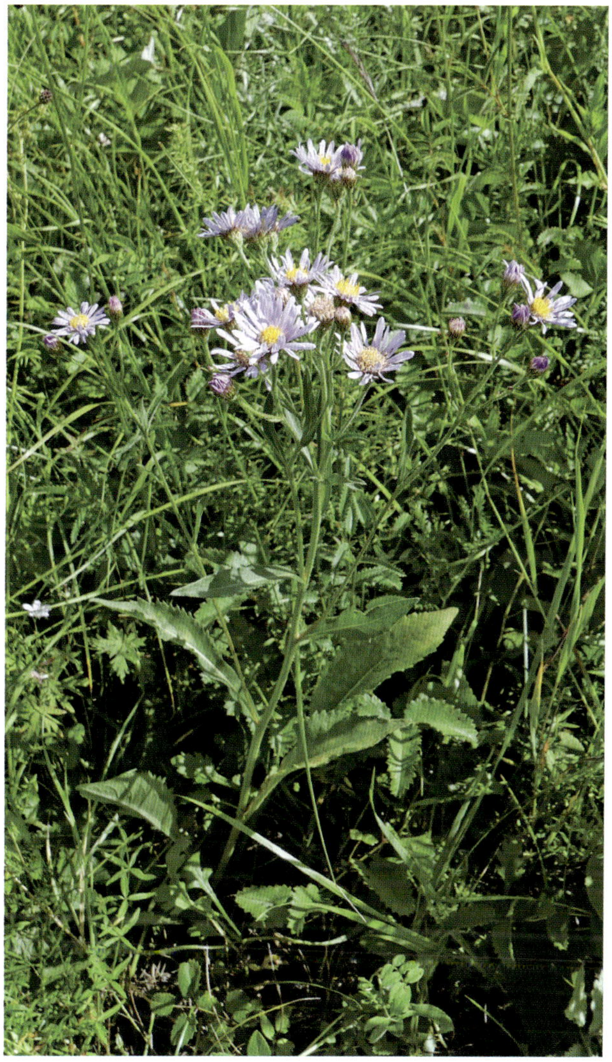
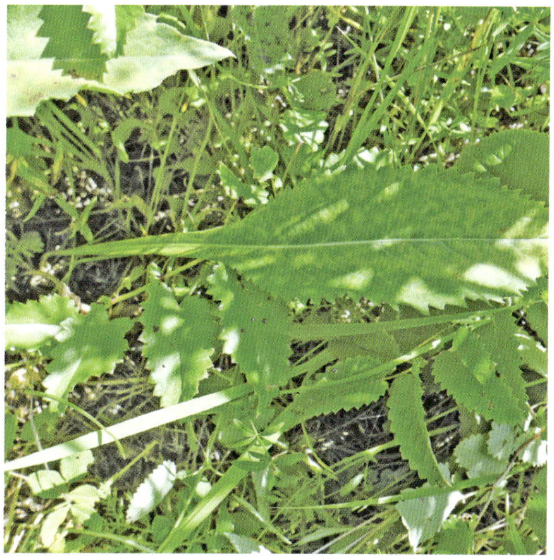
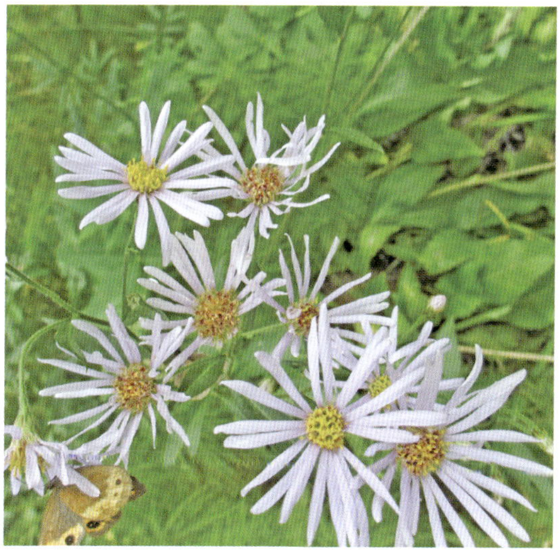

【生 活 型】多年生中生草本。

【花 果 期】花、果期 7~9 月。

【生　　境】生于森林带和草原带的山地林下、灌丛、沟边。

【功能主治】根及根茎（紫菀）：润肺下气，消痰止咳。用于痰多喘咳，新久咳嗽，肺虚劳嗽，肺萎肺痛，咳吐脓血，小便不利。

【民族应用】

■ 蒙古族

花（浩宁 – 尼敦 – 其其格）：杀黏，清热，解毒，燥脓血，消肿。用于疫热，麻疹，猩红热。

■ 鄂伦春族

根茎（挨母出哈，青菀，青牛舌头花）：润肺下气，化痰止咳。用于支气管炎，咳喘，肺结核，咯血，咳嗽，痰中带血，吐血。

·圆苞紫菀

【别名】麻氏紫菀

Aster maackii Regel

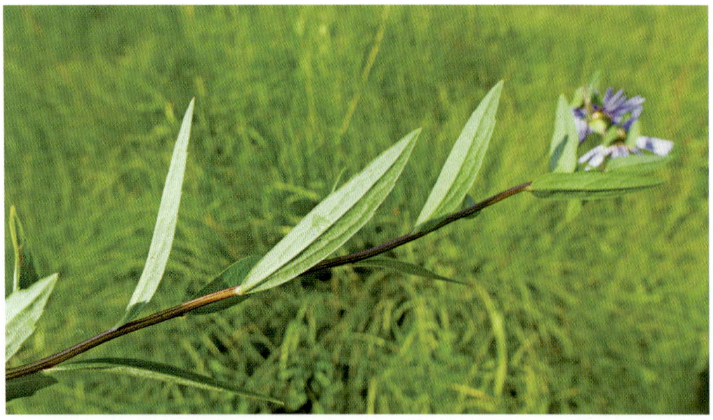

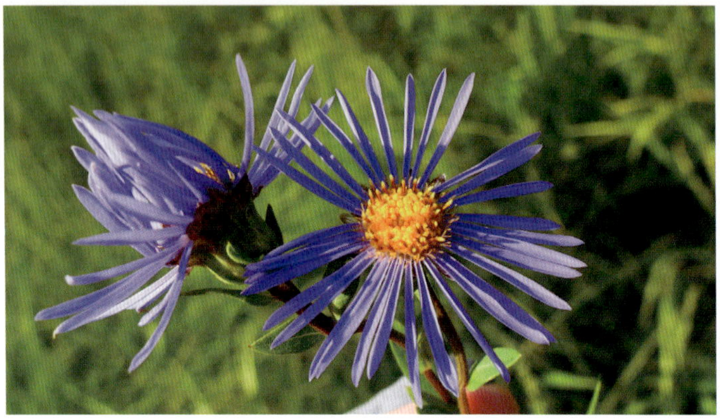

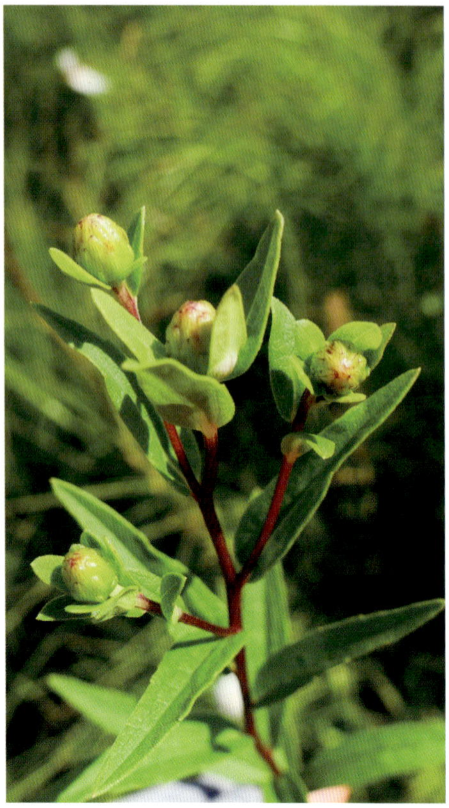

【生 活 型】多年生湿中生草本。

【花 果 期】花、果期 8~9 月。

【生　　境】生于森林带的湿润草甸、沼泽草甸。

【功能主治】根（圆苞紫菀）：用于风寒咳嗽，风湿关节痛，牙痛。

【民族应用】

▪ 蒙古族

花（浩宁 – 尼敦 – 其其格）：杀黏，清热，解毒，燥脓血，消肿。用于疫热，麻疹，猩红热。

乳菀属　*Galatella* Cass.

多年生草本。叶全缘。头状花序在茎顶排列成伞房状，稀单生，有异形小花，辐射状，外围有 1 层无性花，不结实，中央有多数两性花，结实；总苞倒圆锥形或近半球形，总苞片多层，草质，绿色，通常边缘膜质；花序托稍突起，具不整齐小窝孔；无性花花冠舌状，粉红色或蓝紫色，两性花花冠管状，黄色，有时红紫色，上端有 5 枚披针形裂片；花药基部钝，顶端附片宽披针形；

花柱分枝附片披针形或三角形。瘦果矩圆形，扁平，无明显的肋，被伏毛；冠毛糙毛状，2~3 层，白色或红紫色。

鄂伦春有 1 种。

· 兴安乳菀

【别名】乳菀

Galatella dahurica DC.

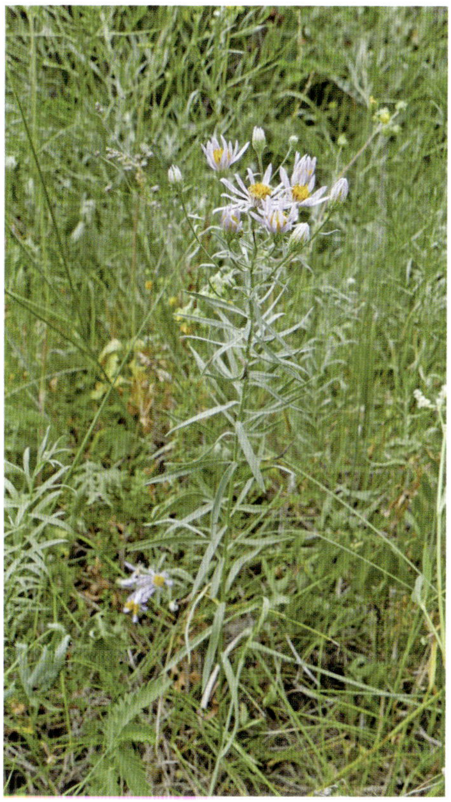

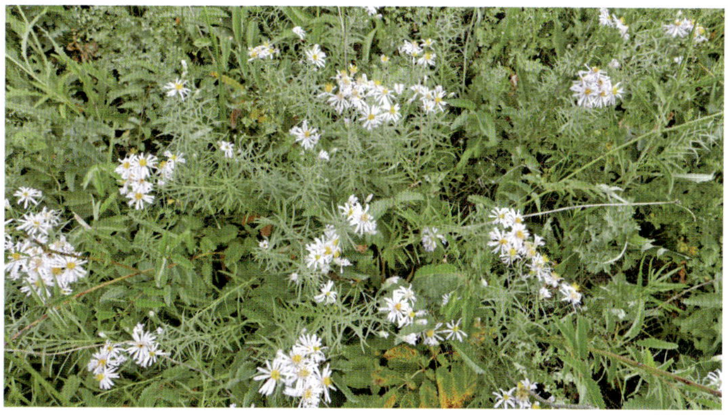

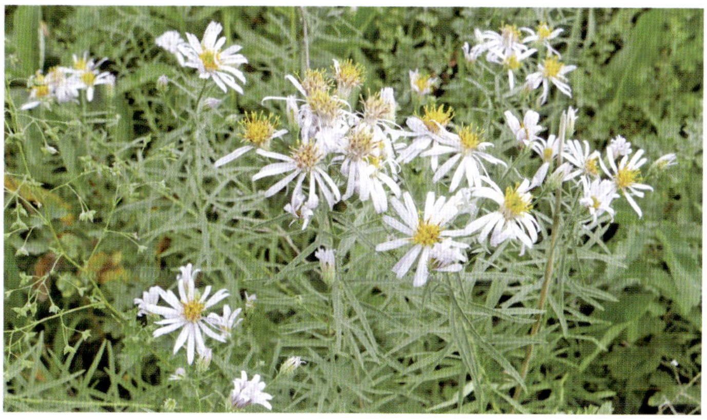

【生 活 型】多年生中生草本。

【花 果 期】花、果期 7~9 月。

【生　　境】生于森林带和森林草原带的山坡、沙质草地、灌丛、林下、林缘。

【功能主治】全草（兴安乳菀）：解毒，消肿，活血。用于结核型麻风，瘤型麻风，视物模糊等。

飞蓬属　*Erigeron* L.

一年生、二年生或多年生草本。叶全缘或有齿裂。头状花序单生或排列成圆锥状或伞房状，有异形小花，辐射状或近盘状，外围有 2 至数层雌花，结实，中央有多数两性花，结实；总苞半球形、钟形或圆锥形，总苞片 2~3 层，不等长；花序托稍突起，或有小窝孔；雌花花冠舌状，白色或紫色等，有时雌花二型，除外围为舌状花冠外，内层小花为细管状；两性花花冠管状，黄色，上端 4~5 齿裂；花药基部钝；花柱分枝在雌花中为丝状，在两性花中为披针形。瘦果披针形或矩圆状披针形，扁平，有边肋；冠毛 2 层，刚毛状。

鄂伦春有 1 种。

·飞　蓬

【别名】北飞蓬

Erigeron acris L.

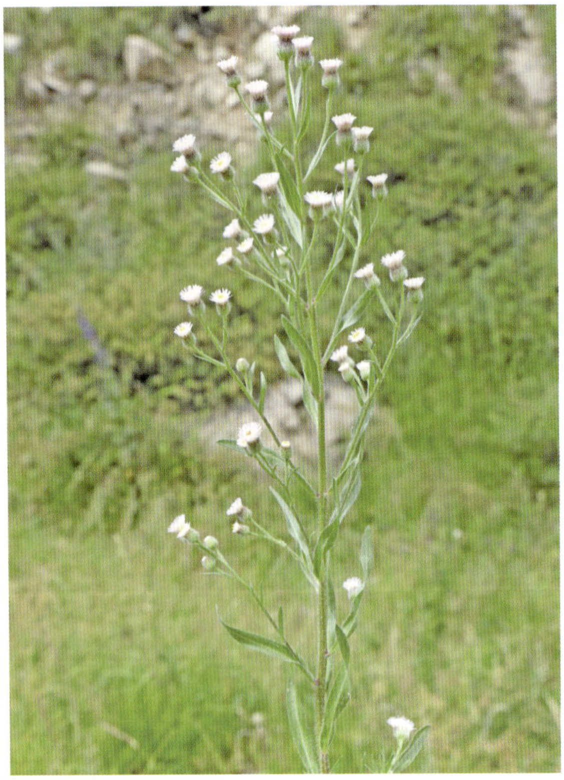

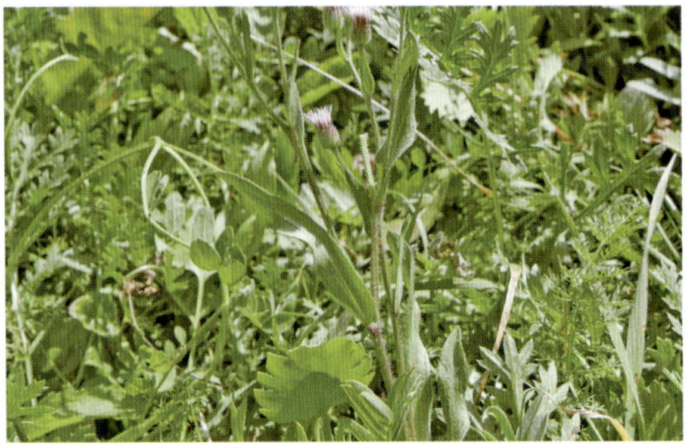

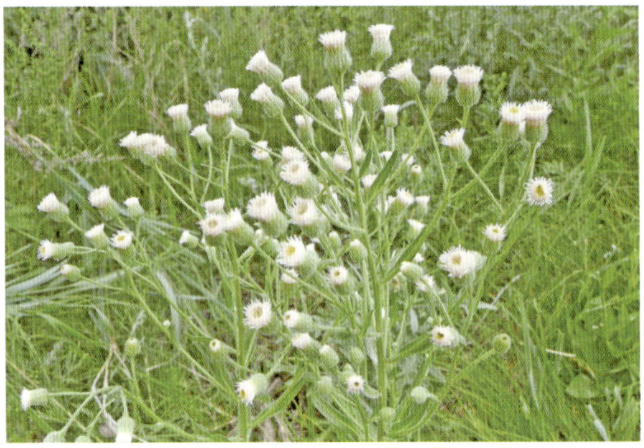

【生 活 型】二年生中生草本。

【花 果 期】花、果期 7~9 月。

【生　　境】生于森林带和草原带的山地林缘、河岸沙质地、田边。

【功能主治】

（1）全草（飞蓬）：祛风利湿，散瘀消肿。用于风湿关节痛。

（2）花序（飞蓬）：清热解毒。用于外感发热，泄泻，胃炎，皮疹，疥疮。

（3）种子（飞蓬）：用于血性腹泻，胃炎，皮疹，疥疮。

【民族应用】

■ 蒙古族

全草：用于外感发热，泄泻，胃炎，皮疹，疥疮。

*附　注 | 该种为鄂伦春“四普”新分布。

白酒草属 *Conyza* Less.

一年生、二年生或多年生草本。叶全缘或有锯齿，有时羽状分裂。头状花序在茎顶排列成伞房状或圆锥状，稀单生，有异形小花，盘状，外围通常有 2 至多层雌花，结实，中央有少数两性花，结实；总苞钟状，总苞片 2~3 层，边缘膜质；花序托半球形，有小窝孔；雌花花冠细管状或丝状，有时有直立的小舌片；两性花花冠管状，黄色，上端 5 齿裂。瘦果极小，扁或稍扁，有 2~5 棱，有毛；冠毛 1 层，糙毛状。

鄂伦春有 1 种。

·小蓬草

【别名】小飞蓬、加拿大飞蓬、小白酒草

Conyza canadensis (L.) Cronq.

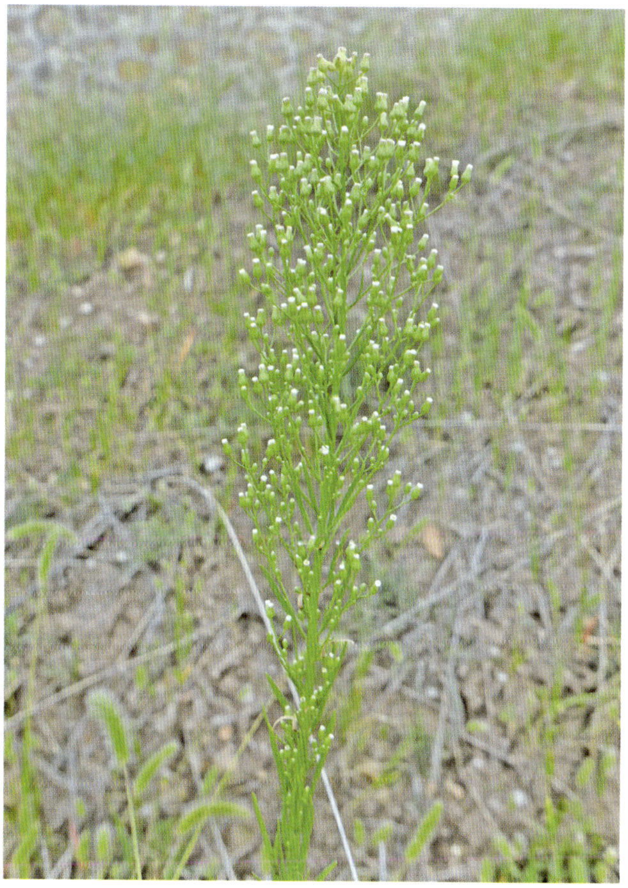

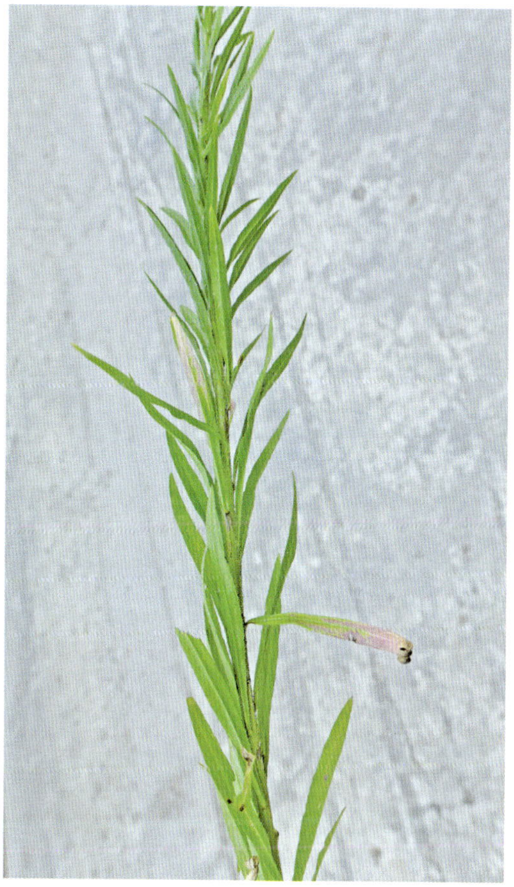

【生 活 型】一年生中生草本。

【花 果 期】花、果期 6~9 月。

【生　　境】生于田野、路边、村舍附近。

【功能主治】全草（小蓬草）：清热利湿，散瘀消肿。用于痢疾，肠炎，肝炎，胆囊炎，跌打损伤，风湿骨痛，疮疖肿痛，外伤出血，牛皮癣。

火绒草属 *Leontopodium* R. Br.

多年生草本，簇生或丛生，被绵毛。叶全缘；苞叶数个，围绕花序开展，形成星状苞叶群。头状花序少数或多数，排列成密集或较疏散的伞房状，各有多数同形或异形小花，或雌雄同株；总苞半球状或钟状，总苞片数层，覆瓦状排列或近等长，边缘膜质；花序托无毛，无托片；雄花（即不育的两性花）花冠管状，上部斗状，有 5 个裂片，花药基部有尾状小耳，花柱 2 浅裂，顶端截形；雌花花冠丝状或细管状，顶端有 3~4 个齿，花柱有细长分枝。瘦果矩圆形或椭圆形，稍扁；冠毛细或上部较粗厚，常有细齿。

鄂伦春有 3 种。

分种检索表

1a. 苞叶卵形或卵状披针形，近基部较宽，下面稍绿色 .... **团球火绒草 *L. conglobatum***

1b. 苞叶矩圆形、长椭圆形、条状披针形或条形，近基部不加宽，下面非绿色。

2a. 植株被白色绵毛或黏结的绢毛；苞叶组成稀疏的不整齐的苞叶群；总苞片上端褐色.. .... **绢茸火绒草 *L. smithianum***

2b. 植株被灰白色长柔毛或白色近绢状毛；雄株有明显的苞叶群，雌株常有散生的苞叶；总苞片上端无色或浅褐色 .... **火绒草 *L. leontopodioides***

· 团球火绒草

【别名】剪花火绒草

Leontopodium conglobatum (Turcz.) Hand.-Mazz.

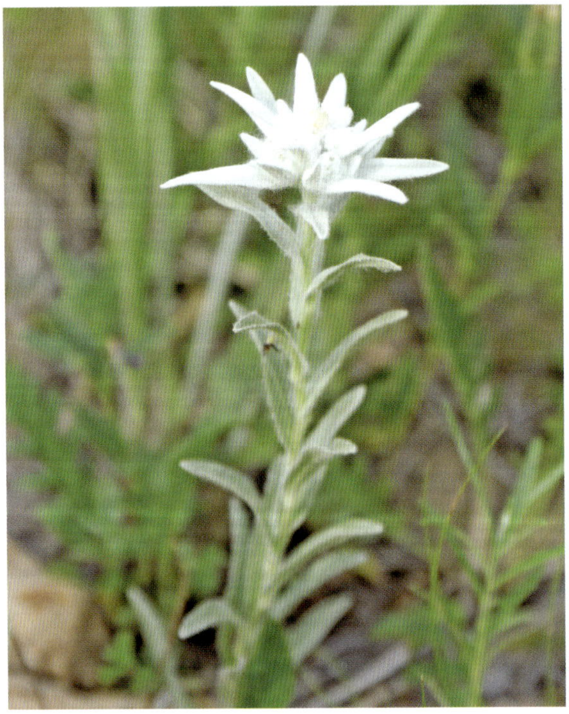

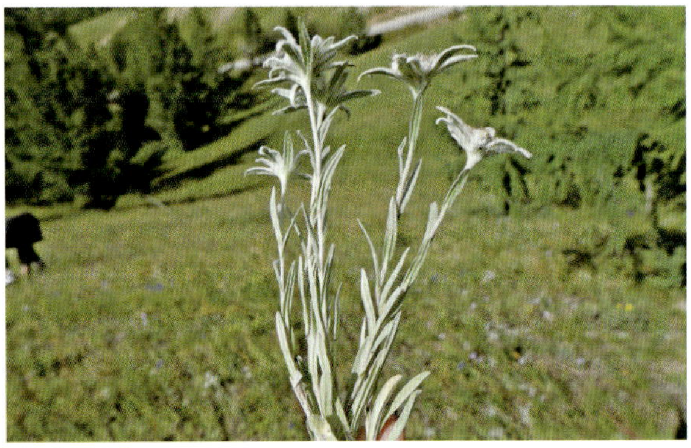

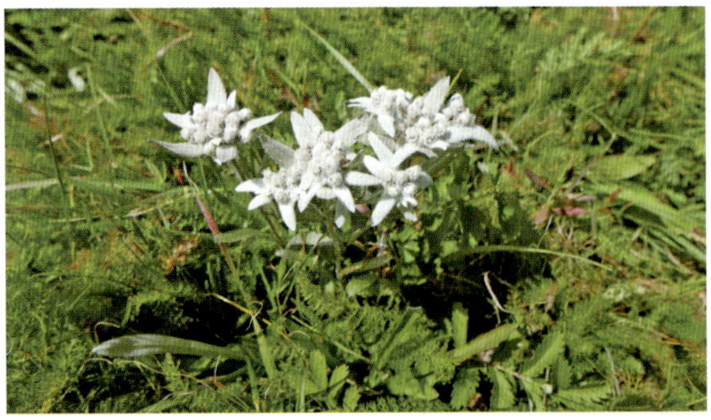

【生 活 型】多年生旱中生草本。

【花 果 期】花、果期 6~8 月。

【生　　境】生于森林带或草原带的沙地灌丛、山地灌丛，在石质丘陵阳坡也有散生。

【功能主治】地上部分（团球火绒草）：清热凉血，益肾利水。用于急、慢性肾炎，尿道炎。

·绢茸火绒草

Leontopodium smithianum Hand.-Mazz.

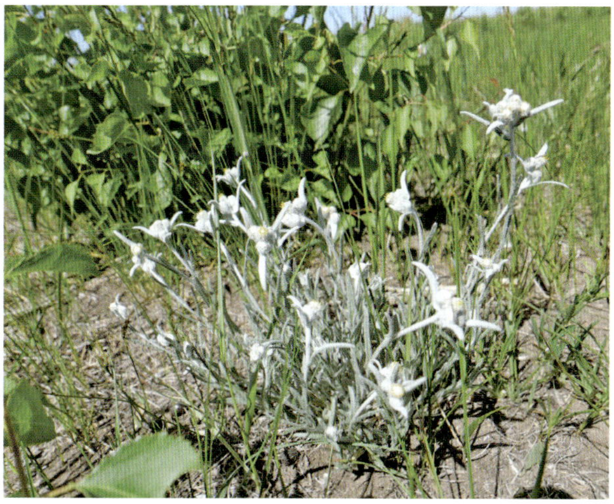

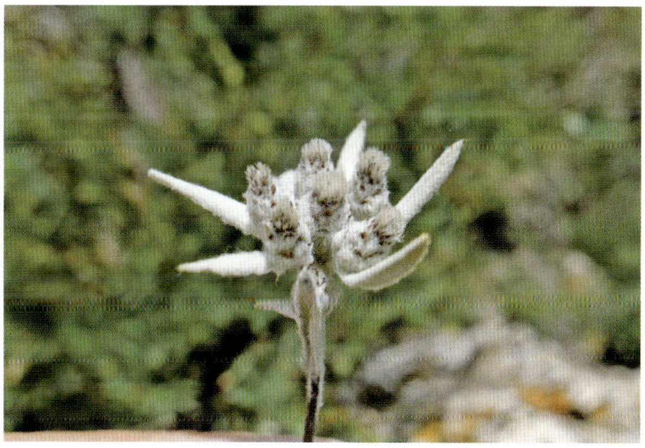

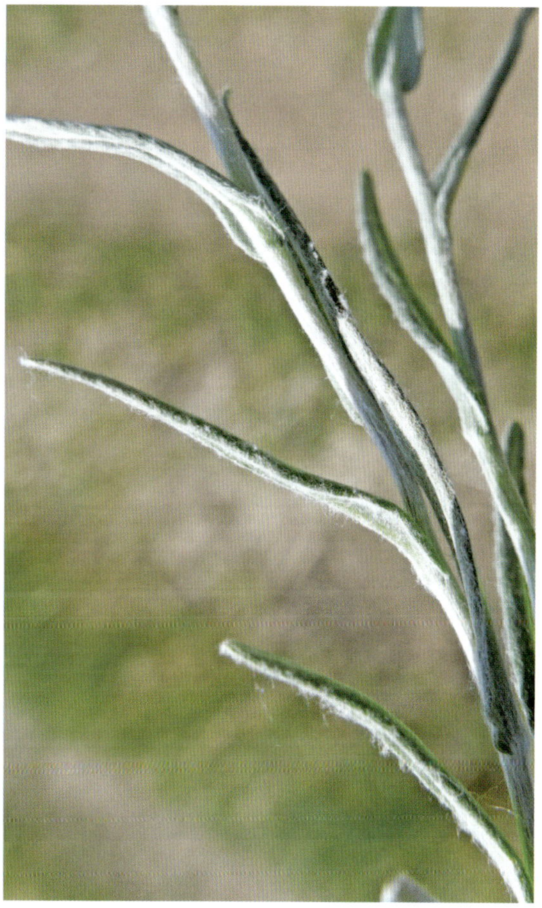

【生 活 型】多年生中旱生草本。

【花 果 期】花、果期 7~10 月。

【生　　境】生于森林带和草原带的山地草原、山地灌丛。

【功能主治】地上部分（火绒草）：疏风清热，利尿，止血。用于流行性感冒，急、慢性肾炎，尿路感染，尿血，创伤出血。

【民族应用】

■ 蒙古族

地上部分（查干 – 阿荣）：清肺，止咳，燥肺脓。用于肺热咳嗽，肺脓肿，气喘，讧热，多痰，陈旧性肺病，感冒咳嗽，咯血。

· 火绒草

【别名】火绒蒿、老头草、老头艾

Leontopodium leontopodioides (Willd.) Beauv.

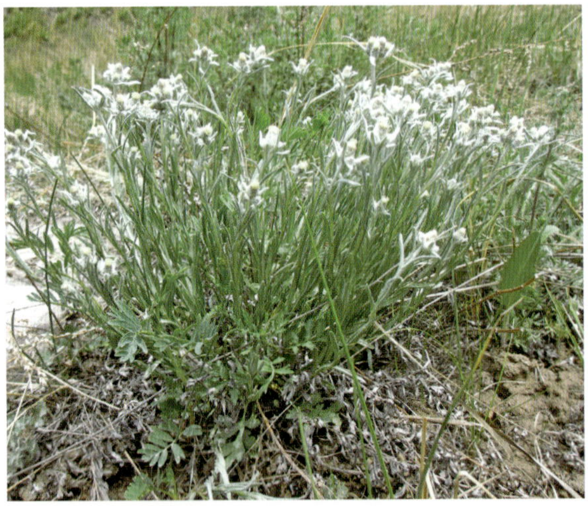

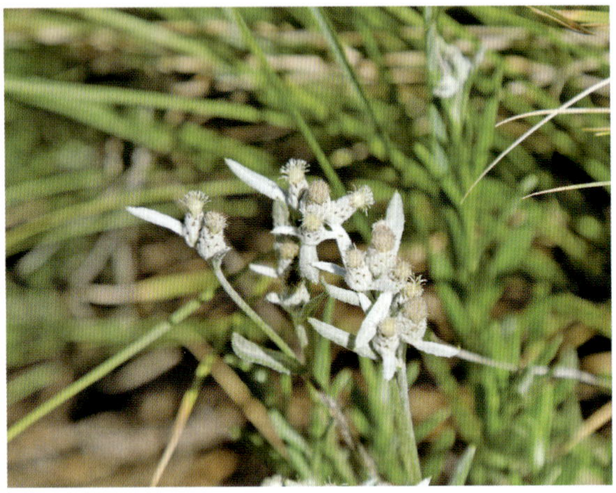

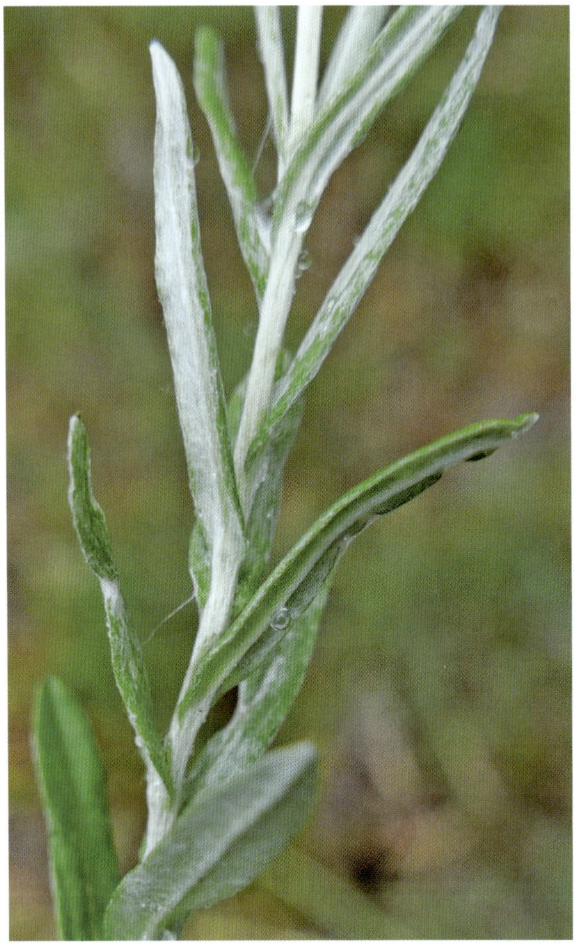

【生 活 型】多年生旱生草本。

【花 果 期】花、果期7~10月。

【生　　境】多散生于典型草原、山地草原、草原沙质地。

【功能主治】地上部分（火绒草）：疏风清热，利尿，止血。用于流行性感冒，急、慢性肾炎，尿路感染，尿血，创伤出血。

【民族应用】

■ 蒙古族

全草（查干－阿荣）：清肺，止咳，燥肺脓。用于肺热咳嗽，感冒咳嗽，讧热，多痰，气喘，陈旧性肺病，咯血，肺脓肿。

■ 鄂伦春族

地上全草（挨母出哈，老头艾，火绒蒿）：清热凉血，利尿消炎。用于急性肾炎，尿血，水肿，淋浊。

*附　注 | 该种为鄂伦春“四普”新分布。

旋覆花属　*Inula* L.

多年生，稀一年生或二年生草本。叶互生。头状花序多数或少数排列成伞房状或圆锥伞房状，有时单生，有异形小花，辐射状，外围有 1 至多层雌花，结实，中央有多数两性花；总苞半球形倒卵形或宽钟状，总苞片多层，覆瓦状排列；花序托平或稍突起，有小窝孔，无托片；雌花花冠舌状，黄色，稀白色，顶端有 3 齿；两性花花冠黄色，上部狭漏斗状，有 5 裂片；花药顶端圆或稍尖，基部戟形，有渐尖的尾部；花柱分枝稍扁，顶端钝圆或截形。瘦果近圆柱形，有 4~5 棱或更多的纵肋或细沟，有毛或无毛；冠毛 1~2 层，有多数近等长而微糙的细毛。

鄂伦春有 2 种。

分种检索表

1a. 叶条状披针形，基部无耳，边缘常反卷；头状花序直径 1.5~2.5cm……………………………………………………**线叶旋覆花 *I. linariifolia***

1b. 叶长椭圆形、长圆状披针形、披针形、卵形或矩圆状卵形，基部有耳，半抱茎，边缘不反卷；头状花序直径 2.5~5cm ……………………**欧亚旋覆花 *I. britannica***

·线叶旋覆花

【别名】窄叶旋覆花

Inula linariifolia Turcz.

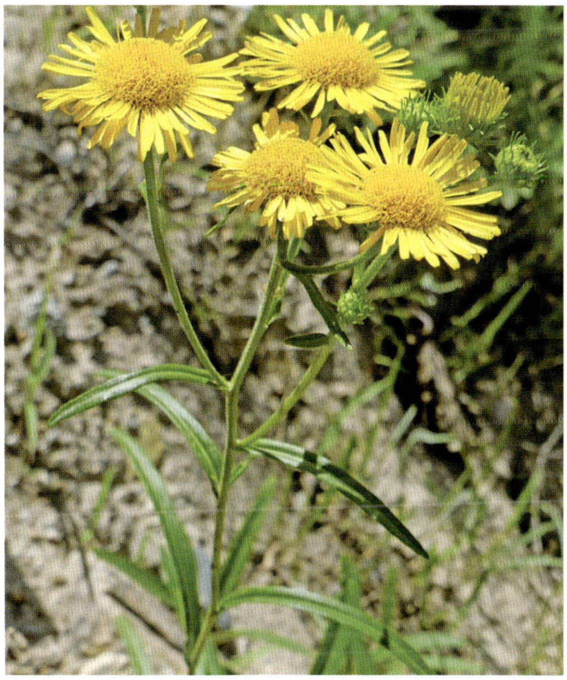

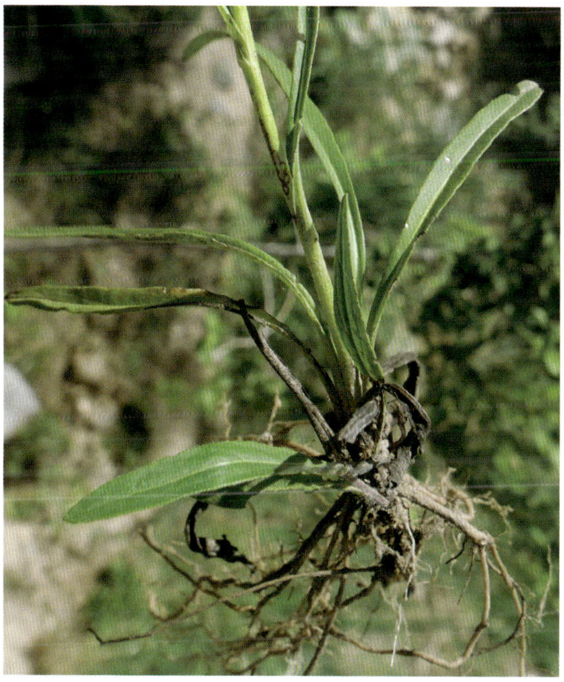

【生 活 型】多年生中生草本。

【花 果 期】花、果期 7~10 月。

【生　　境】生于阔叶林带和森林草原带的林缘草甸、沟谷草甸中。

【功能主治】地上部分（金沸草）：降气，消痰，行水。用于外感风寒，痰饮蓄结，喘咳痰多，胸膈痞满。

【民族应用】

蒙古族

花（布斯里格 – 阿扎斯儿卷）：镇刺痛，杀黏，燥协日乌素，愈伤。用于黏刺痛，黏热，脑刺痛，骨折，金伤等。

*附　注｜该种为鄂伦春“四普”新分布。

· 欧亚旋覆花

【别名】旋覆花、大花旋覆花、金沸草

Inula britannica L.

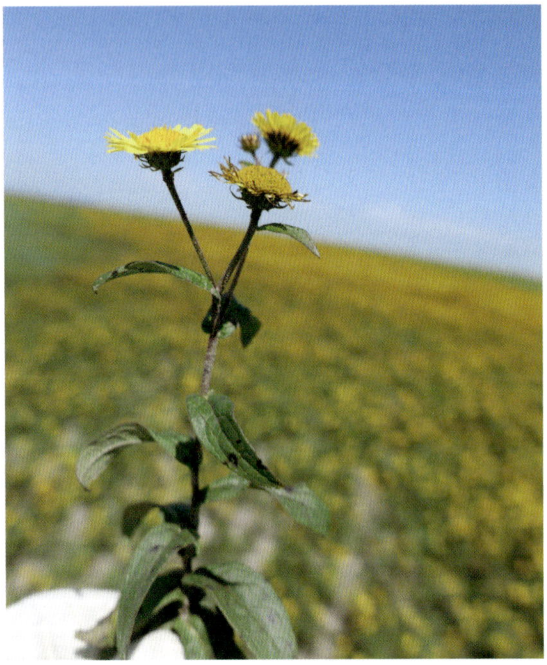

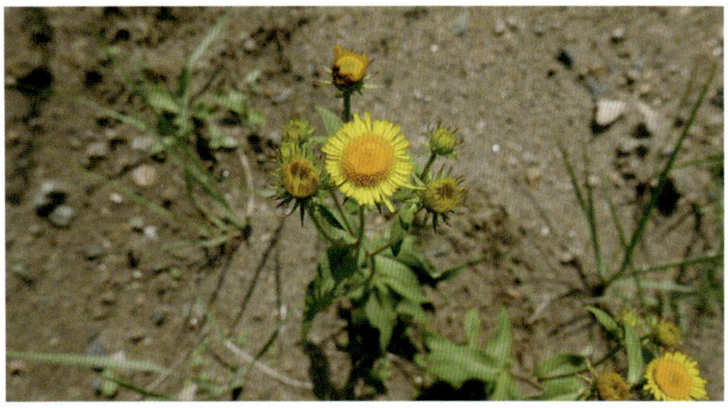

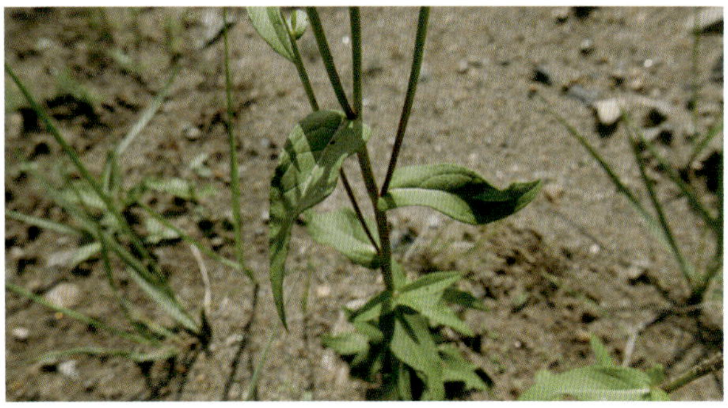

【生 活 型】多年生中生草本。

【花 果 期】花期 6~10 月，果期 9~11 月。

【生　　境】生于森林草原带和草原带的草甸、农田、地埂、路边。

【功能主治】

（1）头状花序（旋覆花）：降气，消痰，行水，止呕。用于风寒咳嗽，痰饮蓄结，胸膈痞闷，喘咳痰多，呕吐噫气，心下痞硬。

（2）地上部分（金沸草）：降气，消痰，行水。用于外感风寒，痰饮蓄结，咳喘痰多，胸膈痞满。

（3）根（旋覆花根）：祛风湿，散瘀止痛，止咳平喘。用于风湿痹痛，跌打损伤，刀伤肿痛，寒痰咳喘，胆结石，胁痛。

【民族应用】

■ 蒙古族

头状花序（阿拉坦－多斯勒－其其格）：止刺痛，杀黏，燥协日乌素，愈伤。用于黏刺痛，黏热，发症，骨折，金伤，脑刺痛。

*附 注 | 该种为鄂伦春“四普”新分布。

苍耳属 *Xanthium* L.

一年生草本。茎分枝。叶互生，不分裂或多少分裂，有柄。头状花序单性，雌雄同株；雄头状花序在茎枝上端密集，球形，具多数不结实的两性花；总苞半球形，总苞片1~2层，革质；花序托柱状，托片披针形，包围管状花；花冠管部上端具5裂片；花药离生，花丝结合成管状；花柱上部棍棒状。雌头状花序生于叶腋，卵形，各有2结实的小花；总苞片2层，外层者小分离，内层者结合成囊状，在果实成熟时变硬，上端具1~2个硬喙，外面具钩状刺；2室，各具小花1；雌花无花冠，柱头分枝条形，伸出总苞的喙外。瘦果2，长圆形，藏于总苞内；无冠毛。

鄂伦春有1种。

·苍 耳

【别名】苍子、胡苍子、苍耳子

Xanthium strumarium L.

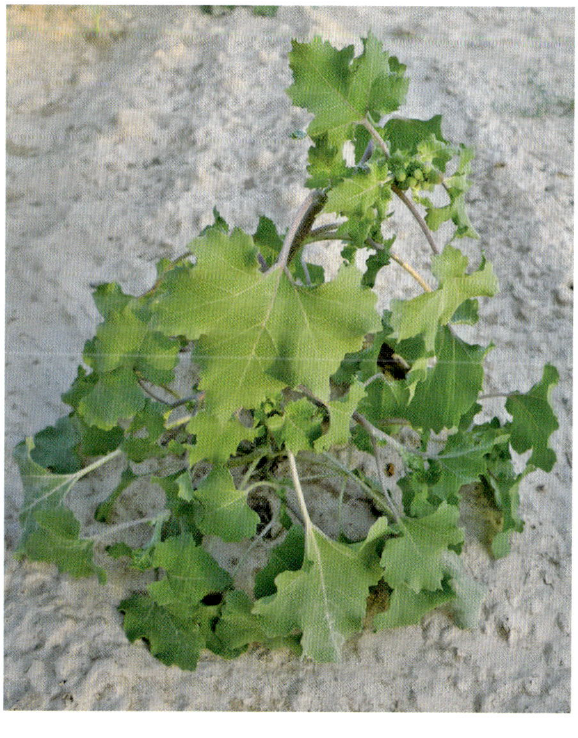

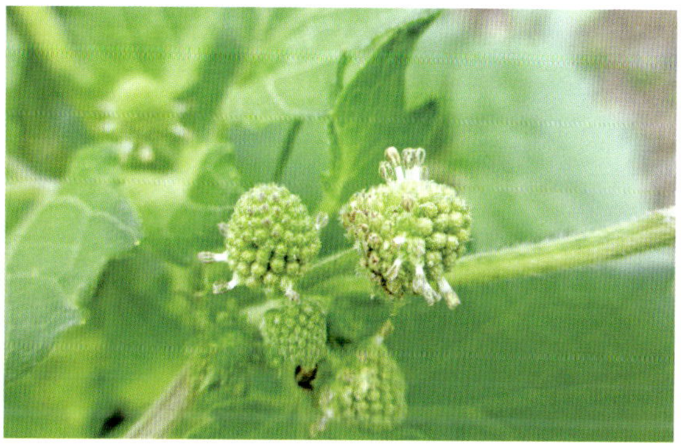

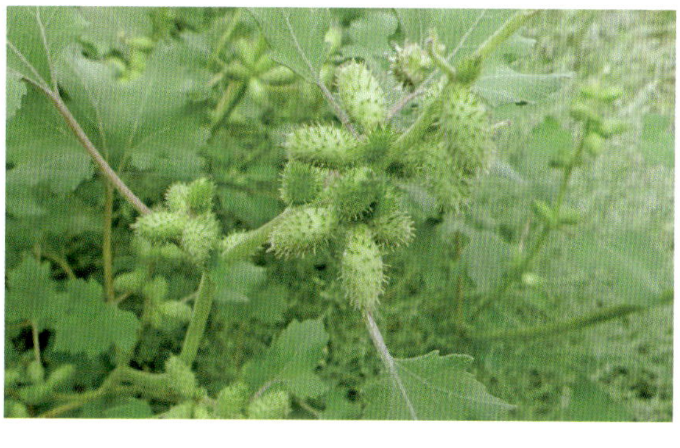

【生 活 型】中生田间草本。

【花 果 期】花期 7~8 月，果期 9~10 月。

【生　　境】生于田野、路边，可形成密集的小片群聚。

【功能主治】

（1）全草（苍耳）：祛风，散热，除湿，解毒。用于感冒，头风，头晕，鼻渊，目赤，目翳，风湿痹痛，拘挛麻木，风癞，疔疮，疥癣，皮肤瘙痒，痔疮，痢疾。

（2）带总苞的果实（苍耳子）：散风通窍，透疹止痒。用于鼻渊，头痛，外感风寒，风寒头痛，鼻窦炎，风湿痹痛，麻疹，风疹，湿疹，瘙痒。

【民族应用】

蒙古族

全草（好您 – 章古）：愈伤。用于疮疡，外伤。

鄂伦春族

（1）果实（那么利提啊姆）：用于感冒，鼻塞不通，慢性鼻窦炎，副鼻窦炎，牙痛，风寒湿痹，四肢痛，疥癣，瘙痒。

（2）全草（那么利提啊姆）：用于头痛，头晕，湿痹拘挛，目赤目翳，疔疮肿毒，崩漏，深部脓肿，麻风，湿疹。

（3）根（那么利提啊姆）：用于疔疮，痈疽，缠喉风，丹毒，高血压，痢疾。

（4）花（那么利提啊姆）：用于白癞顽癣，白痢。

达斡尔族

果实（掌握过）：用于手指风湿病。

鬼针草属　*Bidens* L.

一年生或多年生草本。叶对生，有时茎上部叶互生。头状花序单生茎顶或枝端，或多数排列成伞房状圆锥花序，有异形或同形小花，外围有 1 层无性花，稀雌花，部分不结实，中央有多数两性花，或头状花序全部为两性花，结实；总苞钟状或近半球形，总苞片通常 1~2 层，外层者草质，内层者通常膜质，具透明或黄色的边缘；花序托平或凸，托片狭，干膜质；无性花或雌花花冠舌状，舌片黄色或白色，全缘或有齿；两性花花冠管状，冠檐壶状，4~5 裂；花药基部钝或近箭形，花柱分枝顶端三角形。瘦果扁平或具 4 棱，顶端有芒刺 2~4，有倒刺毛。

鄂伦春有 3 种。

分种检索表

1a. 瘦果倒卵形、楔形或倒卵状楔形，顶端截形。

2a. 头状花序宽与高近相等，外层总苞片 5~9；瘦果长 6~11mm .... **狼杷草 *B. tripartita***

2b. 头状花序宽大于高，外层总苞片 8~10；瘦果长约 4mm.. **羽叶鬼针草 *B. maximowicziana***

1b. 瘦果条形，先端渐狭形.. **小花鬼针草 *B. parviflora***

· 狼杷草

【别名】狼巴草、鬼针、小鬼叉

Bidens tripartita L.

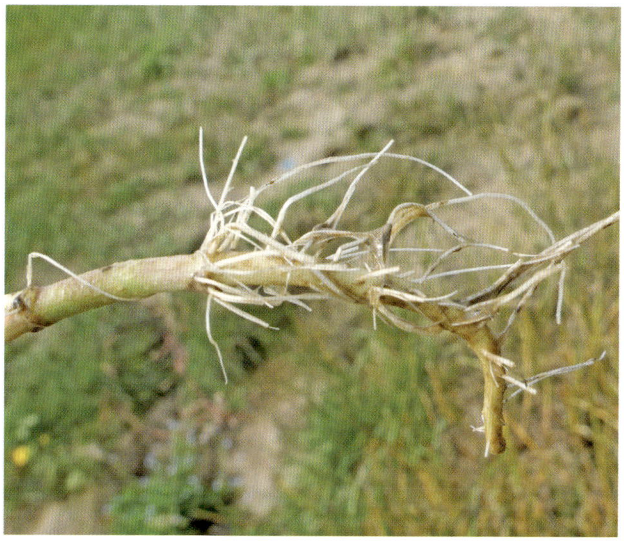

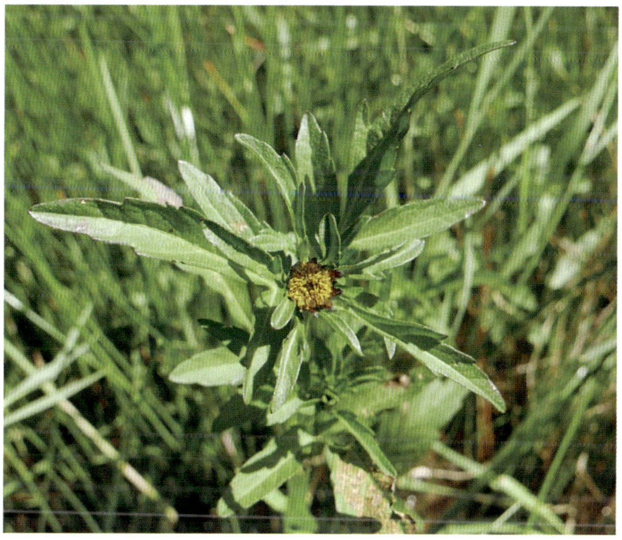

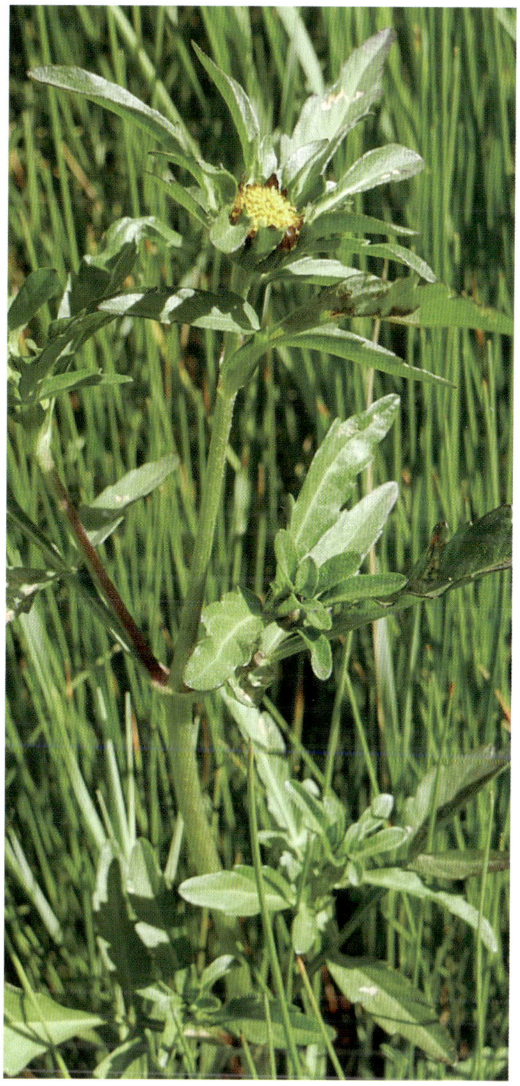

【生 活 型】一年生湿中生草本。

【花 果 期】花、果期 9~10 月。

【生　　境】生于路边、低湿滩地。

【功能主治】全草（狼杷草）：清热解毒，利湿，通经。用于肺热咳嗽，咯血，咽喉肿痛，赤白痢疾，黄疸，月经不调，闭经，小儿疳积，湿疹癣疮，瘰疬结核，毒蛇咬伤。

·羽叶鬼针草

Bidens maximowicziana Oett.

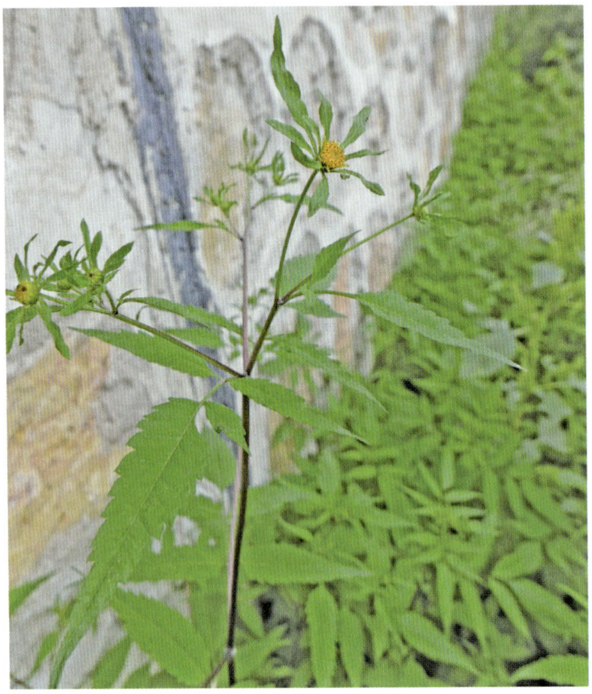

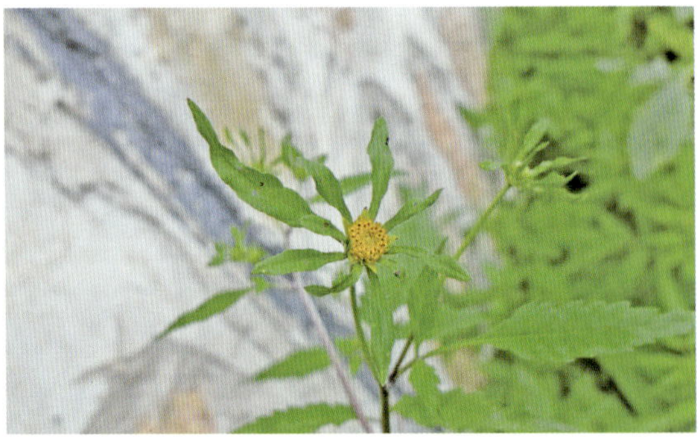

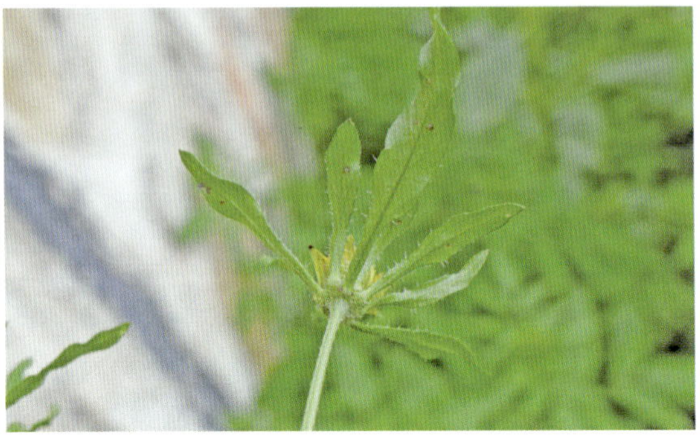

【生 活 型】一年生中生草本。

【花 果 期】花、果期 7~8 月。

【生　　境】生于森林带和草原带的河滩湿地、路边。

【功能主治】全草（羽叶鬼针草）：清热解毒，散瘀活血。用于肠炎腹泻，阑尾炎，感冒发热，跌打损伤，蛇虫咬伤。

·小花鬼针草

【别名】一包针、细叶刺针草、小刺叉

Bidens parviflora Willd.

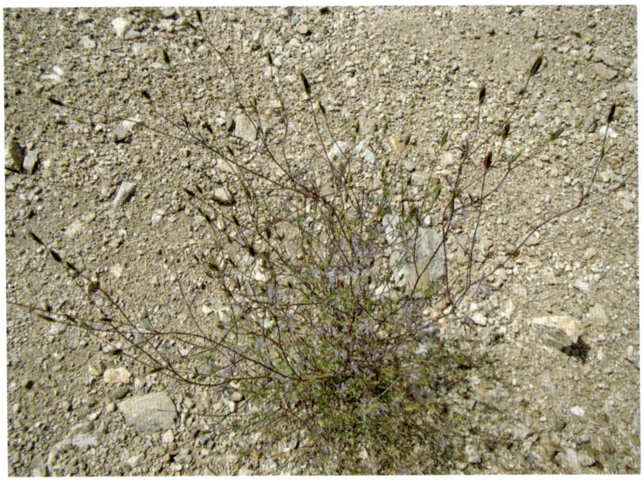

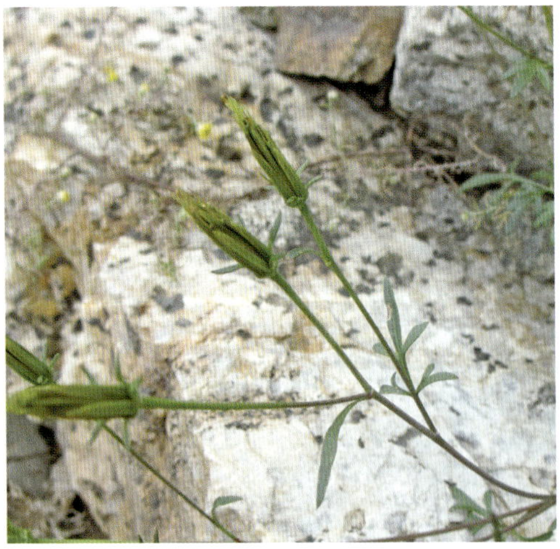

【生 活 型】一年生中生草本。

【花 果 期】花、果期 7~9 月。

【生 境】生于田野、路旁、沟渠边。

【功能主治】全草（小鬼钗）：清热，利尿，活血，解毒。用于感冒发热，咽喉肿痛，肠炎腹泻，小便涩痛，风湿痹痛，跌打瘀肿，痈疽疮疖，毒蛇咬伤。

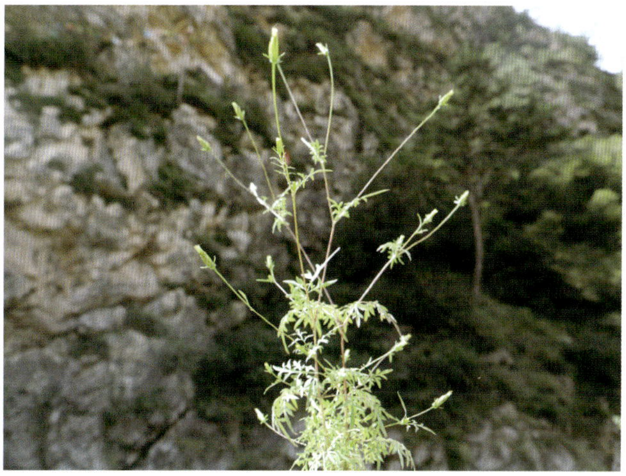

牛膝菊属 *Galinsoga* Ruizet et Pav.

一年生草本。叶对生。头状花序小，多数在茎枝顶端排列成疏伞房状，有长梗，具异形小花，辐射状，外围有 1 层雌花，4~5 个，中央有多数两性花，全部结实；总苞宽钟状或半球形，总苞片 1~2 层，约 5 枚，膜质，或外层较短而薄，草质；花序托圆锥状或伸长，有托片；雌花花冠舌状，白色，全缘或 2~3 齿裂；两性花花冠管状，黄色，檐部稍扩大或狭钟状，顶端具 5 齿；花药基部箭形，有小耳；两性花花柱分枝尖。瘦果倒卵圆状三角形，有棱，通常背腹压扁；冠毛膜片状，矩圆形，流苏状，雌花无冠毛或冠毛短毛状。

鄂伦春有 1 种。

• 牛膝菊

【别名】辣子草

Galinsoga quadriradiata Ruiz ex Pavon

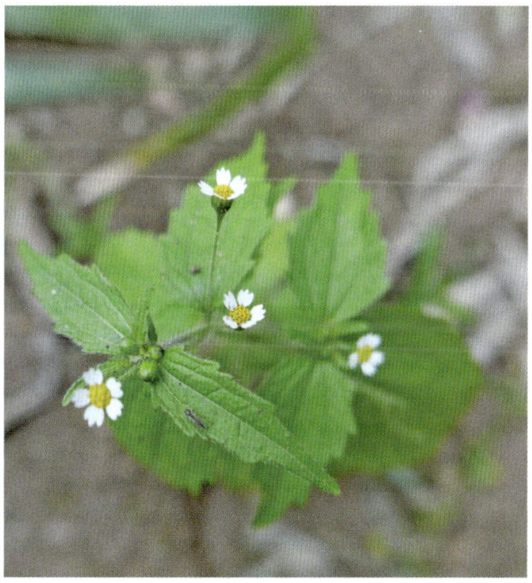

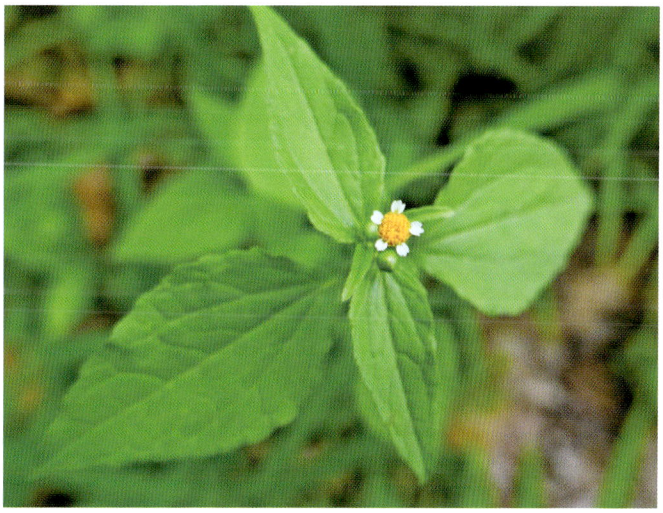

【生 活 型】一年生中生草本。

【花 果 期】花、果期7~9月。

【生　　境】外来入侵种。原产于南美洲，为南美种。

【功能主治】

（1）全草（辣子草）：清热解毒，止咳平喘，止血。用于扁桃体炎，咽喉炎，黄疸性肝炎，咳喘，肺结核，新星疮，外伤出血。

（2）花序（向阳花）：清肝明目。用于夜盲症，视物模糊。

*附 注 | 该种为鄂伦春“四普”新分布。

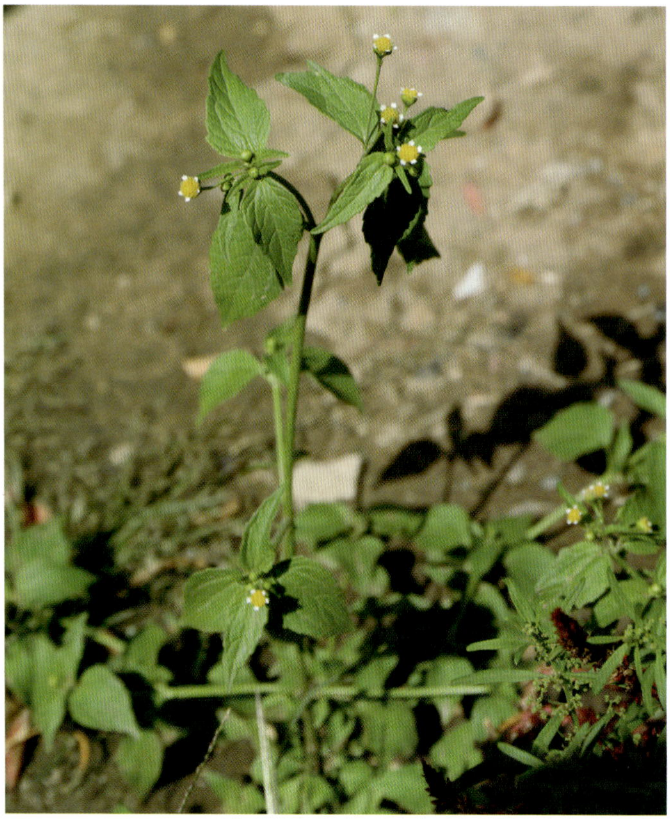

蓍属 *Achillea* L.

多年生草本。叶羽状分裂或不分裂。头状花序小，在茎顶或枝端排列成伞房状，有多数异形小花，通常外围有1层雌花，中央有多数两性花，均结实；总苞矩圆形、卵形、圆柱形、倒楔形或半球形，总苞片3层，覆瓦状排列；花序托扁平、突起或圆锥形，有托片；雌花花冠舌状，白色、粉红色、红色或黄色，有时变形或缺；两性花花冠管状，先端5齿裂。瘦果压扁，矩圆形、楔形、倒卵形或倒披针形，边缘具翅或无翅，顶端截形，缺冠。

鄂伦春有3种。

分种检索表

1a. 叶不分裂，披针形或条状披针形，边缘有上弯的重细锯齿；舌状花白色……………………………………………………………齿叶蓍 ***A. acuminata***

1b. 叶羽状分裂。

2a. 叶二至三回羽状分裂……………………………亚洲蓍 ***A. asiatica***

2b. 叶一回羽状浅裂至全裂……………………………短瓣蓍 ***A. ptarmicoides***

·齿叶蓍

【别名】单叶蓍

Achillea acuminata (Ledeb.) Sch.-Bip.

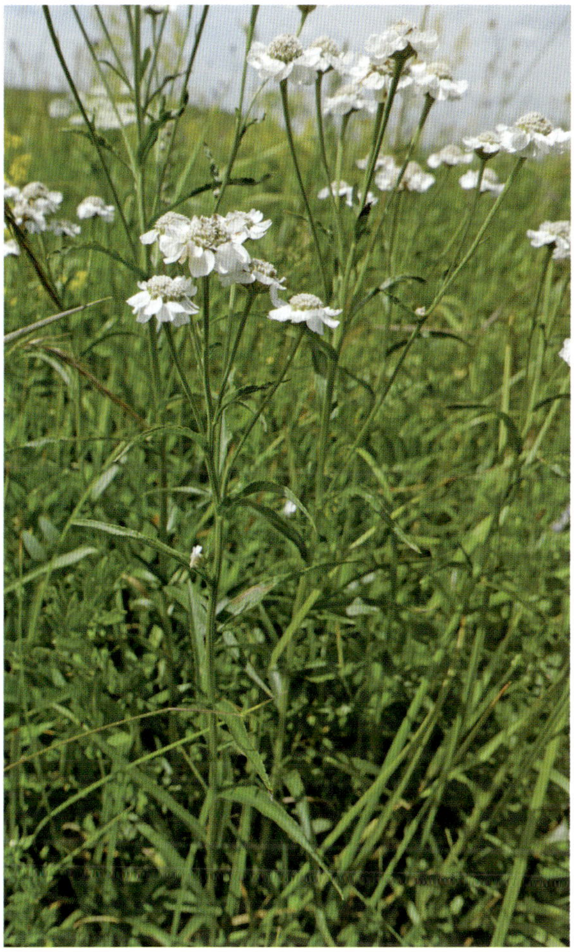
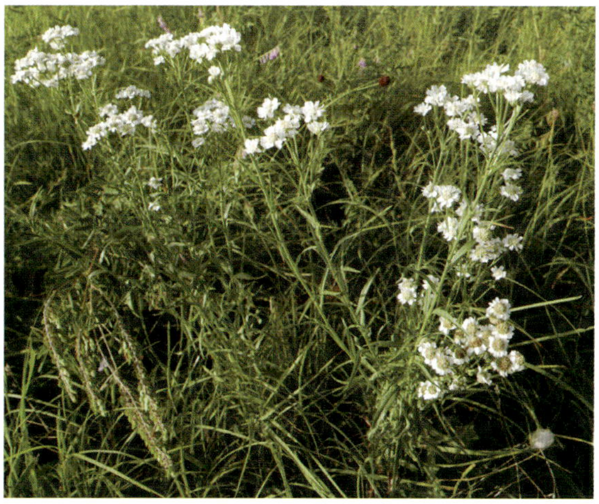
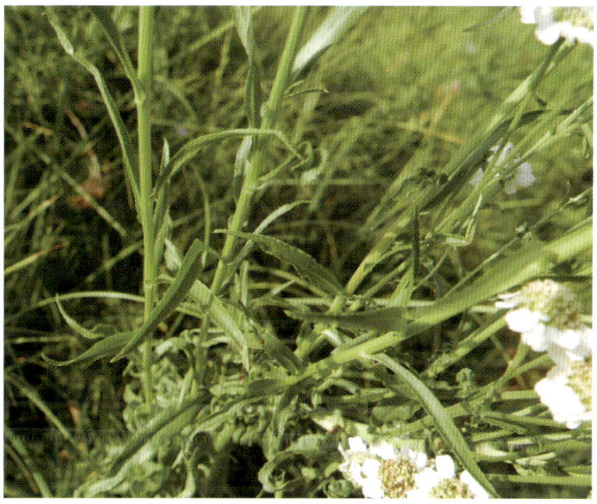

【生 活 型】多年生中生草本。

【花 果 期】花、果期 6~9 月。

【生　　境】生于森林带和草原带的低湿草甸，是常见的伴生植物。

【功能主治】全草（一枝蒿）：祛风止痛，活血，解毒。用于感冒发热，头风痛，牙痛，风湿痹痛，血瘀经闭，腹部痞块，跌打损伤，毒蛇咬伤，痈肿疮毒。

【民族应用】

■ 蒙古族

全草（图勒格其－额布苏）：消奇哈，消肿，止痛。用于内外奇哈症，骨折，损伤，关节肿胀，疖痈。

• 亚洲蓍

Achillea asiatica Serg.

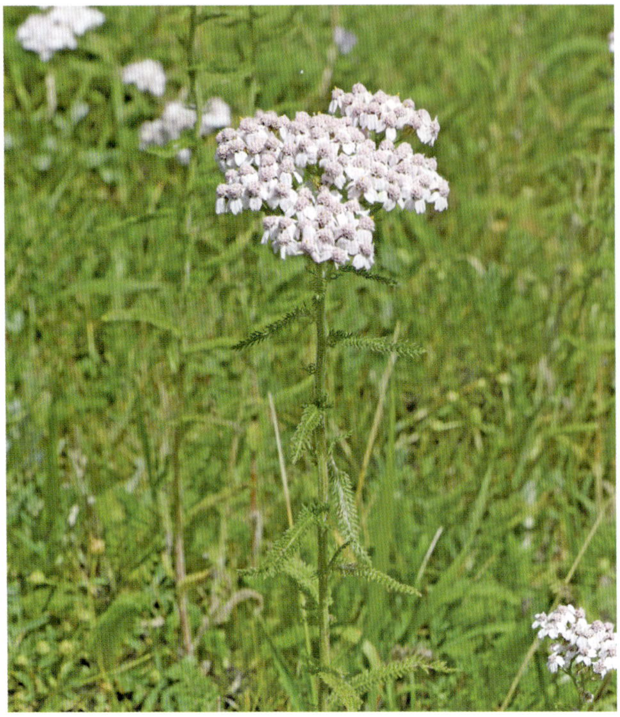
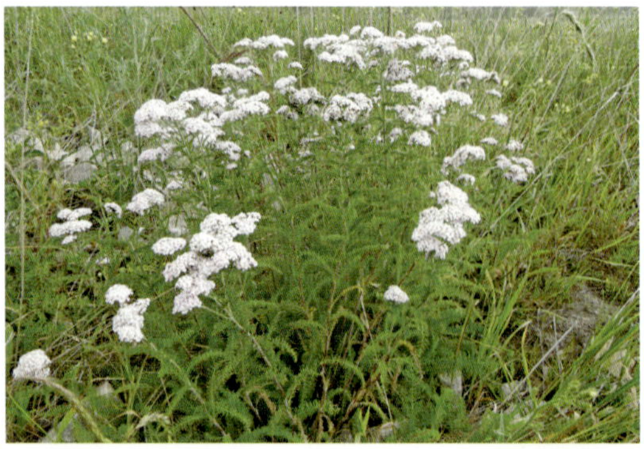
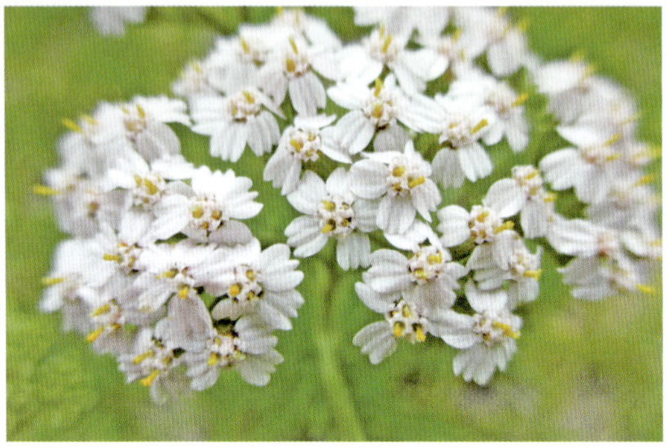

【生 活 型】多年生中生草本。

【花 果 期】花、果期 7~9 月。

【生　　境】生于森林带和草原带的河滩、沟谷草甸或山地草甸，为伴生植物。

【功能主治】全草（亚洲蓍）：清热解毒，祛风止痛。用于风湿，跌打损伤，肠炎，痈疮肿毒。

【民族应用】

■ 蒙古族

全草（阿资亚－图勒格其－额布苏）：消肿，止痛。用于内痈，关节肿胀，疖疮肿毒。

• 短瓣蓍

【别名】短办蓍、斩龙草

Achillea ptarmicoides Maxim.

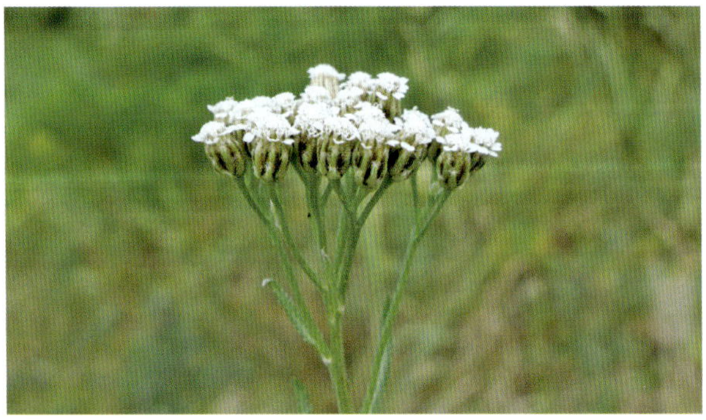
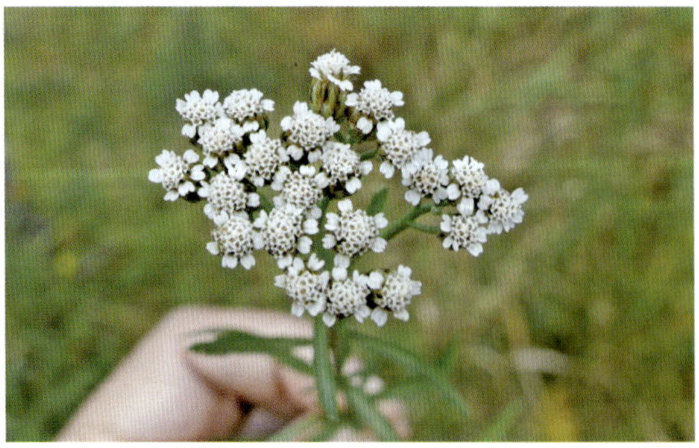

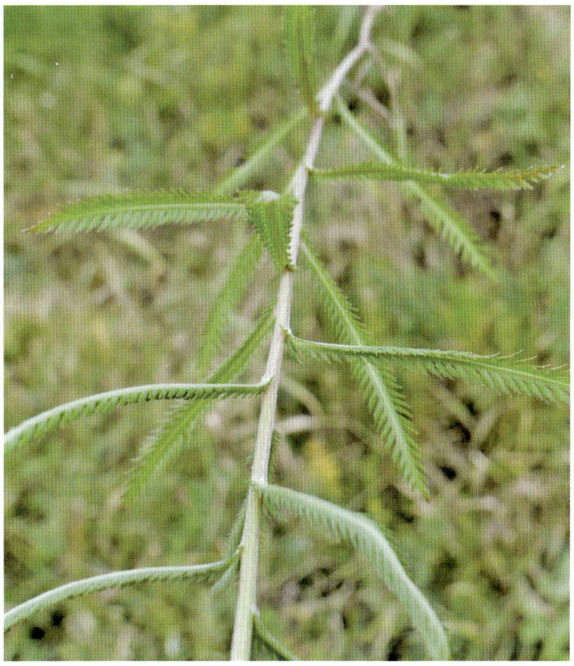

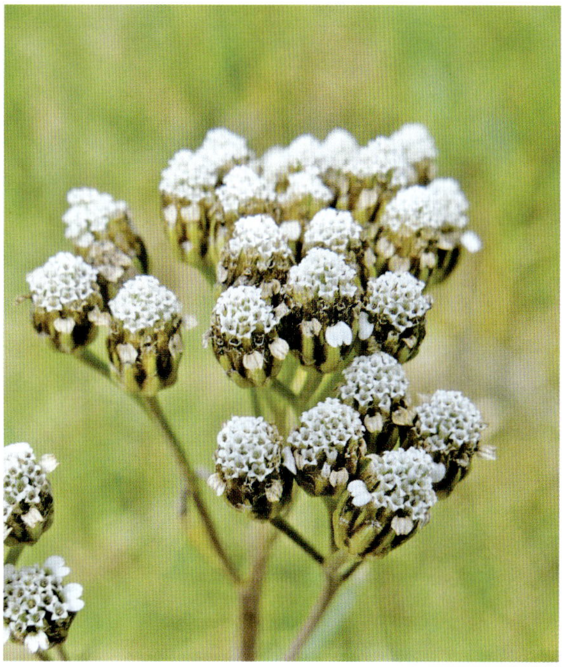

【生 活 型】多年生中生草本。

【花 果 期】花、果期 7~9 月。

【生　　境】生于森林带和草原带的山地草甸、灌丛，为伴生植物。

【功能主治】地上部分（短瓣蓍）：凉血止血，解毒，敛疮。用于血痢，便血，痔血，疮口久不愈合。

【民族应用】

■ 蒙古族

全草（图勒格其　额布苏）：消奇哈，消肿，止痛。用于内外奇哈症，骨折，损伤，关节肿胀，疖痈。

*附　注 | 该种为鄂伦春“四普”新分布。

菊属　*Chrysanthemum* L.

多年生草本。叶不分裂或一至二回掌状或羽状分裂。头状花序单生茎顶，或少数或较多在茎枝顶端排列成伞房状或复伞房状，有多数异形小花，通常外围有 1 层（栽培种例外）雌花，舌状，中央有多数两性花，管状；总苞浅碟状，稀钟状，总苞片 4~5 层，边缘膜质或中、外层苞片边缘羽状分裂；花序托突起，半球形或圆锥形，无毛；舌状花黄色、白色或粉红色，舌片长或短；管状花黄色，顶端 5 齿裂；花药顶端具附片，基部钝；花柱分枝条形，顶端截形。瘦果近圆柱形而向下部变窄，具 5~8 条纵肋；无冠状冠毛。

鄂伦春有 1 种。

• 紫花野菊

【别名】山菊、西伯利亚菊

Chrysanthemum zawadskii Herb.

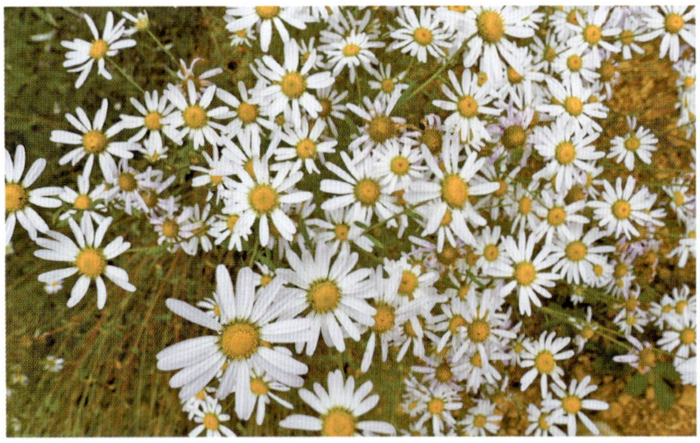
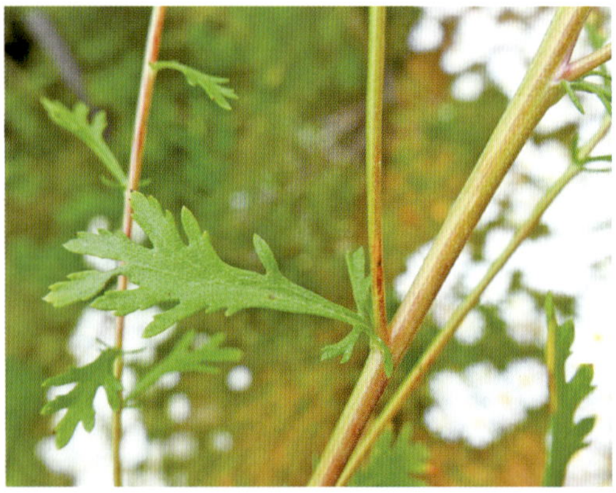
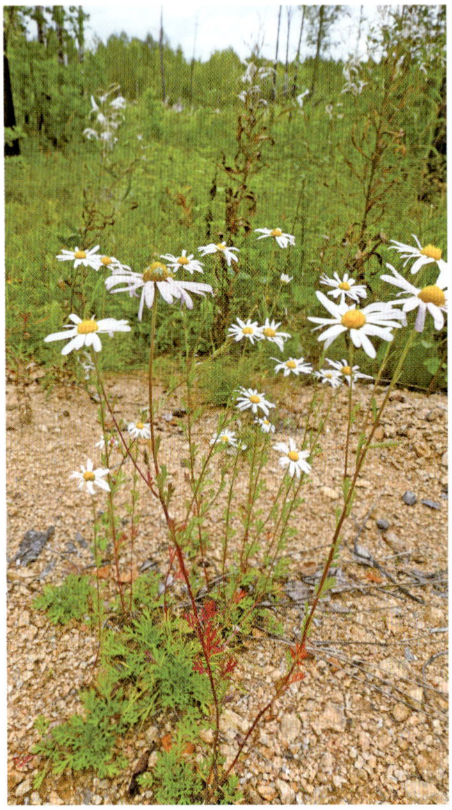
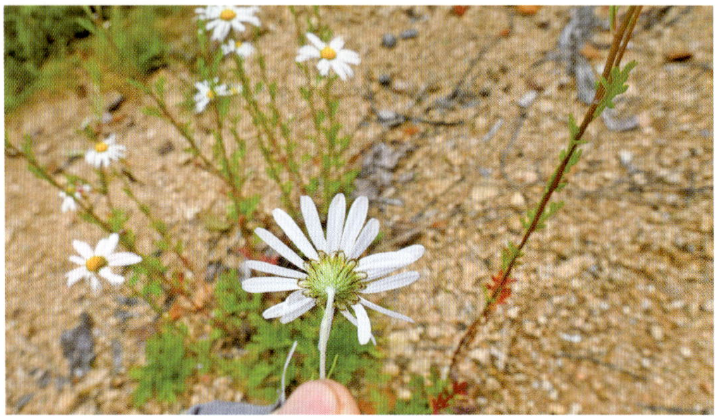
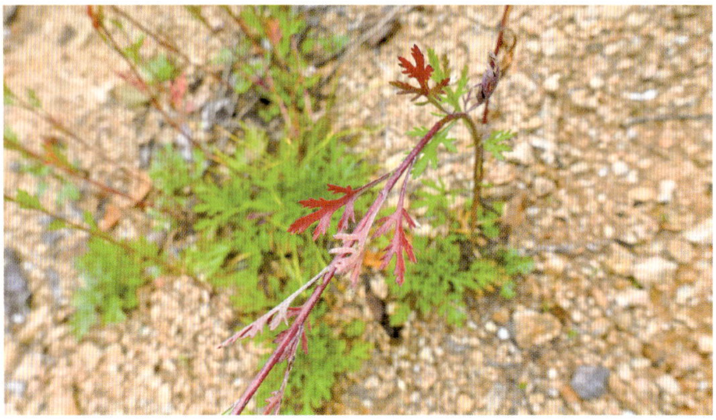

【生 活 型】多年生中生草本。

【花 果 期】花、果期 7~9 月。

【生　　境】生于森林带和森林草原带的山地林缘、林下、山顶。

【功能主治】头状花序（紫花野菊）：清热解表，止痛。用于红眼病，头痛，半边脸发热等温热病。

【民族应用】

■ 蒙古族

头状花序（宝日－乌达巴拉）：杀黏，清热解毒，燥脓消肿。用于瘟热，毒热，感冒发热，脓疮等。

*附　注 | 该种为鄂伦春“四普”新分布。

线叶菊属　*Filifolium* Kitam.

多年生草本。茎基部残留厚密的纤维状叶鞘。基生叶莲座状；茎生叶互生，羽状全裂，末次裂片丝形。头状花序盘状，在茎枝顶端排成伞房花序，边花雌性，1层，能育；盘花两性，通常不育；总苞半球形，总苞片3层，覆瓦状排列，无毛，卵形至宽卵形，边缘膜质，背部厚硬；花托稍凸起，蜂窝状；雌花花冠扁筒状，顶端稍收狭，2~4裂；两性花花冠筒状，顶端5裂，无狭管部；花柱2裂，顶端截形；花药基部钝，顶端有三角形附片。瘦果球状倒卵形，稍压扁，腹面有2条纹，无冠状冠毛。

鄂伦春有1种。

·线叶菊

【别名】西伯利亚艾菊、兔子毛、兔毛蒿

Filifolium sibiricum (L.) Kitam.

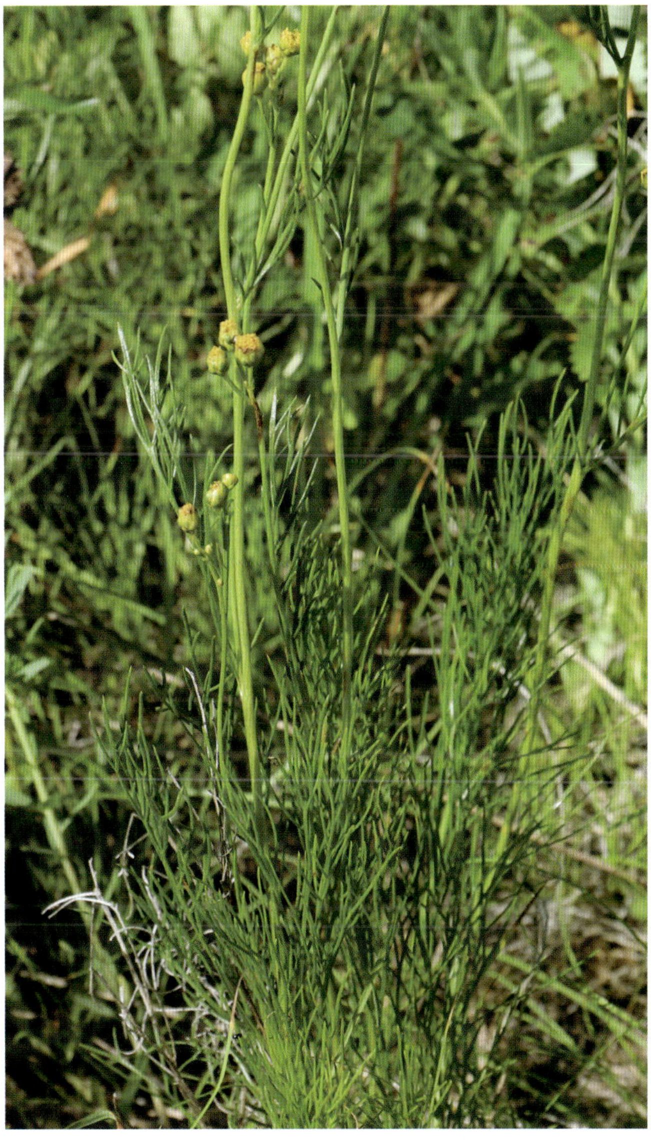

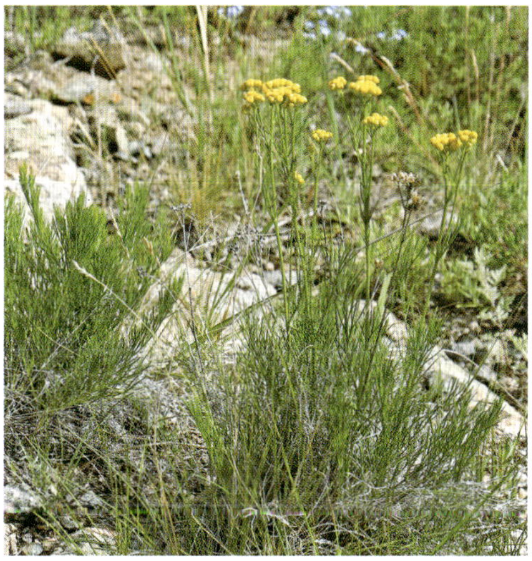

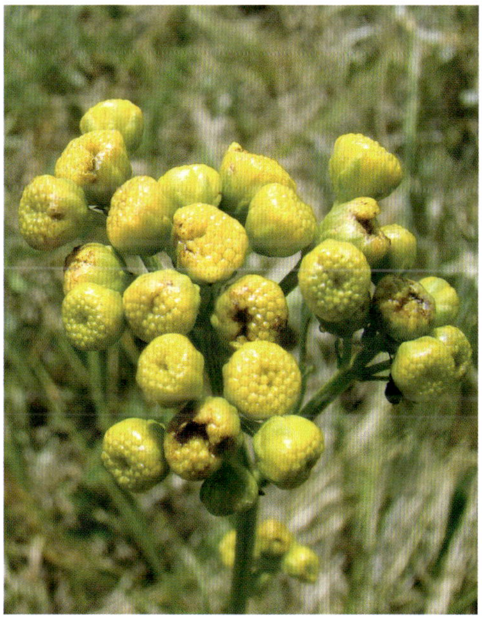

【生 活 型】多年生耐寒中旱生草本。

【花 果 期】花、果期 7~9 月。

【生　　境】在森林草原地带是分布广的优势群系，见于低山丘陵坡地的上部和顶部。

【功能主治】全草（兔毛蒿）：清热解毒，抗菌消炎，安神镇惊，调经止血。用于外感发热，心悸失眠，神经衰弱，肾虚，中耳炎，月经不调，痈肿疮疡。

【民族应用】

■ 蒙古族

地上部分（朱日 – 额布斯）：清热解毒，凉血，安神，镇赫依。用于血瘀刺痛，月经不调，臁疮，心悸失眠。

■ 达斡尔族

地上部分：用于肺炎。

蒿属　*Artemisia* L.

草本，少数为半灌木或小灌木，常有浓烈的气味。茎通常直立，单生或丛生，有分枝。叶互生，叶片羽状分裂或不分裂，具柄或无，通常有假托叶。头状花序具异形小花，雌花位于外围，结实，两性花位于中央，结实或不结实，多数在茎上排列成圆锥状、总状或穗状；总苞卵形、球形、半球形或矩圆形等，总苞片数层，覆瓦状排列，边缘通常为膜质，外面被毛或无毛；花序托突起，有托毛或无；雌花花冠狭圆锥状或狭管状，檐部 2~3（4）齿裂；两性花花冠管状，檐部 5 齿裂；花药基部圆钝或短尖，先端具长三角形附片；花柱条形，伸出花冠外或极短，顶端 2 叉开或不叉开，柱头有睫毛或无。瘦果小，常有纵纹；无冠毛。

鄂伦春有 17 种。

分种检索表

1a. 中央小花为两性花，结实；开花时花柱与花冠近等长，先端 2 叉开，子房明显。

　2a. 花序托具托毛。

　　3a. 一年生、二年生草本。

　　　4a. 头状花序半球形或近球形，直径 4~6mm ………………………… **大籽蒿 *A. sieversiana***

　　　4b. 头状花序椭圆状倒圆锥形、半球形、宽卵形或近球形，直径 1.5~3（~4）mm。

　　　　5a. 中部叶一至二回羽状全裂，小裂片狭条形，长 4~15mm；头状花序直径 2~4mm；总苞片背部密或疏被毛或近无毛 ………………… **碱蒿 *A. anethifolia***

5b. 中部叶二至三回羽状全裂，小裂片丝状条形或毛发状，长 2~4mm；头状花序近球形，直径 1.5~2mm；总苞片背部密被蛛丝状短柔毛……………………………………………………………………………… **莳萝蒿 *A. anethoides***

3b. 多年生草本或半灌木状草本。

6a. 叶匙形、长椭圆状倒披针形或披针形，全缘或先端具 3~5 浅圆裂齿；头状花序在茎上排列成总状或狭窄的圆锥状…………………………………… **白山蒿 *A. lagocephala***

6b. 叶非上述情况，头状花序在茎上排列成各种类型的圆锥状…………**冷蒿 *A. frigida***

2b. 花序托无托毛。

7a. 头状花序通常球形或半球形，稀为其他形状；叶的小裂片狭条形，宽在 1.5mm 以下，或为栉齿状。

8a. 多年生草本或半灌木状草本；茎少数或多数，稀单一。

9a. 头状花序大，半球形或近球形，直径 4~8mm………………**褐苞蒿 *A. phaeolepis***

9b. 头状花序小，近球形，直径 2~4mm……………………………**裂叶蒿 *A. tanacetifolia***

8b. 一年生、二年生草本，茎通常单一…………………………………………… **黄花蒿 *A. annua***

7b. 头状花序椭圆形、矩圆形、卵形、宽卵形、长卵形或近球形等；叶的小裂片为宽裂片形，宽通常在 2mm 以上，或叶不分裂。

10a. 叶上面密布白色腺点及小凹点……………………………………**野艾蒿 *A. codonocephala***

10b. 叶上面无白色腺点，或少有稀疏的腺点，但无明显的小凹点。

11a. 中部叶不分裂，全缘或边缘有深或浅裂齿或锯齿；头状花序在茎上排列成狭窄的圆锥状…………………………………………………………… **柳叶蒿 *A. integrifolia***

11b. 中部叶羽状深裂或全裂；头状花序在茎上排列成狭窄、稍开展或开展的圆锥状。

12a. 总苞片背部密被蛛丝状毛…………………………………………**蒙古蒿 *A. mongolica***

12b. 总苞片背部无毛、近无毛、疏被蛛丝状毛或薄茸毛。

13a. 头状花序在茎上排列成狭长的圆锥状；茎中部叶呈近掌状 5 深裂或指状 3 深裂，裂片边缘具规则的锐锯齿或无锯齿……………………………………………………………………………… **蒌蒿 *A. selengensis***

13b. 头状花序在茎上排列成稍开展或开展的圆锥状；叶非上述分裂方式，边缘常有裂齿。

14a. 中部叶一至二回羽状分裂，小裂片披针形，条状披针形或条形，宽 2~7mm …………………………………………………… **红足蒿 *A. rubripes***

14b. 中部叶一回羽状深裂、半裂或一至二回羽状深裂或全裂，小裂片非上述特征…………………………………………… **阴地蒿 *A. sylvatica***

1b. 中央小花两性，但不结实，开花时花柱长仅达花冠中部或中上部，先端常呈棒状或漏斗状，2 裂，通常不叉开，子房细小或不存在。

15a. 叶的小裂片狭条形、丝状条形、狭条状披针形或毛发状，或小裂片为栉齿状，或叶不分裂，为条形或条状披针形 ………………………………………………… **猪毛蒿 *A. scoparia***

15b. 叶的小裂片较宽，宽条形、条披针形、披针形、椭圆形或为齿裂、缺刻等，或为匙形、楔形或倒卵形，先端具锯齿或浅裂齿，边全缘。

16a. 根茎稍膨大，通常不肥厚；营养枝上叶匙形或楔形，上端有细锯齿，不分裂或有 3~5 个浅裂齿；茎中部叶自上端向基部斜向 3 深裂或羽状全裂或深裂 ………………………………………………………………… **东北牡蒿 *A. manshurica***

16b. 根茎肥，粗短；营养枝上叶及茎中部叶非匙形或楔形，中部叶一至二回羽状深裂至全裂 ………………………………………………………… **漠蒿 *A. desertorum***

· 大籽蒿

【别名】山艾、白蒿、大头蒿

Artemisia sieversiana Ehrhart ex Willd.

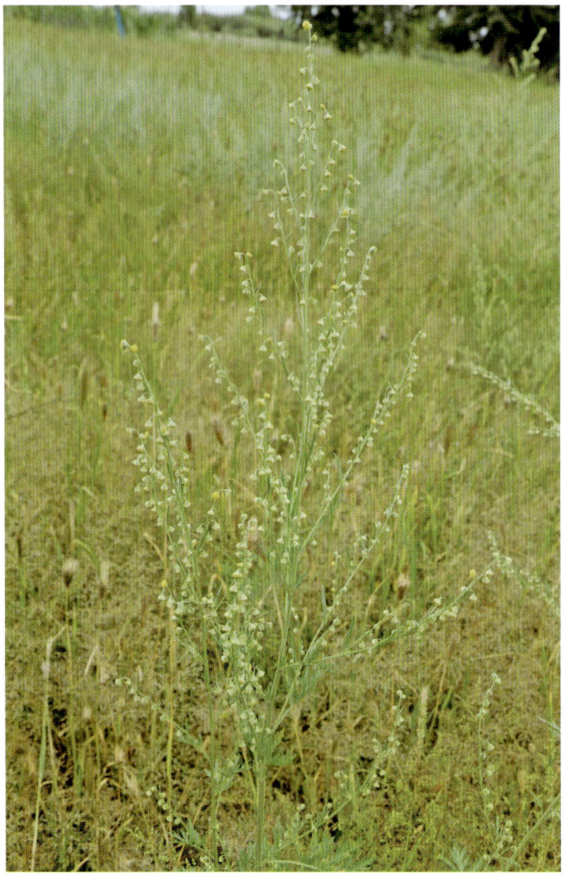

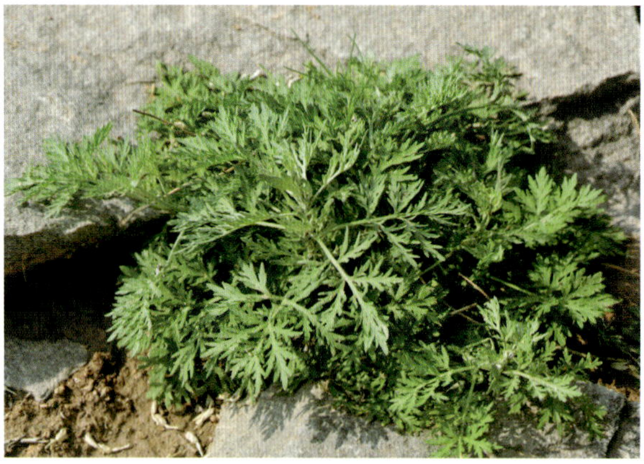

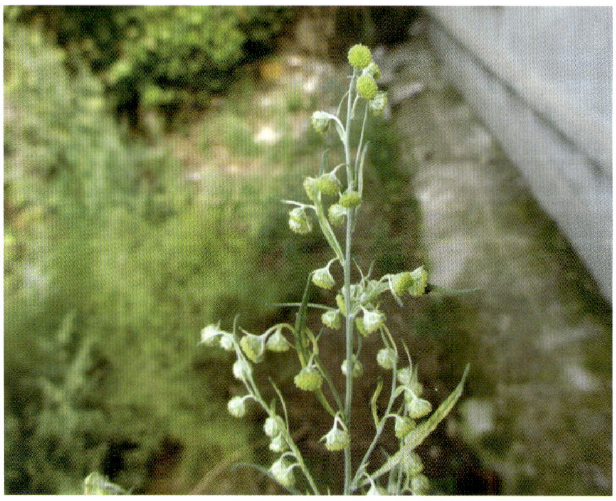

【生 活 型】一年生、二年生中生草本。

【花 果 期】花、果期 7~10 月。

【生 境】生于农田、路旁、畜群点、水分较好的撂荒地上，有时也进入人为活动较明显的草原或草甸群落中。

【功能主治】

（1）全草（白蒿）：清热利湿，凉血止血。用于肺热咳喘，咽喉肿痛，湿热黄疸，热痢，淋病，风湿痹痛，吐血，咯血，外伤出血，疥癞恶疮。

（2）花蕾（白蒿花）：清热解毒，收湿敛疮。用于痈肿疔毒，湿疮，湿疹。

【民族应用】

蒙古族

全草（额日木）：清排脓，消奇哈。用于恶疮，痈疖。

·碱　蒿

【别名】大莳萝蒿、糜糜蒿、盐蒿

Artemisia anethifolia Web. ex Stechm.

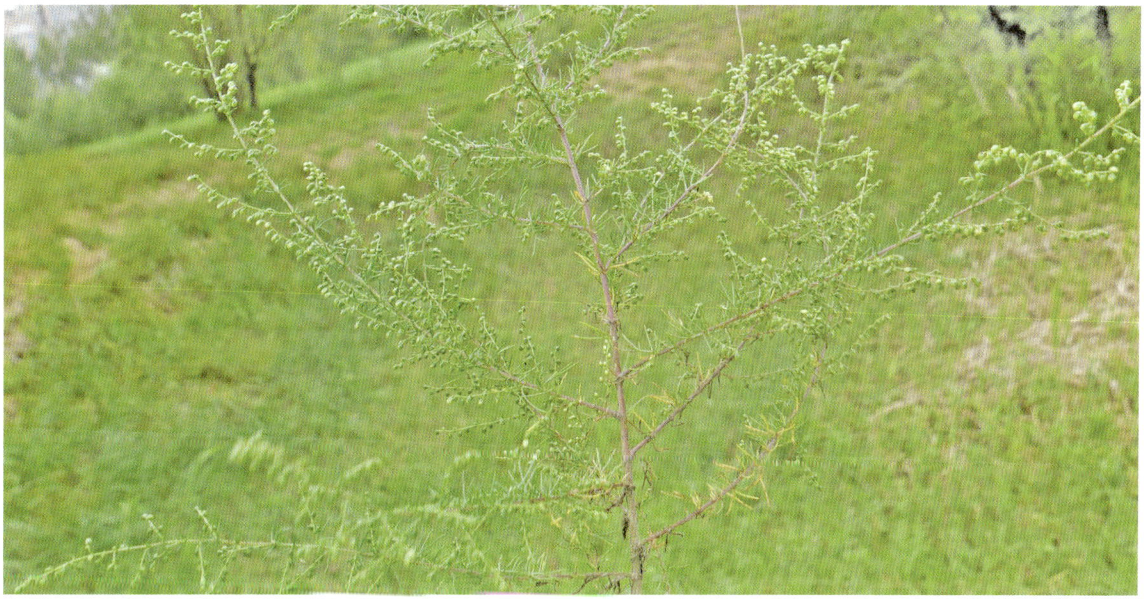

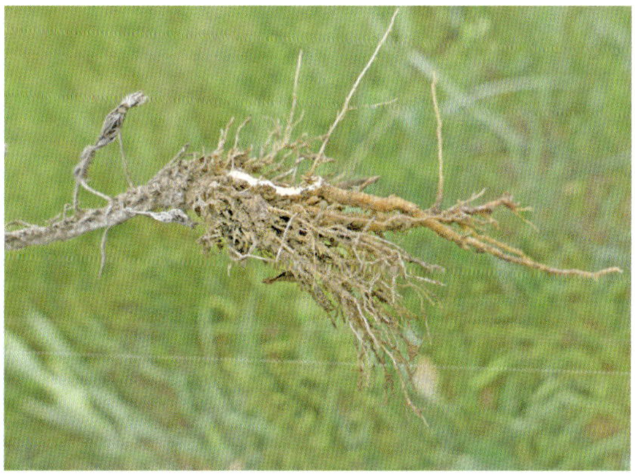

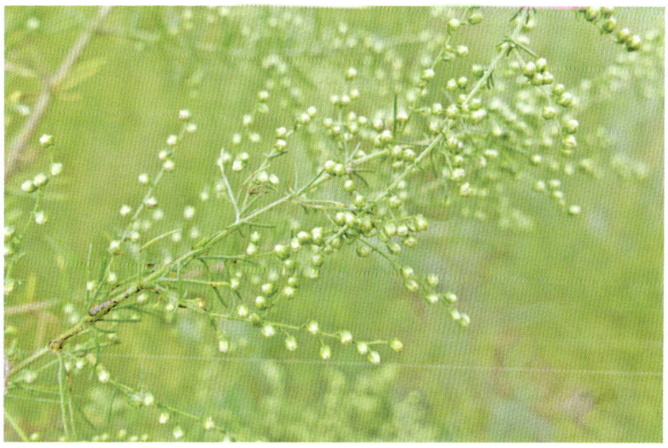

【生 活 型】一年生、二年生盐生中生草本。

【花 果 期】花、果期 8~10 月。

【生　　境】生于盐渍化土壤上，为盐生植物群落的主要伴生种。

【功能主治】幼苗（碱蒿）：清热利湿，利胆退黄。用于黄疸，小便不利，湿疮瘙痒。

·莳萝蒿

【别名】肇东蒿、小碱蒿

Artemisia anethoides Mattf.

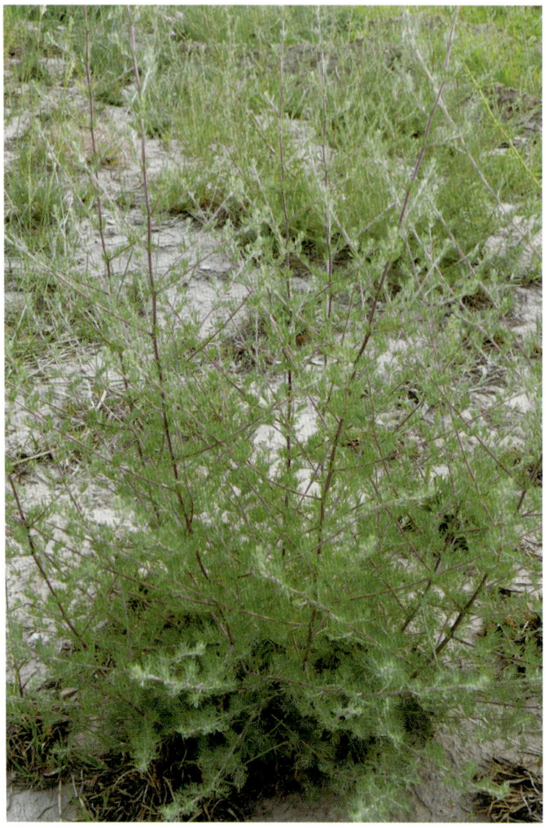
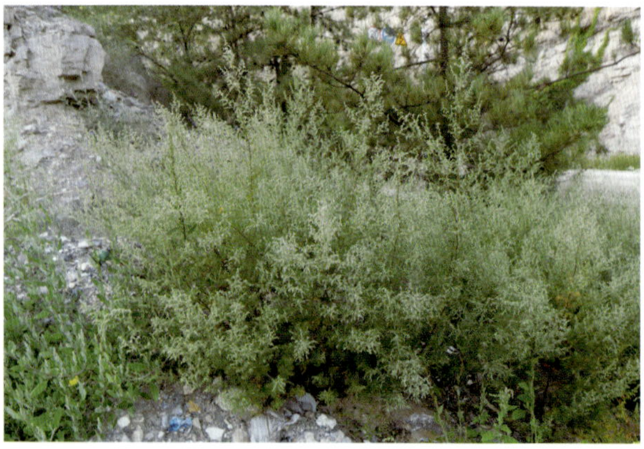
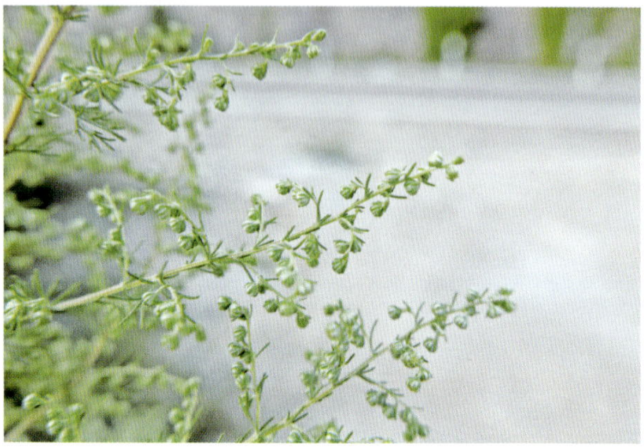

【生 活 型】一年生、二年生盐生中生草本。

【花 果 期】花、果期 7~10 月。

【生　　境】生于盐土、盐碱化的土壤上，在低湿地湖滨碱斑上常形成群落，或为芨芨草盐生草甸的伴生种。

【功能主治】幼苗（茵陈）：清热利湿，利胆退黄。用于黄疸，小便不利，湿疮瘙痒。

·白山蒿

Artemisia lagocephala (Fisch. ex Bess.) DC.

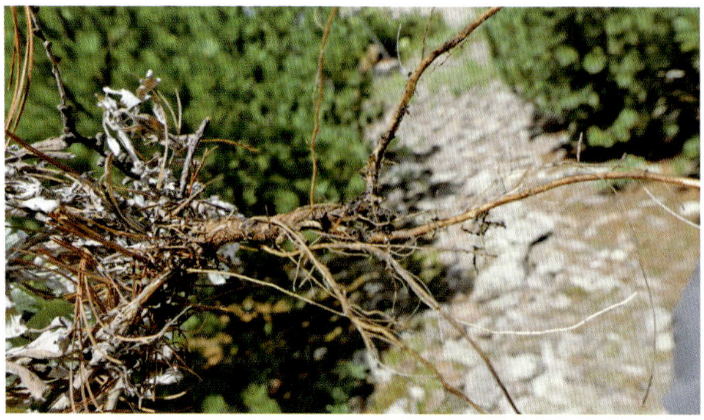
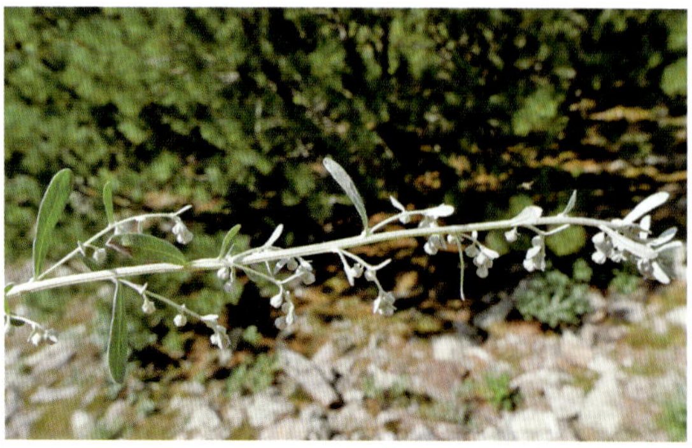

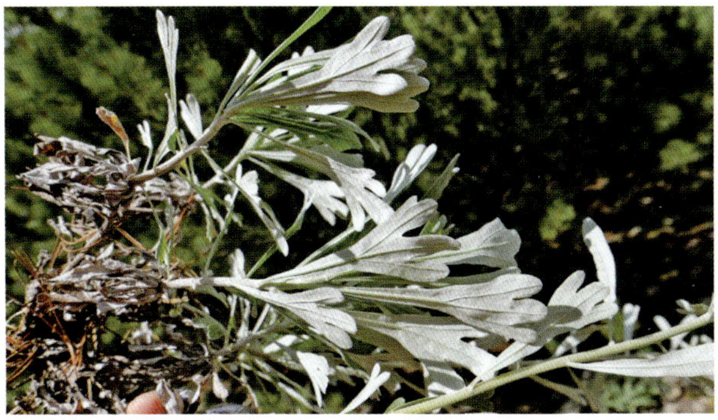
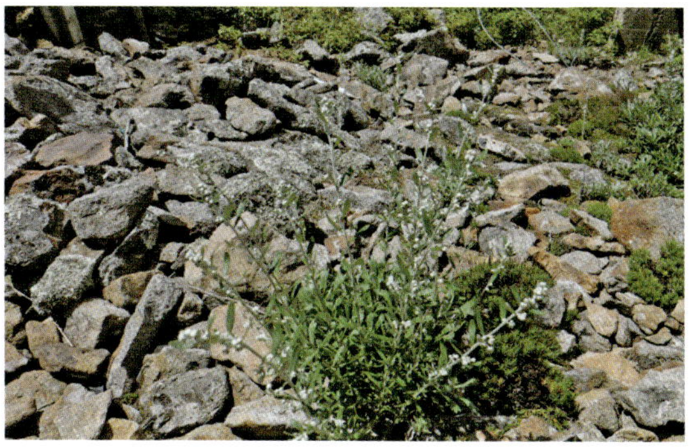

【生 活 型】半灌木状耐寒中生草本。

【花 果 期】花、果期 8~10 月。

【生　　境】仅生于山地针叶林带和相邻的森林草原带的石质山丘和岩石缝处，多群生形成小群落。

【民族应用】

■ 鄂温克族

全草（白山蒿）：用于咳嗽，哮喘，支气管炎，肺炎等。

*附　注｜ 该种为鄂伦春“四普”新分布。

·冷　蒿

【别名】白小蒿、兔毛蒿、白蒿

Artemisia frigida Willd.

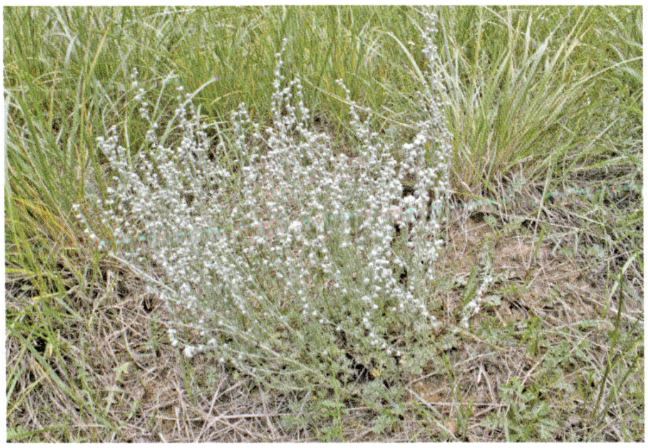
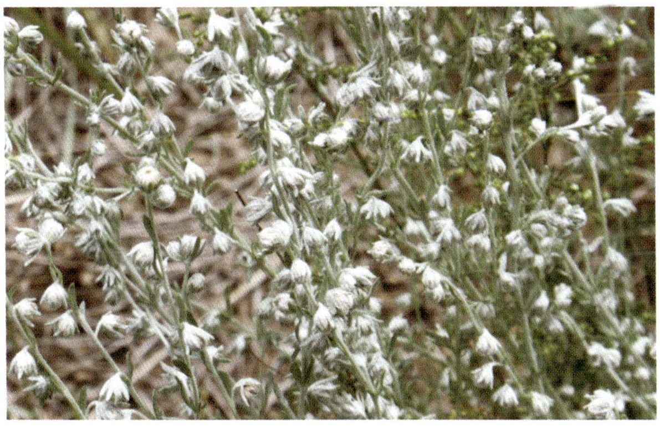
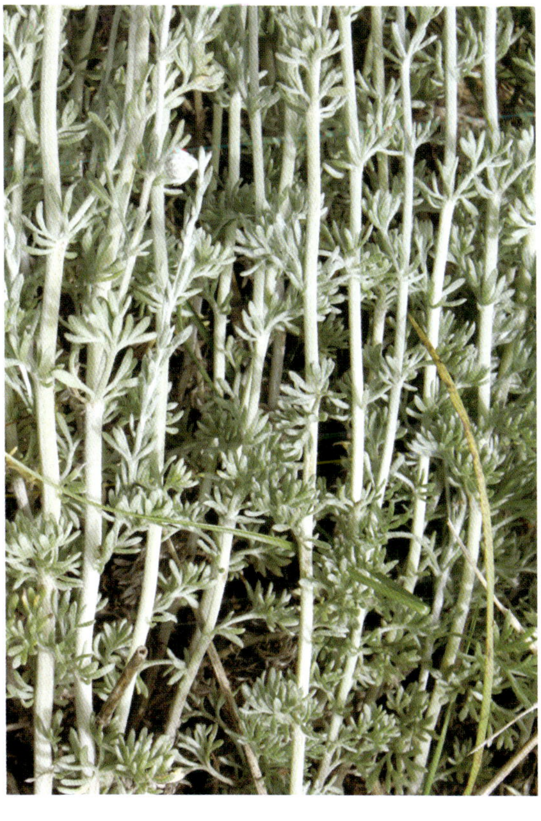

【生 活 型】多年生广幅旱生半灌木状草本。

【花 果 期】花、果期 8~10 月。

【生　　境】广布于草原带和荒漠草原带，沿山地也进入森林草原带和荒漠带中，多生于沙质、沙砾质或砾石质土壤上。

【功能主治】地上部分（小白蒿）：清热利湿，利胆退黄，杀虫，止血，消肿。用于黄疸性肝炎，胆囊炎，各种出血证，肾热，月经不调，疮痈，蛔虫病，蛲虫病。

【民族应用】

蒙古族

地上部分（阿给）：止血，消肿，消奇哈。用于吐血，鼻出血，月经不调，外伤出血，疮疡，奇哈症，肾热。

鄂温克族

（1）地上部分（冷蒿、小白蒿）：用于肺热。

（2）全草（冷蒿、小白蒿）：用于关节炎，预防蚊虫叮咬，肝病，肺病和支气管炎。

· 褐苞蒿

【别名】褐鳞蒿

Artemisia phaeolepis Krasch.

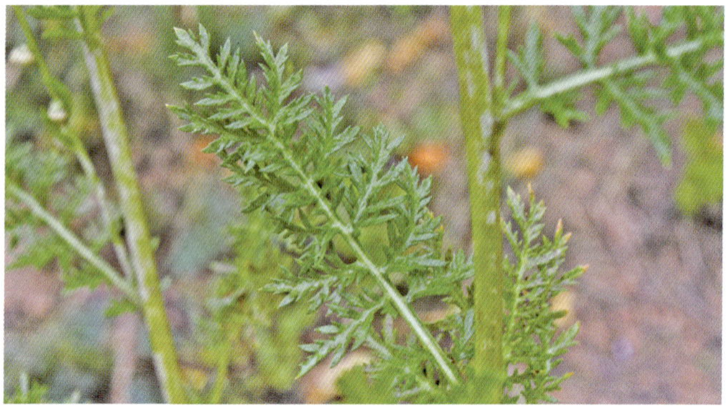

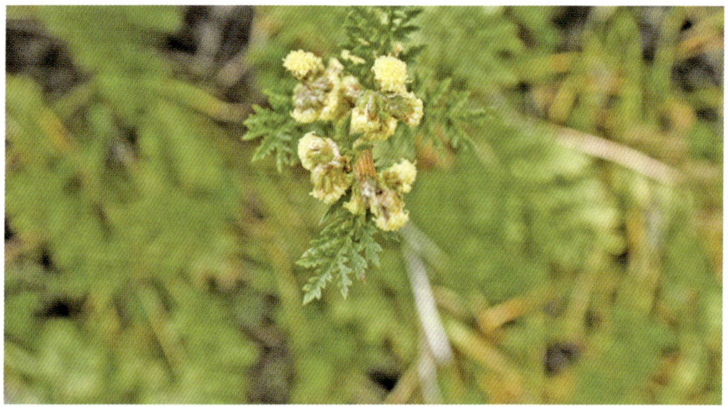

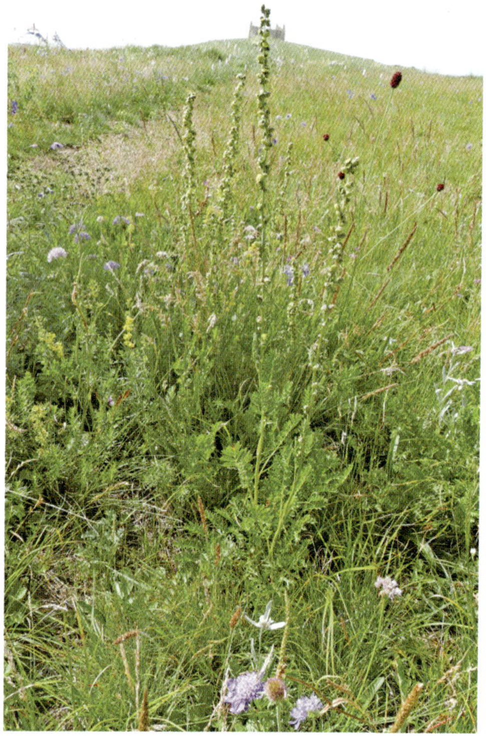

【生 活 型】多年生中生草本。

【花 果 期】花、果期 7~10 月。

【生　　境】生于森林带和草原带的山地林缘、灌丛、山地草甸、山地草原，为稀见伴生种。

【民族应用】

藏族

全草（坎加）：用于四肢关节肿胀，痈疖，肉瘤，隆病。

· 裂叶蒿

【别名】菊叶蒿、条蒿、深山菊蒿

Artemisia tanacetifolia L.

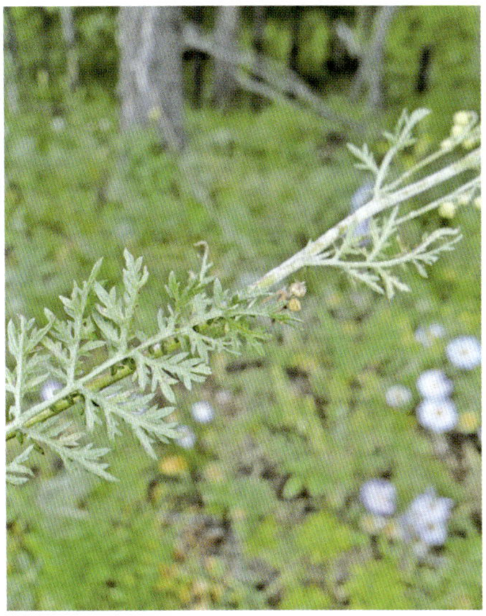

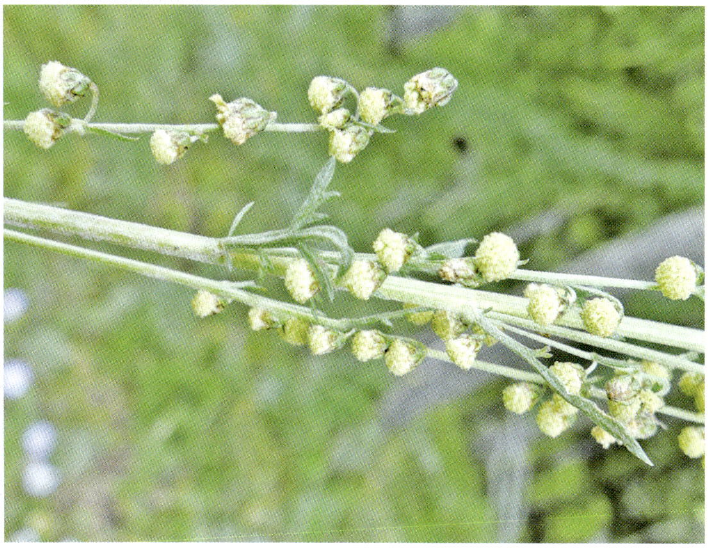

【生 活 型】多年生中生草本。

【花 果 期】花、果期 7~9 月。

【生　　境】多生于森林带和森林草原带，也见于草原区和荒漠区山地，是草甸、草甸化草原及山地草原的伴生植物或亚优势植物，有时也出现在林缘和灌丛间。

【功能主治】全草或叶（裂叶蒿）：散寒除湿，止痛。用于少腹冷痛，带下，风湿痹痛，皮肤瘙痒。

· 黄花蒿

【别名】臭黄蒿、草蒿、黄蒿

Artemisia annua L.

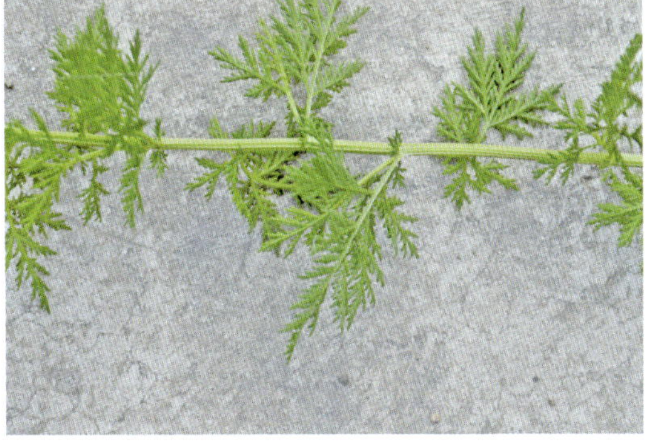

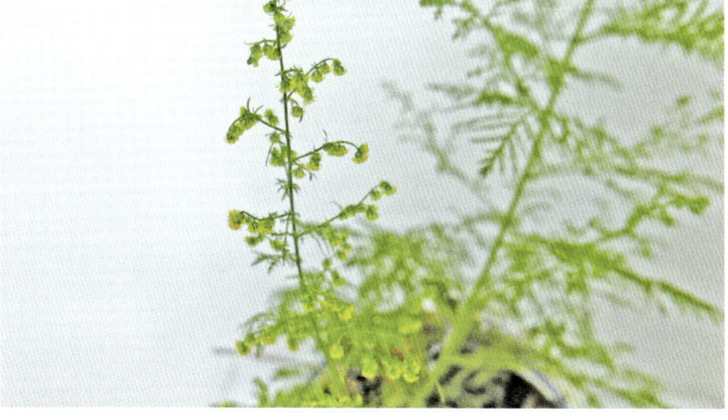

【生 活 型】一年生中生草本。

【花 果 期】花、果期8~10月。

【生　　境】生于河边、沟谷或居民点附近，多散生或形成小群落。

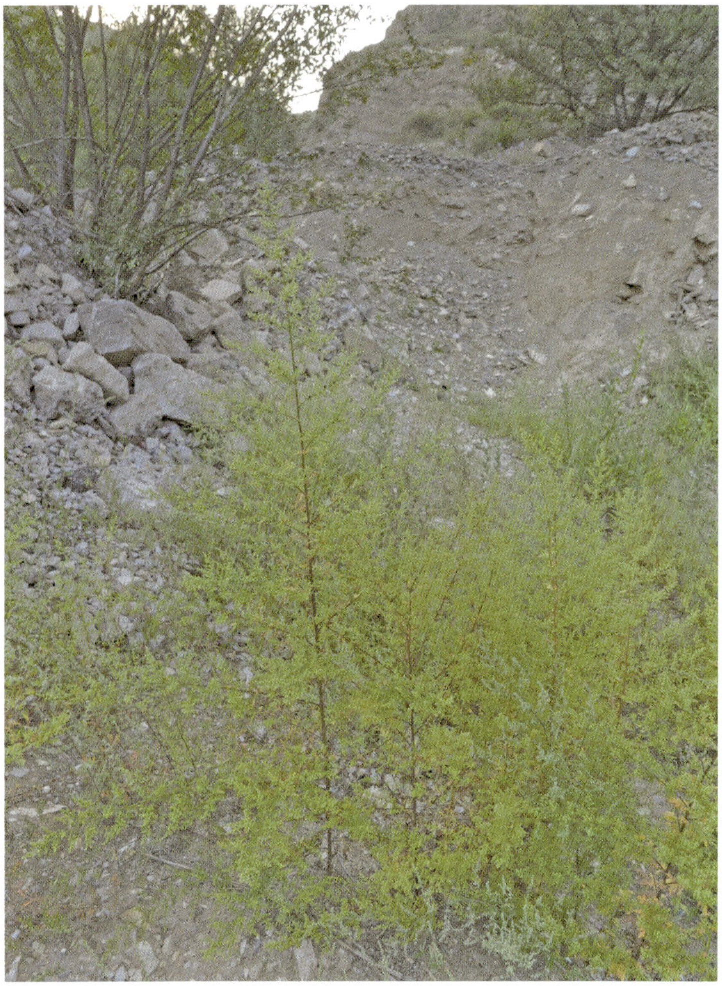

【功能主治】

（1）地上部分（青蒿）：清虚热，除骨蒸，解暑热，截疟，退黄。用于温邪伤阴，夜热早凉，阴虚发热，骨蒸劳热，暑邪发热，疟疾寒热，湿热黄疸。

（2）果实（青蒿子）：清热明目，杀虫。用于劳热骨蒸，痢疾，恶疮，疥癣，风疹。

（3）根（青蒿根）：用于劳热骨蒸，关节酸痛，大便下血。

【民族应用】

蒙古族

地上部分（毛仁－希日拉吉）：清热，利咽，消肿。用于咽喉肿痛，肺热，齿龈红肿，瘿瘤。

·野艾蒿

【别名】野艾、荫地蒿

Artemisia codonocephala Diels

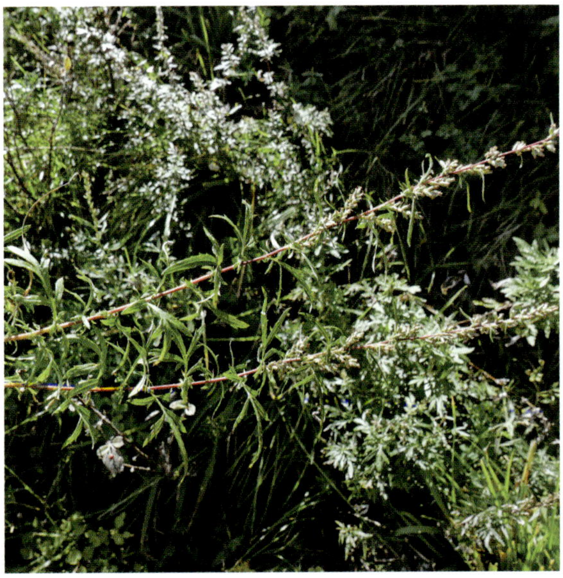

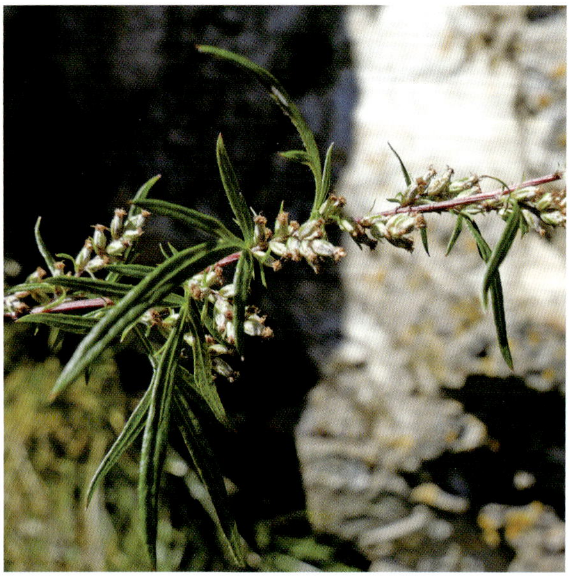

【生 活 型】多年生中生草本。

【花 果 期】花、果期 7~10 月。

【生　　境】生于森林带和草原带的山地林缘、灌丛、河湖滨草甸，作为杂草也进入农田、路旁、村庄。

【功能主治】叶（野艾蒿叶）：温经止血，散寒止痛，祛湿止痒。用于吐血，衄血，咯血，便血，崩漏，妊娠下血，月经不调，痛经，带下，胎动不安，少腹冷痛，泄泻久痢，霍乱转筋，湿疹，疥癣，痔疮，痈疡。

【民族应用】

■ 蒙古族

叶（荽哈）：消肿，消奇哈，止血。用于内奇哈，皮肤瘙痒，痈，各种出血。

· 柳叶蒿

【别名】柳蒿、柳蒿芽

Artemisia integrifolia L.

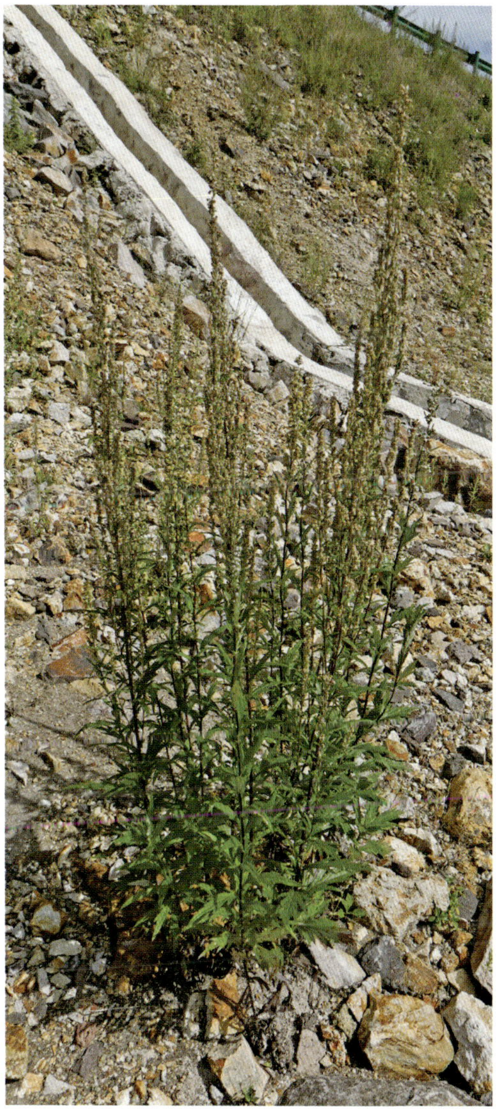

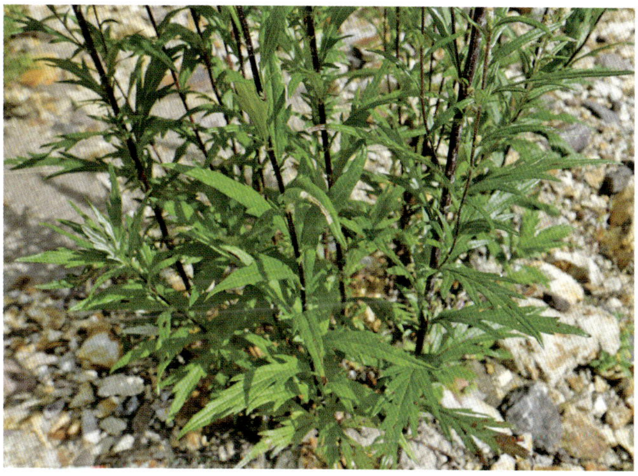

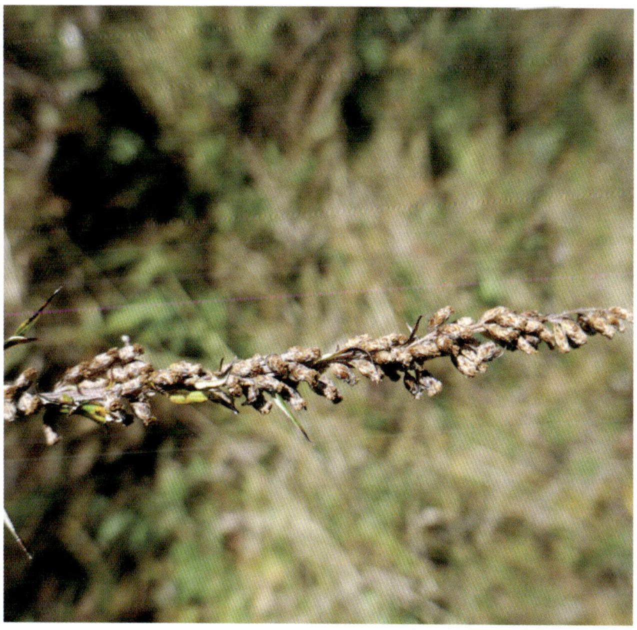

【生 活 型】多年生中生草本。

【花 果 期】花、果期 8~10 月。

【生　　境】生于森林带和草原带的山地林缘、林下、山地草甸、河谷草甸，作为杂草也进入农田、路旁、村庄附近。

【功能主治】全草（柳叶蒿）：清热解毒。用于丹毒，痈肿疔疖，风湿关节痛，肺炎，扁桃体炎。

【民族应用】

鄂温克族

地上部分：清风火，祛风寒，活血化瘀，健胃消食。用于顽固性腹泻，各种水土不服引发的疾病，感冒，皮肤瘙痒，疥疮。

· 蒙古蒿

【别名】蒙蒿、狭叶蒿、蒙古－沙里尔日

Artemisia mongolica (Fisch. ex Bess.) Nakai

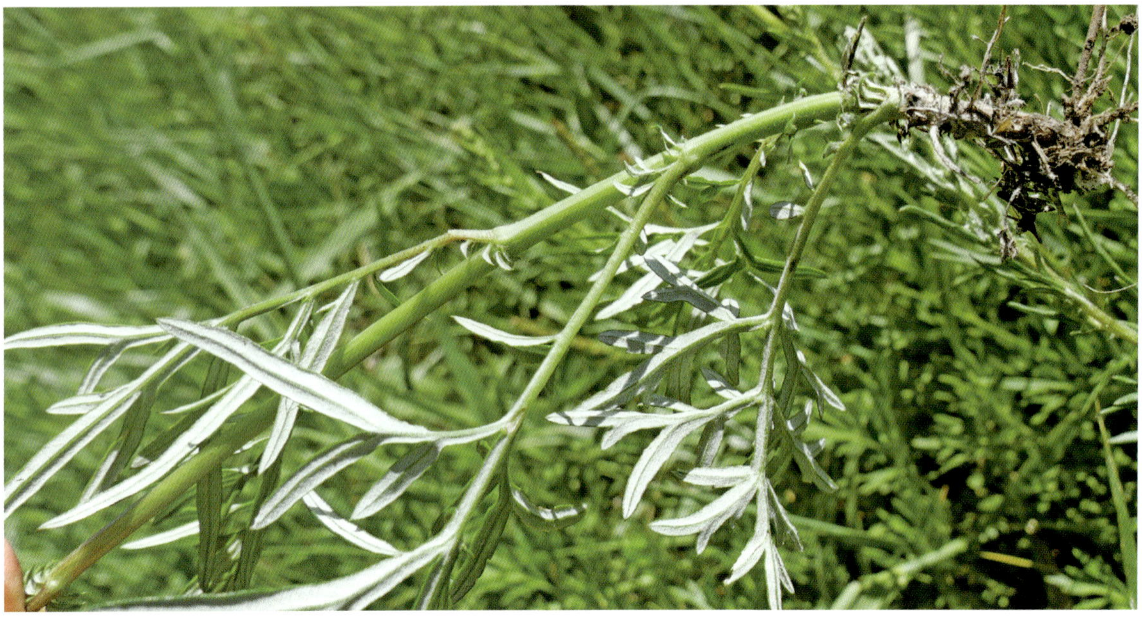

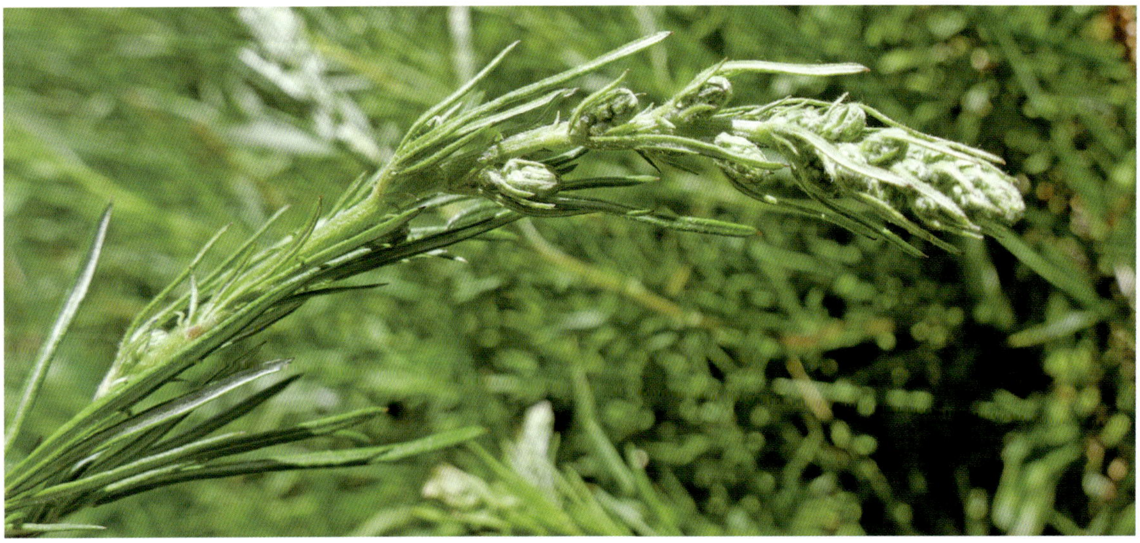

【生 活 型】多年生中生草本。

【花 果 期】花、果期 8~10 月。

【生　　境】生于森林带阔叶林林下、林缘和草原带的沙地、河谷、撂荒地，作为杂草常侵入耕地、路旁，有时也侵入草甸群落中。

【功能主治】

（1）茎叶、花蕾（蒙古蒿）：祛风湿，清热消肿，排脓。用于风湿关节痛，咽喉肿痛，痈肿疮疖。

（2）根（蒙古蒿）：利血。用于吐血，崩漏下血。

（3）种子（蒙古蒿）：利尿。用于小便不利。

【民族应用】

蒙古族

叶（蒙古乐 – 协日乐吉）：消肿，消奇哈，止血。用于奇哈，皮肤瘙痒，痈，各种出血。

·蒌　蒿

【别名】水蒿、狭叶艾、芦蒿

Artemisia selengensis Turcz. ex Bess.

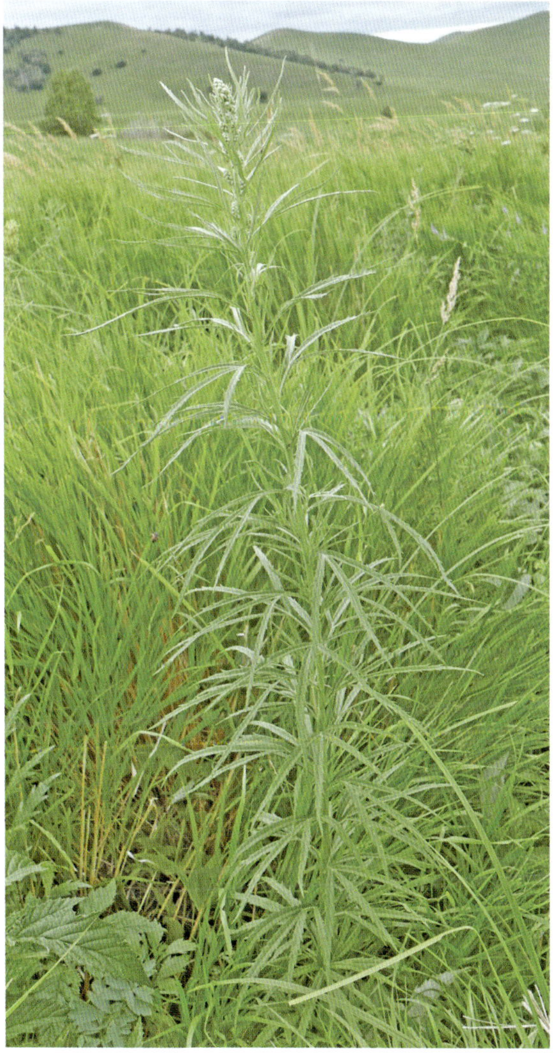

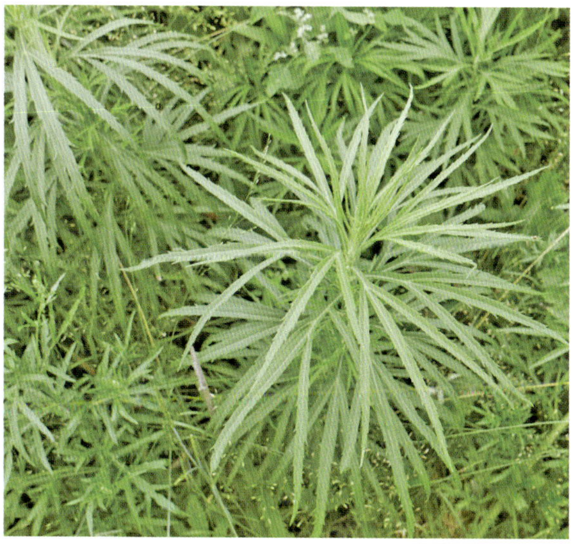

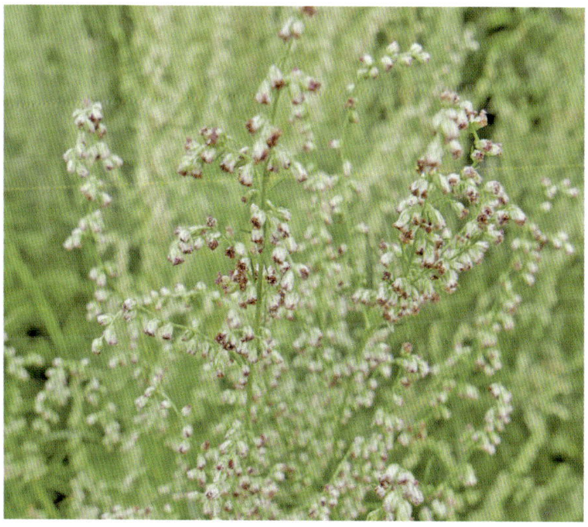

【生 活 型】多年生湿中生草本。

【花 果 期】花、果期 8~10 月。

【生　　境】生于森林带或森林草原带的山地林下、林缘、山沟、河谷两岸，为草甸或沼泽化草甸群落的优势种或伴生种。有时也成为杂草，出现在村舍、路旁。

【功能主治】全草（蒌蒿）：破血祛瘀，敛疮消肿。用于产后瘀血腹痛，闭经，跌打损伤，瘀血肿痛，金疮出血。

*附　注 | 该种为鄂伦春“四普”新分布。

• 红足蒿

【别名】大狭叶蒿、小香艾、红茎蒿

Artemisia rubripes Nakai

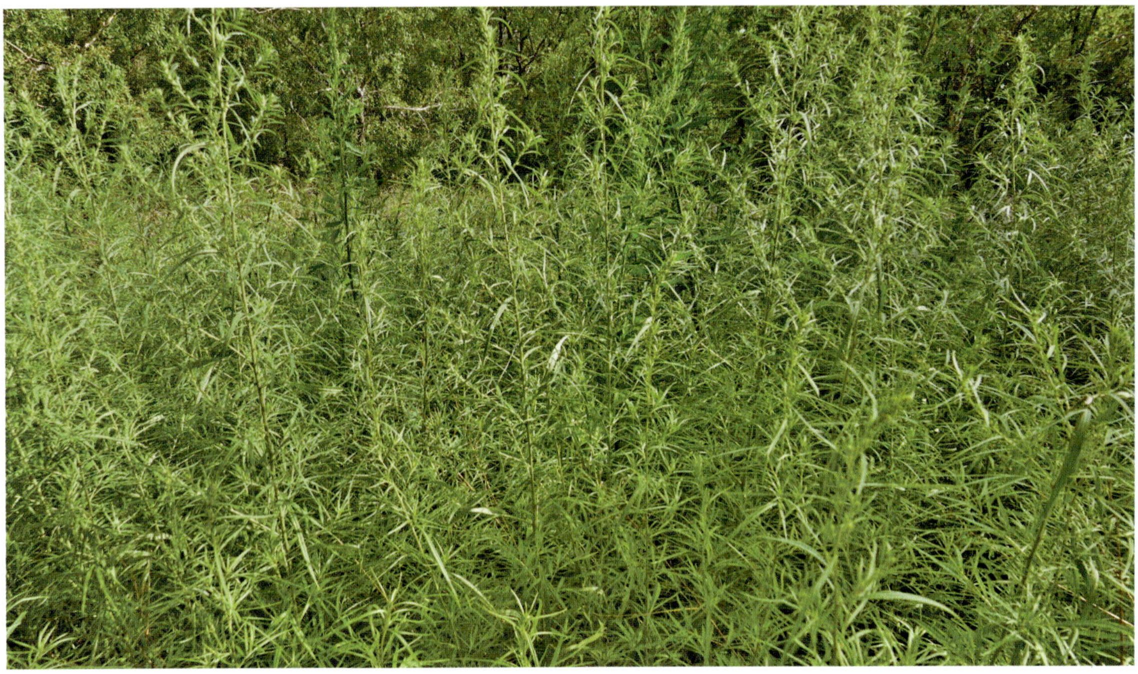

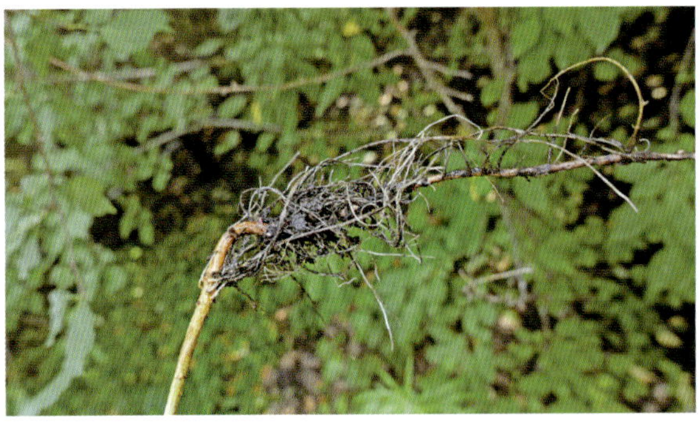

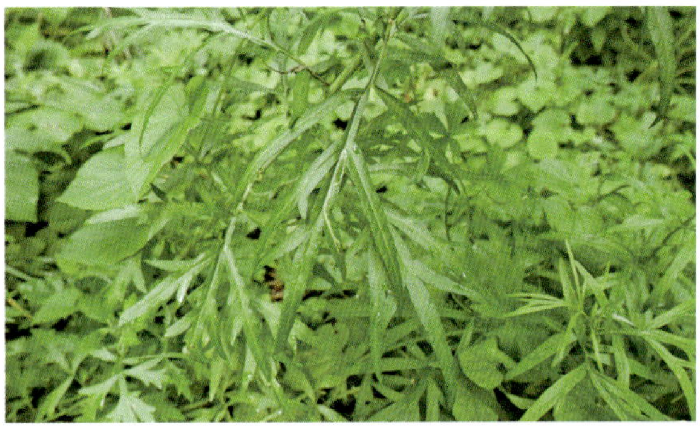

【生 活 型】多年生中生草本。

【花 果 期】花、果期 8~10 月。

【生　　境】生于森林草原带和草原带的山地林缘、灌丛、草坡或沙地上，作为杂草也侵入农田、路旁。

【功能主治】地上部分（艾）：温经，散寒，止血。用于少腹冷痛，月经不调，经行腹痛，宫冷不孕，吐血，衄血，崩漏带下，久痢便脓血，胎漏下血，胎动不安。

*附　注｜该种为鄂伦春“四普”新分布。

·阴地蒿

【别名】林地蒿

Artemisia sylvatica Maxim.

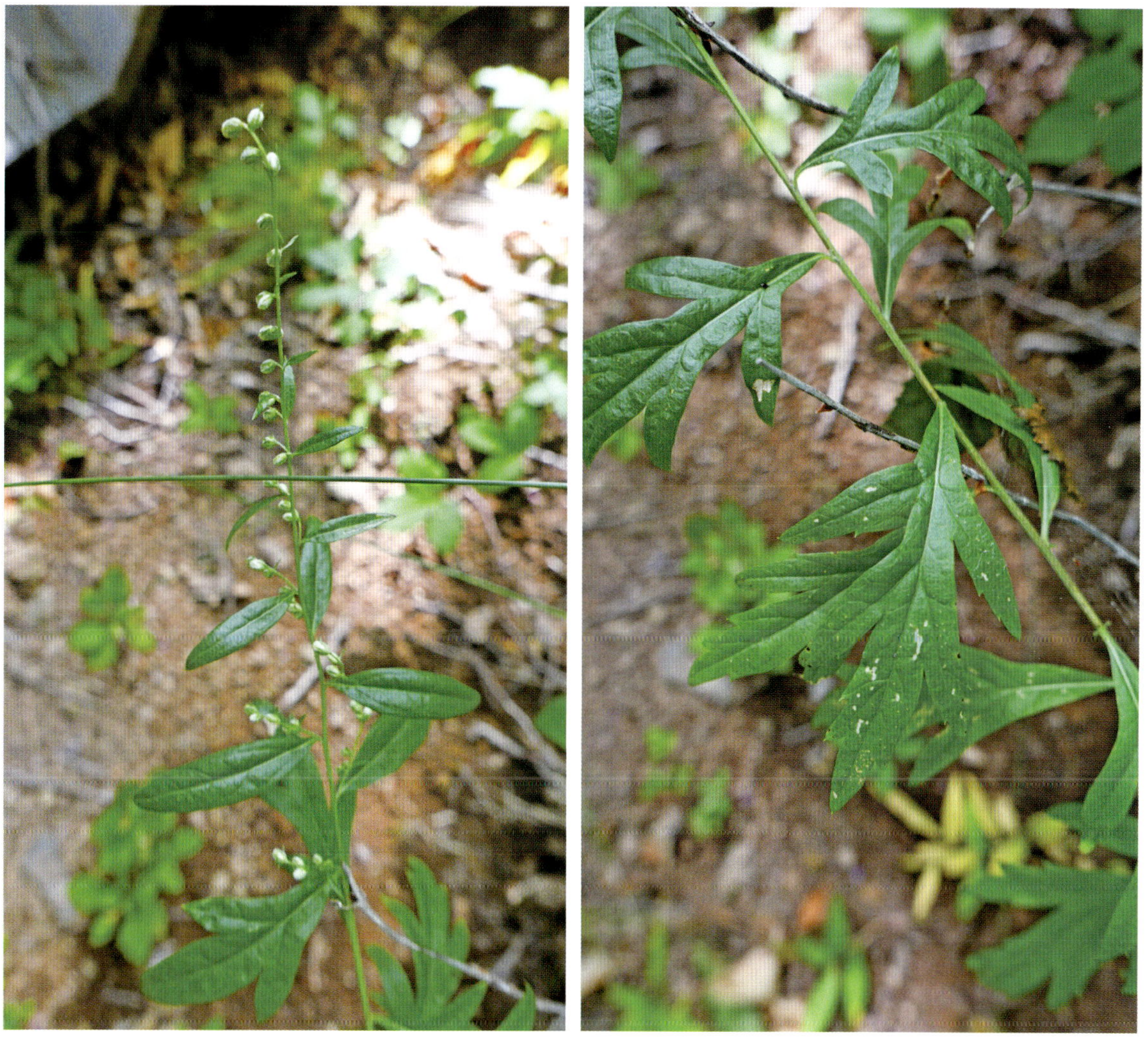

【生 活 型】多年生中生草本。

【花 果 期】花、果期 8~9 月。

【生　　境】生于阔叶林带的山地林下、林缘、灌丛。

【功能主治】地上部分（艾）：散寒止痛，温经止血，外用祛湿止痒。用于少腹冷痛，经寒不调，宫冷不孕，吐血，衄血，崩漏，月经过多，妊娠下血；外用于皮肤瘙痒。

*附　注｜该种为鄂伦春“四普”新分布。

· 猪毛蒿

【别名】米蒿、黄蒿、东北茵陈蒿

Artemisia scoparia Waldst. et Kit.

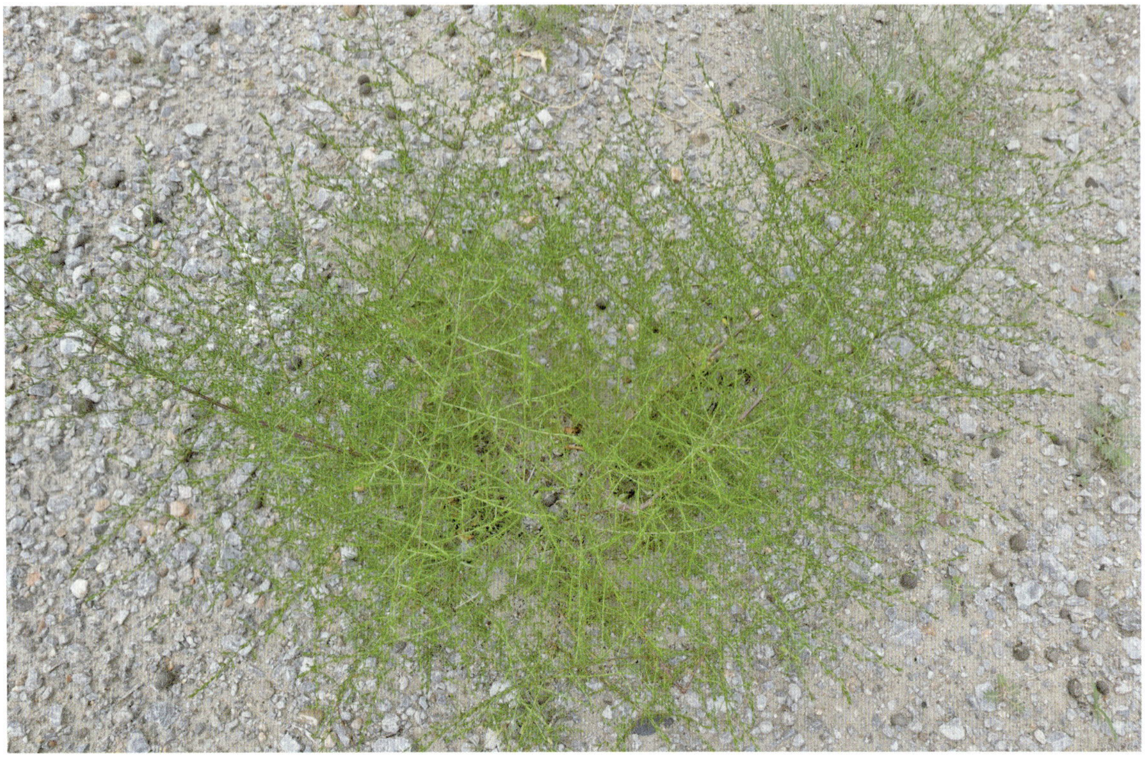

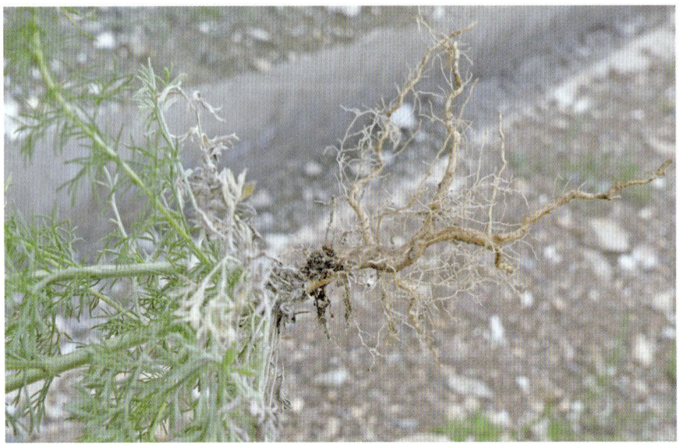

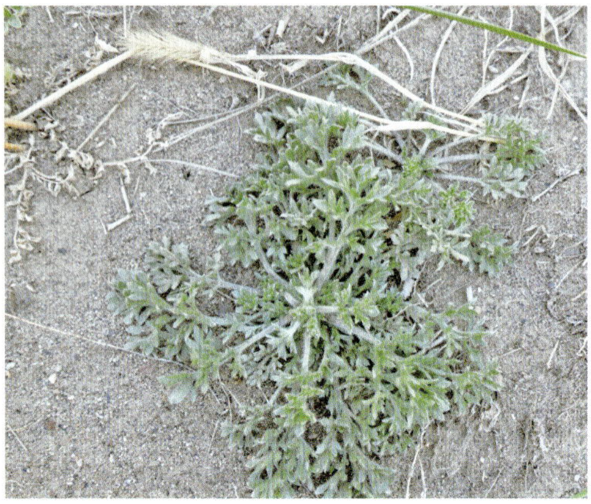

【生 活 型】多年生或近一年生、二年生旱生或中旱生草本。

【花 果 期】花、果期 7~10 月。

【生　　境】广泛生于草原带和荒漠带的沙质土壤上，是夏雨型一年生草本层片的主要组成植物。

【功能主治】地上部分（茵陈）：清热利湿，利胆退黄。用于黄疸尿少，湿温暑湿，湿疮瘙痒。

【民族应用】

蒙古族

幼苗或嫩茎叶（阿荣）：清肺，止咳，排脓。用于肺热咳嗽，喘证，肺脓肿，感冒咳嗽，搏热，咽喉肿痛。

· 东北牡蒿

【别名】齐头蒿、关东牡蒿

Artemisia manshurica (Komar.) Komar.

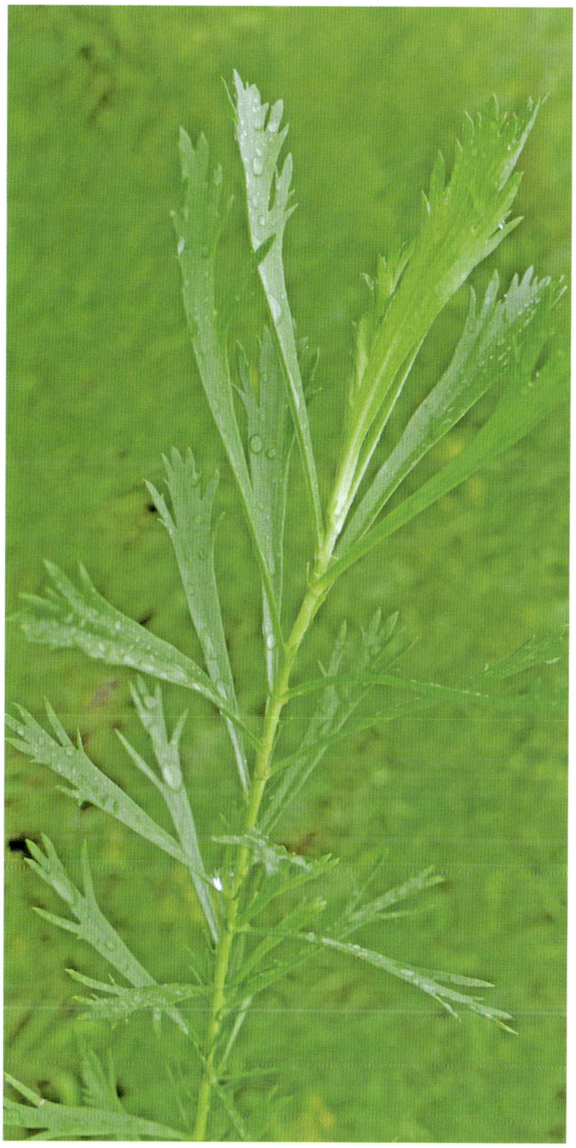

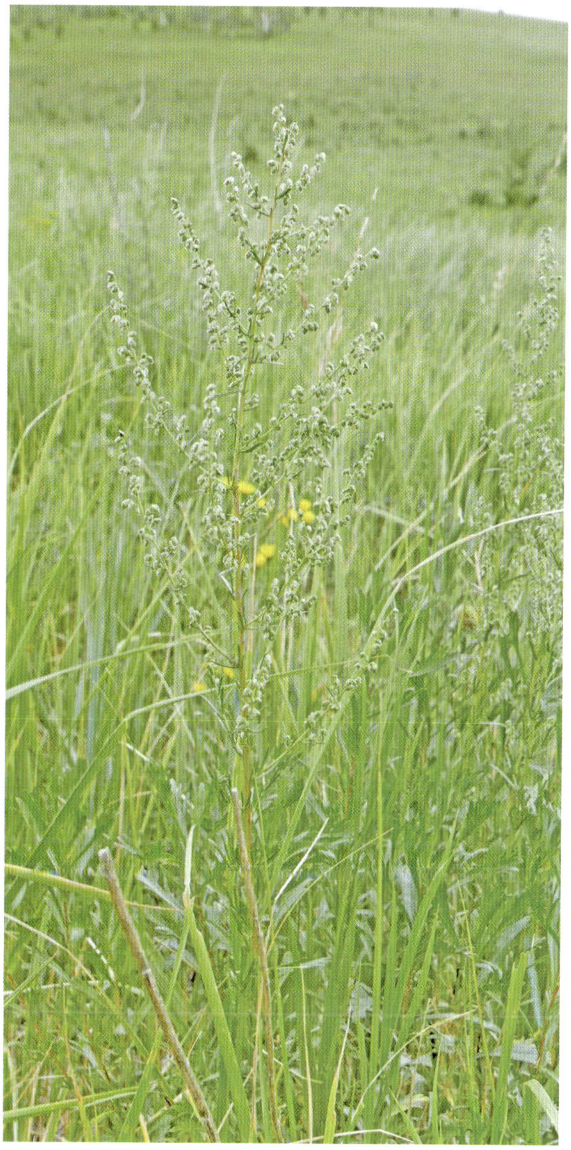

【生 活 型】多年生中生草本。

【花 果 期】花、果期 8~10 月。

【生　　境】生于森林带和森林草原带的山地、林缘、林下、灌丛。

【功能主治】全草（牡蒿）：清热解毒，凉血，杀虫。用于感冒发热，中暑，骨蒸潮热，小儿疳热，疟疾，高血压；外用于疥癣，湿疹，疔疖肿毒，创伤出血。

*附　注 | 该种为鄂伦春“四普”新分布。

·漠　蒿

【别名】沙蒿、差不嘎蒿、盐蒿

Artemisia desertorum Spreng.

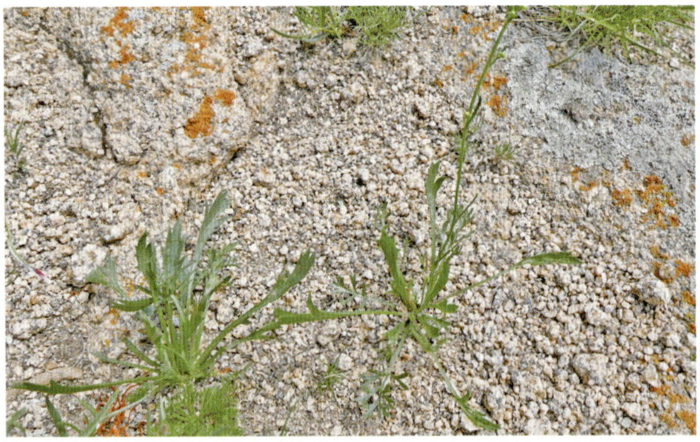

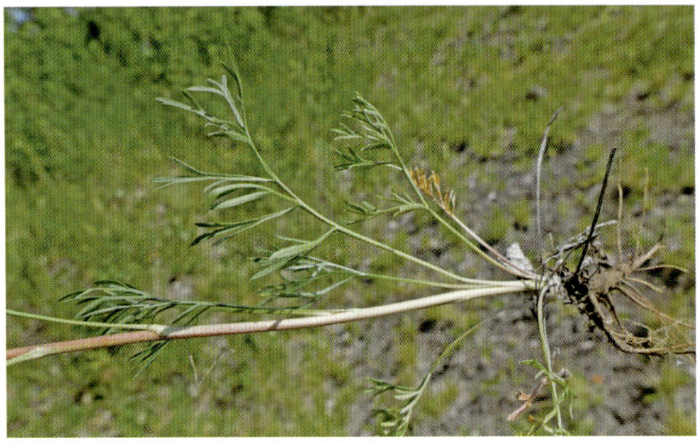

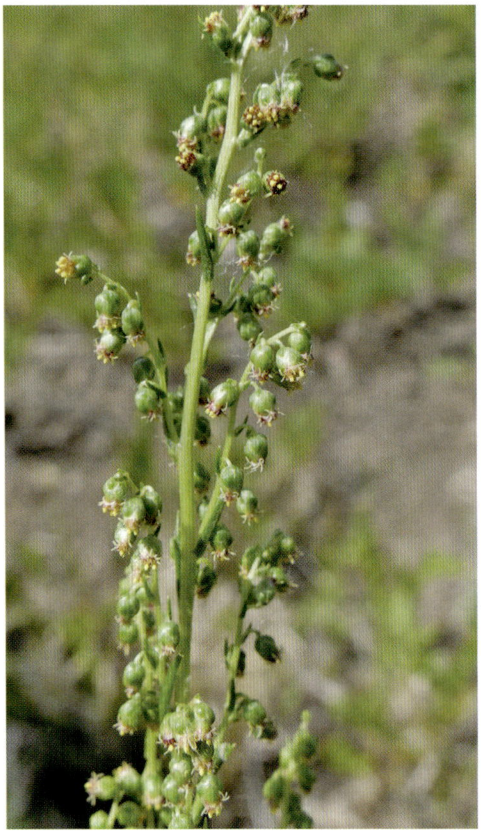

【生 活 型】多年生旱生草本。

【花 果 期】花、果期 7~9 月。

【生　　境】生于草原区北部的草原带和森林草原带的沙地。

【功能主治】嫩枝、叶（盐蒿）：祛痰止咳，平喘解表，祛湿。用于风寒感冒，咳嗽气喘，风湿关节痛。

【民族应用】

■ 蒙古族

地上部分（浩您 – 沙巴嘎）：杀虫，止痛，燥脓协日乌素，解痉，消肿，祛湿。用于胸刺痛，痧症，痘疹，虫牙，发症，结喉，皮肤瘙痒，疥。

栉叶蒿属　*Neopallasia* Poljak.

一年生草本。叶栉齿状羽状全裂。头状花序卵球形，排成穗状或狭圆锥状花序；总苞片卵形，边缘宽膜质；花托狭圆锥形，无托毛。花异形，边花通常 3~4 朵，雌性，能育，花冠狭管状，全缘；盘花通常 9~16 个，两性，下部 4~8 个能育，上部的不发育；花冠管状，具 5 齿；花药狭披针形，顶端具渐尖头的圆菱形附片；花柱分枝线形，顶端具短缘毛。瘦果在花托下部排列成一圈，椭圆形，稍扁平，黑褐色，具细条纹；无冠状冠毛。

鄂伦春有 1 种。

· 栉叶蒿

【别名】篦齿蒿、恶臭蒿、粘蒿

Neopallasia pectinata (Pall.) Poljak.

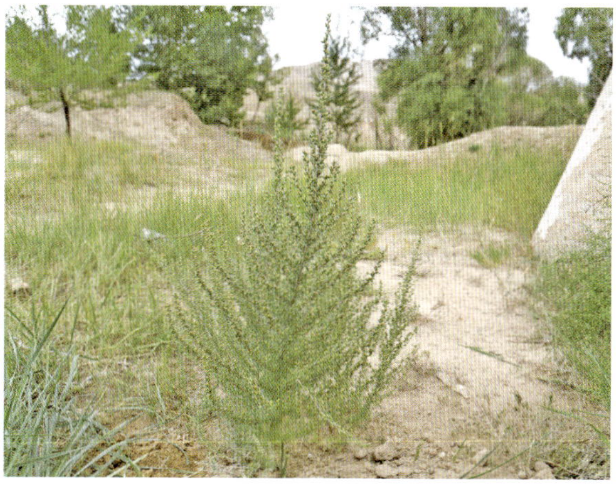
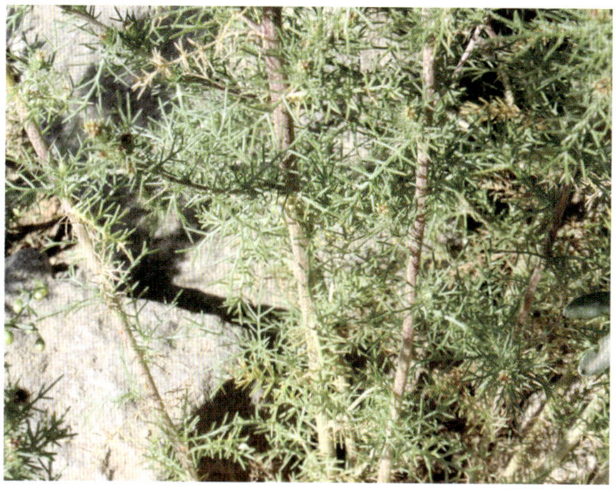
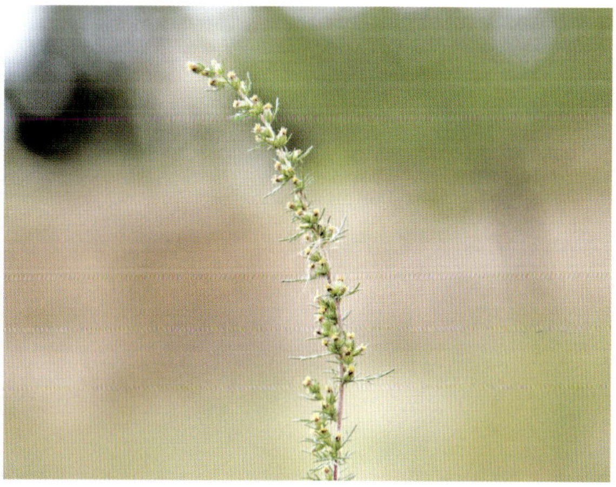
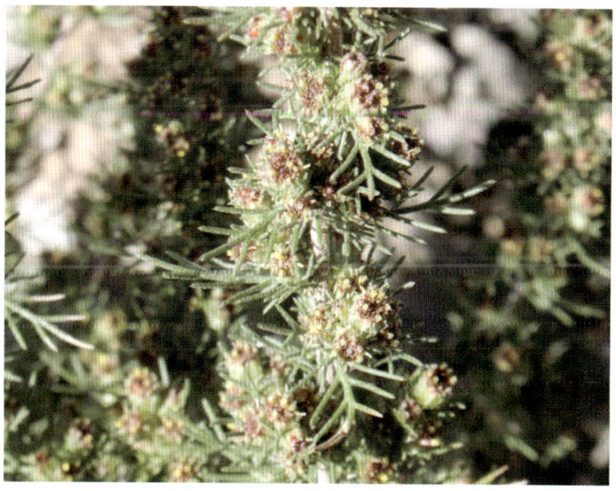

【生 活 型】一年生、二年生旱中生草本。

【花 果 期】花期 7~8 月，果期 8~9 月。

【生　　境】分布极广，在干草原带、荒漠草原带和草原化荒漠均有分布，多生长在壤质或黏壤质的土壤上。

【功能主治】地上部分（篦齿蒿）：清利肝胆，消炎止痛。用于急性黄疸性肝炎，头痛，眩晕。

【民族应用】

▪ 蒙古族

地上部分（乌赫尔 – 西鲁黑）：抑协日，解毒，杀虫。用于上吐下泻，肝胆热症。

兔儿伞属 *Syneilesis* Maxim.

多年生草本。基生叶1，掌状分裂，盾状，具长柄，幼时呈伞状，下垂；茎生叶少数，互生，叶柄基部抱茎。头状花序直立，在茎顶排列成伞房状或圆锥状，有同形小花，两性，结实；总苞狭筒形，基部有2~3枚条形苞叶，总苞片1层，通常5枚，离生，稍厚；花序托平，无毛；两性花花冠管状，顶端5裂，带红色；花药基部短箭形，相互愈合；花柱分枝伸长，顶端有三角形附片。瘦果圆柱形，有纵肋；冠毛多数，近等长，有小糙毛。种子具1枚子叶。

鄂伦春有1种。

·兔儿伞

【别名】一把伞、雨伞菜、帽头菜

Syneilesis aconitifolia (Bunge) Maxim.

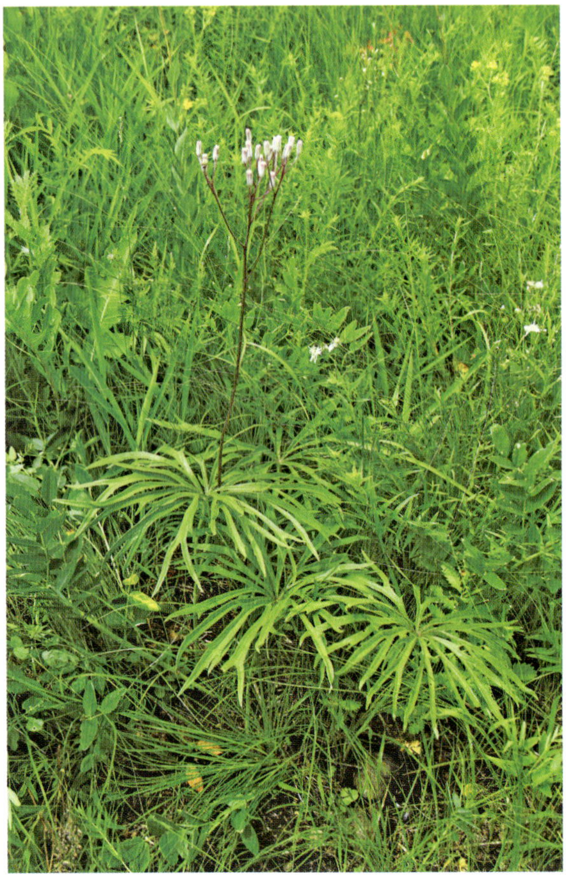

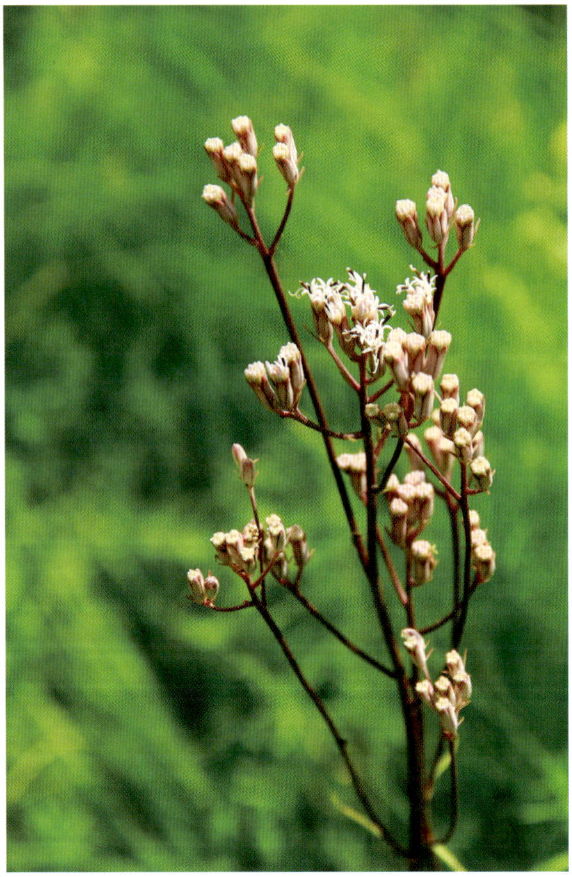

【生 活 型】多年生中生草本。

【花 果 期】花、果期7~9月。

【生　　境】生于山坡草地、林缘草地。

【功能主治】根或全草（兔儿伞）：祛风除湿，解毒活血，消肿止痛。用于风湿麻木，肢体疼痛，跌打损伤，月经不调，痛经，痈疽肿毒，瘰疬，痔疮等。

蟹甲草属 *Parasenecio* W. W. Smith et J. Samll

多年生草本。叶互生；基生叶幼时非伞状下垂，有柄，柄的基部有时有短鞘。头状花序在茎顶排列成伞房状、总状或圆锥状，有同形小花，两性，结实；总苞通常狭筒形，基部有小型苞叶，总苞片1层，离生；花序托平，无毛；两性花花冠管状，3~20，通常5~8，白色或淡黄色顶端5裂，每裂片有1中脉；花药基部钝或箭形，花丝上端膨胀；花柱分枝顶端有锥状附片。瘦果圆柱形，无喙，光滑具多肋；冠毛白色或红褐色，有小糙毛。

鄂伦春有1种。

·无毛山尖子

【别名】无毛山尖菜、戟叶兔儿伞

Parasenecio hastatus (L.) H. Koyama var. *glaber* (Ledeb.) Y. L. Chen

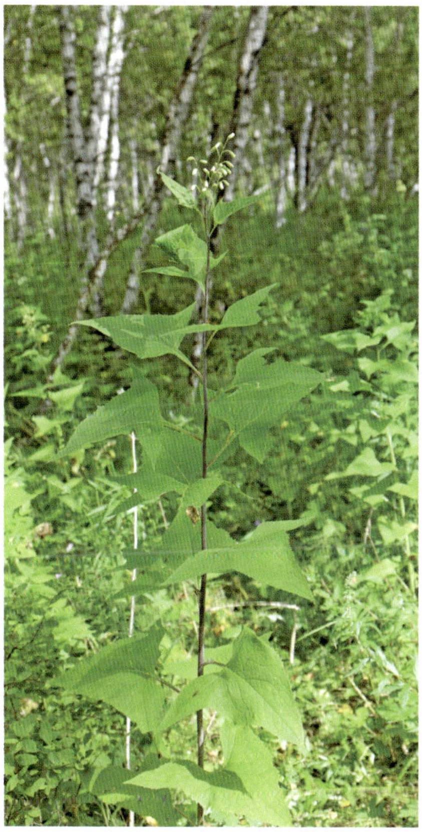

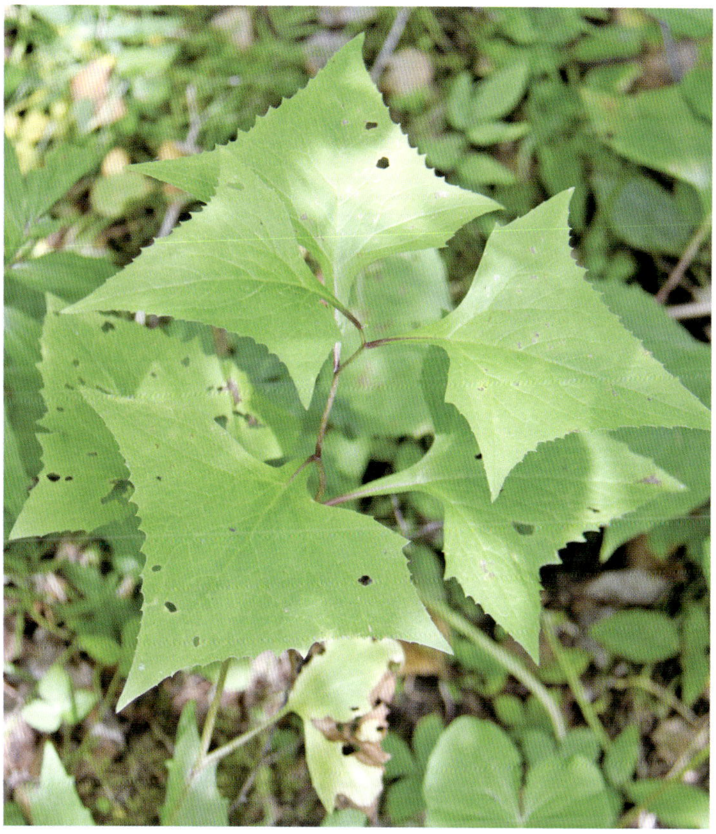

【生 活 型】中生草本。

【花 果 期】花、果期7~9月。

【生　　境】生于森林带和草原带的山地林缘、林下、河滩杂类草草甸，是林缘草甸伴生种。

【功能主治】

（1）全草（无毛山尖子）：消肿生肌，愈合伤口。用于创伤。

（2）叶（无毛山尖子）：泻下，利水。用于小便不利。

狗舌草属 *Tephroseris* (Rchb.) Rchb.

一年生、二年生或多年生草本。茎直立，近花葶状。单叶；基生叶座状，叶片宽卵形或条状匙形，羽状脉；茎叶均密被蛛丝状毛。头状花序排列成近伞形的伞房状或复伞房状，稀单生；总苞半球形、钟形或圆筒状钟形，无外层小苞片；花两性，辐射状或同形盘状；舌状花多数，舌片黄色、橙色、橘红色或淡紫红色；筒状花多数，花冠黄色、橙色或淡紫红色；花药条状矩圆形，基部常具短耳或圆形；花柱分枝截形，反曲。瘦果圆柱形，具棱；冠毛毛发状，白色或带红色，宿存。

鄂伦春有 2 种。

分种检索表

1a. 舌片黄色，较短，长 6~11mm ……………………………… **狗舌草 *T. kirilowii***

1b. 舌片橙红色或紫红色，较长，长 13~25mm …………………… **红轮狗舌草 *T. flammea***

· 狗舌草

【别名】狗舌头草、白火丹草、铜交杯

Tephroseris kirilowii (Turcz. ex DC.) Holub

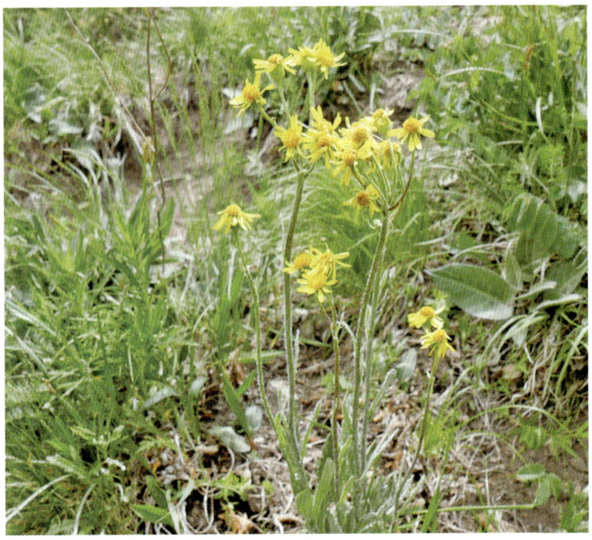

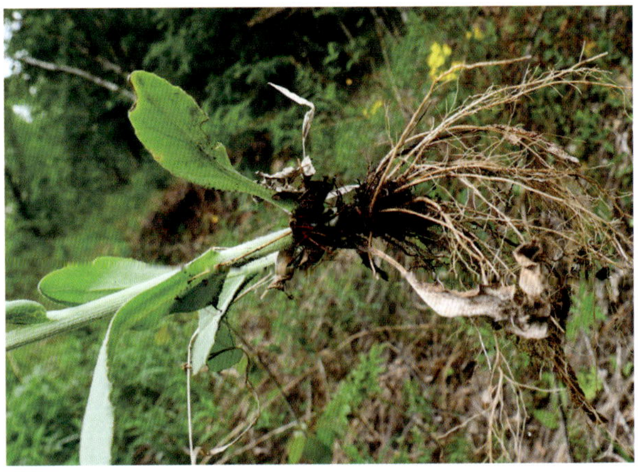

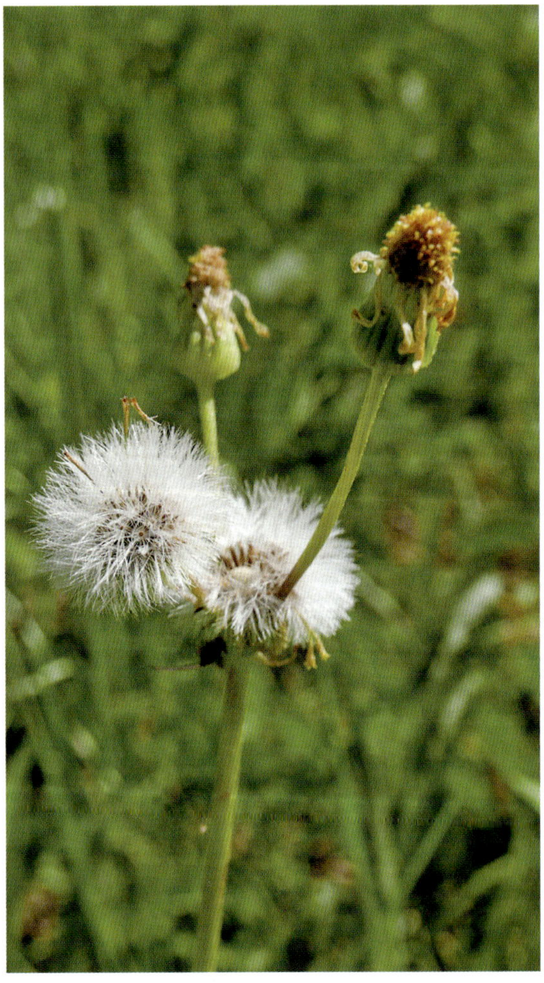

【生 活 型】多年生中旱生草本。

【花 果 期】花、果期 6~7 月。

【生 境】生于森林带和草原带的草原、草甸草原、山地林缘。

【功能主治】全草（狗舌草）：清热解毒，利尿，活血，杀虫。用于肺脓肿，疖肿，尿路感染，肾炎水肿，口腔炎，跌打损伤，湿疹，疥疮，滴虫阴道炎，白血病。

· 红轮狗舌草

【别名】红轮千里光

Tephroseris flammea (Turcz. ex DC.) Holub

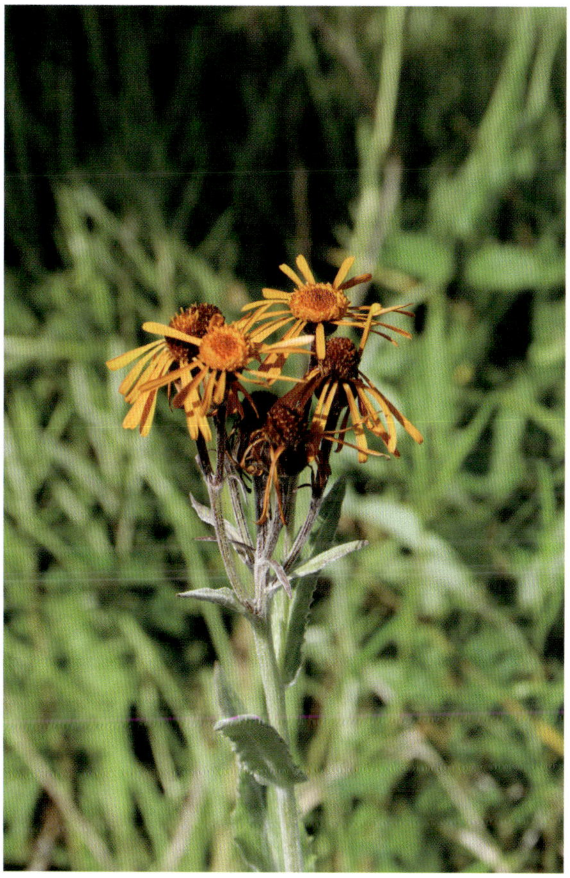

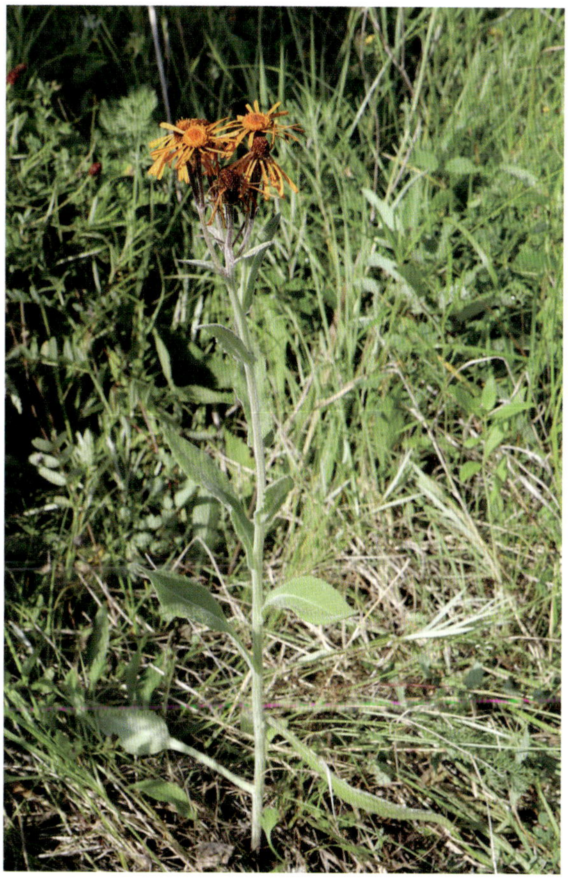

【生 活 型】多年生中生草本。

【花 果 期】花、果期 7~9 月。

【生 境】生于森林带和森林草原带的具有丰富杂类草的草甸及林缘灌丛。

【功能主治】

（1）全草（红轮狗舌草）：清热解毒。用于疔毒痈肿，咽喉肿痛，蛇咬伤，蝎、蜂蜇伤，目赤肿痛，湿疹，皮炎等。

（2）花序（红轮狗舌草）：活血调经。用于疔毒，痈肿，月经不调等。

千里光属　*Senecio* L.

一年生或多年生草本。茎直立、匍匐或攀缘。单叶，羽状脉。头状花序排列成伞房状或聚伞圆锥状；总苞具外层小苞片；花两性，辐射状或单性盘状；舌状花无或 1 至多数，舌片黄色；筒状花 3 至多数，花冠黄色；花药基部钝或具短耳，稀具尾，尾长约为花药筒的 1/4；花柱分枝截形，稀下弯。瘦果圆柱形，具棱；冠毛白色、淡黄色或带红色，稀无冠毛。

鄂伦春有 2 种。

分种检索表

1a. 叶不分裂 ……………………………………………………………………**林荫千里光 *S. nemorensi***

1b. 叶羽状分裂 ………………………………………………………………**麻叶千里光 *S. cannabifolius***

· 林荫千里光

【别名】森林千里光、黄菀

Senecio nemorensis L.

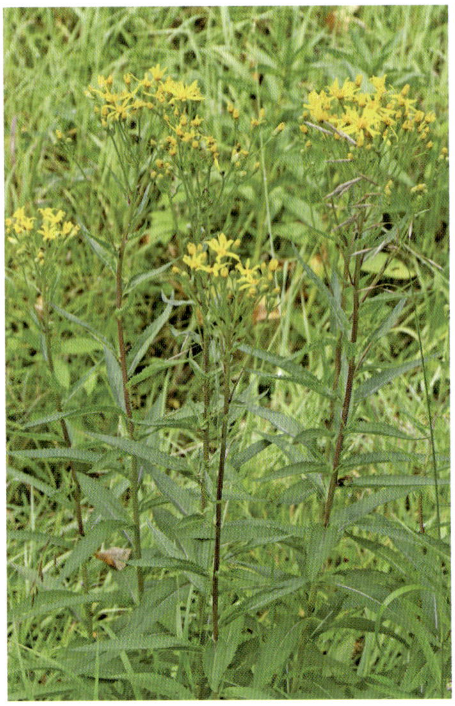

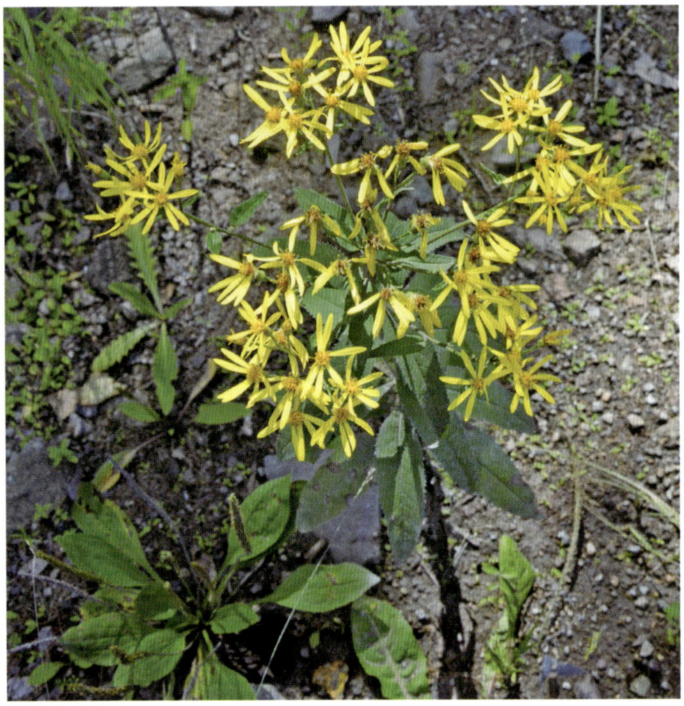

【生 活 型】多年生中生草本。

【花 果 期】花、果期 7~8 月。

【生　　境】生于森林带和森林草原带的山地林缘、河边草甸。

【功能主治】全草（黄菀）：清热解毒。用于热痢，痈疖疔毒，肠炎，肝炎，结膜炎，中耳炎。

·麻叶千里光

【别名】宽叶还魂草、单麻叶千里光

Senecio cannabifolius Less.

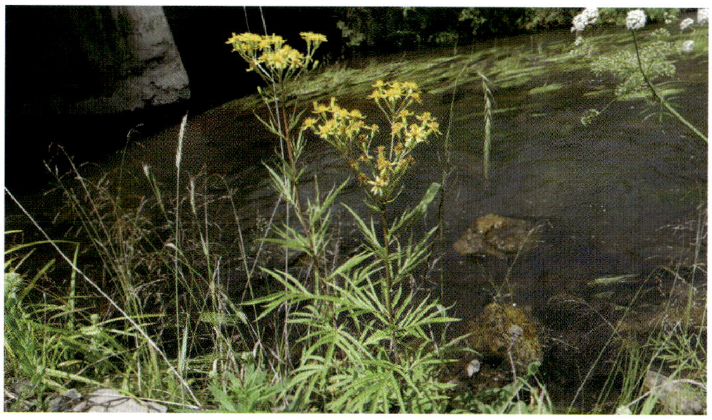

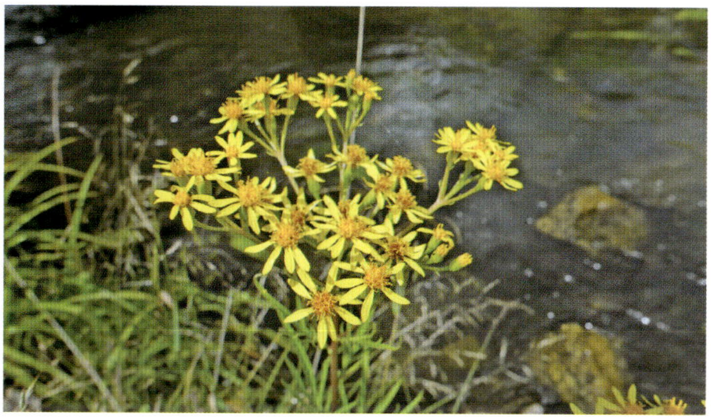

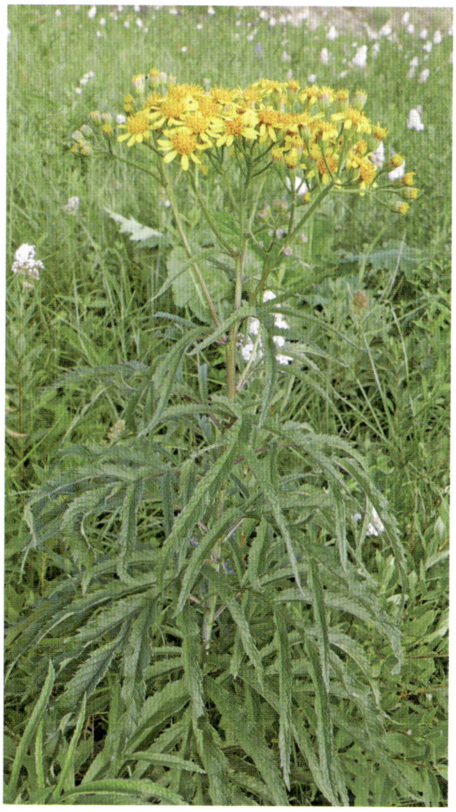

【生 活 型】多年生中生草本。

【花 果 期】花、果期 7~9 月。

【生　　境】生于森林带的林缘、河边草甸，为草原伴生种。

【功能主治】全草（宽叶返魂草）：散瘀，止血，止痛。用于跌打损伤，瘀血肿痛，外伤出血。

橐吾属　*Ligularia* Cass.

多年生草本。根茎短缩，簇生多数须状根。叶互生或有时全部基生，具齿或全缘，有时掌状分裂；具长柄，柄基部变宽成鞘状抱茎。头状花序多数，基部常具苞叶，在茎顶排列成伞房状或总状，有时单生，辐射状，有异形小花，黄色，外围有 1 层雌花，中央有少数或多数两性花，全部结实；总苞圆筒形或钟形，总苞片 1~2 层，通常不同形，具膜质边缘；花序托平，有小窝孔；雌花花冠舌状，两性花花冠管状，顶端 5 齿裂；花药基部钝或短箭形；花柱分枝细长顶端钝圆或尖。瘦果圆柱形，具纵肋，无毛；冠毛长或短，粗或有毛。

鄂伦春有 2 种。

分种检索表

1a. 叶三角状卵形、卵状心形或箭状卵形，先端钝或锐尖；冠毛白色，与管状花近等长 …………………………………………………………………………………………… **箭叶橐吾 *L. sagitta***

1b. 叶肾形、肾状心形，先端钝圆或稍尖；冠毛褐色，明显短于管状花 …. **蹄叶橐吾 *L. fischeri***

· 箭叶橐吾

【别名】龙肖

Ligularia sagitta (Maxim.) Mattf. ex Rehder et Kobuski

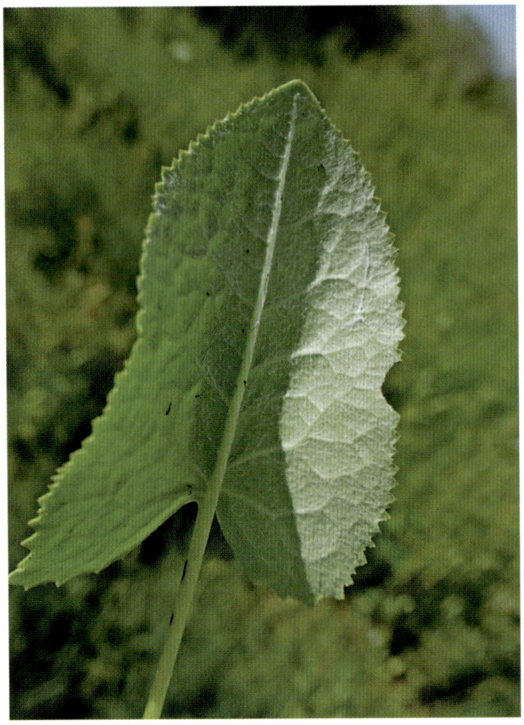

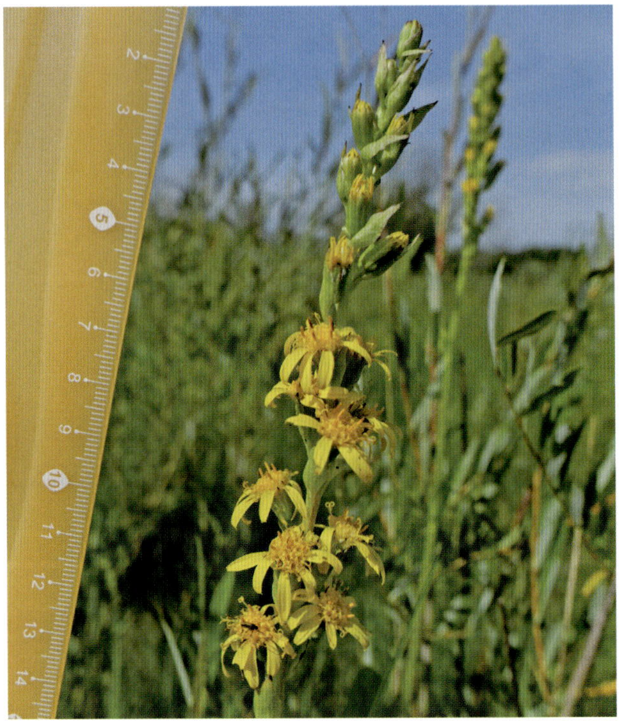

【生 活 型】多年生湿中生草本。

【花 果 期】花、果期 7~9 月。

【生 境】生于森林带和草原带的河滩杂类草草甸、河边沼泽。

【功能主治】

（1）根（箭叶橐吾）：润肺化痰，止咳。用于咳嗽痰多。

（2）叶（箭叶橐吾）：用于催吐。

（3）花序（箭叶橐吾）：清热利湿，利胆退黄。用于湿热黄疸。

【民族应用】

■ 蒙古族

幼苗（汗达盖 – 赫勒）：祛巴达干，清协日，催吐，收敛，燥协日乌素，解毒。用于协日病，不消化症，铁垢巴达干，食欲不振，肺脓肿，中毒症。

*附 注 | 该种为鄂伦春“四普”新分布。

· 蹄叶橐吾

【别名】马蹄叶、肾叶橐吾、葫芦七

Ligularia fischeri (Ledeb.) Turcz.

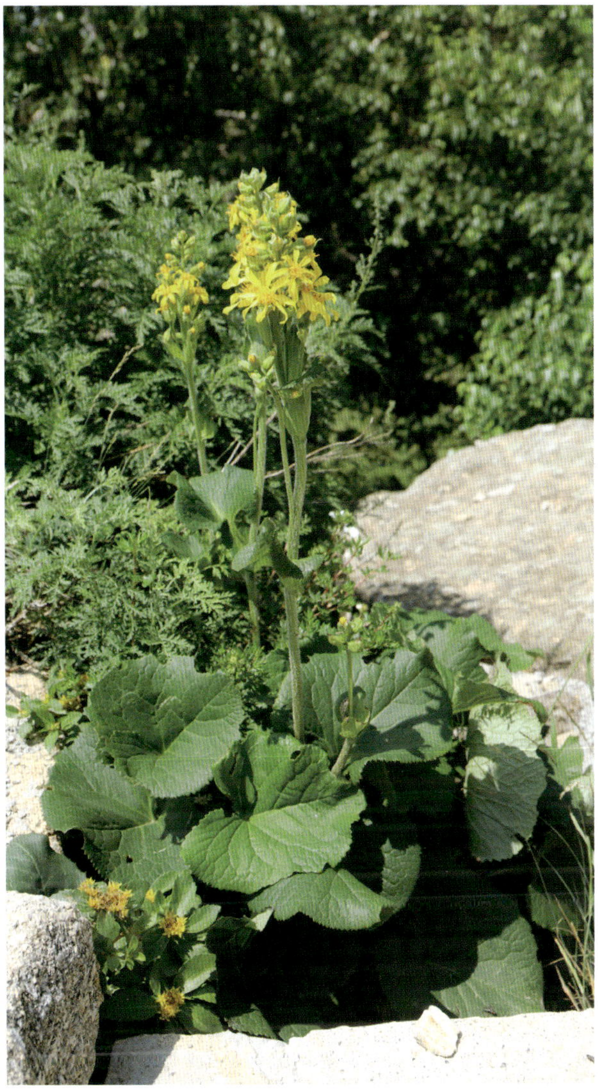

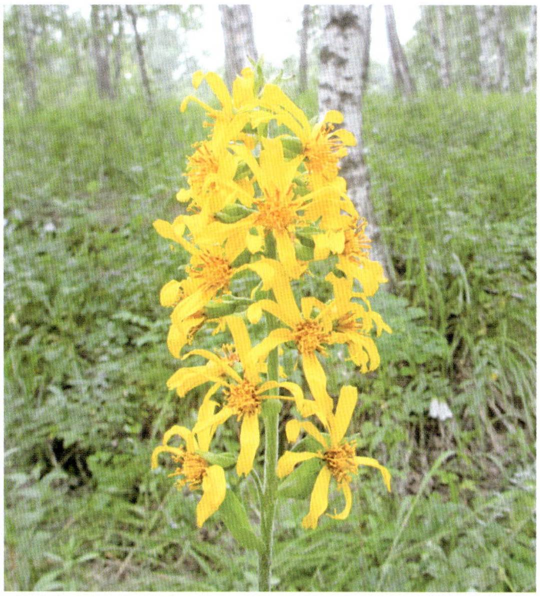

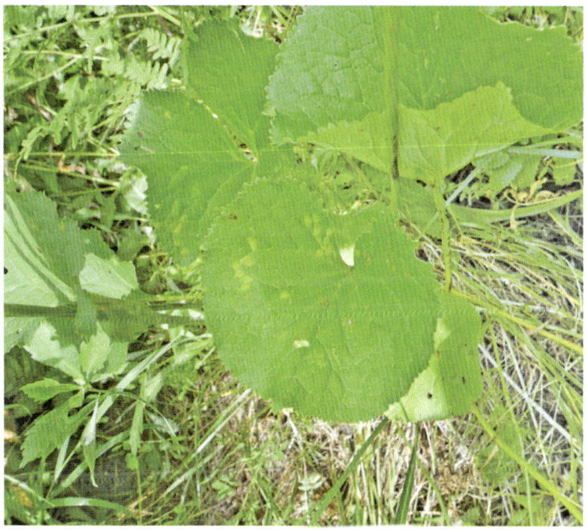

【生 活 型】多年生中生草本。

【花 果 期】花、果期 7~9 月。

【生　　境】生于森林带和森林草原带的林缘、河滩草甸、河边灌丛。

【功能主治】根及根茎（山紫菀）：宣肺利气，化痰止咳，活血止痛。用于风寒感冒，咳嗽痰多，肺痈，咳吐脓血，慢性咳喘，跌打损伤，腰腿痛。

【民族应用】

▪ 蒙古族

幼苗（汗达盖－赫勒）：祛巴达干，清协日，催吐，收敛，燥协日乌素，解毒。用于协日病，不消化症，铁垢巴达干，食欲不振，肺脓肿，中毒症。

*附　注 ｜ 该种为鄂伦春"四普"新分布。

蓝刺头属 *Echinops* L.

多年生或一年生草本。叶互生，羽状分裂或不裂，裂片和齿有针刺。头状花序仅有1花，两性，结实，多数，密集成球状的复头状花序，生于茎顶或枝端；总苞片3~5层，向里的总苞片不等长，先端具刺尖或呈芒裂，边缘有睫毛，外围有多数或少数的白色基毛；小花花冠管状，檐部5深裂；花药基部尾毛束状或钻状而有缘毛；花柱分枝稍粗，初时靠合，后稍开展，背部有乳头状突起。冠毛冠状，具多数短条形膜片，不等长，边缘糙毛状。

鄂伦春有1种。

• 驴欺口

【别名】单州漏芦、火绒草、蓝刺头

Echinops davuricus Fisch. ex Hornem.

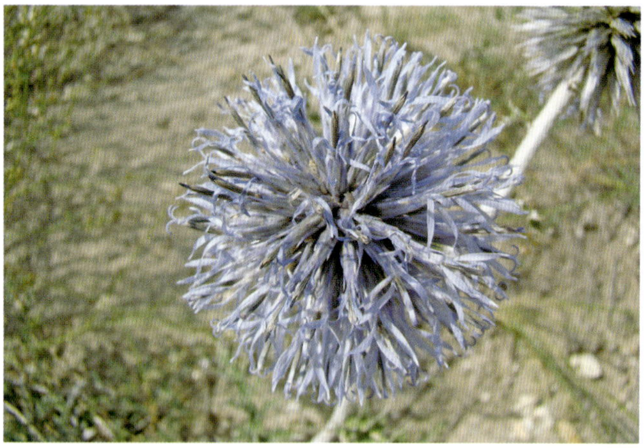

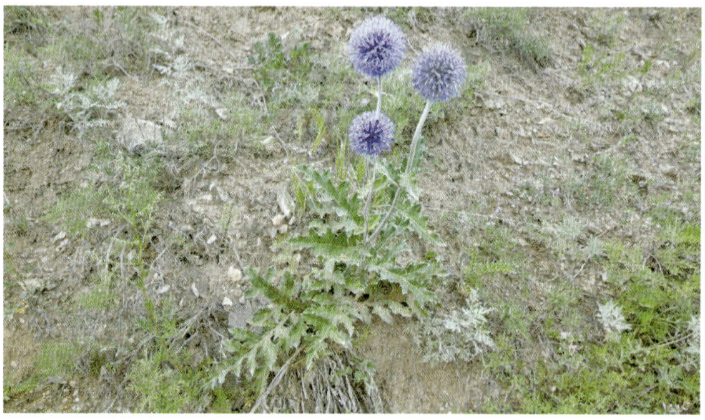

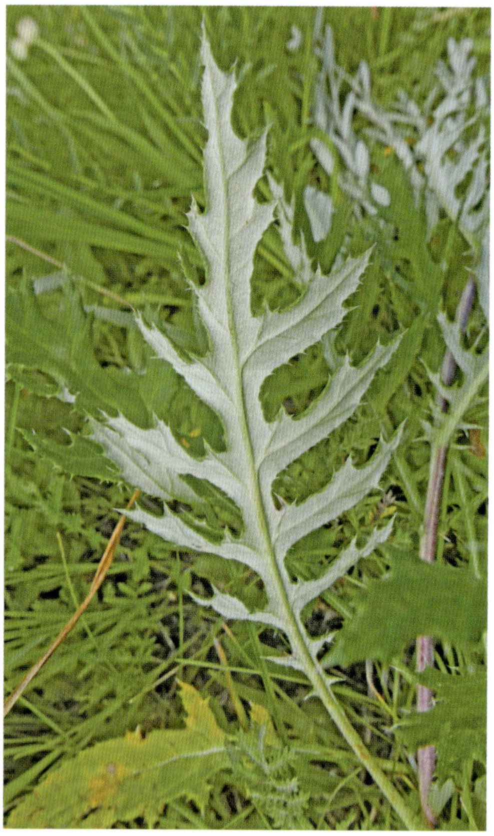

【生 活 型】多年生嗜砾质的中旱生草本。

【花 果 期】花期6月，果期7~8月。

【生　　境】为草原地带和森林草原地带常见的杂类草，多生长于含丰富的杂类草的针茅草原和羊草草原群落中，也见于线叶菊草原及山地林缘草甸。

【功能主治】

(1) 根（禹州漏芦）：清热解毒，消痈，下乳，舒筋通脉。用于乳痈肿痛，痈疽发背，瘰疬疮毒，乳汁不通，湿痹拘挛。

（2）头状花序（追骨风）：清热，解毒，活血，止痛。用于骨折，创伤出血，胸痛。

【民族应用】

■ 蒙古族

头状花序（乌日格斯图 – 呼和）：固骨质，接骨愈伤，清热止痛。用于骨折，骨热，金创，刺痛，疮伤疮疡。

*附　注 | 该种为鄂伦春“四普”新分布。

苍术属　*Atractylodes* DC.

多年生草本，具横走的根茎。叶互生，不分裂或羽状分裂，边缘有针刺。头状花序单生于枝端，有长或短的梗，雌雄异株，有多数同形小花，两性或雌性；总苞钟形，基部具多数苞叶，羽状分裂；总苞片多层，覆瓦状排列，先端钝或尖；花序托平，有稠密的长托毛；小花花冠管状，檐部 5 裂，裂片椭圆形，稍反折；花药基部箭头状；柱头 2 裂。瘦果圆柱形，基底着生面平，有毛；冠毛羽毛状，近等长，基部稍合生。

鄂伦春有 2 种。

分种检索表

1a. 叶有较长的柄，3~5 羽状全裂，边缘的刺平伏或内弯............................关苍术 *A. japonica*

1b. 叶无柄或具短柄，不分裂或 3~5（7~9）羽状浅裂或深裂，边缘的刺开展..苍术 *A. lancea*

·关苍术

【别名】苍术、东苍术、枪头菜

Atractylodes japonica Koidz. ex Kitam.

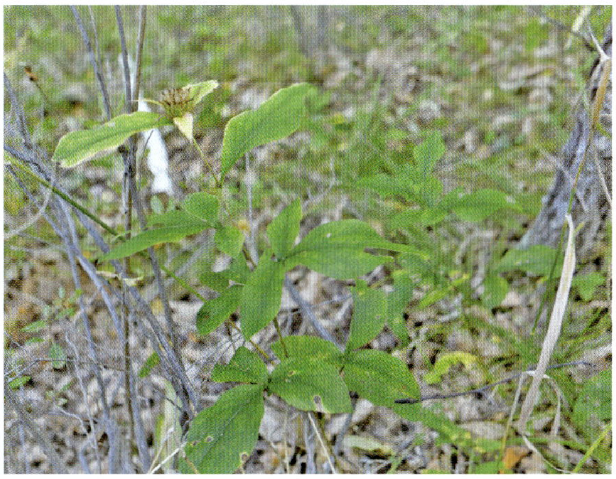

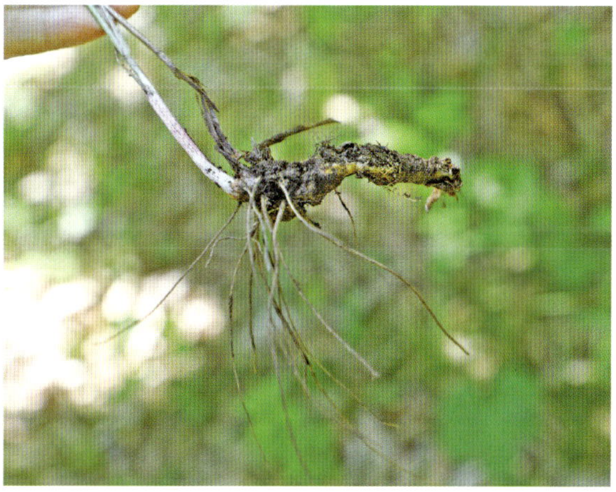

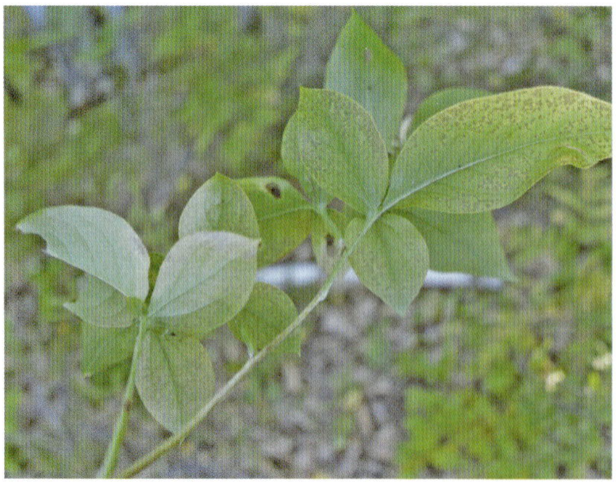
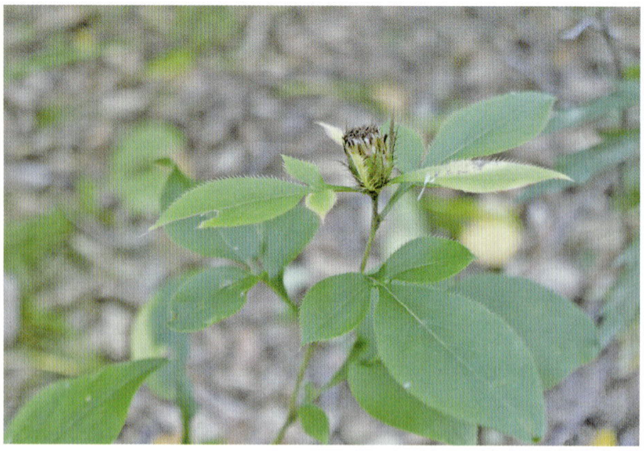

【生 活 型】多年生中生根茎草本。

【花 果 期】花、果期 7~9 月。

【生　　境】生于落叶阔叶林带和森林草原带的山坡阳坡、半阴坡草地、灌丛。

【功能主治】根茎（关苍术）：健脾燥湿，祛风除湿，明目，和中。用于湿困脾胃，脘痞腹胀，食欲不振，呕吐泄泻，痰饮，水肿，风湿痹痛，夜盲症。

·苍　术

【别名】北苍术、枪头菜、山刺菜

Atractylodes lancea (Thunb.) DC.

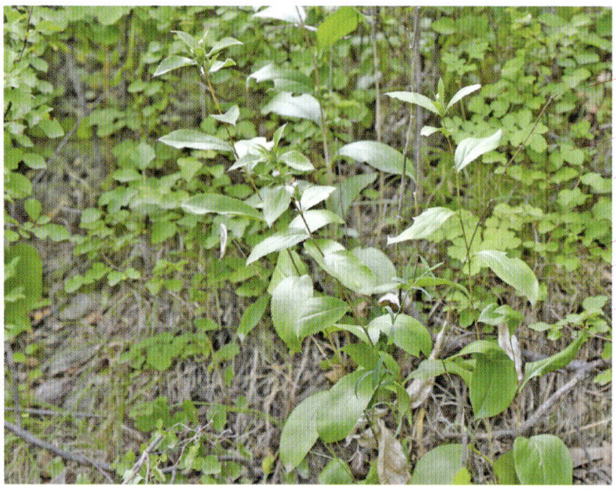
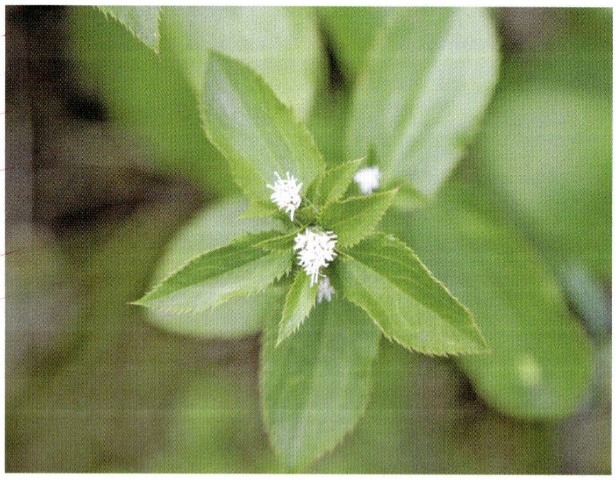
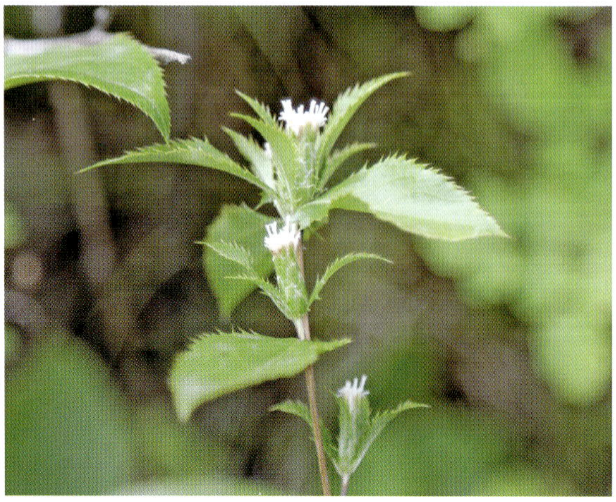
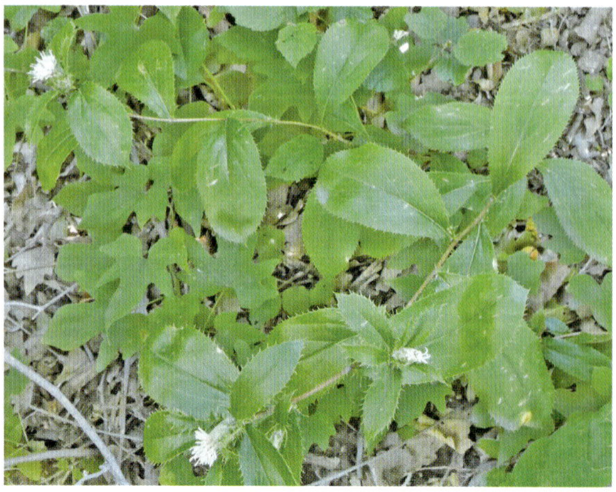

【生 活 型】多年生中生根茎草本。

【花 果 期】花、果期 7~10 月。

【生　　境】生于落叶阔叶林带和森林草原带的山地阳坡、半阴坡草地灌丛。

【功能主治】根茎（苍术）：燥湿健脾，祛风散寒，明目。用于湿阻中焦，脘腹胀满，泄泻，水肿，脚气痿躄，风湿痹痛，风寒感冒，夜盲症，眼目昏涩。

【民族应用】

鄂伦春族

根茎（挨母出哈，京苍术，茅山苍术）：健脾燥湿，祛风散寒，明目，避秽。用于胃炎，胃溃疡，胃酸过多，食欲不振，夜盲症，腹胀痛，寒湿吐泻，水肿，风湿痹痛，脚气痿躄，感冒。

*附　注 | 该种为鄂伦春“四普”新分布。

风毛菊属　*Saussurea* DC.

草本。叶不分裂或羽状分裂。头状花序少数或多数，在茎顶或枝端排列成伞房状或圆锥状，有时单生，有同形小花，两性，结实；总苞筒状、钟形、球形或半球形，总苞片多层，覆瓦状排列花序托平或突起，具托毛或无；小花管状，红紫色、蓝色或白色，檐部 5 裂；花药基部箭形；花柱分枝条形。瘦果圆柱形，具 4 棱，无毛，顶端截形；冠毛 1~2 层，外层糙毛状，较短，易脱落，内层羽毛状，基部联合成环状。

鄂伦春有 4 种。

分种检索表

1a. 总苞片顶端有扩大的膜质或草质附片。

2a. 总苞球形或球状钟形，直径 10~15mm；全部总苞片先端具扩大的膜质附片 .... **美花风毛菊 *S. pulchella***

2b. 总苞钟形或狭钟形，直径 6~12m；中层和内层总苞片先端具扩大的膜质附片 .... **草地风毛菊 *S. amara***

1b. 总苞片顶端无扩大的膜质附片。

3a. 叶狭窄，宽 1~6mm .... **柳叶风毛菊 *S. salicifolia***

3b. 叶宽阔，宽 1.5~8cm .... **齿叶风毛菊 *S. neoserrata***

· 美花风毛菊

【别名】球花风毛菊

Saussurea pulchella (Fisch.) Fisch.

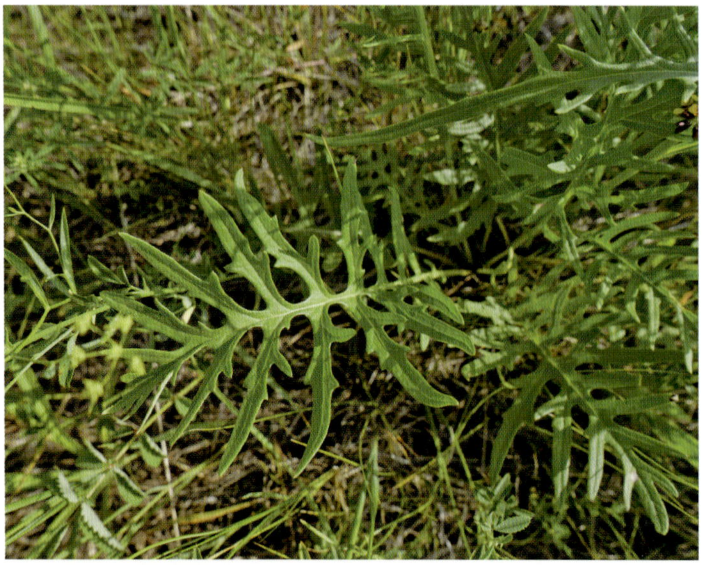

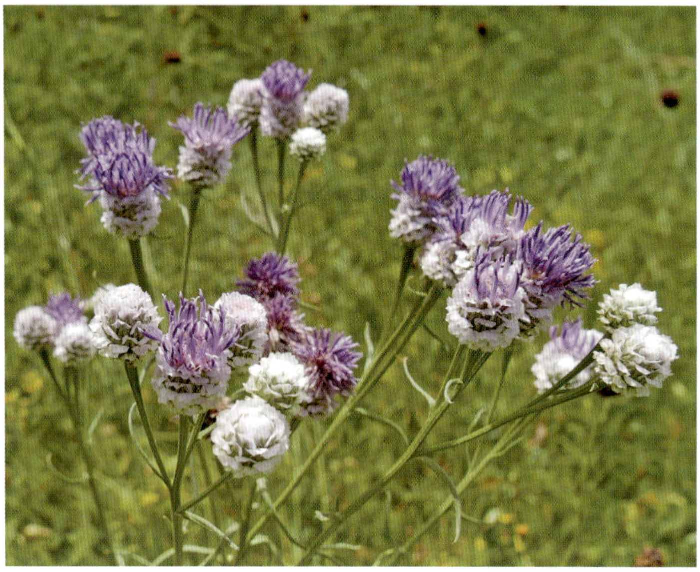

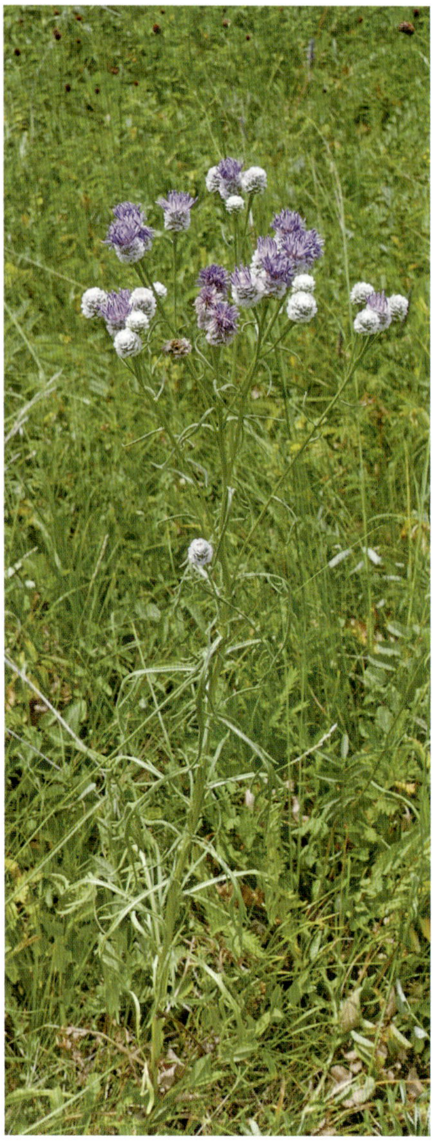

【生 活 型】多年生中生草本。

【花 果 期】花、果期 8~9 月。

【生　　境】生于森林带和森林草原带的山地林缘、灌丛、沟谷草甸，为常见伴生种。

【功能主治】全草（美花风毛菊）：清热凉血，除湿止痛，止泻。用于吐血，衄血，尿血，便血，风湿痹痛，泄泻。

*附　注 | 该种为鄂伦春“四普”新分布。

·草地风毛菊

【别名】驴耳风毛菊、羊耳朵

Saussurea amara (L.) DC.

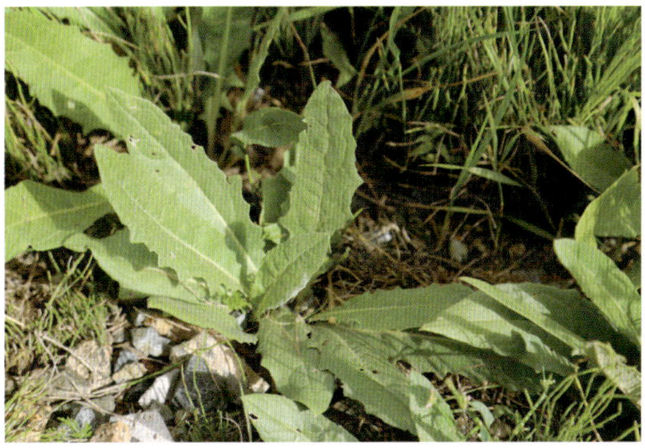

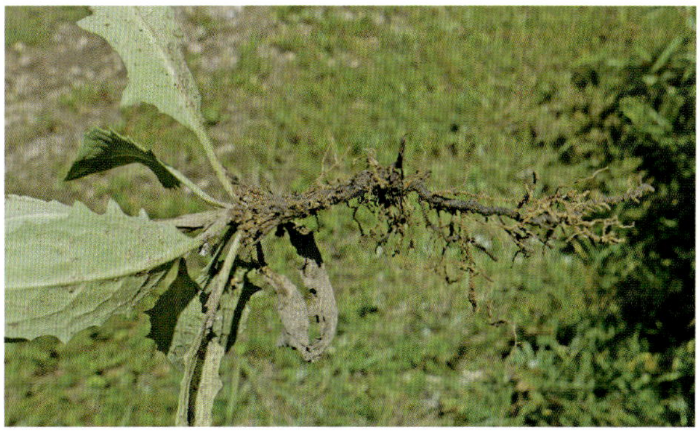

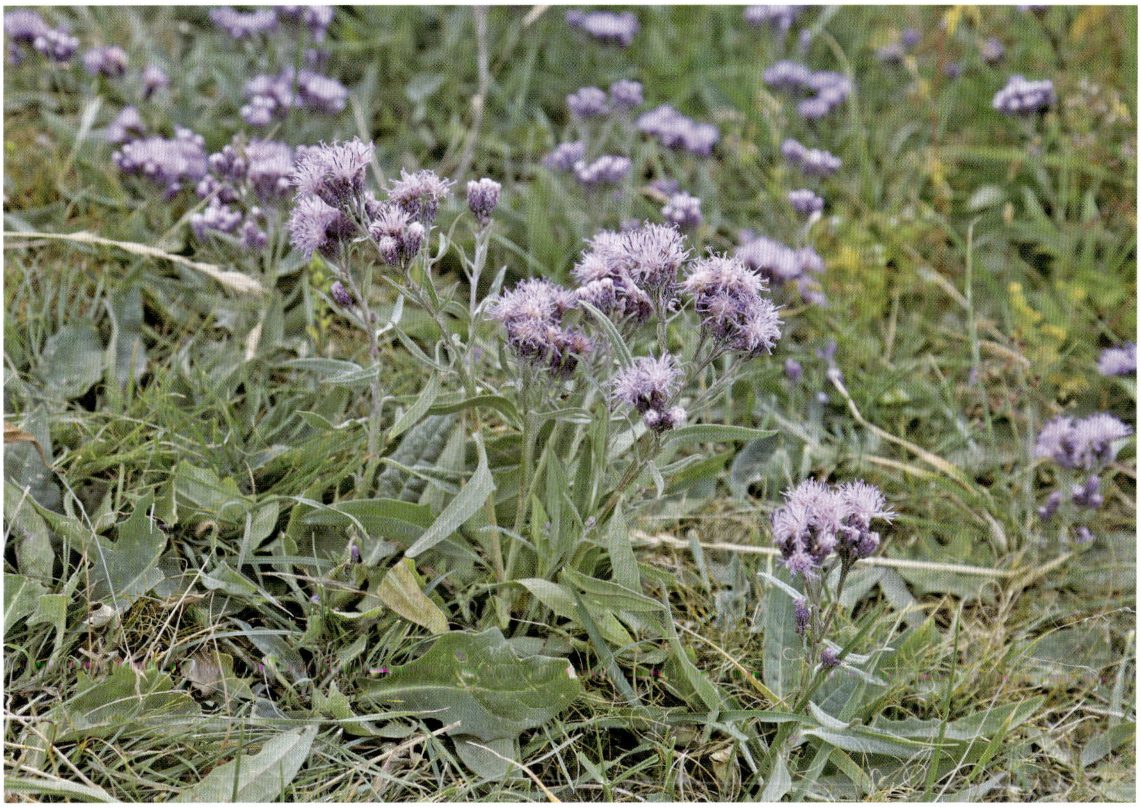

【生 活 型】多年生中生草本。

【花 果 期】花、果期 7~10 月。

【生　　境】生于村旁、路边，为常见的杂草。

【功能主治】全草（草地风毛菊）：清热解毒，消肿，散结。用于瘰疬，痄腮，疖肿。

【民族应用】

■ 蒙古族

全草（塔林－哈拉特日嘎那）：清热解毒，止痛，杀黏，消肿。用于流行性感冒，瘟疫，麻疹，猩红热，发症，结喉，痢疾，心热，搏热，实热，久热，伤热，协日热，血热，肠绞痛，阵刺痛。

·柳叶风毛菊

Saussurea salicifolia (L.) DC.

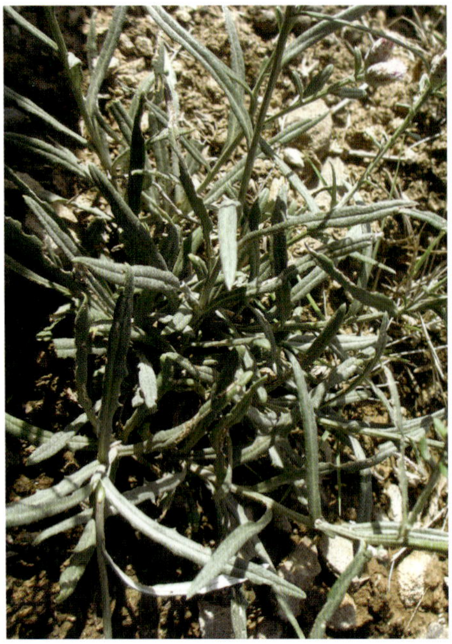

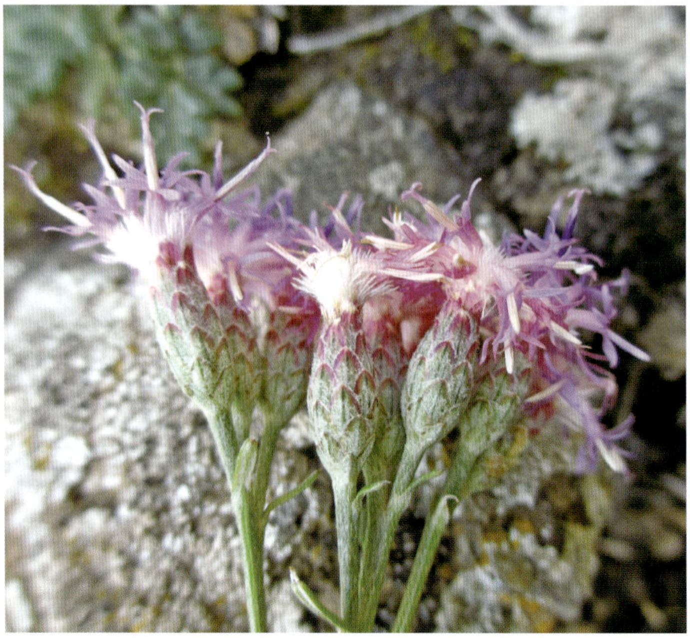

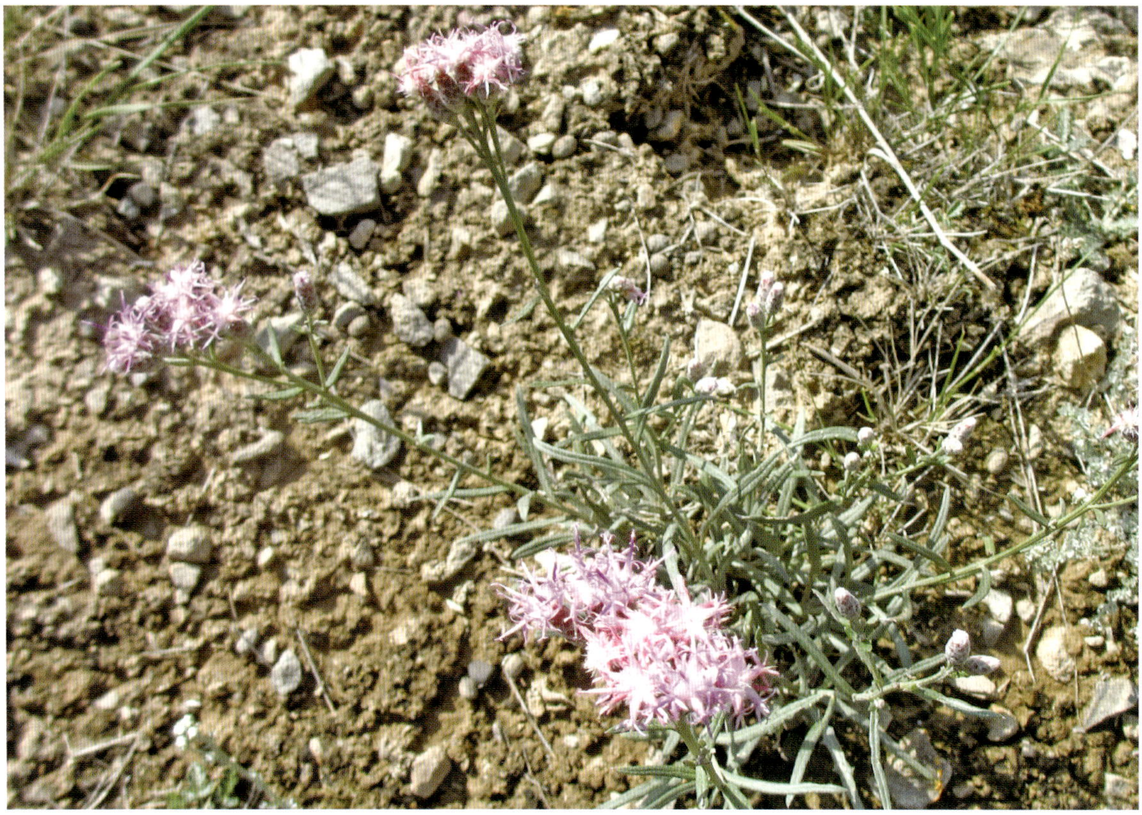

【生 活 型】多年生半灌木状中旱生草本。

【花 果 期】花、果期 8~9 月。

【生　　境】生于典型草原及山地草原带，为其常见的伴生种。

【功能主治】全草（柳叶风毛菊）：镇痛，止血，解毒，愈伤。用于刀伤，产后流血不止。

·齿叶风毛菊

【别名】龙江风毛菊、东北燕尾风毛菊

Saussurea neoserrata Nakai

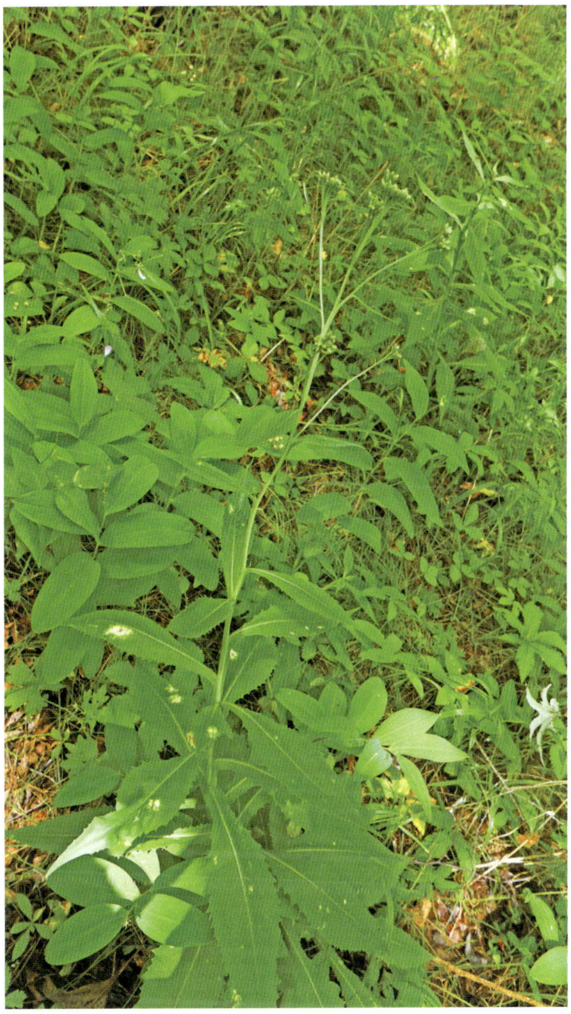

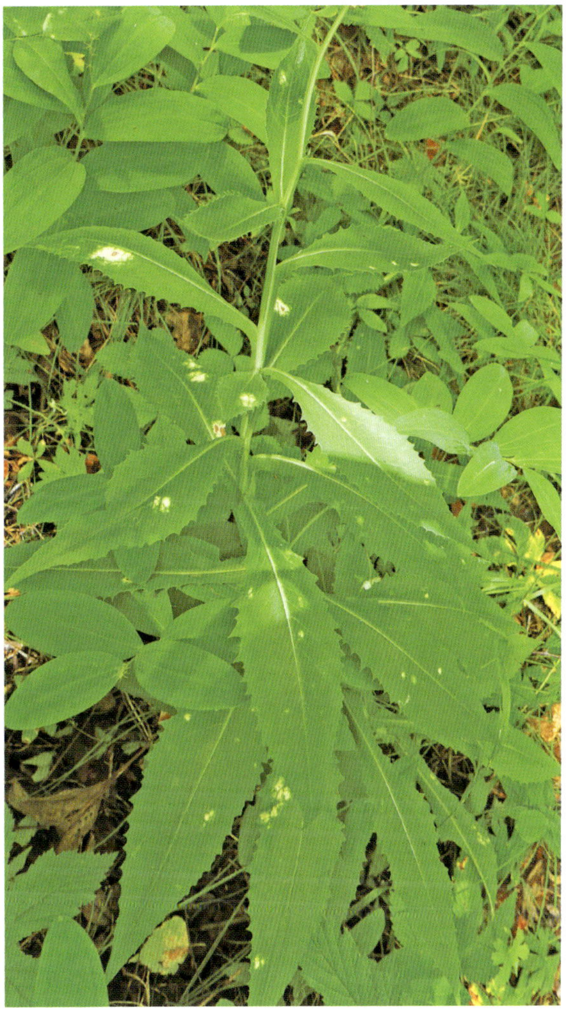

【生 活 型】多年生中生草本。

【花 果 期】花、果期 7~8 月。

【生　　境】生于落叶松林及山地阔叶林林缘、林间草甸，是常见的伴生种。

【功能主治】全草（龙江风毛菊）：清热燥湿，泻火解毒。用于湿热带下，口舌生疮，牙龈肿痛。

牛蒡属　*Arctium* L.

二年生草本。根粗壮。叶互生，不分裂。头状花序单生于枝端，有多数同形小花，两性，结实；总苞球形或壶形，总苞片多层，条形或披针形，先端具钩刺；花序托平，有托毛；小花花冠管状，檐部 5 裂；花药基部箭形，具毛状尾；花柱分枝细长，基部有簇生的毛或分枝下面有柔毛。

瘦果椭圆形，顶端截形，略呈 3 棱，具多条肋，无毛，基底着生面平；冠毛短，糙毛状，多数，分离而脱落。

鄂伦春有 1 种。

·牛　蒡

【别名】恶实、大力子、鼠粘草

Arctium lappa L.

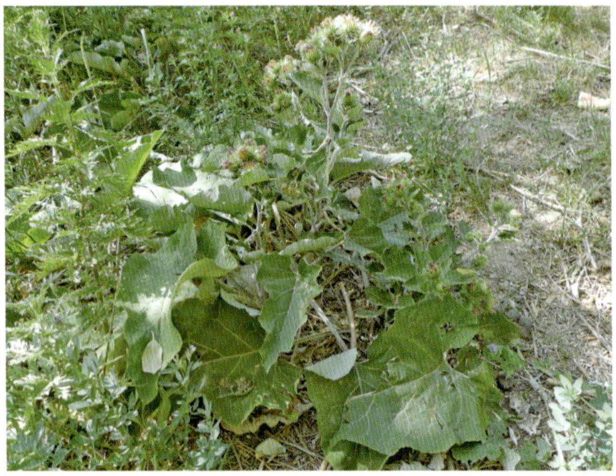

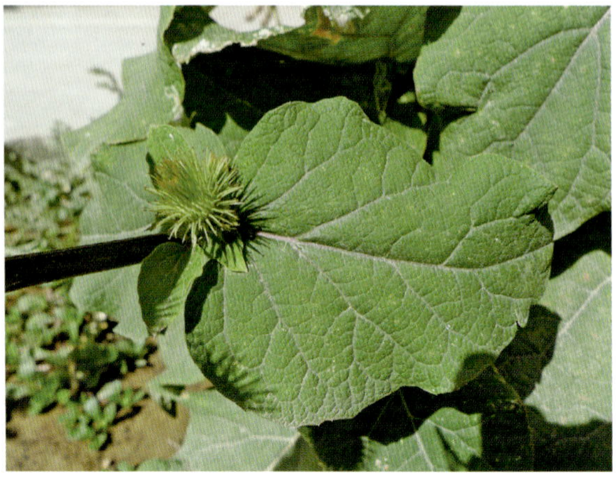

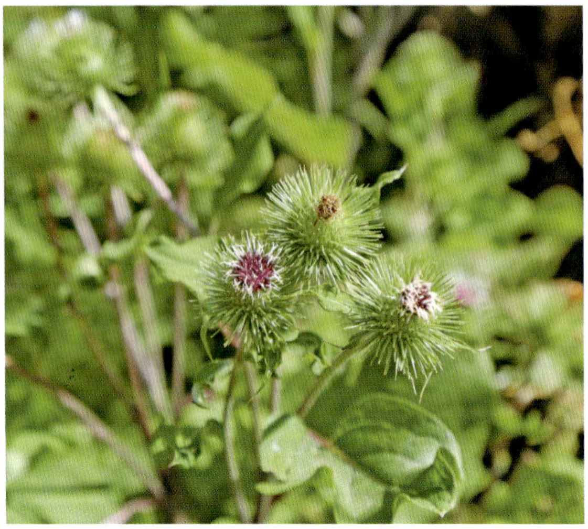

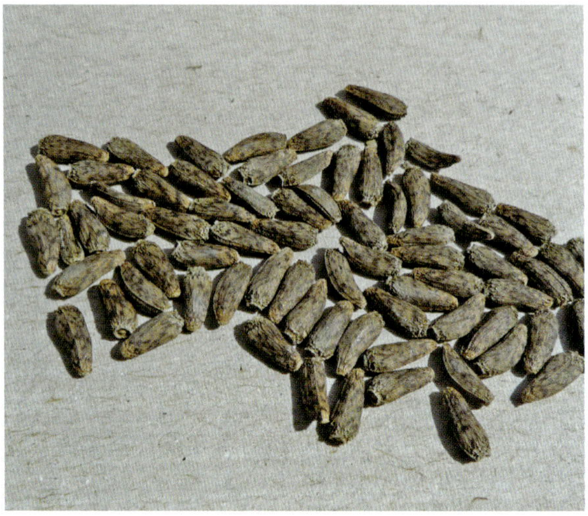

【生 活 型】二年生大型中生草本。

【花 果 期】花、果期 6~8 月。

【生　　境】常见于村落路旁、山沟、杂草地。

【功能主治】

（1）果实（牛蒡子）：疏散风热，宣肺透疹，利咽散结，解毒消肿。用于风热咳嗽，咽喉肿痛，斑疹不透，风疹瘙痒，疮疡肿毒。

（2）根（牛蒡根）：疏散风热，解毒消肿。用于风热感冒，头痛，咳嗽，热毒面肿，咽喉肿痛，齿龈肿痛，风湿痹痛，癥瘕痞块，痈疖恶疮，痔疮脱肛。

（3）茎叶（牛蒡茎叶）：清热除烦，消肿止痛。用于风热头痛，心烦口干，咽喉肿痛，小便涩少，痈肿疮疖，皮肤瘙痒。

【民族应用】

蒙古族

全草（西博－额布斯）：化痞，利尿。用于尿闭，石痞，脉痞。

鄂伦春族

（1）果实（挨母出哈，鼠黏草，老母猪耳朵）：用于风热感冒，头痛，咽喉痛，痄腮，疹透不出，痈疖疮疡，风龋牙痛。

（2）根（挨母出哈，鼠黏草，老母猪耳朵）：用于风热感冒，咳嗽，咽喉痛，湿疹，疮疥肿痛，脚癣。

蓟属 *Cirsium* Mill.

一年生、二年生或多年生草本。叶不分裂或羽状分裂，边缘具刺。头状花序大或小，有梗或无梗，单生、聚生或在茎顶排列成总状、伞房状或圆锥状，有多数同形小花，两性或单性，红紫色或白色，结实或部分不结实；总苞球形或钟形，总苞片多层，覆瓦状，先端尖或具刺；花序托有刺毛；小花花冠管状，檐部5深裂；花药基部箭形，有尾，花丝有毛；花柱上端短2裂。瘦果倒卵形、矩圆形或椭圆形等，多少压扁或四棱形，平滑或有肋棱，基底着生面平；冠毛多层，不等长，羽毛状。

鄂伦春有4种。

分种检索表

1a. 雌雄同株，全部小花两性，有发育的雌蕊和雄蕊；果期冠毛与小花花冠等长或较短。

2a. 头状花序下垂；叶二回羽状深裂；小花狭管部细丝状，2~3倍长于檐部……………………………………**烟管蓟 *C. pendulum***

2b. 头状花序直立；叶不分裂或羽状分裂；小花狭管部不为细丝状，与檐部等长或较短……………………………………**绒背蓟 *C. vlassovianum***

1b. 雌雄异株；雌株全部小花为雌性，雌蕊发育，雄蕊发育不完全或退化；两性植株全部小花为两性，但自花不育。果期冠毛通常长于小花花冠。

3a. 叶全缘或具波状齿裂，头状花序单生或数个生于茎顶或枝端……**刺儿菜 *C. integrifolium***

3b. 叶具缺刻状粗锯齿或羽状浅裂，头状花序多数在茎枝顶端排列成伞房状……………………………………**大刺儿菜 *C. setosum***

· 烟管蓟

【别名】大蓟

Cirsium pendulum Fisch. ex DC.

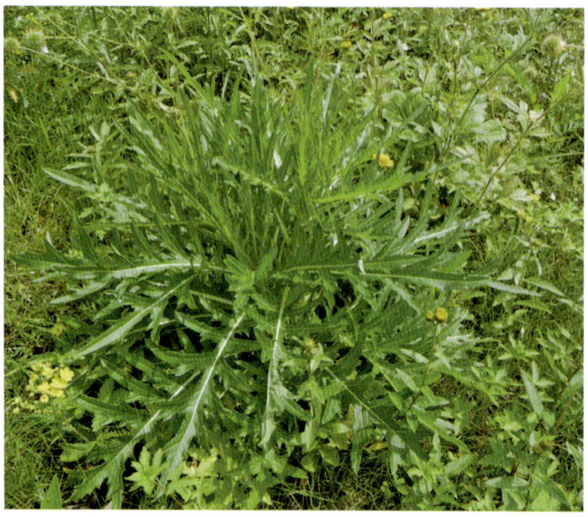

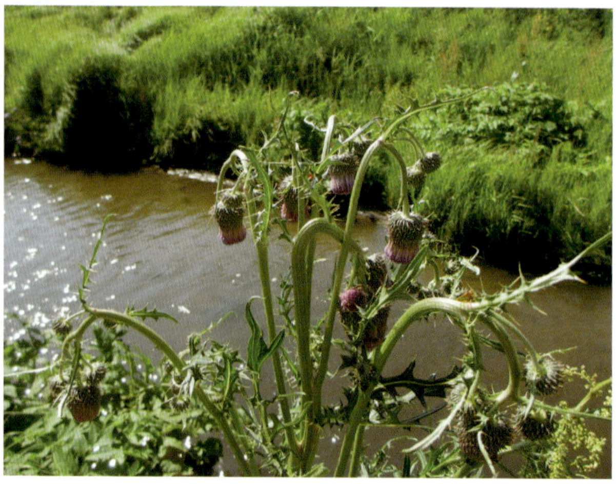

【生 活 型】二年生或多年生中生草本。

【花 果 期】花、果期 7~9 月。

【生　　境】生于森林草原带和草原带的的河漫滩草甸、湖滨草甸、沟谷及林缘草甸中，是常见的大型杂类草。

【功能主治】全草或根（烟管蓟）：解毒，止血，补虚。用于疮肿，疟疾，外伤出血，体虚。

【民族应用】

鄂温克族

花序（烟管蓟）：用于黄水疮。

· 绒背蓟

【别名】斩龙草、猫腿菇

Cirsium vlassovianum Fisch. ex DC.

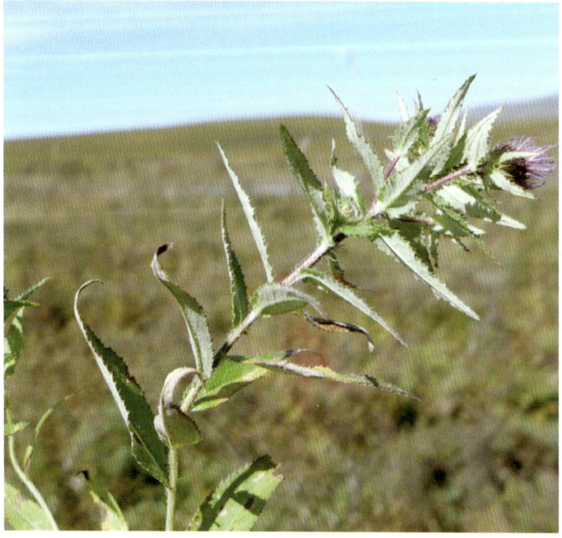

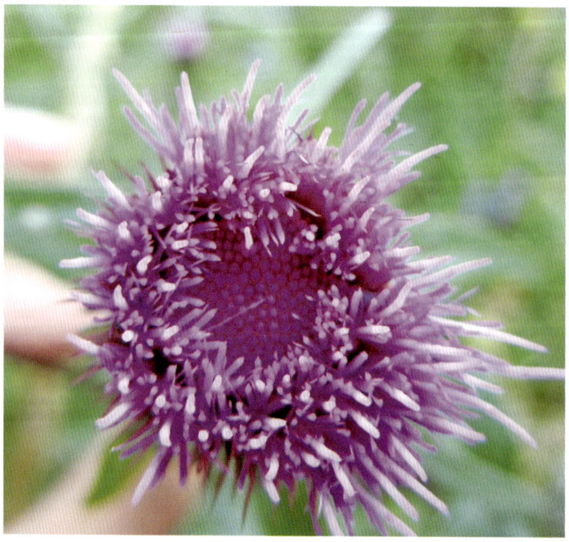

【生 活 型】多年生中生草本。

【花 果 期】花期 7~8 月，果期 9 月。

【生　　境】生于森林带和森林草原带的山地林缘、山坡草地、河岸、湖滨草甸、沟谷或林缘草甸中，是常见的大型杂类草。

【功能主治】块根（猫腿菇）：祛风除湿，活络止痛。用于风湿痹痛，四肢麻木。

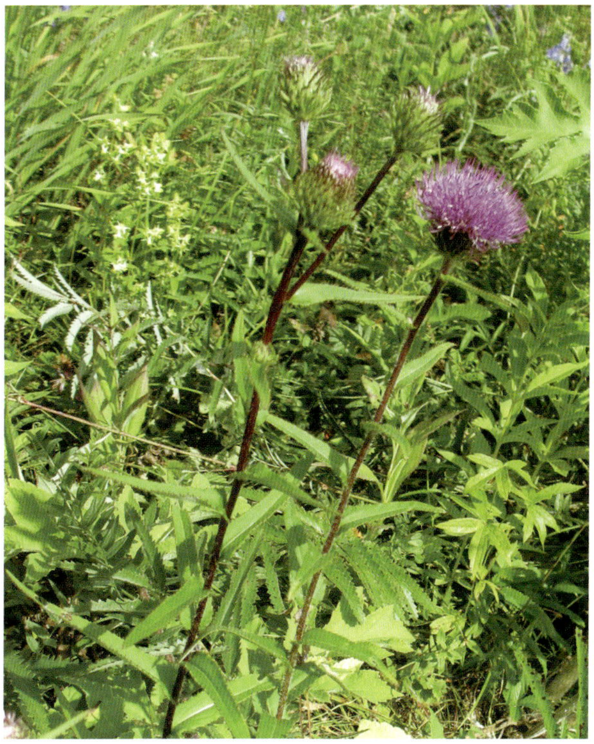

· 刺儿菜

【别名】大刺儿菜、小蓟、刺蓟

Cirsium integrifolium (Wimm. et Grab.) L. Q. Zhao et Y. Z. Zhao

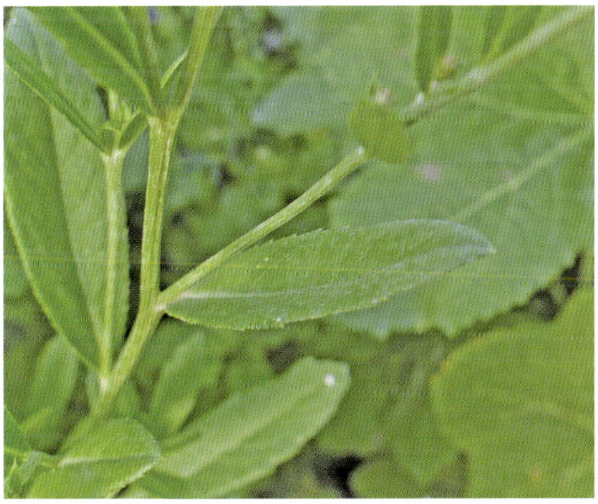

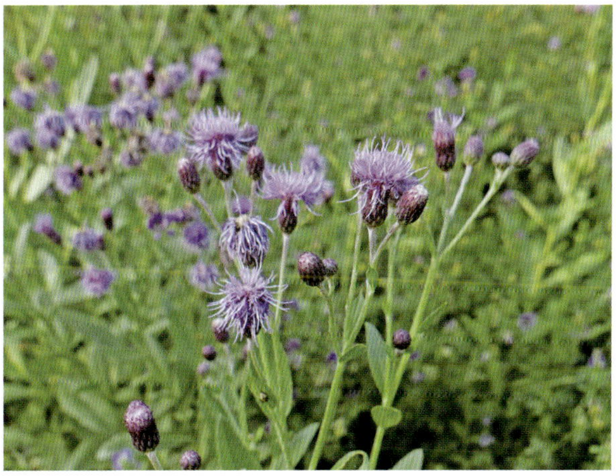

【生 活 型】多年生中生草本。

【花 果 期】花、果期 7~9 月。

【生　　境】生于田间、荒地、路旁。

【功能主治】地上部分（小蓟）：凉血止血，散瘀解毒消痈。用于衄血，吐血，尿血，血淋，便血，崩漏，外伤出血，痈肿疮毒。

【民族应用】

▪ 蒙古族

全草（伊和 – 阿扎日根）：清血热，止血，解毒，消肿。

·大刺儿菜

【别名】大蓟、刺蓟、刻叶刺儿菜

Cirsium setosum (Willd.) Besser ex M. Bieb.

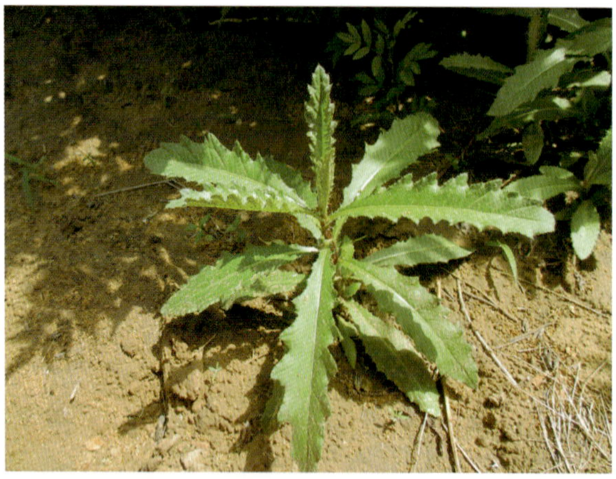
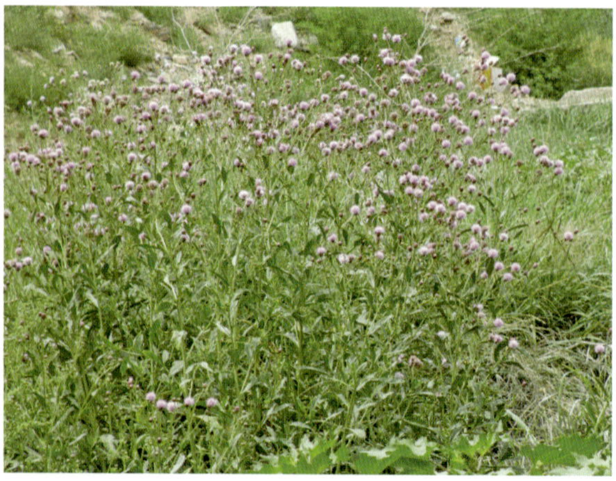
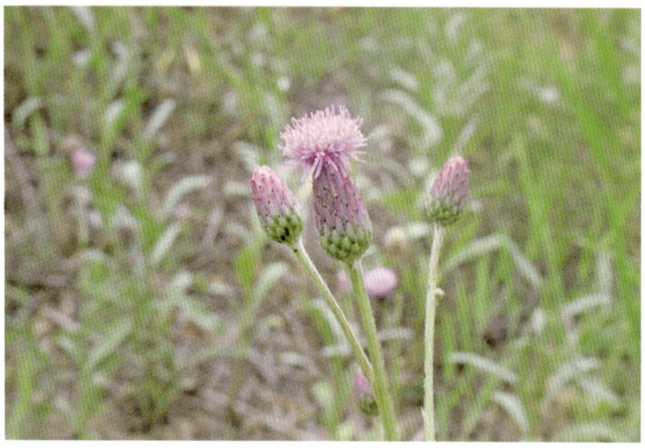
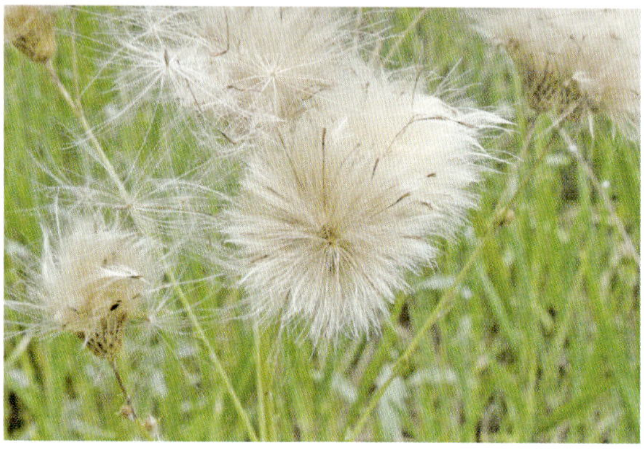

【生 活 型】多年生中生草本。

【花 果 期】花、果期 7~9 月。

【生　　境】生于森林草原带和草原带的退耕撂荒地上。

【功能主治】地上部分（大蓟）：凉血止血，散瘀解毒消痈。用于衄血，吐血，尿血，便血，崩漏，外伤出血，痈肿疮毒。

【民族应用】

▪ 蒙古族

全草（伊和 – 阿扎日根）：清血热，止血，解毒，消肿。

飞廉属 *Carduus* L.

草本。叶互生，沿茎下延，有刺状锯齿或羽状分裂。头状花序单生，或数个聚生，无梗或有梗，有多数同形小花，两性，结实；总苞钟形或球形，总苞片多层，硬而纤细，具刺尖；花序托平或突起，有刺毛；小花花冠管状，檐部5裂；花药基部尾状，细裂；花丝中部被卷毛；花柱分枝细长，有乳头状突起。瘦果长椭圆形或倒卵形，基底着生面平，稍扁，具纵肋，无毛；冠毛多层，刺毛状，粗糙，基部合生成环状。

鄂伦春有1种。

·节毛飞廉

【别名】飞廉、飞轻、飞廉蒿

Carduus acanthoides L.

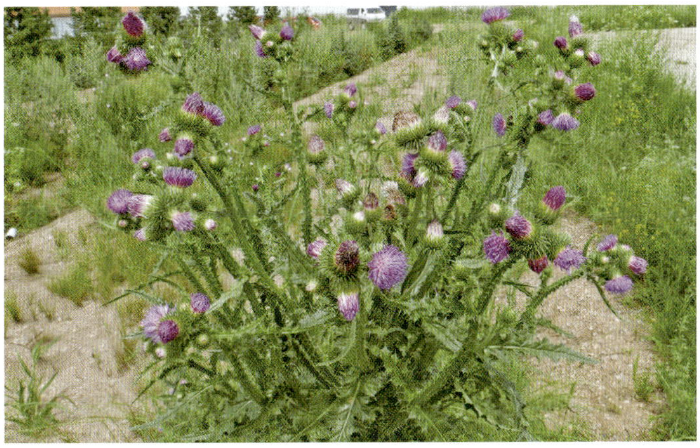

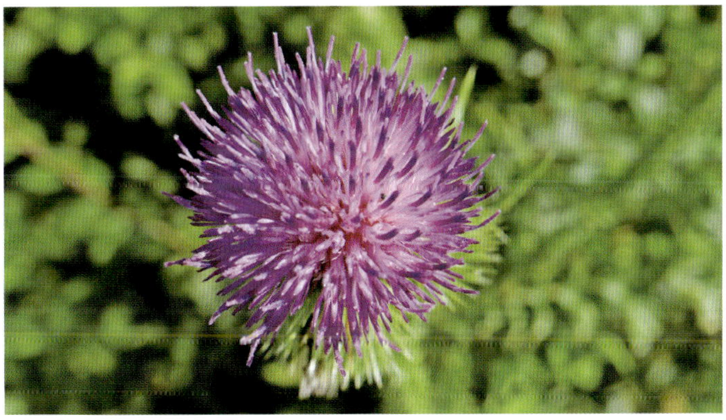

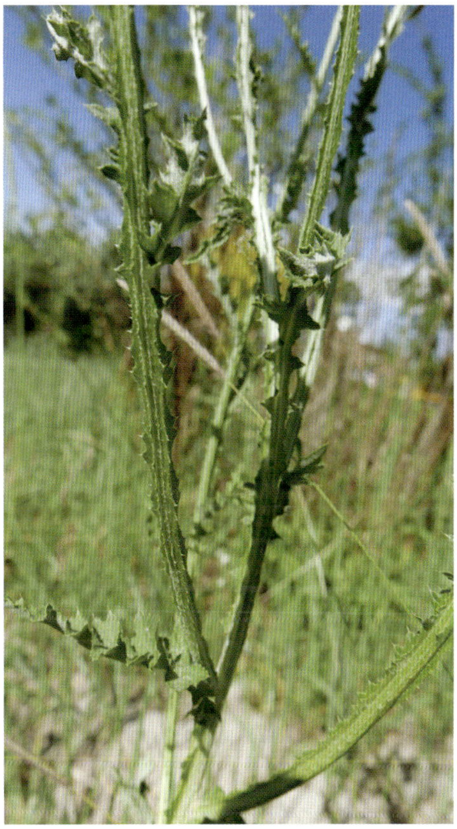

【生 活 型】二年生中生草本。

【花 果 期】花、果期6~8月。

【生　　境】生于路旁、田边。

【功能主治】

（1）全草或根（飞廉）：祛风，清热，利湿，凉血止血，活血消肿。用于感冒咳嗽，头痛眩晕，热淋，膏淋，带下，黄疸，吐血，衄血，尿血，月经过多，崩漏，跌打损伤，疔疮疖肿，痔疮肿痛，烧伤。

（2）果实（飞廉）：利胆。用于胆绞痛。

【民族应用】

蒙古族

地上部分（侵瓦音－乌日格苏）：催吐，消奇哈，止血，消肿。用于巴达干病，奇哈病，痈肿，各种出血。

麻花头属 *Klasea* Cass.

多年生草本。叶互生，不分裂或羽状分裂。头状花序在茎顶排列成伞房状或单生，有多数同形小花，两性，结实；总苞卵形、球形、钟形或筒状；总苞片多层，外层者短而宽，有短刺尖内层者狭而长；花序托平，有托毛；小花花冠管状，狭管部纤细，檐部5裂；花药基部箭形；花柱分枝细，分枝下部有毛丛。瘦果圆柱形、卵形或倒圆锥形，截头，无毛，基底着生面斜形；冠毛多层，不等长，糙毛状。

鄂伦春有1种。

· 麻花头

【别名】草地麻花头、花菜、花儿柴

Klasea centauroides (L.) Cass. ex Kitag.

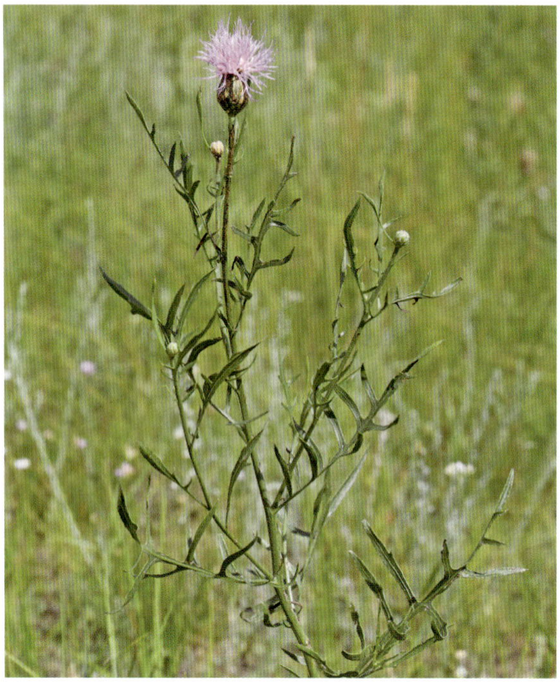

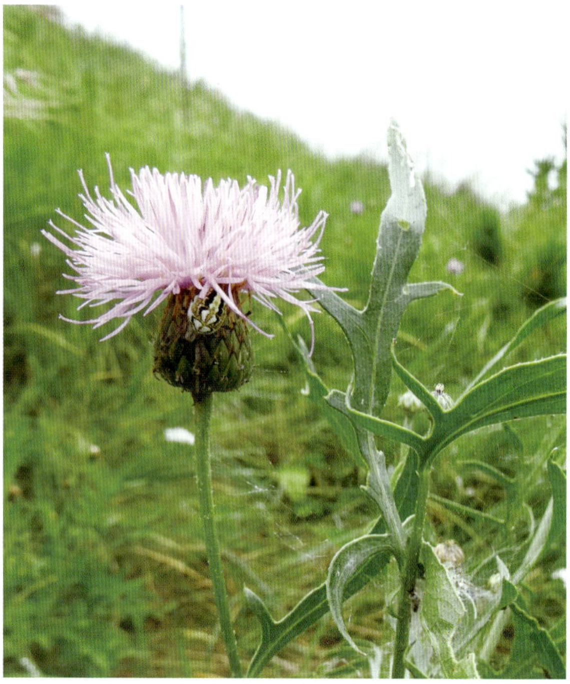

【生 活 型】多年生中旱生草本。

【花 果 期】花、果期6~8月。

【生　　境】典型草原带、山地森林草原带和落叶阔叶林带较为常见的伴生种，有时在沙壤质土壤上可形成亚优势种，在老年期撂荒地上局部可形成临时性杂草。

【功能主治】根（麻花头）：散风透疹，清热解毒，升阳举陷。用于风热头痛，麻疹透发不畅，斑疹，肺热咳喘，咽喉肿痛，胃火牙痛，久泻脱肛，子宫脱垂。

【民族应用】

■ 蒙古族

花序（洪高日–扎拉）：清热，解毒，止痛，杀黏。

伪泥胡菜属 *Serratula* L.

多年生草本。根茎粗大，木质，具多数细绳状不定根。茎直立，紧硬，具纵沟棱，不分枝或上部有分枝，叶卵形或椭圆形，羽状深裂或羽状全裂，裂片 3~8 对，披针形或狭椭圆形，先端渐尖，具刺尖头，基部渐狭，边缘有不规则缺刻状疏齿及糙硬毛；下部叶有长柄，上部叶无柄；最上部叶小，羽状分裂或全缘。头状花序 1~3，单生于枝端，具短梗；总苞钟形或筒状钟形，总苞片 6~7 层，紫褐色，密被褐色贴伏短毛；外层者卵形，顶端渐尖或锐尖，具刺尖头；内层者条状披针形，顶端长渐尖。管状花紫红色，狭管部与檐部近等长；缘花 4 裂，雌性；盘花 5 裂，两性。瘦果矩圆形，淡褐色，无毛；冠毛淡褐色。

鄂伦春有 1 种。

·伪泥胡菜

Serratula coronata L.

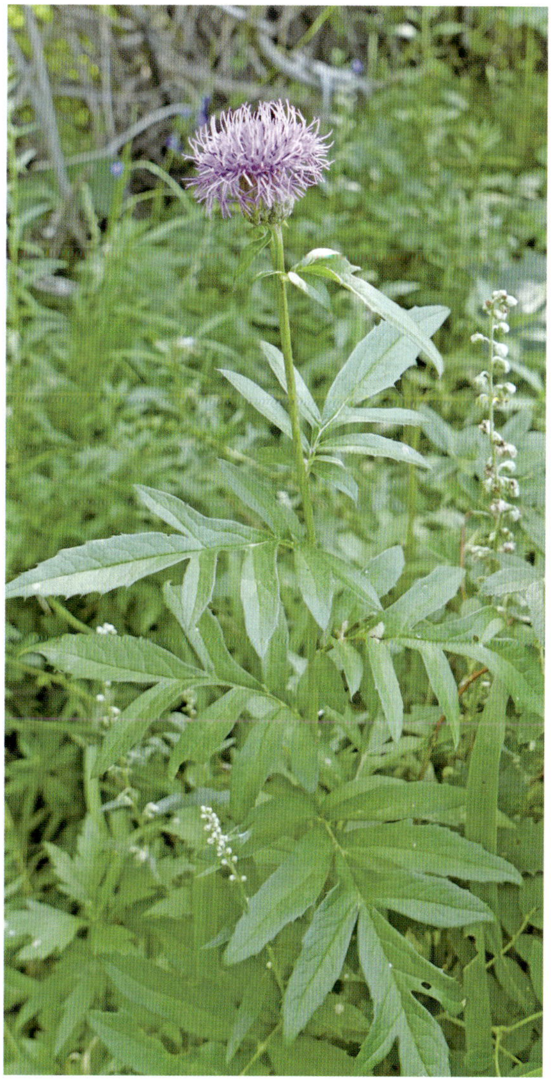

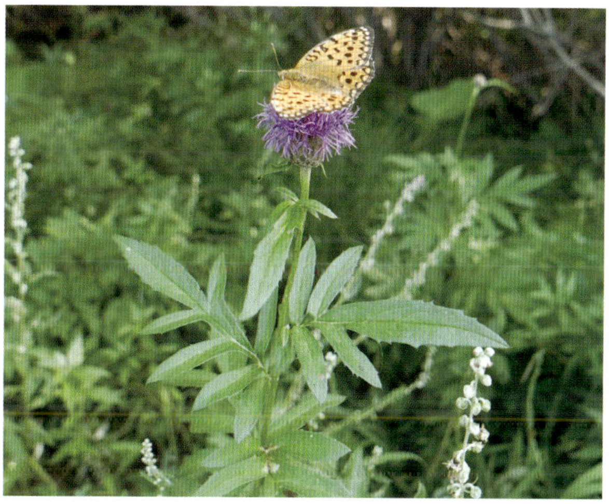

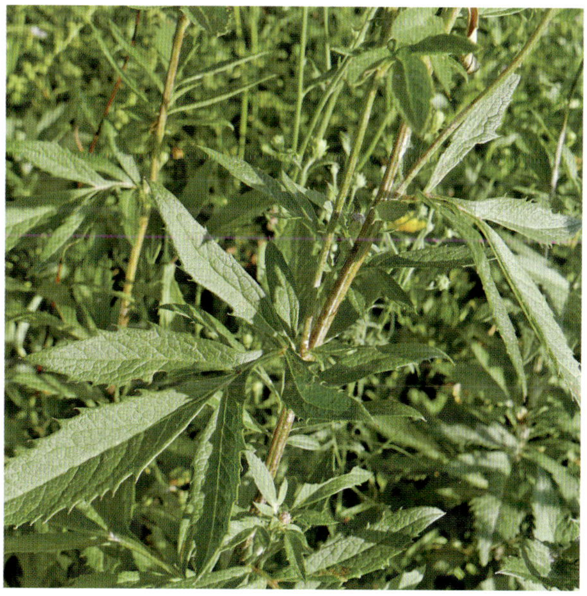

【生 活 型】多年生中生草本。

【花 果 期】花、果期 7~9 月。

【生　　境】广泛生于森林带、森林草原带和草原带的山地，为杂类草草甸、林缘草甸的伴生种。

【功能主治】根、茎、叶（伪泥胡菜）：和胃，止泻，利尿。用于咽喉肿痛，胃脘痛，呕吐，疝气，疟疾，淋证，肿瘤。

*附　注 | 该种为鄂伦春“四普”新分布。

山牛蒡属　*Synurus* Iljin

多年生大型草本。叶互生，有缺刻状牙齿或羽状分裂。头状花序大，花期弯垂，有多数同形小花，两性，结实；总苞球形或钟形，总苞片多层，硬而狭，具长刺尖；花序托平，有硬托毛；小花花冠管状，檐部 5 裂；花药基部尾状联合，围绕花丝；花柱上部分枝短而钝，基部有毛环。瘦果长椭圆形，肥厚，截头，无毛，具多肋；冠毛不等长，稍粗糙，基部合生成环状。

鄂伦春有 1 种。

· 山牛蒡

【别名】刺球菜、老鼠愁

Synurus deltoides (Ait.) Nakai

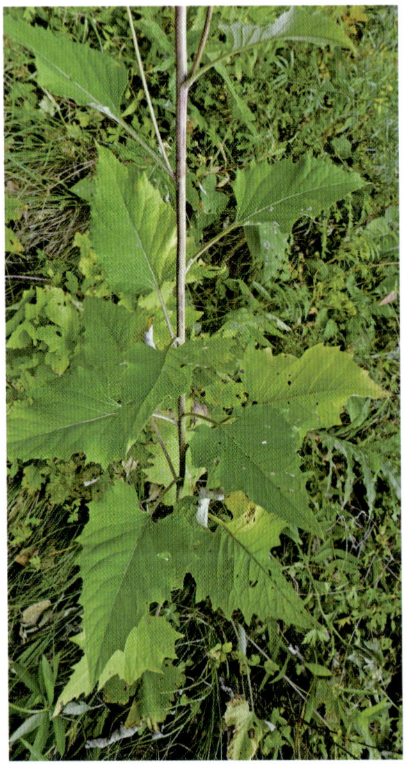

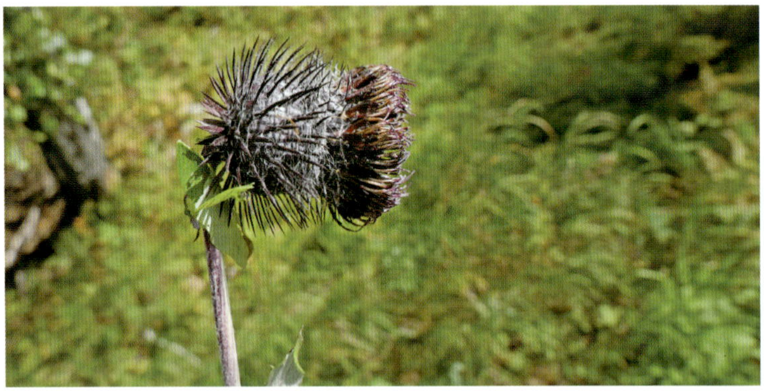

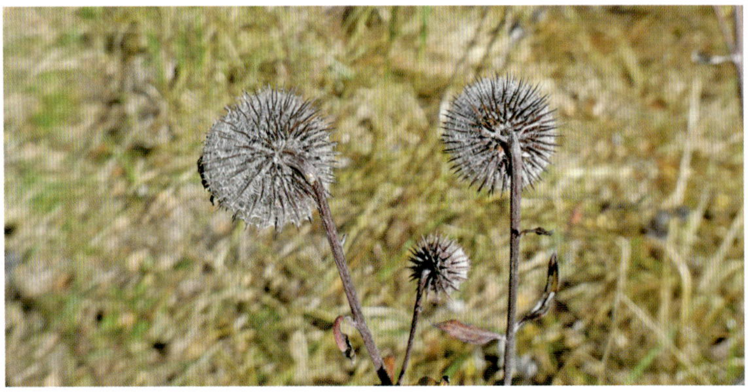

【生 活 型】多年生大型中生草本。

【花 果 期】花、果期 8~9 月。

【生　　境】生于草原带和森林草原带的山坡林缘、灌丛、山坡草地。

【功能主治】根、花、果实（臭山牛蒡）：清热解毒，消肿散结。根用于感冒，顿咳，带下；花、果实用于瘰疬。

漏芦属　*Rhaponticum* Ludw.

多年生草本。茎直立，单生，不分枝或分枝。头状花序大，同形，单生于茎枝顶端；总苞半球形，总苞片多层，具干膜质、先端全缘而后撕裂状的附片；花序托稍突起，有托毛；全部小花两性，管状，纤细，檐部 5 深裂；花药基部附属物箭形，彼此结合包围花丝；花柱上部增粗，中部有毛环。瘦果长椭圆形，压扁，具 4 棱，基底着生面歪斜；冠毛 2 至多层，糙毛状或短羽毛状。

鄂伦春有 1 种。

·漏　芦

【别名】祁州漏芦、和尚头、大口袋花

Rhaponticum uniflorum (L.) DC.

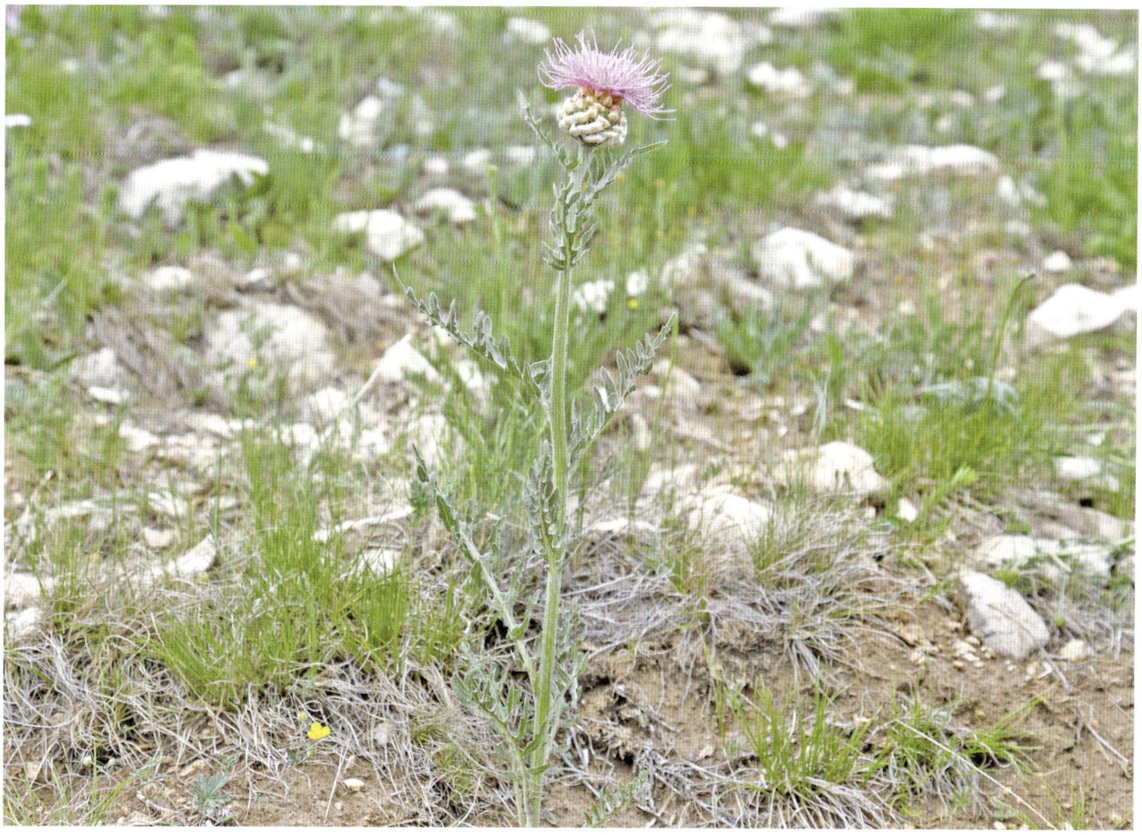

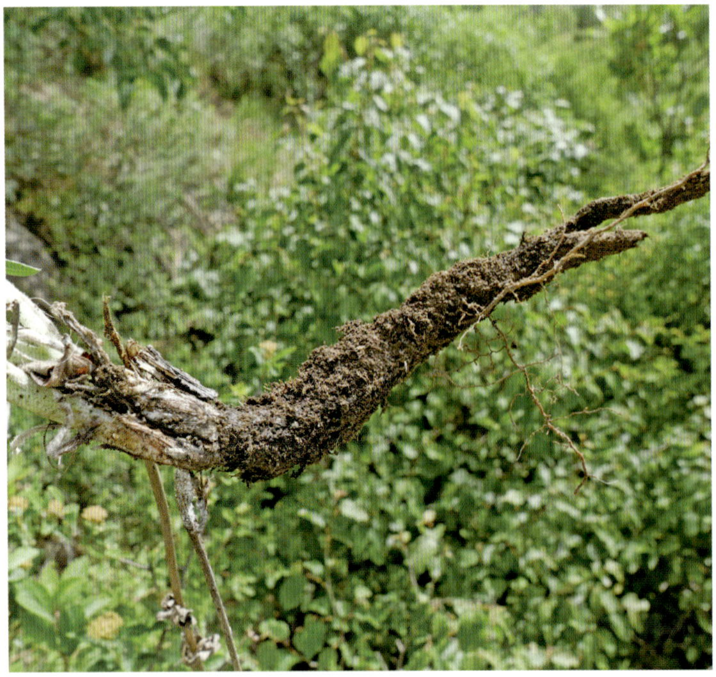 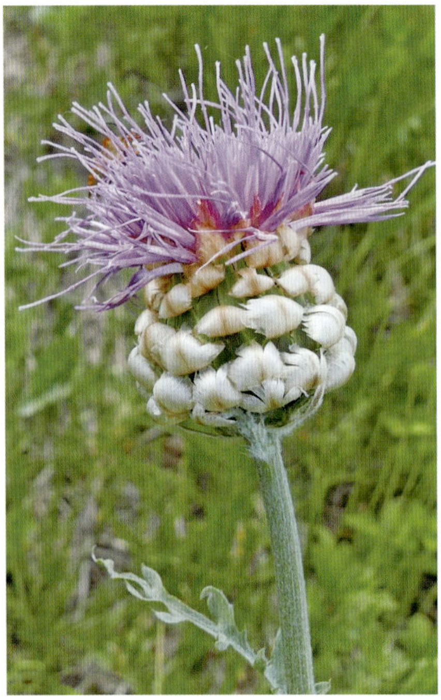

【生 活 型】多年生中旱生草本。

【花 果 期】花、果期 6~8 月。

【生　　境】山地草原、山地森林草原带石质干草原、草甸草原较为常见的伴生种。

【功能主治】根及根茎（漏芦）：清热解毒，消痈，下乳，舒筋通脉。用于乳痈肿痛，痈疽发背，瘰疬疮毒，乳汁不通，湿痹拘挛。

【民族应用】

▪ 蒙古族

花（洪格勒朱日）：杀黏，止刺痛，清热解毒。用于黏疫，肠刺痛，炭疽，白喉，麻疹，毒热，心热，讧热，炽热，血热，伤热。

▪ 鄂伦春族

根（挨母出哈，大花蓟，和尚头）：用于乳腺炎，乳汁不通，腮腺炎，风湿关节痛，骨节疼痛，痔疮白秃，扭腰岔气。

*附　注 | 该种为鄂伦春“四普”新分布。

大丁草属 *Leibnitzia* Cass.

多年生草本。叶全部基生，羽状分裂。花葶直立，具苞叶。头状花序单生，有异形或同形小花；春季开的为异形花，外围有 1 层雌花，舌状，中央有多数两性花，管状；秋季开的为同形花，全部两性，管状，为闭锁花，结实；总苞筒状或钟状，总苞片 2~3 层，覆瓦状排列；花序托平，有小窝孔；舌状花花冠二唇形，外唇舌状，先端具 3 齿，内唇 2 裂，裂片条形；管状花花冠二唇状，外唇先端 3~4 裂，内唇 2 裂；花药基部箭形，尾长尖；花柱分枝短而钝。瘦果纺锤形，多少扁平，具纵条纹，有毛；冠毛多数，刺毛状，光滑或粗糙。

鄂伦春有 1 种。

·大丁草

【别名】豹子药、苦马菜、米汤菜

Leibnitzia anandria (L.) Turcz.

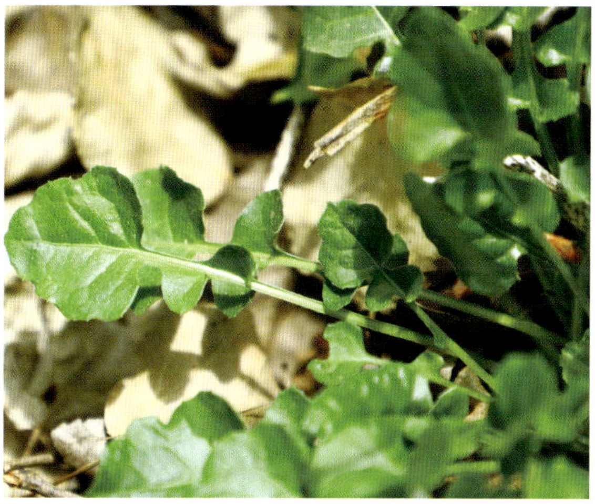

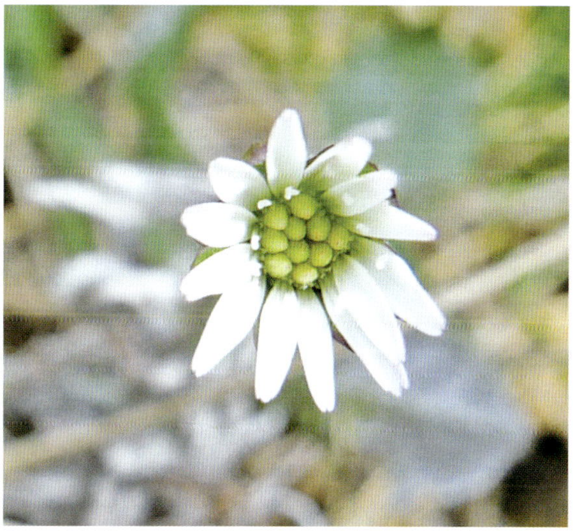

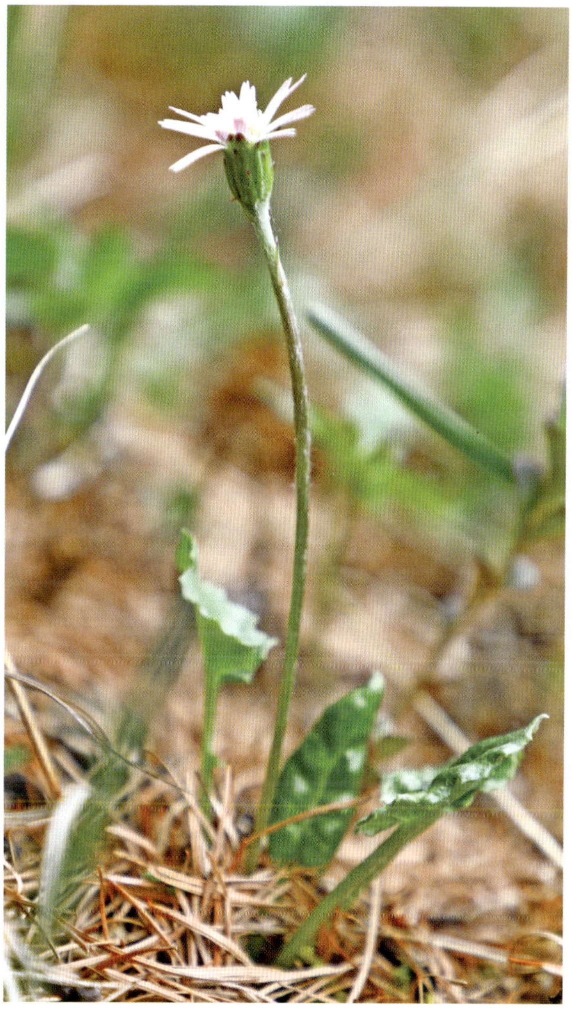

【生 活 型】多年生春秋两型中生草本。

【花 果 期】春型花、果期 5~6 月，秋型花、果期 7~9 月。

【生　　境】生于森林带和草原带的山地林缘甸、林下，也见于田边、路旁。

【功能主治】全草或根（大丁草）：清热利湿，解毒消肿。用于肺热咳嗽，湿热，泻痢，热淋，风湿关节痛，痈疖肿毒，臁疮，蛇虫咬伤，烫火伤，外伤出血。

*附　注｜该种为鄂伦春“四普”新分布。

猫儿菊属　*Hypochaeris* L.

多年生草本。基生叶大而丛生，呈莲座状。头状花序大，1~3 个生于茎顶，有多数同形小花，两性，结实；总苞卵形、半球形或钟形，总苞片多层，覆瓦状排列；花序托平，具长膜质而对折的托片；小花花冠舌状，舌片顶端截头，5 齿裂。瘦果圆柱形，具 10 条纵肋，顶端有喙或边缘的果上端截形；冠毛 1 层，羽毛状，或边缘的花无冠毛。

鄂伦春有 1 种。

·猫儿菊

【别名】黄金菊

Hypochaeris ciliata (Thunb.) Makino

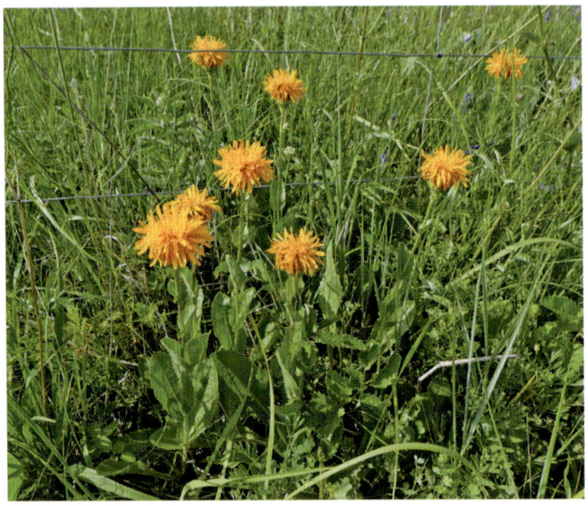

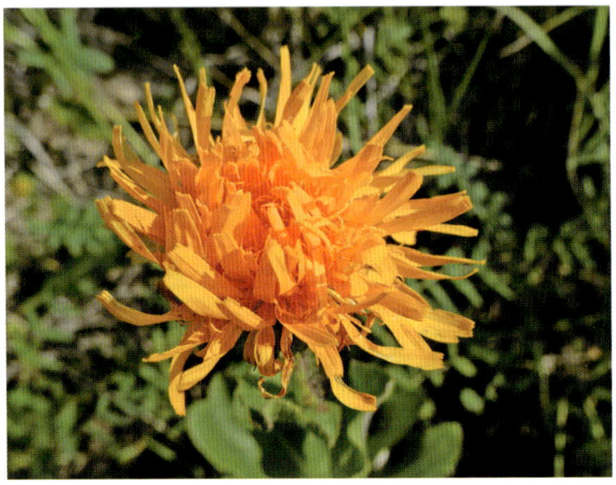

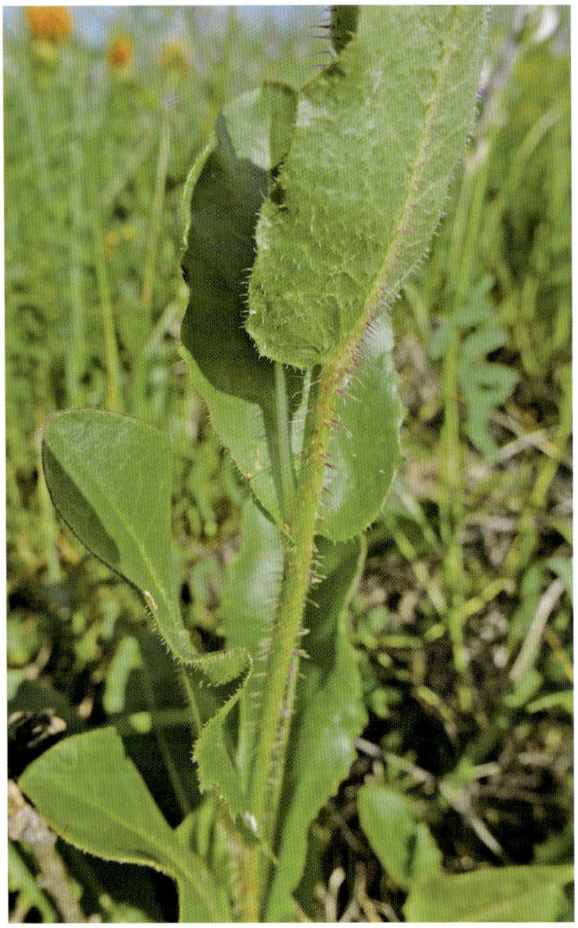

【生 活 型】多年生草本。

【花 果 期】花、果期 7~8 月。

【生　　境】生于森林带和草原带的山地林缘、草甸。

【功能主治】根（猫儿菊）：利水。用于臌胀。

*附　注 | 该种为鄂伦春“四普”新分布。

婆罗门参属　*Tragopogon* L.

二年生或多年生草本。叶狭，禾草状。头状花序单生于茎顶或枝端，有多数同形小花，两性，结实，梗在头状花序下增粗；总苞圆柱状或狭钟形，总苞片 1 层；花序托平，无毛；小花花冠舌状，黄色或紫色，舌片顶端 5 齿裂。瘦果纺锤形或圆柱形，具纵肋，沿肋有鳞片状瘤状突起，顶端有或长或短的喙；冠毛 1 层，羽状或部分冠毛顶端糙毛状。

鄂伦春有 1 种。

·东方婆罗门参

【别名】黄花婆罗门参

Tragopogon orientalis L.

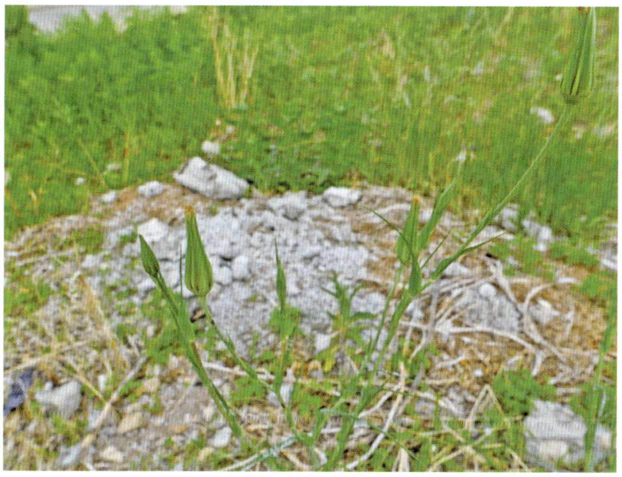

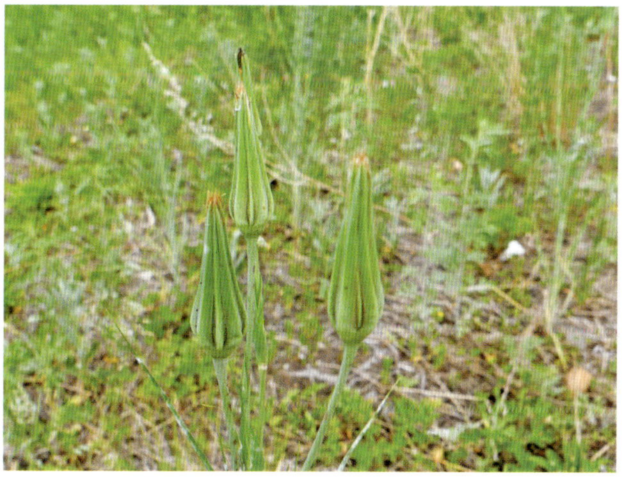

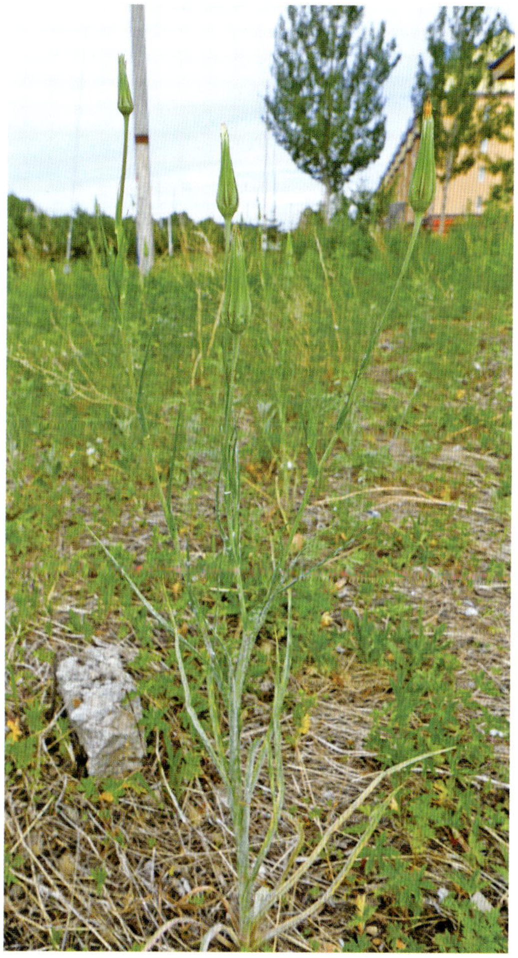

【生 活 型】二年生中生草本。

【花 果 期】花、果期 6~9 月。

【生　　境】生于森林带的林下、山地草甸。

【功能主治】叶及根（黄花婆罗门参）：健脾益气。用于病后体虚，小儿疳积，头癣等。

鸦葱属 *Scorzonera* L.

多年生，稀二年生草本。叶全缘，有时多少分裂。头状花序大或稍小，有少数或多数同形小花，两性，结实；总苞圆柱形、筒形或钟形，总苞片多层，覆瓦状排列，外层者较内层者短小；花序托平，有小窝孔，稀有毛；小花花冠舌状，黄色，稀淡紫色或红色，舌片先端截形，具 5 齿；花药基部箭头形；花柱分枝细长。瘦果圆柱形或矩圆形，具多肋或有 2~3，顶端狭，无毛或有毛；冠毛多层，不等长，羽毛状，柔软。

鄂伦春有 2 种。

分种检索表

1a. 茎少分枝，头状花序数个生于分枝顶端 .... 笔管草 ***S. albicaulis***

1b. 茎不分枝，头状花序单生于茎顶 .... 毛梗鸦葱 ***S. radiata***

• 笔管草

【别名】华北鸦葱、白茎鸦葱、细叶鸦葱

Scorzonera albicaulis Bunge

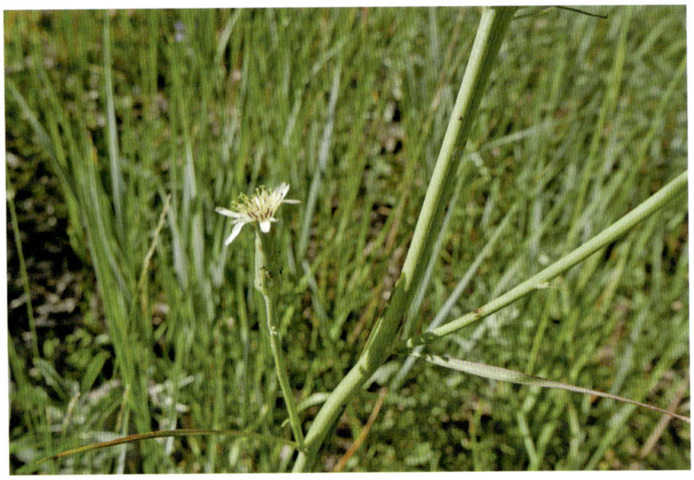

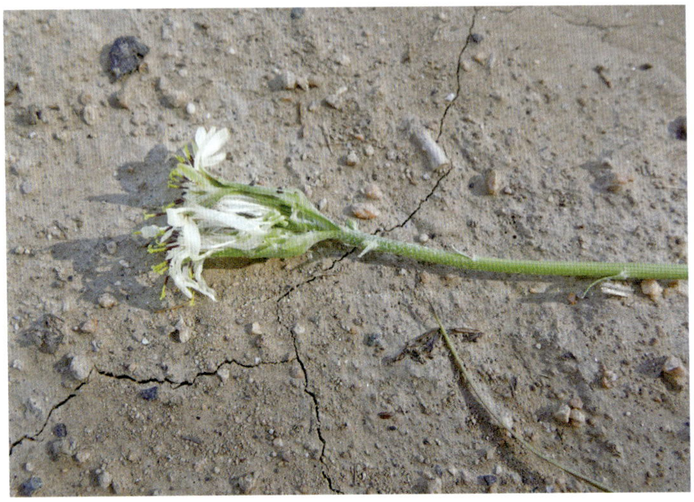

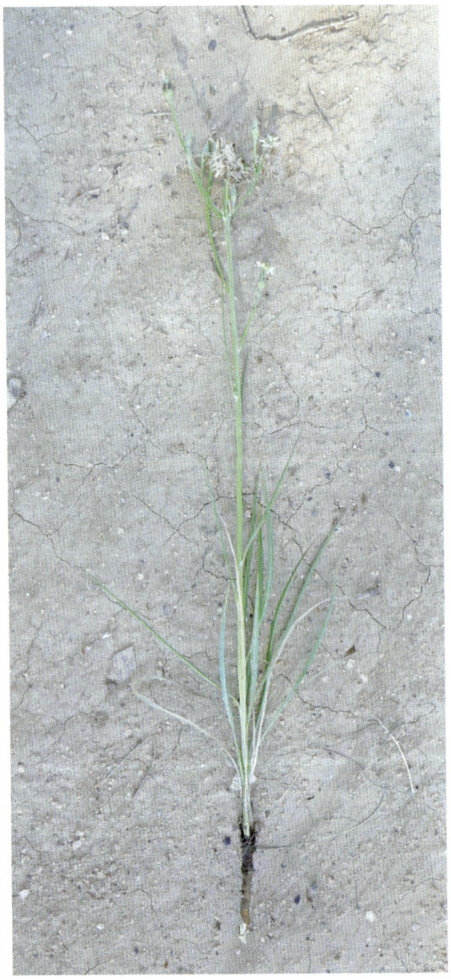

【生 活 型】多年生中生草本。

【花 果 期】花、果期 7~8 月。

【生　　境】生于森林带和森林草原带的山地林缘、林下、灌丛、草甸、路旁。

【功能主治】根（仙茅根）：祛风除湿，理气活血。用于外感风寒，发热头痛，风湿痹痛，倒经，疔疮，带状疱疹，关节痛。

【民族应用】

■ 蒙古族

全草或根：清热，解毒，通乳。

· 毛梗鸦葱

【别名】狭叶鸦葱、草防风

Scorzonera radiata Fisch. ex Ledeb.

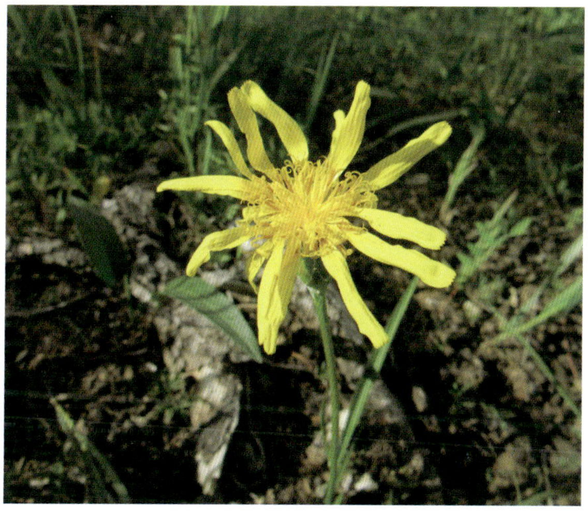

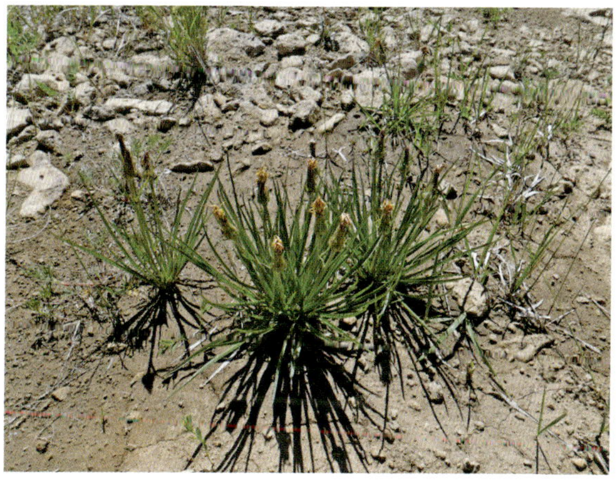

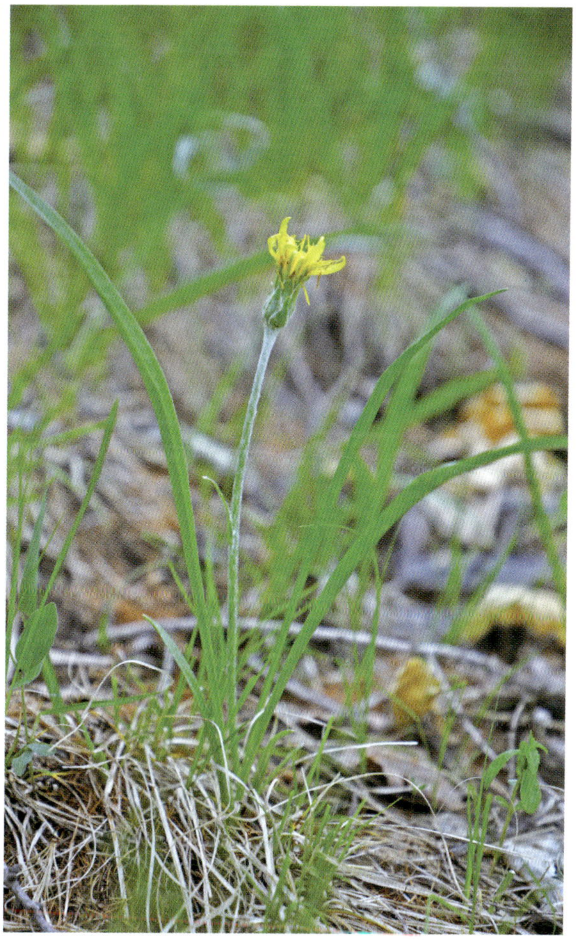

【生 活 型】多年生中生草本。

【花 果 期】花、果期 5~7 月。

【生　　境】生于森林带的山地林下、林缘、草甸、河滩砾石地。

【功能主治】根（毛梗鸦葱）：发表散寒，祛风除湿。用于风湿，感冒引起的发热，筋骨疼痛。

毛连菜属 *Picris* L.

一年生、二年生草本，稀多年生。通常被钩状硬毛。叶互生。头状花序少数或多数，在茎顶排列成伞房状，有多数同形小花，两性，结实；总苞卵状壶形或钟形，总苞片多层，覆瓦状排列；花序托平；小花花冠舌状，舌片顶端截头，5 齿裂；花药基部箭形；花柱分枝细长。瘦果近圆柱形或纺锤形，有横皱纹，无喙或具短喙；冠毛 2 层，外层者短，近糙毛状，内层者长，羽状。

鄂伦春有 1 种。

· 毛连菜

【别名】枪刀菜、兴安毛连菜、日本毛连菜

Picris japonica Thunb.

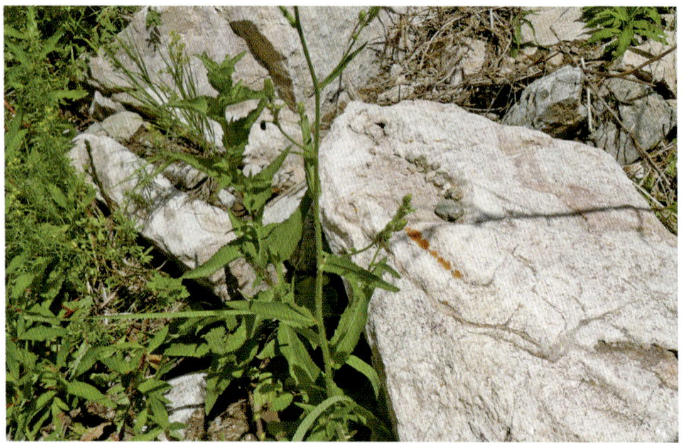

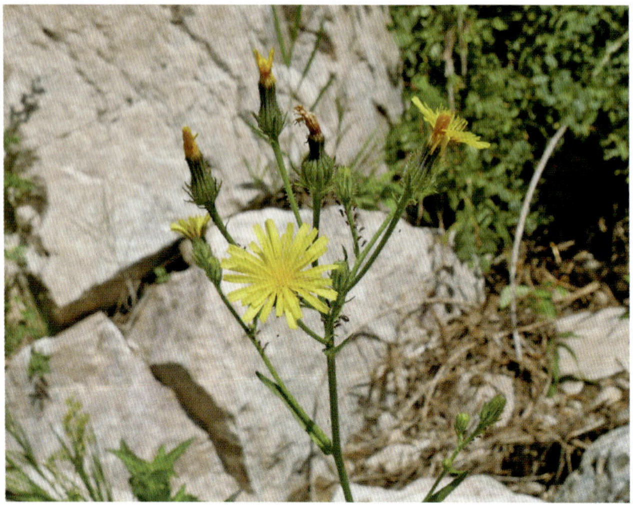

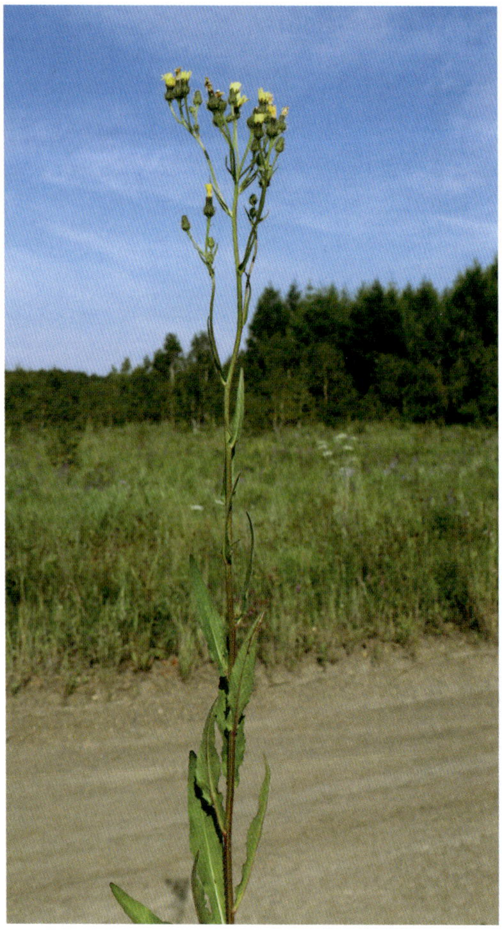

【生 活 型】二年生中生草本。

【花 果 期】花、果期 7~8 月。

【生　　境】生于森林带和草原带的山野路边、林缘、林下、沟谷。

【功能主治】全草（毛连菜）：泻火解毒，祛瘀止痛，利小便。用于疮痈肿毒，跌打损伤，泄泻，小便不利。

【民族应用】

■ 蒙古族

全草（希日–图如）：杀黏，止痛，清热，消肿，解毒。用于瘟疫，结喉，乳腺炎，脑刺痛，腮腺炎，阵刺痛。

*附 注 | 该种为鄂伦春“四普”新分布。

蒲公英属 *Taraxacum* F. H. Wigg.

无茎的多年生草本。叶基生，呈莲座状，全缘乃至羽状分裂。头状花序通常单生于无叶的花葶上，具多数同形小花，两性，结实；总苞钟状或圆筒形，总苞片草质，外层者2~3层，较短，内层者1层，较长；花序托平，无毛，有小窝孔；小花花冠舌状，舌片顶端截形，有5齿。瘦果纺锤状圆柱形，有纵沟，上部或几全部具刺状突起，上端有短喙，向上伸长为或长或短的喙；冠毛多数，细，不等长。

鄂伦春有6种。

分种检索表

1a. 总苞片先端具角状突起。

  2a. 叶裂片间不夹生小裂片或齿 .... **蒲公英 *T. mongolicum***

  2b. 叶裂片间夹生小裂片或齿。

    3a. 花白色或淡黄色 .... **亚洲蒲公英 *T. asiaticum***

    3b. 花黄色 .... **芥叶蒲公英 *T. brassicifolium***

1b. 总苞片先端无角状突起。

  4a. 叶裂片间不夹生小裂片或齿。

    5a. 植株外面的叶边缘具波状齿，里面的叶倒向羽状浅裂至深裂... **华蒲公英 *T. sinicum***

    5b. 外面的叶和里面的叶较整齐一致，均为倒向羽状深裂或全裂 ....
    .... **兴安蒲公英 *T. falcilobum***

  4b. 叶裂片间夹生小裂片或齿 .... **东北蒲公英 *T. ohwianum***

• 蒲公英

【别名】蒙古蒲公英、婆婆丁、姑姑英

Taraxacum mongolicum Hand.-Mazz.

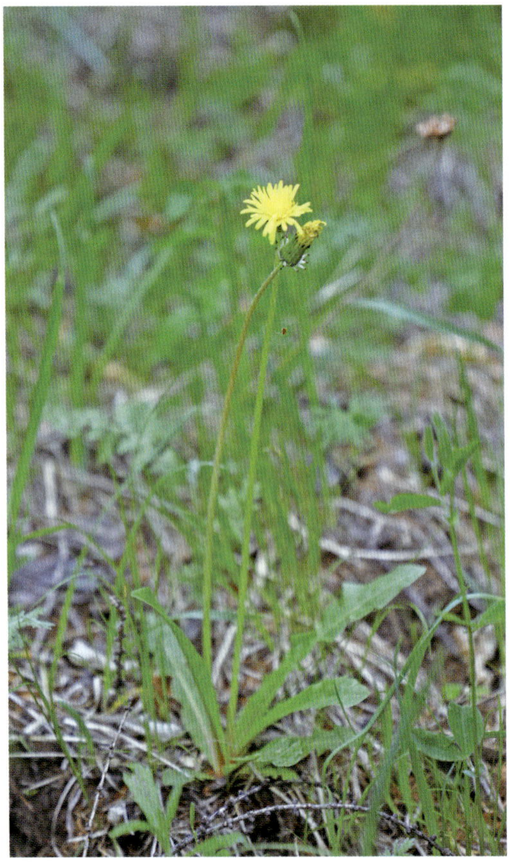

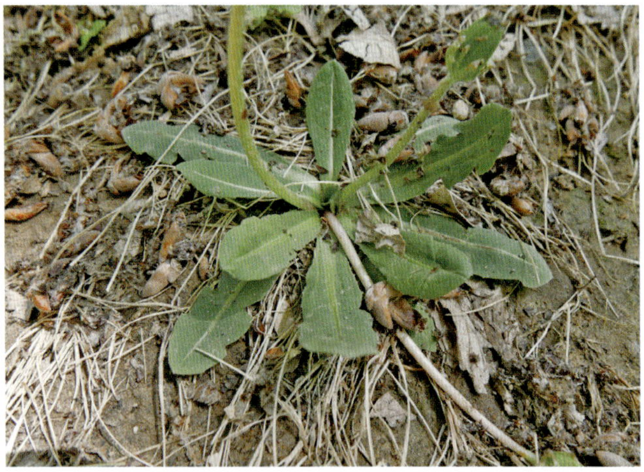

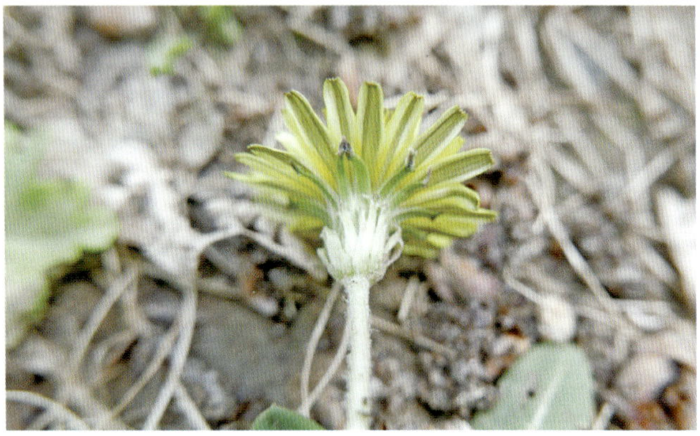

【生 活 型】多年生中生草本。

【花 果 期】花、果期 5~7 月。

【生　　境】广泛生于山坡草地、路边、田野、河岸沙质地。

【功能主治】全草（蒲公英）：清热解毒，消肿散结，利尿通淋。用于疔疮肿毒，乳痈，肺痈，肠痈，瘰疬，痄腮，目赤肿痛，咽喉肿痛，泄泻，痢疾，急性黄疸性肝炎，胆囊炎，热淋涩痛，白带异常，蛇虫咬伤，烧烫伤。

【民族应用】

蒙古族

全草（巴嘎巴盖－其其格）：平息协日，清热，解毒，开胃。用于乳痈，淋巴结肿，协日热，黄疸，瘟疫，口渴，食欲不振，急性中毒，宝日巴达干，胃热，陈热。

鄂伦春族

全草（婆口丁，公英，黄花地丁）：用于上呼吸道感染，扁桃体炎，流行性腮腺炎，急性乳腺炎，慢性胃炎，胃溃疡。

鄂温克族

全株（蒲公英）：消肿。用于肾病。

· 亚洲蒲公英

【别名】婆婆丁、蒲公英

Taraxacum asiaticum Dahlst.

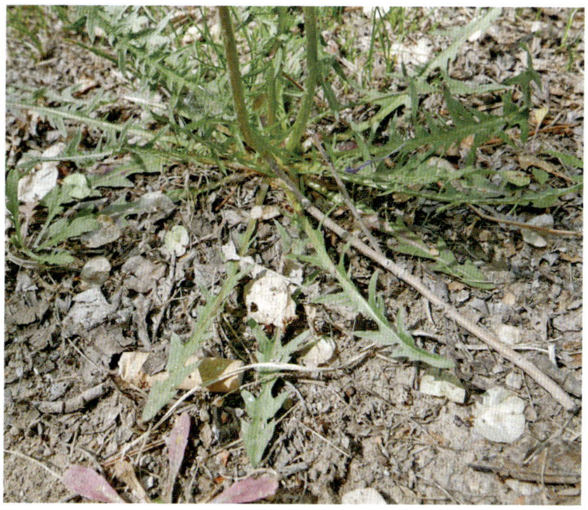

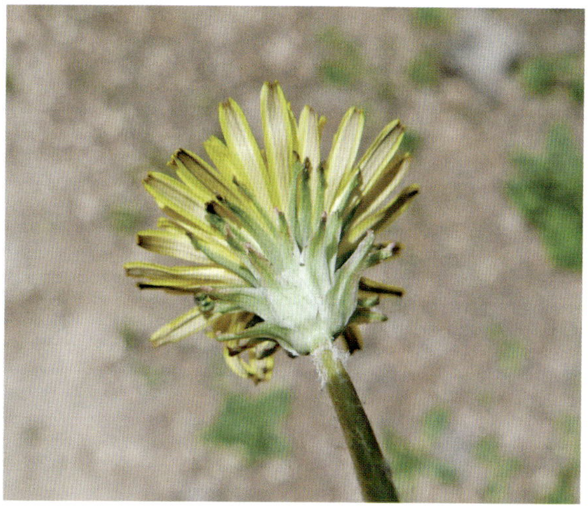

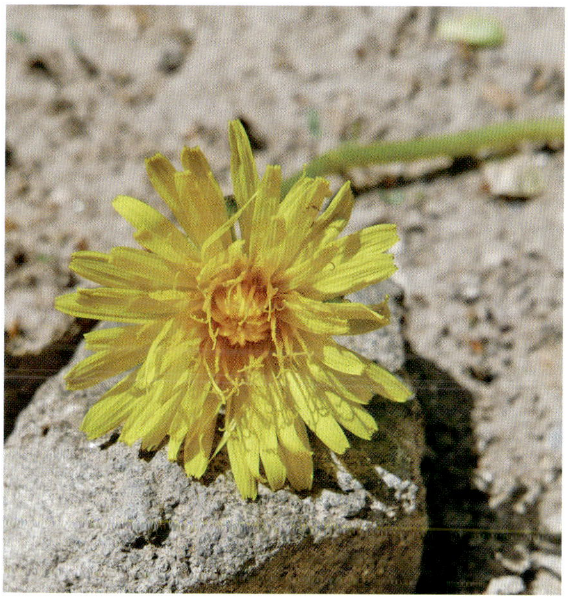

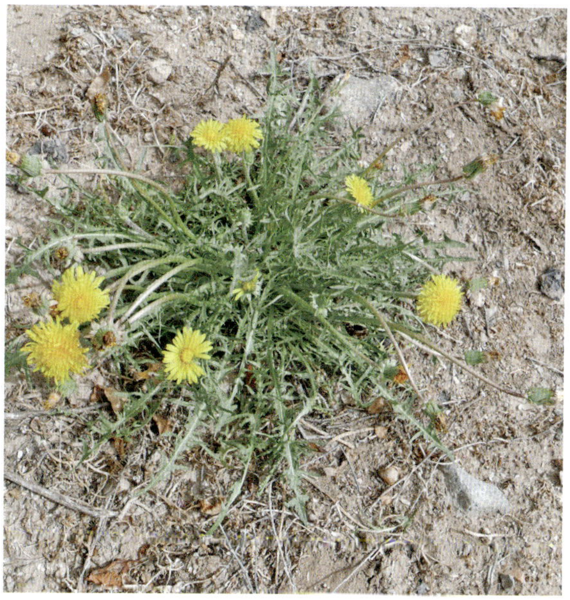

【生 活 型】多年生中生草本。

【花 果 期】花、果期 5~8 月。

【生　　境】生于河滩、草甸、村舍附近。

【功能主治】全草（蒲公英）：清热解毒，消肿散结，利尿通淋。用于疔疮肿毒，乳痈，肺痈，肠痈，瘰疬，痄腮，目赤肿痛，咽喉肿痛，泄泻，痢疾，急性黄疸性肝炎，胆囊炎，热淋涩痛，白带异常，蛇虫咬伤，烧烫伤。

【民族应用】

▪ 蒙古族

全草（巴嘎巴盖－其其格）：平息协日，清热，解毒，开胃。用于乳痈，淋巴结肿，协日热，黄疸，瘟疫，口渴，食欲不振，急性中毒，宝日巴达干，胃热，陈热。

·芥叶蒲公英

【别名】婆婆丁、蒲公英

Taraxacum brassicifolium Kitag.

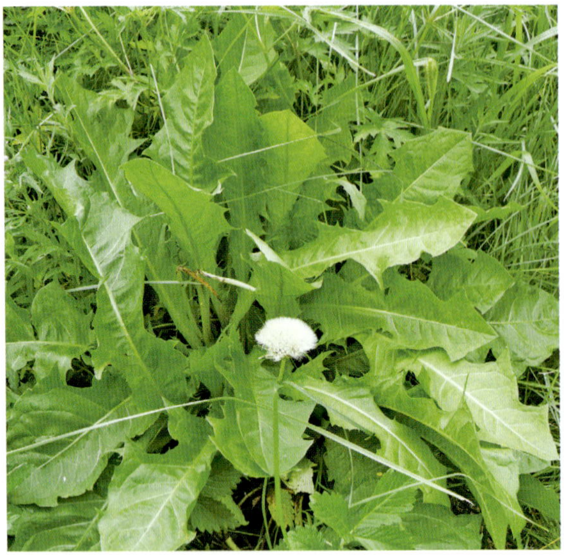

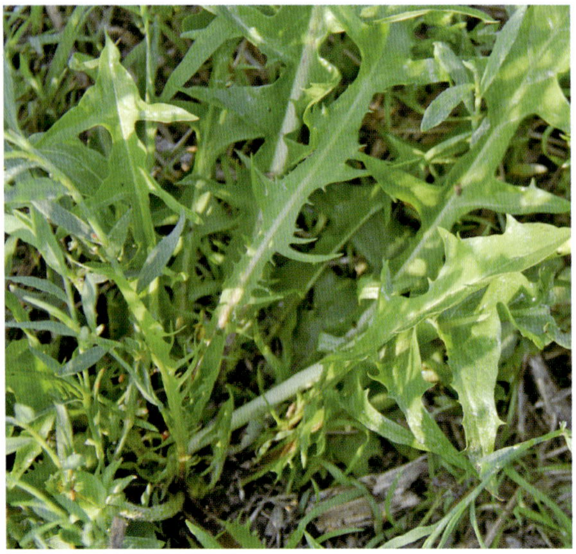

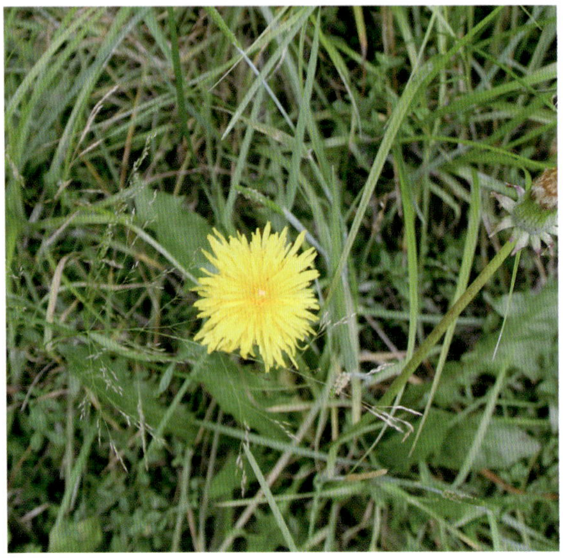

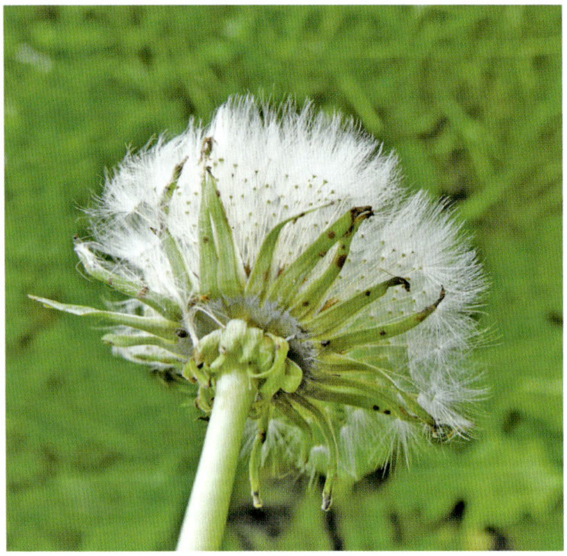

【生 活 型】多年生中生草本。

【花 果 期】花、果期 5~7 月。

【生　　境】生于森林带和森林草原带的山地草甸、林缘、河边沙质湿地。

【功能主治】全草（蒲公英）：清热解毒，消肿散结，利尿通淋。用于疔疮肿毒，乳痈，肺痈，肠痈，瘰疬，痄腮，目赤肿痛，咽喉肿痛，泄泻，痢疾，急性黄疸性肝炎，胆囊炎，热淋涩痛，白带异常，蛇虫咬伤，烧烫伤。

【民族应用】

蒙古族

全草（巴嘎巴盖 - 其其格）：平息协日，清热，解毒，开胃。用于乳痈，淋巴结肿，协日热，黄疸，瘟疫，口渴，食欲不振，急性中毒，宝日巴达干，胃热，陈热。

• 华蒲公英

【别名】碱地蒲公英、扑灯儿

Taraxacum sinicum Kitag.

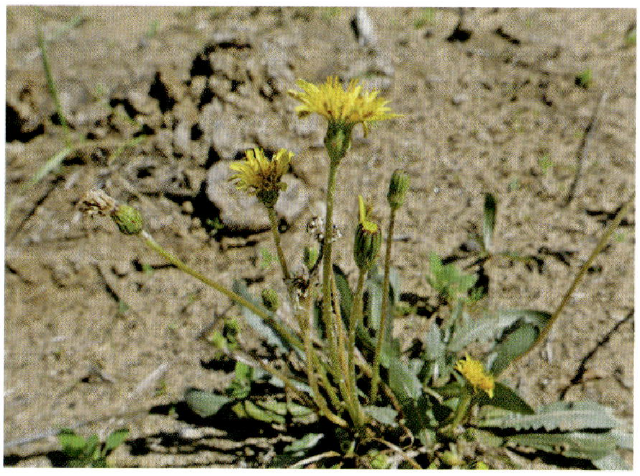

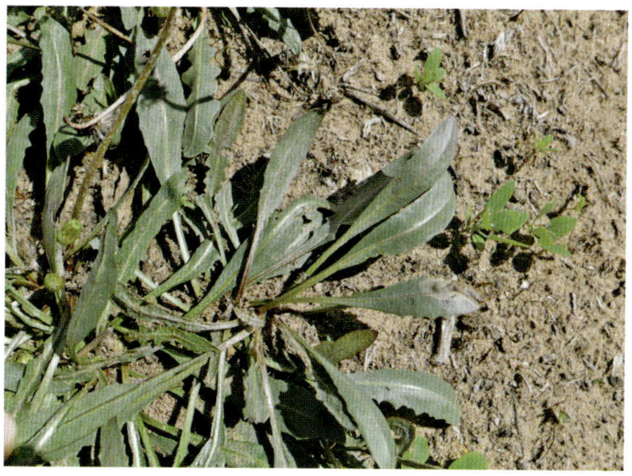

【生 活 型】多年生耐盐中生草本。

【花 果 期】花、果期 6~8 月。

【生　　境】盐化草地的常见伴生种。

【功能主治】全草（蒲公英）：清热解毒，消肿散结，利尿通淋。用于疔疮肿毒，乳痈，肺痈，肠痈，瘰疬，痄腮，目赤肿痛，咽喉肿痛，泄泻，痢疾，急性黄疸性肝炎，胆囊炎，热淋涩痛，白带异常，蛇虫咬伤，烧烫伤。

【民族应用】

■ 蒙古族

全草（巴格巴盖－其其格）：平息协日，清热，解毒，开胃。用于乳痈，淋巴结肿，协日热，黄疸，瘟疫，口渴，食欲不振，急性中毒，宝日巴达干，胃热，陈热。

• 兴安蒲公英

【别名】婆婆丁、深裂蒲公英、蒲公英

Taraxacum falcilobum Kitag.

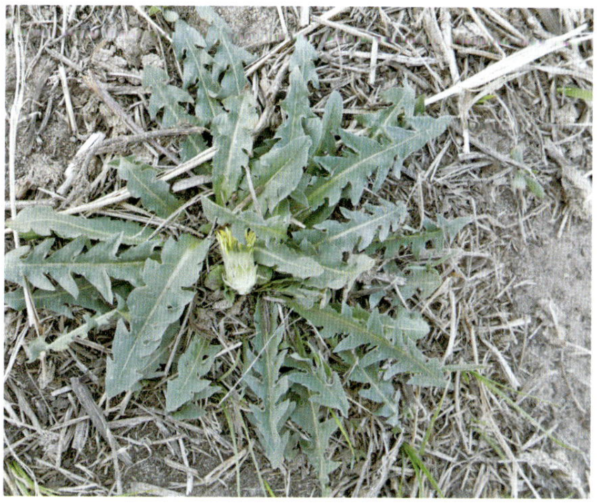

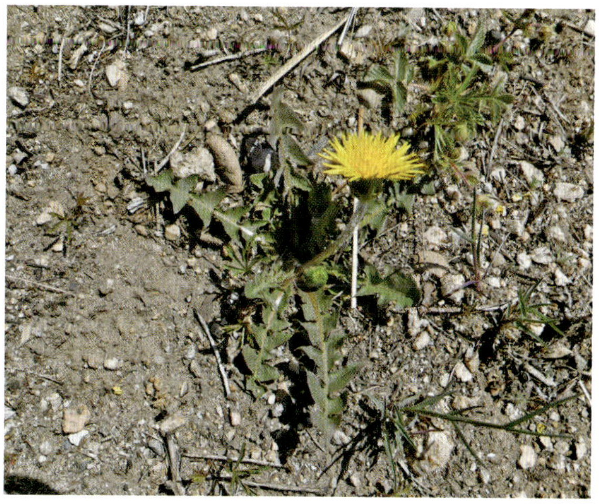

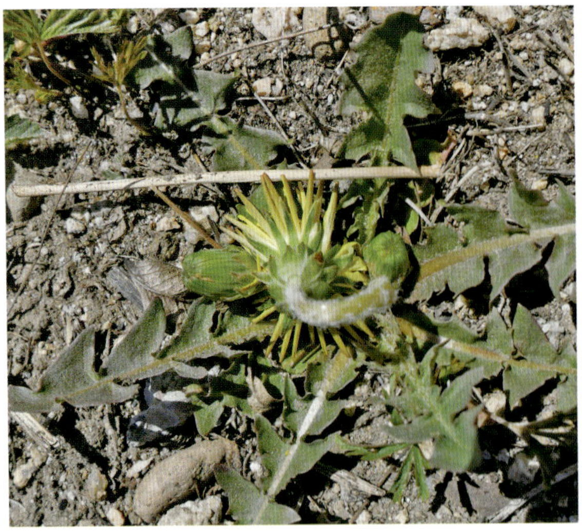
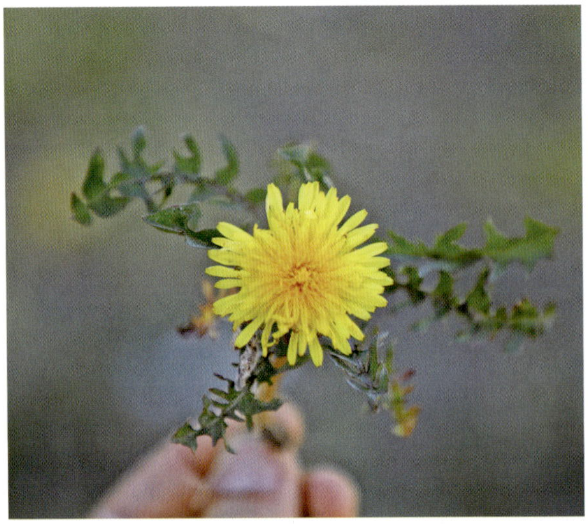

【生 活 型】多年生中生草本。

【花 果 期】花、果期 6~7 月。

【生　　境】生于森林带和森林草原的沙质地。

【功能主治】全草（蒲公英）：清热解毒，消肿散结，利尿通淋。用于疔疮肿毒，乳痈，肺痈，肠痈，瘰疬，痄腮，目赤肿痛，咽喉肿痛，泄泻，痢疾，急性黄疸性肝炎，胆囊炎，热淋涩痛，白带异常，蛇虫咬伤，烧烫伤。

【民族应用】

■ 蒙古族

全草（巴嘎巴盖－其其格）：平息协日，清热，解毒，开胃。用于乳痈，淋巴结肿，协日热，黄疸，瘟疫，口渴，食欲不振，急性中毒，宝日巴达干，胃热，陈热。

*附　注 | 该种为鄂伦春“四普”新分布。

• 东北蒲公英

【别名】婆婆丁、蒲公英

Taraxacum ohwianum Kitam.

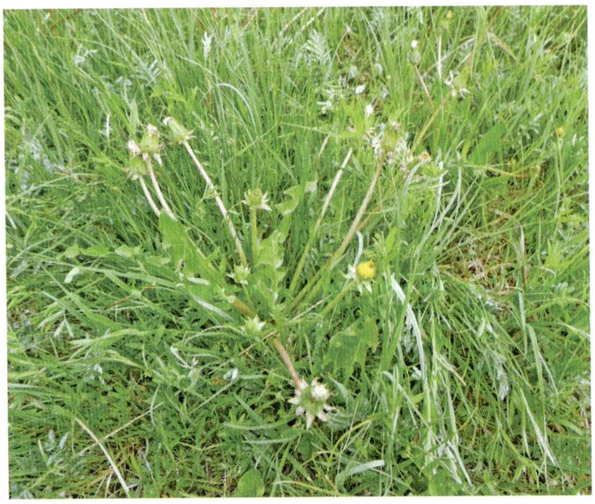
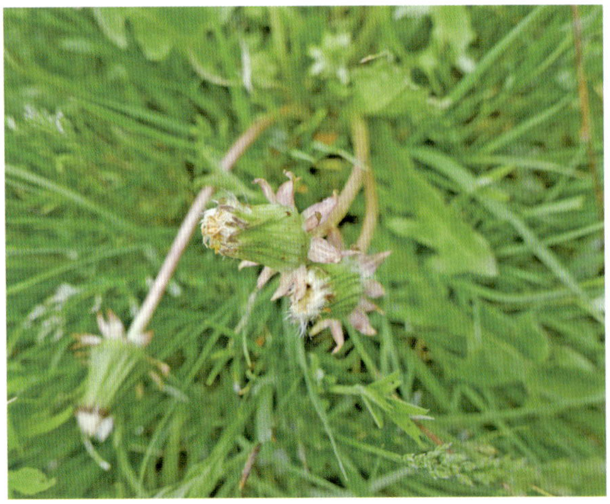

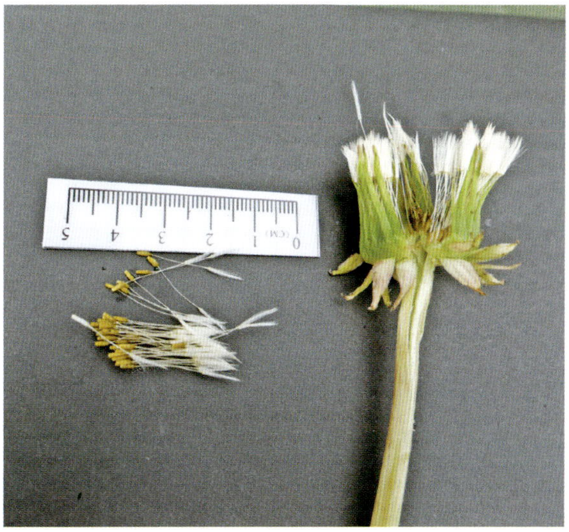

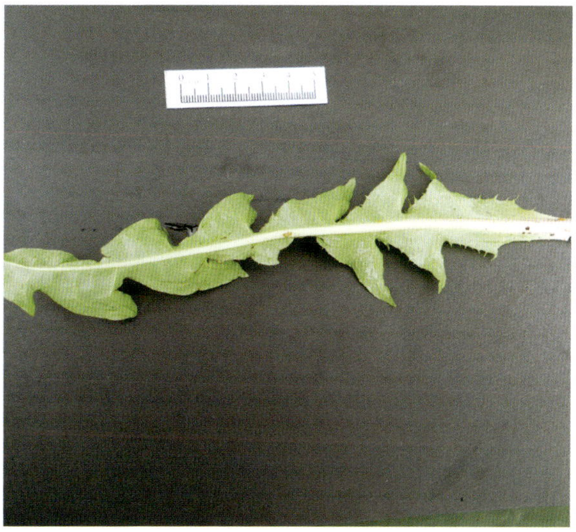

【生 活 型】多年生中生草本。

【花 果 期】花、果期 4~5 月。

【生　　境】生于森林带和森林草原带的山坡、路旁、河边。

【功能主治】全草（蒲公英）：清热解毒，消肿散结，利尿通淋。用于疔疮肿毒，乳痈，肺痈，肠痈，瘰疬，痄腮，目赤肿痛，咽喉肿痛，泄泻，痢疾，急性黄疸性肝炎，胆囊炎，热淋涩痛，白带异常，蛇虫咬伤，烧烫伤。

【民族应用】

▪ 蒙古族

全草（巴嗄巴盖　其其格）：平息协日，清热，解毒，开胃。用于乳痈，淋巴结肿，协日热，黄疸，瘟疫，口渴，食欲不振，急性中毒，宝日巴达干，胃热，陈热。

▪ 鄂伦春族

全草（婆口丁、公英、黄花地丁）：用于疔疮肿毒。

▪ 鄂温克族

全株（东北蒲公英）：用于静脉曲张，脉管炎。

苦苣菜属　*Sonchus* L.

一年生、二年生或多年生草本。叶互生。头状花序稍大，在茎顶排列成疏散的伞房状或圆锥状，具 80 朵以上至极多数的同形小花，两性，结实；总苞卵形或钟状，总苞片 2~3 层；花序托平无毛；小花花冠舌状，舌片截头，有 5 齿。瘦果卵形至矩圆形，极压扁，具纵肋 10~20 条，上端较狭窄，无喙；冠毛多层，细而柔软，基部结合成环状，脱落。

鄂伦春有 2 种。

分种检索表

1a. 多年生草本；瘦果稍压扁，狭椭圆形；叶半抱茎 .... 苣荬菜 ***S. brachyotus***

1b. 一年生、二年生草本；瘦果明显压扁，倒披针形；叶基部扩大，抱茎 ....苦苣菜 ***S. oleraceus***

· 苣荬菜

【别名】取麻菜、甜苣、长裂苦苣菜

Sonchus brachyotus DC.

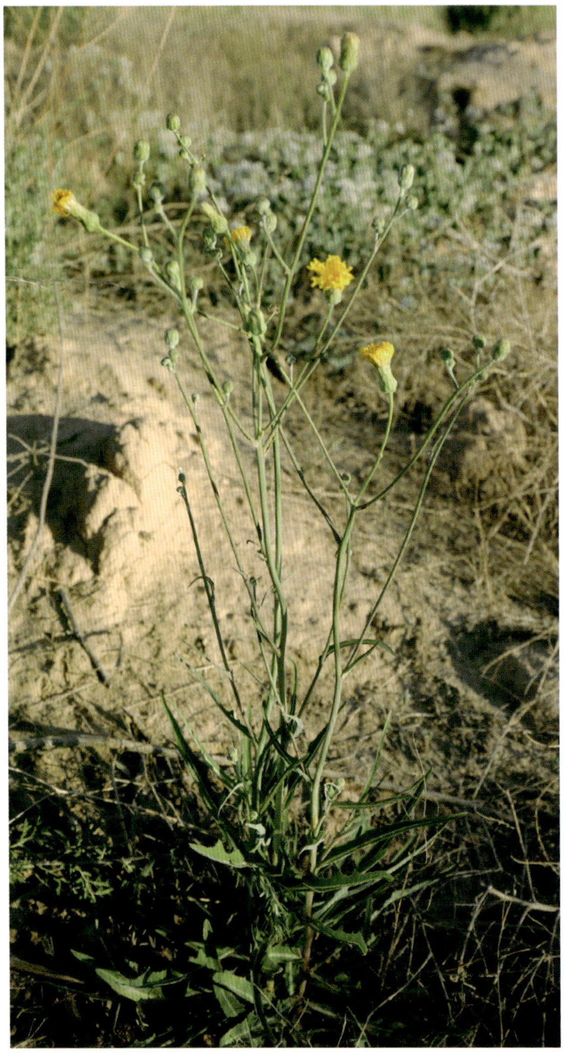

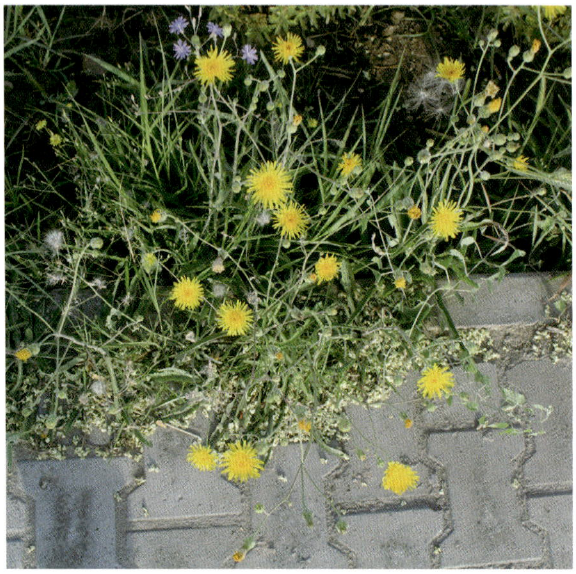

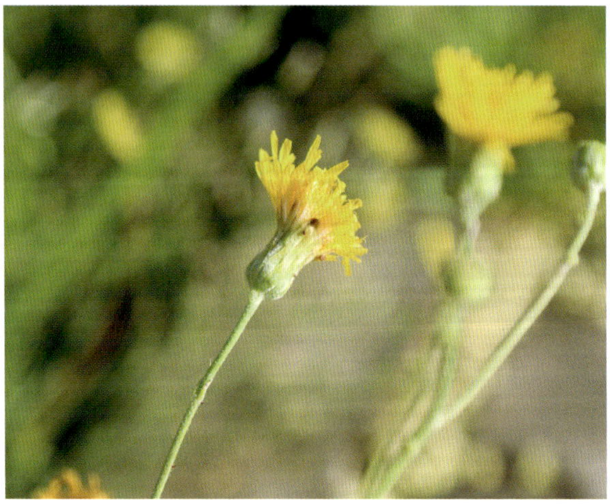

【生 活 型】多年生中生草本。

【花 果 期】花、果期 6~9 月。

【生　　境】生于草原带的村舍附近、农田、山坡草地、水边湿地、路边。

【功能主治】全草（苣荬菜）：清热解毒，利湿排脓，凉血止血。用于咽喉肿痛，疮疖肿毒，痔疮，急性细菌性痢疾，肠炎，肠脓肿，急性阑尾炎，吐血，衄血，咯血，尿血，便血，崩漏。

【民族应用】

▪ 蒙古族

全草（嘎顺－漳高）：清热解毒，平息协日，开胃。用于协日热，口苦，口渴，发热，不思饮食，反酸，胃痛，嗳气，巴达干宝日病。

·苦苣菜

【别名】苦菜、滇苦菜

Sonchus oleraceus L.

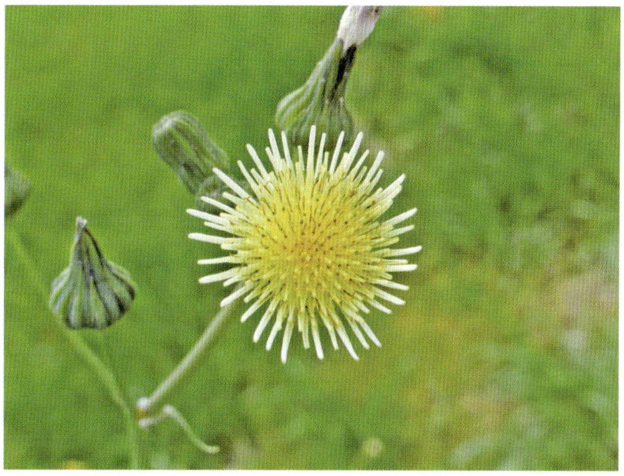

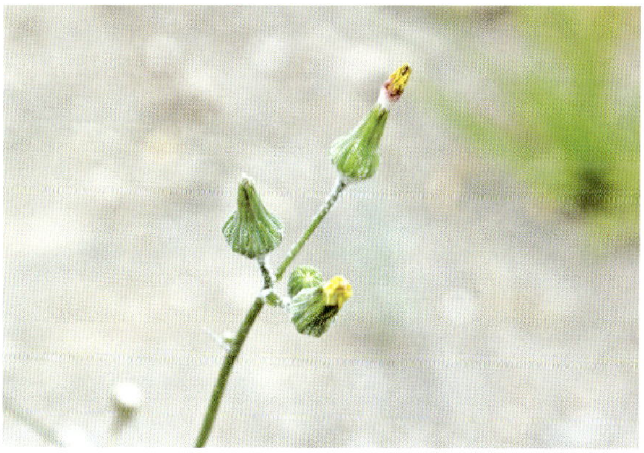

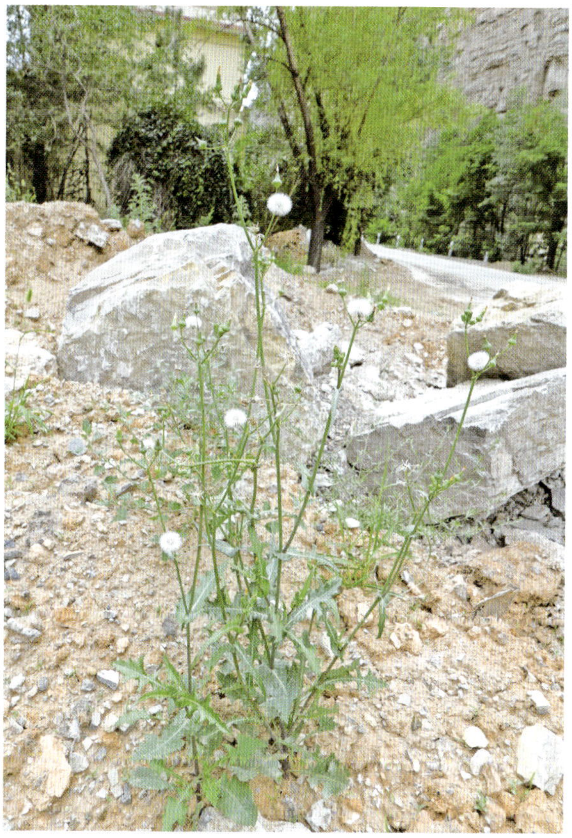

【生 活 型】一年生、二年生中生草本。

【花 果 期】花、果期 6~9 月。

【生　　境】生于田野、路边、村舍附近。

【功能主治】全草（苦菜）：清热解毒，凉血止血。用于肠炎，痢疾，黄疸，淋证，咽喉肿痛，痈疮肿毒，乳腺炎，痔瘘，吐血，衄血，咯血，尿血，便血，崩漏。

【民族应用】

▪ 蒙古族

全草（嘎顺－漳高）：清热解毒，平息协日，开胃。用于协日热，口苦，口渴，发热，不思饮食，反酸，胃痛，嗳气，巴达干宝日病。

*附　注 | 该种为鄂伦春“四普”新分布。

莴苣属 *Lactuca* L.

一年生、二年生或多年生草本。叶不分裂或分裂。头状花序在茎或枝顶端排列成伞房状、圆锥状或总状圆锥状，具 7~25 朵同形小花，两性，结实；总苞果期长卵形或卵球形，总苞片 3~5 层；花序托平，无毛；小花花冠舌状，舌片截头，微有 5 齿。瘦果椭圆形、倒卵形或倒披针形，浅褐色或褐色，背腹压扁，边缘无翅，每面有 1~10 条脉纹，顶端有锐尖成细丝状的长喙；冠毛 2 层，白色，微粗糙。

鄂伦春有 4 种。

分种检索表

1a. 舌状花黄色。

2a. 瘦果黑色，边缘加宽变薄成翅，顶端通常锐尖成粗而短的喙..多裂翅果菊 ***L. indica* var. *laciniata***

2b. 瘦果边缘不加宽成翅，顶端急尖成细丝状的喙..................................野莴苣 ***L. serriola***

1b. 舌状花蓝紫色或淡紫色。

3a. 瘦果椭圆形，灰色，顶端无喙..山莴苣 ***L. sibirica***

3b. 瘦果矩圆形或长椭圆形，灰色至黑色，顶端渐尖成喙..........................乳苣 ***L. tatarica***

• 多裂翅果菊

【别名】苦麻菜、苦苣、山莴苣

Lactuca indica L. var. *laciniata* (Houtt.) H. Hara

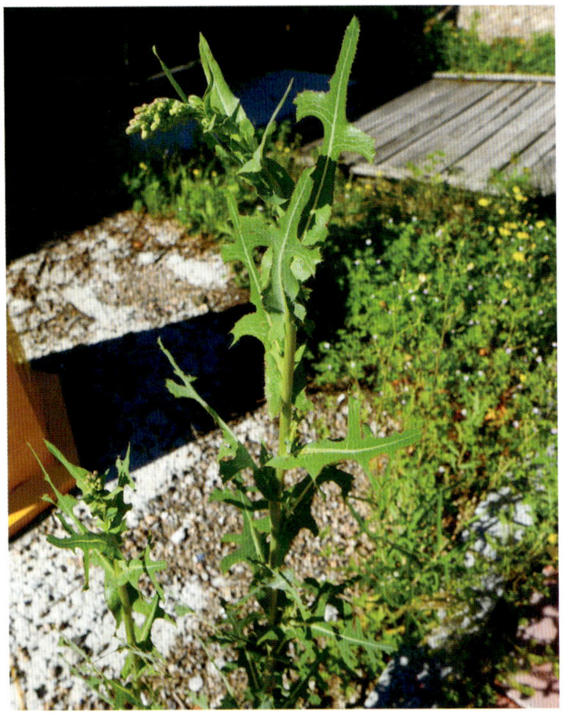

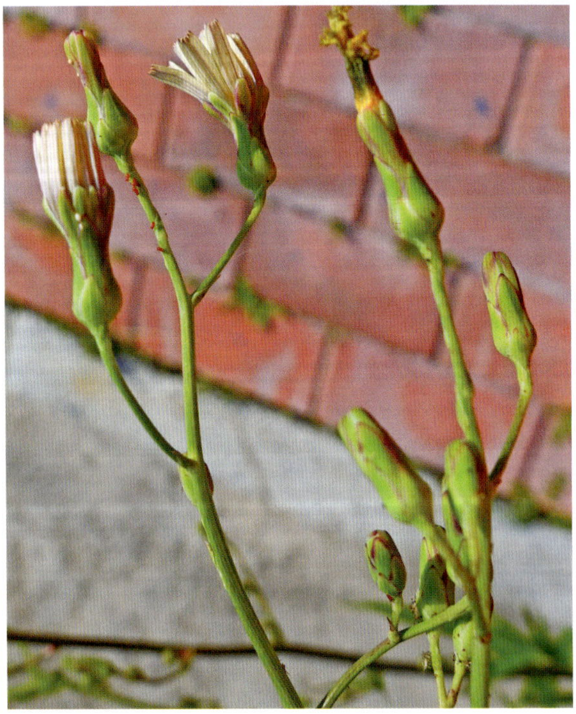

【生 活 型】多年生中生草本。

【花 果 期】花、果期 7~10 月。

【生　　境】生于草原带和阔叶林带的山地沟谷、草甸、河边、湖边。

【功能主治】全草（多裂翅果菊）：清热解毒，活血止血。用于咽喉肿痛，肠痈，疮疖肿毒，宫颈炎，产后瘀血腹痛，崩漏，痔疮出血。

*附　注 | 该种为鄂伦春“四普”新分布。

·野莴苣

【别名】刺莴苣、阿尔泰莴苣

Lactuca serriola L.

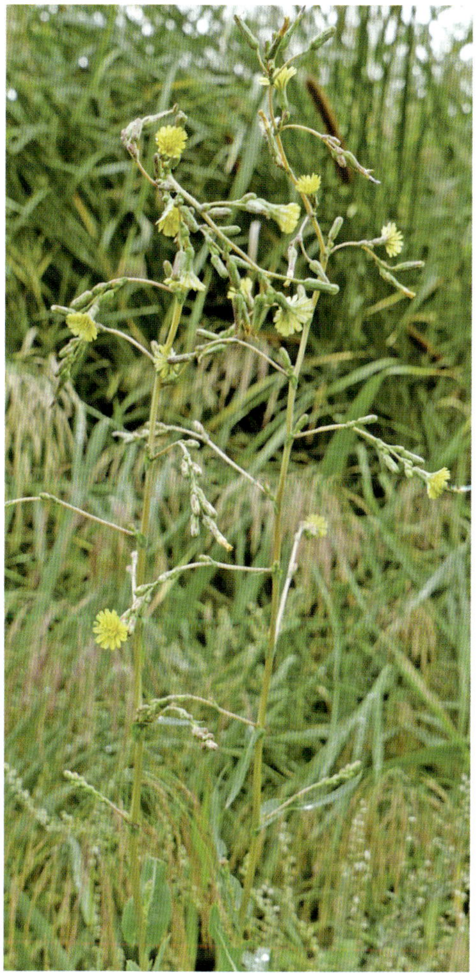

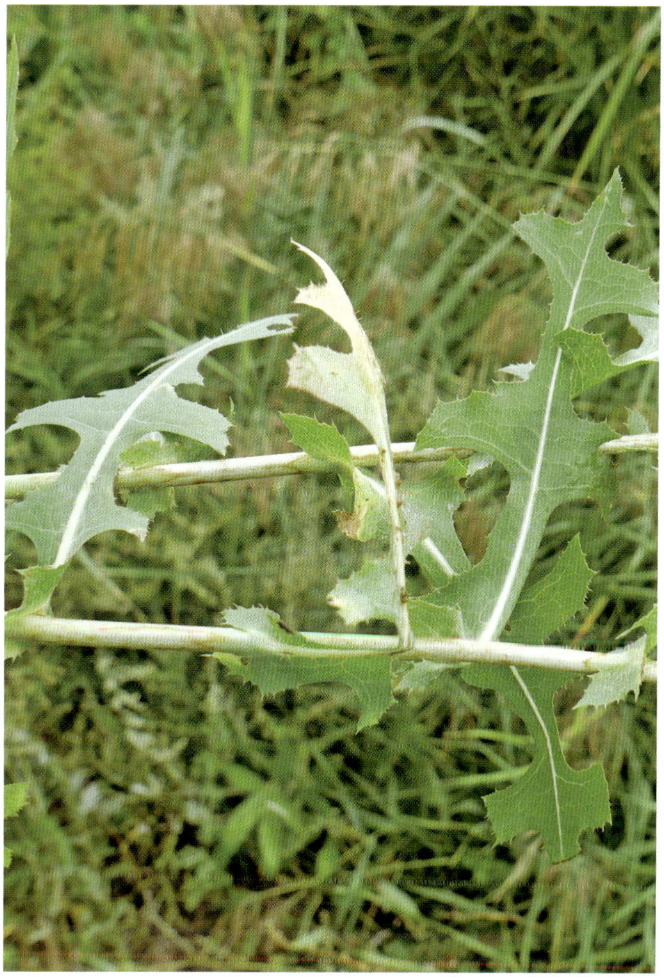

【生 活 型】一年生中生草本。

【花 果 期】花、果期 6~8 月。

【生　　境】生于荒漠带的绿洲撂荒地。

【功能主治】全草（野莴苣）：清热解毒，活血祛瘀。

*附　注 | 该种为鄂伦春“四普”新分布。

·山莴苣

【别名】北山莴苣、山苦菜、西伯利亚山莴苣

Lactuca sibirica (L.) Benth. ex Maxim.

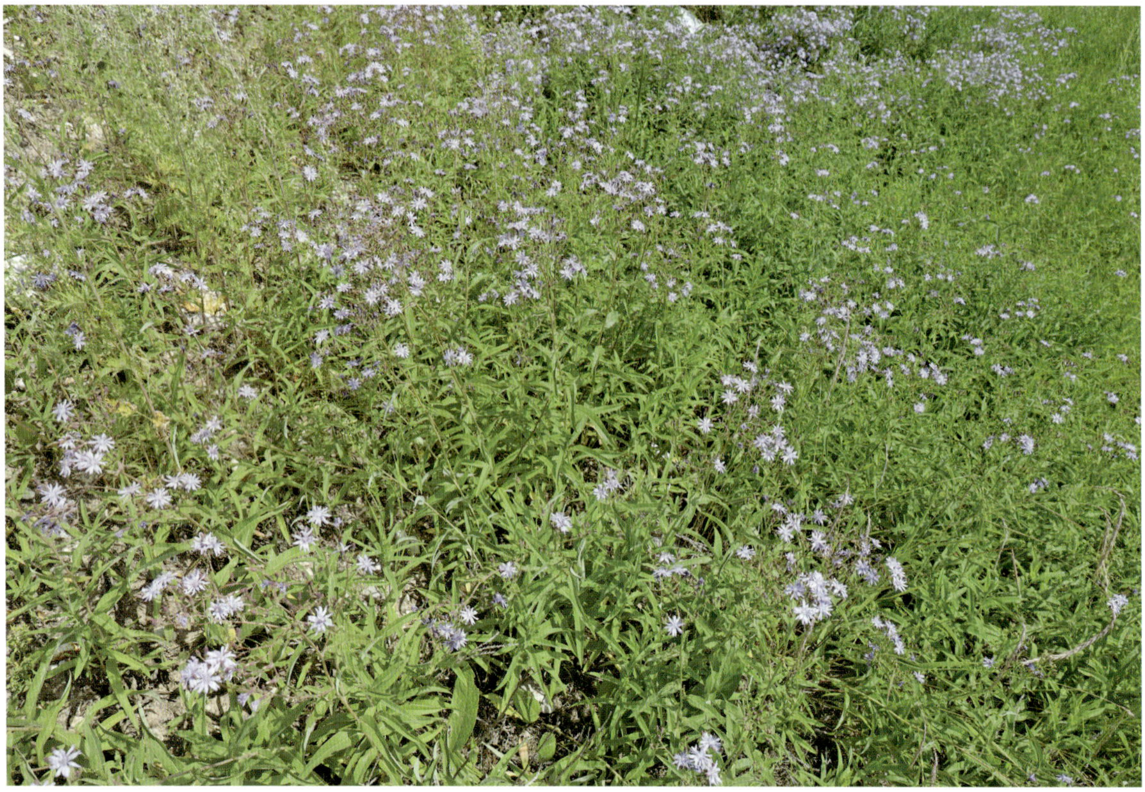

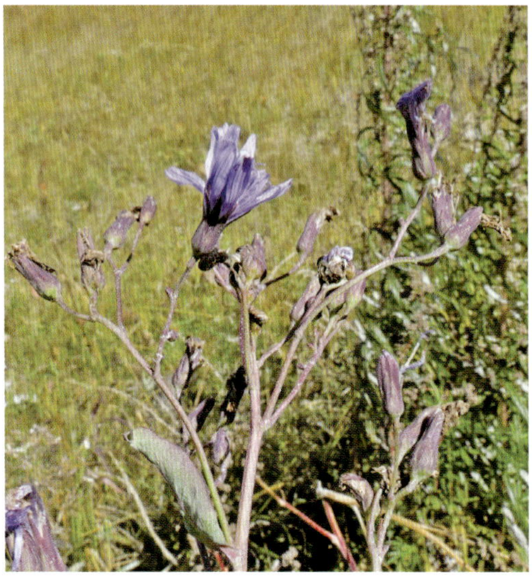

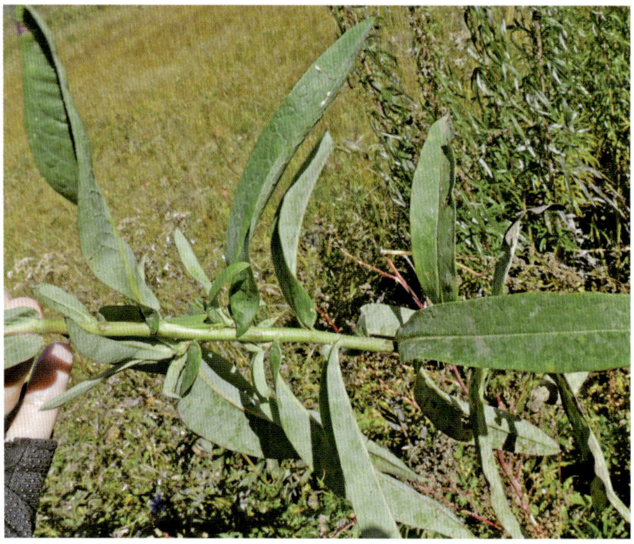

【生 活 型】多年生中生草本。

【花 果 期】花、果期 7~8 月。

【生　　境】生于森林带和草原带的山地林下、林缘、草甸、河边、湖边。

【功能主治】全草或根（山莴苣）：清热解毒，活血祛瘀。用于阑尾炎，扁桃体炎，子宫颈炎，产后瘀血作痛，崩漏，痔疮下血；外用于疮疖肿毒。

*附　注 | 该种为鄂伦春“四普”新分布。

·乳 苣

【别名】紫花山莴苣、苦菜、蒙山莴苣

Lactuca tatarica (L.) C. A. Mey.

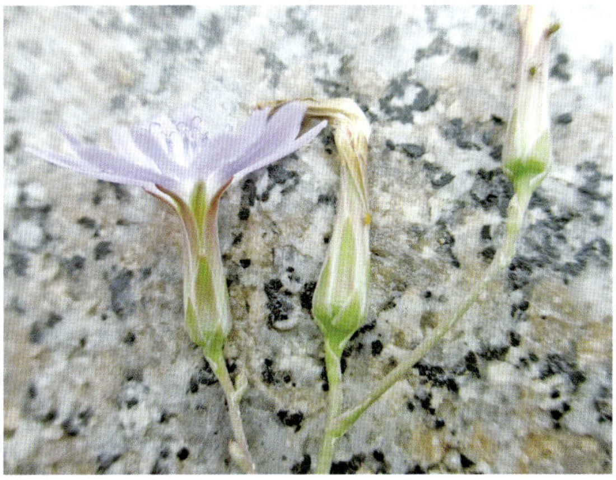

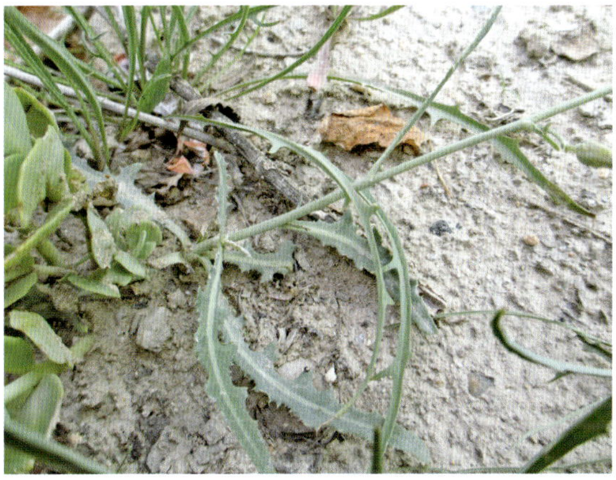

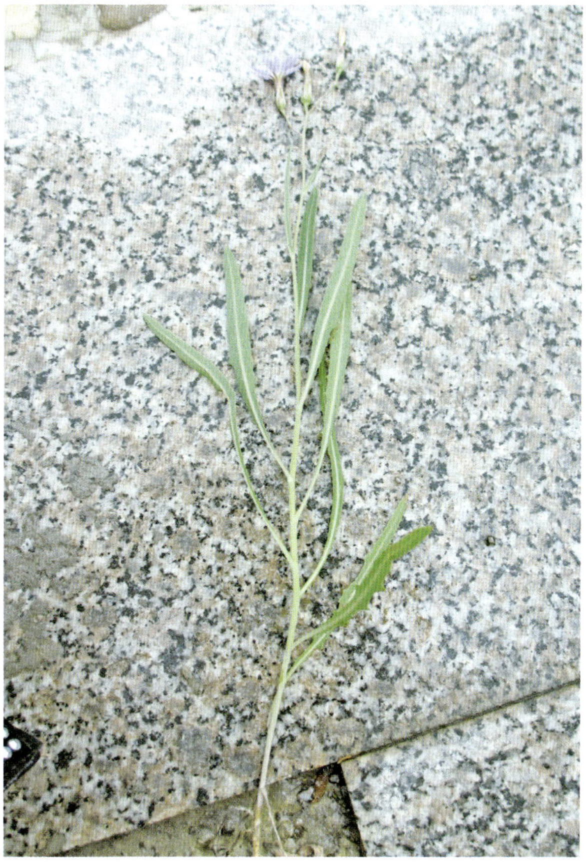

【生 活 型】多年生中生草本。

【花 果 期】花、果期 6~9 月。

【生　　境】生于河滩、湖边、盐化草甸、田边、固定沙丘。

【功能主治】全草或根（乳苣）：清热解毒，利胆退黄，活血祛瘀，排脓。用于湿热黄疸，痢疾，肠炎，阑尾炎，吐血，衄血，疮疖，痈肿，肺脓肿。

还阳参属　*Crepis* L.

多年生或一年生、二年生草本。叶基生或在茎上互生。头状花序在茎顶排列成伞房状、圆锥状或单生，有多数或少数同形小花，两性，结实；总苞钟状或圆柱状，总苞片 2 至数层；花序托平或凹，无毛或有毛；小花花冠状，舌片顶端截头，具 5 齿。瘦果圆柱形或纺锤形，有 10~20 条等形的纵肋，上端狭窄，有长或短喙；冠毛 1 层，常白色，刚毛状，纤细，不脱落或脱落。

鄂伦春有 1 种。

·屋根草

Crepis tectorum L.

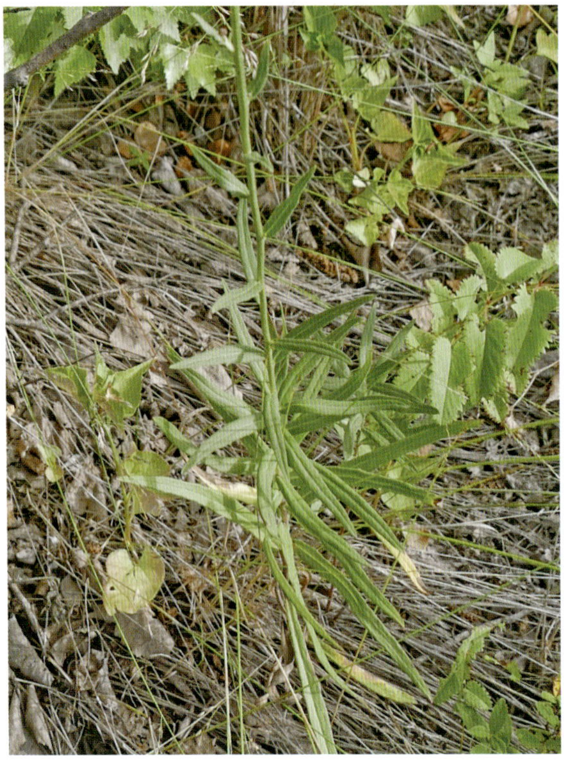
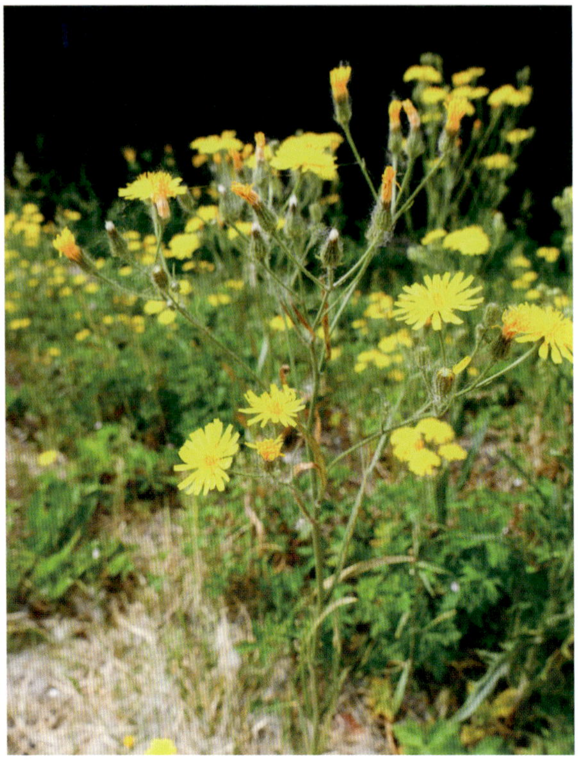

【生 活 型】一年生中生草本。

【花 果 期】花、果期 6~8 月。

【生　　境】生于森林带和森林草原带的山地草或农田。

【功能主治】全草根（屋根草）：止咳，化痰，平喘，清热。用于老年性咳嗽痰喘，肺结核，慢性支气管炎，哮喘。

*附　注 | 该种为鄂伦春“四普”新分布。

苦荬菜属　*Ixeris* (Cass.) Cass.

一年生、二年生或多年生草本。通常带白粉，无毛。叶基生或茎生。头状花序少数或多数，在茎顶或枝端排列成伞房状或圆锥状，有多数同形小花，两性，结实；总苞圆筒形，总苞片少数，草质，狭窄；花序托平，无毛；小花花冠舌状，舌片截头，有 5 齿；花药顶端具三角形附片，基部箭形；花柱分枝细长。瘦果纺锤形或披针形，背腹稍扁，具 10 条等形的锐纵肋，上端狭窄而成明显的喙；冠毛细而微粗涩，等长。

鄂伦春有 2 种。

分种检索表

1a. 茎生叶小，1~3，无柄，基部稍抱茎且耳不明显；瘦果顶端骤尖成细丝状喙，长 2m 以上，有 10 条相等的纵肋 …………………………………………………………………… **中华苦荬菜 *I. chinensis***

1b. 茎生叶大，无柄而基部明显扩大成耳状抱茎或基部渐狭成具窄翅的柄；瘦果有 10~15 条不相等的纵肋，喙长不足 1mm………………………………………………………… **抱茎苦荬菜 *I. sonchifolia***

· 中华苦荬菜

【别名】山苦荬、燕儿尾、苦菜

Ixeris chinensis (Thunb.) Kitag.

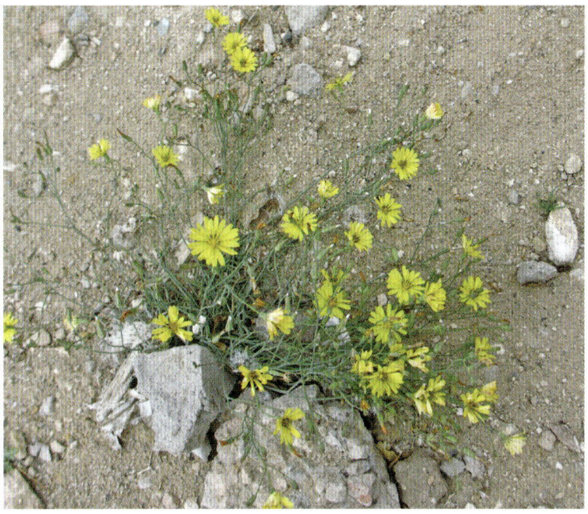
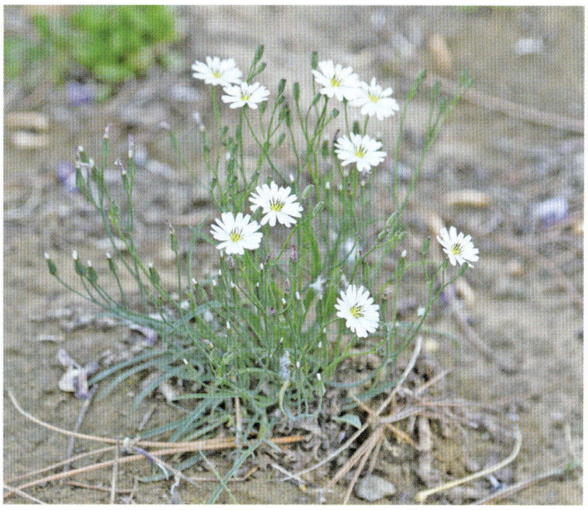
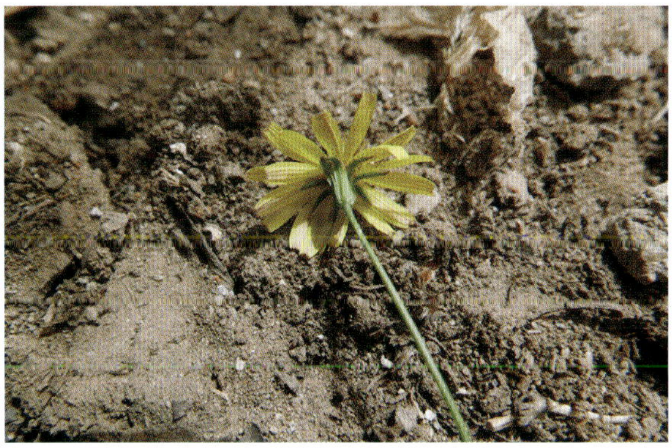
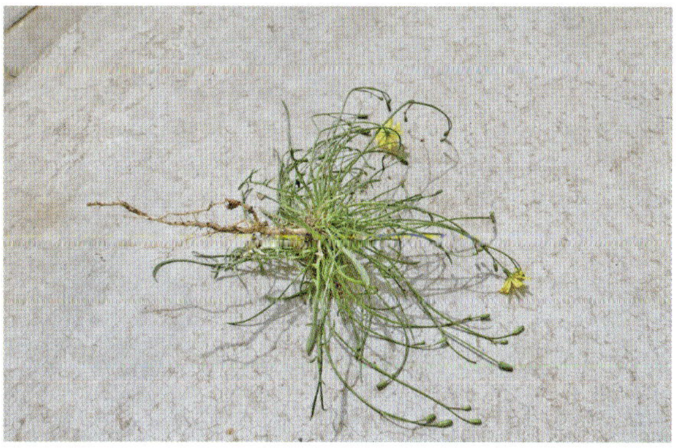

【生 活 型】多年生中旱生草本。

【花 果 期】花、果期 6~7 月。

【生　　境】生于山野、田间、撂荒地、路边。

【功能主治】全草（山苦荬）：清热解毒，消肿排脓，凉血止血。用于肠痈，肺脓肿，肺热咳嗽，肠炎，痢疾，胆囊炎，盆腔炎，疮疖肿毒，阴囊湿疹，吐血，衄血，血崩，跌打损伤。

【民族应用】

■ 蒙古族

全草（苏斯 – 额布斯）：清协日，清热。用于热协日头痛，血热，黄疸，协日病。

·抱茎苦荬菜

【别名】尖裂假还阳参、抱茎小苦荬、尖裂黄瓜菜

Ixeris sonchifolia (Maxim.) Hance

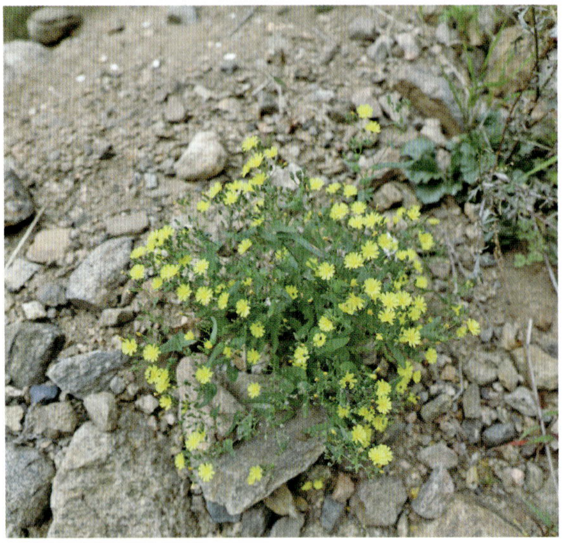

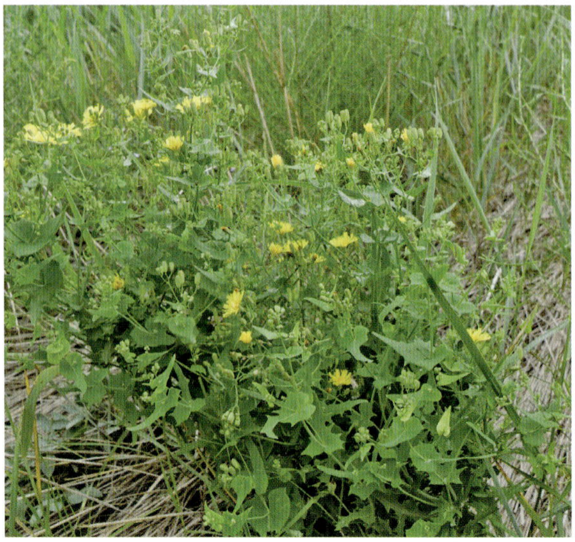

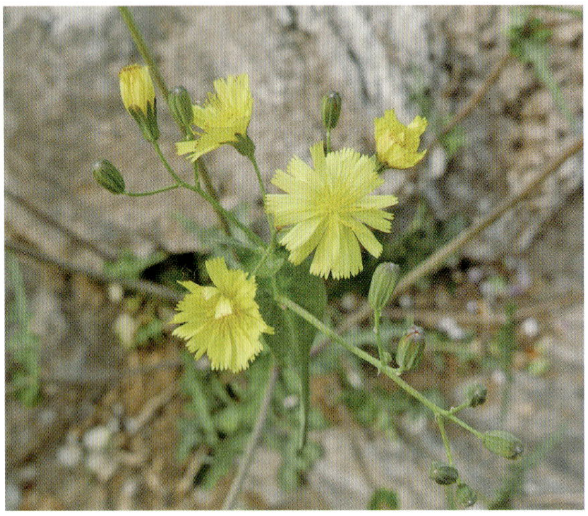

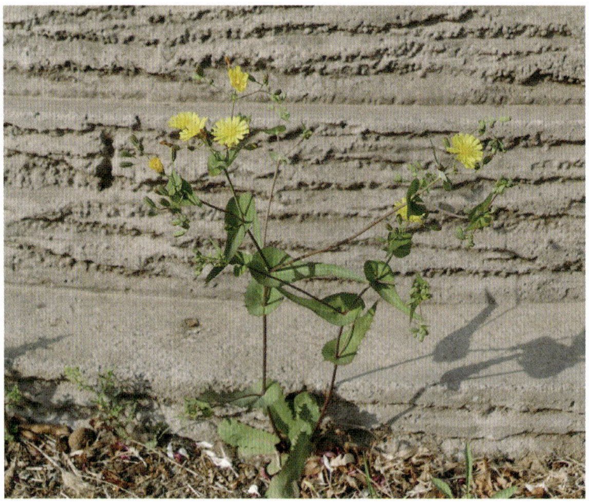

【生 活 型】多年生中生草本。

【花 果 期】花、果期 6~7 月。

【生　　境】生于山野、田间、撂荒地、路边。

【功能主治】全草（苦碟子）：清热解毒，消肿止痛，收敛止血。用于头痛，牙痛，吐血，衄血，痢疾，泄泻，肠痈，胸腹痛，痈疮肿毒，外伤肿痛，肺结核咯血，支气管扩张咯血，胃溃疡出血，各种化脓性炎症。

【民族应用】

■ 蒙古族

全草（巴道拉）：杀虫，开音，开胃，解毒，接骨，破痞。用于虫积，音哑，食欲不振，毒热，骨伤，协日痞，牙痛。

*附　注 | 该种为鄂伦春“四普”新分布。

山柳菊属 *Hieracium* L.

多年生草本。叶全缘或有齿。头状花序在茎顶排列成疏圆锥状或伞房状，稀单生，有多数或少数同形小花，两性，结实；总苞钟形或圆筒形，总苞片 3~4 层，草质，通常被黑色毛，外层者短小，内层者较长，稍同形；花序托平，无毛或有毛，有小窝孔；小花花冠舌状，舌片顶端截形，具 5 齿；花柱分枝圆柱形。瘦果圆柱形或长椭圆形，顶端截形，无喙，具 4 棱或稍扁，有 10~15 条纵肋；冠毛 1~2 层，少数或多数，刚毛状，宿存或脱落。

鄂伦春有 1 种。

·山柳菊

【别名】伞花山柳菊、柳叶蒲公英、柳菊蒲公英

Hieracium umbellatum L.

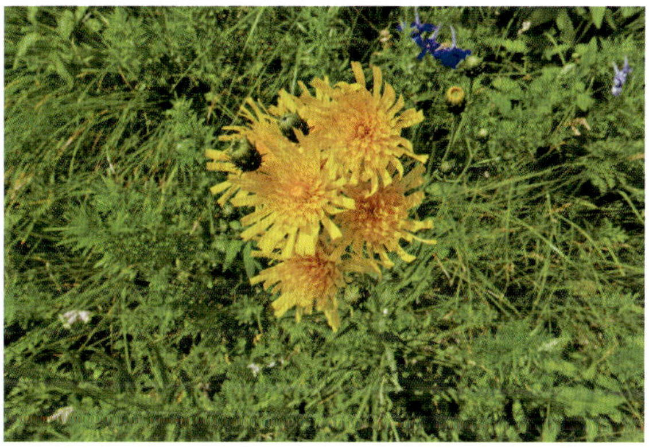

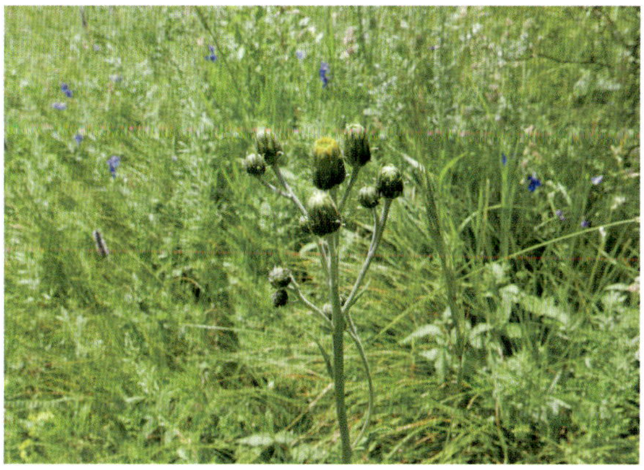

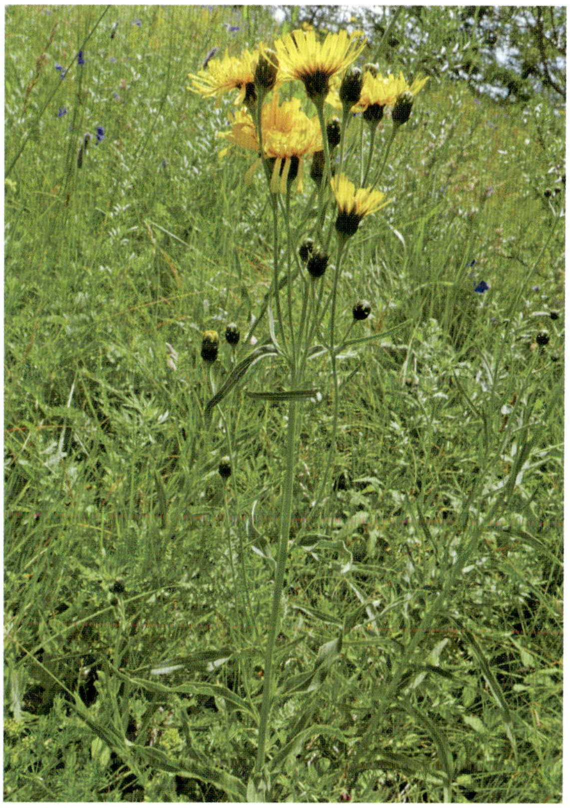

【生 活 型】多年生中生草本。

【花 果 期】花、果期 8~9 月。

【生　　境】生于森林带和草原带的山地草甸、林缘、林下、河边草甸。

【功能主治】全草或根（山柳菊）：清热解毒，利湿，消积。用于疮痈疖肿，腹痛积块，尿路感染，痢疾，气喘。

*附　注 | 该种为鄂伦春“四普”新分布。

香蒲属 *Typha* L.

水生或湿生多年生草本。具根状茎。茎常高大而不分枝，直立。叶互生，两行排列，条形，无柄，下部具鞘。花单性，雌雄同株，多数形成密集的顶生的圆柱形穗状花序，雄花在上，雌花在下，两部分可以互相连接或两者稍离开；无花被。雄花具（1）2~5 雄蕊，离生或互相连结，与单出或分叉的毛或膜质鳞片相混生；花药细长，基底着生，药隔常延伸。雌花具 1 雌蕊，单心皮；子房具长柄，1 室，1 胚珠；花柱细长，柱头条形、条状披针形或菱状披针形，宿存；不育雌花生于具毛的长柄上，顶端膨大而为不育的子房。果实呈坚果状，具长柄，果皮纵裂。种子含有肉质或粉质的胚乳。

鄂伦春有 4 种。

分种检索表

1a. 雄花序与雌花序相连接 .... 东方香蒲 ***T. orientalis***

1b. 雄花序与雌花序不相连接而分离。

  2a. 雌花无小苞片；植株高 80~100cm；叶宽 1~3.5mm..................... 无苞香蒲 ***T. laxmannii***

  2b. 雌花具小苞片。

    3a. 植株较矮小，低于 80cm；花茎下部的叶无叶片，只有叶鞘 .... 小香蒲 ***T. minima***

    3b. 植株较高大，高于 100cm；花茎下部的叶具叶片，没有叶鞘 ... 水烛 ***T. angustifolia***

· 东方香蒲

【别名】香蒲、菖蒲、长苞香蒲

Typha orientalis C. Presl

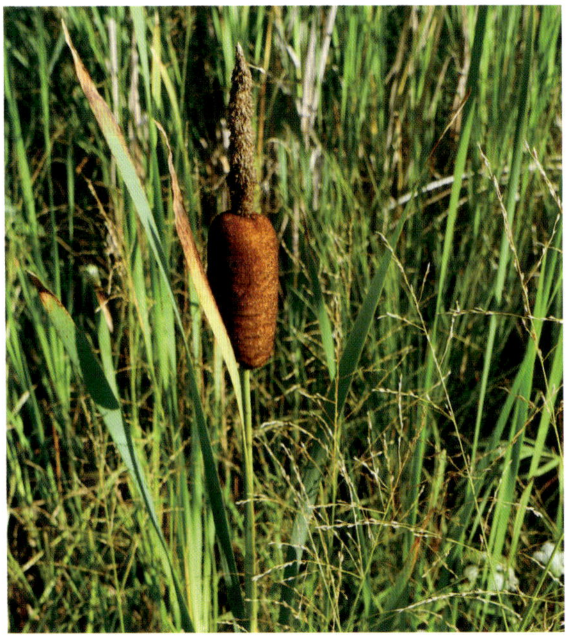

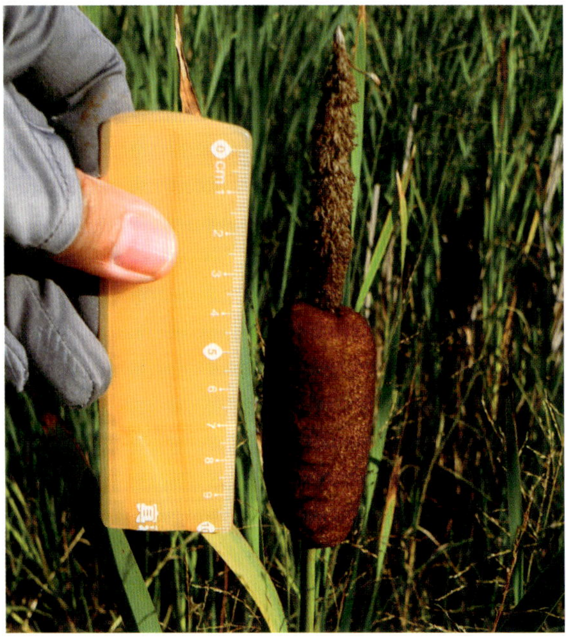

【生 活 型】多年生水生草本。

【花 果 期】花、果期 6~7 月。

【生　　境】生于森林区和草原区的湖边浅水中及沼泽草甸。

【功能主治】

（1）全草（香蒲）：利尿，消肿。用于小便不利，乳痈。

（2）花粉（蒲黄）：止血，化瘀，通淋。用于吐血，衄血，咯血，崩漏，外伤出血，闭经，痛经，胸腹刺痛，跌扑肿痛，血淋涩痛。

【民族应用】

■ 蒙古族

花粉（敖杜勒）：止血，止痛。用于吐血，血尿，鼻衄，外伤出血。

*附　注｜　该种为鄂伦春“四普”新分布。

·无苞香蒲

【别名】蒲草、拉氏香蒲

Typha laxmannii Lepech.

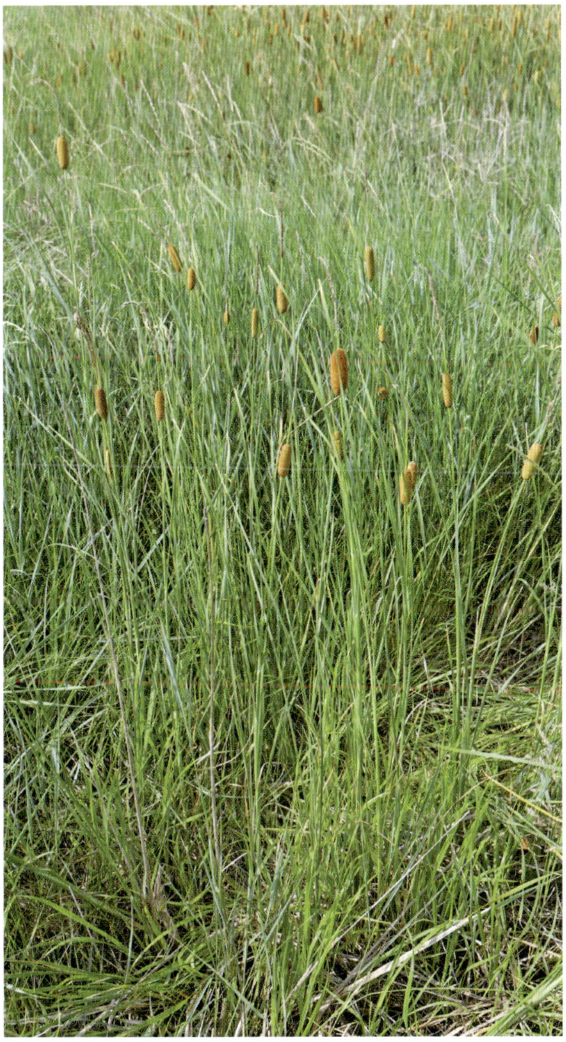

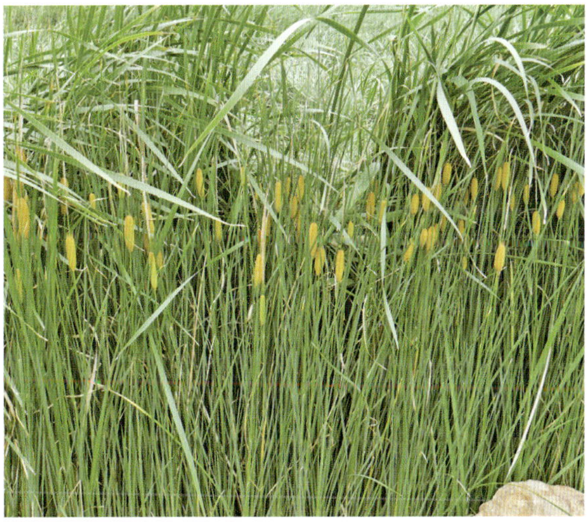

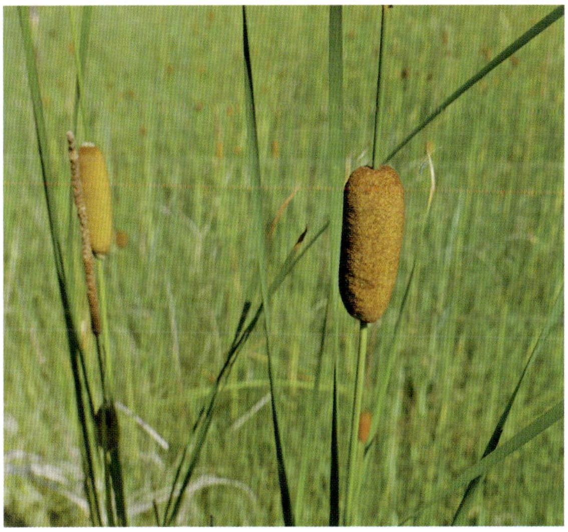

【生 活 型】多年生水生草本。

【花 果 期】花、果期 7~9 月。

【生　　境】生于森林区和草原区的水沟、水塘、河边等浅水中。

【功能主治】花粉（蒲黄）：止血，化瘀，通淋。用于吐血，衄血，咯血，崩漏，外伤出血，闭经，痛经，胸腹刺痛，跌扑肿痛，血淋涩痛。

·小香蒲

【别名】细叶香蒲

Typha minima Funck ex Hoppe

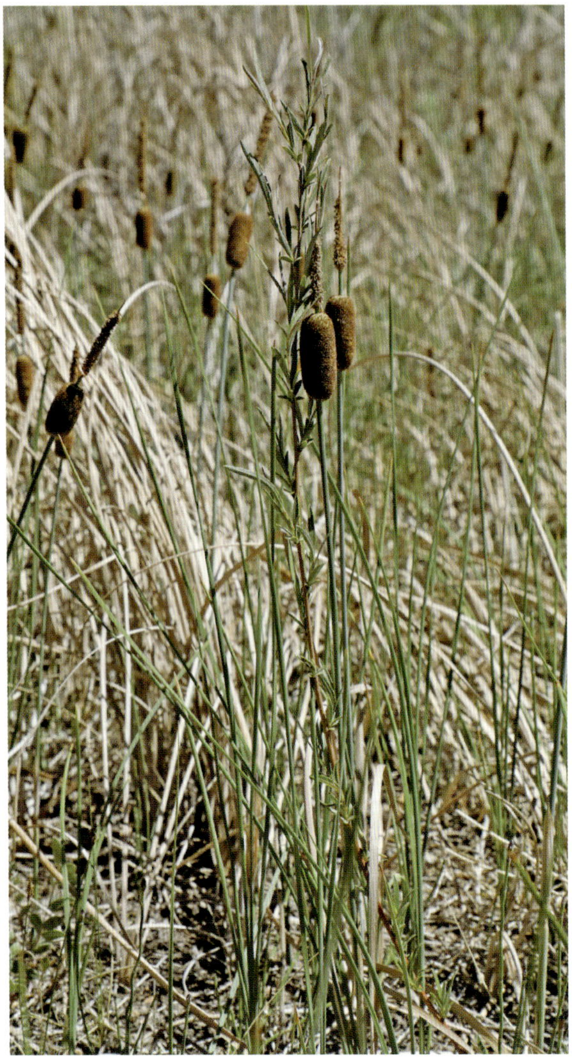

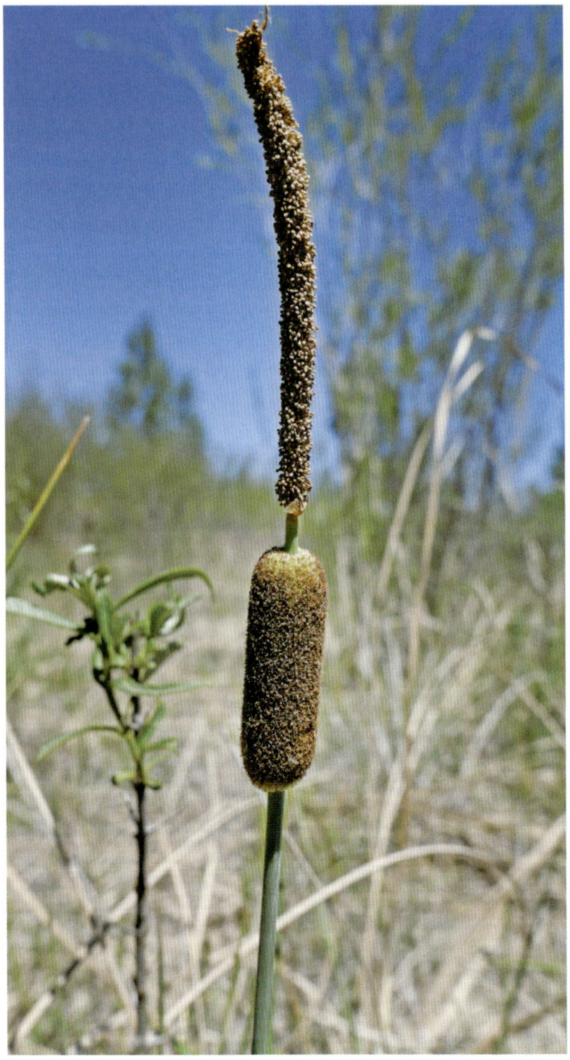

【生 活 型】多年生湿生草本。

【花 果 期】花、果期 5~7 月。

【生　　境】生于森林区和草原区的河湖边浅水中、河滩、低湿地。

【功能主治】花粉（蒲黄）：止血，化瘀，通淋。用于吐血，衄血，咯血，崩漏，外伤出血，闭经，痛经，胸腹刺痛，跌扑肿痛，血淋涩痛。

·水　烛

【别名】狭叶香蒲、蒲草

Typha angustifolia L.

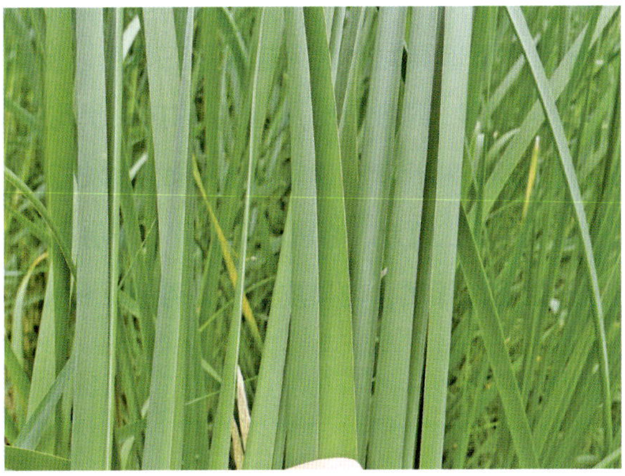

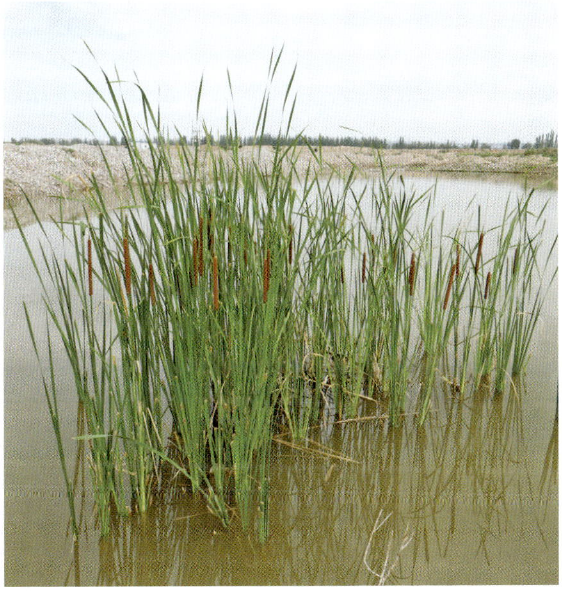

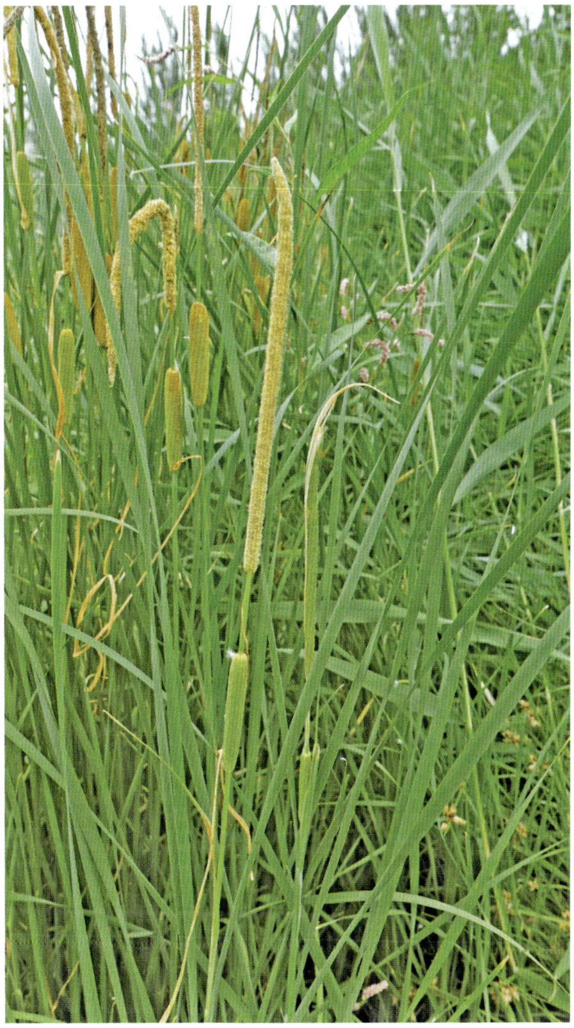

【生 活 型】多年生水生草本。

【花 果 期】花、果期 6~8 月。

【生　　境】生于湖边、池塘、河岸浅水中。

【功能主治】花粉（蒲黄）：止血，化瘀，通淋。用于吐血，衄血，咯血，崩漏，外伤出血，闭经，痛经，胸腹刺痛，跌扑肿痛，血淋涩痛。

*附　注｜该种为鄂伦春“四普”新分布。

黑三棱属 *Sparganium* L.

多年生沼泽或水生草本。具根茎。茎直立或浮水，单一或分枝。叶2列，互生，条形，无柄，直立或漂浮于水面，叶片扁平，或有明显中脉，在背面中下部具龙骨状突起或呈三棱形。圆锥花序由1至数个雄性头状花序和雌性头状花序组成；花小，单性，雌雄同株，密集呈球形头状花序，雄性头状花序位于雌性头状花序上方；花被片3~6，呈膜质，鳞片状；雄花具3个或更多雄蕊，花丝分离，基部有时联合，花药矩圆形，基部着生；雌花具膜质苞片，略短于花被片，子房上位，1室，稀2室，每室有1胚珠，悬垂。果实不开裂，外果皮海绵质，内果皮坚硬，骨质。种皮质薄，内含粉质胚乳及直立的胚。

鄂伦春有2种。

分种检索表

1a. 侧枝上具有雄性和雌性头状花序，子房基部无柄 .... 黑三棱 ***S. stoloniferum***

1b. 侧枝上无雄性头状花序，只具有一个雌性头状花序，子房基部具柄 ....
.... 小黑三棱 ***S. emersum***

• 黑三棱

【别名】京三棱

Sparganium stoloniferum (Buch.-Ham. ex Graebn.) Buch.-Ham. ex Juz.

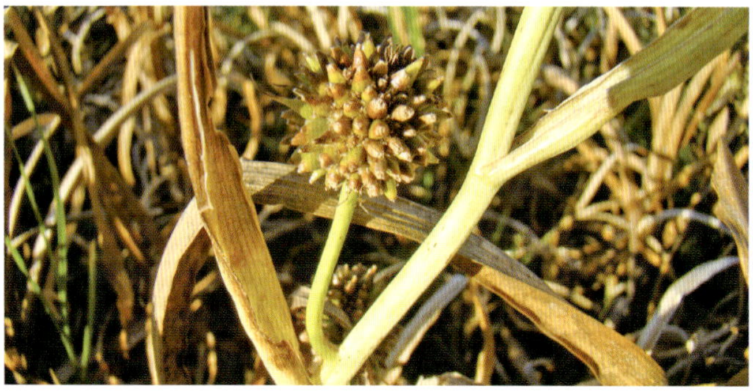

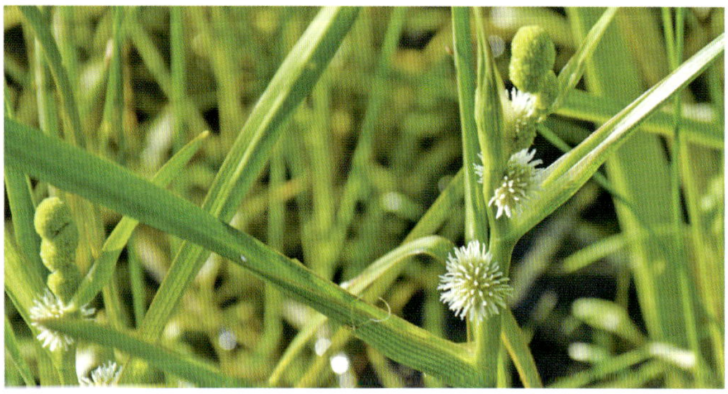

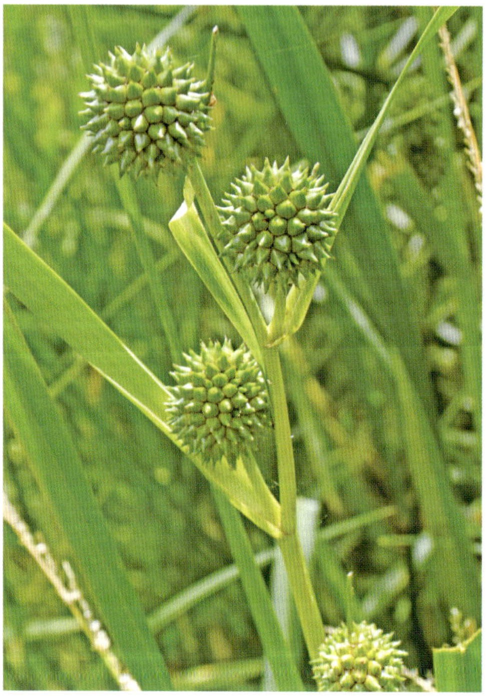

【生 活 型】多年生湿生草本。

【花 果 期】花、果期7~9月。

【生　　境】生于森林草原区和草原区的河边或池塘浅水中。

【功能主治】块茎(三棱):破血祛瘀,行气消积,止痛。用于血瘀经闭,产后血瘀腹痛,气血凝滞,癥瘕积聚,胸腹胀痛等。

【民族应用】

蒙古族

块茎(哈日-古日巴拉吉-额布斯):清热,利肺,疏肝,凉血,透骨蒸。用于肺热咳嗽,支气管扩张,气喘痰多,肝热,肺热,劳热骨蒸,宝日病,骨折等。

*附　注 | 该种为鄂伦春"四普"新分布。

· 小黑三棱

【别名】单歧黑三棱

Sparganium emersum Rehmann

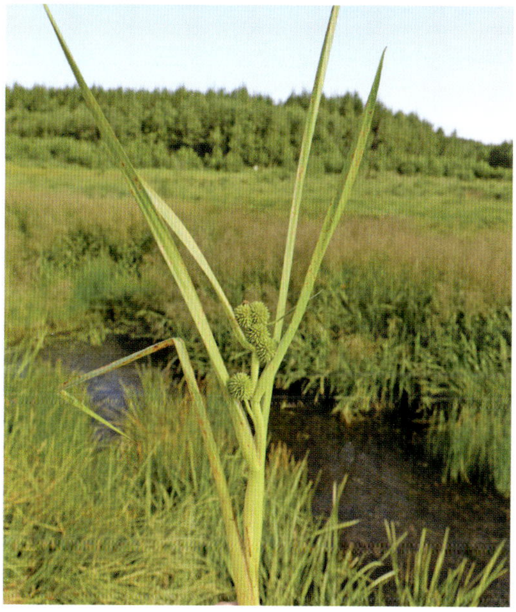

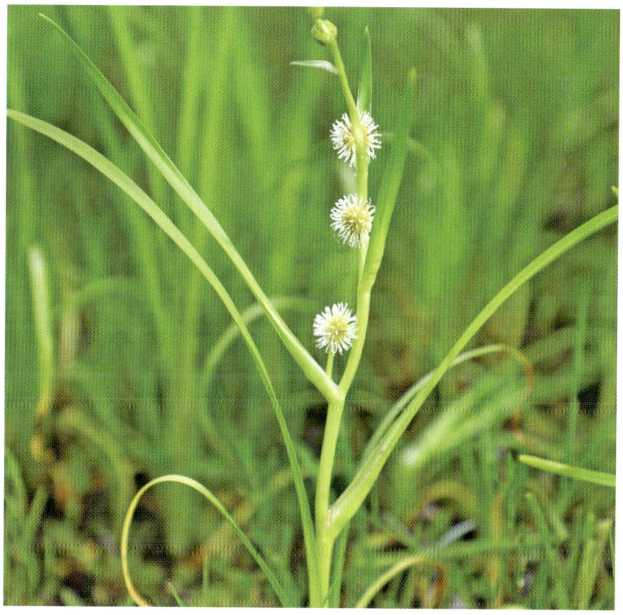

【生 活 型】多年生湿生草本。

【花 果 期】花、果期8~10月。

【生　　境】生于森林草原区和草原区的河边或池塘浅水中。

【功能主治】块茎(黑三棱):破血祛瘀,行气消积,止痛。用于血瘀经闭,产后血瘀腹痛,气血凝滞,癥瘕积聚,胸腹胀痛等。

【民族应用】

蒙古族

块茎(哈日-古日巴拉吉-额布斯):清热,利肺,疏肝,凉血,透骨蒸。用于肺热咳嗽,支气管扩张,气喘痰多,黄疸性肝炎,劳热骨蒸,宝日病,骨折等。

*附　注 | 该种为鄂伦春"四普"新分布。

眼子菜属 *Potamogeton* L.

一年生或多年生淡水生草本。茎纤细，有分枝，圆柱形或扁。叶2列，互生或对生，沉水叶膜质，浮水叶常革质；托叶与叶片分离，鞘状，顶端分离，呈叶舌状，膜质，宿存或早落。花两性，排列成腋生或顶生的穗状花序，开花时伸出水面；假花被片4，绿色，具爪，镊合状排列；雄蕊4，无花丝，着生在假花被片的爪上；花粉粒球形；心皮（1~）4，离生，或基部稍合生。果实为小核果状，内果皮骨质，外果皮含气腔。

鄂伦春有2种。

分种检索表

1a. 叶狭条形，宽在3mm以下 .... 小眼子菜 *P. pusillus*

1b. 叶较宽，非狭条形，宽3mm以上 .... 穿叶眼子菜 *P. perfoliatus*

• 小眼子菜

【别名】丝藻、线叶眼子菜

Potamogeton pusillus L.

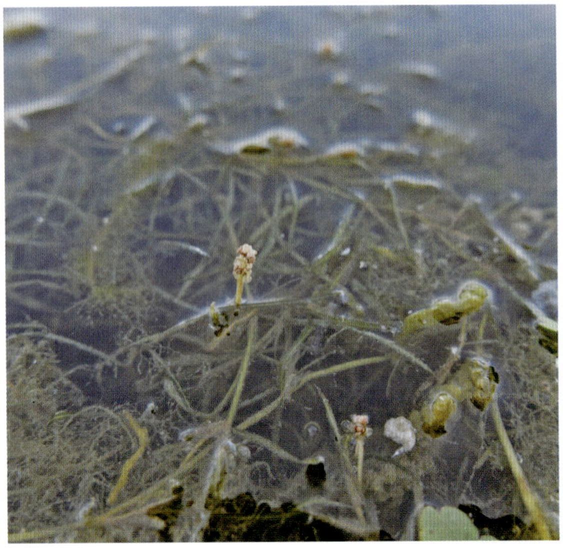

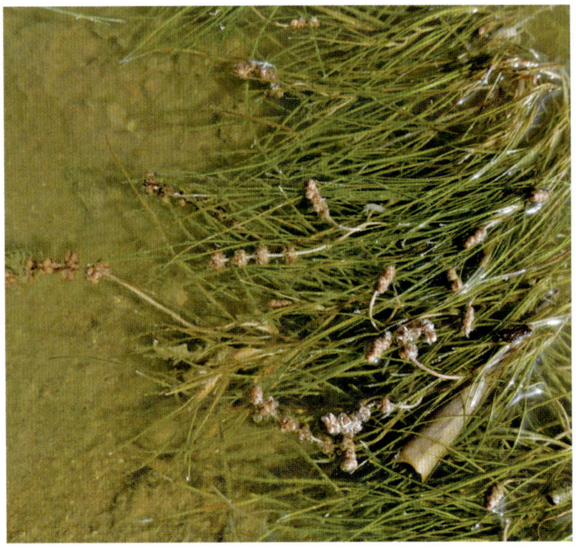

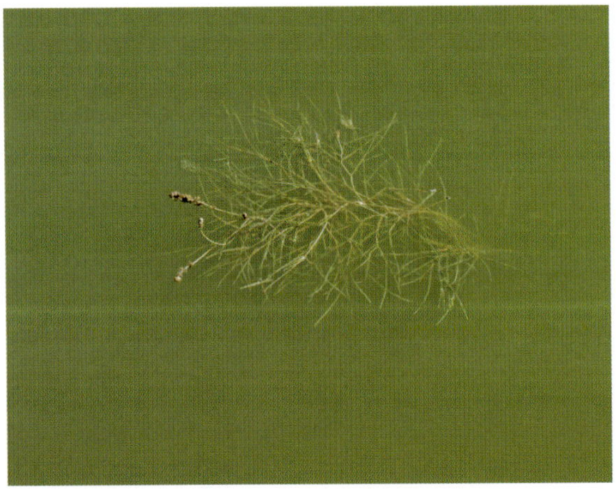

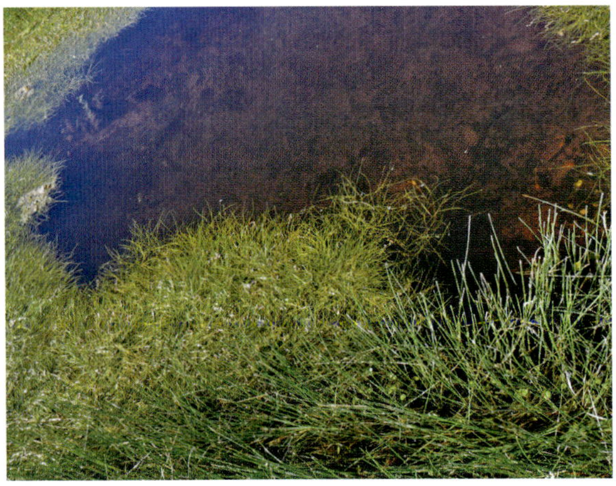

【生 活 型】一年生沉水草本。

【花 果 期】花、果期 7~9 月。

【生　　境】生于静水池沼及沟渠。

【功能主治】全草（小眼子菜）：清热消肿，利水，驱虫。用于风火眼，黄疸，瘰疬，肺痈，乳痈，肠痈，蛔虫病等。

· 穿叶眼子菜

【别名】抱茎眼子菜

Potamogeton perfoliatus L.

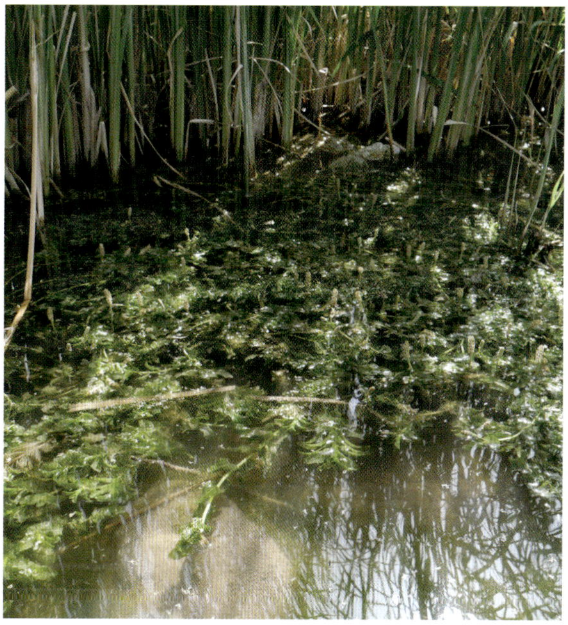

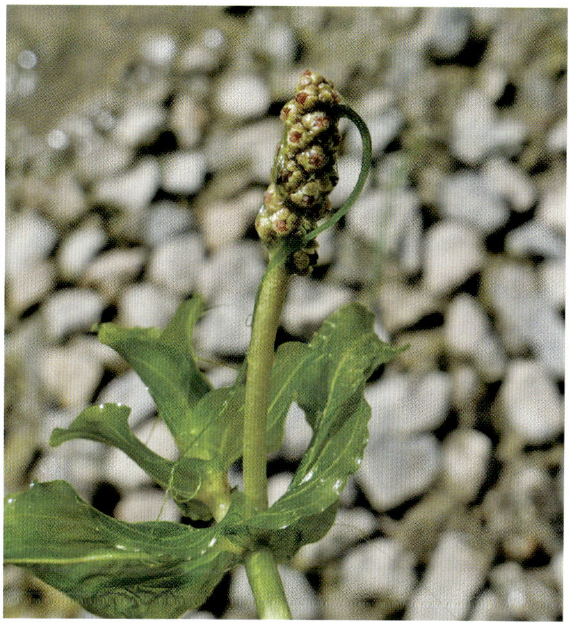

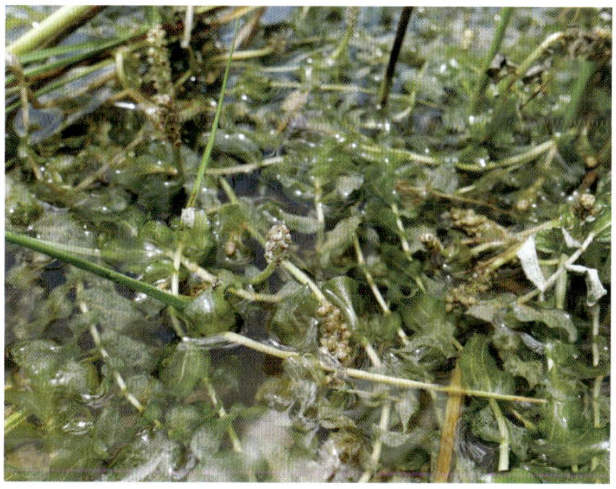

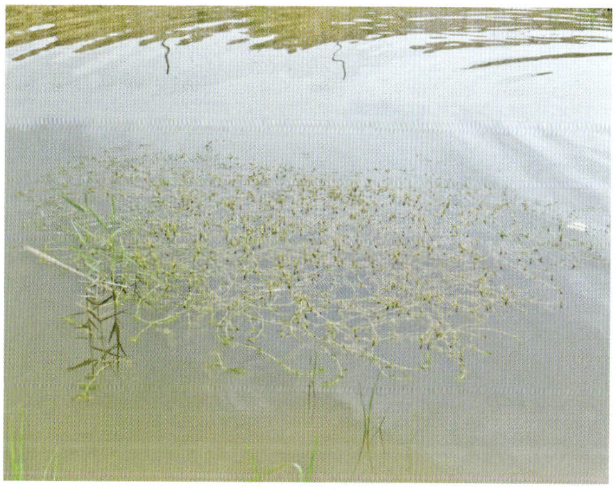

【生 活 型】多年生沉水草本。

【花 果 期】花期 6~7 月，果期 8~9 月。

【生　　境】生于湖泊、水沟、池沼。

【功能主治】全草（酸水草）：渗湿解表。用于湿疹，皮肤瘙痒等。

篦齿眼子菜属 *Stuckenia* Borner

一年生或多年生沉水草本。茎纤细，有分枝，圆柱形或扁。叶 2 列，互生，线形，具沟槽，叶脉 1~5；托叶与叶片合生，叶片状，宿存或早落。花两性，排列成腋生或顶生的穗状花序，开花时伸出水面；假花被片 4，绿色，具爪，镊合状排列；雄蕊 4，无花丝，着生在假花被片的爪上，花粉粒球形；心皮 4，离生，或基部稍合生。果实为小核果状，内果皮骨质，外果皮含气腔。

鄂伦春有 1 种。

• 龙须眼子菜

【别名】篦齿眼子菜、线叶眼子菜、柔花眼子菜

Stuckenia pectinata (L.) Borner

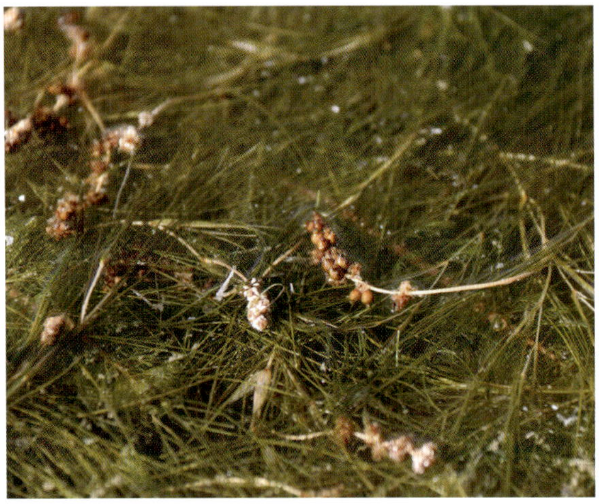
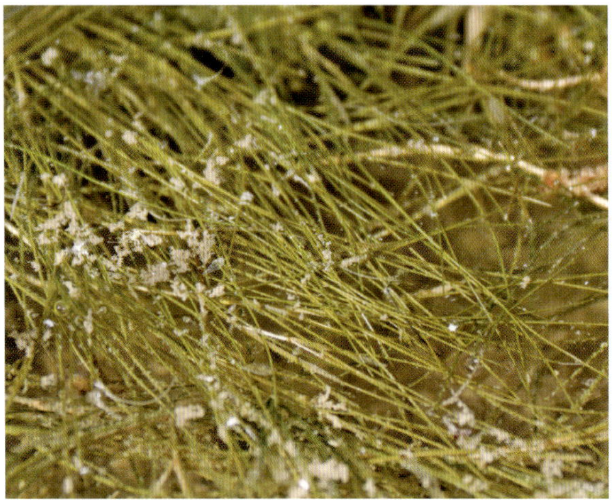
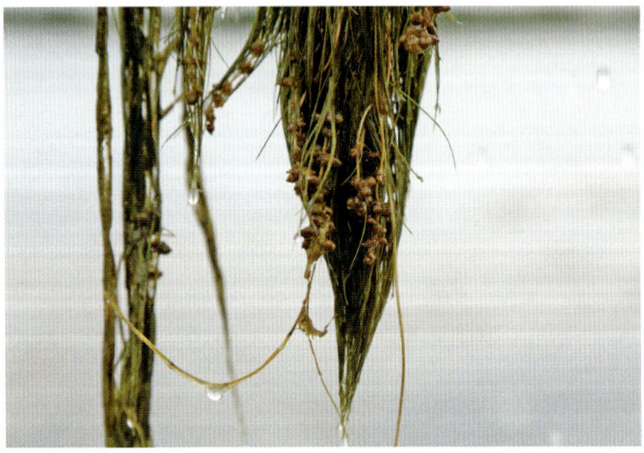
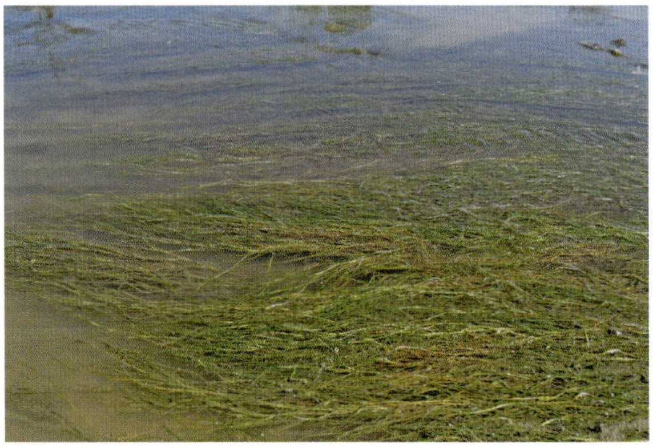

【生 活 型】多年生沉水草本。

【花 果 期】花、果期 7~9 月。

【生　　境】生于浅水、池沼中。

【功能主治】全草（篦齿眼子菜）：清热解毒。用于肺炎，疮疖等。

【民族应用】

■ 蒙古族

全草（奥孙 – 胡日西）：清肺，愈伤。用于肺热咳嗽，疮疡，烧伤。

水麦冬属 *Triglochin* L.

叶基生，条形或锥状系形。总状花序通常较叶长。花两性，辐射对称；花梗短；花被片 6，2 轮排列，绿色；雄蕊 6，常发育不全，2 轮排列，与花被片对生，无花丝或很短；心皮 6，有时 3 枚不发育，合生于中轴，果熟后分离；子房 3 或 6 室，每室具胚珠 1。分果椭圆形、卵形或条形。

鄂伦春有 2 种。

分种检索表

1a. 总状花序较紧密；果实椭圆形或卵形，成熟后呈 6 瓣裂开……………………海韭菜 ***T. maritima***

1b. 总状花序较疏松；果实棒状条形，成熟后右下方呈 3 瓣裂开……………… 水麦冬 ***T. palustris***

· 海韭菜

【别名】那冷门、圆果水麦冬

Triglochin maritima Linnaeus

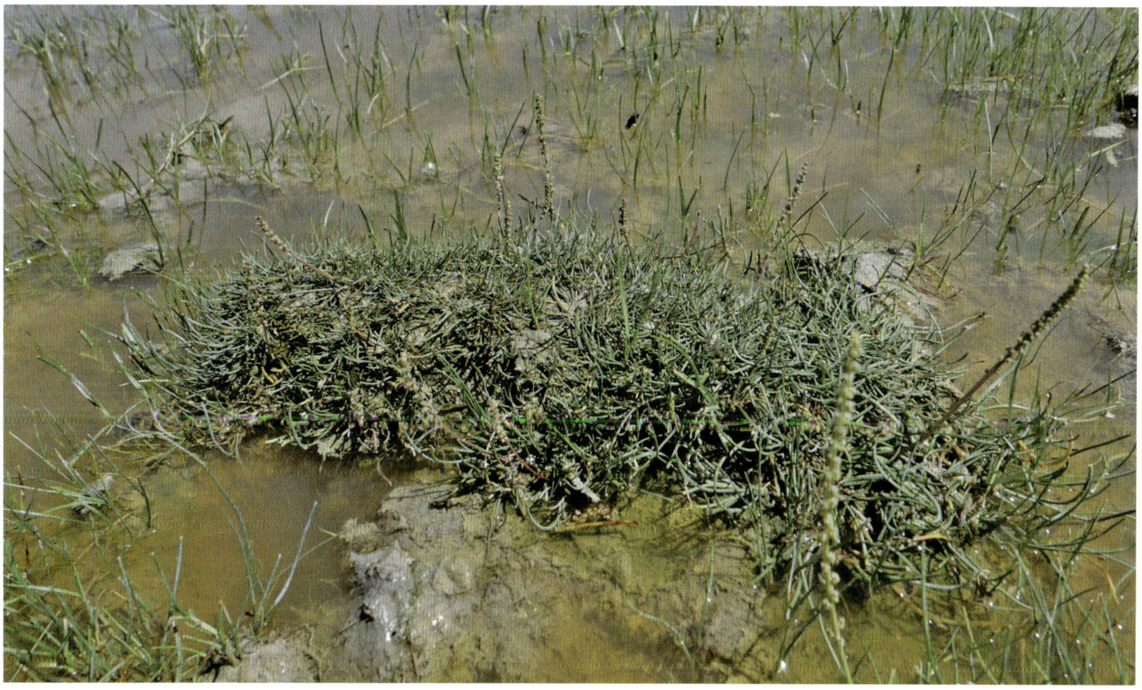

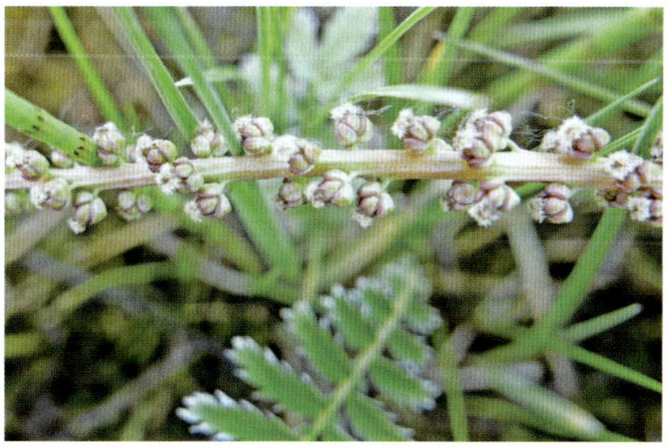

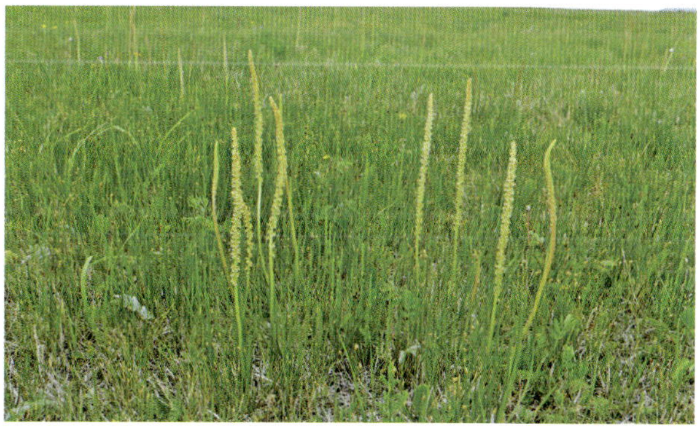

【生 活 型】多年生耐盐湿生草本。

【花 果 期】花期 6 月，果期 7~8 月。

【生　　境】生于河湖边盐渍化草甸。

【功能主治】全草或果实(海韭菜)：清热养阴，生津止渴。用于阴虚潮热，胃热烦渴，口干舌燥等。

【民族应用】

蒙古族

全草或果实（马日查－西乐－额布苏）：止泻，健胃。用于久泻腹痛，嗳气。

·水麦冬

【别名】小麦冬

Triglochin palustris Linnaeus

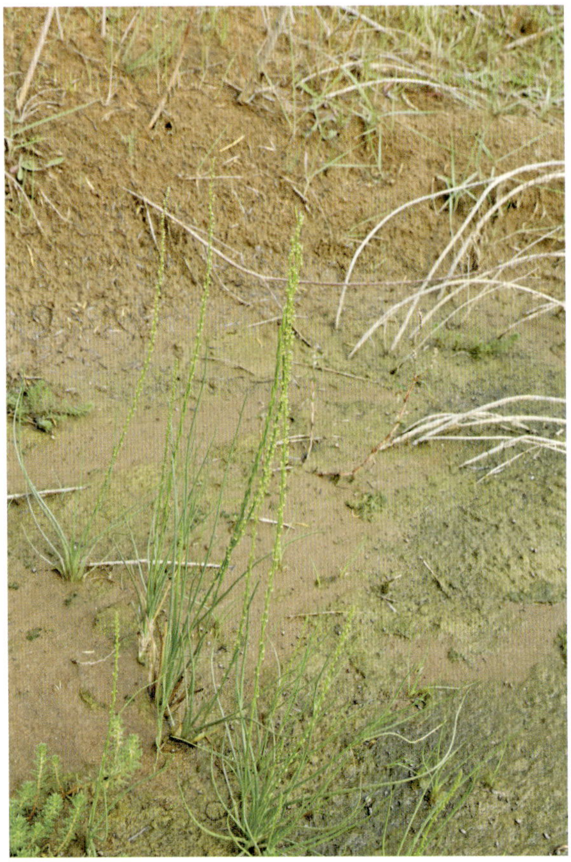

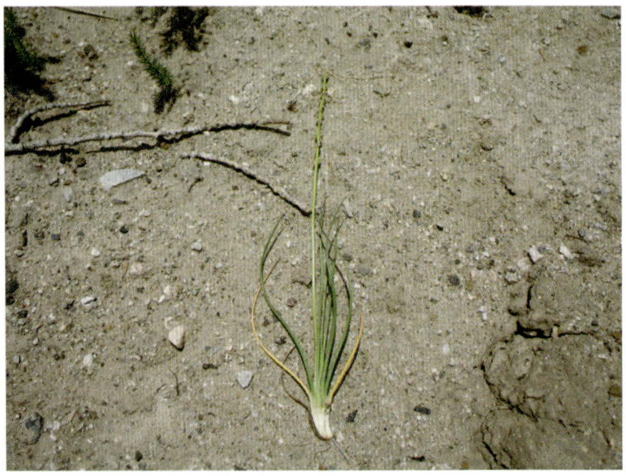

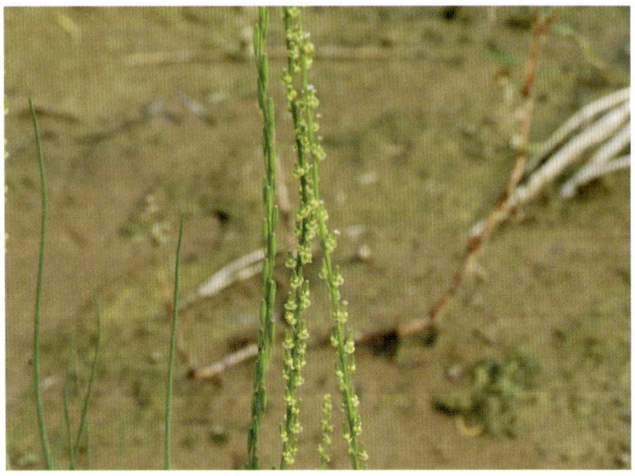

【生 活 型】多年生耐盐湿生草本。

【花 果 期】花期 6 月，果期 7~8 月。

【生　　境】生于河湖边盐渍化草甸、林缘草甸。

【功能主治】块根（水麦冬）：清热利湿，消肿止泻。用于腹泻，眼疾等。

【民族应用】

蒙古族

果实（希勒－额布斯）：止泻，健胃。用于久泻腹痛，嗳气。

泽泻属 *Alisma* L.

多年生草本，沼生或水生。具须根，根茎缩短成块状。叶基生，全缘，具长柄。轮状复伞形花序；花两性；萼片 3，宿存；花瓣 3，质薄，脱落；雄蕊 6；心皮多数，环状排列于花托上；花柱侧生于腹缝线的上部；胚珠 1，直立，基底着生。瘦果两侧压扁，彼此紧密靠合，聚成头状。

鄂伦春有 3 种。

分种检索表

1a. 叶通常椭圆形或卵形，基部心形、浅心形、圆形或截形。

2a. 花瓣边缘有小齿，心皮有规则的排列，花柱长 0.7~1.5mm... 泽泻 ***A. plantago-aquatica***

2b. 花瓣边缘波状，心皮不规则的排列，花柱长约 0.5mm................. 东方泽泻 ***A. orientale***

1b. 叶披针形至宽披针形，基部楔形 .... 草泽泻 ***A. gramineum***

·泽　泻

【别名】水泽、水车前

Alisma plantago-aquatica L.

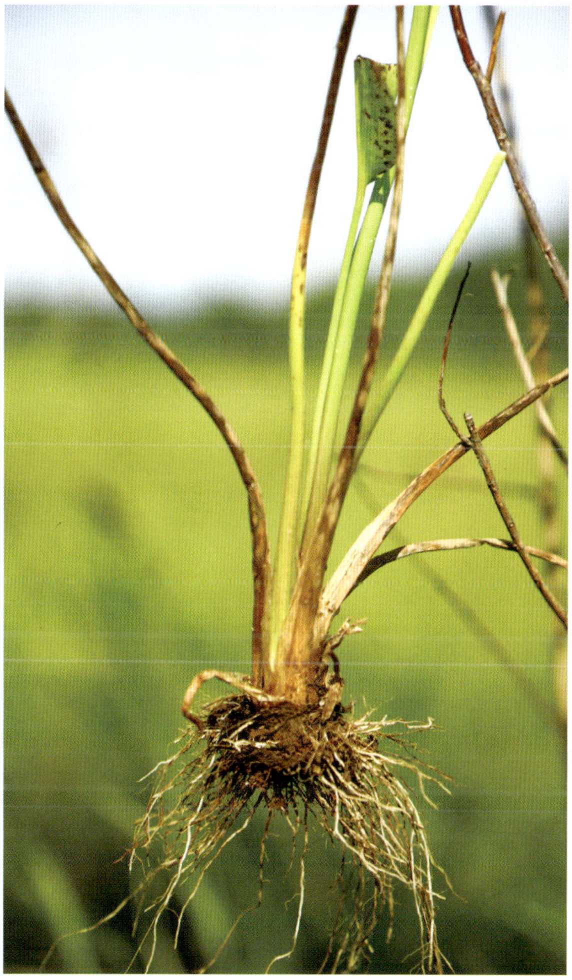

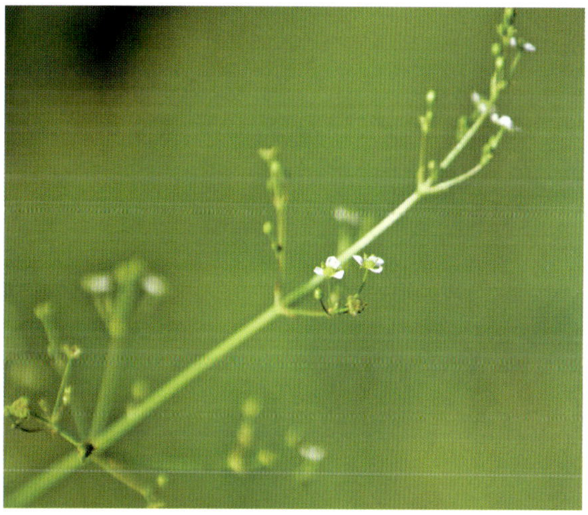

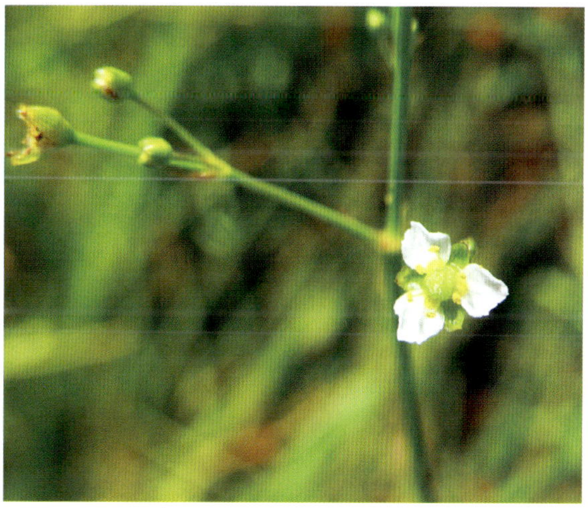

【生 活 型】多年生水生草本。

【花 果 期】花期 5~8 月，果期 7~9 月。

【生　　境】生于森林带的沼泽。

【功能主治】

（1）块茎（泽泻）：利水渗湿，泻热，化浊降脂。用于小便不利，水肿胀满，泄泻尿少，痰饮眩晕，热淋涩痛，高脂血症。

（2）叶（泽泻叶）：益肾，止咳，通脉，下乳。用于虚劳，咳喘，乳汁不下，疮肿等。

· 东方泽泻

【别名】泽泻

Alisma orientale (Samuel.) Juz.

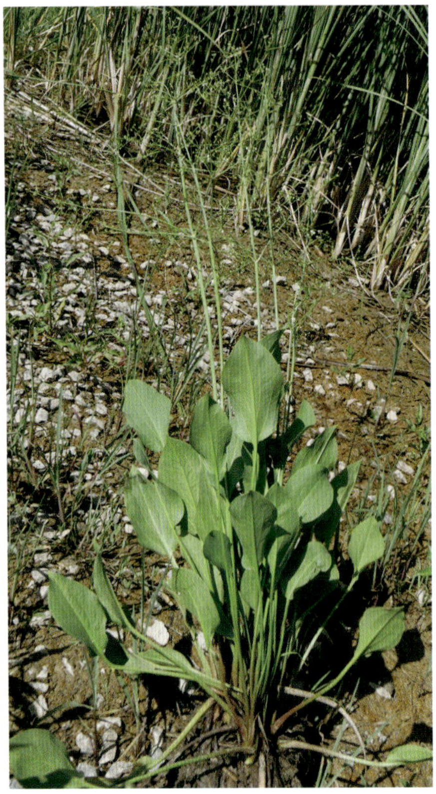

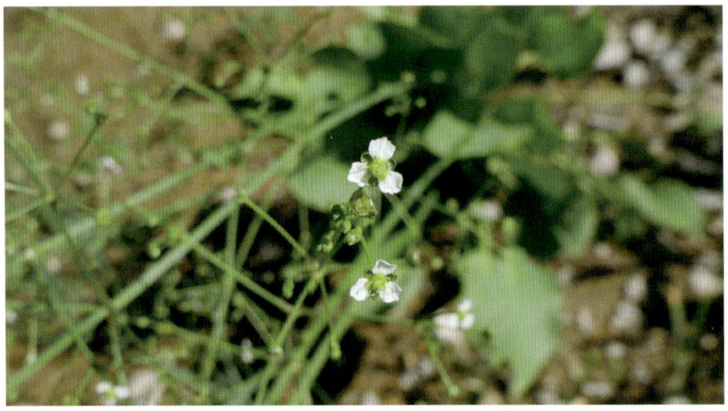

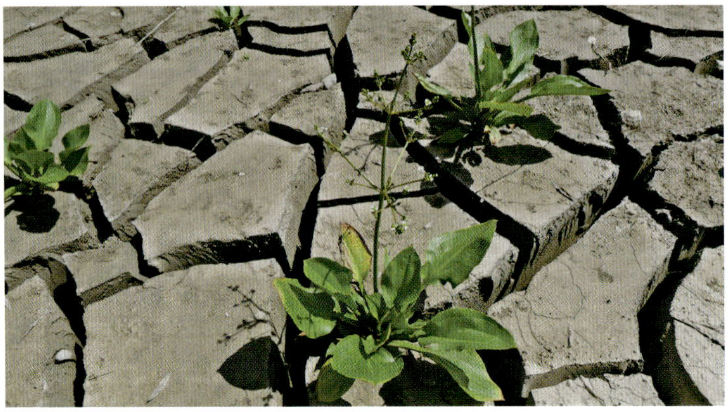

【生 活 型】多年生水生草本。

【花 果 期】花期 6~7 月，果期 8~9 月。

【生　　境】生于沼泽。

【功能主治】块茎（泽泻）：利水渗湿，泻热，化浊降脂。用于小便不利，水肿胀满，泄泻尿少，痰饮眩晕，热淋涩痛，高脂血症。

【民族应用】

哈萨克族

块茎：用于肾盂肾炎，肾炎水肿，肠炎腹泻，小便不利。

· 草泽泻

【别名】水车轮菜

Alisma gramineum Lejeune

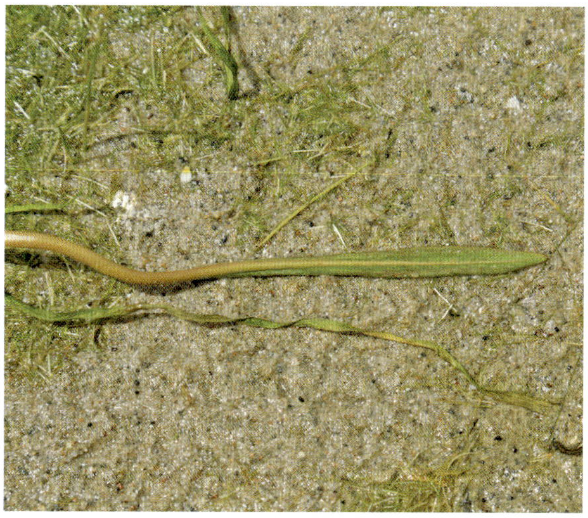

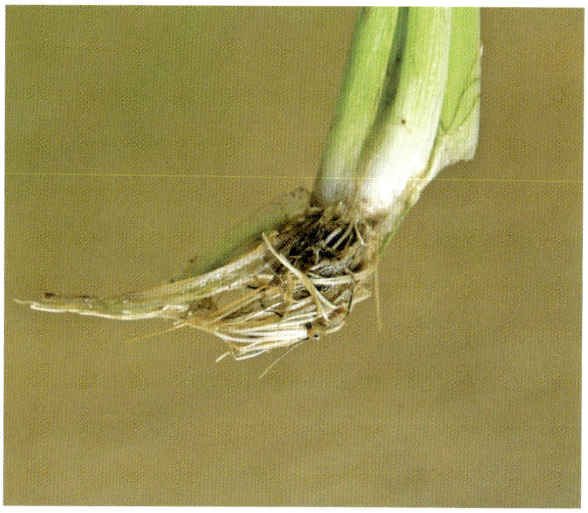

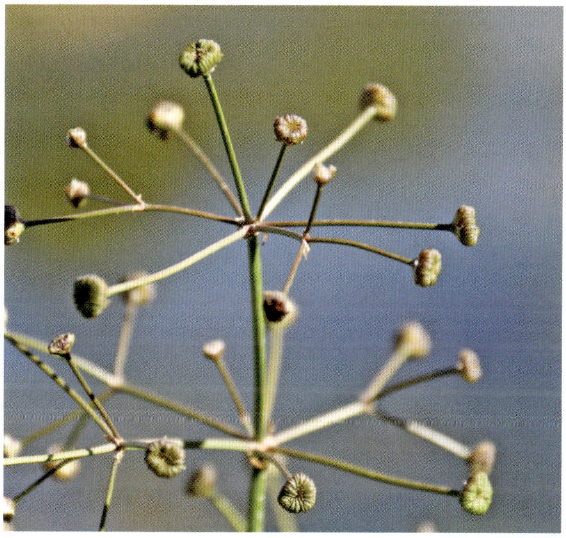

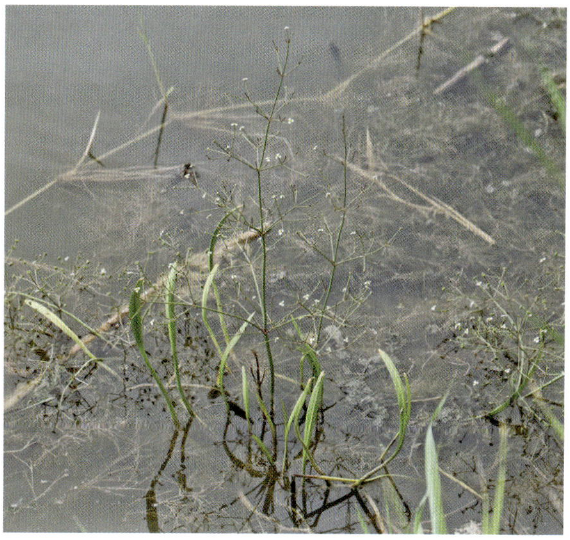

【生 活 型】多年生水生草本。

【花 果 期】花期 6 月，果期 8 月。

【生　　境】生于草原区和荒漠区的沼泽。

【功能主治】块茎（草泽泻）：利水渗湿，泄热通淋。用于小便淋沥涩痛，水肿，泄泻等。

慈姑属　*Sagittaria* L.

一年生或多年生草本，水生或沼生。根茎块状或球状，须根多数，绳状。叶常分沉水及浮水两型：沉水叶常为带状，无柄；浮水叶多箭形，具长柄。花单性，稀两性，雌雄同株，稀异株，常3枚轮生；萼片3，果期宿存；花瓣3，白色，质薄，果期脱落；雄花常位于上方，具长柄，雄蕊多数；雌花位于两侧，心皮多数，生于球形的花托上，子房扁平，花柱顶生或侧生，胚珠1。果实两侧压扁，具翅。

鄂伦春有2种。

分种检索表

1a. 浮水叶的侧裂片长于中裂片，一般无沉水叶 .... **野慈姑 *S. trifolia***

1b. 浮水叶的侧裂片短于中裂片，一般具沉水叶 .... **浮叶慈姑 *S. natans***

• 野慈姑

【别名】剪刀草、水慈姑、燕尾草

Sagittaria trifolia L.

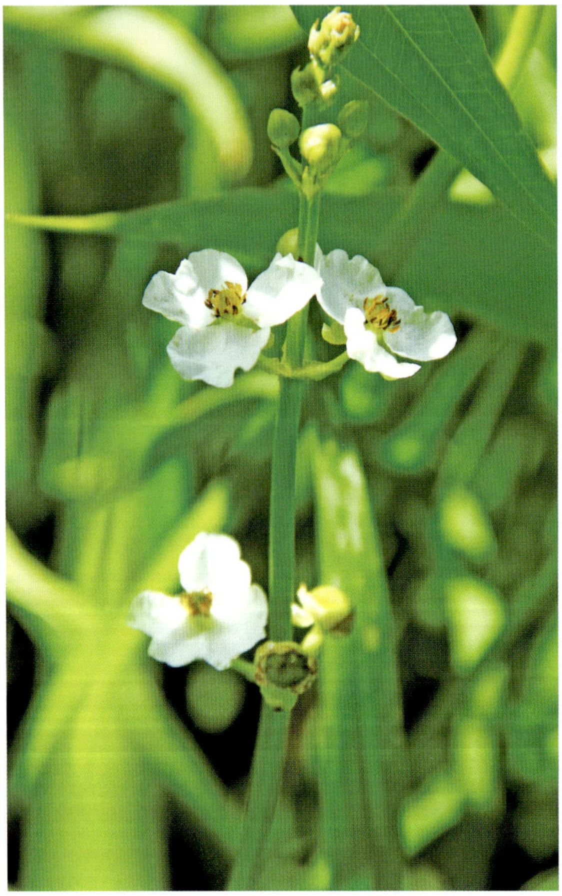

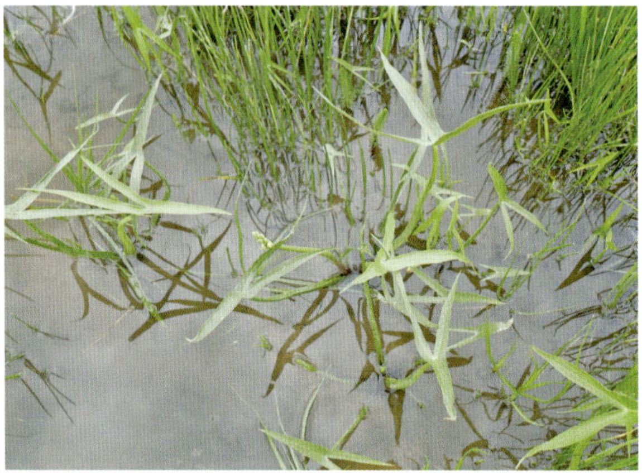

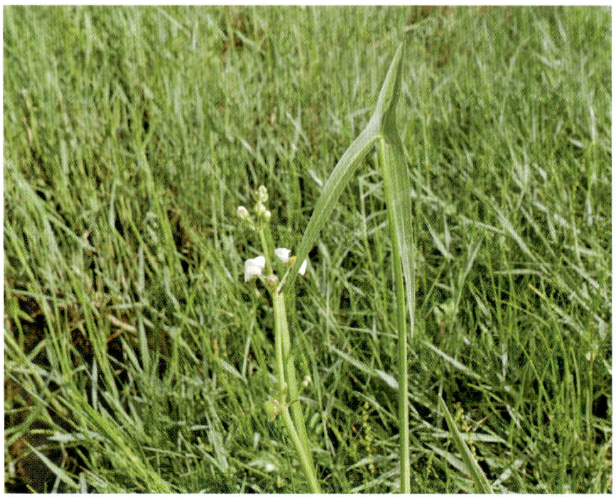

【生 活 型】多年生水生草本。

【花 果 期】花期7月，果期8~9月。

【生　　境】生于浅水及水边沼泽。

【功能主治】全草或块茎（野慈姑）：解毒消肿，散结，止血。用于毒蛇咬伤，痈疖肿毒，血管瘤，淋巴结结核，跌打损伤，外伤出血等。

• 浮叶慈姑

【别名】小慈姑

Sagittaria natans Pall.

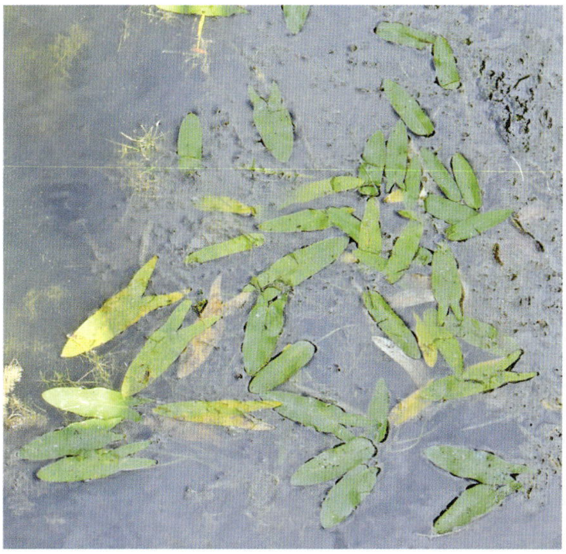
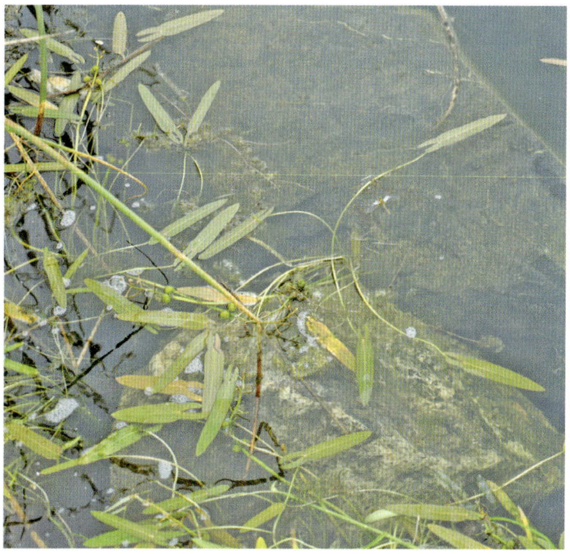
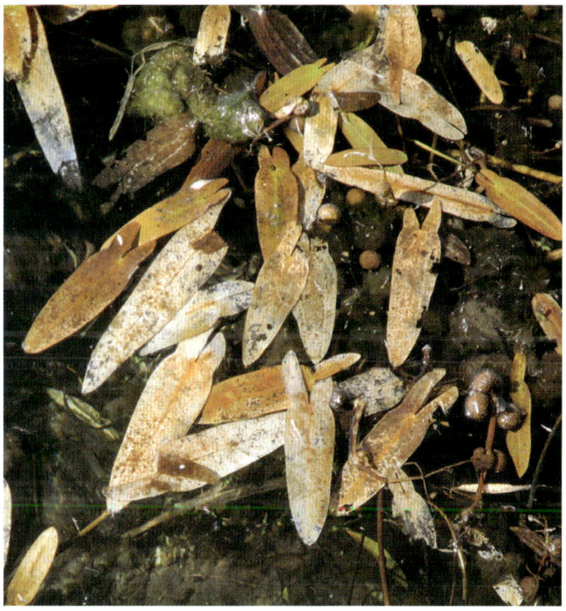
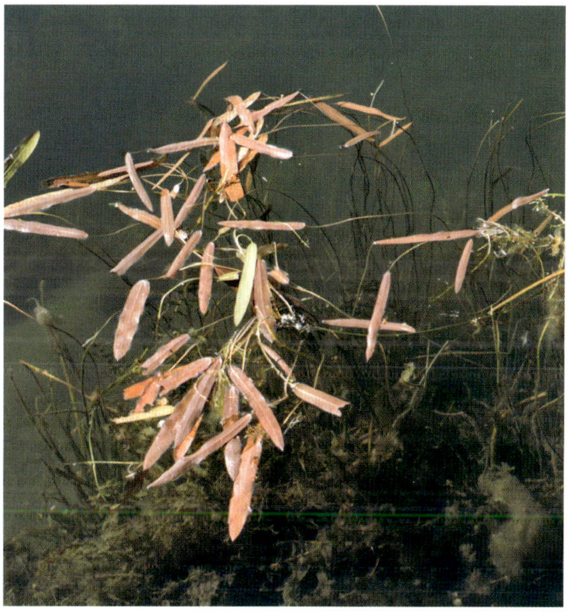

【生 活 型】多年生水生草本。

【花 果 期】花期 7~8 月。

【生　　境】生于森林区的浅水中。

【功能主治】

（1）全草（慈姑）：清热解毒，凉血消肿。用于黄疸，瘰疬，蛇咬伤等。

（2）块茎（慈姑）：用于狂犬咬伤；外用于疮疡肿痛。

【民族应用】

▪ 哈萨克族

球茎：用于肺胃瘀血，异常子宫出血，胎衣不下，淋病，肺结核，咳嗽痰血，胸腔脓血。

花蔺属 *Butomus* L.

多年生草本。根茎发达。叶条形或三棱形。伞形花序；花两性；花被片 6，分 2 轮排列，不脱落；雄蕊 9，花丝扁平；心皮 6，轮状排列于平展的花托上。蓇葖果含多数种子。种子细小具沟纹。

鄂伦春有 1 种。

·花　蔺

【别名】花蔺草、猪尾巴菜

Butomus umbellatus L.

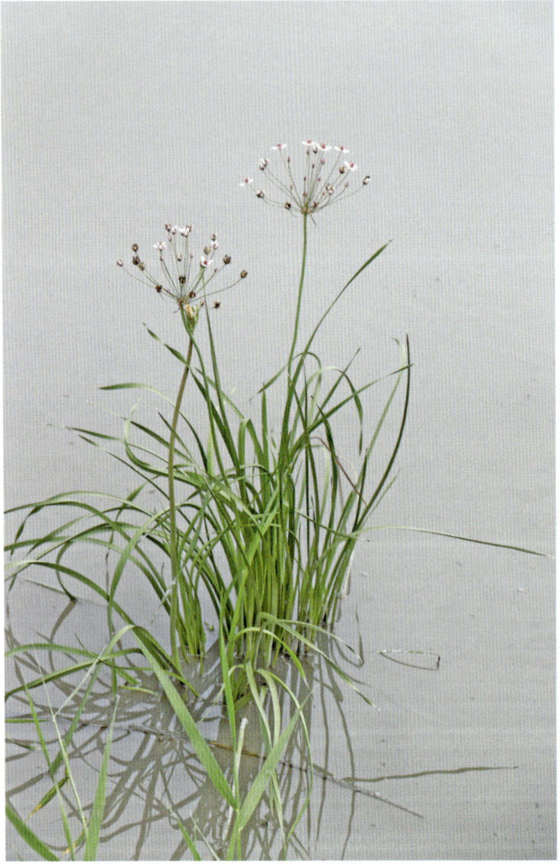

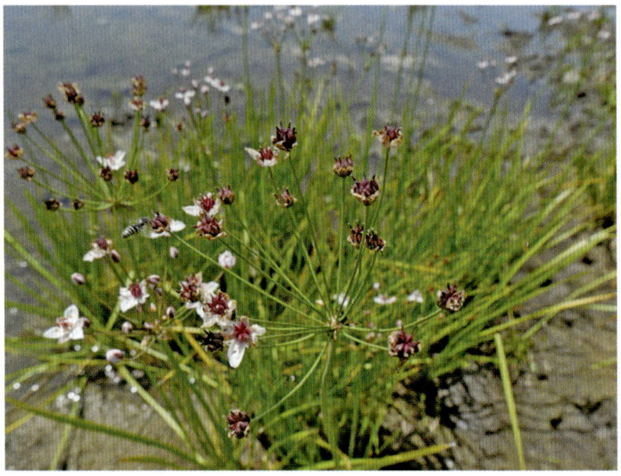

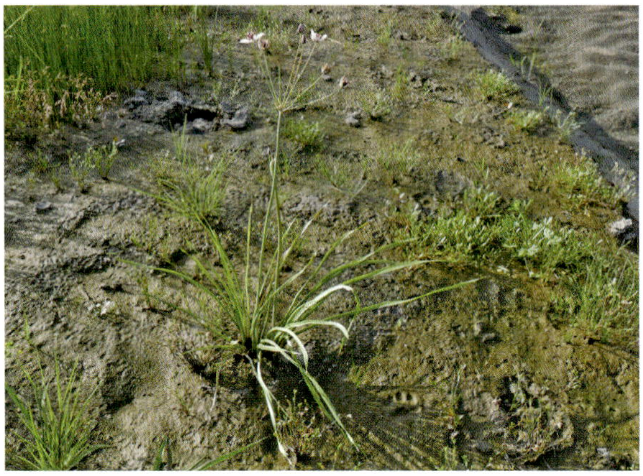

【生 活 型】多年生水生草本。

【花 果 期】花期 7 月，果期 8 月。

【生　　境】生于草原区的水边沼泽。

【功能主治】茎叶（花蔺）：清热解毒，止咳平喘。

*附　注｜该种为鄂伦春“四普”新分布。

芦苇属 *Phragmites* Adans.

多年生禾草。具粗壮的匍匐根茎。叶片扁平。顶生圆锥花序。小穗两侧压扁，含数朵小花；小穗轴节间短而无毛，脱节于第一外稃和第二小花之间。颖不等长，第一颖较小，3~5 脉。第一外稃远大于颖，内含雄蕊或为中性，狭长披针形，顶端渐窄狭如芒，具 3 脉，无毛，基盘细长且有丝状毛；内稃甚小于外稃；雄蕊 3；花柱顶生，分离。

鄂伦春有 1 种。

·芦　苇

【别名】芦草、苇子、热河芦苇

Phragmites australis (Cav.) Trin. ex Steud.

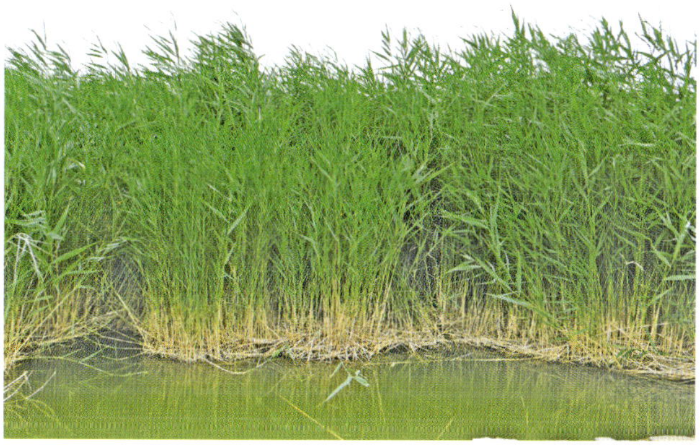

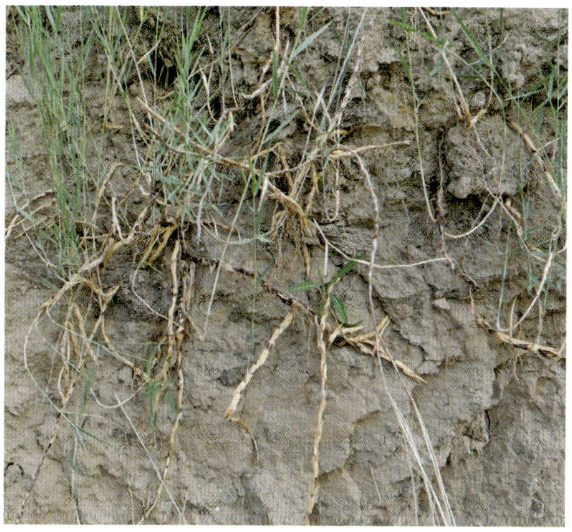

【生 活 型】多年生广幅湿生禾草。

【花 果 期】花、果期 7~9 月。

【生　　境】生于池塘、河边、湖泊水中，常形成大片芦苇荡，在盐碱地、干旱沙丘及多石的坡地上也能生长。

【功能主治】

（1）根茎（芦根）：清热泻火，生津，止呕，除烦，利尿。用于热病烦渴，胃热呕吐，肺热咳嗽，小儿麻疹，肺痈吐脓，热淋涩痛。

（2）嫩茎（芦茎）：清肺热，排脓。用于肺痈烦热，吐脓血。

（3）叶（芦叶）：和胃止呕，清热解毒，止血。用于霍乱吐泻，肺痈，吐血，衄血，痈疽。

【民族应用】

■ 蒙古族

根茎（胡芦森－温都苏）：利尿，清热。用于伤热，陈热，水肿，小便短赤。

■ 鄂温克族

芦苇空腔内的薄膜：用于外伤。

臭草属　*Melica* L.

多年生禾草。叶鞘闭合。顶生圆锥花序紧密或开展。小穗含 2 至数朵小花，上部 2~3 小花退化，仅具外稃，常互抱成小球，脱节于颖之上，并在各花之间断落；小穗柄细长，弯曲，常自弯转处折断而使小穗整个脱落。颖具膜质边缘，等长或第一颖稍短，具 3~5（~7）脉，或第一颖只具 1 脉，等长或稍短于第一小花；外稃背部圆形，具 7 脉或更多，无芒，或由先端 2 裂齿间伸出 1 芒。颖果具细长腹沟。

鄂伦春有 1 种。

· 大臭草

Melica turczaninowiana Ohwi

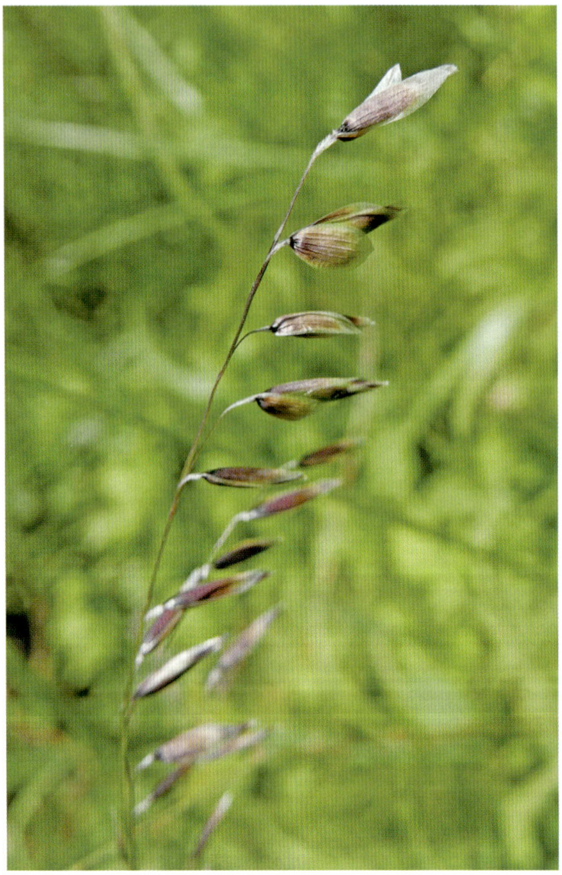

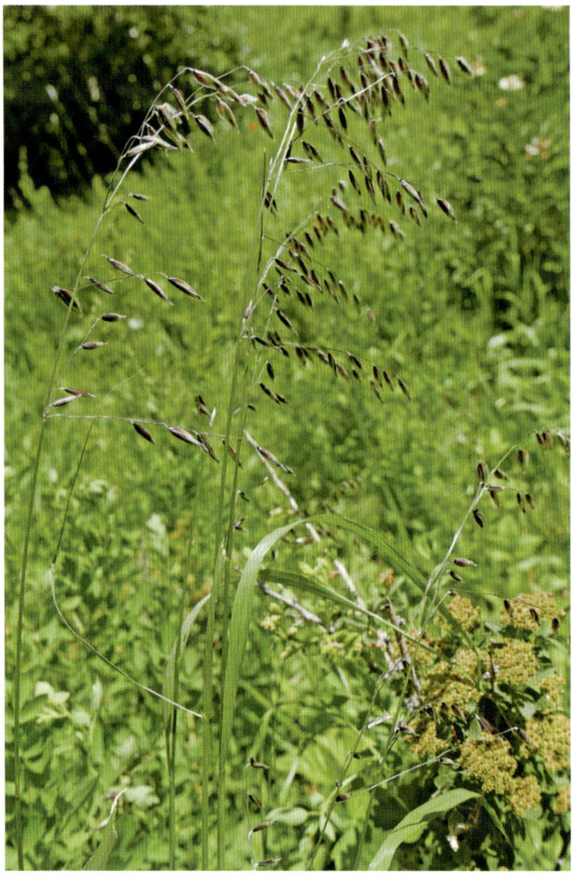

【生 活 型】多年生中生禾草。

【花 果 期】花、果期 6~8 月。

【生　　境】生于森林带和草原带的山地林缘、针叶林及白桦林下、山地灌丛、草甸。

【功能主治】全草（金丝草）：利水通淋，清热。用于淋病，肾炎，黄疸性肝炎，消渴。

*附　注 | 该种为鄂伦春“四普”新分布。

早熟禾属　*Poa* L.

多年生禾草或少数为一年生。叶片扁平或对折，末端呈舟形尖头。圆锥花序开展或紧缩。小穗卵状披针形，含 2 至多数小花；小穗轴脱节于颖之上及各小花之间，顶生小花退化或不发育。颖略不相等，具脊，第一颖通常具 1 脉，第二颖具 3 脉。外稃纸质或较厚，先端锐尖或稍钝且通常为薄膜质，具脊，无芒，具 5 脉，脊与边脉通常具柔毛或罕无毛，基盘具绵毛或无毛；内稃等长于或稍短于外稃，具 2 脊，脊上具纤毛或微粗糙。颖果纺锤形或条形。

鄂伦春有 1 种。

· 草地早熟禾

【别名】六月禾、肯塔基

Poa pratensis L.

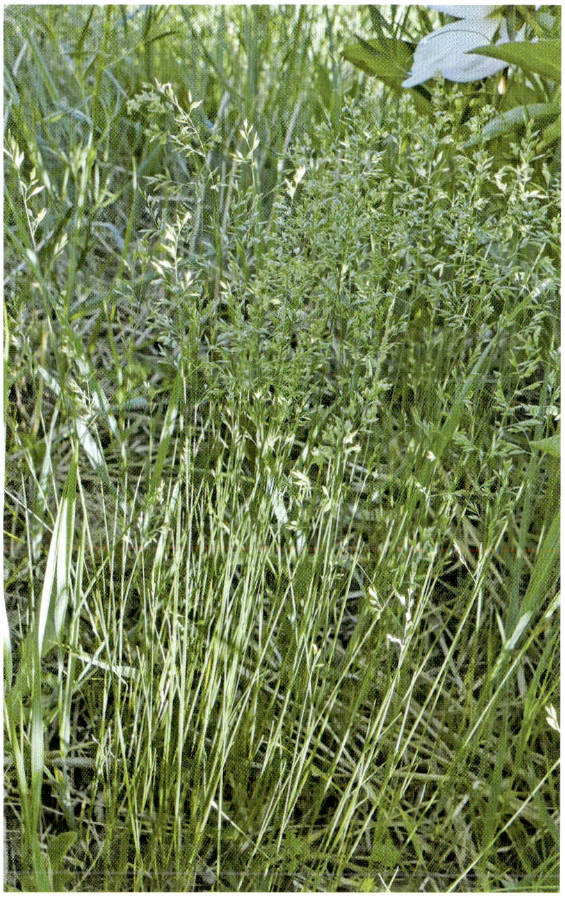

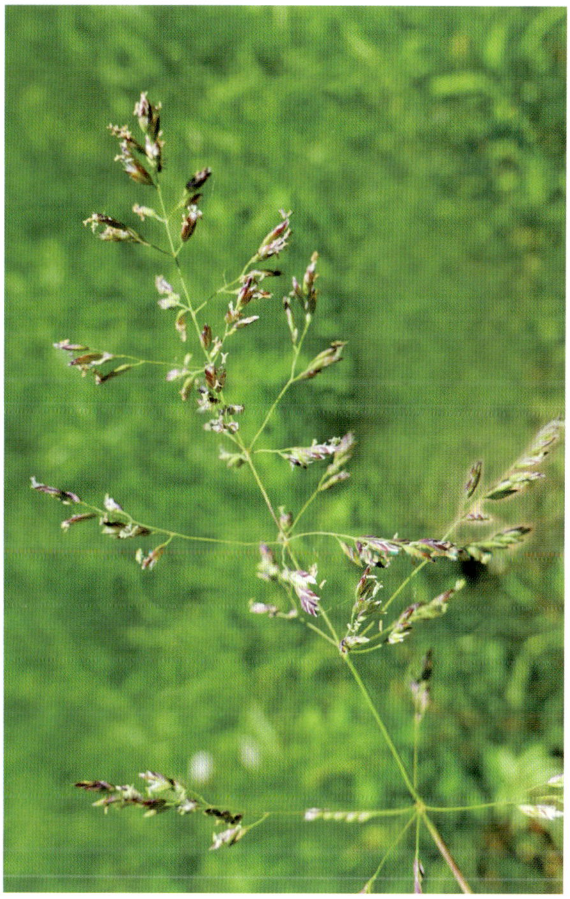

【生 活 型】多年生中生禾草。

【花 果 期】花期 6~7 月，果期 7~8 月。

【生　　境】生于森林带和草原带的草甸、草甸化草原、山地林缘及林下。

【功能主治】根茎（草地早熟禾）：清热利尿，生津止渴。用于伤暑发热，口渴，尿赤，消渴。

雀麦属 *Bromus* L.

一年生或多年生禾草。叶鞘闭合，叶片扁平。圆锥花序开展或紧缩。小穗大型，两侧压扁，含多数小花，小穗轴脱节于颖之上及诸小花之间。颖不等长或近等长，先端急尖或渐尖乃至成芒状尖头，第一颖具 1~3 脉，第二颖具 3~7 脉。外稃背部圆形或具脊，常 5~9 脉，先端全缘或具 2 齿，具芒或稀无芒，芒顶生或由齿间生出，稀由先端稍下处伸出；内稃狭窄，膜质，先端微缺，脊具纤毛；雄蕊 3；子房顶端有糙毛，花柱生于子房的前下方。颖果条状矩圆形，腹面具槽沟，成熟后紧贴于内稃，顶端具毛。

鄂伦春有 1 种。

· 无芒雀麦

【别名】禾萱草、无芒草

Bromus inermis Layss.

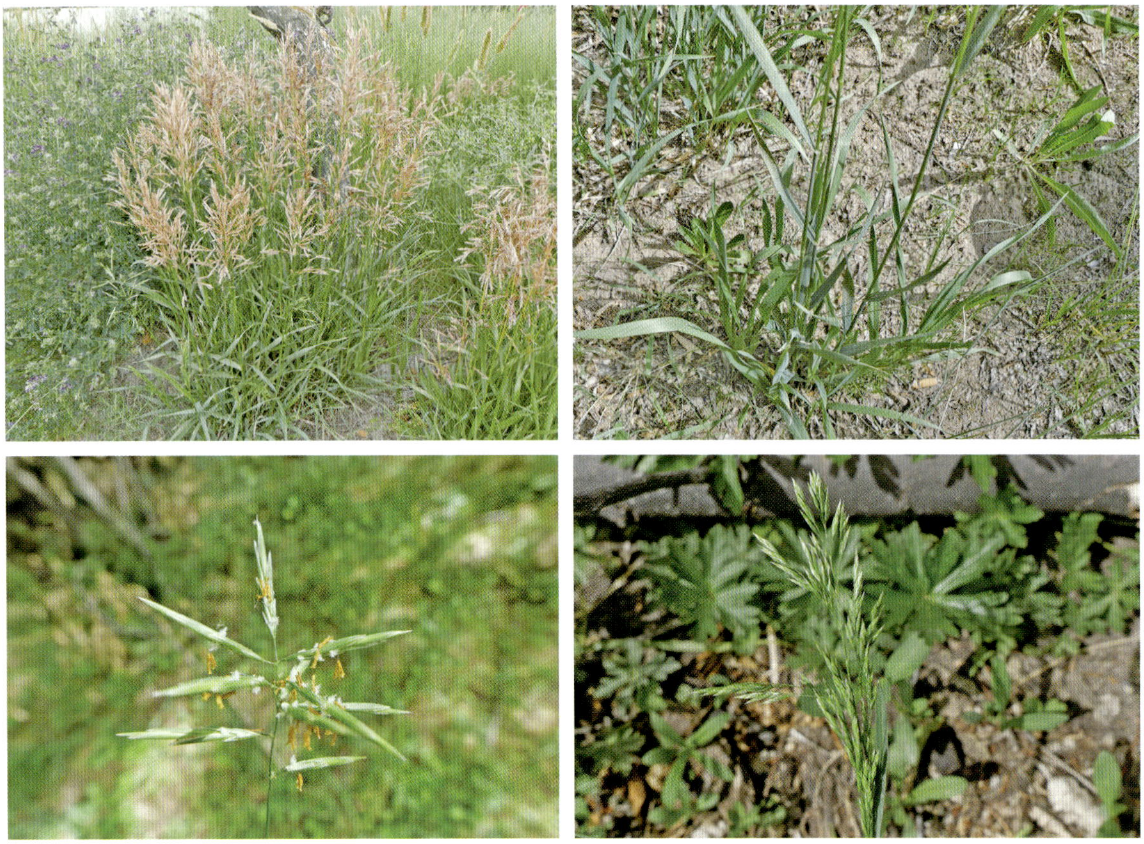

【生 活 型】多年生中生禾草。

【花 果 期】花期 7~8 月，果期 8~9 月。

【生　　境】常生于草甸、林缘、山间谷地、河边、路旁、沙丘间草地，是草甸草原和典型草原地带常见的优良牧草，在草甸上可成为优势种。

【功能主治】全草（雀麦）：止汗，催产。用于汗出不止，难产等。

鹅观草属 *Roegneria* K. Koch

多年生或越年生禾草。通常丛生而无根茎，稀可具短根茎，叶片扁平或内卷，平滑，粗糙或有时具柔毛。穗状花序顶生，直立或弯曲。穗轴节间延长，并不逐节断落，每节具 1 小穗，顶生小发育正常；小穗含 2~10 小花，脱节于颖之上，且其小穗轴于诸小花之间折断。颖与外稃背部扁平或呈圆形而无脊，先端有芒或无芒。

鄂伦春有 1 种。

• 鹅观草

【别名】弯穗鹅观草、柯孟披碱草

Roegneria kamoji (Ohwi) Keng et S. L. Chen

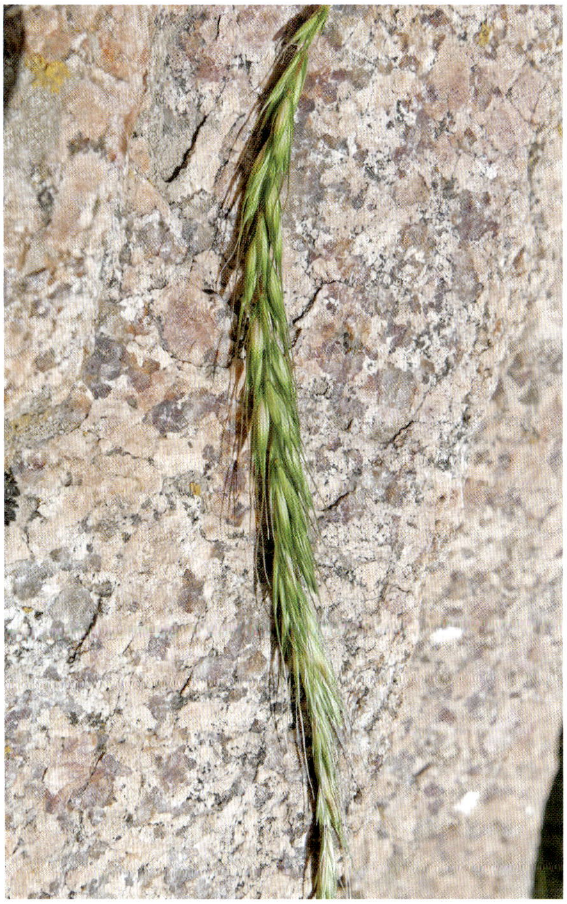

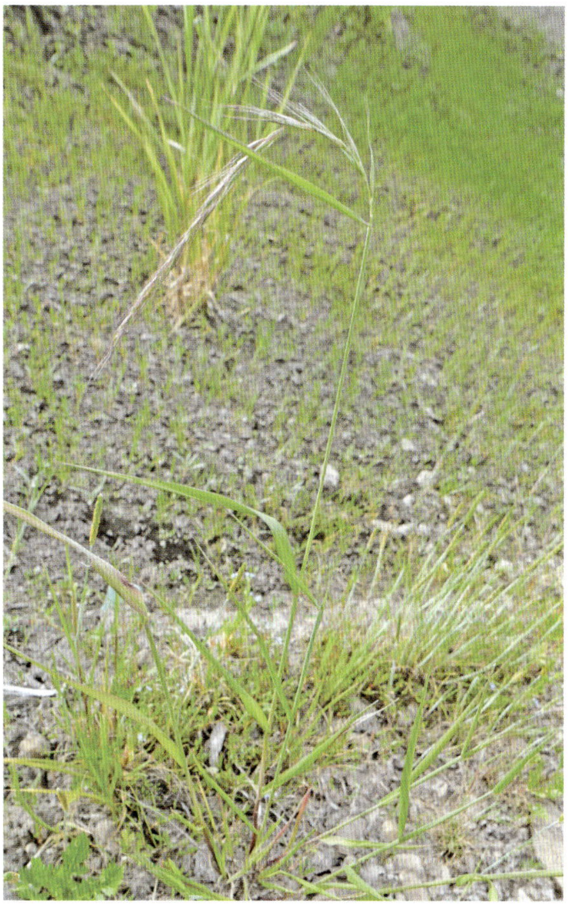

【生 活 型】多年生丛生中生禾草。

【花 果 期】花、果期 5~8 月。

【生　　境】生于森林带和森林草原带的山坡、山沟林缘湿润草甸。

【功能主治】全草（鹅观草）：清热凉血，止痛。用于肺热咳嗽，痰中带血，劳伤疼痛。

*附　注 | 该种为鄂伦春“四普”新分布。

冰草属 *Agropyron* Gaertn.

多年生禾草。具根茎或否。叶片扁平或内卷。穗状花序顶生，硬直，穗轴每节具 1 小穗；小穗互相密接呈覆瓦状，含 3~11（12）小花；颖具脉 5~7 条，稀 1~3 条，两侧具宽膜质边缘，背部主脉形成明显的脊，先端具芒尖或短芒。外稃具脉 5 条，中脉也形成 1 脊，尤以上部更为明显，先端常具芒尖或短芒；内稃与外稃近等长或较之稍长，先端常 2 裂。颖果与稃片黏合而不易脱落。

鄂伦春有 3 种。

分种检索表

1a. 小穗排列紧密，穗轴节间一般长不超过 2mm；颖通常长不超过第一外稃的一半，先端有显著短芒，其长为 2~4mm，与颖体近等长或较长或至少长为颖体的 2/3~3/4。

2a. 花序粗壮，宽扁，矩圆形或卵状披针形；小穗整齐排列成篦齿状的 2 行，或近于篦齿状而为覆瓦状 ……………………………………………………………………………………**冰草 *A. cristatum***

2b. 花序狭窄而长，条形或矩圆状条形；小穗向上斜升，虽排列整齐但不呈篦齿状 ……… …………………………………………………………………………………………**沙生冰草 *A. desertorum***

1b. 小穗排列疏松，穗轴节间长 3~5（~10）mm；颖通常长于第一外稃之半，先端无芒或具长为 1~2mm 的芒状尖头，明显短于颖体的长度（长不超过颖体的 1/2）……………………… ……………………………………………………………………………………………**沙芦草 *A. mongolicum***

·冰　草

【别名】野麦子、扁穗冰草、羽状小麦草

Agropyron cristatum (L.) Gaertn.

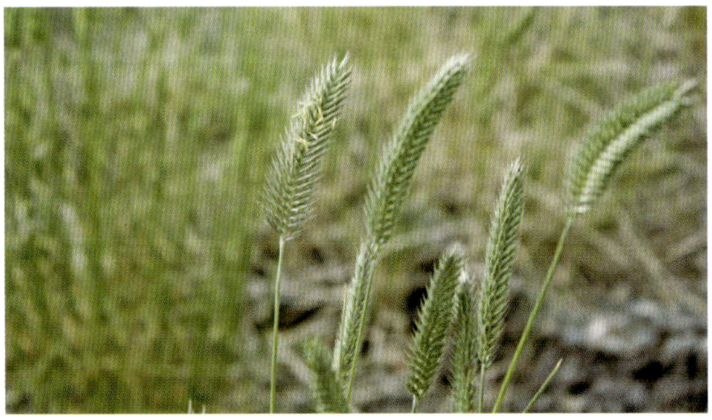

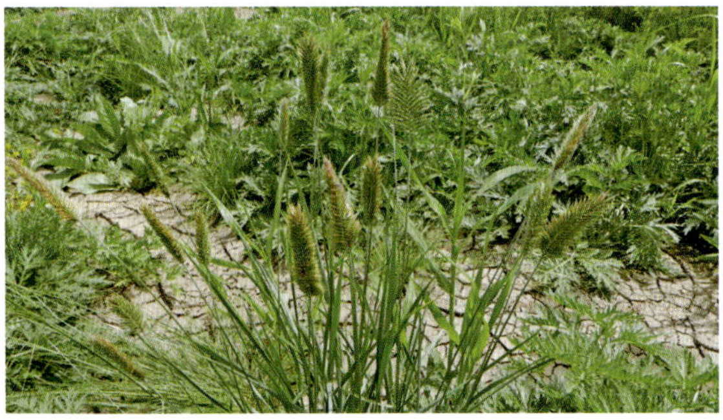

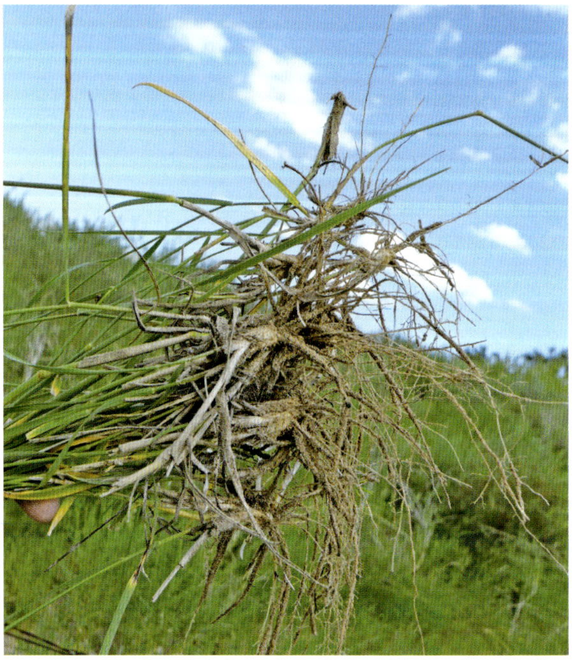

【生 活 型】多年生旱生禾草。

【花 果 期】花、果期 7~9 月。

【生　　境】生于草原带的干燥草原、山坡、丘陵、沙地，在草原群落中可成为优势种或聚集成冰草斑块。

【功能主治】根（冰草）：清热利湿，平喘，止血。用于淋病，赤白带下，哮喘，咳痰带血，鼻衄，尿血，肾盂肾炎，子宫出血，月经不调，咯血，吐血，外伤出血等。

【民族应用】

▪ 蒙古族

根（油日呼格）：利尿，止血。用于水肿，尿血，异常子宫出血，月经不调，咯血，吐血，外伤出血。

· 沙生冰草

【别名】荒漠冰草

Agropyron desertorum (Fisch. ex Link) Schult.

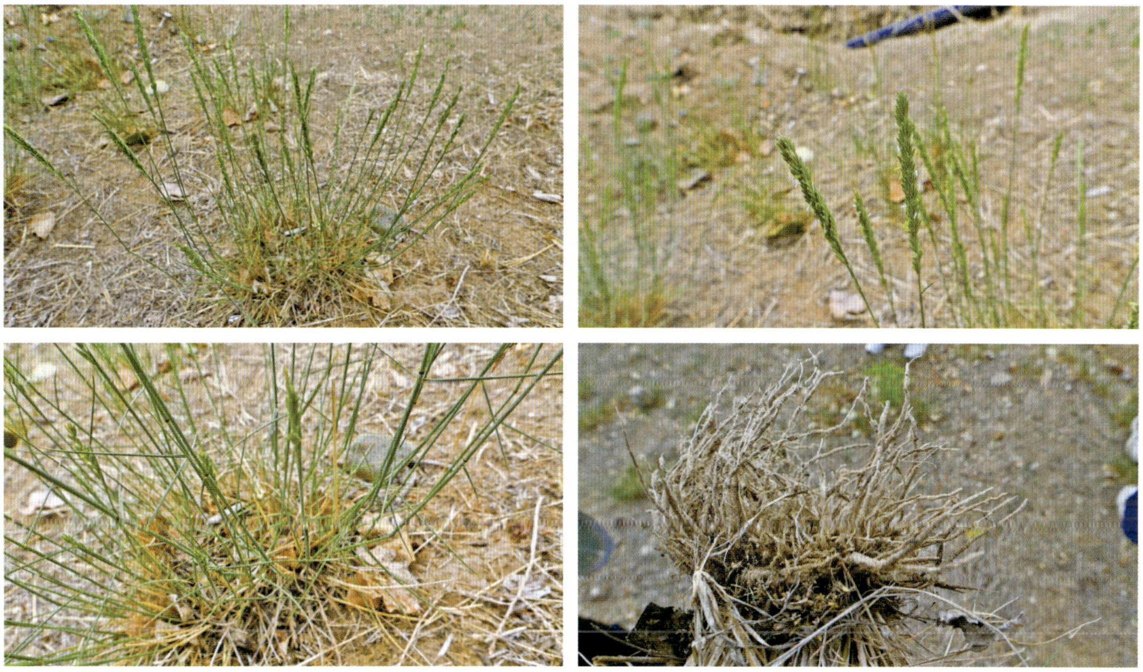

【生 活 型】多年生旱生禾草。

【花 果 期】花、果期 7~9 月。

【生　　境】生于干燥草原、沙地、山坡、丘陵。

【功能主治】根（沙生冰草）：清热利湿，平喘，止血。用于淋病，赤白带下，哮喘，咳痰带血，鼻衄，尿血，肾盂肾炎，异常子宫出血，月经不调，咯血，吐血，外伤出血等。

【民族应用】

▪ 蒙古族

根（额乐森－油日呼格）：止血，利尿。用于尿血，肾盂肾炎，异常子宫出血，月经不调，咯血，吐血，外伤出血。

· 沙芦草

Agropyron mongolicum Keng

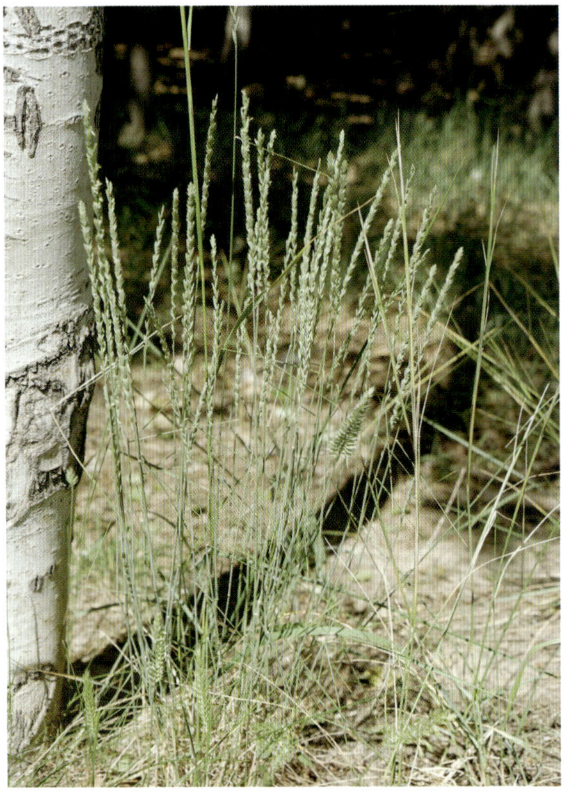

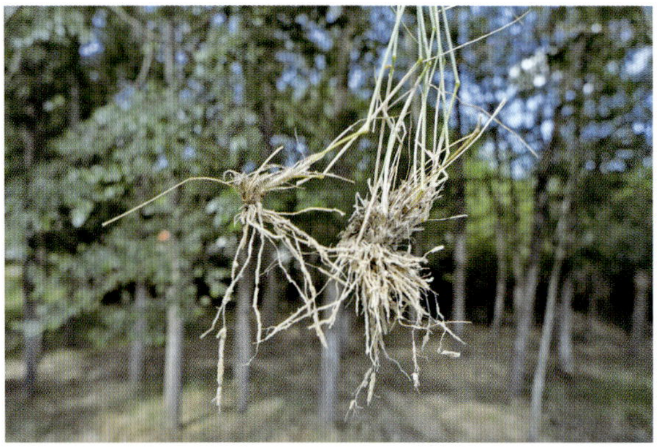

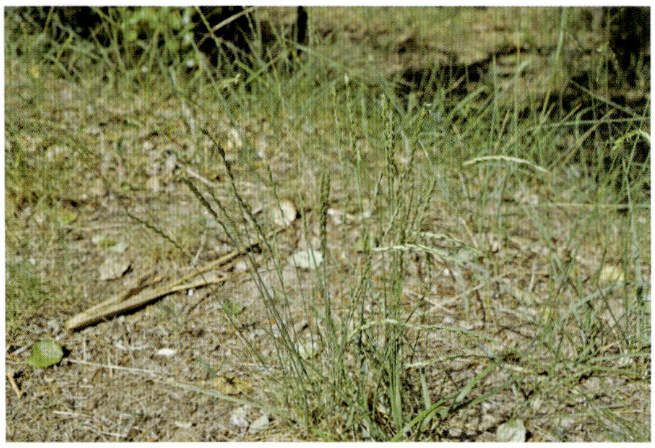

【生 活 型】多年生旱生禾草。

【花 果 期】花、果期 7~9 月。

【生　　境】生于草原带的干燥草原、沙地、石砾质地。

【功能主治】根（沙芦草）：清热利湿，平喘，止血。用于淋病，赤白带下，哮喘，咳痰带血，鼻衄，尿血，肾盂肾炎，异常子宫出血，月经不调，咯血，吐血，外伤出血等。

【民族应用】

■ 蒙古族

根（蒙古勒－油日呼格）：利尿、止血。用于水肿，尿血，异常子宫出血，月经不调，咯血，吐血，外伤出血。

赖草属　*Leymus* Hochst.

多年生禾草。具下伸或横走的根茎。秆基部残留叶鞘常呈纤维状。叶片质较坚硬而旋卷。穗状花序顶生；小穗 2 至数枚生于穗轴之每节（有时亦单生），含 2~12 小花。颖窄而硬，细长呈锥状，具 1~3 脉；外稃无芒或具短芒，常因小穗轴之扭转而与颖交叉成对而生，使外稃基部裸露。

鄂伦春有 2 种。

分种检索表

1a. 穗轴边缘疏生纤毛，小穗轴节间光滑，外稃及基盘均光滑无毛……………羊草 ***L. chinensis***

1b. 穗轴被短柔毛，节与边缘被长柔毛，小穗轴节间贴生短毛，外稃及基盘均明显被毛………………………………………………………………………………………………赖草 ***L. secalinus***

·羊　草

【别名】碱草

Leymus chinensis (Trin. ex Bunge) Tzvel.

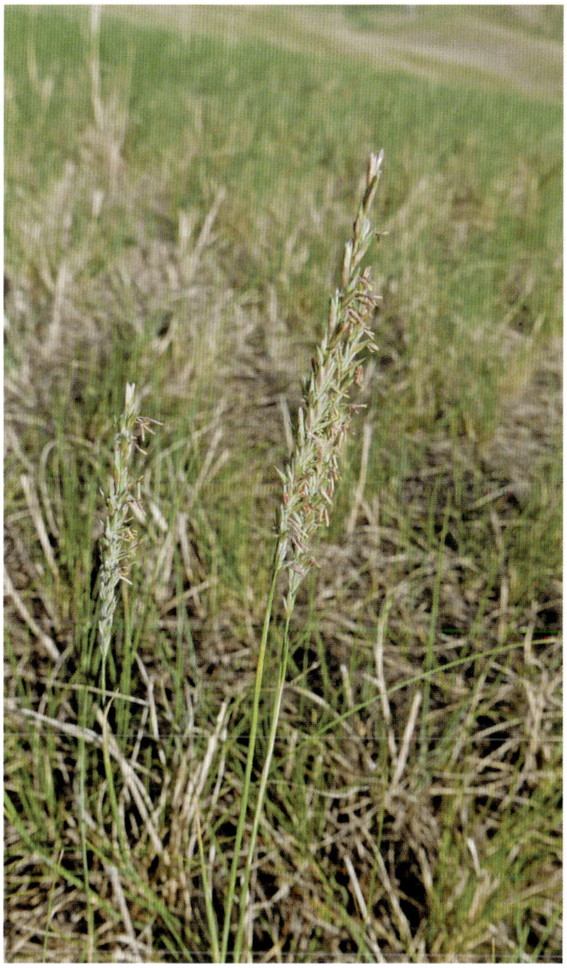

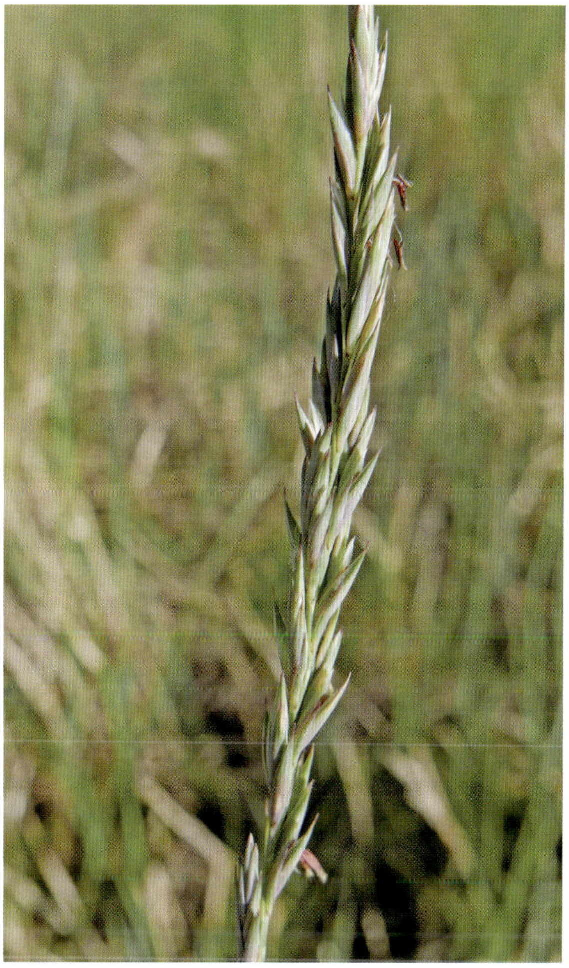

【生 活 型】多年生旱生 - 中旱生根状茎禾草。

【花 果 期】花、果期 6~8 月。

【生　　境】广泛生于开阔平原、起伏的低山丘陵，以及河滩和盐渍低地。

【功能主治】根茎（羊草）：清热利湿，止血。用于感冒，淋病，赤白带下，衄血，痰中带血，水肿。

·赖　草

【别名】老坡碱、厚穗碱草

Leymus secalinus (Georgi) Tzvel.

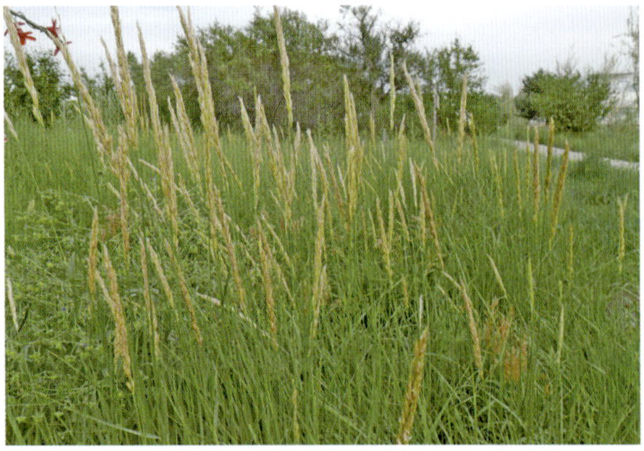

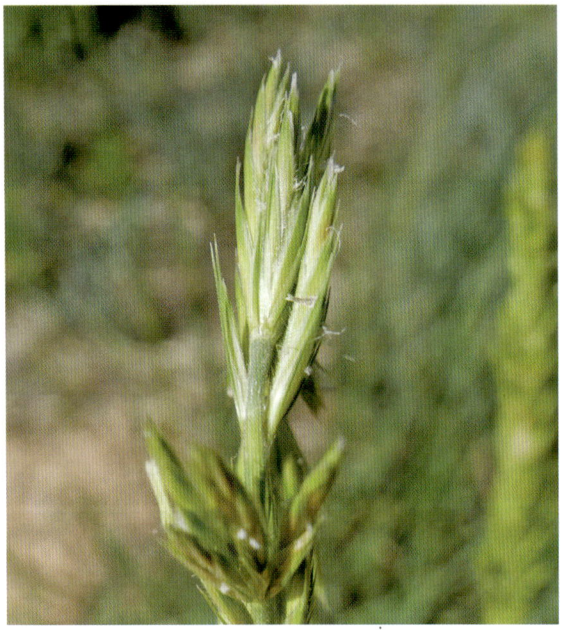

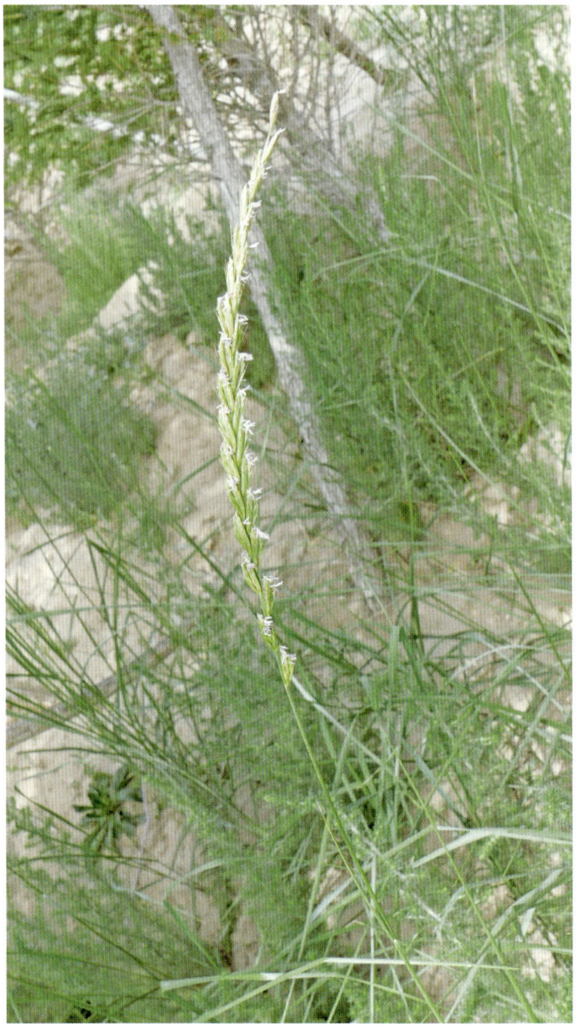

【生 活 型】多年生旱中生根状茎禾草。

【花 果 期】花、果期 6~9 月。

【生　　境】在草原带常见于芨芨草盐化草甸和马蔺盐化草甸群落中，也见于沙地、丘陵地、山坡、田间、路旁。

【功能主治】全草（赖草）：清热利湿，止血。用于淋病，赤白带下，哮喘，痰中带血等。

大麦草属　*Hordeum* L.

一年生或多年生禾草。秆直立。叶扁平。顶生穗状花序或因三联小穗的两侧生者具柄而形成穗状圆锥花序。小穗通常仅含 1 小花，稀含 2 小花；穗轴在成熟时常逐节断落，或在栽培种中坚韧而不断落；顶生小穗常退化。三联小穗同型者无柄，可育；异型者中间的无柄，可育，两侧的有柄，可育或否。颖狭披针形、针状或呈刺芒状。外稃背部扁圆形，具5脉，先端延伸成芒，稀无芒；内稃与外稃近等长。颖果常与稃体黏着，稀分离。

鄂伦春有1种。

·芒颖大麦草

【别名】芒麦草

Hordeum jubatum L.

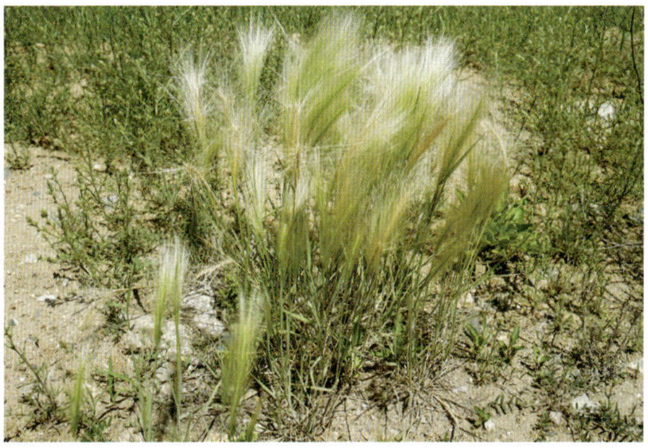

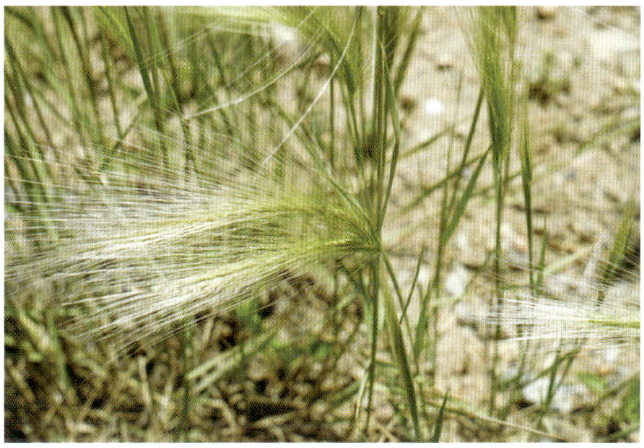

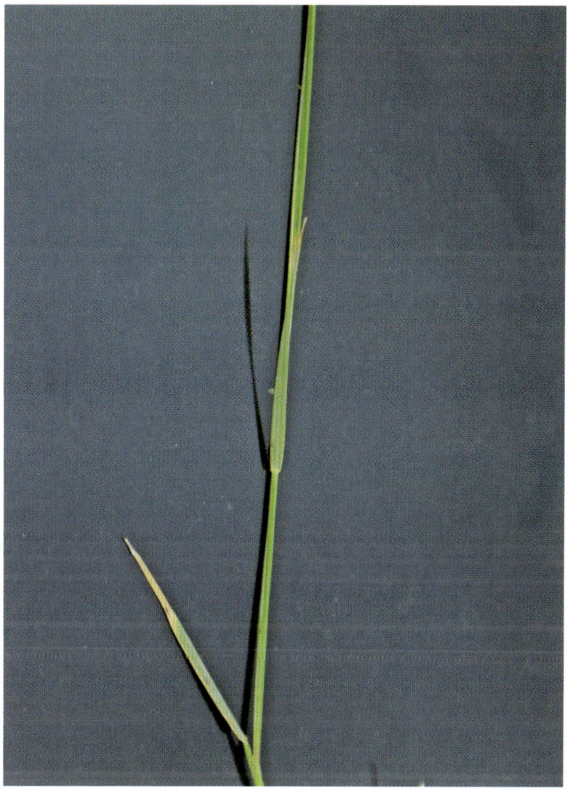

【生 活 型】多年生中生禾草。

【花 果 期】花、果期5~8月。

【生　　境】生于草原带的草地、庭院草坪。

【功能主治】

（1）果实（大麦）：健脾和胃，宽肠，利水。用于腹胀，食滞泄泻，小便不利。

（2）成熟果实经发芽干燥的炮制加工品（麦芽）：行气消食，健脾开胃，回乳消胀。用于食积不消，脘腹胀痛，脾虚食少，乳汁郁积，乳房胀痛，妇女断乳，肝郁胁痛，肝胃气痛。

【民族应用】

■ 蒙古族

果实（阿日伯）：滋补，强壮，平喘。用于久病体虚，肺虚咳嗽，气喘，协日巴达干病。

*附　注 | 该种为鄂伦春“四普”新分布。

燕麦属　*Avena* L.

一年生禾草。秆直立。叶片扁平。圆锥花序顶生。小穗含 2 至数朵小花，多长于 2cm，小穗柄常弯曲，小穗轴有毛或否。颖草质，长于下部小花，7~11 脉。外稃草质或质坚硬，5~9 脉，有芒或无芒，芒常自外稃背面中部或稍上方伸出，膝曲，芒柱扭转。

鄂伦春有 1 种。

• 野燕麦

【别名】燕麦草、乌麦

Avena fatua L.

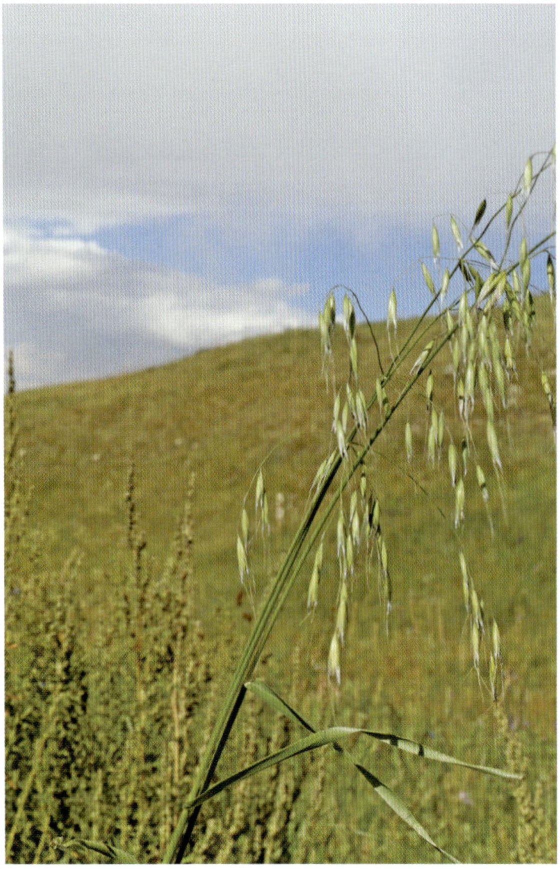

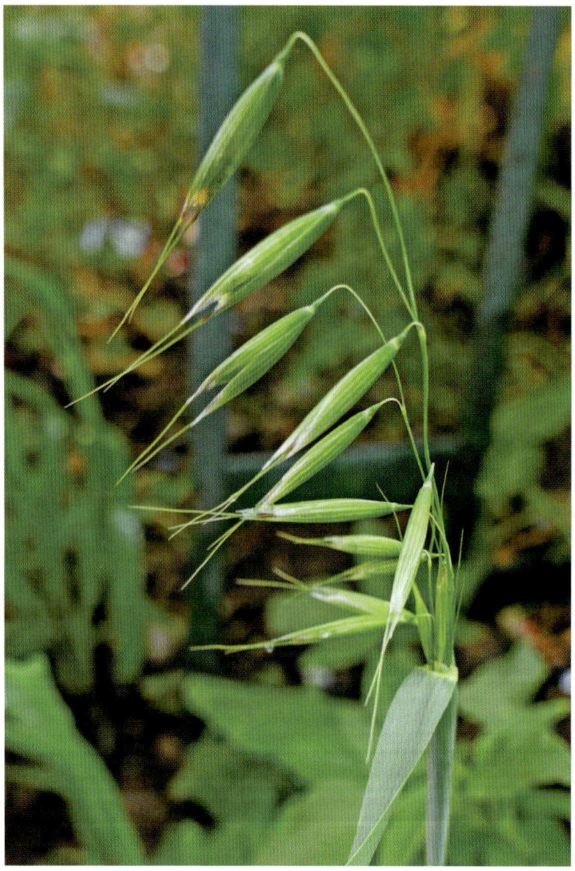

【生 活 型】一年生中生禾草。

【花 果 期】花、果期 7~9 月。

【生　　境】生于山地林缘、田间、路旁，属于外来入侵种。

【功能主治】

（1）种子（野麦子）敛汗补虚。用于虚汗不止。

（2）全草（野燕麦）：敛汗，止血。用于虚汗，崩漏，吐血，便血。

*附　注 ｜ 该种为鄂伦春"四普"新分布。

茅香属　*Anthoxanthum* L.

多年生。秆细弱，直立，植株具香味。圆锥花序开展成卵形或金字塔形。小穗褐色，含 1 顶生两性小花及 2 侧生的雄性小花。颖几相等，宽卵形，薄膜质，先端尖，具 3（1~5）脉。两性小花外稃无芒或具短尖头，下部有光泽，上部多少具柔毛，雄蕊 2；雄性小花外稃多少变硬，与颖片等长或稍短，古铜色，舟形，边缘具纤毛，无芒或有芒，雄蕊 3，内稃具 1~2 脉而质较薄。

鄂伦春有 1 种。

·茅　香

【别名】香草

Anthoxanthum nitens (Weber) Y. Schouten et Veldkamp

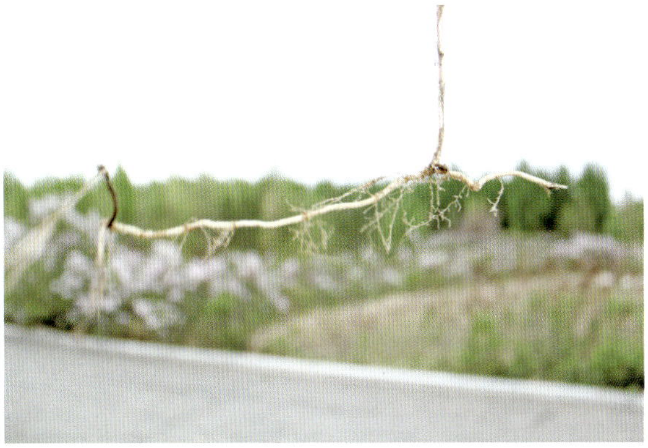

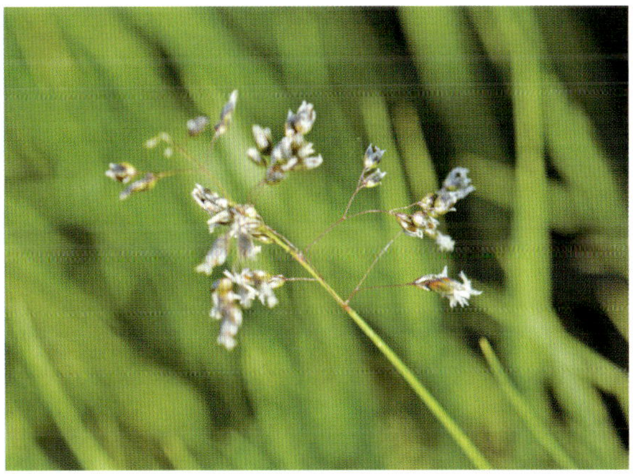

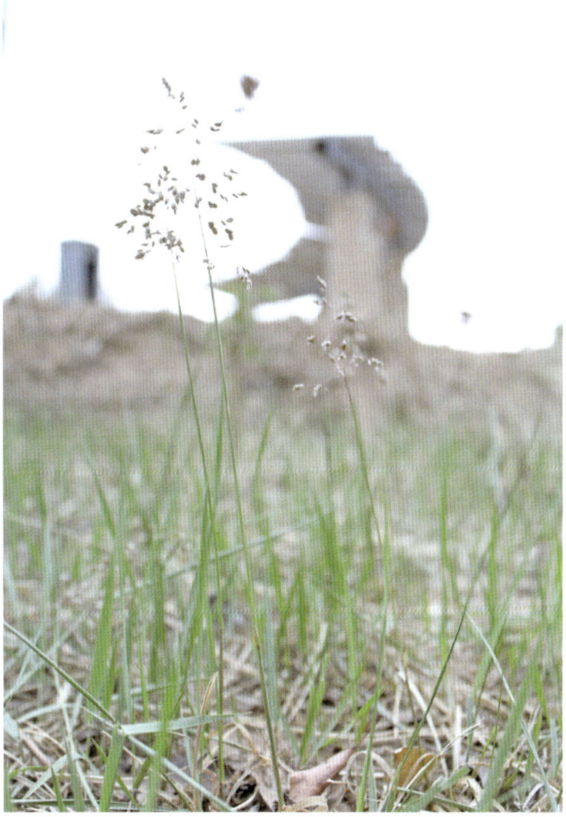

【生 活 型】多年生中生禾草。

【花 果 期】花、果期 7~9 月。

【生　　境】生于草原带和森林草原带的河谷草甸、荫蔽山坡、沙地。

【功能主治】

（1）根茎（茅香）：凉血，止血，清热，利尿。用于吐血，尿血，急、慢性肾炎浮肿，热淋等。

（2）花序（茅香）：温胃，止呕。用于心腹冷痛，呕吐等。

*附　注 | 该种为鄂伦春"四普"新分布。

虉草属　*Phalaris* L.

一年生或多年生禾草。叶扁平。圆锥花序穗状。小穗具 1 顶生的两性小花及位于其下的 2 枚不孕外稃；颖等长，舟形，具 3 脉，其脊常具翼。两性小花外稃革质，短于颖，具不明显的 5 脉，包裹住具有 2 脉的内稃；不孕小花外稃退化为 2 枚小型鳞片。

鄂伦春有 1 种。

·虉　草

【别名】草芦、马羊草

Phalaris arundinacea L.

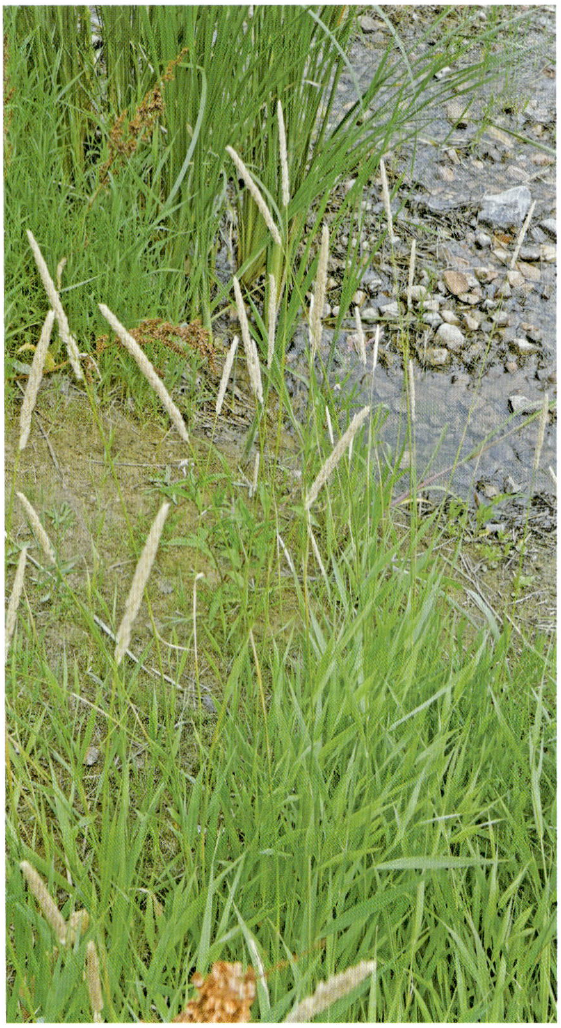

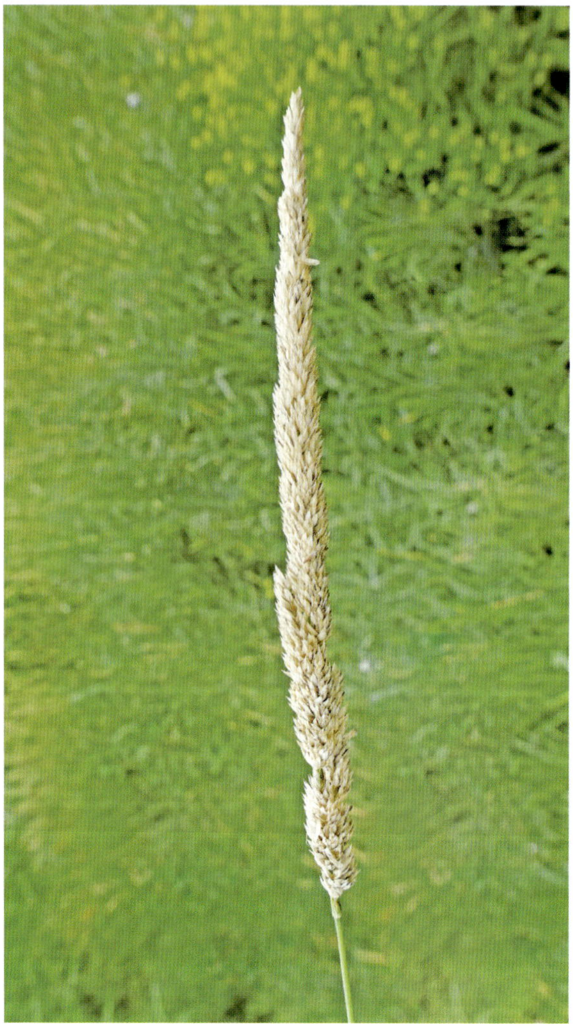

【生 活 型】多年生中生禾草。

【生　　境】生于森林草原带的河滩草甸、沼泽草甸、水湿地。

【功能主治】全草（虉草）：调经，止带。用于月经不调，赤白带下。

*附　注｜ 该种为鄂伦春“四普”新分布。

看麦娘属 *Alopecurus* L.

一年生或多年生草本。叶扁平。圆锥花序密集成穗状。小穗两侧强烈压扁，含 1 小花，脱节于颖之下。颖等长，无芒，通常基部联合，脊上具纤毛。外稃与颖等长，具 5 脉，钝头，边缘基部联合，背部脊上具细弱的芒，芒内藏或长于小穗 2 或 3 倍；内稃缺。

鄂伦春有 2 种。

分种检索表

1a. 多年生禾草；秆较粗壮；圆锥花序矩圆状卵形或圆柱形，宽 6~10mm……………………………… **大看麦娘 *A. pratensis***

1b. 一年生禾草；秆较细瘦；圆锥花序条状圆柱形，宽 2~5mm ……………… **看麦娘 *A. aequalis***

· 大看麦娘

【别名】草原看麦娘

Alopecurus pratensis L.

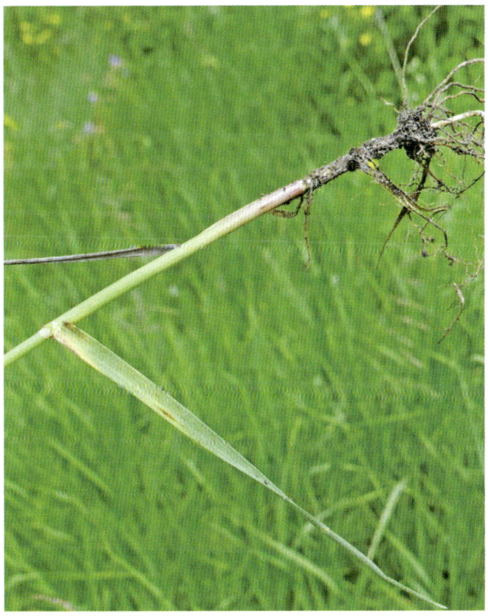

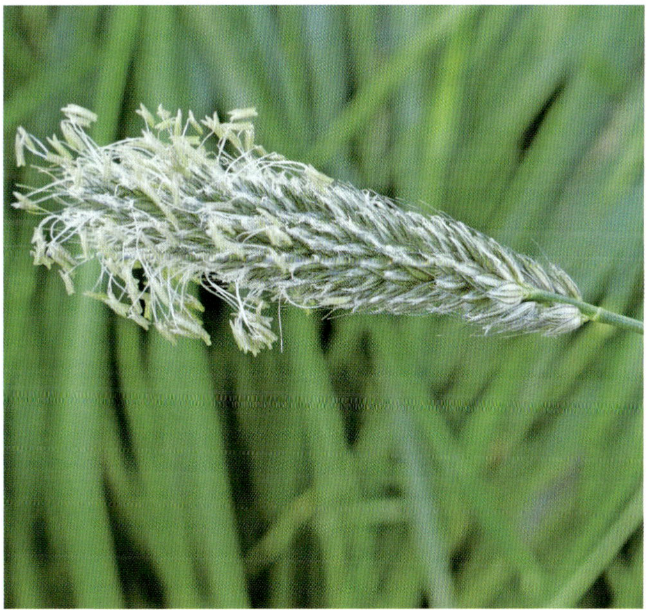

【生 活 型】一年生湿中生禾草。

【花 果 期】花、果期 7~9 月。

【生　　境】生于森林带和草原带的河滩草甸、潮湿草原、山沟湿地。

【功能主治】全草（看麦娘）：清热利湿，止泻，解毒。用于水肿，水痘，泄泻，黄疸性肝炎，赤眼，毒蛇咬伤等；外用于小儿腹泻，消化不良等。

• 看麦娘

【别名】牛头猛、山高梁、棒槌草

Alopecurus aequalis Sobol.

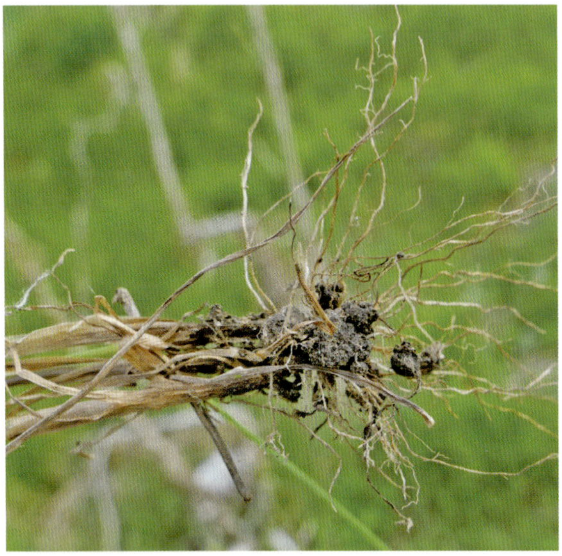

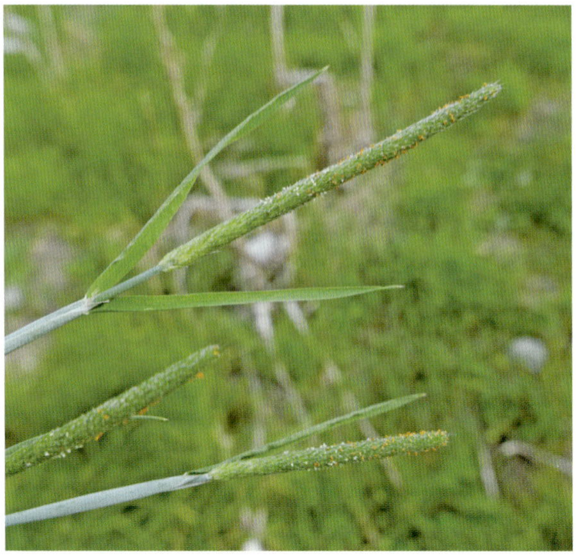

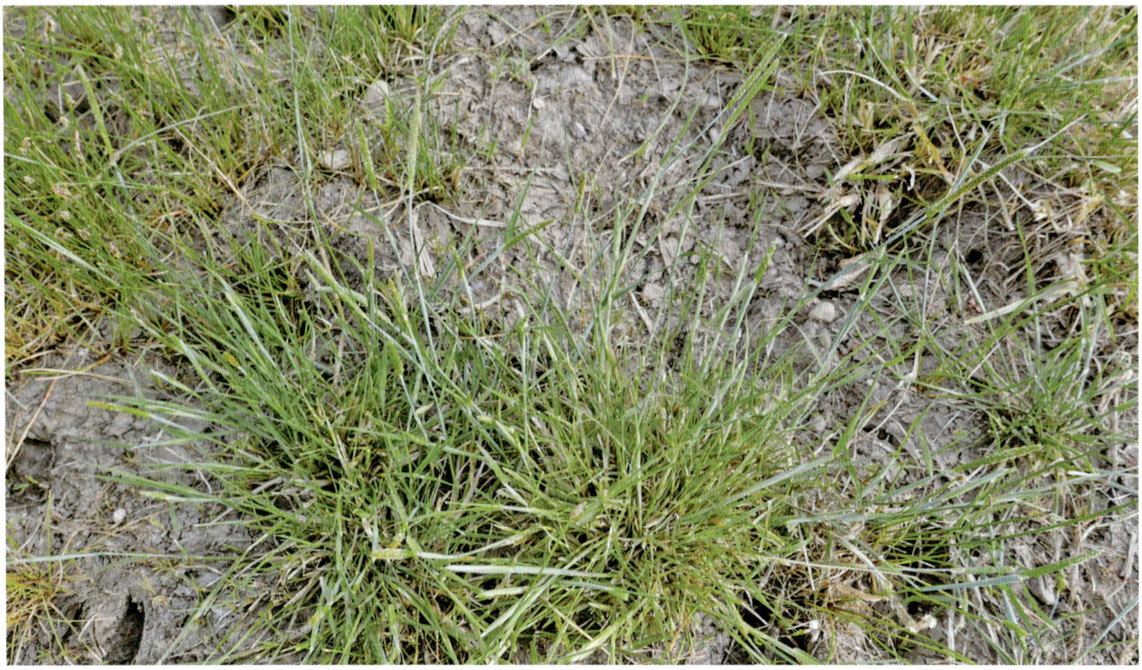

【生 活 型】一年生湿中生禾草。

【花 果 期】花、果期 7~9 月。

【生　　境】生于森林带和草原带的河滩草甸、潮湿低地草甸、田边。

【功能主治】全草（看麦娘）：清热利湿，止泻，解毒。用于水肿，水痘，泄泻，黄疸性肝炎，赤眼，毒蛇咬伤等；外用于小儿腹泻，消化不良等。

*附　注 | 该种为鄂伦春“四普”新分布。

拂子茅属 *Calamagrostis* Adans.

多年生高大粗壮禾草。圆锥花序开展或紧缩为穗状。小穗含1小花，脱节于颖之上，小穗轴不延伸于内稃之背后或稀有极短的延伸。颖几等长，条状锥形，先端狭渐尖。外稃短于颖且常较之为薄，先端具微齿或2裂，基盘具远长于稃体的丝状毛，芒自稃体之顶端齿间或中部以上伸出；内稃质薄，短于外稃。

鄂伦春有2种。

分种检索表

1a. 颖明显不等长，第二颖较第一颖短 1~1.5mm；外稃顶端2裂，芒自其中部以上或近裂齿间伸出；基盘之柔毛短于颖片 .... **大拂子茅 *C. macrolepis***

1b. 颖几等长，或第二颖较第一颖稍短；外稃顶端齿裂，芒自其中部附近伸出；基盘之柔毛与颖片几等长或略短 .... **拂子茅 *C. epigeios***

·大拂子茅

【别名】硬拂子茅、刺稃拂子茅

Calamagrostis macrolepis Litv.

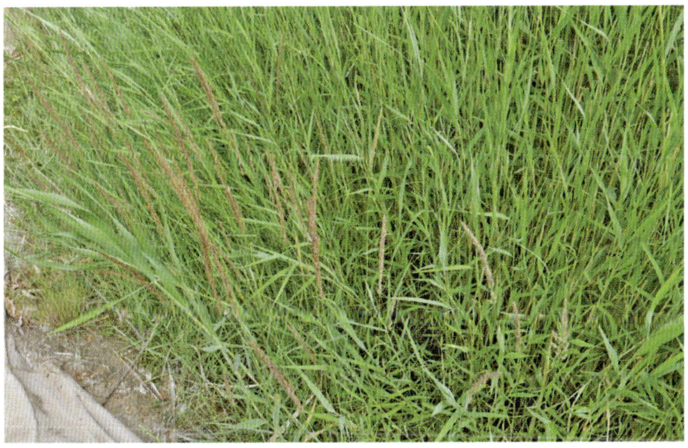

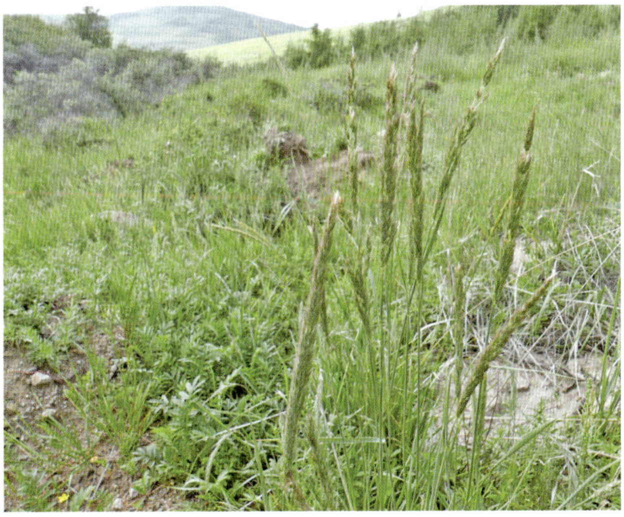

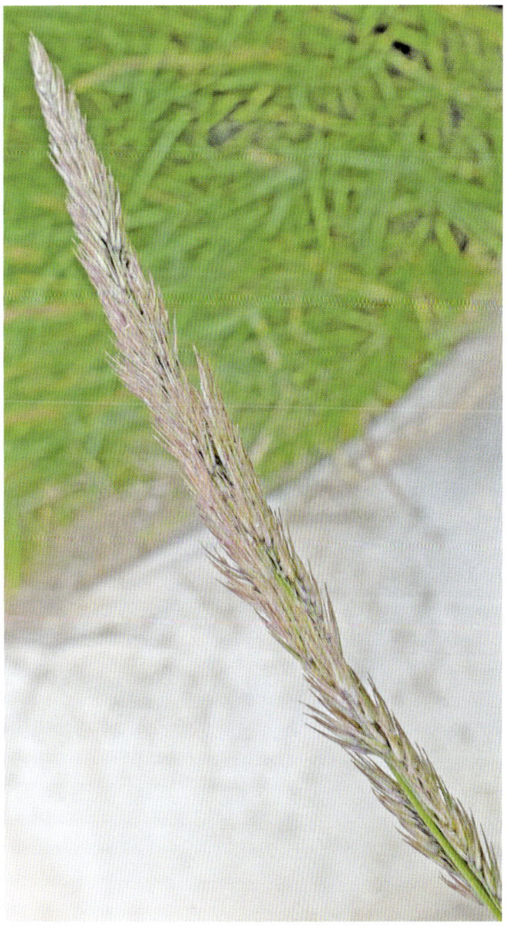

【生 活 型】多年生大型中生禾草。

【花 果 期】花、果期 7~9 月。

【生　　境】生于森林草原带和草原带的山地沟谷草甸、沙丘间草甸、路边。

【功能主治】全草（拂子茅）：催产助生。用于催产，产后止血。

·拂子茅

【别名】怀绒草、狼尾草、山拂草

Calamagrostis epigeios (L.) Roth

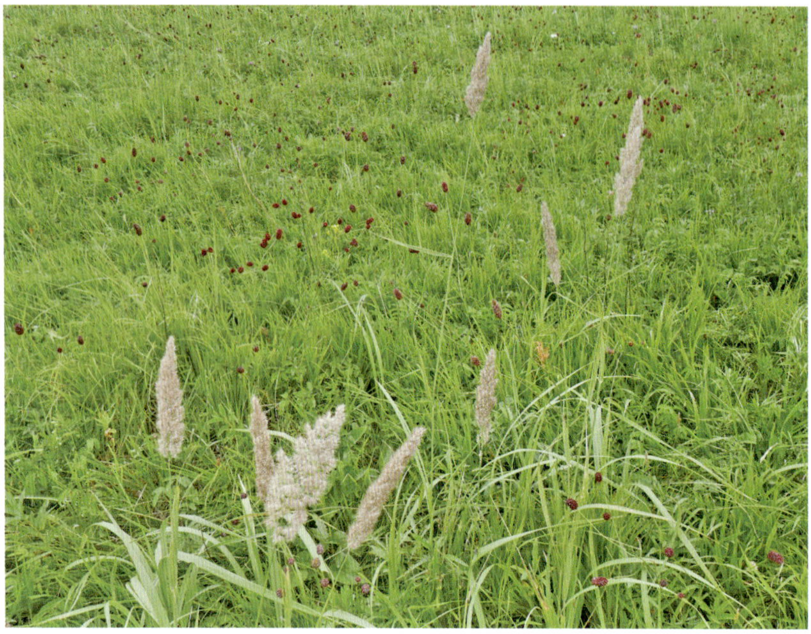

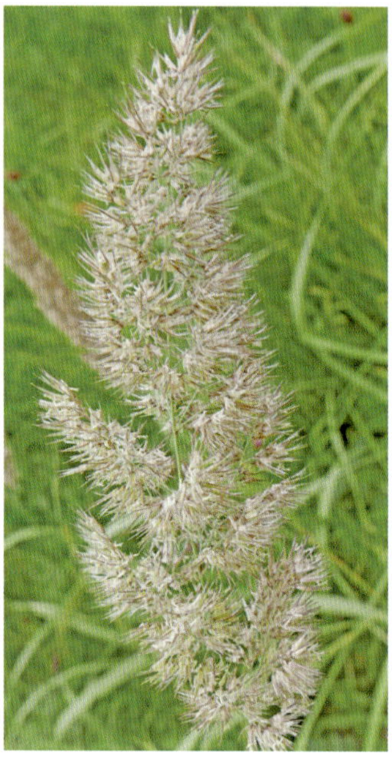

【生 活 型】多年生中生禾草。

【花 果 期】花、果期 7~9 月。

【生　　境】生于森林草原带、草原带及半荒漠带的河滩草甸、山地草甸、沟谷、低地、沙地。

【功能主治】全草（拂子茅）：催产助生。用于催产，产后止血。

剪股颖属　*Agrostis* L.

一年生或多年生细弱或中等高度禾草。叶片粗糙，扁平或有时内卷。圆锥花序开展或紧缩。小穗含 1 小花，脱节于颖之上，小穗轴不延伸于小花之后；二颖等长或近相等，先端锐尖或渐尖，背部粗糙。外稃钝头，较颖短且质地较之为薄，无芒或背部生 1 芒，基盘常具微毛或否；内稃常微小而无脉或退化，或短于外稃而具 2 脉。

鄂伦春有 1 种。

· 巨序剪股颖

【别名】小糠草、红顶草

Agrostis gigantea Roth

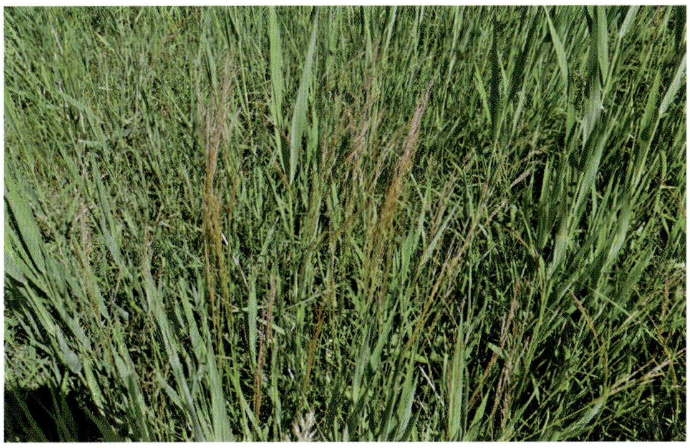

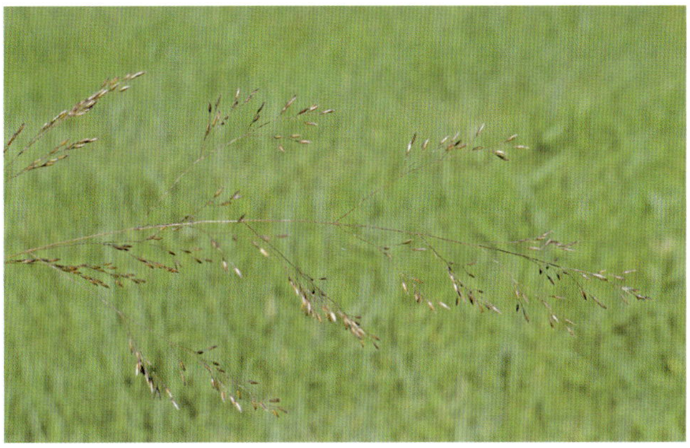

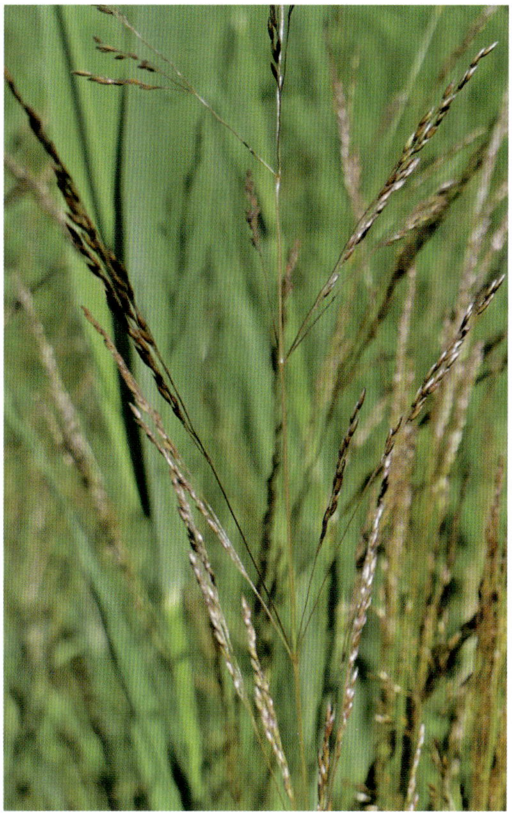

【生 活 型】多年生中生禾草。

【花 果 期】花、果期 6~7 月。

【生　　境】生于森林带和草原带的林缘、沟谷、山沟溪边、路旁，为河滩、谷地草甸的建群种或伴生种。

【功能主治】全草（剪股颖）：用于咳嗽。

棒头草属　*Polypogon* Desf.

一年生或多年生禾草。叶片扁平，粗糙。圆锥花序常密集成棒状。小穗含 1 小花，小穗柄在颖下具关节，自关节处脱落，致使小穗基部具短的柄状基盘；颖等长，先端全缘或 2 裂，芒细弱而直，自顶端或裂片间伸出。外稃膜质透明，远短于颖，通常具 1 细直短芒；内稃较小，膜质，具 2 不明显的脉。

鄂伦春有 1 种。

· 长芒棒头草

【别名】麦毛草

Polypogon monspeliensis (L.) Desf.

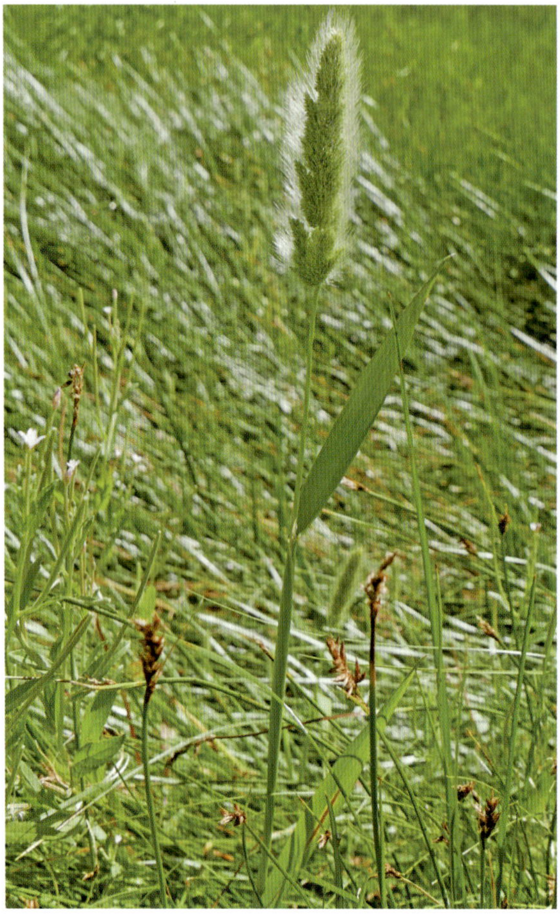

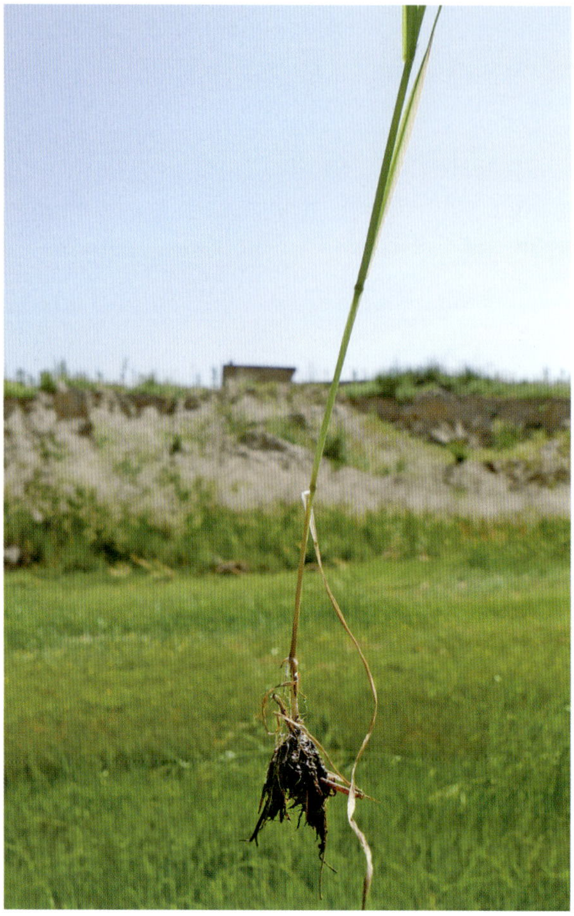

【生 活 型】一年生湿中生禾草。

【花 果 期】花、果期 7~9 月。

【生　　境】生于沟边湿地、丘陵多石处。

【功能主治】全草（棒头草）：消肿散瘀，止痛。用于关节痛，金疮。

菵草属　*Beckmannia* Host

一年生禾草。叶片扁平。圆锥花序狭窄，由多数贴生或斜开的短穗状花序组成。小穗含 1（2）小花，近无柄，呈 2 行覆瓦状排列于穗轴之一侧，脱节于颖之下。颖倒卵形，等长，先端尖，具 3 脉。外稃披针形，窄，先端锐尖或具短芒尖，具 5 脉，约与颖等长，或稍露出于颖外；内稃与外稃近等长，具 2 脉。

鄂伦春有 1 种。

·菵　草

【别名】菵米、水稗子

Beckmannia syzigachne (Steud.) Fernald

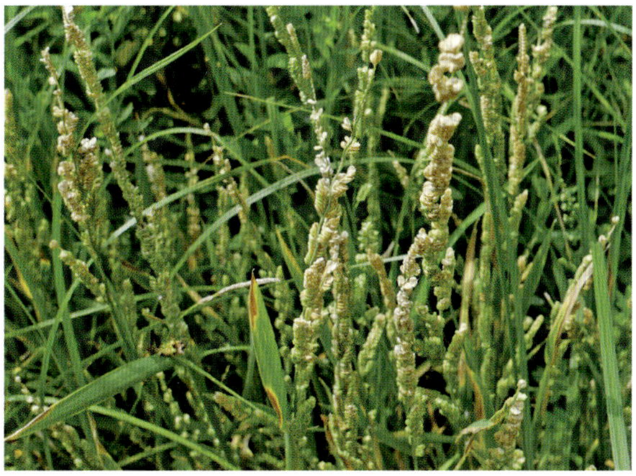

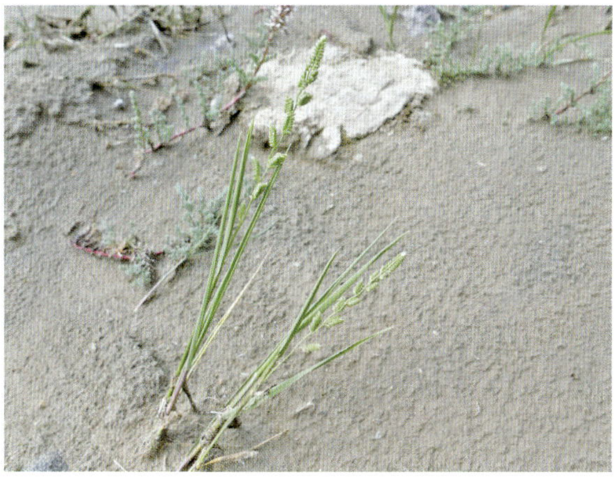

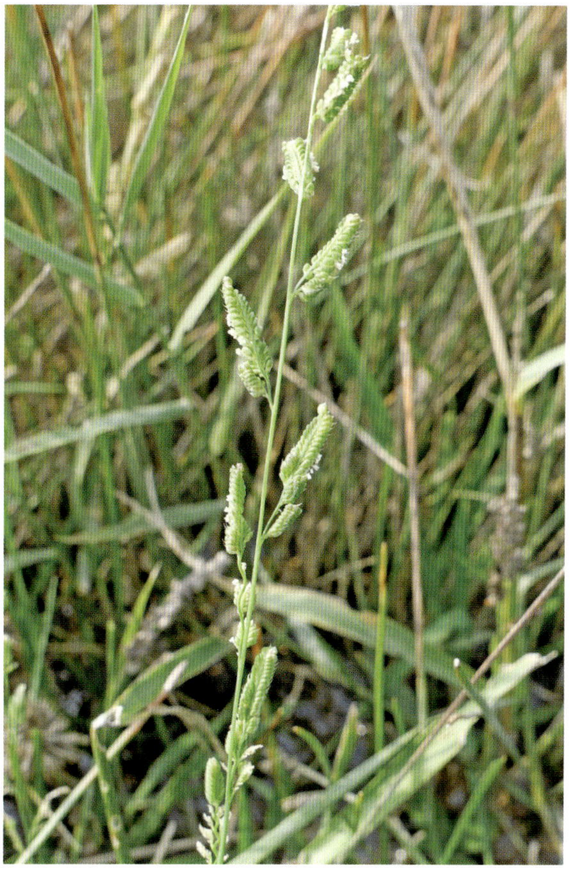

【生 活 型】一年生湿中生禾草。

【花 果 期】花、果期 6~9 月。

【生　　境】生于水边、潮湿之处。

【功能主治】种子（菵米）：清热，利胃肠，益气。用于胃热烦渴，食滞胃肠，倦怠乏力等。

芨芨草属　*Achnatherum* P. Beauv.

多年生丛生禾草。叶片内卷或扁平。圆锥花序顶生，开展或紧缩成穗状。小穗含 1 小花，两性；颖近等长，宿存。外稃质地厚于颖，厚纸质，成熟后略变硬，顶端多少具 2 裂齿；基盘尖锐或钝圆，具须毛；芒从外稃顶端齿间伸出，不与外稃顶端形成关节，下部扭转而宿存，稀近劲直而易脱落，无毛或具细小刺毛。内稃具 2 脉而无脊，成熟后与外稃一起紧密包裹颖果，背部多少裸露；鳞被 3；花药顶端常具毫毛。

鄂伦春有 1 种。

· 芨芨草

【别名】积机草

Achnatherum splendens (Trin.) Nevski

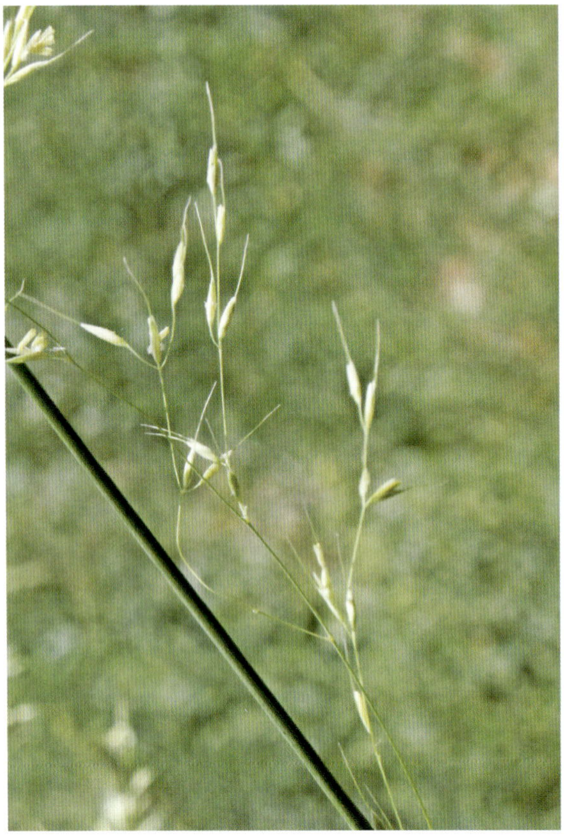

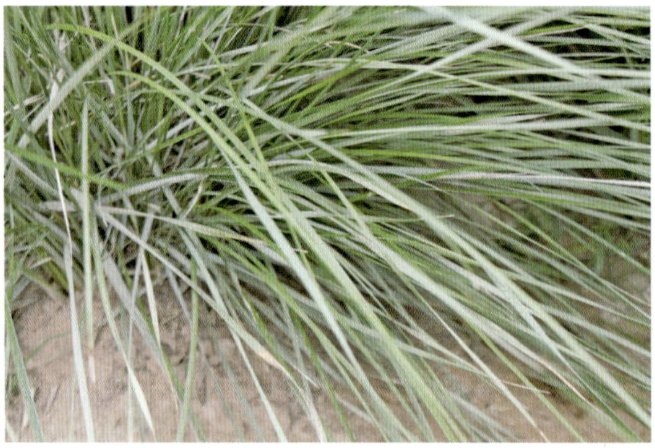

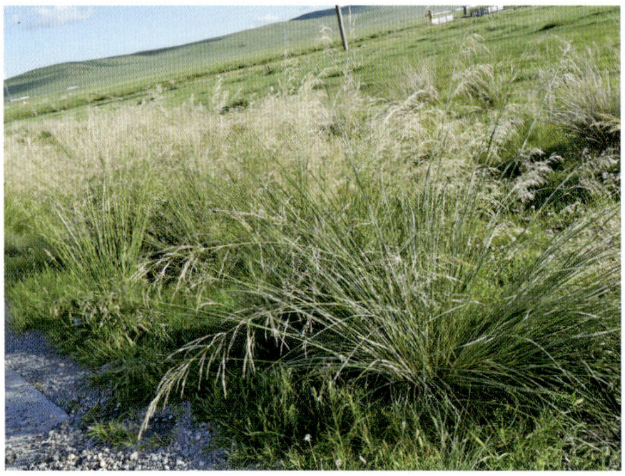

【生 活 型】多年生高大旱中生密丛生耐盐禾草。

【花 果 期】花、果期 6~9 月。

【生 境】生于草原带和荒漠带的盐化低地、湖盆边缘、丘间低地、干河床、阶地、侵蚀洼地、低山丘坡等地。

【功能主治】茎、花、种子（芨芨草）：清热，利尿，止血。用于尿路感染，尿闭，淋病等。

画眉草属 *Eragrostis* Wolf

一年生或多年生丛生禾草。叶条形。圆锥花序开展或紧缩。小穗含数朵至多数小花，小花常紧密地排列成覆瓦状，小穗轴常于诸小花间逐节断落或延续而不折断。颖通常不等长，短于第一外稃，具 1 脉（稀第二颖具 3 脉），先端尖。外稃先端尖或钝，背部具脊或圆形，具 3 脉或侧脉不显；内稃与外稃等长或较短于外稃，脊上有时具纤毛，宿存或与外稃同落。

鄂伦春有 1 种。

·小画眉草

【别名】蚊蚊草

Eragrostis minor Host

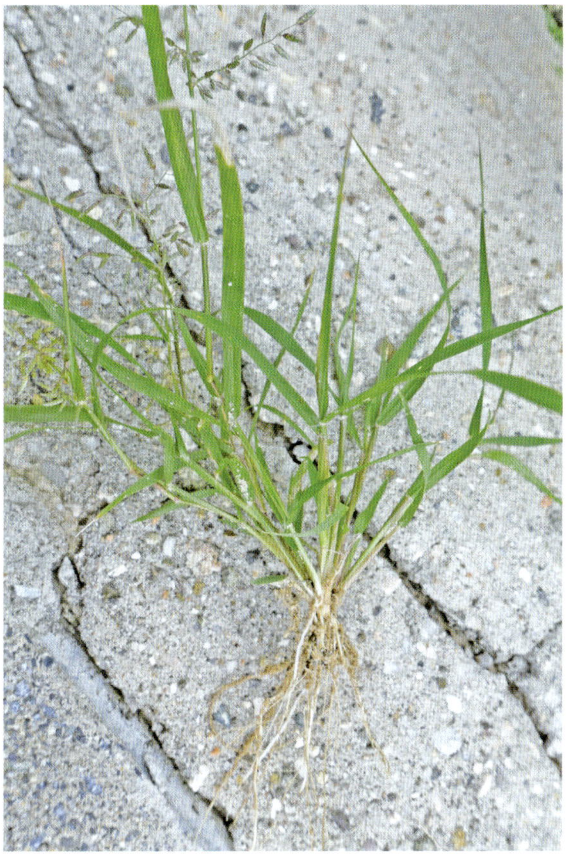
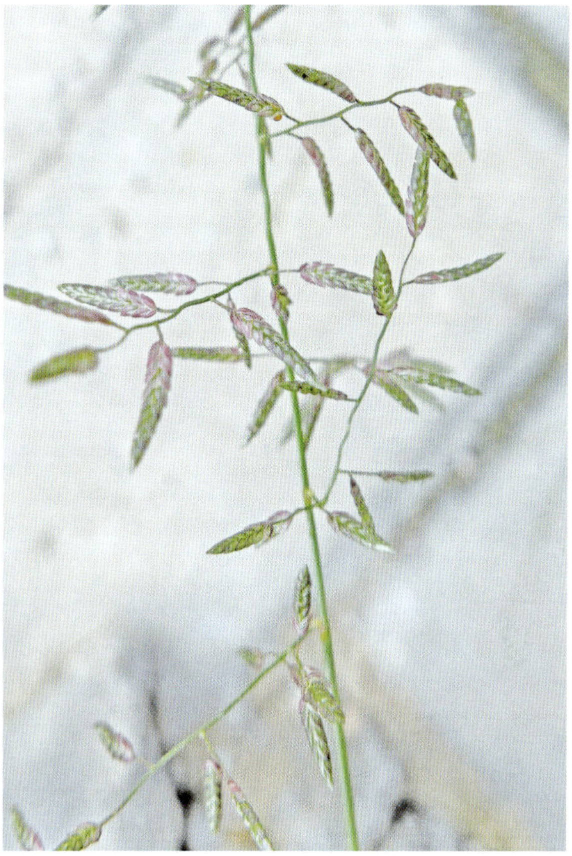

【生 活 型】一年生中生草本。

【花 果 期】花、果期 7~9 月。

【生　　境】生于田野、撂荒地、路边。

【功能主治】全草(小画眉草):清热解毒,疏风利尿。用于角膜炎,结膜炎,尿路感染,脓疱疮等。

虎尾草属 *Chloris* Swartz

一年生或多年生丛生禾草。叶片扁平或具纵折,粗糙。穗状花序 2 至数枚在茎顶呈指状排列。小穗含 1 朵两性小花,无柄,以 2 行排列于穗轴之一侧,脱节于颖之上;两性小花的上方有 1 至数朵仅具外稃的退化不孕小花,互相包卷成球状。颖不相等,第一颖较短而窄,具 1 脉。外稃具脊,宽,具 1~5 脉,先端尖或钝,全缘或 2 裂成短齿,中脉延伸成细弱直芒或形成芒尖,脊上或边脉具柔毛或长纤毛,基盘被柔毛;内稃与外稃约等长。

鄂伦春有 1 种。

• 虎尾草

【别名】棒锤草、刷子头、盘草

Chloris virgata Swartz

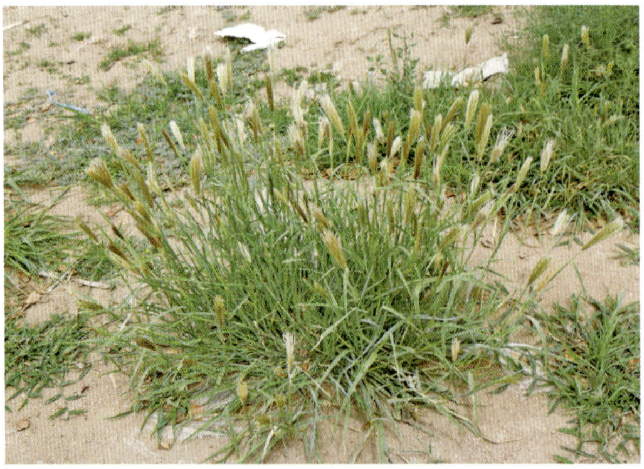

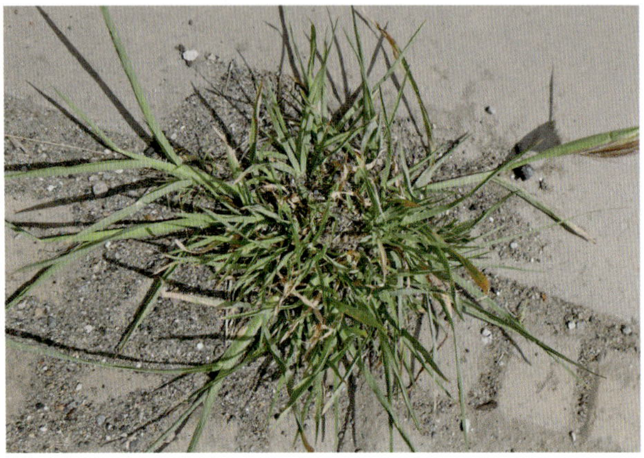

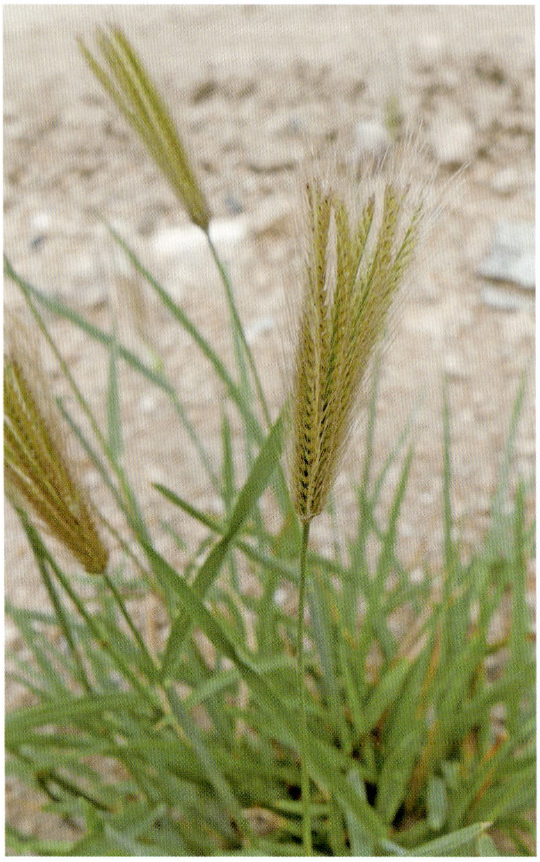

【生 活 型】一年生中生农田草本。

【花 果 期】花、果期 6~9 月。

【生　　境】广泛见于农田、撂荒地、路边。

【功能主治】全草（虎尾草）：清热除湿，杀虫，止痒。

野黍属　*Eriochloa* Kunth

一年生或多年生禾草。圆锥花序狭窄，顶生，由 2 至多数总状花序构成。小穗含 1 两性小花，背腹压扁，单生或成对着生，呈 2 行覆瓦状排列于穗轴一侧，谷粒以腹面对穗轴；基部具环状或珠状基盘，由第一颖和第二颖下的小穗轴愈合膨大而成，脱节于颖之下。第一颖缺，第二颖和第一外稃膜质，几等长，先端尖或渐尖，均无芒；第二外稃革质，边缘稍内卷，包卷同质而钝头的内稃。

鄂伦春有 1 种。

·野　黍

【别名】唤猪草

Eriochloa villosa (Thunb.) Kunth

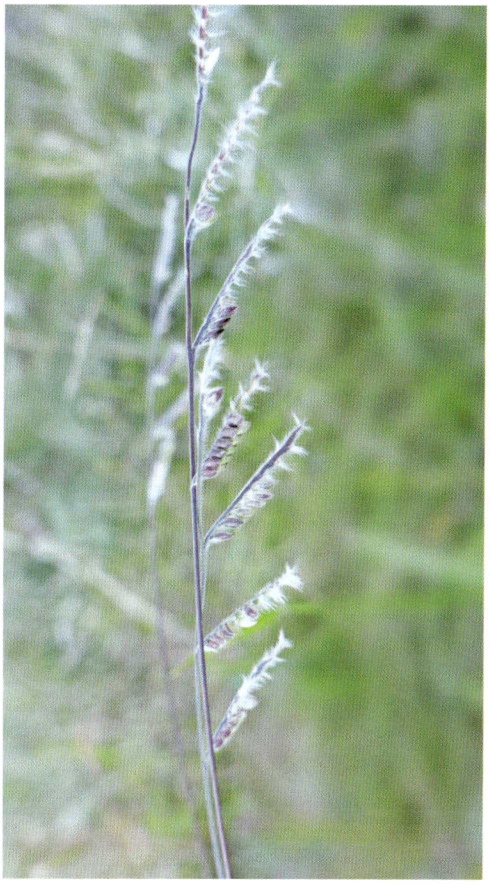
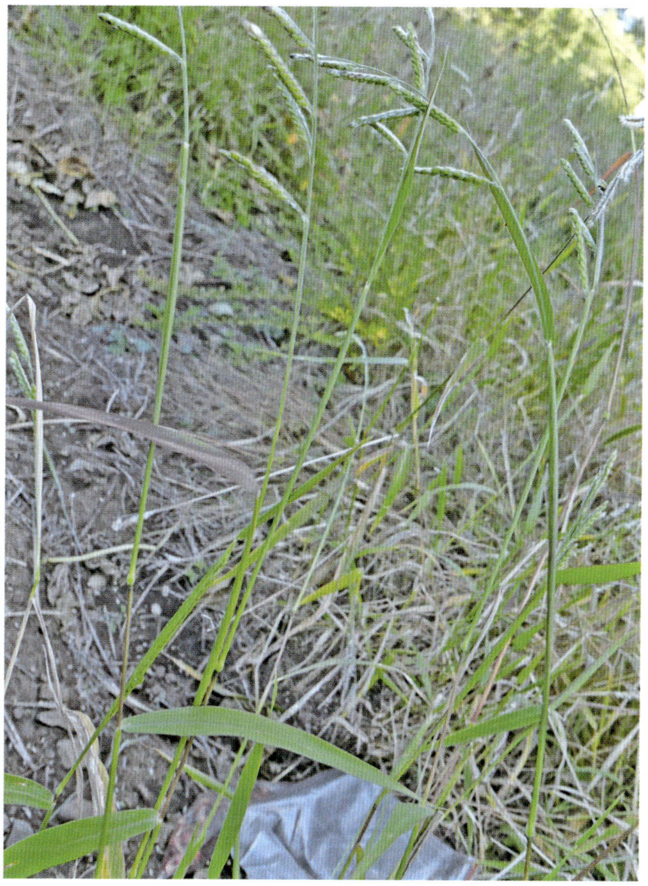

【生 活 型】一年生湿生禾草。

【花 果 期】花、果期 7~10 月。

【生　　境】生于森林带和草原带的路边、山野、山坡、耕地、潮湿地。

【功能主治】全草（野黍）：清热明目。用于风火眼，结膜炎，视力模糊。

*附　注 ｜ 该种为鄂伦春“四普”新分布。

稗属　*Echinochloa* P. Beauv.

一年生或多年生禾草，单生或丛生。无叶舌；叶片扁平，具较宽而白色中脉。圆锥花序顶生，由穗形总状花序构成。小穗含 1~2 小花，一面扁平，一面凸起，近无柄，成对着生或不规则簇生于穗轴的一侧，脱节于颖之下。颖革质或草质，无芒；第一颖很小，三角形，先端尖，长为小穗的 1/3~3/5，第二颖和第一外稃同长。第一外稃有时稍变硬，无芒或具短芒或长芒，具薄膜质内稃或有时具雄蕊；第二外稃成熟后变硬，质地厚，先端具小尖头，平滑光亮，边缘内卷，包卷同质的内稃，内稃的先端外露，子房卵形。颖果椭圆形。种脐点状。

鄂伦春有 2 种。

分种检索表

1a. 外稃芒长 0.5~1.5cm，花序分枝所形成的总状花序分枝柔软…稗 ***E. crusgalli* var. *crusgalli***

1b. 小穗无芒或外稃芒长不超过 0.5m，花序分枝所形成的总状花序分枝挺直……………………无芒稗 ***E. crusgalli* var. *mitis***

· 稗

【别名】稗子、水稗、野稗

Echinochloa crusgalli (L.) P. Beauv. var. *crusgalli* (L.) P. Beauv.

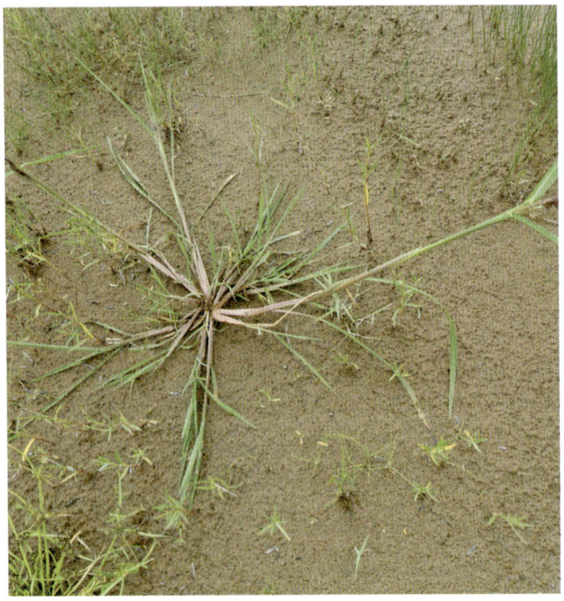

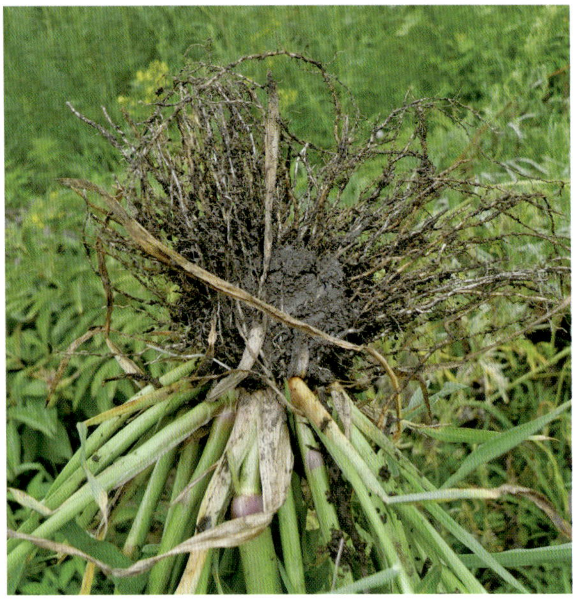

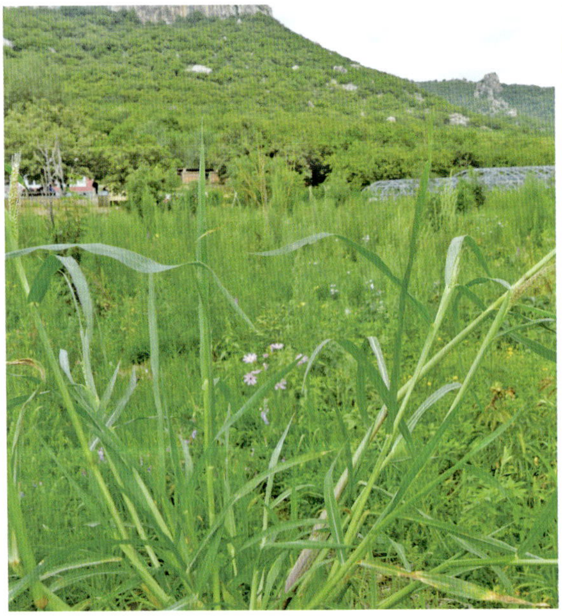

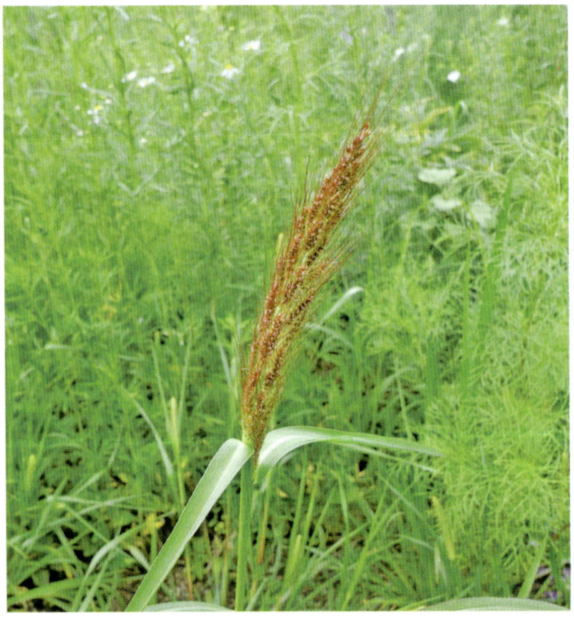

【生 活 型】一年生田间湿生草本。

【花 果 期】花、果期 6~9 月。

【生　　境】生于田野、耕地旁、宅旁、路边、沟渠边水湿地和沼泽地、水稻田中。

【功能主治】

（1）全草（稗）：消肿，止血。用于跌打损伤，出血不止。

（2）种子（稗米）：益气健脾。用于不思饮食，倦怠无力。

· 无芒稗

【别名】落地稗

Echinochloa crusgalli (L.) P. Beauv. var. *mitis* (Pursh) Peterm.

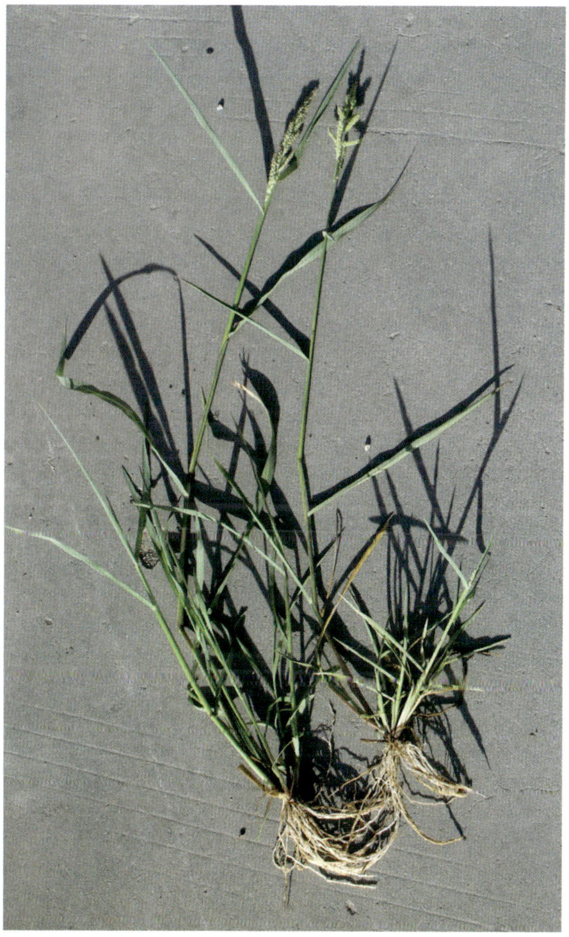

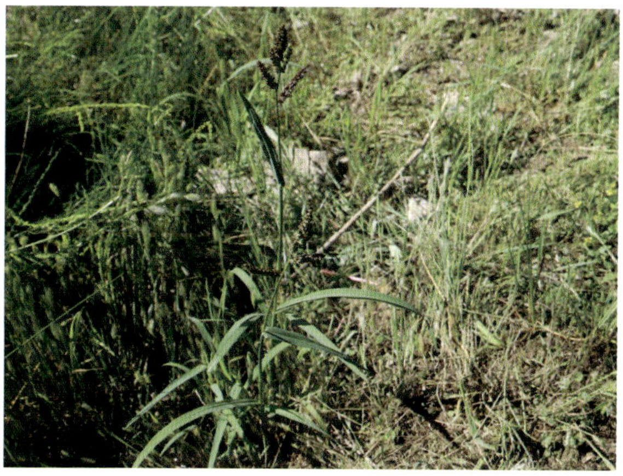

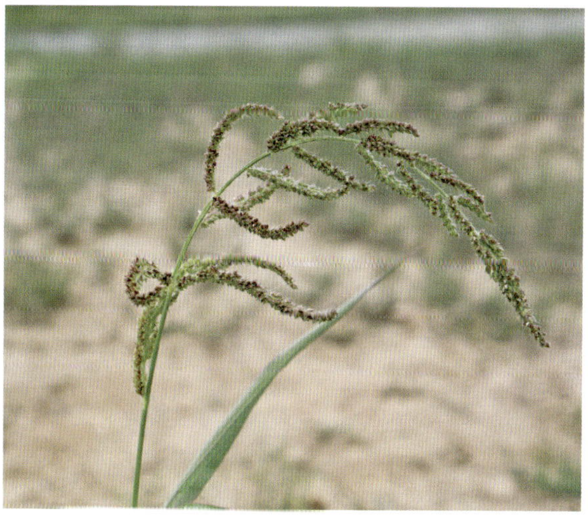

【生 活 型】一年生田间湿生草本。

【花 果 期】花、果期 7~8 月。

【生　　境】生于田野、耕地旁、宅旁、路边、沟渠边水湿地和沼泽地、水稻田中。

【功能主治】

（1）全草（稗）：消肿止血。用于跌打损伤，出血不止。

（2）种子（稗米）：益气健脾。用于不思饮食，倦怠无力。

马唐属 *Digitaria* Hill.

一年生或多年生禾草。秆直立至平卧。总状花序细弱，2 至多数呈指状排列或于秆顶彼此靠近地排列在一短轴上。小穗含 1 两性小花及 1 不孕小花，通常（1）2~3 枚生于穗轴之每节，下方的 1 枚近无柄或具短柄，上方者具较长的柄，互生呈 2 行并排列于穗轴之一侧；穗轴多少呈三角状或压扁，边缘具翼或无。第一颖微小或缺，第二颖与第一（不孕）外稃等长或短；第二小花两性，外稃软骨质，先端尖或钝圆，不具芒，边缘透明膜质，扁平，内包同质之内稃。

鄂伦春有 1 种。

·止血马唐

【别名】叉子草、鸡爪子草、熟地草

Digitaria ischaemum (Schreb.) Muhl.

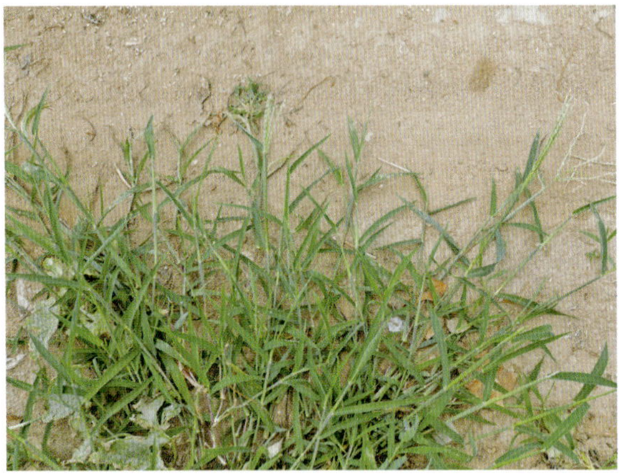

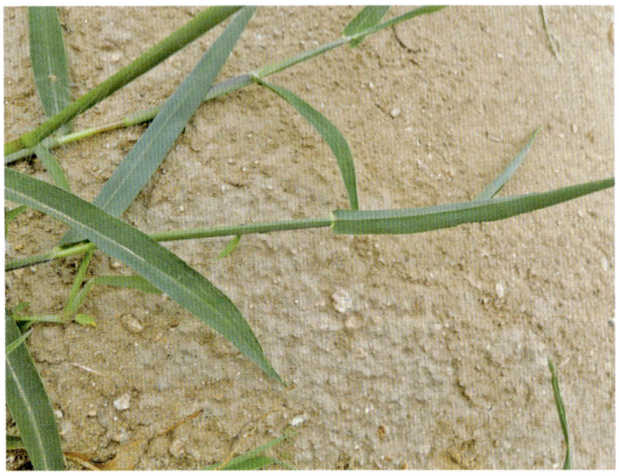

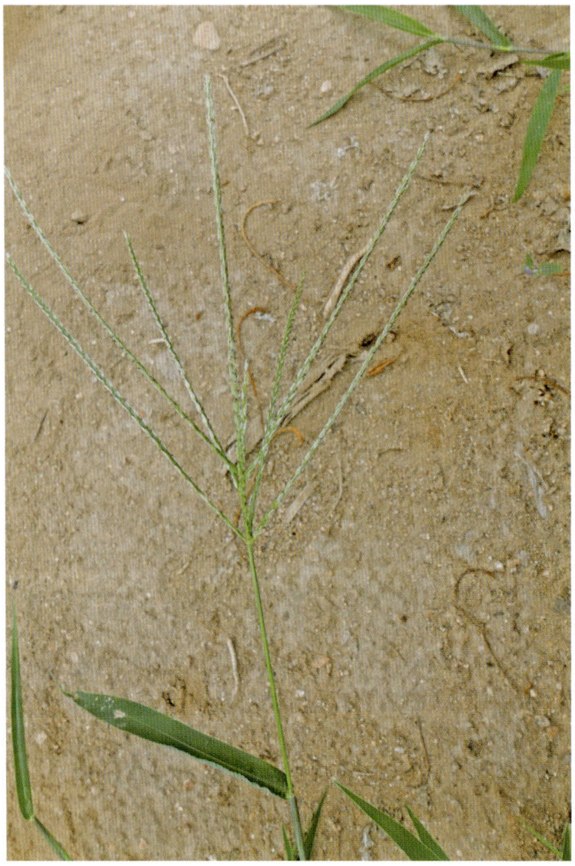

【生 活 型】一年生中生草本。

【花 果 期】花、果期 7~9 月。

【生　　境】生于田野、路边、沙地。

【功能主治】全草（止血马唐）：凉血止血。用于血热妄行的出血证，如鼻衄、咯血、呕血、便血、尿血、痔血、崩漏等。

狗尾草属　*Setaria* P. Beauv.

一年生或多年生禾草。圆锥花序狭窄，呈穗状。小穗含 1~2 小花，无芒，下托刚毛，脱节于小穗柄上或第二颖及外稃之上，刚毛宿存。颖透明，二颖不等长，具 3~7 脉。第一外稃具 5~7 脉，内稃通常膜质，狭条形，包卷在第一外稃内，常无雄蕊（稀可见 3 枚雄蕊）；第二外稃软骨质或革质，第二小花两性。

鄂伦春有 2 种。

分种检索表

1a. 花序主轴上每簇含小穗 1 枚，稀可见另一枚不育的小穗；第二颖长约为谷粒的一半；小穗和刚毛金黄色……………………………………………………………………**金色狗尾草 *S. pumila***

1b. 花序主轴上每簇含小穗 3 枚以上；第二颖等长或稍短于谷粒；小穗和刚毛绿色或紫色……………………………………………………………………………………**狗尾草 *S. viridis***

· 金色狗尾草

【别名】金狗尾、狗尾草、狗尾巴

Setaria pumila (Poiret) Roem. et Schultes

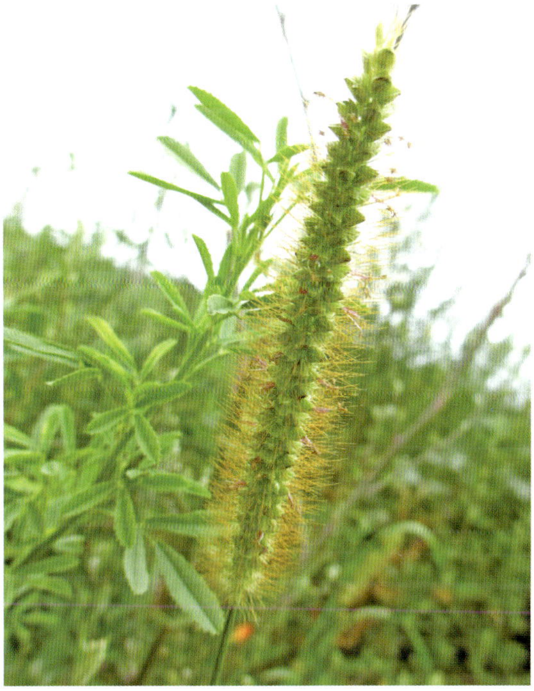

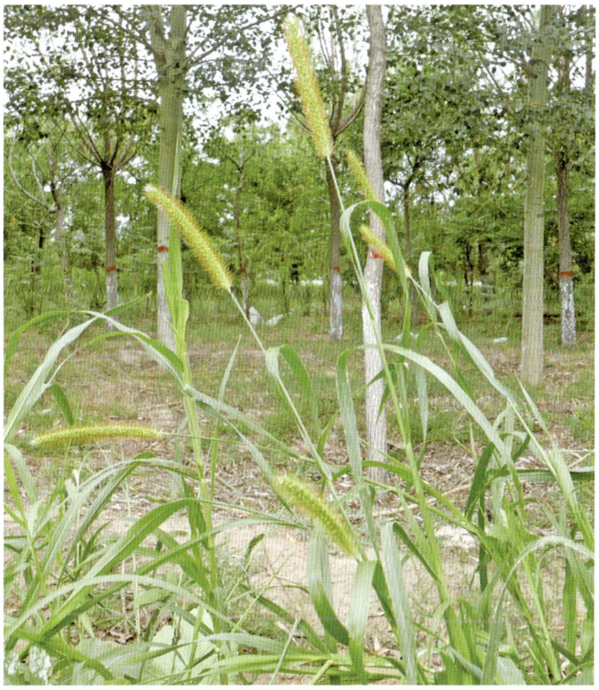

【生 活 型】一年生中生草本。

【花 果 期】花、果期 7~9 月。

【生　　境】生于田野、路边、荒地、山坡。

【功能主治】全草或种子（狗尾草）：祛风明目，清热除湿，利尿，消肿排脓。用于风热感冒，目翳，沙眼，目赤肿痛，黄疸性肝炎，小便不利，淋巴结结核，骨结核，痈肿，瘰疬等。

【民族应用】

■ 蒙古族

全草或种子（乌仁素勒）：止泻涩肠。用于绞肠痧，痢疾，腹泻，肠刺痛，嗳气等。

·狗尾草

【别名】毛莠莠、谷莠子、大尾草

Setaria viridis (L.) P. Beauv.

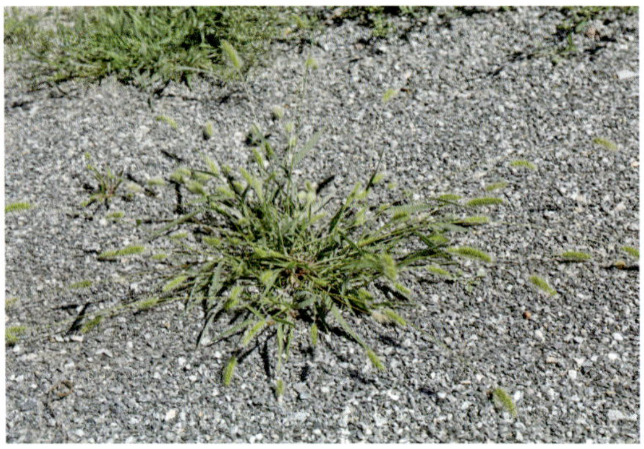

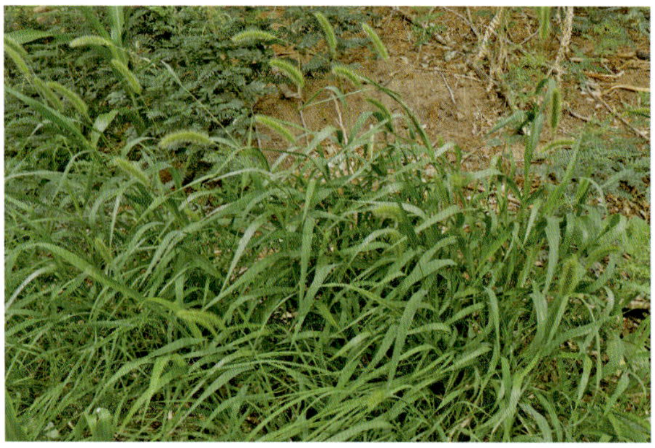

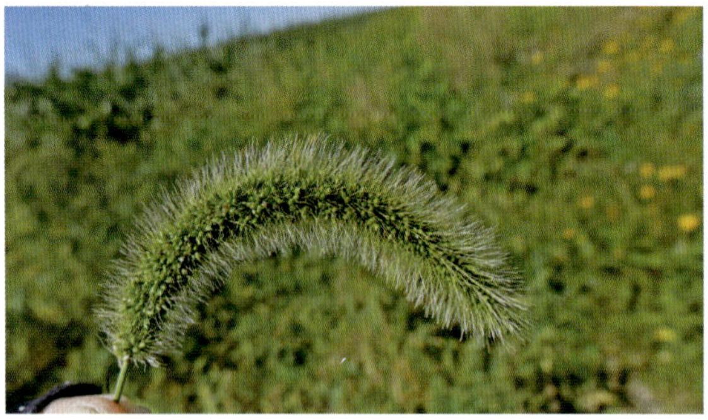

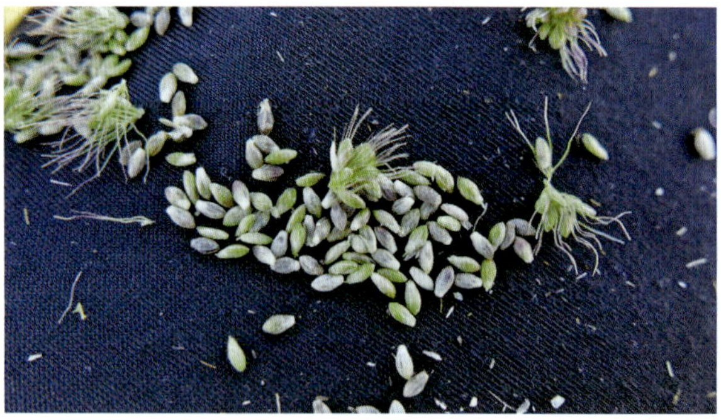

【生 活 型】一年生中生草本。

【花 果 期】花、果期 7~9 月。

【生　　境】生于荒地、田野、河边、坡地。

【功能主治】全草或种子（狗尾草）：祛风明目，清热除湿，利尿，消肿排脓。用于风热感冒，目翳，沙眼，目赤肿痛，黄疸性肝炎，小便不利，淋巴结结核，骨结核，痈肿，瘰疬等。

【民族应用】

■ 蒙古族

全草或种子（乌仁素勒）：止泻涩肠。用于绞肠痧，痢疾，腹泻，肠刺痛，嗳气等。

■ 鄂伦春族

全草（挨母出哈，毛狗尾）：除热，祛湿，消肿。用于风热感冒，目赤疼痛，黄疸性肝炎，小便不利；外用于颈淋巴结结核，痈肿，疮癣，黄水疮，多年眼目不明，视力减弱，灼痛羞明，羊毛痧。

大油芒属 *Spodiopogon* Trin.

多年生高大禾草。圆锥花序开展或较窄狭。小穗孪生，均有柄，或1枚有柄、1枚无柄，穗轴顶端之一节有时为3枚，其中1枚无柄、2枚有柄，含1~2小花，穗轴节间及小穗柄的先端膨大，呈棒状。颖草质或薄革质，被毛，具多条脉，二颖近等长。外稃透明膜质，第一小花中性或雄性，无芒，先端尖或钝，具内稃；第二小花两性，外稃先端深2裂，裂齿间伸出1膝曲而下部扭转的芒，内稃短于外稃。

鄂伦春有1种。

· 大油芒

【别名】大荻、山黄管

Spodiopogon sibiricus Trin.

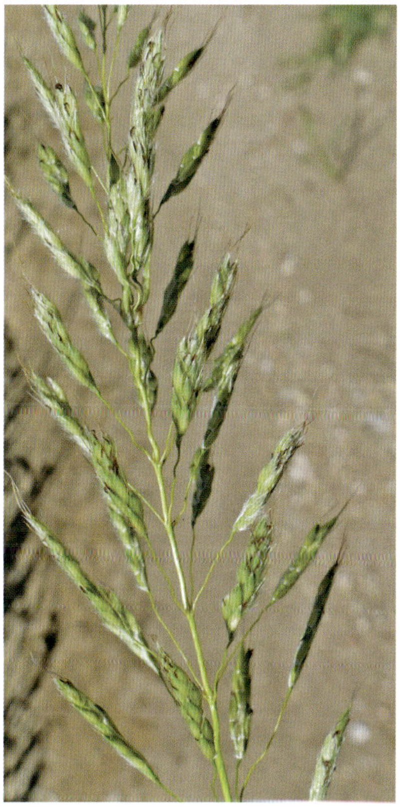

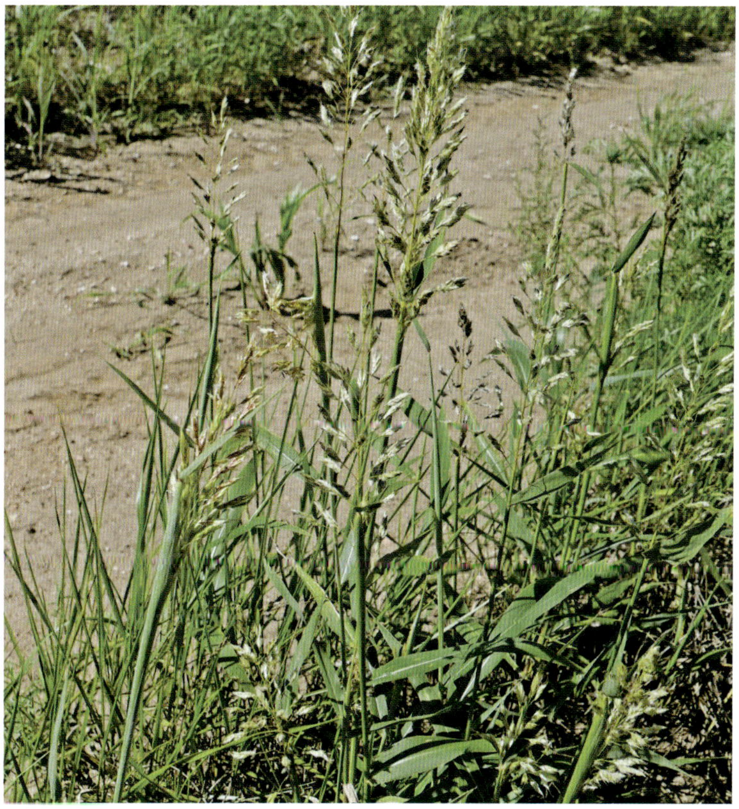

【生 活 型】多年生中旱生禾草。

【花 果 期】花、果期7~9月。

【生　　境】生于森林带和草原带的山地阳坡、砾石质草原、山地灌丛、草甸草原，可成为山地草原的优势种。

【功能主治】全草（大油芒）：止血，催产。用于月经过多，难产，胸闷气胀。

*附　注 | 该种为鄂伦春"四普"新分布。

荩草属 *Arthraxon* P. Beauv.

一年生或多年生禾草。叶心形，基部抱茎。总状花序于秆顶（或叶腋处）排列成指状，极稀呈圆锥状。小穗孪生（很少有单生者）于具关节之穗轴的各节上，1 枚有柄，1 枚无柄，有柄者雄性或退化而仅留其柄之痕迹，无柄者含 1 两性小花，具芒。颖革质、厚纸质或草质，二颖等长或第二颖稍短，边缘有时内折；第二颖对折而主脉形成脊，先端尖或具小尖头。第一外稃透明膜质，内稃及雌、雄蕊均不存在；第二外稃透明膜质，全缘或先端具 2 微齿，自近基部伸出 1 芒，内稃小或缺，雄蕊 2~3。

鄂伦春有 1 种。

·荩　草

【别名】马耳草、绿竹、光亮荩草

Arthraxon hispidus (Thunb.) Makino

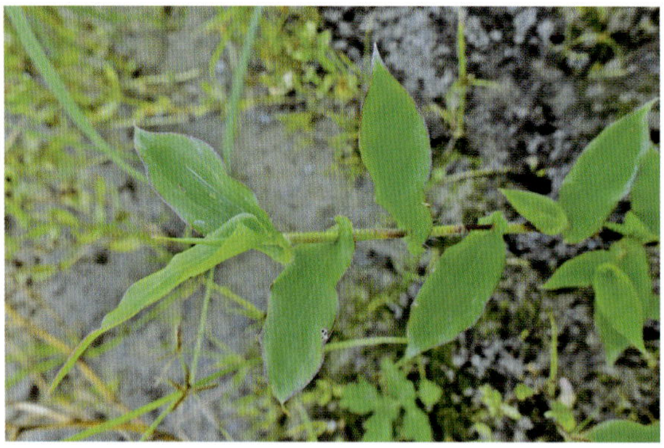

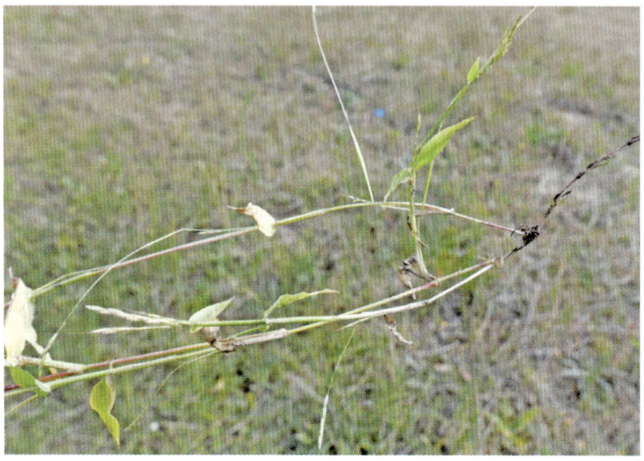

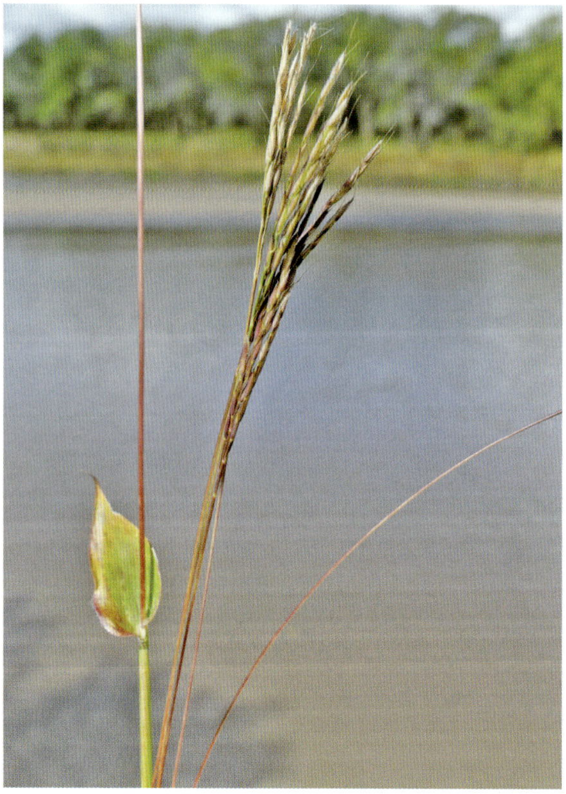

【生 活 型】一年生中生草本。

【花 果 期】花、果期 7~9 月。

【生　　境】生于田野、水边湿地、河滩、沟谷草甸、山坡草地、山地灌丛、沙地。

【功能主治】全草（荩草）：止咳定喘，解毒杀虫。用于久咳气喘，肝炎，咽喉炎，口腔炎，鼻炎，淋巴结炎，乳腺炎，疮疡疥癣。

*附　注 | 该种为鄂伦春“四普”新分布。

三棱草属 *Bolboschoenus* (Asch.) Pall.

多年生草本。具根茎，先端常形成球状块茎。秆三棱形。叶基生或秆生，有叶片或仅具叶鞘。长侧枝聚伞花序简单或复出，顶生或数枚组成圆锥花序，或小穗簇生成头状，假侧生，稀仅具1顶生小穗；小穗具少数至多数花，长1~2cm；苞片叶状，伸展；鳞片螺旋状排列，每鳞片内均具1两性花或最下1至数枚鳞片中空无花；下位刚毛1~6（~9），或不存在，直立或弯曲，常具倒生刺，稀平滑；雄蕊3；柱头2~3。小坚果双凸状或三棱形，长2~4mm。

鄂伦春有1种。

·扁秆荆三棱

【别名】扁秆藨草

Bolboschoenus planiculmis (F. Schmidt) T. V. Egorova

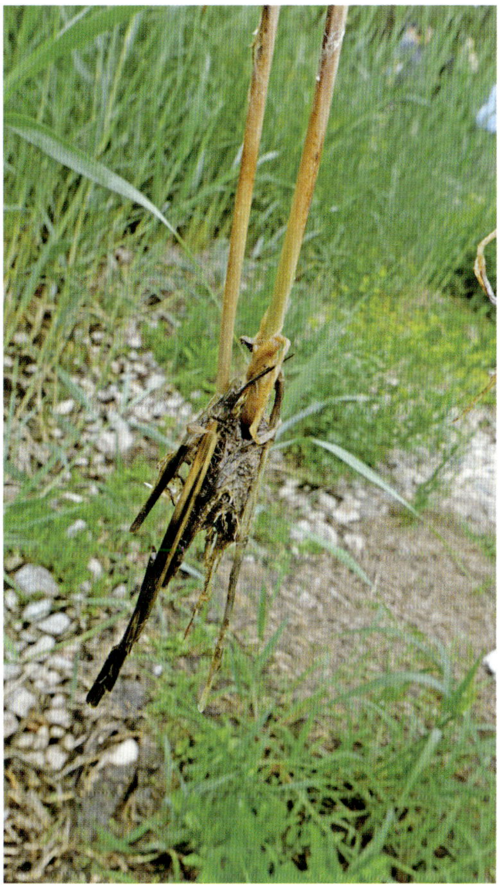
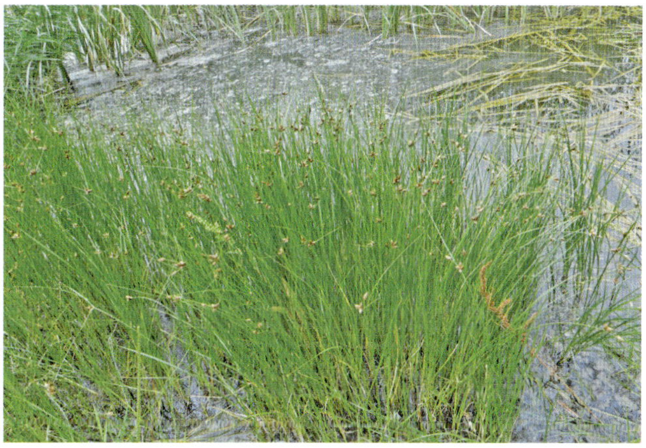
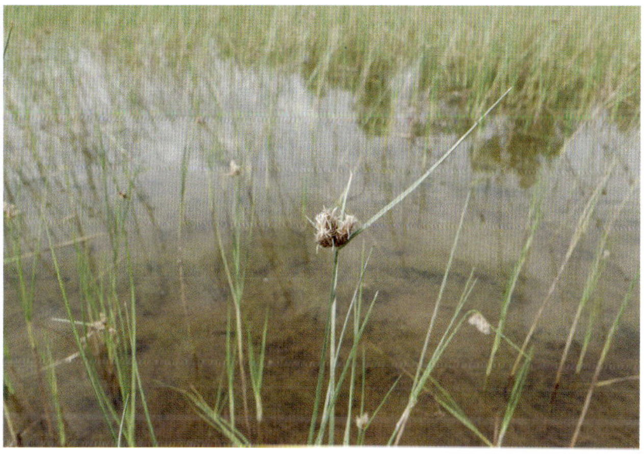

【生 活 型】多年生草本。

【花 果 期】花、果期7~9月。

【生　　境】生于河边盐化草甸及沼泽。

【功能主治】块茎（扁秆荆三棱）：止咳，破血，通经，行气，消积，止痛。用于慢性支气管炎，癥瘕积聚，产后瘀阻腹痛，消化不良，闭经，一切气血瘀滞，胸腹胁痛。

水葱属 *Schoenoplectus* (Rchb.) Pall.

多年生或一年生草本。有或无根茎，有时具块茎。秆圆柱形或三棱形，散生或丛生，无节。叶基生或秆生，有叶片或仅具叶鞘。苞片为秆的延长，直立；长侧枝聚伞花序简单或复出，顶生或数枚组成圆锥花序，或小穗簇生成头状，假侧生，稀仅具 1 顶生小穗；小穗具少数至多数花；鳞片螺旋状排列，每鳞片内均具 1 两性花或最下 1 至数枚鳞片中空无花；下位刚毛 1~6（~9），或不存在，直立或弯曲，常具倒生刺，稀平滑；雄蕊 1~3；柱头 2。小坚果近三棱形或双凸状。

鄂伦春有 1 种。

·水　葱

【别名】水丈葱、南水葱

Schoenoplectus tabernaemontani (C. C. Gmelin) Pall.

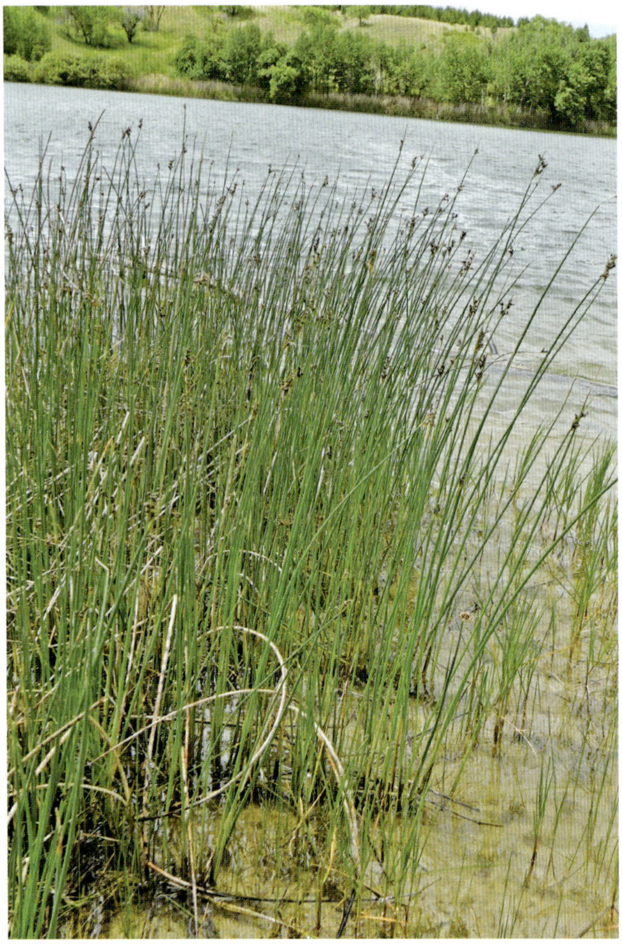

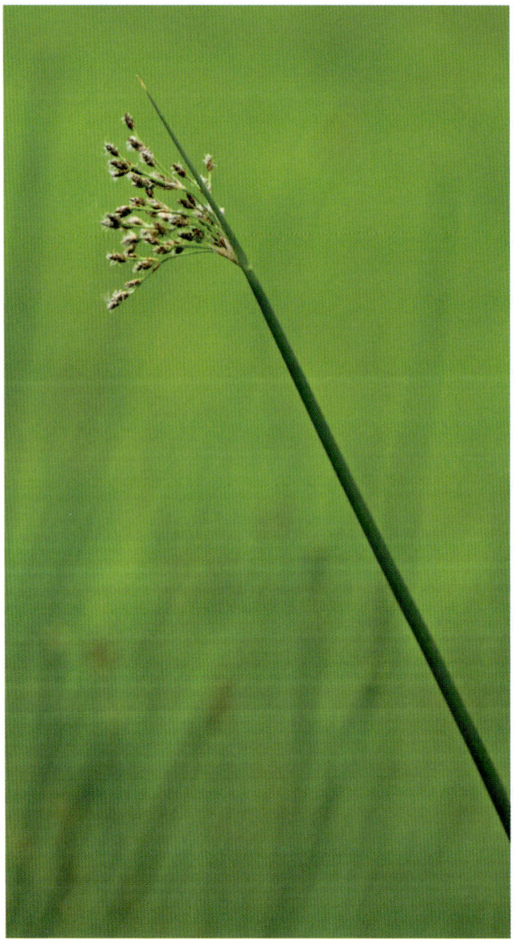

【生 活 型】多年生湿生草本。

【花 果 期】花、果期 7~9 月。

【生　　境】生于浅水沼泽、沼泽草甸湖边或浅水塘中。

【功能主治】地上部分（水葱）：渗湿利尿。用于水肿胀满，小便不利等。

羊胡子草属 *Eriophorum* L.

多年生草本。具根茎，有时兼具匍匐根茎。秆散生或丛生。基生叶较长，秆生叶较短，常退化成鞘状。苞片鳞片状或佛焰苞状，稀为叶状；长侧枝聚伞花序简单或复出，顶生，具 1 至数小穗；鳞片螺旋状排列，花两性；下位刚毛多数，白色，稀为红褐色，状如棉絮，果期伸出鳞片之外甚长；雄蕊 3；柱头 3。小坚果三棱形。

鄂伦春有 1 种。

·白毛羊胡子草

【别名】羊胡子草、东方羊胡子草

Eriophorum vaginatum L.

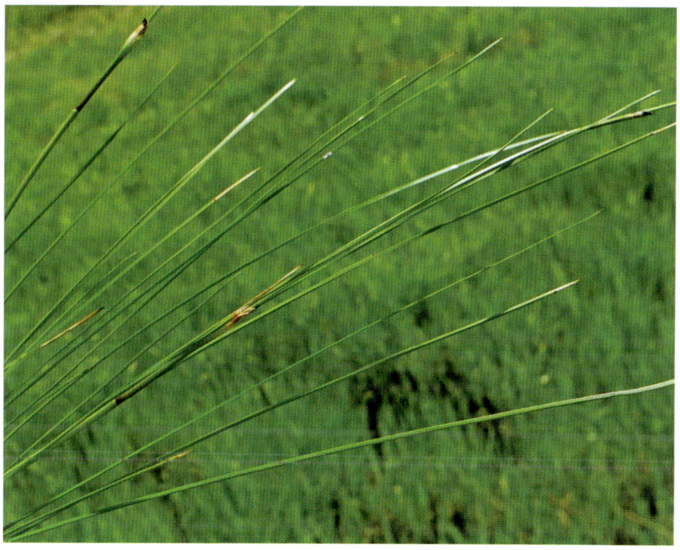

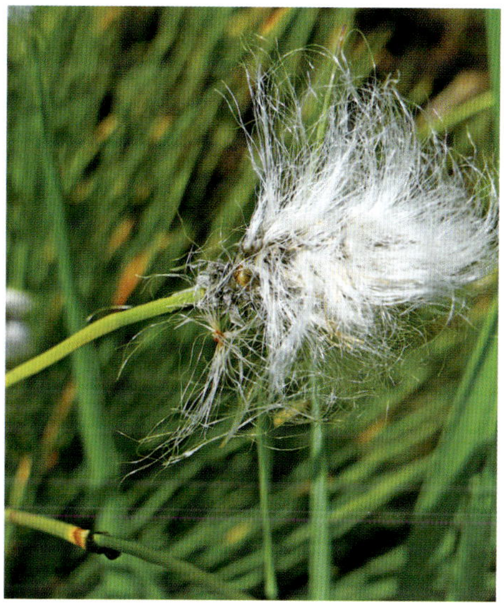

【生 活 型】多年生湿生草本。

【花 果 期】花、果期 7~9 月。

【生　　境】生于森林区的山地河边沼泽草甸、沼泽。

【功能主治】根（白毛羊胡子草）：用于黄水疮。

*附　注｜该种为鄂伦春“四普”新分布。

莎草属 *Cyperus* L.

一年生或多年生草本。具须根或短的根茎。秆单生、散生或丛生，三棱形。叶基生。长侧枝聚伞花序简单或复出或紧缩成头状，基部具叶状苞片数枚；小穗条形或矩圆形，压扁；鳞片呈 2 行排列，具 1 至多数脉，基部 1~2 枚鳞片无花，余均具 1 朵两性花；雄蕊 3，稀 1~2；柱头 3 或 2。小坚果三棱形。

鄂伦春有 1 种。

· 毛笠莎草

【别名】三轮草、三棱草、三角草

Cyperus orthostachyus Franch. et Sav.

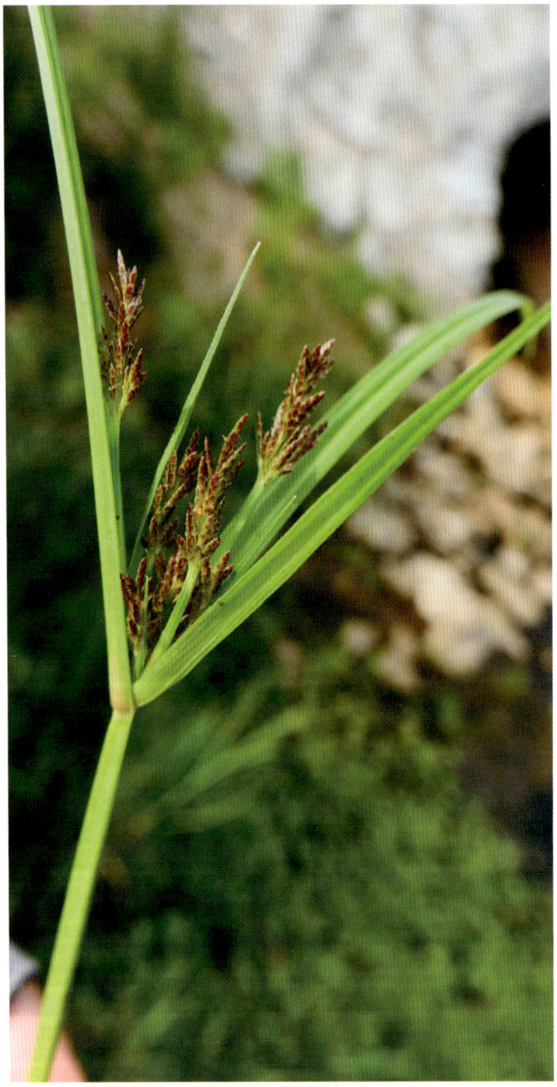

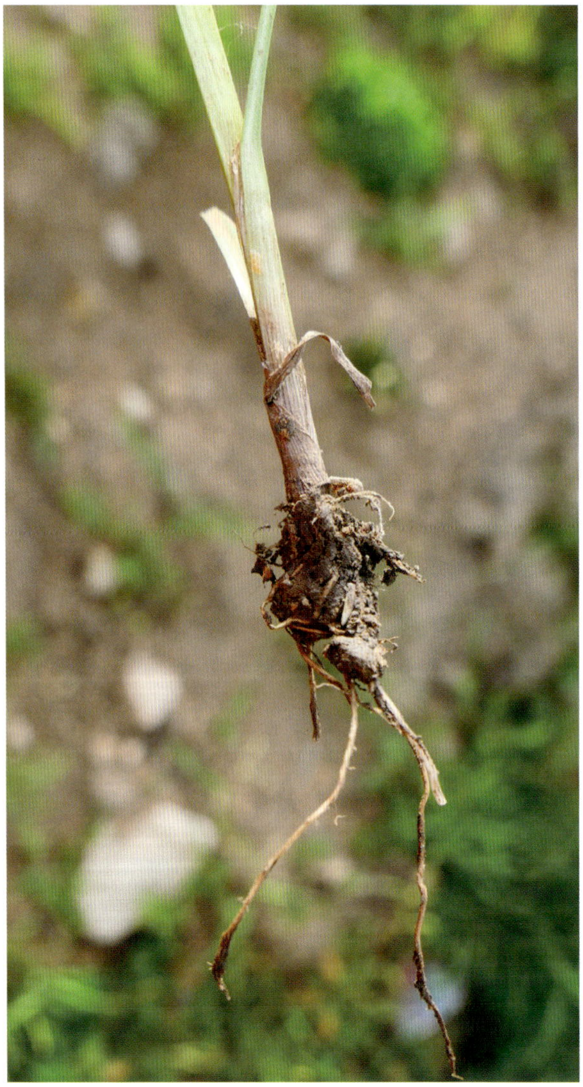

【生 活 型】一年生湿生草本。

【花 果 期】花、果期 7~9 月。

【生　　境】生于森林带的水边沼泽、沼泽化草甸。

【功能主治】

（1）根：用于妇科病。

（2）全草：祛风止痛，清热泻火。用于感冒，咳嗽，疟疾。

水莎草属　*Juncellus* (Griseb.) C. B. Clarke

一年生或多年生草本。有或无根茎。秆丛生或散生，基部具叶。苞片叶状；长侧枝聚伞花序简单或复出，疏展或紧缩成头状；小穗排列成穗状或头状；鳞片钝，呈 2 行排列，基部 1~2 鳞片无花，余均为两性花；无下位刚毛；雄蕊 3，稀 1~2；柱头 2 或 3。小坚果背腹压扁，面向小穗轴着生，双凸状或平凸状。

鄂伦春有 1 种。

· 水莎草

【别名】三棱草

Juncellus serotinus (Rottb.) C. B. Clarke

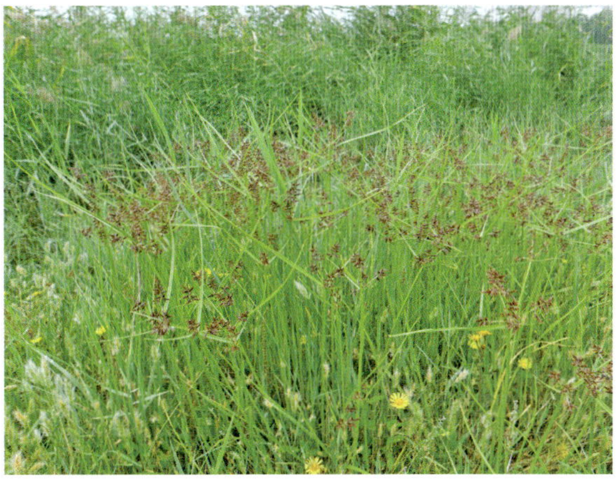

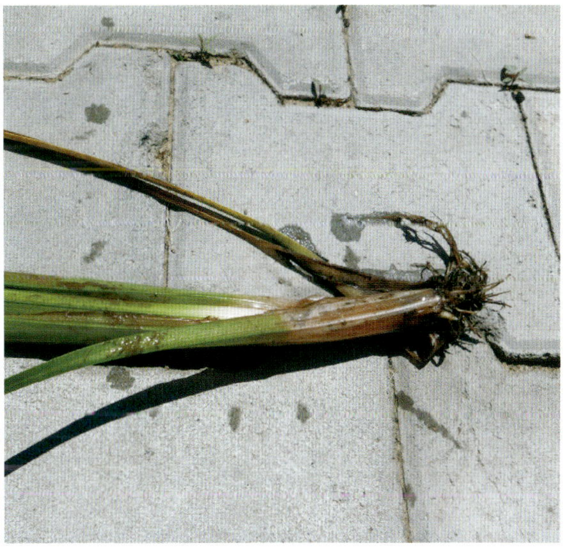

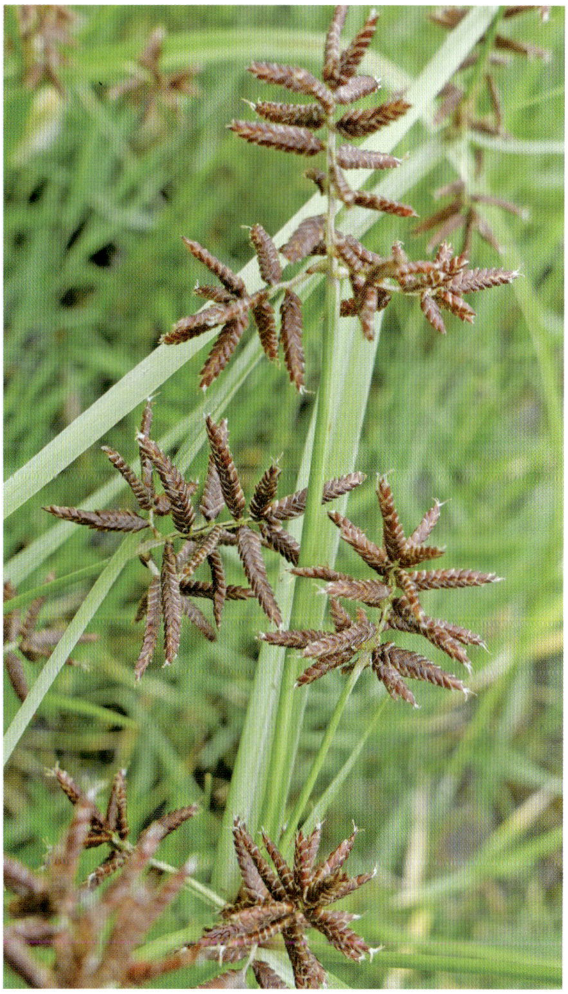

【生 活 型】多年生湿生草本。

【生　　境】生于森林带和草原带的沼泽草甸、浅水沼泽、水边沙土。

【功能主治】全草（水莎草）：止咳化痰。用于慢性支气管炎等。

扁莎属 *Pycreus* P. Beauv.

一年生或多年生草本。有或无根茎。秆丛生，平滑。叶片条形。苞片叶状；长侧枝聚伞花序简单或复出，或短缩成头状，稀为1小穗，辐射枝不等长；小穗具多数花；鳞片钝或具短尖，呈2行排列，基部1~2鳞片无花，余均为两性花；雄蕊1~3；柱头2。小坚果两侧压扁，棱向小穗轴着生，双凸状。

鄂伦春有2种。

分种检索表

1a. 小穗卵形或矩圆形，长5~10mm，宽约3mm，具5~15花；鳞片两侧具宽槽………………………………………………………………………………**槽鳞扁莎 *P. sanguinolentus***

1b. 小穗条形或狭披针形，长10~20mm，宽1.5~2mm，具20~30花；鳞片两侧无宽槽…………………………………………………………………………**球穗扁莎 *P. flavidus***

• 槽鳞扁莎

【别名】红鳞扁莎

Pycreus sanguinolentus (Vahl) Nees

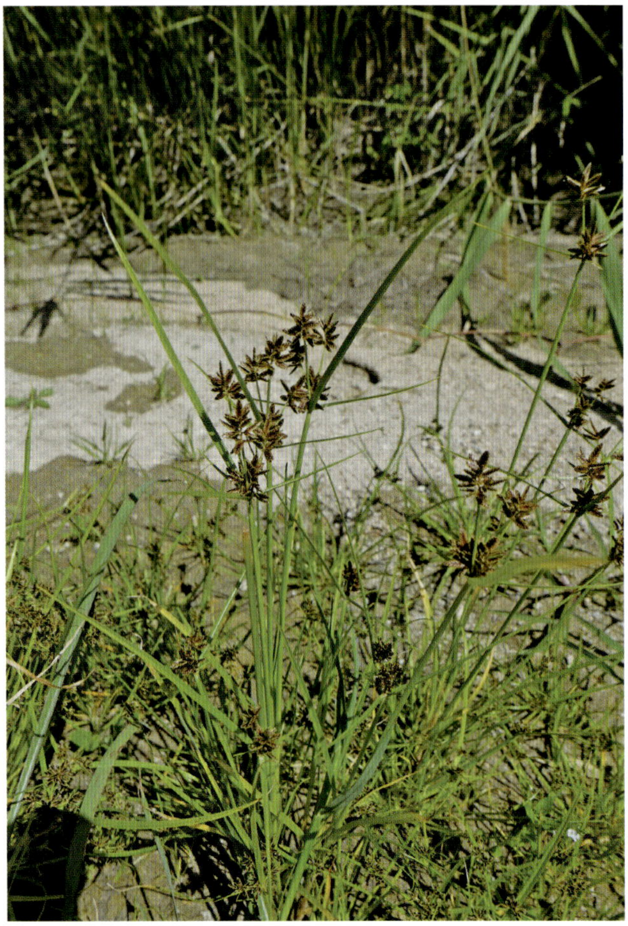

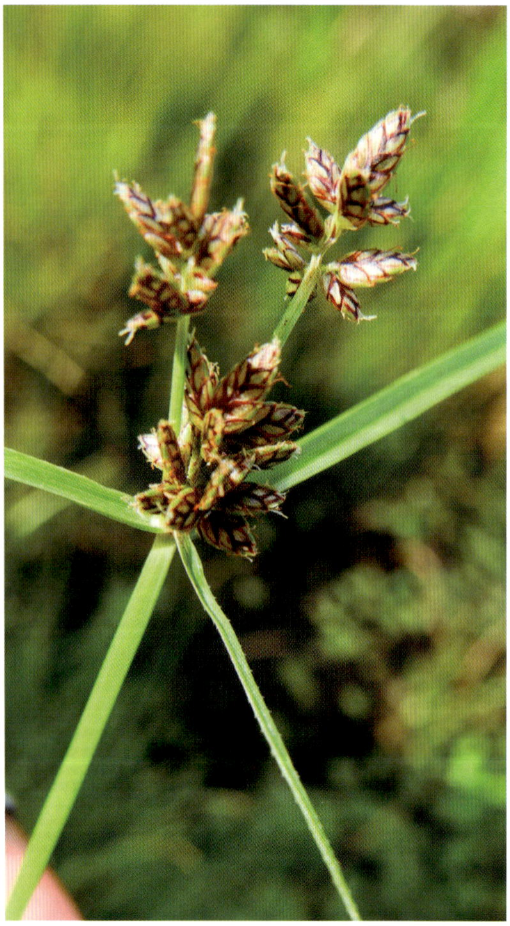

【生 活 型】一年生湿生草本。

【花 果 期】花、果期 7~9 月。

【生　　境】生于森林带和草原带的滩地、沟谷的沼泽草甸、河漫滩。

【功能主治】

（1）根（红鳞扁莎）：用于肝炎。

（2）全草（红鳞扁莎）：清热解毒，除湿退黄。

*附　注 | 该种为鄂伦春“四普”新分布。

· 球穗扁莎

Pycreus flavidus (Retz.) T. Koyama

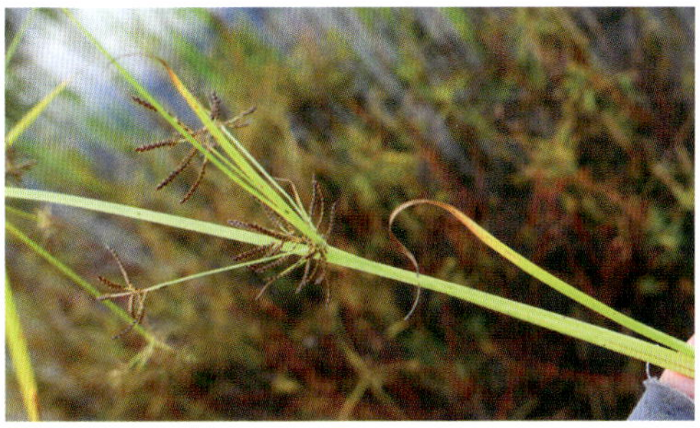

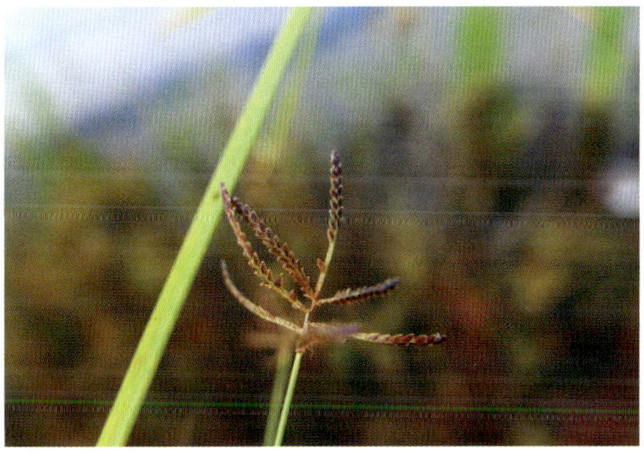

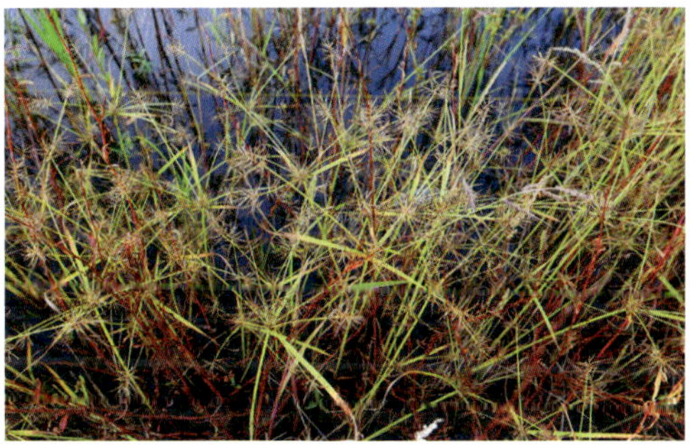

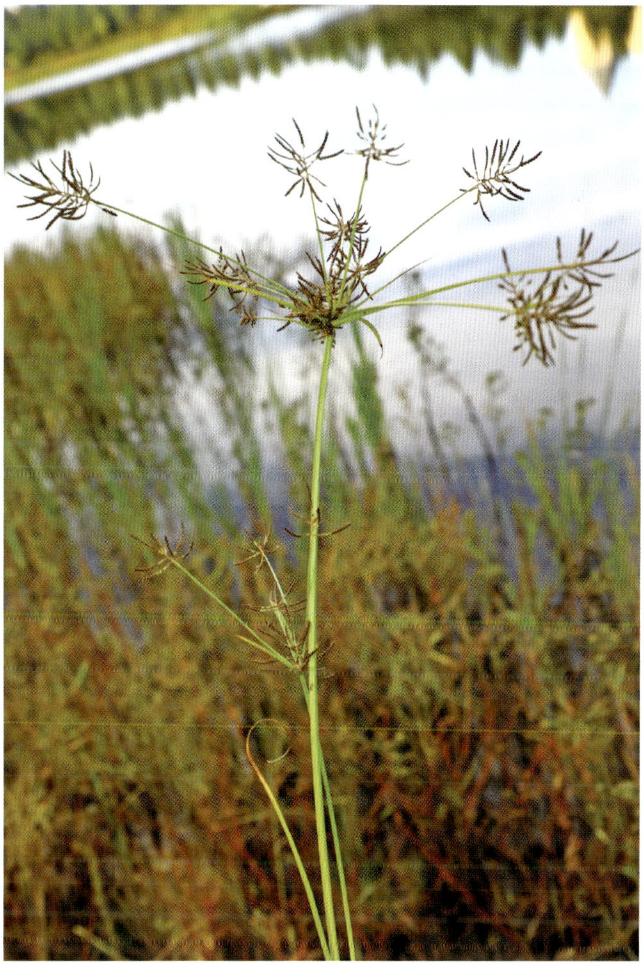

【生 活 型】多年生草本。

【花 果 期】花、果期 7~9 月。

【生　　境】生于沼泽化草甸、浅水。

【功能主治】全草：止咳，破血行气，止痛。用于小便不利，跌打损伤，吐血，风寒感冒，咳嗽，百日咳。

薹草属　*Carex* L.

多年生草本。具根茎。秆丛生或单生，三棱形或近三棱形。叶片条形，通常具 3 明显叶脉，呈禾叶状。苞片叶状、鳞片状、刚毛状或佛焰苞状，托于小穗下，具苞鞘或无鞘，小穗单一至多数，单性或两性，具柄或无柄，多生于秆之顶端或上部，构成穗状、总状、头状或圆锥花序；鳞片螺旋状排列于小穗轴的周围。花单性，无花被，单生于鳞片腋间，雄花通常具雄蕊 3，花丝离生；雌花具 1 雌蕊，子房包于果囊内，果囊顶端具喙或无喙。小坚果疏松或紧包于果囊中，平凸状、双凸状或三棱状。

鄂伦春有 2 种。

分种检索表

1a. 小穗两性（雄雌顺序或雌雄顺序），稀单性；枝先出叶通常不发育；柱头 2，稀 3..**翼果薹草 *C. neurocarpa***

1b. 小穗单性（上部为雄小穗，下部为雌小穗），稀两性（上部小穗雄雌顺序或雌雄顺序，下部为雌小穗）；枝先出叶呈鞘状；柱头 3，稀 2............................**膨囊薹草 *C. schmidtii***

• 翼果薹草

【别名】脉果薹草

Carex neurocarpa Maxim.

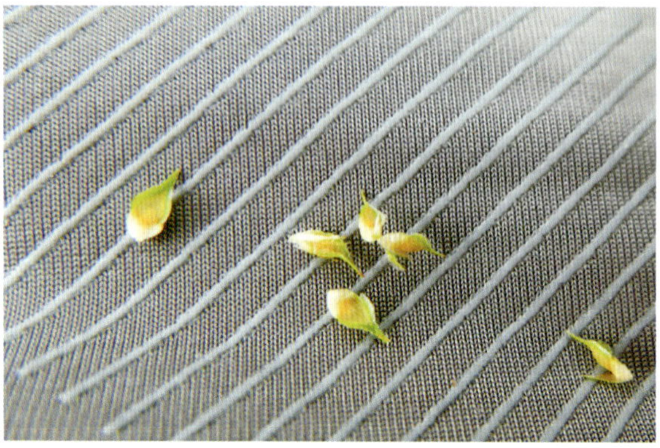

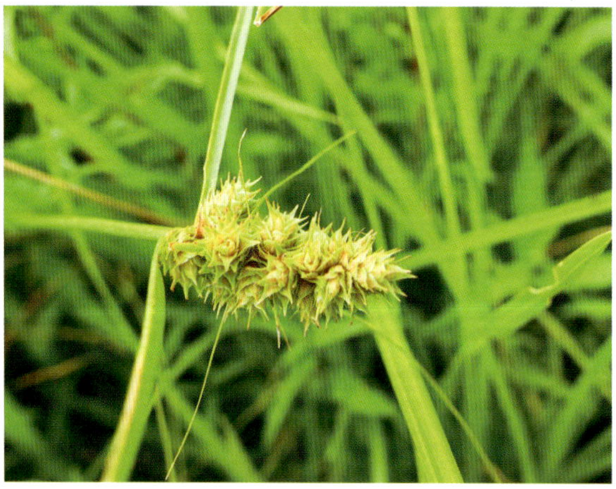

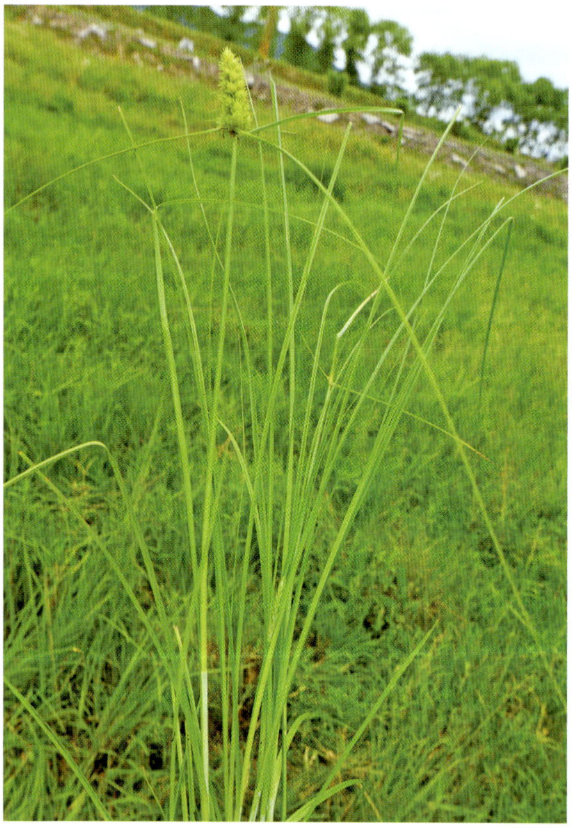

【生 活 型】多年生湿生草本。

【花 果 期】果期 7~8 月。

【生　　境】生于森林带和森林草原带的沼泽化草甸。

【功能主治】全草（十字苔草）：凉血，止血，解表透疹。用于痢疾，麻疹不出，消化不良。

*附 注 | 该种为鄂伦春“四普”新分布。

· 膨囊薹草

【别名】瘤囊薹草

Carex schmidtii Meinsh.

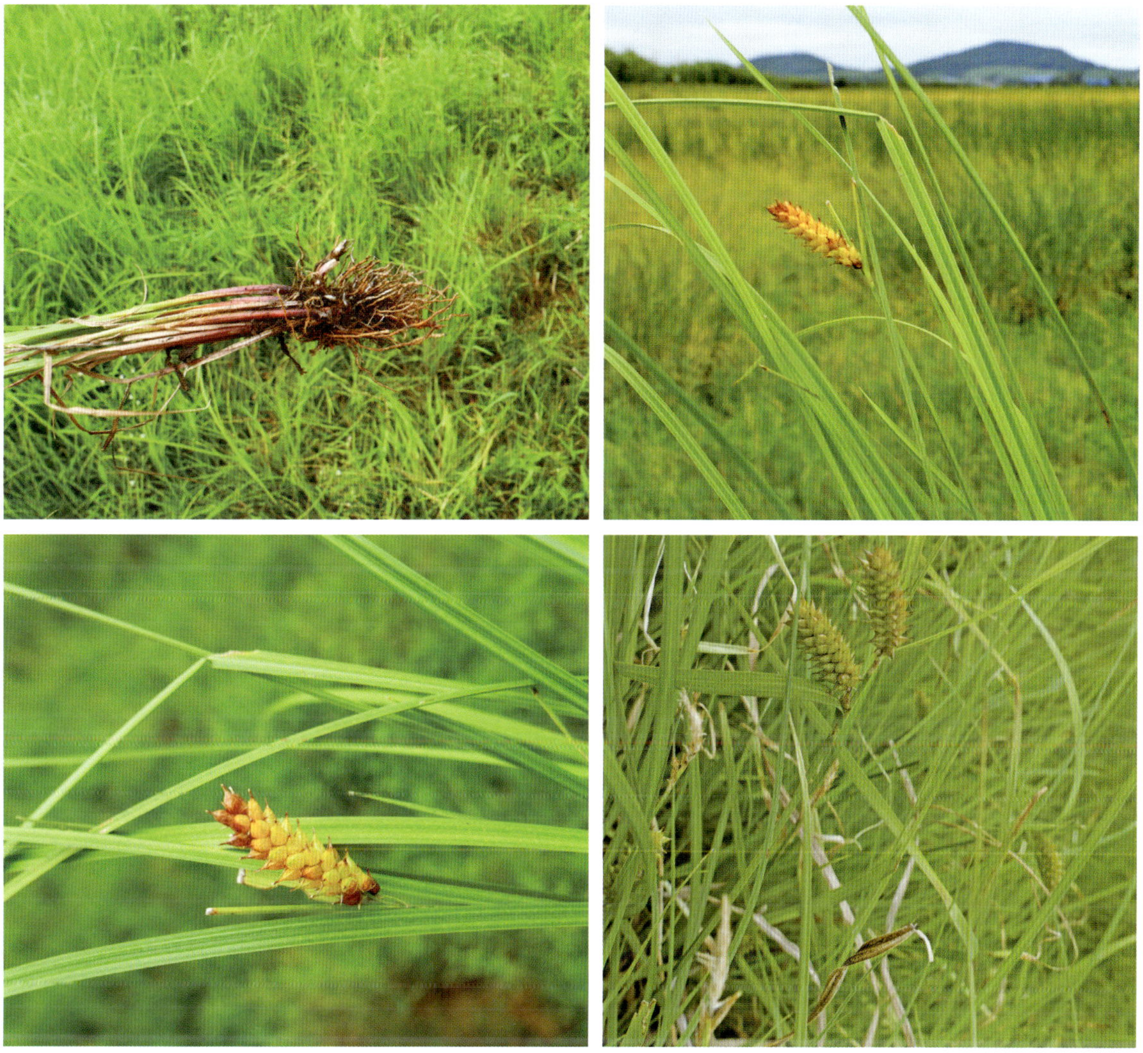

【生 活 型】多年生湿中生草本。

【花 果 期】果期 6~7 月。

【生　　境】生于森林带和森林草原带的沼泽、沼泽化草甸。

【功能主治】全草（十字苔草）：凉血，止血，解表透疹。用于痢疾，麻疹不出，消化不良。

菖蒲属 *Acorus* L.

多年生草本。有芳香匍匐根茎。叶 2 列，互生，狭长剑形，无柄，基部互抱，具叶鞘。花序生于当年生叶腋，花序柄与佛焰苞部分合生，佛焰苞叶状，肉穗花序圆柱形；花小，密生，花被片 6，2 轮排列；雄蕊 6；子房 2~3 室，每室具 2 至多数胚珠。果为浆果。种子具肉质胚乳。

鄂伦春有 1 种。

·菖 蒲

【别名】石菖蒲、白菖蒲、水菖蒲

Acorus calamus L.

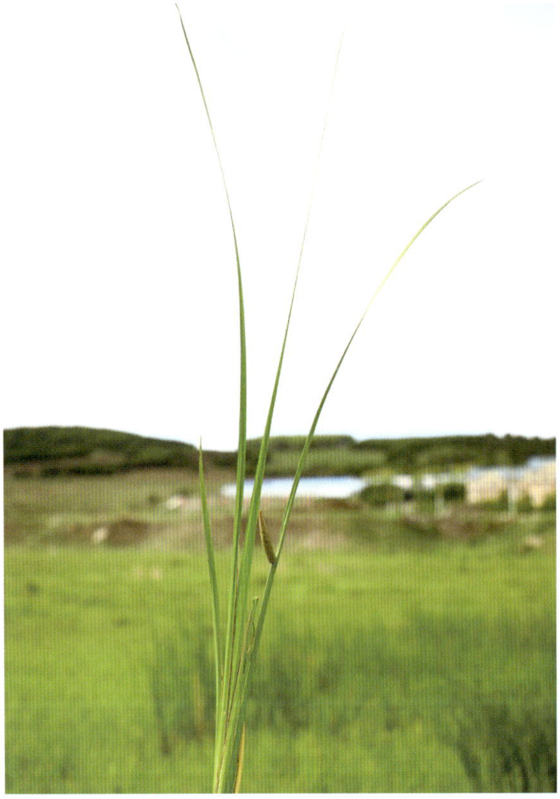

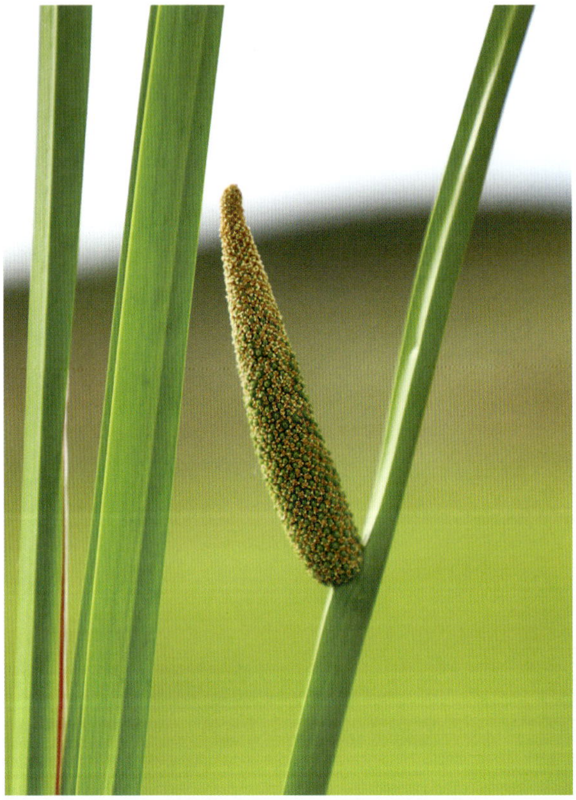

【生 活 型】多年生水生草本。

【花 果 期】花、果期 6~8 月。

【生　　境】生于沼泽、河流边、湖泊边。

【功能主治】根茎（菖蒲）：化痰，开窍，健脾利湿，辟秽杀虫。用于癫痫，神志不清，惊悸健忘，湿滞痞胀，泄泻，痢疾，风湿痹痛，痈肿疥疮等。

【民族应用】

▪ 蒙古族

根茎（乌莫黑－吉格苏）：杀黏，温胃，消食，祛腐，祛协日乌素，滋补，健脑。用于胃寒，食积，呃逆，发症，结喉，协日乌素病，炭疽，关节痛，麻风病等。

水芋属 *Calla* L.

多年生水生草本。根茎平卧。叶柄具长鞘，鞘于先端分离。叶片心形、宽卵形、圆形，骤狭锐尖。佛焰苞自基部展开，椭圆形或卵状心形，先端渐尖，基部短下延，宿存。肉穗花序具梗，与佛焰苞分离，圆柱形，钝，花密，顶端常具不育雄花。花两性，无花被；雄蕊 6，花丝扁，稍宽，先端骤狭为细的药隔，花药短，药室椭圆形，对生，盾状着生，侧向纵裂；子房短卵圆形，1 室，柱头无柄，胚珠 6~9，倒生，长圆形。浆果头状圆锥形，1 室。种子多数，倒生，圆柱状长圆形。

鄂伦春有 1 种。

·水　芋

【别名】水葫芦、水浮莲

Calla palustris L.

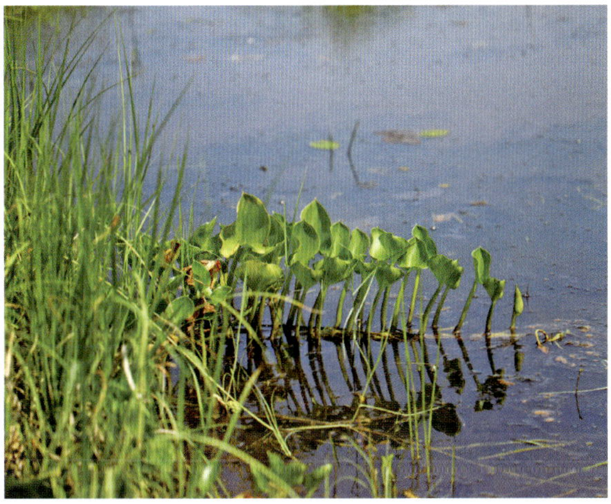

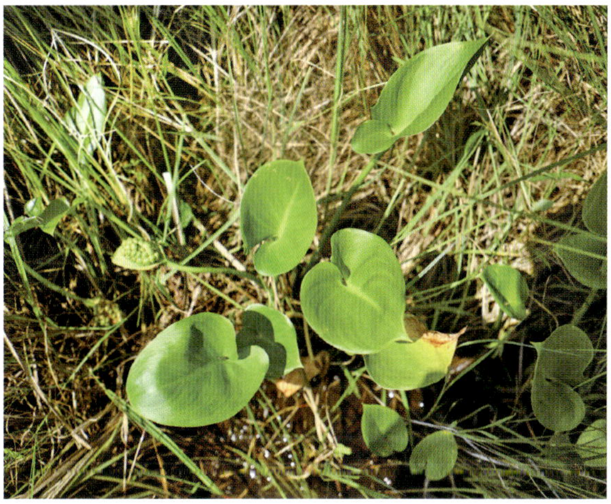

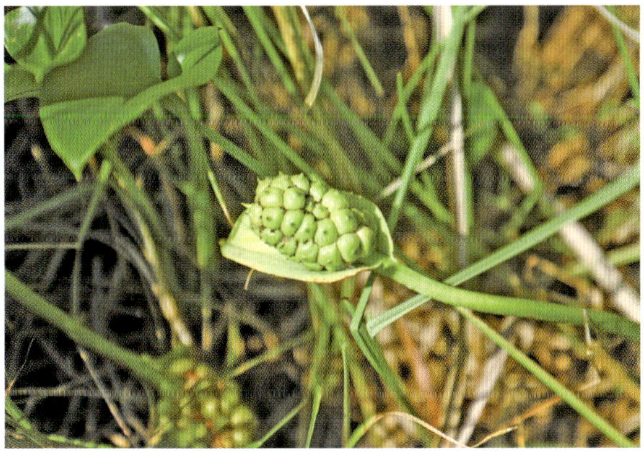

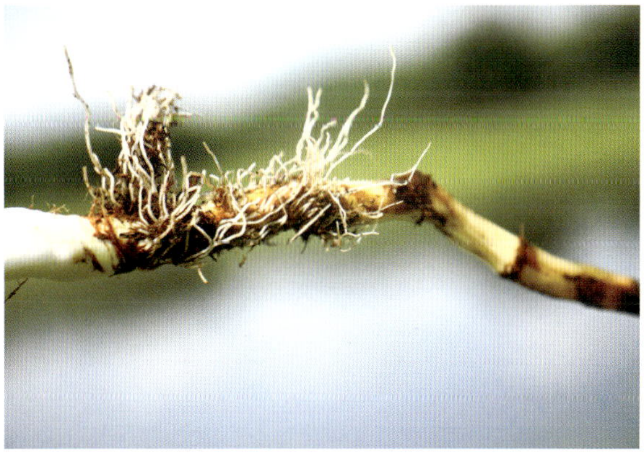

【生 活 型】多年生水生草本。

【花 果 期】花期 6~7 月，果期 8 月。

【生　　境】生于森林带的沼泽、浅水。

【功能主治】根茎（水芋）：祛风利湿，解毒消肿。用于风湿痛，水肿，瘰疽，骨髓炎，毒蛇咬伤等。

*附　注 | 该种为鄂伦春“四普”新分布。

浮萍属 *Lemna* L.

叶状体扁平，脉纹 1~5，具无维管束的假根 1，营养芽脱离或附着于母体。膜质苞鞘内有雄花 2 和雌花 1；雄花具 1 雄蕊，花药 2 室，花丝为细丝状；雌花胚珠 1~6，直立或弯曲。果实卵形。

鄂伦春有 1 种。

·浮　萍

【别名】青萍、田萍、水萍草

Lemna minor L.

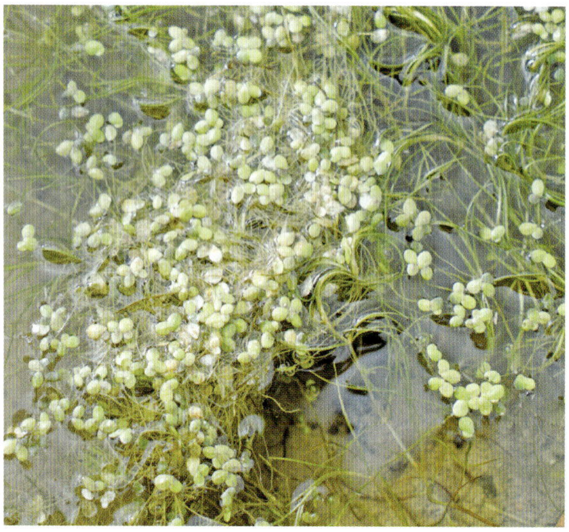
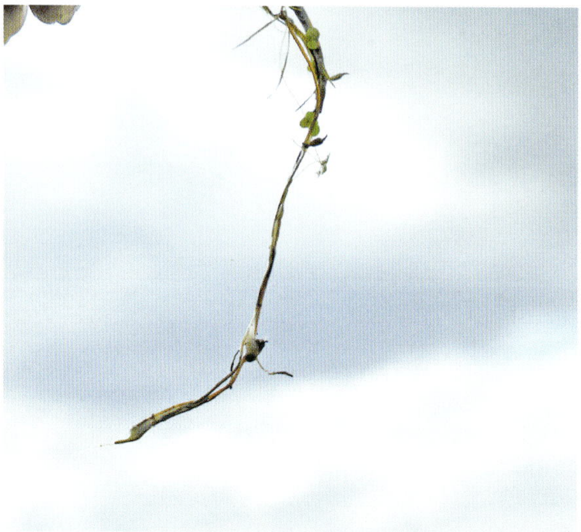
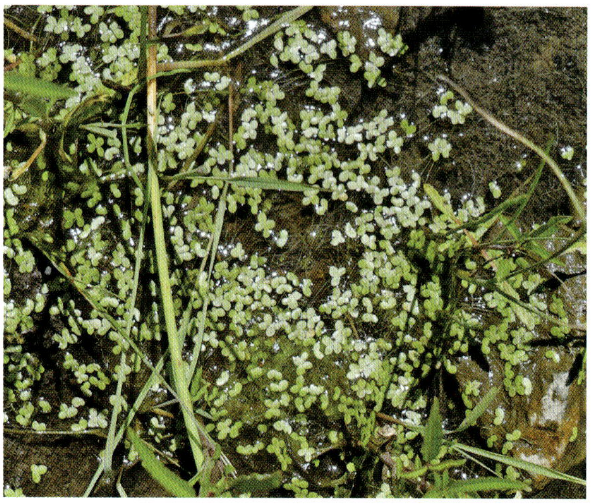
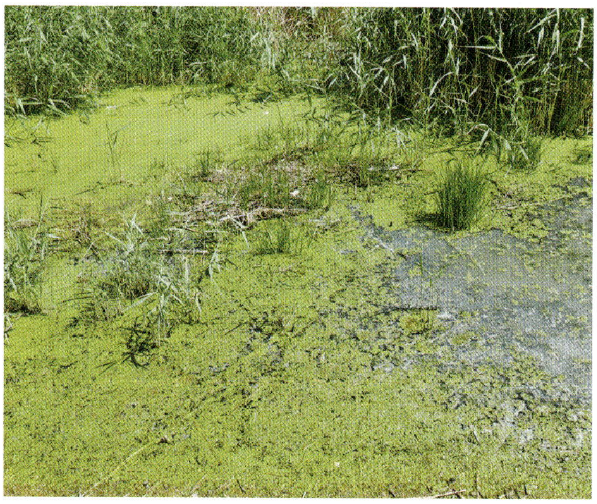

【生 活 型】一年生浮水草本。

【花 果 期】花、果期 7~8 月。

【生　　境】生于静水中、小水池、河湖边缘，常遮盖水面。

【功能主治】全草（浮萍）：发汗祛风，利水消肿，清热解毒。用于风热感冒，麻疹不透，荨麻疹，肾炎水肿，小便不利等，疮癣，丹毒，烫伤。

鸭跖草属 *Commelina* L.

草本植物。茎多分枝，稍肉质，下部匍匐地面。花少数，组成聚伞花序，生于折叠状或漏斗状的苞片内；萼片 3，膜质，内面 2 枚分离或合生；花瓣 3，分离，蓝色；发育雄蕊 3，其他 2~3 发育不完全；子房通常 3 室，每室常有胚珠 1~2。

鄂伦春有 1 种。

• 鸭跖草

【别名】碧竹草、竹叶菜、耳环草

Commelina communis L.

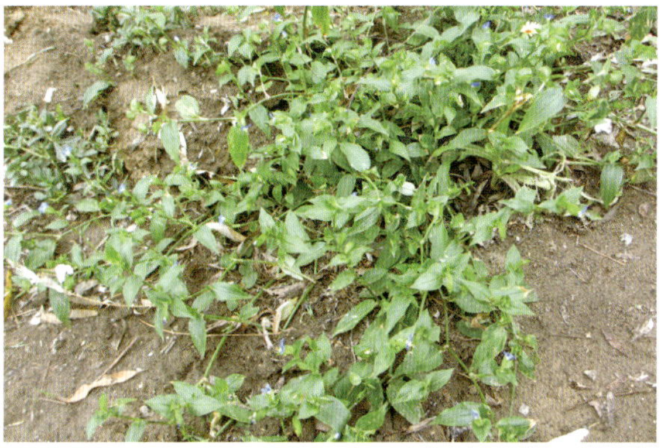

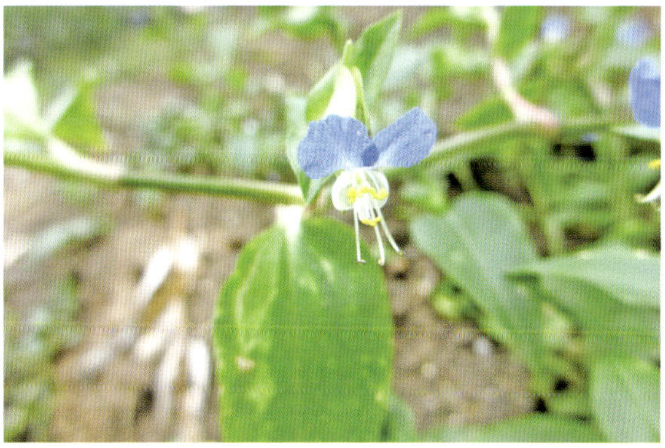

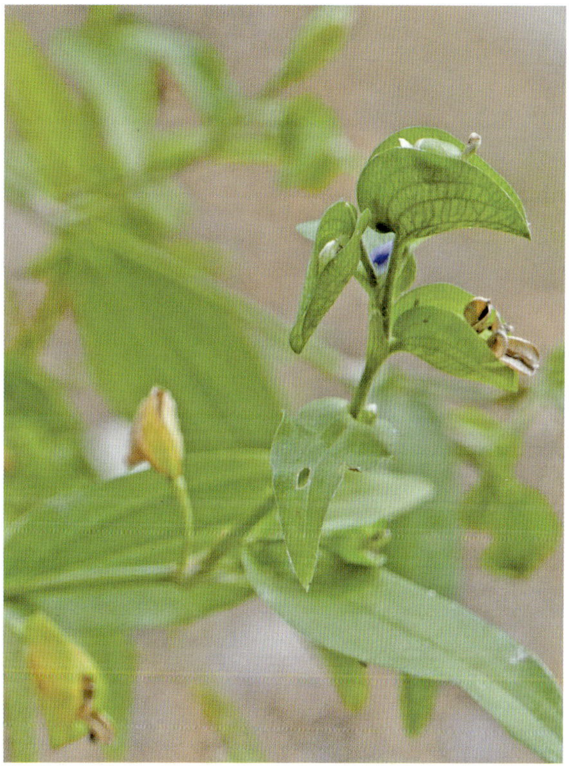

【生 活 型】一年生湿中生草本。

【花 果 期】花、果期 7~9 月。

【生　　境】生于落叶阔叶林带的山沟溪边林下、山坡阴湿处、田间。

【功能主治】全草（鸭跖草）：清热泻火，解毒，利水消肿。用于感冒发热，热病烦渴，咽喉肿痛，水肿尿少，热淋涩痛，痈肿疔毒，麦粒肿，咽炎，扁桃体炎，宫颈糜烂，腹蛇咬伤等。

【民族应用】

▪ 鄂伦春族

地上部分（挨母出哈，鸡舌草，淡竹叶）：清热解毒，利水消肿。用于上呼吸道感染，咽喉肿痛，尿路感染，肾炎水肿，痈疖疔毒，小便不通，黄疸性肝炎，流行性腮腺炎，吐血，水肿，腹水，急性咽炎，急性隐窝性扁桃体炎，关节肿痛。

灯心草属　*Juncus* L.

多年生或稀一年生草本。植株光滑无毛。叶片禾草状平扁或管状而具横隔，叶鞘开口，常具叶耳，稀叶片退化。花被片颖状，边缘常膜质，内轮与外轮等长，或内轮较短，稀较长；雄蕊 6，稀 3，常短于花被；雌蕊先成熟，子房 3 或 1 室，含多数胚珠。蒴果 1 或 3 室，含种子多数。

鄂伦春有 3 种。

分种检索表

1a. 花单生，不呈小头状，有多花排列成聚伞或圆锥状花序。

　2a. 一年生草本 ………… 小灯心草 ***J. bufonius***

　2b. 多年生草本 ………… 细灯心草 ***J. gracillimus***

1b. 花 2 至多数聚生成小头状，由多数小头状花序排列成聚伞或圆锥状花序 ………… 尖被灯心草 ***J. turczaninowii***

· 小灯心草

Juncus bufonius L.

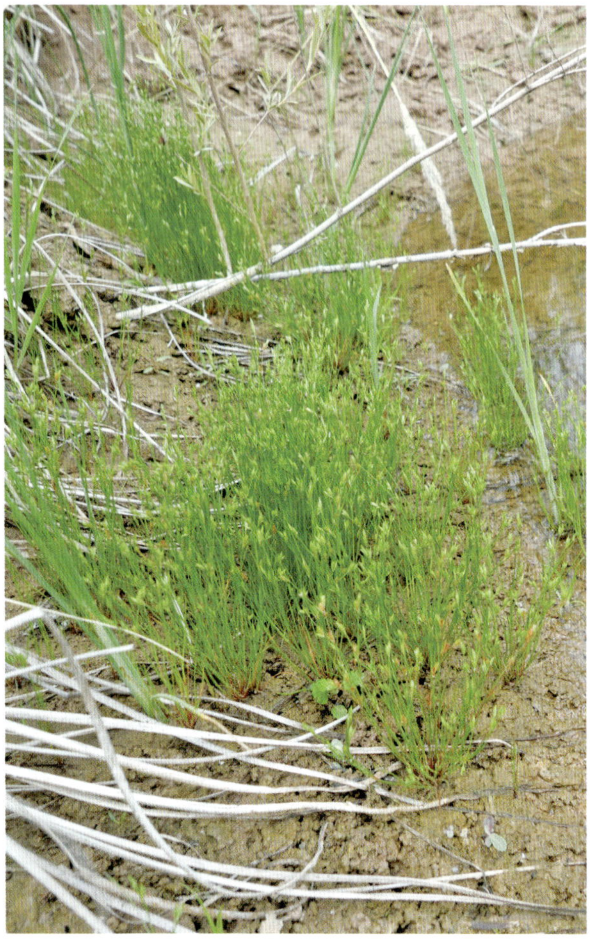

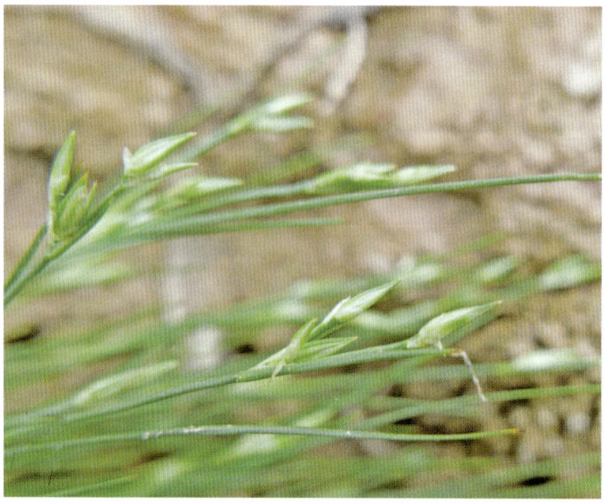

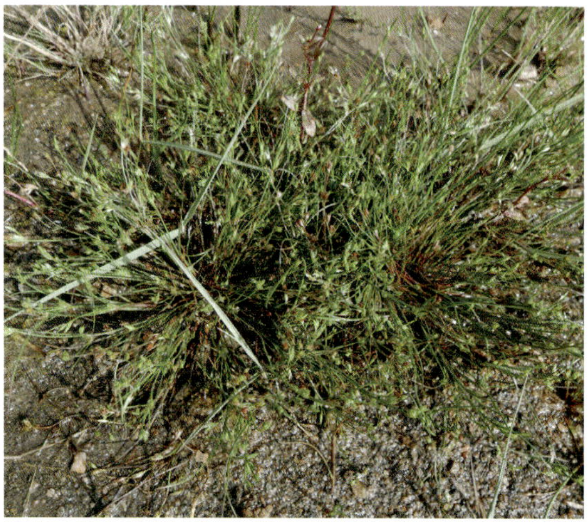

【生 活 型】一年生湿生草本。

【花 果 期】花、果期 6~9 月。

【生　　境】生于沼泽草甸、盐化沼泽草甸。

【功能主治】茎髓（小灯心草）：清热通淋，利尿止血。用于热淋，小便涩痛，水肿，尿血。

·细灯心草

【别名】扁茎灯芯草、扁茎灯心草

Juncus gracillimus (Buch.) V. I. Krecz. et Gontsch.

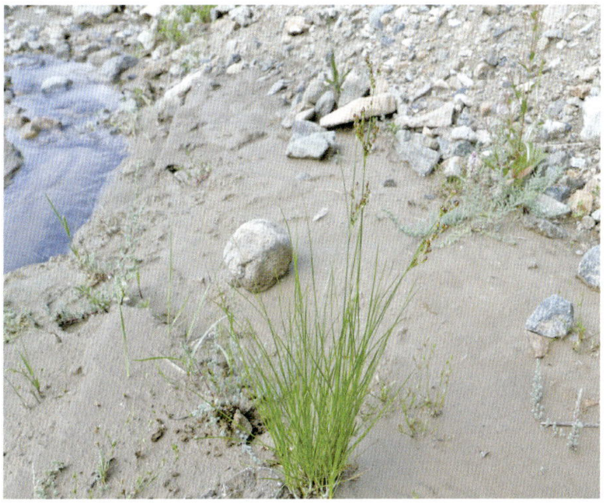

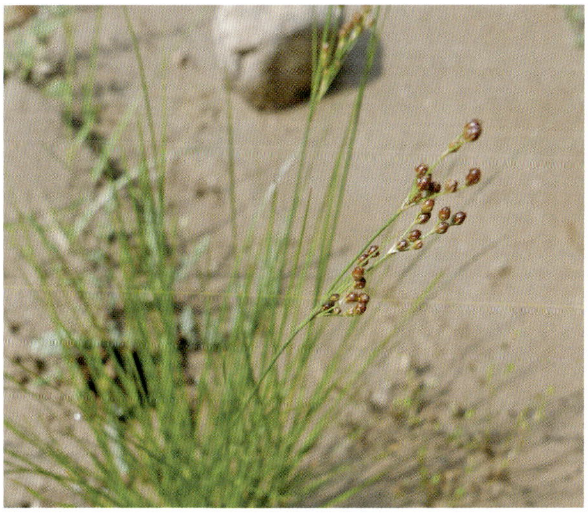

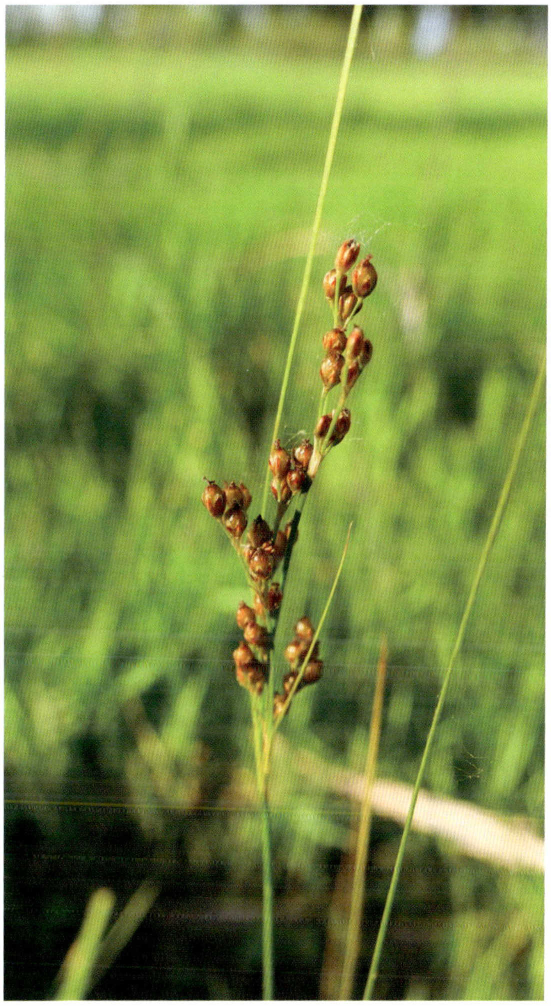

【生 活 型】多年生湿生草本。

【花 果 期】花、果期 6~8 月。

【生　　境】生于河边、湖边、沼泽化草甸、沼泽。

【功能主治】茎髓（细灯心草）：清热利尿，止咳，消水肿。用于心烦失眠，咽肿，口舌生疮，咳嗽，水肿，小便不利等。

• 尖被灯心草

【别名】竹节灯心草

Juncus turczaninowii (Buch.) V. I. Krecz.

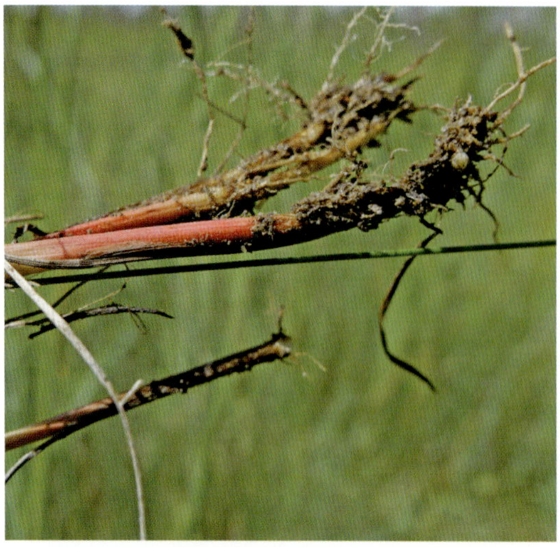
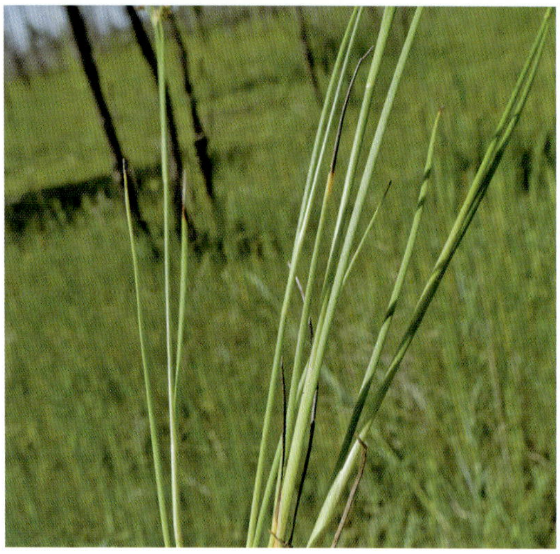
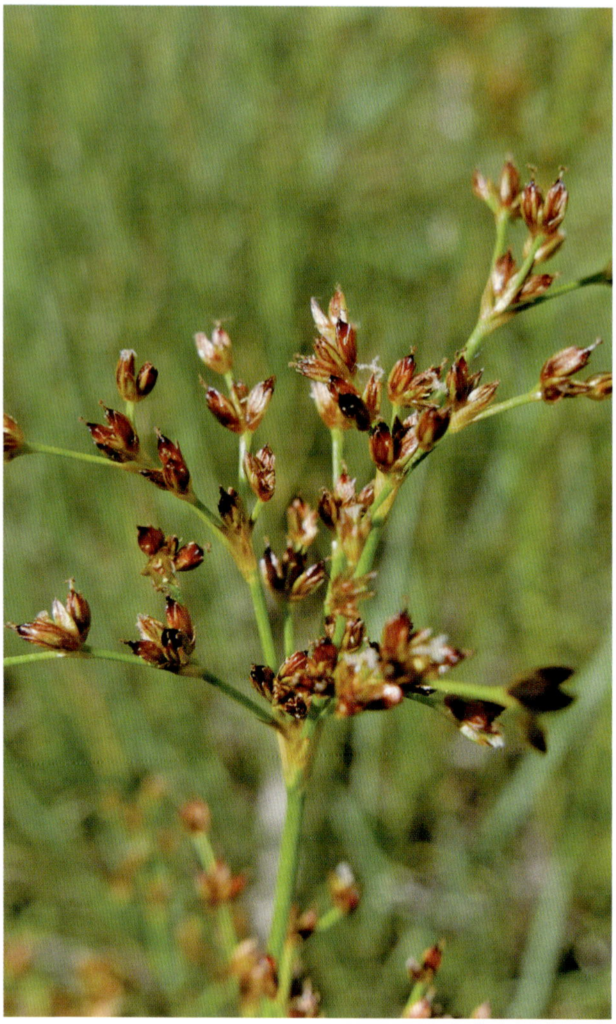

【生 活 型】多年生湿生草本。

【花 果 期】花、果期 6~8 月。

【生　　境】生于森林带和草原带的湿草甸、沼泽地。

【功能主治】茎髓（灯心草）：利水通淋，清心降火。用于淋病，水肿，小便不利，尿少涩痛，湿热黄疸，心烦不寐，小儿夜啼，喉痹，口舌生疮，创伤等。

葱属 *Allium* L.

多年生草本。植株常有葱蒜气味。鳞茎圆柱状至球状，外皮膜质、革质或纤维质。叶扁平或圆柱状，实心或中空。花葶从鳞茎基部伸出；伞形花序，在花蕾期被一膜质总苞包裹着；小花梗无关节，基部有或无小苞片；花两性；花被片 6，2 轮，分离或基部靠合成管状；雄蕊 6，2 轮，花丝全缘或基部扩大而每侧具齿；子房上位，3 室，每室具 1 至数胚珠，柱头单一或 3 裂。蒴果。种子黑色，多棱形或近球状。

鄂伦春有 5 种。

分种检索表

1a. 叶条形、半圆柱形或圆柱形，中空或实心；花葶圆柱状，常实心。

2a. 鳞茎外皮纤维成网状或松散纤维状。

3a. 花丝短于花被片 .... **野韭 *A. ramosum***

3b. 花丝长于花被片，内轮花丝具裂齿 .... **辉韭 *A. strictum***

2b. 鳞茎外皮膜质、纸质或薄革质，不破裂或破裂成片状或条状，有时仅顶端破裂成纤维状。

4a. 花丝短于花被片 .... **矮葱 *A. anisopodium***

4b. 花丝长于花被片 .... **山葱 *A. senescens***

1b. 叶与花葶圆筒形或管形，通常粗壮，均中空 .... **硬皮葱 *A. ledebourianum***

· 野　韭

Allium ramosum L.

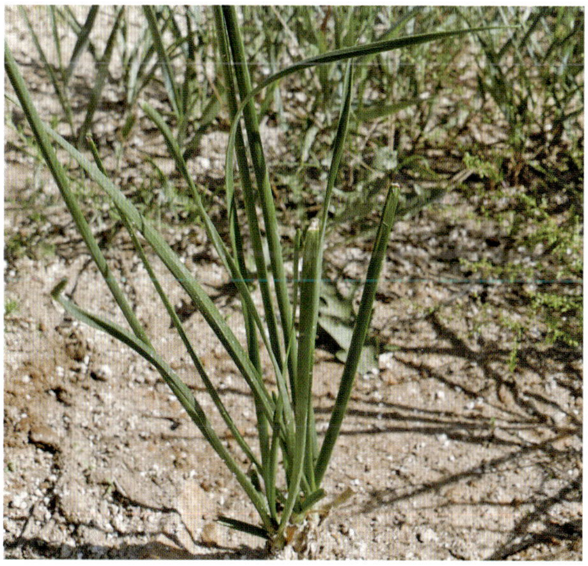

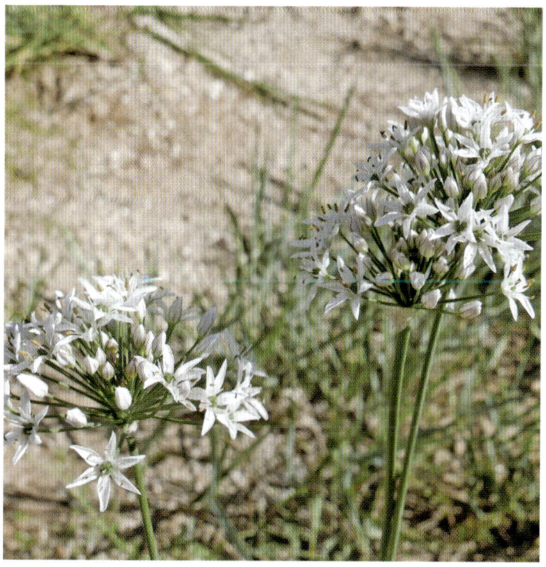

【生 活 型】多年生中旱生草本。

【花 果 期】花、果期7~9月。

【生　　境】生于森林带和森林草原带的草原砾石质坡地、草甸草原、草原化草甸群落中。

【功能主治】种子（野韭）：温中下气，补肾益阳，健胃提神，调和脏腑，理气降逆，暖胃除湿，散血行瘀，解毒等。用于腰膝酸软，阳痿遗精，便秘，尿频，痛经，痢疾，脱肛，毛发脱落，胃虚寒，心烦，噎嗝反胃，痔漏等。

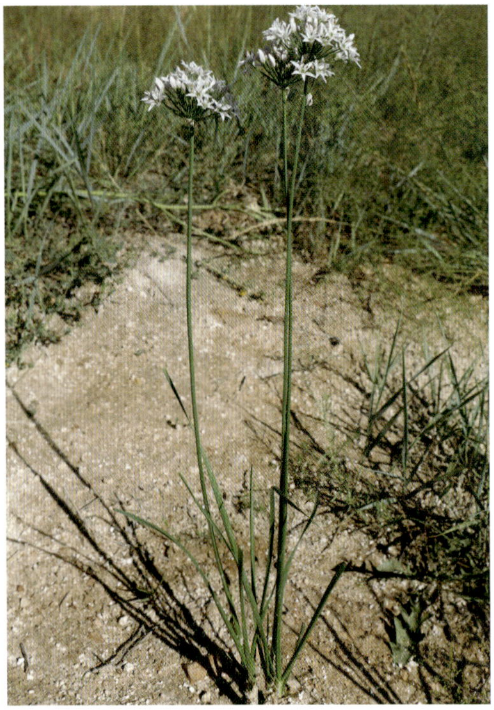

·辉　韭

【别名】辉葱、条纹葱

Allium strictum Schrad.

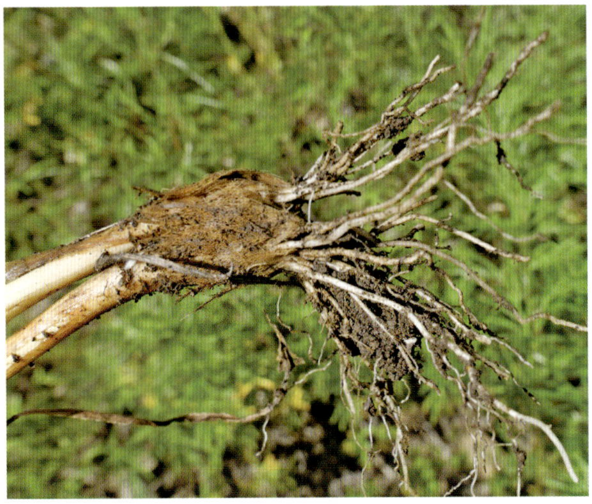

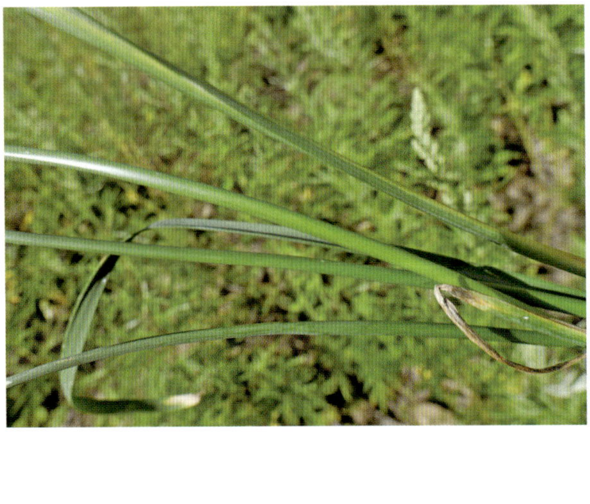

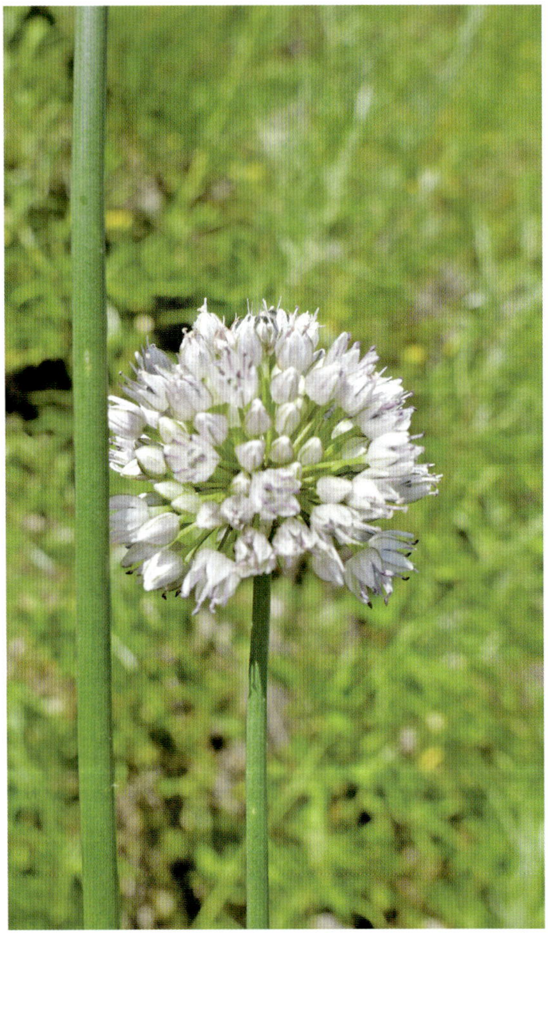

【生 活 型】多年生中生草本。

【花 果 期】花、果期 7~8 月。

【生　　境】生于森林带和草原带的山地林下、林缘、沟边、低湿地。

【功能主治】全草（辉韭）：发汗解表，温中祛寒。用于感冒风寒，寒热无汗，中寒腹痛，泄泻。

·矮　葱

【别名】矮韭

Allium anisopodium Ledeb.

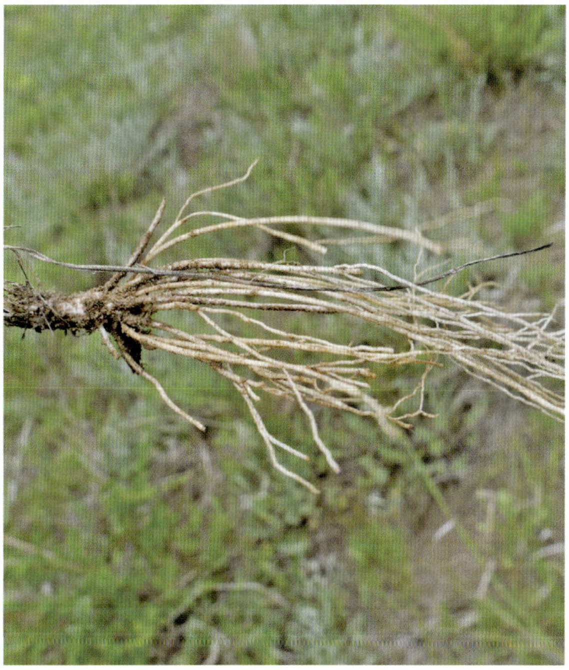

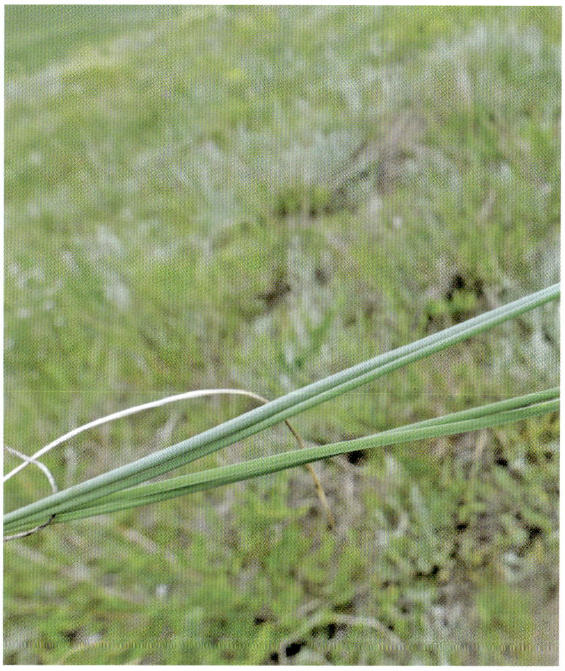

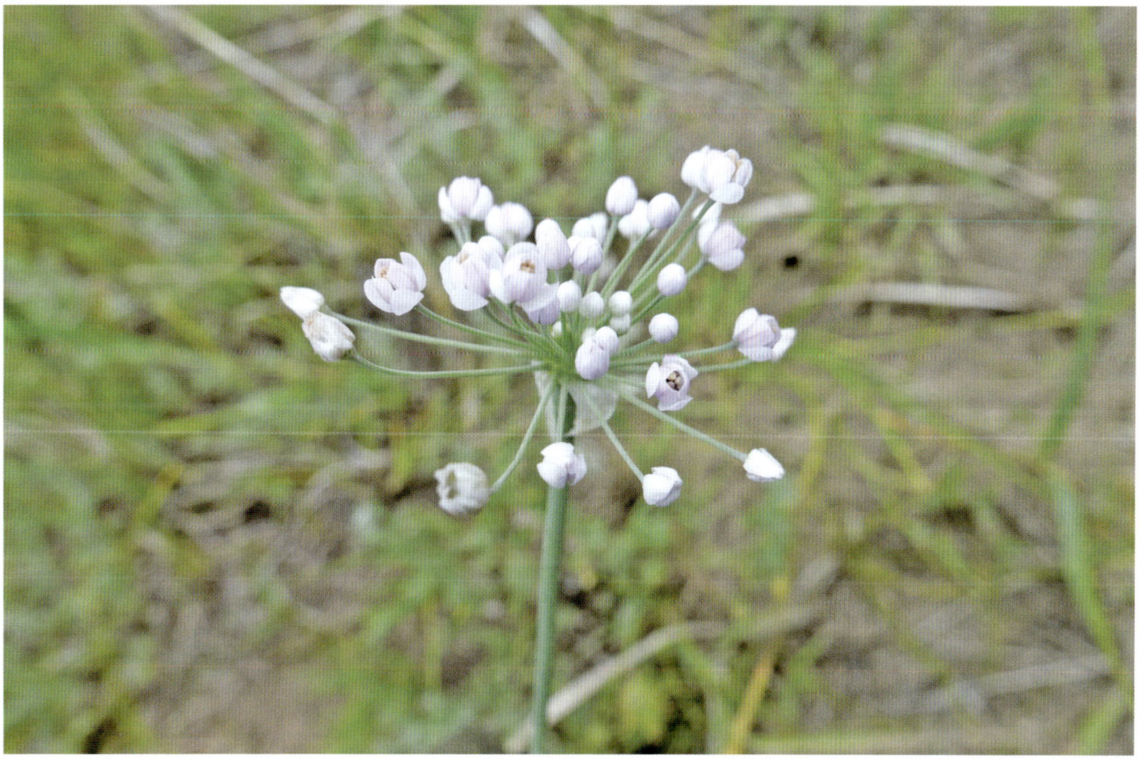

【生 活 型】多年生中旱生草本。

【花 果 期】花、果期 6~8 月。

【生　　境】生于森林草原带和草原带的山坡、草地、固定沙地，为草原伴生种。

【功能主治】全草（矮韭）：健胃，止泻痢。用于消化不良，泄泻。

·山　葱

【别名】山韭、岩葱

Allium senescens L.

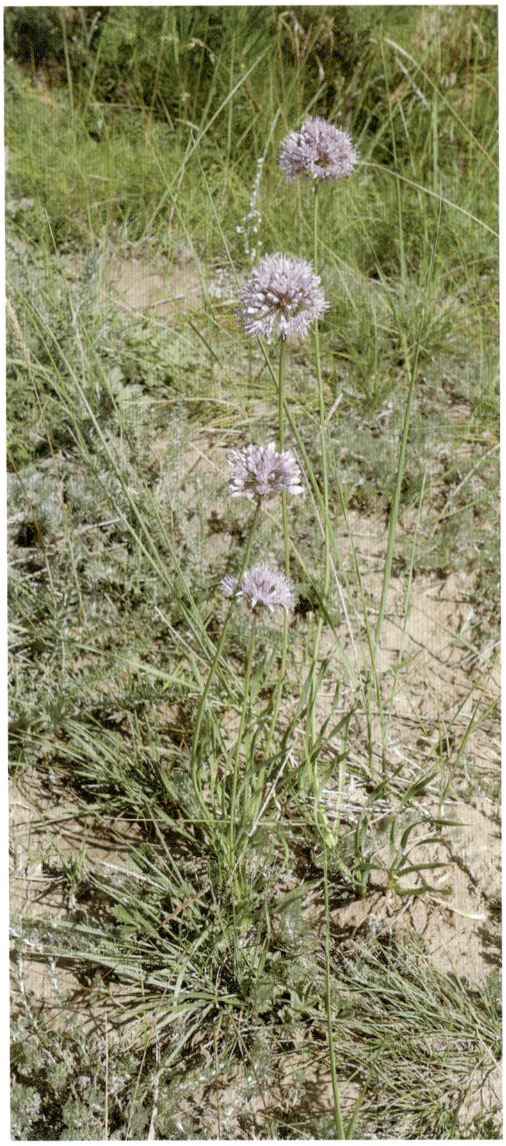

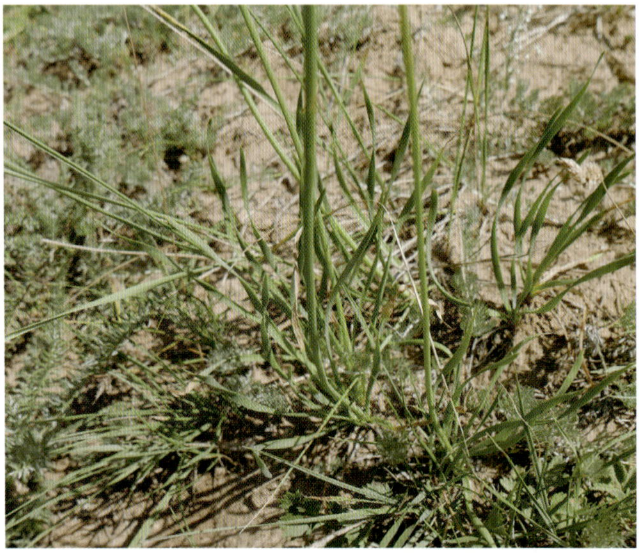

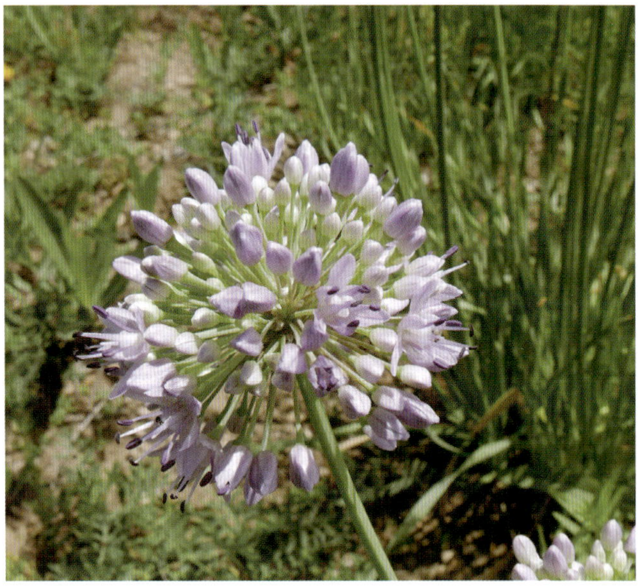

【生 活 型】多年生中旱生草本。

【花 果 期】花、果期 7~8 月。

【生　　境】生于森林草原带和草原带的草原、草甸、砾石质山坡，为草甸草原及草原伴生种。

【功能主治】全草（山韭）：散瘀消肿。用于跌打损伤，劳伤。

· 硬皮葱

Allium ledebourianum Schult. et J. H. Schult.

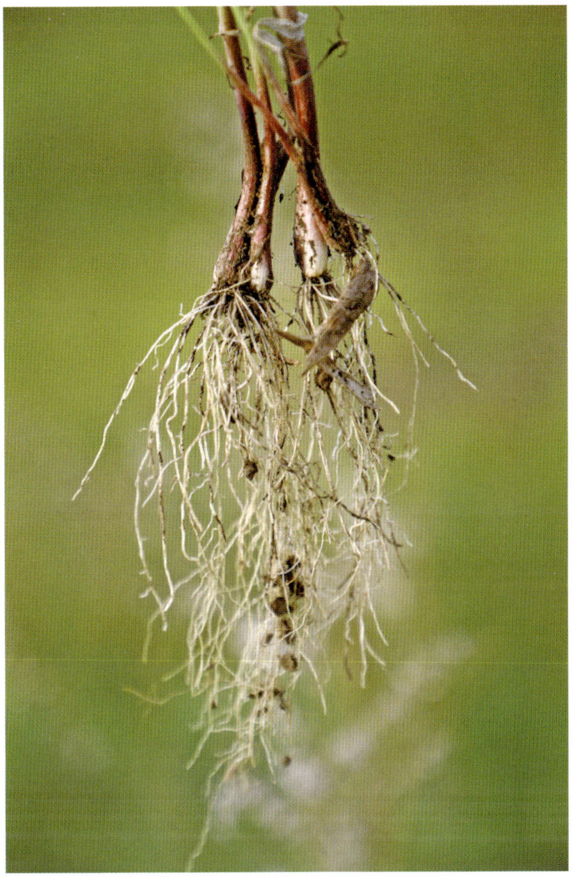

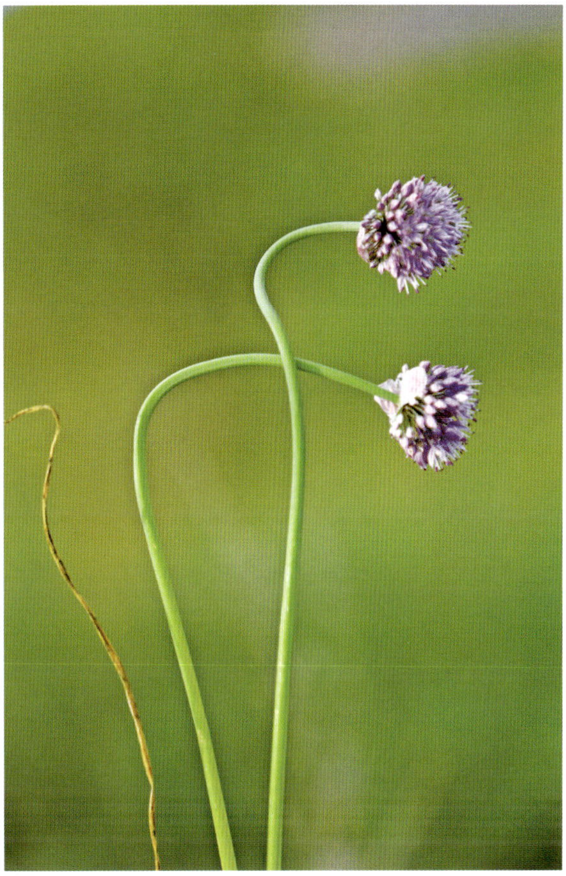

【生 活 型】多年生旱中生草本。

【花 果 期】花、果期 7~8 月。

【生　　境】生于湿润草地、沟边、河谷。

【功能主治】全草（硬皮葱）：发散风寒，止痢。用于感冒头痛，发热无汗，胸胁疼痛，肠炎痢疾。

贝母属　*Fritillaria* L.

多年生草本。具鳞茎。茎直立，不分枝。基生叶有长柄；茎生叶对生、轮生或互生，先卷曲或不卷曲，基部半抱茎。花单朵顶生或多朵排列成总状花序或伞形花序，具叶状苞片；被片 6，分离，内侧近基部各具 1 凹陷的囊状腺体，即蜜腺窝；雄蕊 6，花药基着或背着；柱头伸出于雄蕊之外。蒴果具 6 棱，棱上常有翅。种子多数，扁平。

鄂伦春有 1 种。

·轮叶贝母

【别名】一轮贝母

Fritillaria maximowiczii Freyn

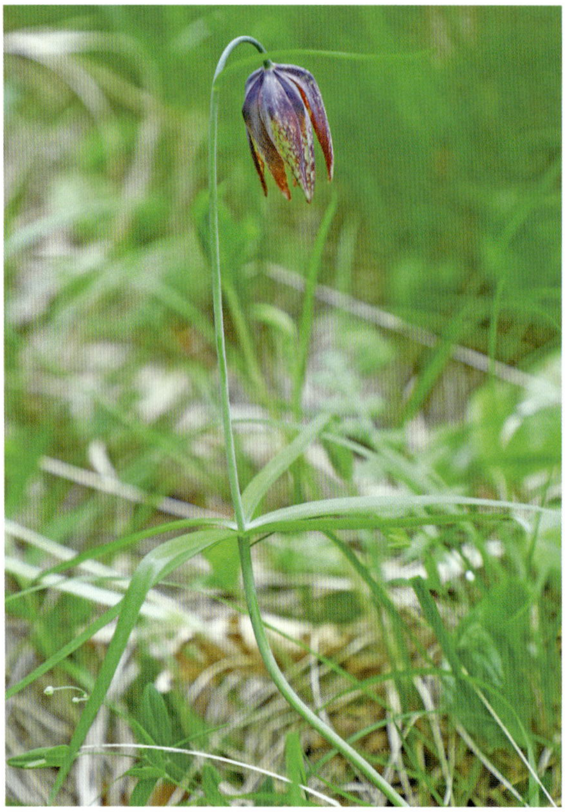

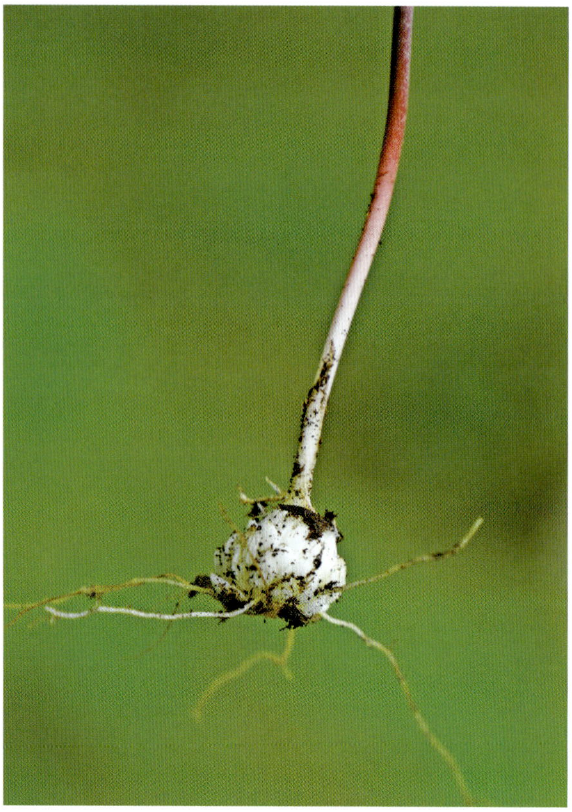

【生 活 型】多年生中生草本。

【花 果 期】花期 6 月，果期 7~8 月。

【生　　境】生于森林带的山地林缘、河谷灌丛及草甸。

【功能主治】鳞茎（平贝）：清热，止咳，散结。用于肺热咳嗽，久咳痰喘，痰多胸闷，咳嗽咯血，肺炎，肺痈，急、慢性支气管炎，瘿瘤，瘰疬，喉痹，乳痈等。

【民族应用】

▪ 鄂伦春族

鳞茎（挨母出哈，一轮贝母，北贝）：润肺散结，止咳化痰。用于慢性支气管炎，肺结核及支气管炎干咳，吐血，衄血，咳嗽。

百合属　*Lilium* L.

多年生草本。具鳞茎。茎直立，分枝或不分枝。叶通常散生，少有轮生。花大，单生或形成总状花序；花被片 6，2 轮生，常多少靠合成喇叭形或钟形，基部有蜜，蜜腺不下凹，两侧有乳头状突起、鸡冠状突起、流苏状突起或平滑无突起；雄蕊 6，花药大，椭圆形，花丝钻形；子房圆柱形，花柱通常细长，柱头膨大，3 裂。蒴果室背开裂。种子小，多数。

鄂伦春有 3 种。

分种检索表

1a. 花直立，花被片不反卷。

2a. 叶基部无白绵毛；花柱稍短于子房，花被片长 3~4cm……………………………………………………**有斑百合 *L. concolor* var. *pulchellum***

2b. 叶基部有 1 簇白绵毛；花柱长于子房 2 倍以上，外轮花被片长 5~9cm……………………………………………………**毛百合 *L. dauricum***

1b. 花下垂，花被片反卷……………………………………………………**山丹 *L. pumilum***

• 有斑百合

【别名】渥丹

Lilium concolor Salisb. var. *pulchellum* (Fisch.) Regel

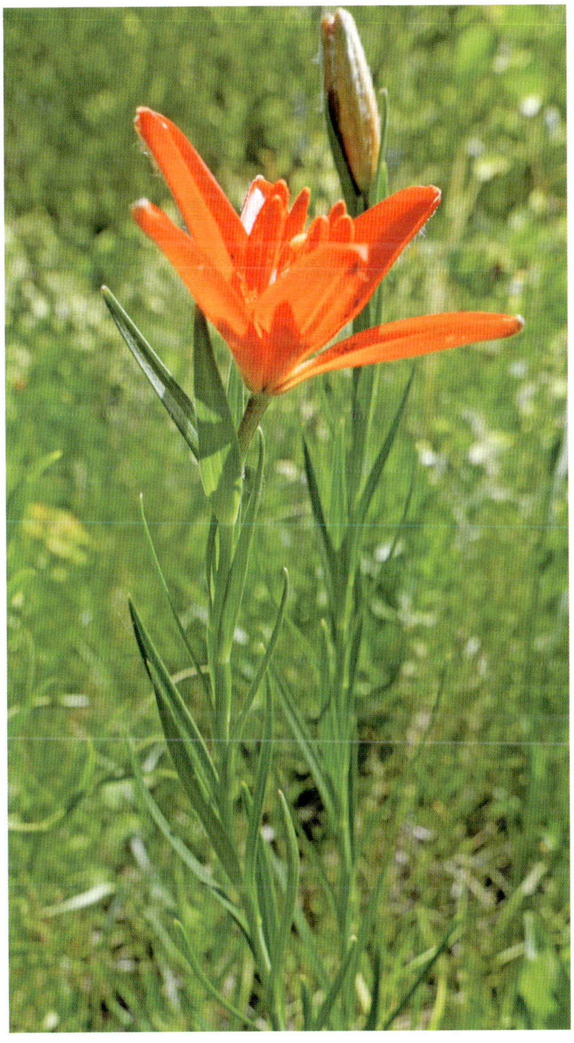

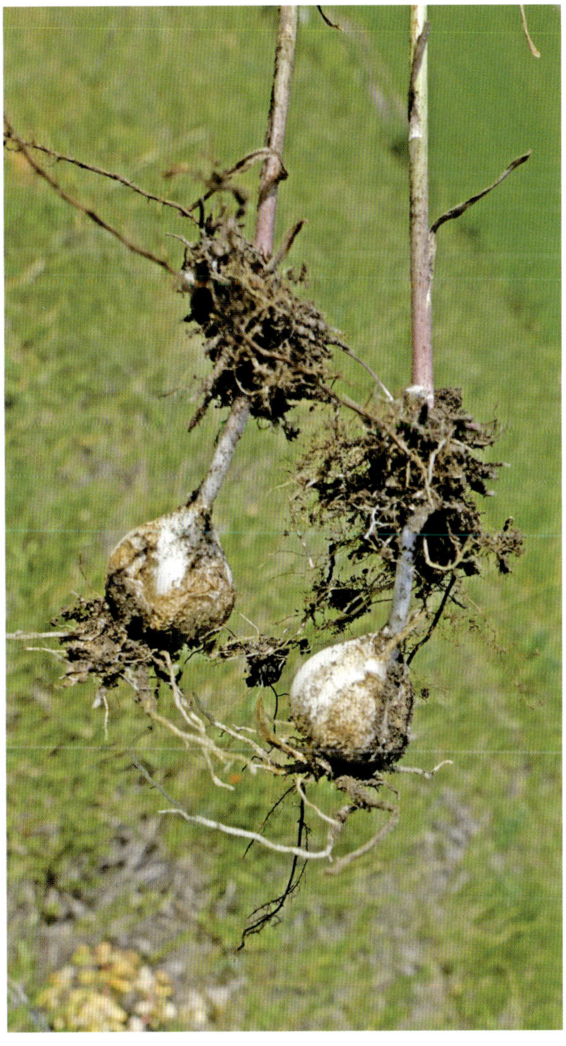

【生 活 型】多年生中生草本。

【花 果 期】花期 6~7 月，果期 8~9 月。

【生　　境】生于森林带和森林草原带的山地草甸、林缘、草甸草原。

【功能主治】肉质鳞叶（百合）：养阴润肺，清心安神。用于阴虚燥咳，劳嗽咯血，热病后期，余热未清，虚烦惊悸，失眠多梦，精神恍惚等。

【民族应用】

蒙古族

肉质鳞叶（萨日娜）：清热，解毒，清协日乌素，接骨，愈伤，止咳。用于毒热，筋骨损伤，创伤出血，肺热咳嗽，肺宝日，月经过多，虚热证等。

·毛百合

【别名】卷帘百合、百合

Lilium dauricum Ker-Gawl.

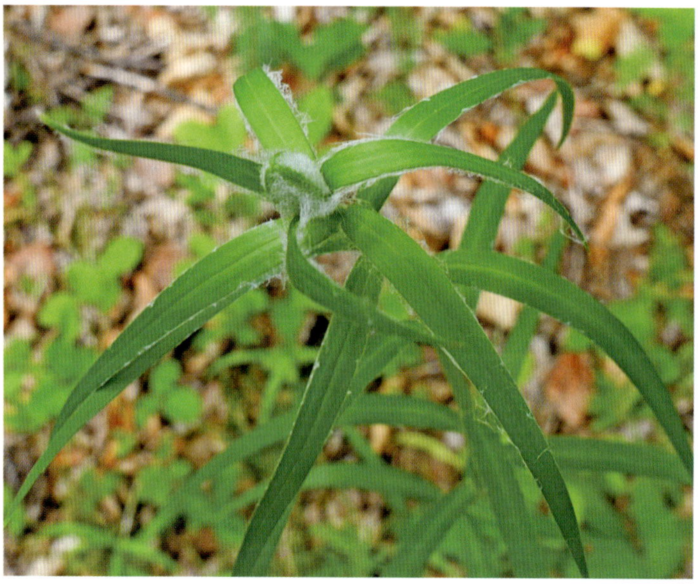

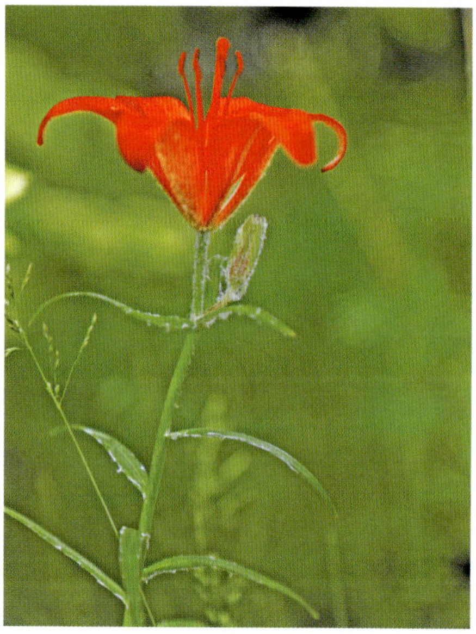

【生 活 型】多年生中生草本。

【花 果 期】花期 7 月，果期 8~9 月。

【生　　境】生于森林带和森林草原带的山地灌丛、疏林下、沟谷草甸。

【功能主治】肉质鳞叶（百合）：养阴润肺，清心安神。用于阴虚燥咳，劳嗽咯血，热病后期，余热未清，虚烦惊悸，失眠多梦，精神恍惚等。

【民族应用】

鄂伦春族

鳞叶（昂达哈百合）：养阴润肺，清心安神。用于阴虚久咳，痰中带血，虚烦惊悸，失眠多梦，精神恍惚。

·山　丹

【别名】细叶百合、山丹丹花、阿必哈

Lilium pumilum Redouté.

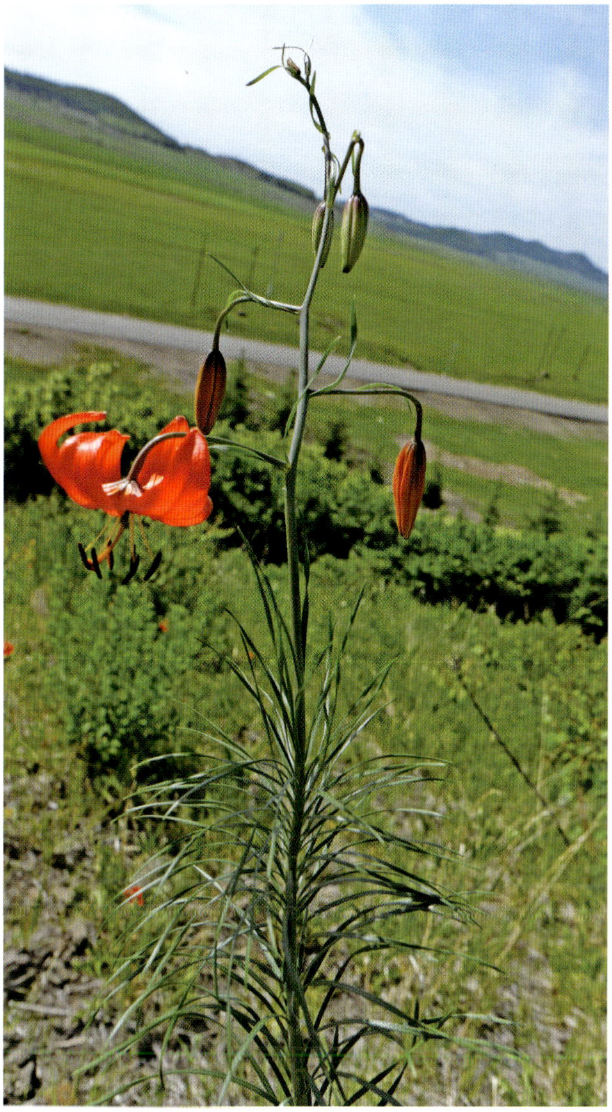

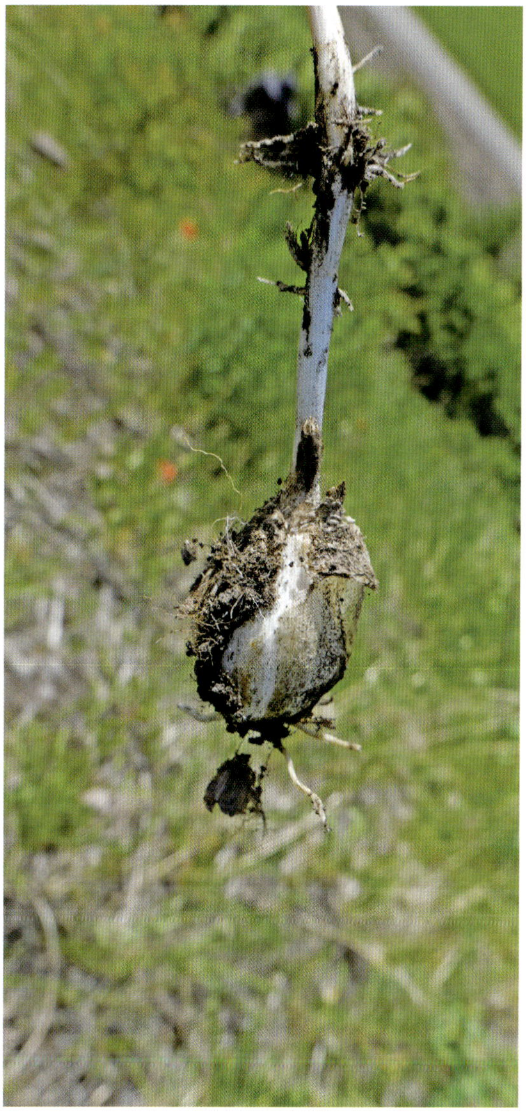

【生 活 型】多年生中生草本。

【花 果 期】花期 7~8 月，果期 9~10 月。

【生　　境】生于森林带和森林草原带的山地灌丛、疏林下、沟谷草甸。

【功能主治】肉质鳞叶（百合）：养阴润肺，清心安神。用于阴虚燥咳，劳嗽咯血，热病后期，余热未清，虚烦惊悸，失眠多梦，精神恍惚等。

【民族应用】

■ 蒙古族

肉质鳞叶（萨日娜）：清热，解毒，清协日乌素，接骨，愈伤，止咳。用于毒热，筋骨损伤，创伤出血，肺热咳嗽，肺宝日，月经过多，虚热证等。

绵枣儿属 *Barnardia* Lindl.

多年生草本。鳞茎具膜质鳞茎皮。叶基生。总状花序；苞片小；花被片 6，离生或基部稍合生，具 1 突起中脉；雄蕊 6，着生在花被片基部或中部，花药卵形或矩圆形，内向开裂；子房 3 室，通常每室具 1~2 胚珠，花柱丝状，柱头很小。果实球形或卵形，背开裂。种子少数。

鄂伦春有 1 种。

· 绵枣儿

【别名】地枣、天蒜、地兰

Barnardia japonica (Thunb.) Schult. et J. H. Schult.

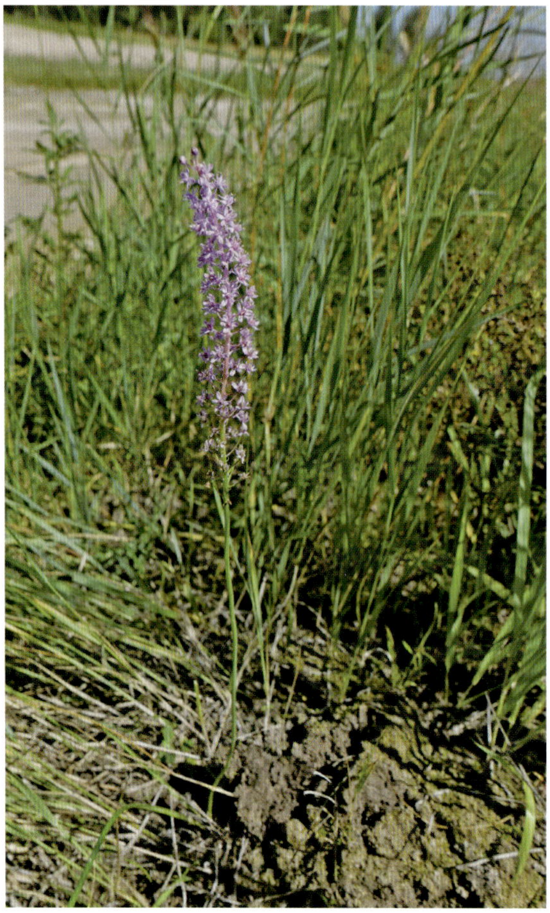

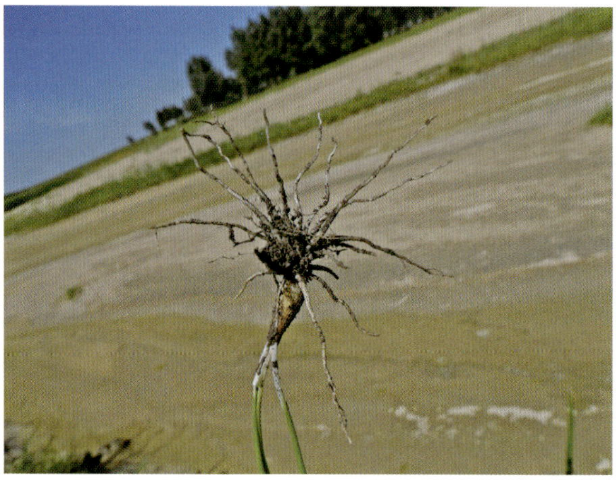

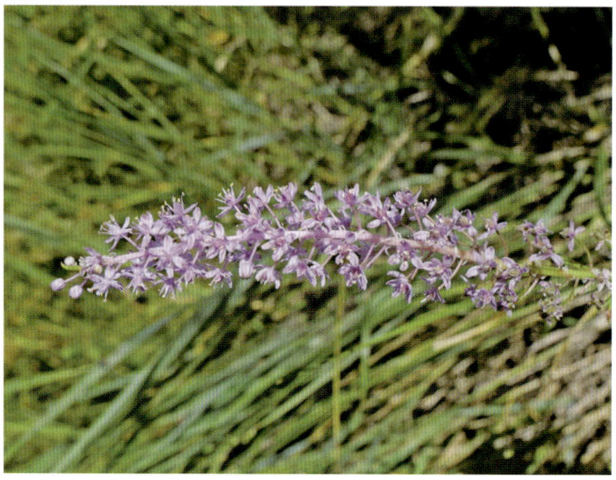

【生 活 型】多年生中生草本。

【花 果 期】花、果期 7~10 月。

【生　　境】生于山地草甸、灌丛、草甸草原，为落叶阔叶林下的早春植物。

【功能主治】全草或鳞茎（绵枣儿）：强心利尿，活血止痛，解毒消肿。用于跌打损伤，腰腿疼痛，筋骨痛，牙痛，心源性水肿等；外用于痈疽，乳腺炎，毒蛇咬伤等。

顶冰花属 *Gagea* Salisb.

多年生草本。具鳞茎。基生叶 1~2，有时具茎生互生叶数片。花通常排成伞房、伞形或总状花序，少单生；花被片 6，通常黄色或绿黄色，离生，2 轮，宿存，增大，变厚，一般比蒴果长 1 倍以上；雄蕊 6，花丝着生于花被片基部，花药卵形或矩圆形，基着；花柱较长，柱头头状或 3 裂。蒴果倒卵形至矩圆形，通常有 3 棱；果皮薄。

鄂伦春有 1 种。

· 少花顶冰花

【别名】黄花韭、毒蒜丁、报春蒜丁

Gagea pauciflora (Turcz. ex Trautv.) Ledeb.

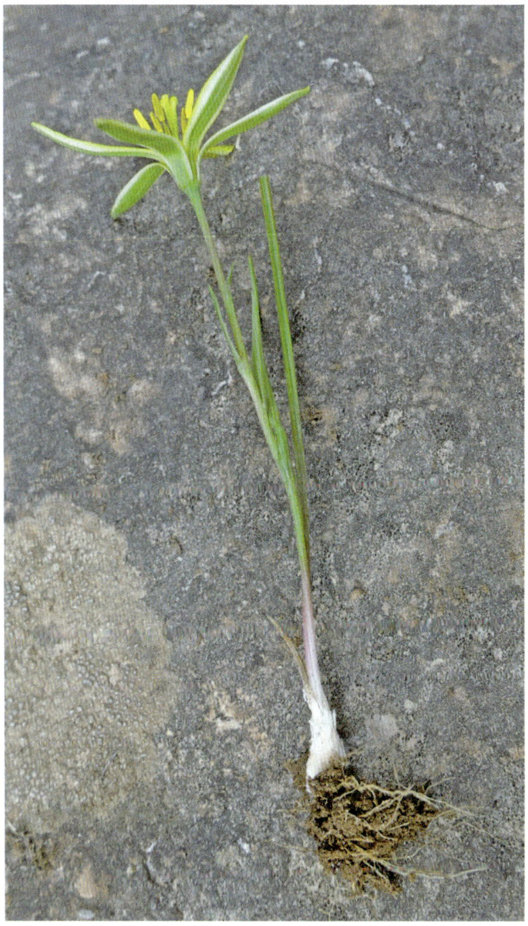

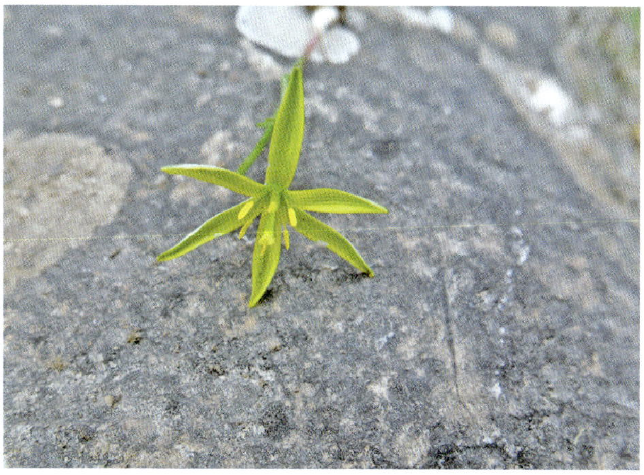

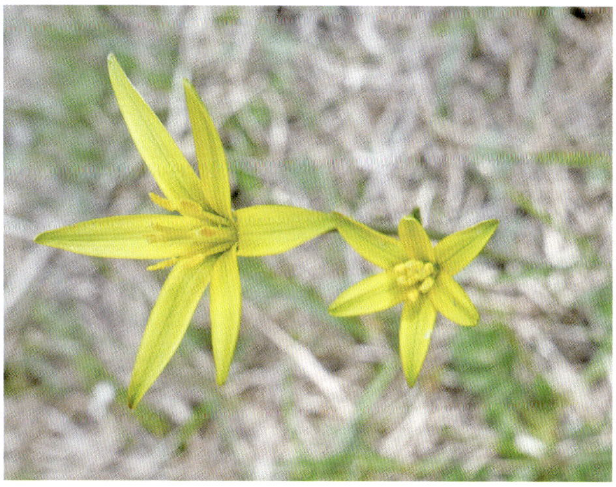

【生 活 型】多年生早春类短命中生草本。

【花 果 期】花期 5~6 月，果期 7 月。

【生　　境】生于森林草原带和草原带的山地草甸或灌丛。

【功能主治】鳞茎（少花顶冰花）：养心安神。用于虚烦不眠，惊悸怔忡等。

*附　注 | 该种为鄂伦春“四普”新分布。

重楼属　*Paris* L.

多年生草本。具匍匐根茎。茎直立，不分枝。叶通常4至多数，轮生于茎顶部。花单于叶轮之上；花被片离生，宿存，排成2轮，每轮（3）4~6（~10），外轮花被片通常叶状，内轮花被片条形；雄蕊与花被片同数，通常1~2轮；子房近球形或圆锥形，4~10室；花柱分枝4~10。蒴果或浆果状蒴果。

鄂伦春有1种。

·北重楼

【别名】七叶一枝花、轮叶王孙、上天梯

Paris verticillata Marschall von Bieb.

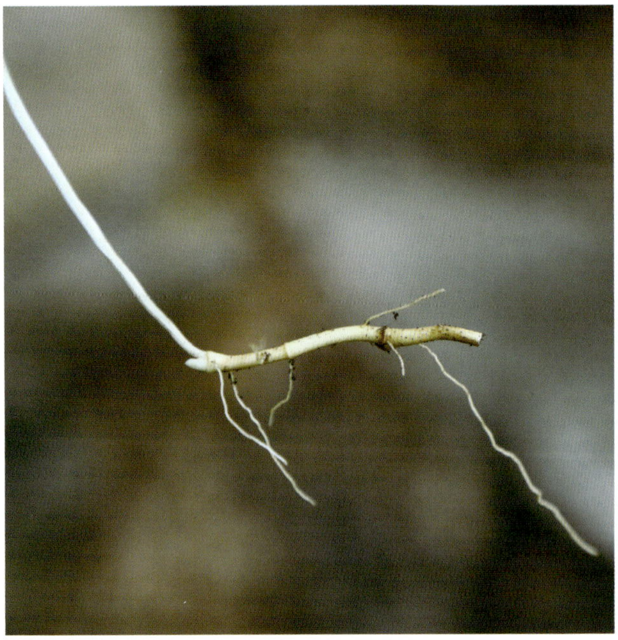

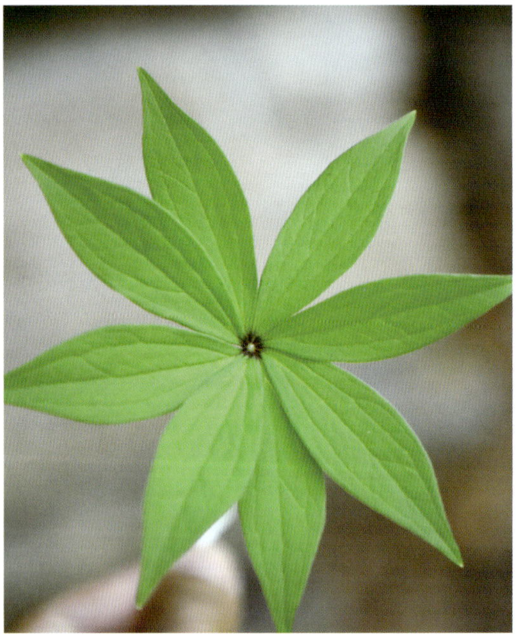

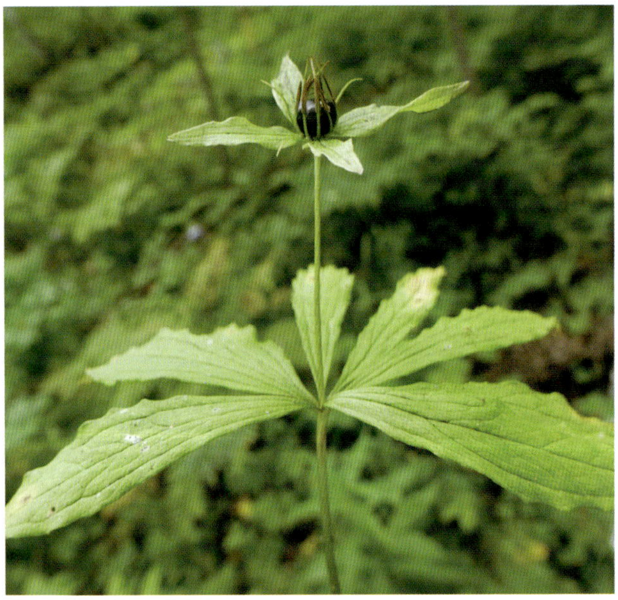

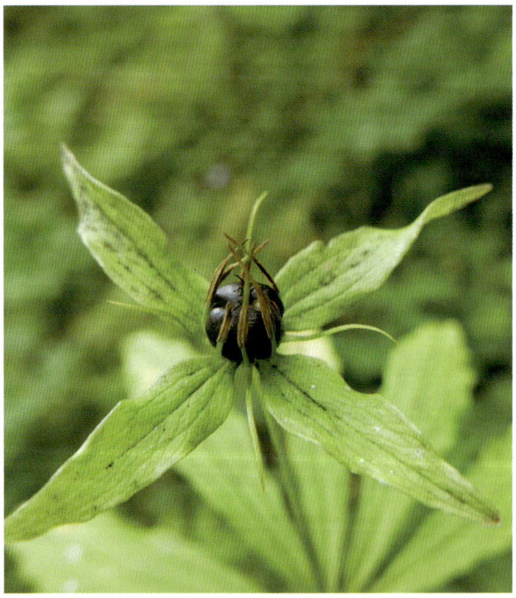

【生 活 型】多年生中生草本。

【花 果 期】花期 6 月，果期 7~9 月。

【生　　境】生于森林带和草原带的山地阴坡。

【功能主治】根茎（北重楼）：清热解毒，散瘀消肿。用于高热抽搐，咽喉肿痛，痈疖肿毒，毒蛇咬伤等。

【民族应用】

■ 鄂伦春族

根茎（挨母出哈，上天梯）：清热解毒，散瘀消肿。用于高热抽搐，咽喉肿痛；外用于痈疖肿毒，毒蛇咬伤。

藜芦属　*Veratrum* L.

多年生草本。根状茎粗短。茎直立，基部叶鞘枯死后多成为棕褐色的纤维残留物。叶互生，椭圆形至条形，基部常抱茎。圆锥花序具许多花，雄性花和两性花同株，极少仅为两性花；花被片 6，宿存；雄蕊 6，花丝丝状，花药近肾形，药室贯连；子房上位，3 室，胚珠多数，花柱 3，宿存。蒴果椭圆形或卵圆形，多少具 3 钝棱，室间开裂。种子多数。

鄂伦春有 3 种。

分种检索表

1a. 叶片无毛；抱茎的基部叶鞘具横脉，枯死后残留为带网眼的纤维网；花被片全缘，子房无毛。

2a. 叶无柄或仅上部叶具短柄，叶椭圆形至卵状披针形，长 20~25cm，宽 5~10cm；小花密生于主轴和分枝轴上……………………………………………………………………**藜芦 *V. nigrum***

2b. 叶柄长达 10cm；叶片矩圆状披针形至矩圆状椭圆形，长 20~30cm，宽 1.5~4cm；小花疏生于主轴和分枝轴上……………………………………………………………**毛穗藜芦 *V. maackii***

1b. 叶片背面密生银白色柔毛；抱茎的基部叶鞘无横脉，枯死后残留形成无网眼的纤维束；花被片边缘啮蚀状，子房密生柔毛……………………………………………**兴安藜芦 *V. dahuricum***

·藜　芦

【别名】黑藜芦、阿勒泰藜芦

Veratrum nigrum L.

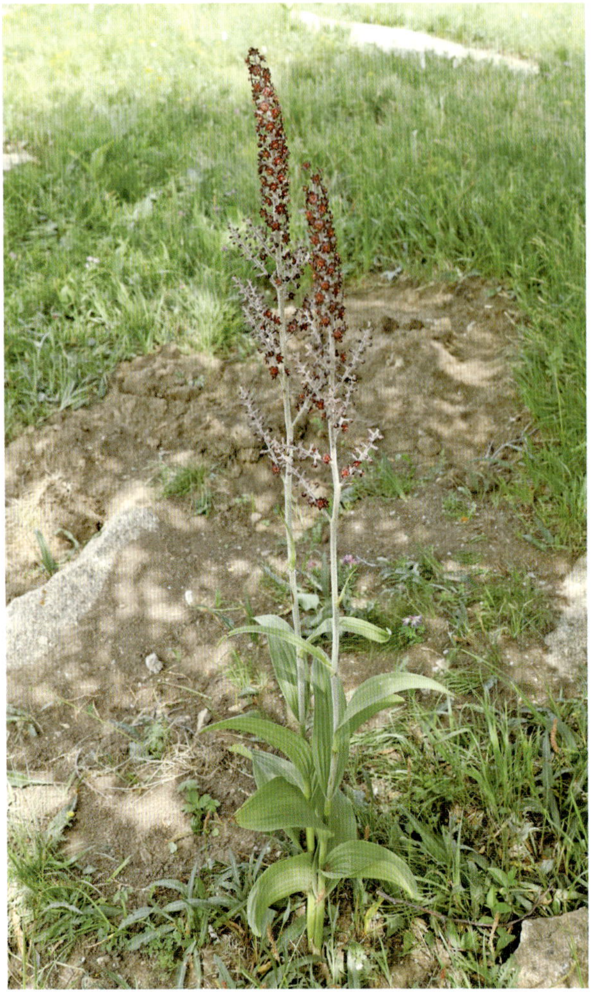

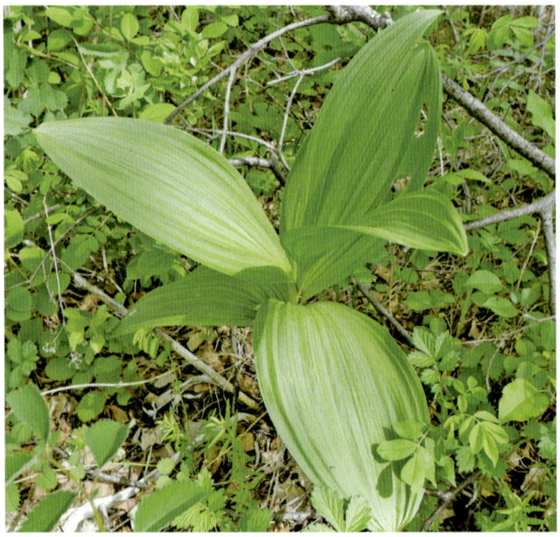

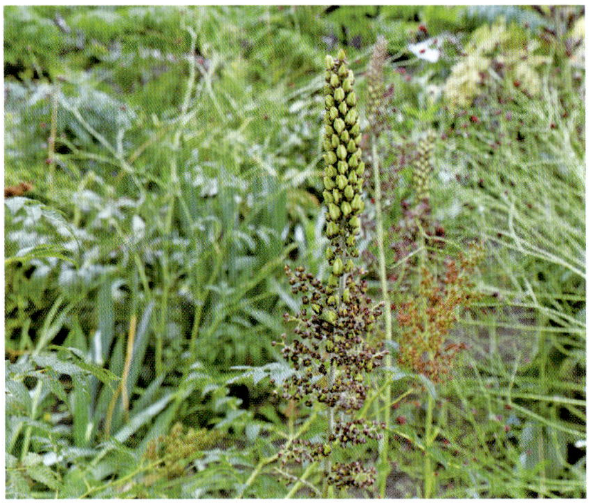

【生 活 型】多年生中生草本。

【花 果 期】花期 7~8 月，果期 8~9 月。

【生　　境】生于森林带和森林草原的山坡林下、林缘、草甸。

【功能主治】根及根茎（藜芦）：催吐，祛痰，杀虫。用于中风痰壅，癫痫，喉痹等；外用于疥癣，恶疮，虫蛆等。

【民族应用】

蒙古族

根及根茎（阿格西日嘎）：催吐，祛腐，峻下。用于协日病，食积，心口痞等。

鄂伦春族

根部或带根全草（挨母出哈，黑藜芦，老汉葱）：祛痰催吐，降压，杀虫疗疮。用于中风痰壅，喉痹不通，黄疸，癫痫，久疟，泄泻，头痛，鼻渊，恶疮，骨折；外用于疥癣秃疮，灭蝇蛆。

·毛穗藜芦

Veratrum maackii Regel

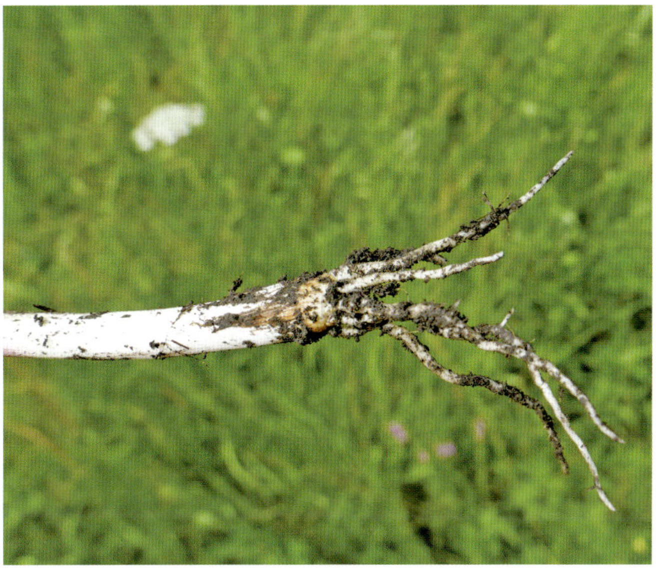

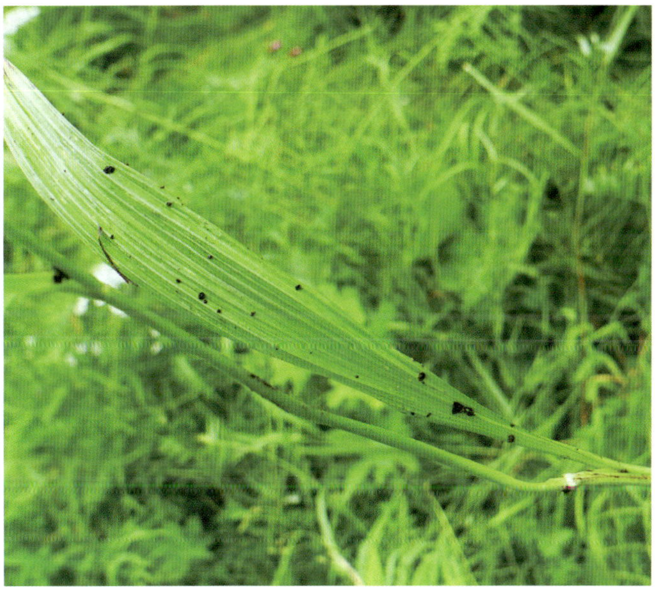

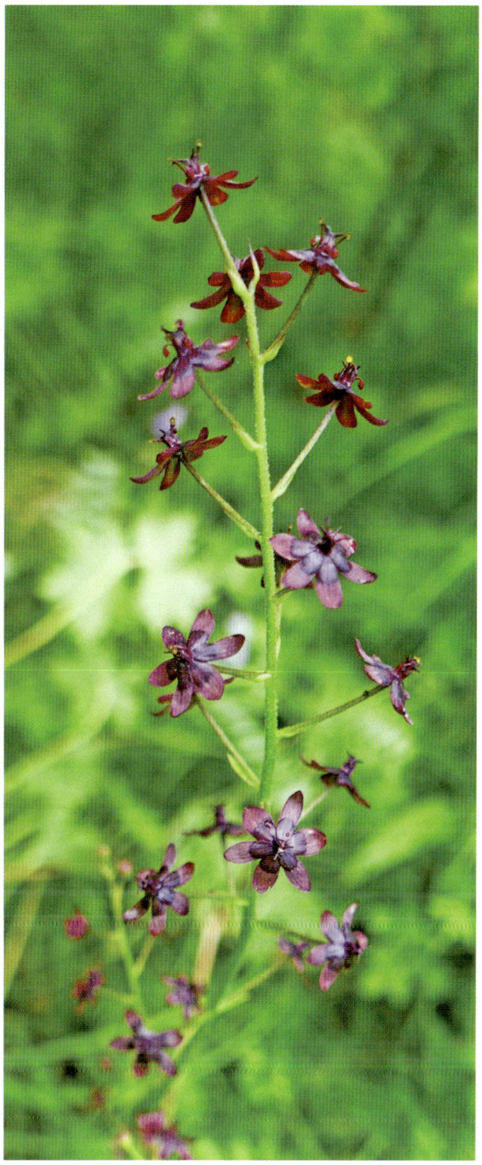

【生 活 型】多年生中生草本。

【花 果 期】花期 7~8 月，果期 8~9 月。

【生　　境】生于森林带的林下、灌丛、山地草甸。

【功能主治】根及根茎（藜芦）：催吐，祛痰，杀虫。用于中风痰壅，癫痫，喉痹等；外用于疥癣，恶疮，虫蛆等。

【民族应用】

■ 蒙古族

根及根茎（阿格西日嘎）：催吐，祛腐，峻下。用于协日病，食积，心口痞等。

• 兴安藜芦

Veratrum dahuricum (Turcz.) Loes.

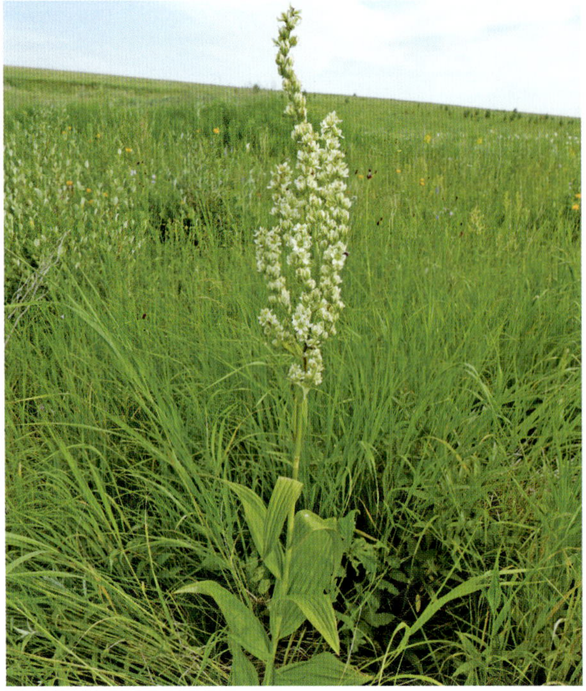

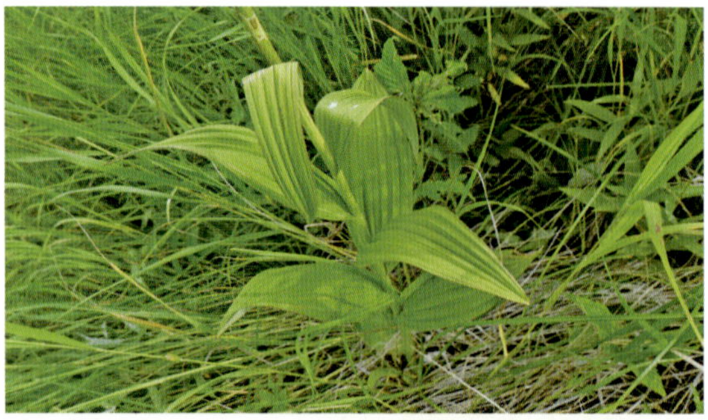

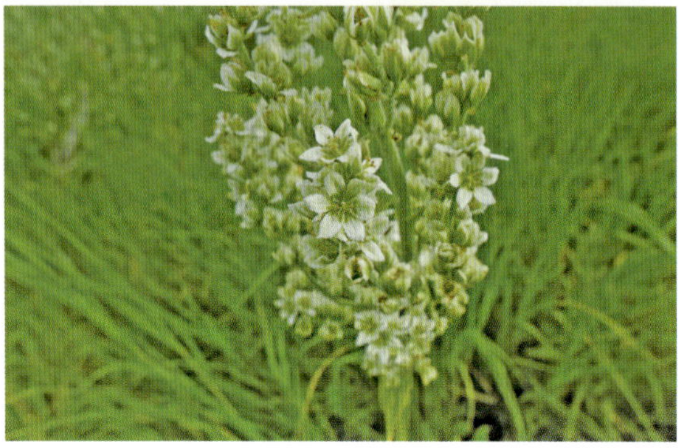

【生 活 型】多年生中生草本。

【花 果 期】花期 7~8 月，果期 8~9 月。

【生　　境】生于森林带的山地草甸、草甸草原。

【功能主治】根及根茎（藜芦）：催吐，祛痰，杀虫。用于中风痰壅，癫痫，喉痹等；外用于疥癣，恶疮，虫蛆等。

【民族应用】

■ 蒙古族

根及根茎（阿格西日嘎）：催吐，祛腐，峻下。用于协日病，食积，心口痞等。

萱草属　*Hemerocallis* L.

多年生草本。具很短的根茎，须根常多少肉质。叶基生，带状。花顶端具总状或假二歧状的圆锥花序，较少的花序缩短或只具单花；苞片存在；花近漏斗状，下部具花被管；花被裂片 6；雄蕊 6，花药背着或近基着；子房 3 室，每具多数胚珠，花柱细长，柱头小。果钝三棱状椭圆形或倒卵形，表面常具皱纹，室背开裂。种子黑色，有棱角。

鄂伦春有 1 种。

·小黄花菜

【别名】金针菜、黄花菜、萱草

Hemerocallis minor Mill.

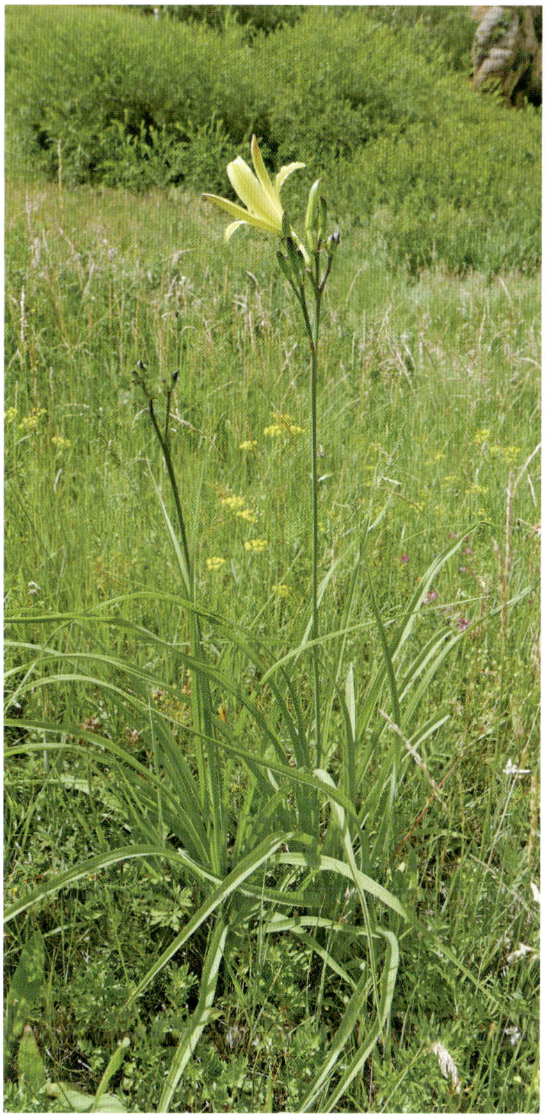

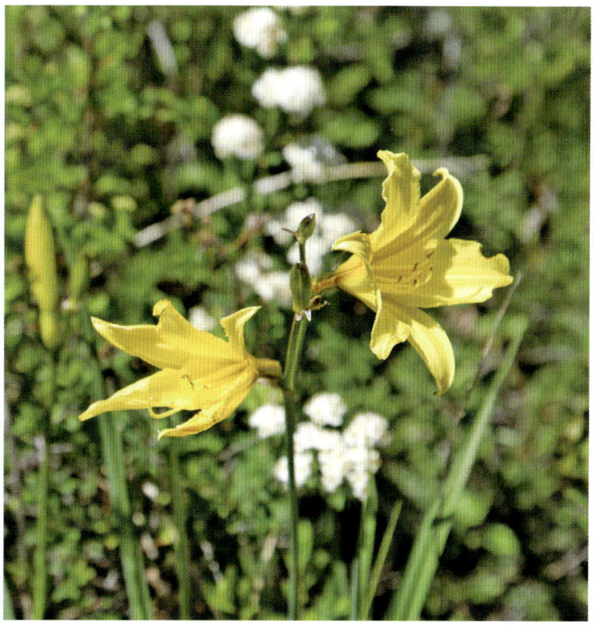

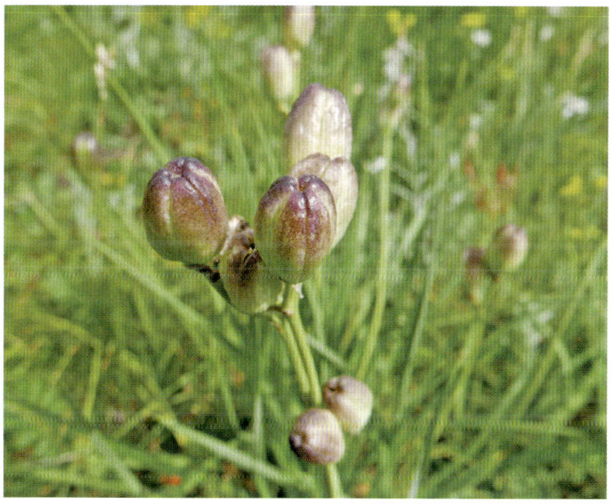

【生 活 型】多年生中生草本。

【花 果 期】花期 6~7 月，果期 7~8 月。

【生　　境】生于森林带和森林草原带的山地草原、林缘、灌丛。

【功能主治】

（1）根（萱草根）：清热利湿，凉血止血，解毒消肿。用于黄疸，水肿，淋浊，带下，衄血，便血，崩漏，乳痈，乳汁不通。

（2）嫩苗（萱草嫩苗）：清热利湿。用于胸膈烦热，黄疸，小便短赤。

【民族应用】

蒙古族

根及叶（哲日利格 – 西日 – 其其格）：利尿，止血，安神，解毒。

天门冬属 *Asparagus* L.

多年生草本或半灌木。根茎粗短，须根绳状，有时有纺锤状的块根；茎直立或攀缘。小枝近叶状，称叶状枝，常簇生，扁平，三棱形或近圆柱形。在茎、分枝和叶状枝上有时有透明的乳突状细齿，称软骨质齿。叶退化成鳞片状，基部有时延伸成距或刺。花小，1~4 朵腋生，有时由多数花排成总状花序；花两性或单性，有时杂性；花梗一般具关节；花被钟形，花被离生，稀基部合生；雄蕊 6，着生于花被片基部；花柱明显，柱头 3 裂，子房 3 室，每室 2 至几个胚珠。浆果较小，球形，具 1 至几粒种子。

鄂伦春有 2 种。

分种检索表

1a. 叶状枝扁平，镰状弯曲，具明显中脉……………………………………………龙须菜 ***A. schoberioides***

1b. 叶状枝近圆柱形或稍压扁，常有几条槽或棱，但绝不具中脉，也无腹背之分…………………
……………………………………………………………………………………………兴安天门冬 ***A. dauricus***

• 龙须菜

【别名】雉隐天冬、海菜、线菜

Asparagus schoberioides Kunth

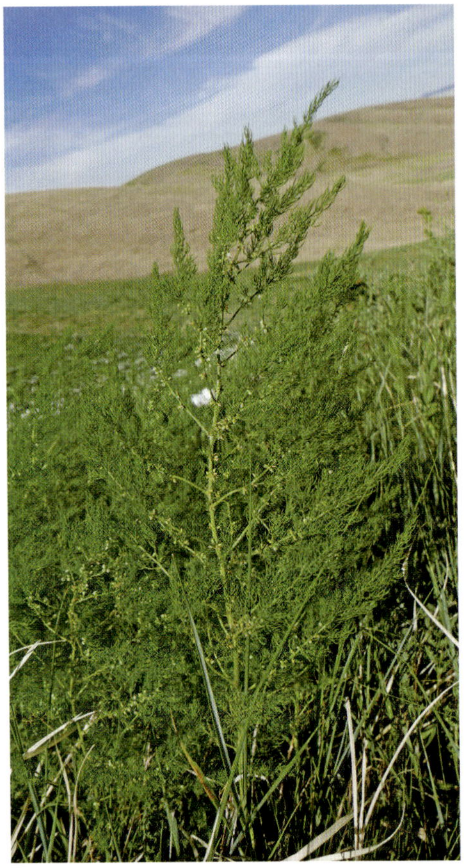

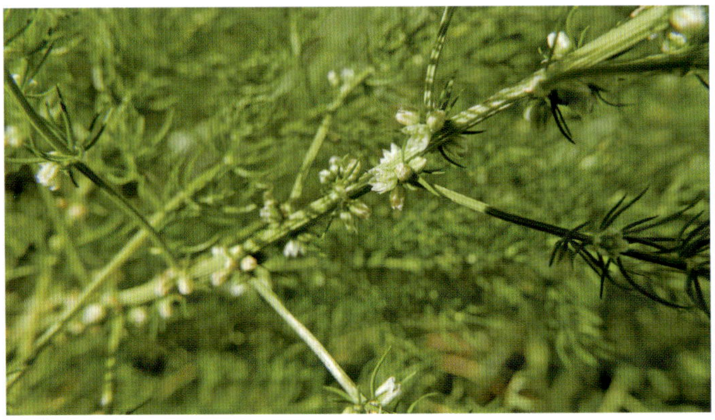

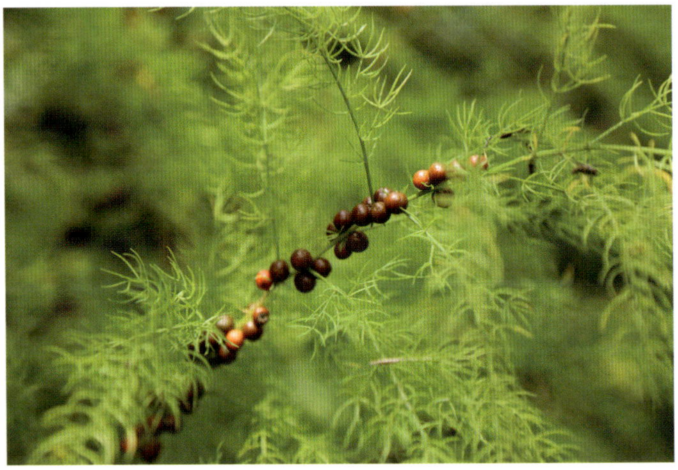

【生 活 型】多年生中生草本。

【花 果 期】花期 6~7 月，果期 7~8 月。

【生　　境】森林草甸种。生于森林带和草原带的阴坡林下、林缘、灌丛、草甸、山地草原。

【功能主治】

（1）全草（龙须菜）：清热利尿，止血，止咳。用于小便不利，淋沥涩痛，尿血，支气管炎，咳血。

（2）根及根茎（龙须菜）：润肺降气，下痰止咳。用于肺实喘满，咳嗽多痰，胃脘疼痛等。

【民族应用】

鄂伦春族

（1）根及根茎（挨母出哈，雉隐天冬）：用于肺实喘满，咳嗽多痰，胃脘疼痛，黄水疮，小便不利，淋沥涩痛，尿血，支气管炎，咳血。

· 兴安天门冬

【别名】山天冬、兴安天冬

Asparagus dauricus Link

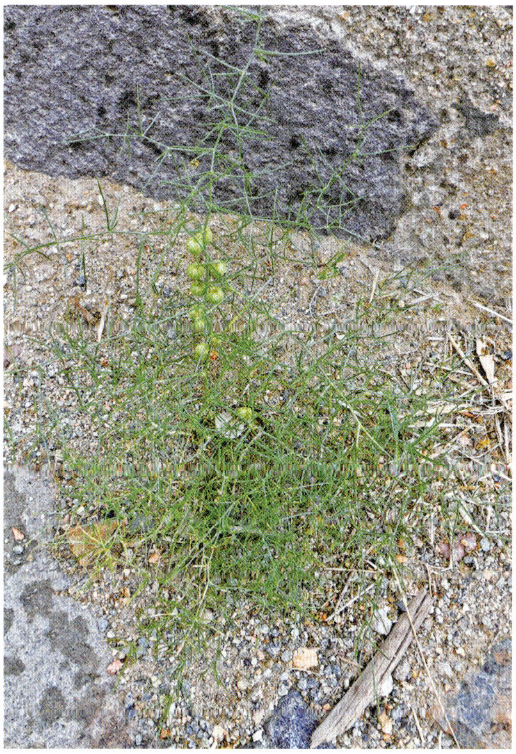

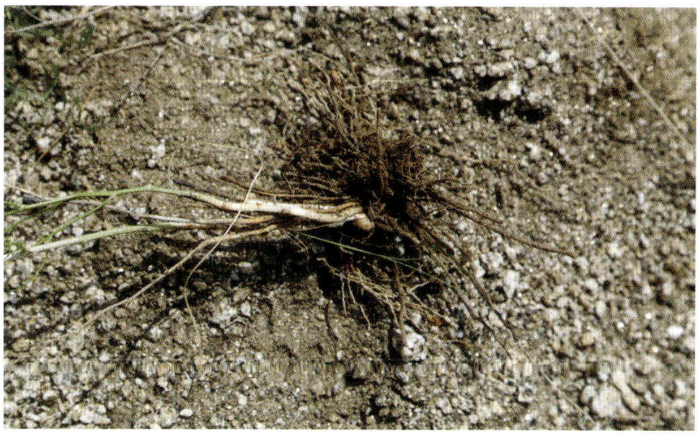

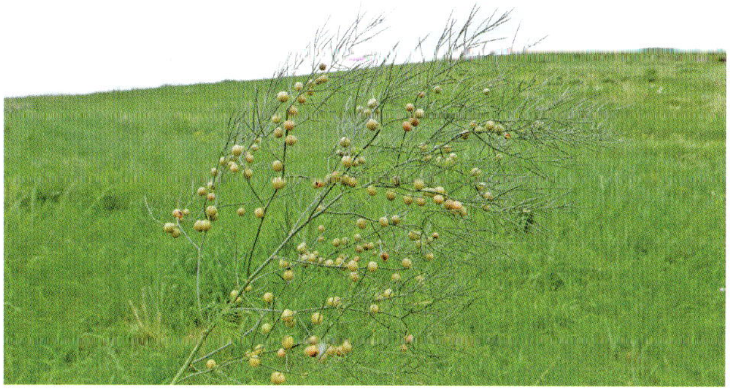

【生 活 型】多年生中旱生草本。

【花 果 期】花期 6~7 月，果期 7~8 月。

【生　　境】草甸草原种。生于草原带的林缘、草甸草原、草原、干燥的石质山坡。

【功能主治】

（1）全草（兴安天门冬）：舒筋活血。用于月经不调。

（2）根（兴安天门冬）：清热利尿，止咳化痰。

舞鹤草属　*Maianthemum* F. H. Wigg.

多年生草本。有匍匐根茎；茎直立，不分枝。基生叶 1，早期凋萎；叶茎生，互生。花序总状顶生；小苞片宿存；两性花，小；花被片 4，离生；雄蕊 4，着生于花被片基部，花药背着；子房 2 室，每室有 2 胚珠，花柱短粗。浆果球形，成熟时红黑色，含种子 1~3。

鄂伦春有 1 种。

• 舞鹤草

【别名】二叶舞鹤草、假铃兰、假黄精

Maianthemum bifolium (L.) F. W. Schmidt

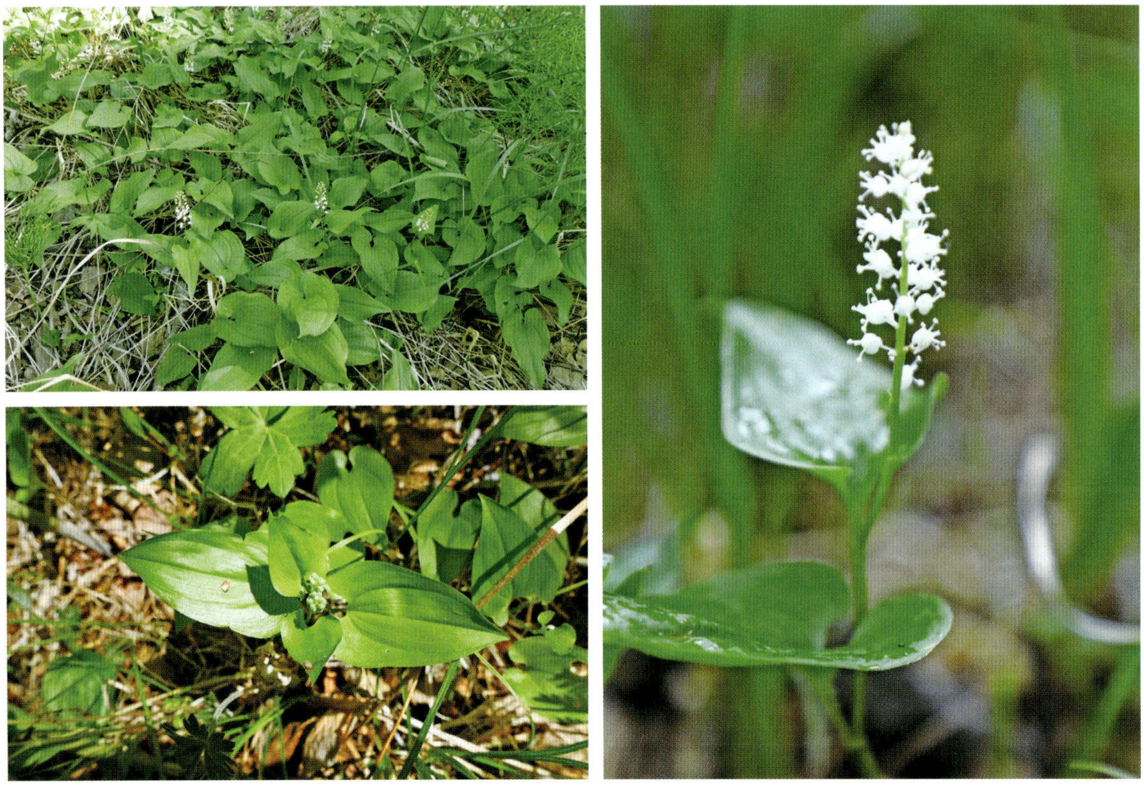

【生 活 型】多年生中生草本。

【花 果 期】花期 6 月，果期 7~8 月。

【生　　境】生于森林带和草原带的落叶松和白桦林下。

【功能主治】全草（舞鹤草）：凉血，止血，清热解毒。用于吐血，尿血，月经过多等；外用于外伤出血，瘰疬脓肿，疥癣，结膜炎，眼炎等。

【民族应用】

鄂伦春族

全草（挨母出哈）：凉血，止血，清热解毒。本品地上部分酊剂可治疗感冒及流行性感冒，外敷鲜汁可促使肿瘤软化和吸收。

铃兰属 *Convallaria* L.

根较细。根茎粗短，常发出 1~2 条细长的匍匐茎。叶通常 2 枚，极少 3 枚，具弧形脉，长的叶柄和鞘互相套迭成茎状，外面有几枚膜质鞘状鳞片。花葶侧生于鞘状鳞片的腋部，顶端为总状花序；苞片膜质；花俯垂，偏向一侧，短钟状；花被顶端 6 浅裂；雄蕊 6，着生于花被筒基部，内藏，花丝短，花药基着，内向纵裂；子房 3 室，卵状球形，每室有胚珠数颗。浆果球形，肉质，具数颗较小的种子。

鄂伦春有 1 种。

·铃　兰

【别名】香水花、铃铛花、草寸香

Convallaria majalis L.

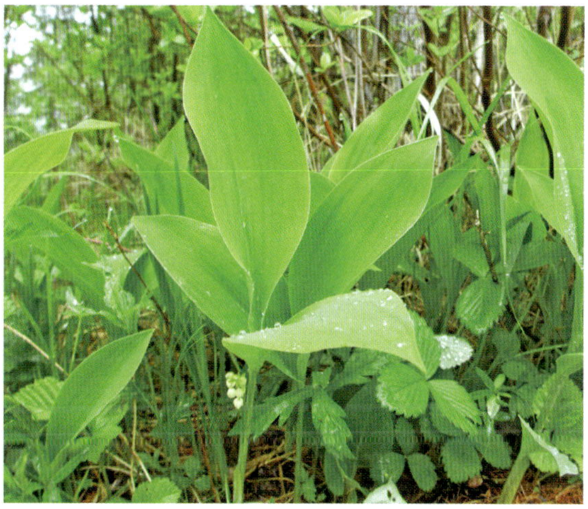

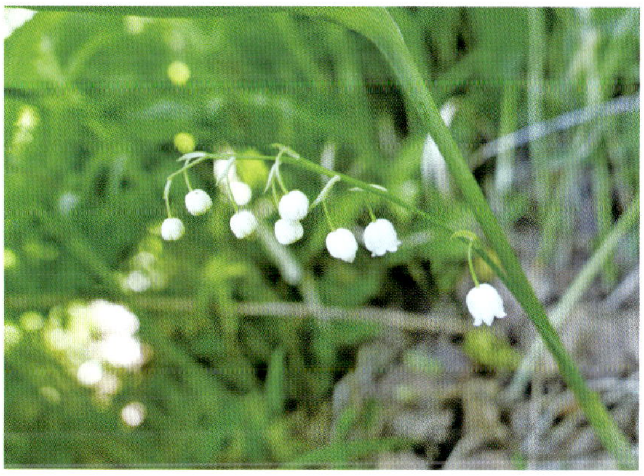

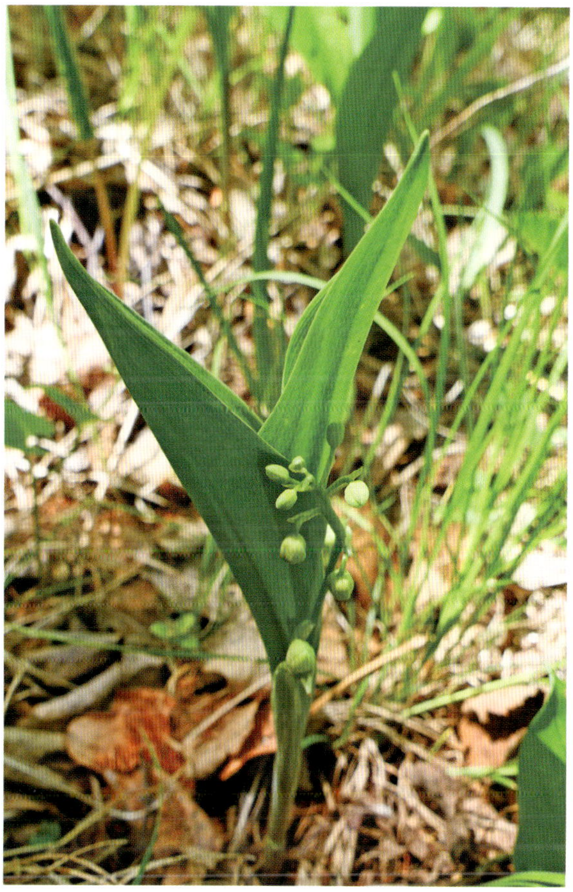

【生 活 型】多年生中生草本。

【花 果 期】花期 6~7 月，果期 7~9 月。

【生　　境】生于森林带和草原带的林下、林间草甸、灌丛。

【功能主治】全草（铃兰）：强心利尿，温阳利水，活血祛风。用于充血性心力衰竭，心房颤动，浮肿，高血压，劳伤，崩漏带下，跌打损伤等。

黄精属 *Polygonatum* Mill.

多年生草本。根茎匍匐，肉质；茎不分枝。叶互生、对生或轮生，全缘。花腋生，1~2 或数朵集生成近伞形或总状花序；花被筒状钟形，常下垂，顶端 6 浅裂；雄蕊 6，内藏，花药基部 2 裂；子房 3 室，每室具 2~6 胚珠，花柱丝状，柱头小。浆果球形，有数至 10 余粒种子。

鄂伦春有 4 种。

分种检索表

1a. 叶互生，花被长 14~20mm。

  2a. 叶下面被短糙毛，淡绿色；腋生花序常具 1 花，花梗明显下弯；植株低矮……………………………………………………**小玉竹 *P. humile***

  2b. 叶下面无毛，植株较高大……………………………………**玉竹 *P. odoratum***

1b. 叶轮生，间有互生或对生；花被长 6~13mm。

  3a. 叶先端直伸……………………………………**狭叶黄精 *P. stenophyllum***

  3b. 叶先端拳卷或弯曲成钩状……………………………………**黄精 *P. sibiricum***

• 小玉竹

Polygonatum humile Fisch. ex Maxim.

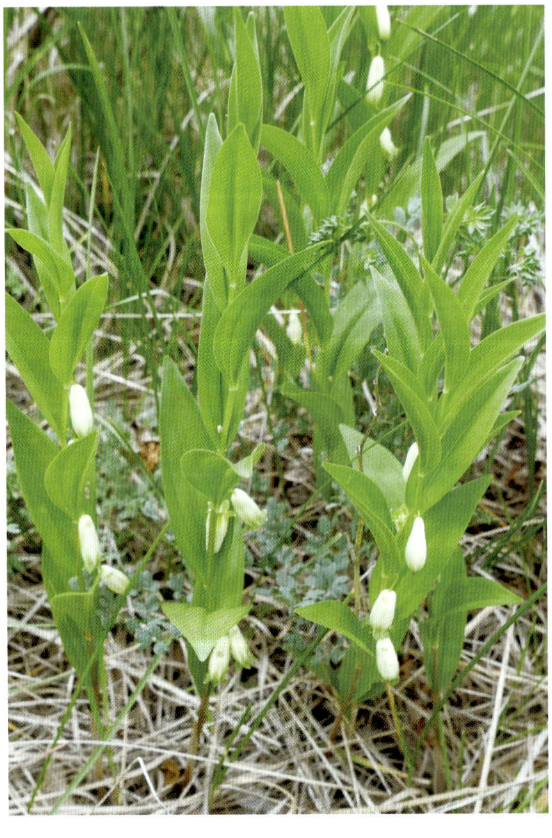

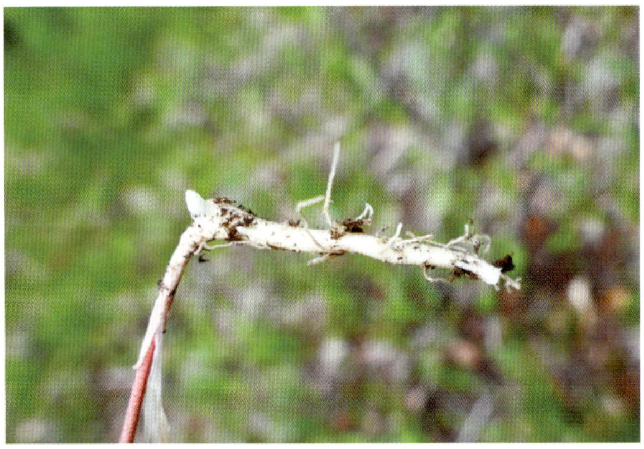

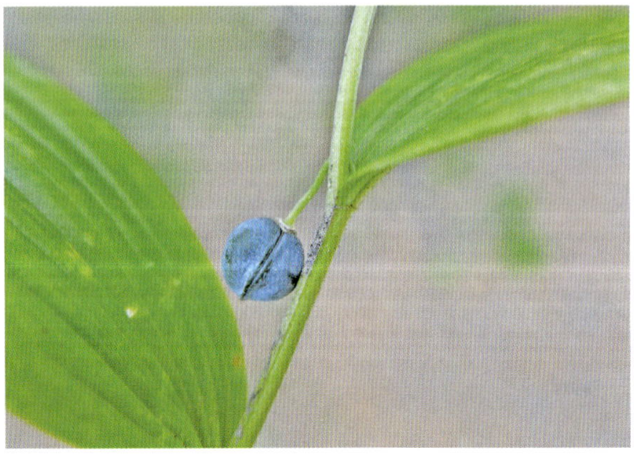

【生 活 型】多年生中生草本。

【花 果 期】花期 6 月，果期 7~8 月。

【生　　境】生于森林带和草原带的山地林下、林缘、灌丛、山地草甸、草原草甸。

【功能主治】根茎（小玉竹）：养阴润燥，生津止渴。用于肺胃阴伤，口燥咽干，干咳少痰，心烦心悸，内热消渴等。

【民族应用】

▪ 蒙古族

根茎（毛胡日 – 查干）：强壮，补肾，祛黄水，温中，降气。用于久病体弱，肾寒，腰腿酸痛，滑精，阳痿，寒性黄水病，胃寒，嗳气，胃胀，食积，食泻等。

·玉　竹

【别名】萎蕤、铃铛菜、山苞米

Polygonatum odoratum (Mill.) Druce

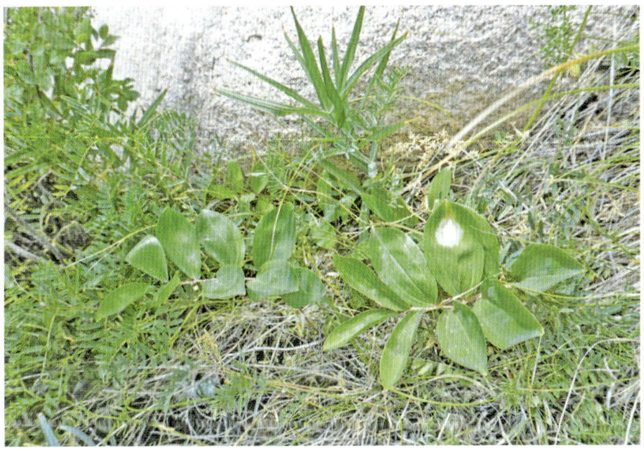

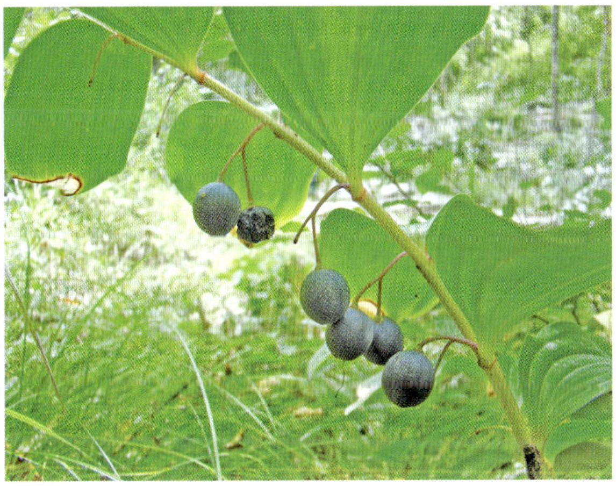

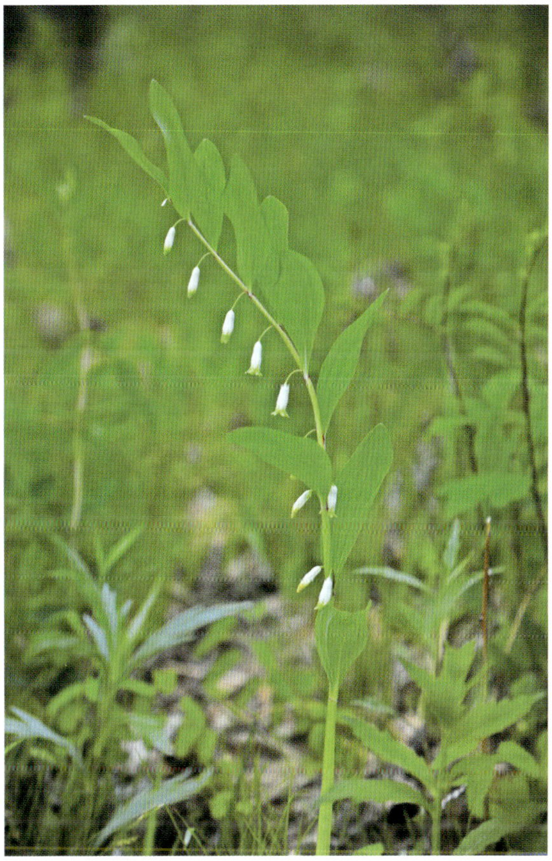

【生 活 型】多年生中生草本。

【花 果 期】花期 6 月，果期 7~8 月。

【生　　境】生于森林带和草原带的山地林下、林缘、灌丛、山地草甸。

【功能主治】根茎（玉竹）：养阴润燥，生津止渴。用于肺胃阴伤，口燥咽干，干咳少痰，心烦心悸，内热消渴等。

【民族应用】

蒙古族

根茎（毛胡日－查干）：强壮，补肾，祛黄水，温中，降气。用于久病体弱，肾寒，腰腿酸痛，滑精，阳痿，寒性黄水病，胃寒，嗳气，胃胀，食积，食泻等。

鄂伦春族

根茎（昂第库热）：滋阴润肺，生津养胃。用于干咳少痰，口燥咽干，心烦心悸，糖尿病。

·狭叶黄精

Polygonatum stenophyllum Maxim.

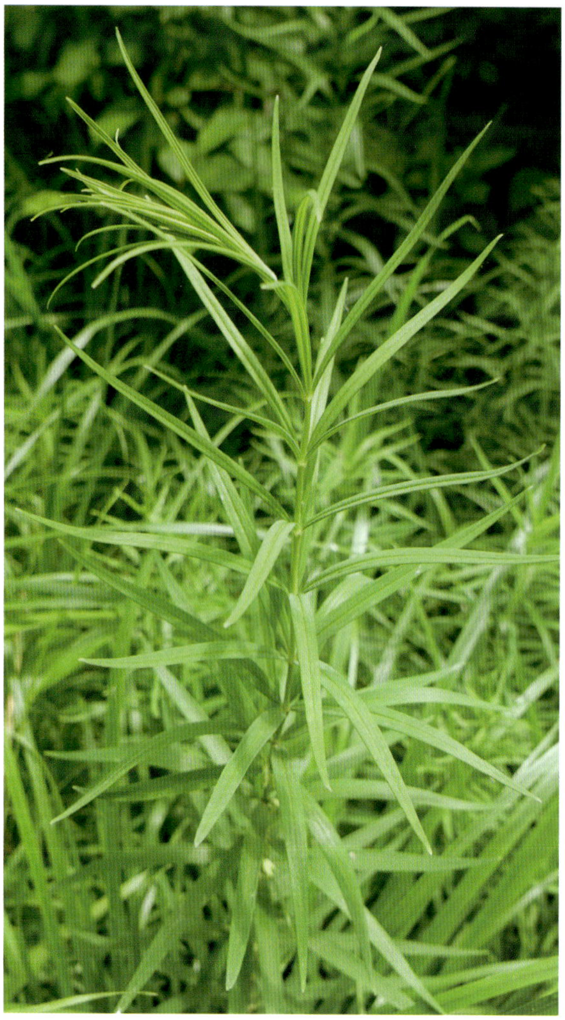

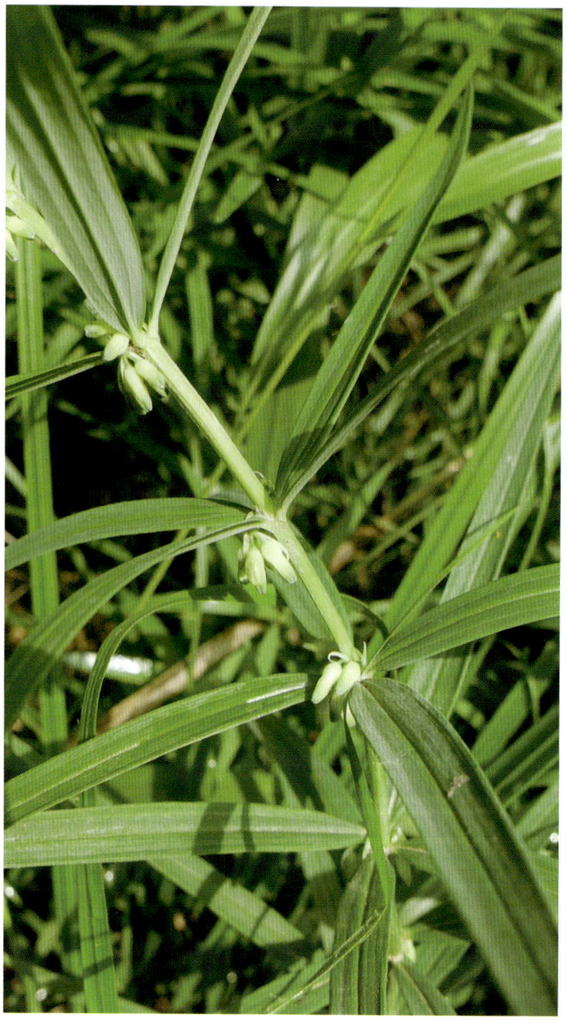

【生 活 型】多年生中生草本。

【花 果 期】花期 6 月。

【生　　境】生于阔叶林带的林下、灌丛。

【功能主治】根茎（狭叶黄精）：滋肾润肺，补脾益气。用于阴虚肺燥，干咳少痰，劳嗽久咳，脾胃虚弱，肾虚精亏，腰膝酸软，须发早白，消渴等。

·黄　精

【别名】鸡头黄精、黄鸡菜、鸡爪参

Polygonatum sibiricum Redoute

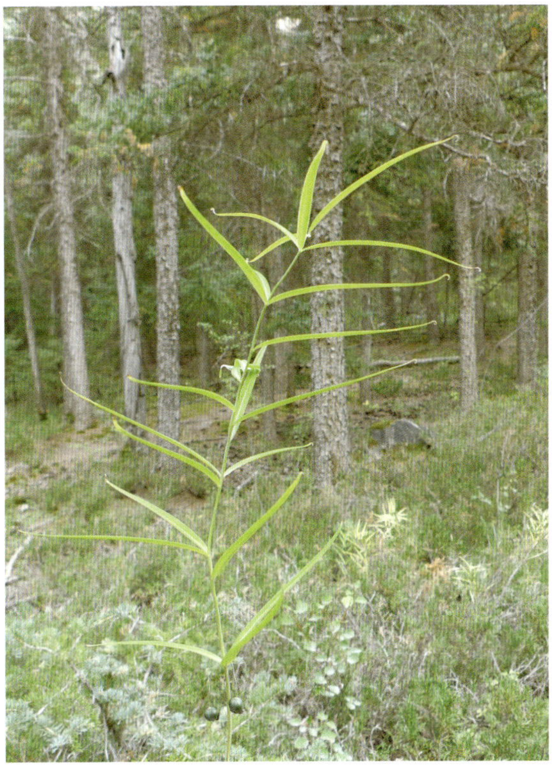

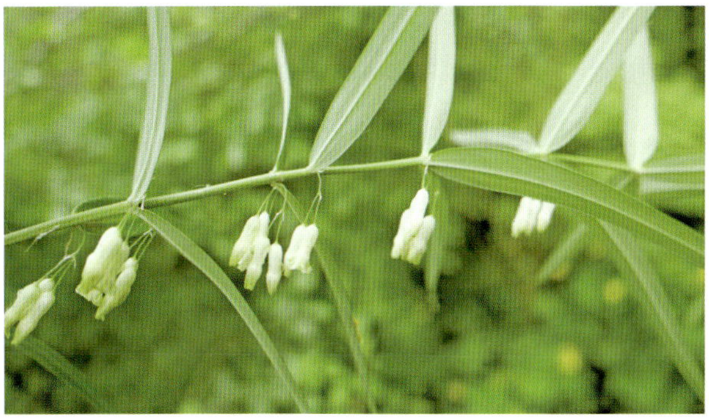

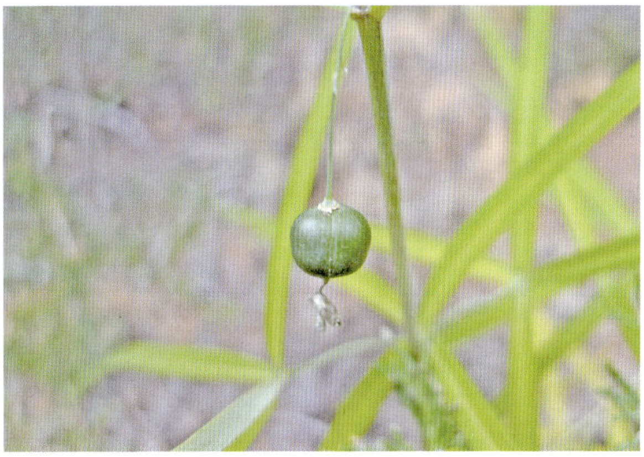

【生 活 型】多年生中生草本。

【花 果 期】花期 5~6 月，果期 7~8 月。

【生　　境】生于森林带和草原带的山地林下、林缘、灌丛、山地草甸。

【功能主治】根茎（黄精）：益气养阴，健脾，润肺，益肾。用于脾胃虚弱，体倦乏力，胃阴不足，食欲不振，心悸气短，肺虚燥咳，津伤口渴，内热消渴，肾虚精亏，腰膝酸软，须发早白等；外用于脚癣。

【民族应用】

▪ 蒙古族

根茎（查干－浩日）：温中，开胃，排脓，清协日乌素，强壮，生津，祛巴达干。用于身体虚弱，胃寒，消化不良，滑精，阳痿，协日乌素病，腰腿痛，巴达干病。

*附　注 | 该种为鄂伦春“四普”新分布。

鹿药属　*Smilacina* Desf.

多年生草本。根茎短；茎单一，直立，下部有膜质鞘，上部具互生叶。叶通常矩圆形或椭圆形。

圆锥花序或总状花序顶生；花小，两性或雌雄异株；花被片 6，基部不同程度合生，较少合生成高脚碟状；雄蕊 6，花丝常不同程度贴生；子房近球形，3 室，每室 1 或 2。浆果球形。

鄂伦春有 1 种。

· 兴安鹿药

【别名】达乌里鹿药、鹿药

Smilacina dahurica Turcz. ex Fisch. et C. A. Mey.

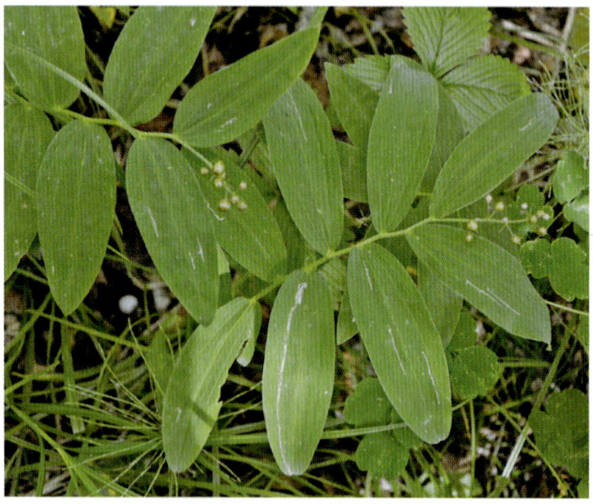

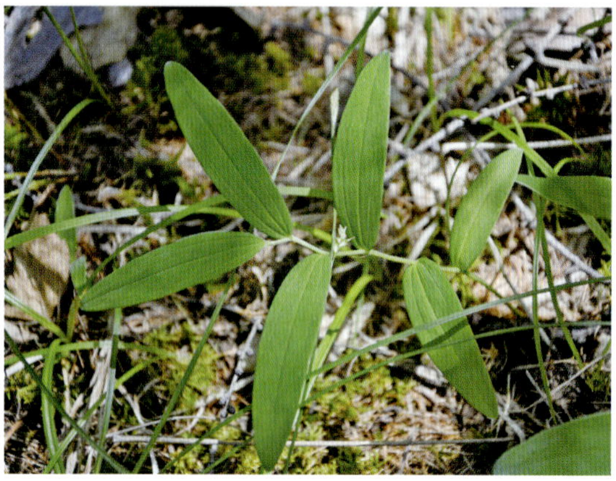

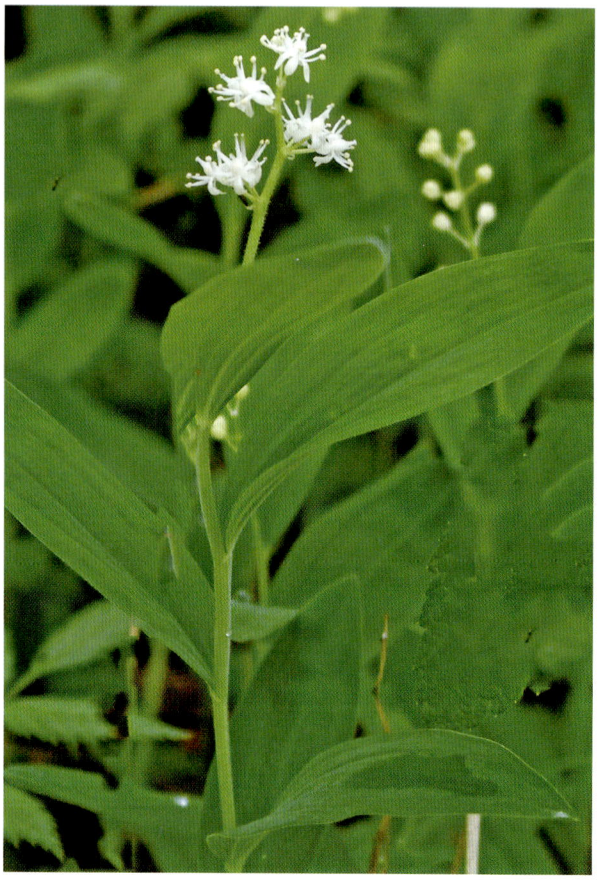

【生 活 型】多年生中生草本。

【花 果 期】花期 6 月，果期 8 月。

【生　　境】生于森林带的山地林下。

【功能主治】

（1）根及根茎（兴安鹿药）：祛风除湿，活血调经。用于风湿疼痛，肾气不足，月经不调。

（2）全草（兴安鹿药）：补肾壮阳，活血祛瘀，祛风止痛。用于肾虚阳痿，月经不调，偏、正头痛，风湿痹病，痈肿疮毒，跌打损伤。

【民族应用】

▪ 鄂伦春族

根及根茎（挨母出哈）：补气益肾，祛风除湿，活血调经。用于劳伤，阳痿，偏、正头痛，风湿疼痛，月经不调；外用于乳痈，痈疖肿毒，跌打损伤。

鸢尾属 *Iris* L.

具根茎。叶多基生，扁平，呈条形或剑形，基部套折，部分合生。花葶直立；花单生或数朵生于茎顶，从佛焰苞内抽出；花大型，鲜艳，各种颜色。花被片6；外轮3，较大，常反卷，有的上面被须毛或鸡冠状突起；内轮3，较小，基部狭窄成爪。雄蕊3，贴生于外轮花被片基部，花药条形。花柱上部3分枝；分枝扁平，鲜艳，呈花瓣状，外展，盖在雄蕊上。蒴果矩圆形、椭圆形、球形或圆柱形，具棱。

鄂伦春有6种。

分种检索表

1a. 茎上部叉状分枝；聚伞花序；叶剑形，弯曲，排列于同一平面上；种子具翼……………………………………**射干鸢尾 *I. dichotoma***

1b. 茎上部非叉状分枝；不形成聚伞花序；叶条形或剑形，不排列于同一平面上；种子无翼。

　2a. 叶状总苞强烈膨大，呈纺锤形……………………**囊花鸢尾 *I. ventricosa***

　2b. 叶状总苞不膨胀，不呈纺锤形。

　　3a. 植株花期高约10cm，果期可达30cm；蒴果球形；根状茎细长，匍匐……………………………………**单花鸢尾 *I. uniflora***

　　3b. 植株较高大，一般50cm以上；蒴果长椭圆形；根茎短粗。

　　　4a. 花葶较短，常短于基生叶；叶剑形；植株形成大而稠密的草丛；生于盐渍地……………………………………**马蔺 *I. lactea* var. *chinensis***

　　　4b. 花葶较长，常长于或稍短于基生叶；叶条形；植株不形成稠密的草丛；生于沼泽化草甸。

　　　　5a. 花鲜红紫色；叶状总苞狭披针形，非膜质……………**玉蝉花 *I. ensata***

　　　　5b. 花蓝色、蓝紫色，稀白色；叶状总苞矩圆形或椭圆形，近膜质……………………………………**北陵鸢尾 *I. typhifolia***

·射干鸢尾

【别名】野鸢尾、芭蕉扇、歧花鸢尾

Iris dichotoma Pall.

【生 活 型】多年生中旱生草本。

【花 果 期】花期7月，果期8~9月。

【生　　境】生于森林带和草原带的山地林缘、灌丛、草原，为草原、草甸草原及山地草原常见杂类草。

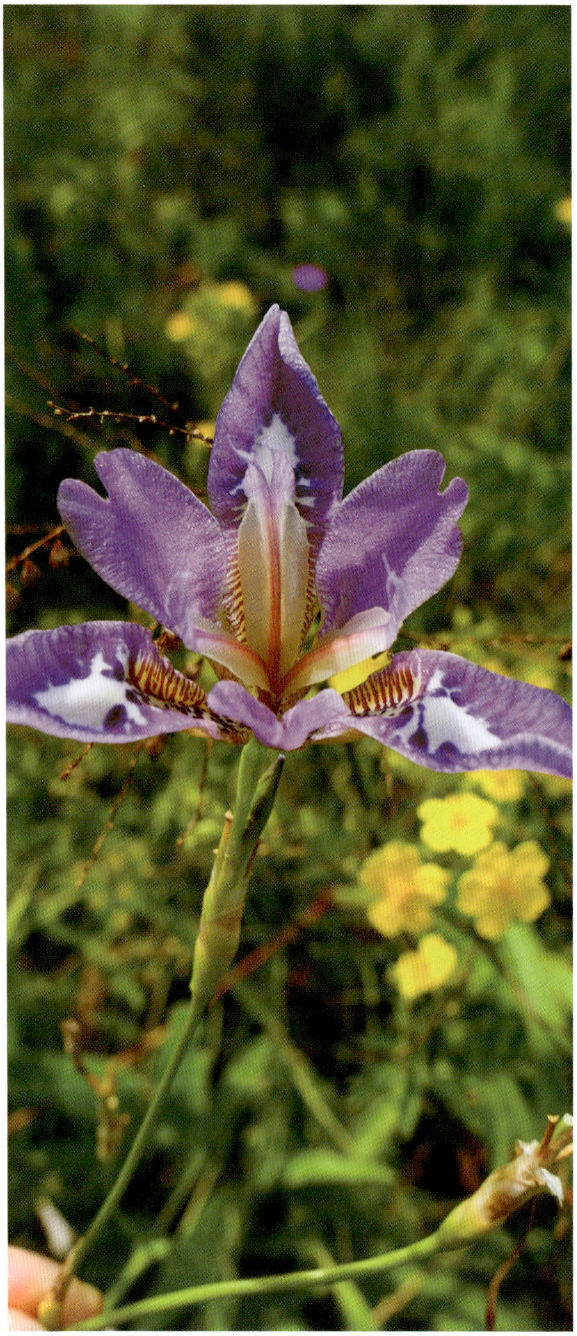

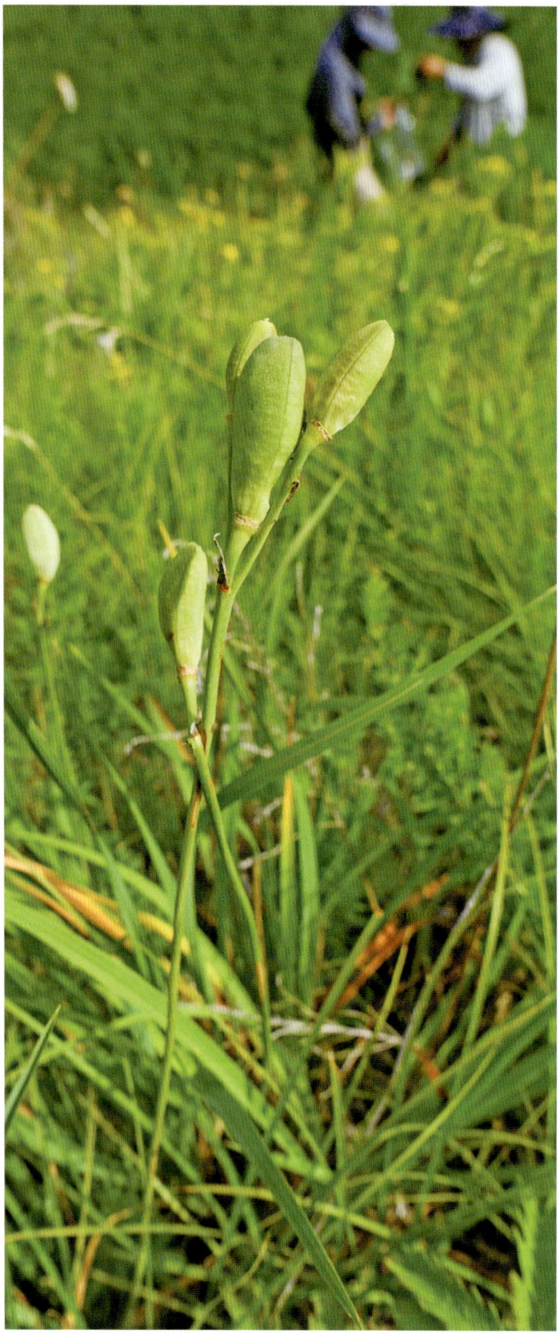

【功能主治】根茎或全草（射干鸢尾）：清热解毒，活血止痛，止咳。用于咽喉肿痛，痄腮，牙龈肿痛，肝炎，肝脾肿大，胃痛，支气管炎，跌打损伤，乳痈；外用于稻田性皮炎。

【民族应用】

■ 蒙古族

全草（查干－海其－额布斯）：清热，解毒，活血消肿。

*附　注｜ 该种为鄂伦春“四普”新分布。

• 囊花鸢尾

【别名】巨苞鸢尾

Iris ventricosa Pall.

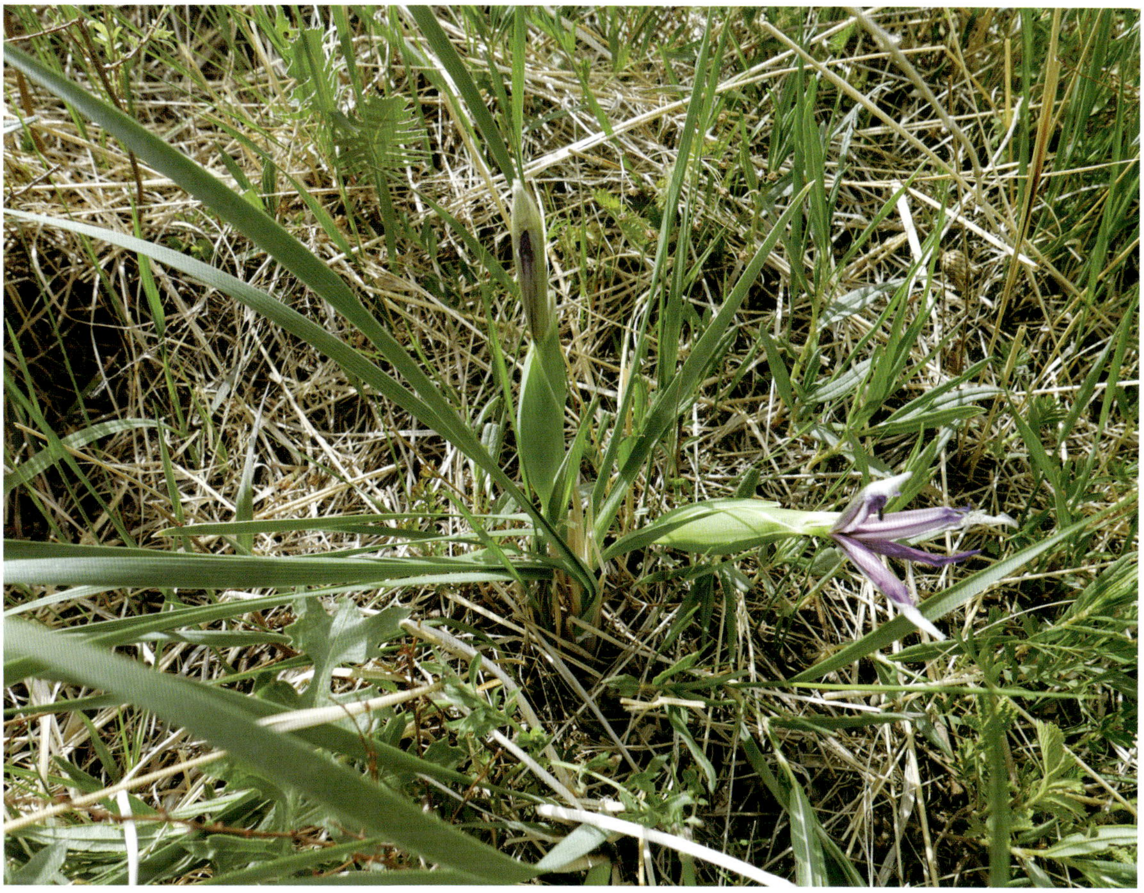

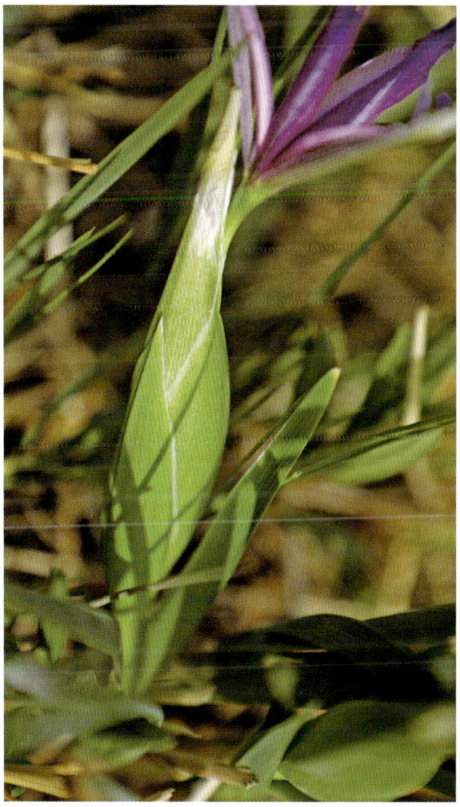

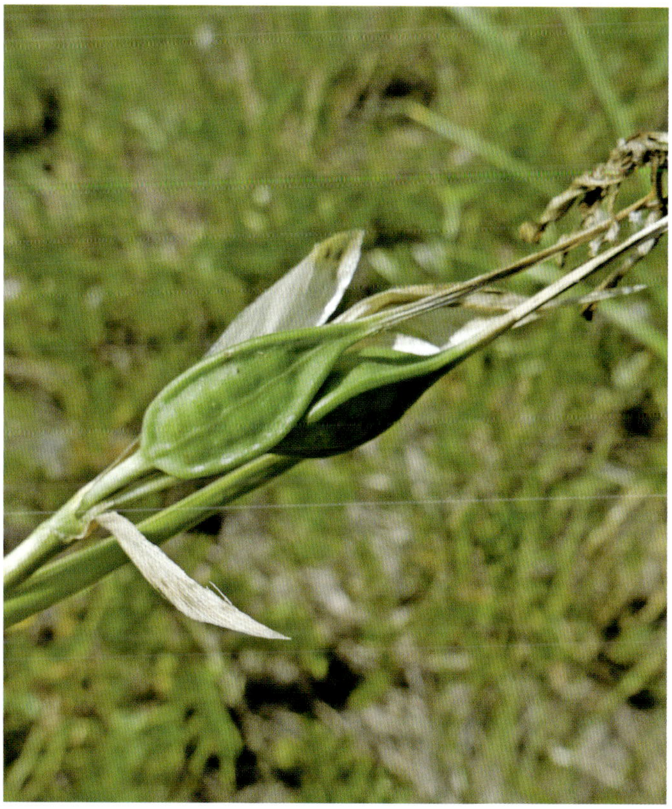

【生 活 型】多年生中旱生草本。

【花 果 期】花期 5~6 月，果期 7~8 月。

【生　　境】生于森林带和草原带的含丰富杂类草的草原、草甸草原、草原化草甸、山地林缘草甸。

【功能主治】根茎（囊花鸢尾）：清热解毒，祛风利湿，消肿止痛。用于咽喉肿痛，肝炎，肝肿大，膀胱炎，风湿痛，跌打肿痛，疮疖，皮肤瘙痒等。

· 单花鸢尾

【别名】石柱花、草花马兰

Iris uniflora Pall. ex Link

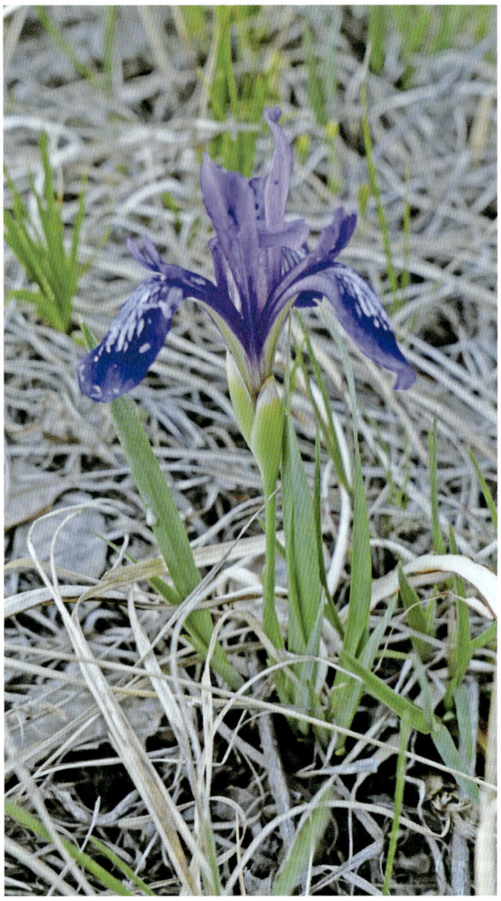

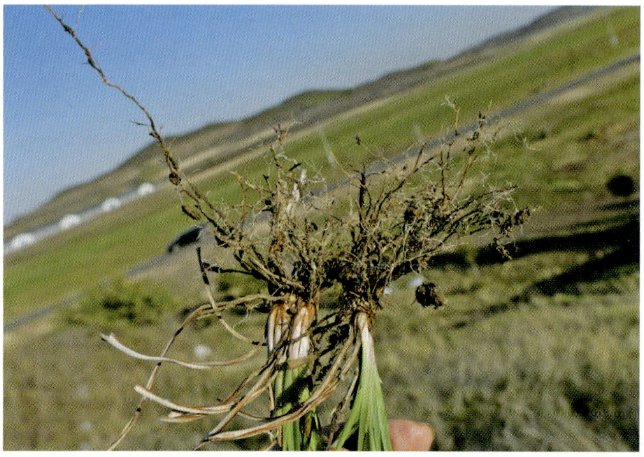

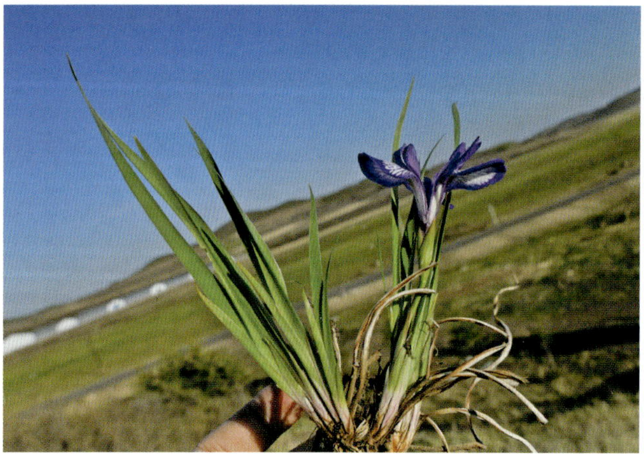

【生 活 型】多年生中生草本。

【花 果 期】花期 5~6 月，果期 7~8 月。

【生　　境】生于森林带的山地林下、林缘。

【功能主治】

（1）根（单花鸢尾）：泻下行水。用于水肿，肝硬化腹水，大便秘结，咽喉肿痛，小便不利等。

（2）种子（单花鸢尾）：清热解毒，利湿退黄，通便利尿。用于咽喉肿痛，疮疡痈肿，湿热黄疸，二便不利，吐血，鼻衄，月经过多，带下等。

【民族应用】

■ 蒙古族

（1）根（乌努钦－查黑勒得格）：用于水肿，肝硬化腹水，小便不利，大便不通等。

（2）种子（乌努钦－查黑勒得格）：用于咽喉肿痛，急性黄疸性肝炎，小便不利，淋病，月经过多，吐血，衄血，带下等。

*附　注｜该种为鄂伦春“四普”新分布。

·马　蔺

【别名】马莲、兰花草、箭秆风

Iris lactea Pall. var. *chinensis* (Fisch.) Koidz.

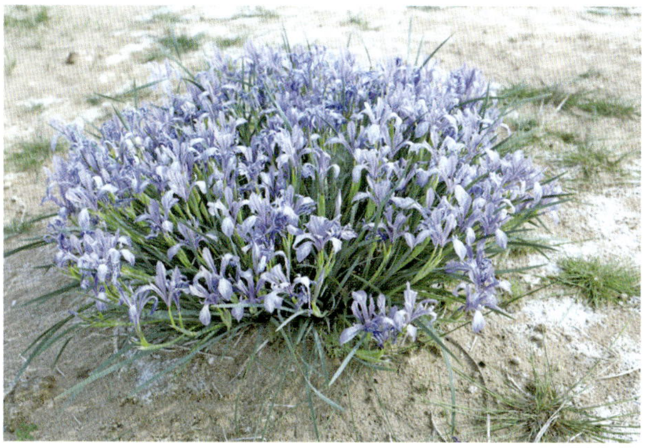

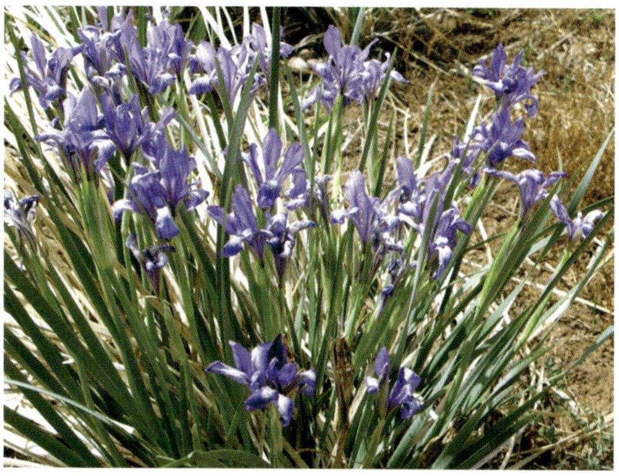

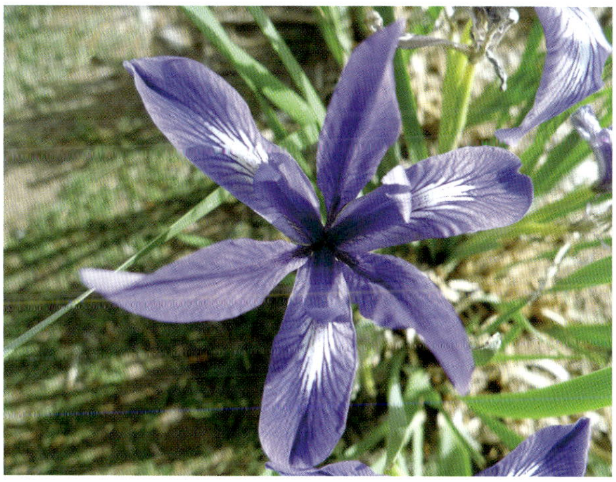

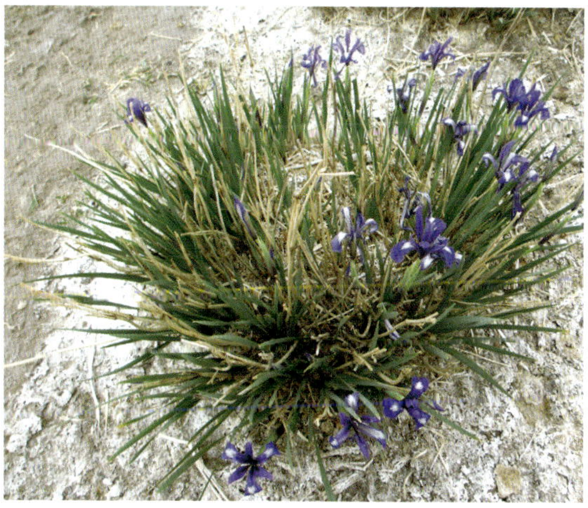

【生 活 型】多年生中生草本。

【花 果 期】花期 5~6 月，果期 6~8 月。

【生　　境】生于草原带的河滩、盐碱滩地，为盐化草甸建群种。

【功能主治】

（1）种子（马蔺子）：凉血止血，清热利湿。用于急性黄疸性肝炎，吐血，衄血，崩漏，白带异常，小便不利，泻痢，疝痛，疮痈肿毒，外伤出血。

（2）花（马蔺花）：清热解毒，止血，利尿。用于咽喉肿痛，吐血，衄血，咯血，小便不利，淋病，痈疮疖肿。

（3）根（马蔺根）：清热解毒。用于咽喉肿痛，病毒性肝炎，痔疮，牙痛。

【民族应用】

■ 蒙古族

花、种子（查黑勒得格）：解痉，杀虫，止痛，解毒，利胆退黄，消食，治伤，生肌，排脓，燥协日乌素。用于霍乱，蛲虫病，龋齿，皮肤瘙痒，虫积腹痛，热毒疮疡，烫伤，脓疮，黄疸性肝炎，胁痛，口苦等。

■ 鄂伦春族

（1）根（西拉木林，马莲，尖瓣马蔺）：清热解毒。用于急性咽炎，病毒性肝炎，痔疮，牙痛。

（2）花（西拉木林，马莲，尖瓣马蔺）：清热凉血，利尿消肿。用于吐血，咯血，衄血，咽喉肿痛，小便淋痛；外用于痈疖疮疡，外伤出血。

（3）种子（西拉木林，马莲，尖瓣马蔺）：清热利湿，止血解毒。用于吐血，衄血，异常子宫出血，急性黄疸性病毒性肝炎，骨结核，小便不利，疝痛，喉痹，肿瘤，外伤出血，痈疽，淋病。

• 玉蝉花

【别名】紫花鸢尾

Iris ensata Thunb.

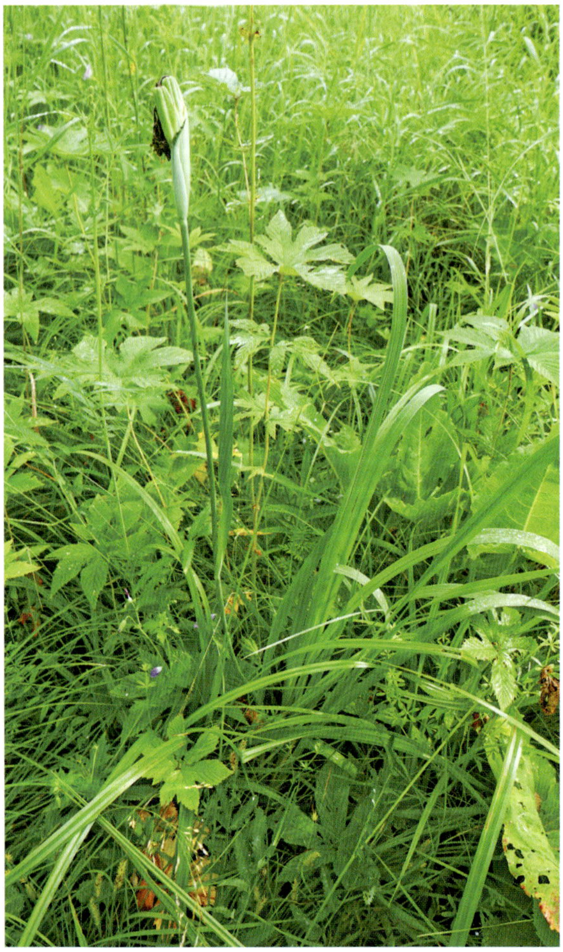

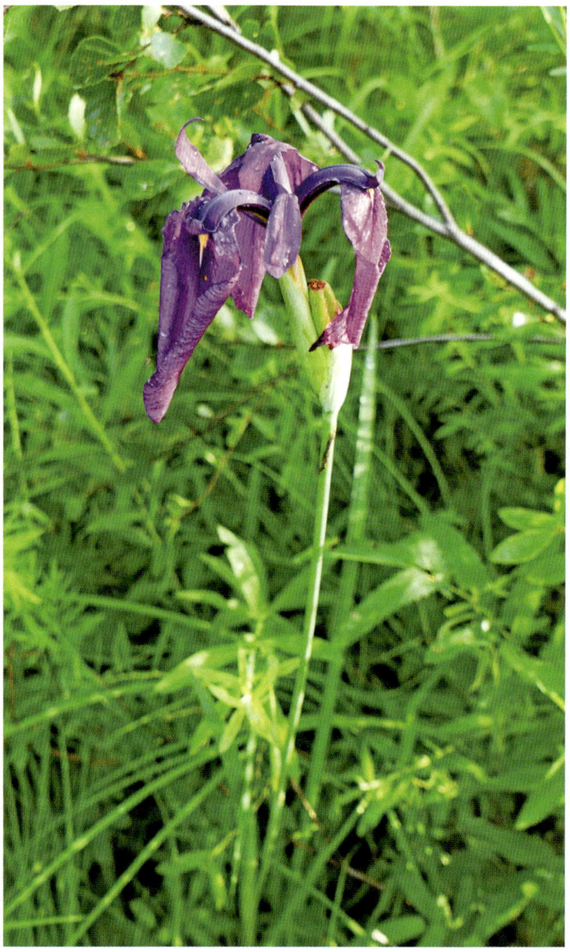

【生 活 型】多年生中生草本。

【花 果 期】花期 6~7 月。

【生　　境】生于森林带的河边草甸、沼泽化草甸。

【功能主治】根茎、种子（玉蝉花）：清积理气，活血利水，清热解毒。用于咽喉肿痛，食积饱胀，湿热痢疾，经闭腹胀，气胀水肿。

· 北陵鸢尾

【别名】香蒲叶鸢尾

Iris typhifolia Kitag.

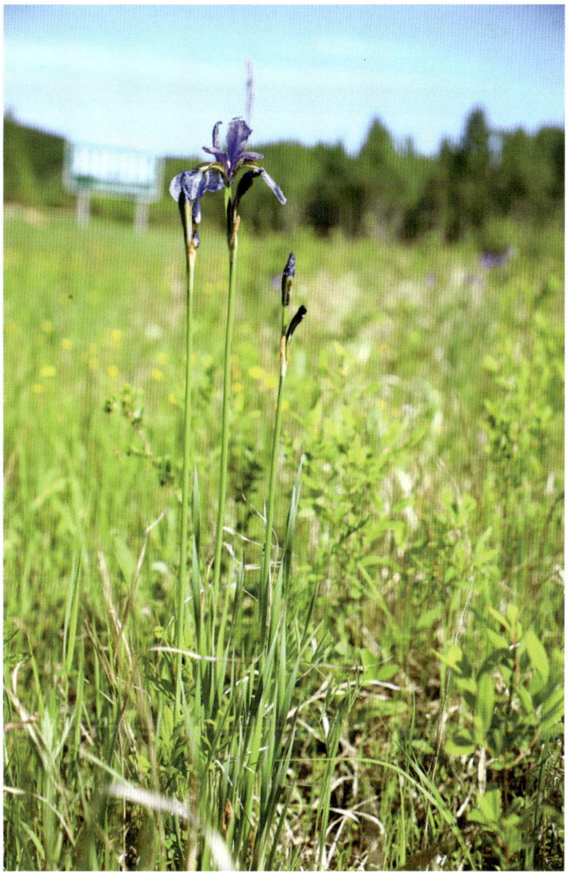

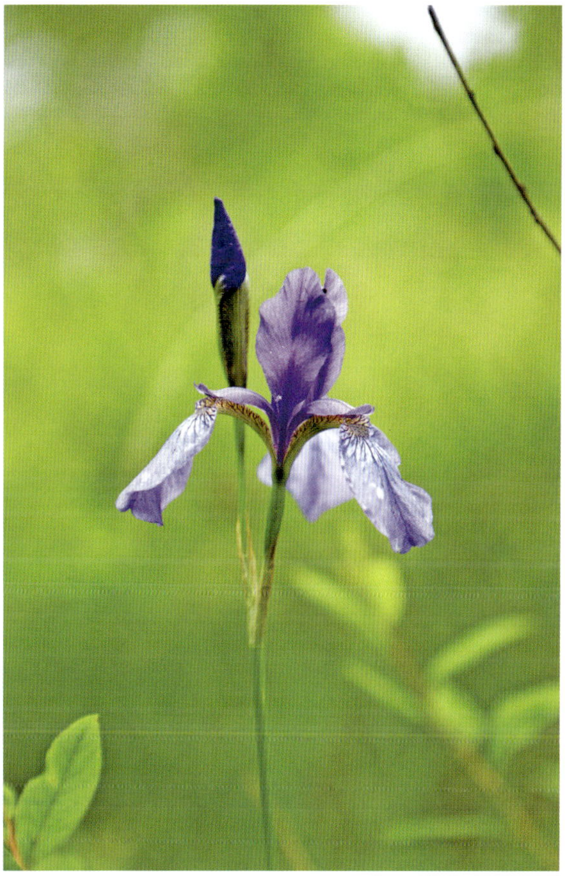

【生 活 型】多年生中生草本。

【花 果 期】花期 6 月，果期 7~8 月。

【生　　境】生于森林带和森林草原带的河滩草甸。

【功能主治】根（北陵鸢尾）：用于乳痈，口疮。

杓兰属 *Cypripedium* L.

陆生兰。根茎粗短或横走。茎生叶2至多片，对生或互生。花通常单生，罕2至多朵，通常大，艳丽；中萼片较大，2侧萼片合生成合萼片，顶端分离；花瓣扭转或否，开展；唇瓣较萼片和花瓣大得多，囊状或拖鞋状，位于下方，无距。蕊柱短，粗壮；雄蕊2（内轮2侧生雄蕊），着生在蕊柱两侧；花药2室，具粒状花粉，不成花粉块；花丝很短，生出2突起，伸出到花药侧方或上方；退化雄蕊1（外轮中间），大形，花瓣状，覆盖于蕊柱上方；无蕊喙。柱头盾状，3裂，不明显，生于蕊柱顶端前方；子房1室，扭转。

鄂伦春有3种。

分种检索表

1a. 叶2，干后变黑色；唇瓣白色，具紫色斑点 .... **斑花杓兰 *C. guttatum***

1b. 叶3~5，干后不变黑色；唇瓣非白色。

  2a. 花较大，唇瓣长4~6cm，紫红色.. **大花杓兰 *C. macranthos***

  2b. 花较小，唇瓣长1.8~3cm，黄色 .... **杓兰 *C. calceolus***

· 斑花杓兰

【别名】紫点杓兰、紫斑杓兰、小口袋花

Cypripedium guttatum Sw.

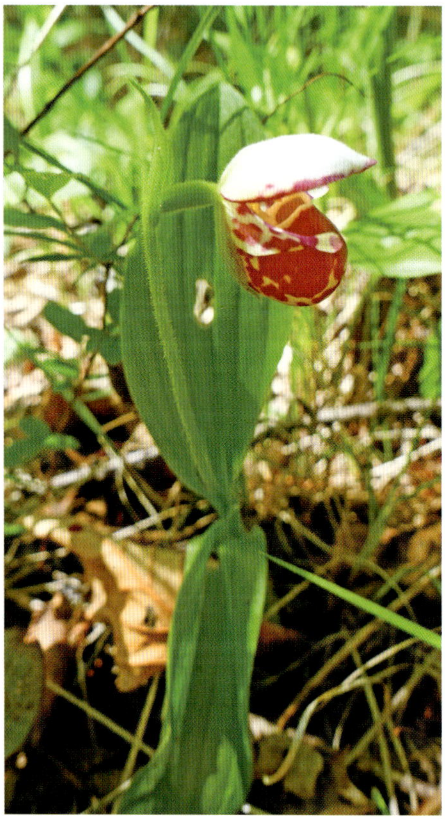

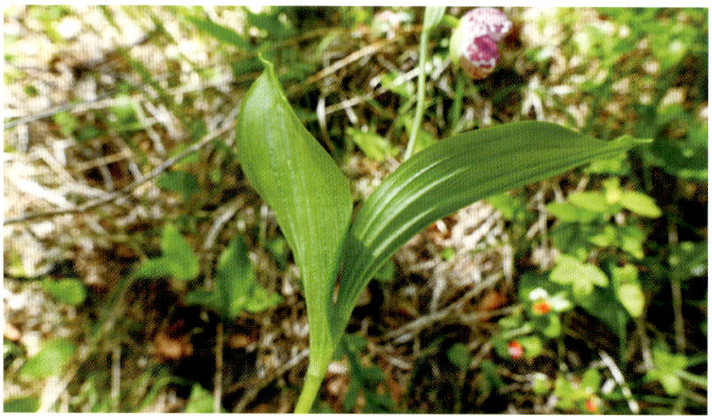

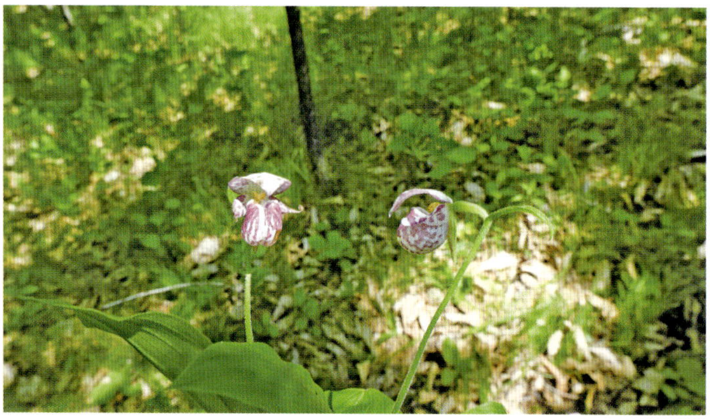

【生 活 型】多年生中生草本。

【花 果 期】花期 6~7 月，果期 8 月。

【生　　境】生于海拔 550~2000m 的山地白桦林下或白桦－云杉混交林下。

【功能主治】全草或花（斑花杓兰）：清热解表，镇惊安神，消食，止痛。用于感冒头痛，高热惊厥，癫痫，神经衰弱，烦躁不眠，食欲不振，胃脘痛。

·大花杓兰

【别名】大花囊兰、狗匏子

Cypripedium macranthos Sw.

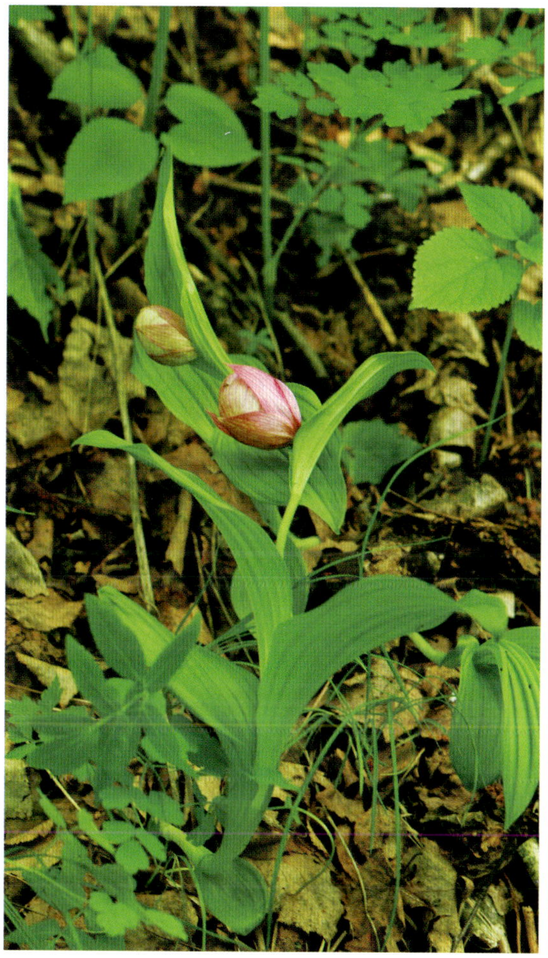

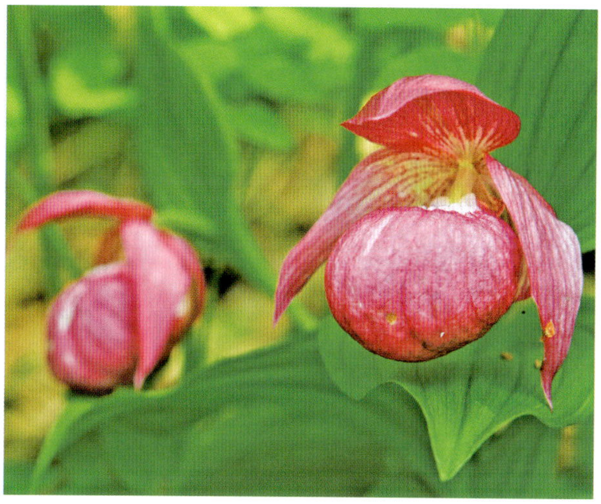

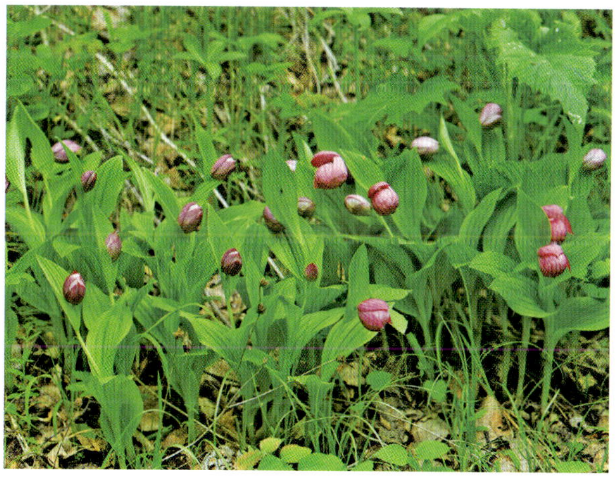

【生 活 型】多年生中生草本。

【花 果 期】花期 6~7 月，果期 8~9 月。

【生　　境】生于森林带和草原带海拔 450~850m 的林间草甸、林缘草甸。

【功能主治】

（1）根及根茎（大花杓兰）：利尿消肿，活血祛瘀，祛风镇痛。用于全身浮肿，小便不利，带下，风湿腰腿痛，跌打损伤，痢疾，淋病等。

（2）花（大花杓兰）：用于外伤出血。

【民族应用】

鄂伦春族

根及根茎（蜈蚣七，挨母出哈，大口袋花，大花囊兰）：利尿消肿，活血祛瘀，祛风镇痛。用于全身浮肿，下肢肿痛，小便不利，带下，风湿腰腿痛，跌打损伤，痢疾，外伤出血。

花（蜈蚣七花，挨母出哈，大口袋花，大花囊兰）：止血。用于外伤出血。

·杓　兰

【别名】黄囊杓兰、履状杓兰、履状囊兰

Cypripedium calceolus L.

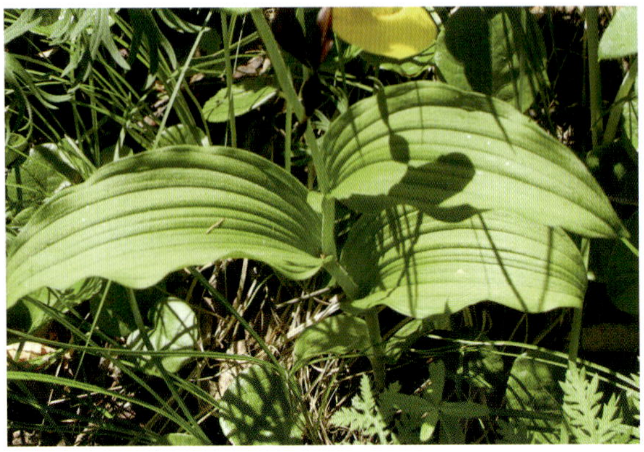

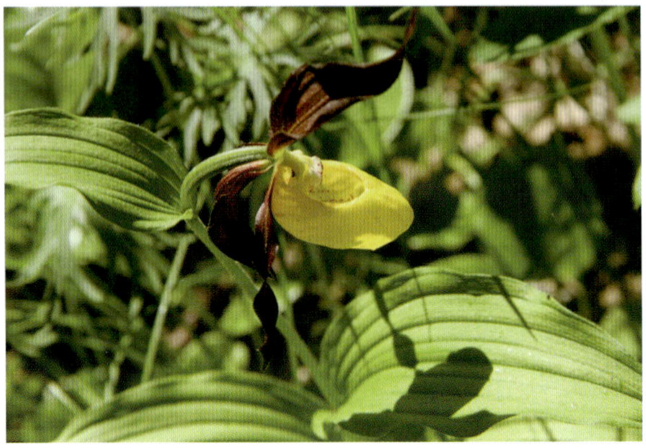

【生 活 型】多年生中生草本。

【花 果 期】花期 6~7 月，果期 8 月。

【生　　境】生于森林带的山地林下、林缘、林间草甸。

【功能主治】

（1）根茎（杓兰）：强心利尿，活血调经，解热镇痛。用于小便不利，月经不调，心阳不足，风湿痹痛，跌打损伤，淋病等。

（2）茎叶（杓兰）：祛风，解毒，活血。

绶草属　*Spiranthes* Rich.

陆生兰。具肉质指状簇生的根。叶数片，多少肉质，近基生。总状花序顶生，花序轴螺旋状扭转；花小；花被片离生，萼片近等大，中萼片常与花瓣靠合成兜状；唇瓣位于下方，上部边缘皱波状，基部凹陷并常抱蕊柱，无距。蕊柱圆柱状，基部稍扩大，但不形成蕊柱足；花药直立，2 室，着生于蕊柱背面；花粉块 2，粉质，粒状，或多或少具花粉块柄，有黏盘，黏盘裸露；蕊喙深 2 裂，黏盘插生于 2 裂片之间。柱头位于蕊喙下方。

鄂伦春有 1 种。

·绶　草

【别名】盘龙参、扭扭兰、一线香

Spiranthes sinensis (Pers.) Ames

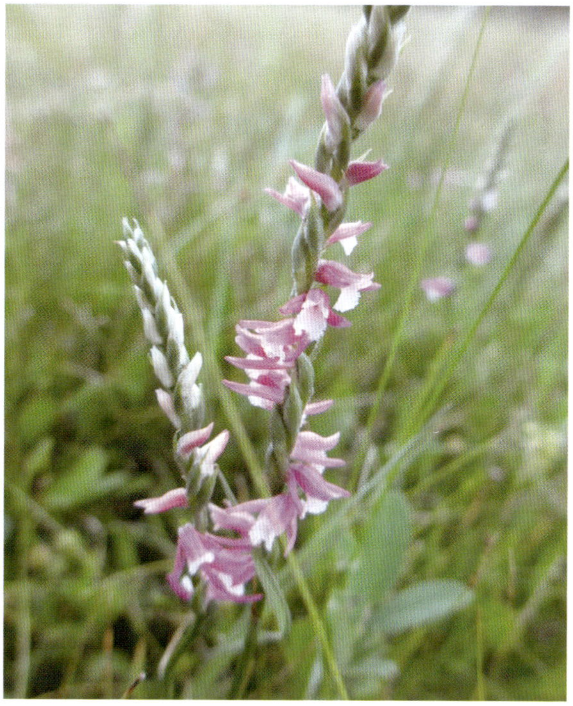

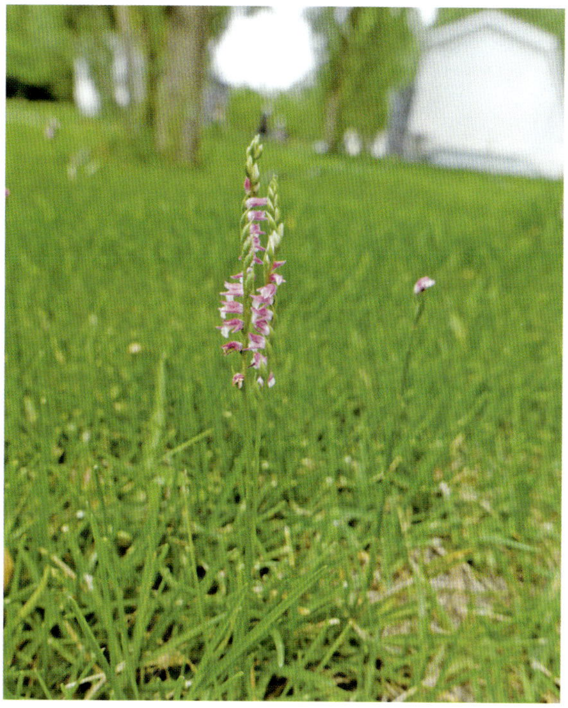

【生 活 型】多年生中生－湿中生草本。

【花 果 期】花期 6~8 月。

【生　　境】生于森林带和草原带的沼泽化草甸、林缘草甸。

【功能主治】全草或根（盘龙参）：补脾润肺，清热凉血。用于病后体虚，神经衰弱，头晕，腰痛酸软，咳嗽吐血，咽喉肿痛，小儿夏季热，糖尿病，带下，疮疡痈肿等；外用于毒蛇咬伤。

【民族应用】

▪ 蒙古族

块茎（额日和藤乃－嘎日）：生精，壮阳，固精，益气。用于遗精，精亏，阳痿，肾寒，腰腿痛，巴木病，痛风，游痛症，久病体虚。

手掌参属　*Gymnadenia* R. Br.

陆生兰。块茎掌状分裂；茎直立，具数片叶。总状花序顶生，具多花；花多为紫红色、粉红色或带白色，少为淡黄绿色；萼片离生，近等长，中萼片舟状，侧萼片张开；花瓣较萼片稍宽，直立伸展，与中萼片多少相靠；唇瓣位于下方，宽菱形或宽倒卵形，先端 3 裂或几不裂，基部具距。

蕊柱短；退化雄蕊 2，小，位于花药基部两侧；花药较大，位于蕊柱顶端，药室 2，平行；花粉块 2，粉质，颗粒状，具花粉块柄和黏盘；黏盘裸露；蕊喙小，无臂，位于 2 药室基部之间。柱头 2，隆起，较大，贴生于唇瓣基部；子房扭转，无毛。

鄂伦春有 1 种。

· 手掌参

【别名】手参

Gymnadenia conopsea (L.) R. Br.

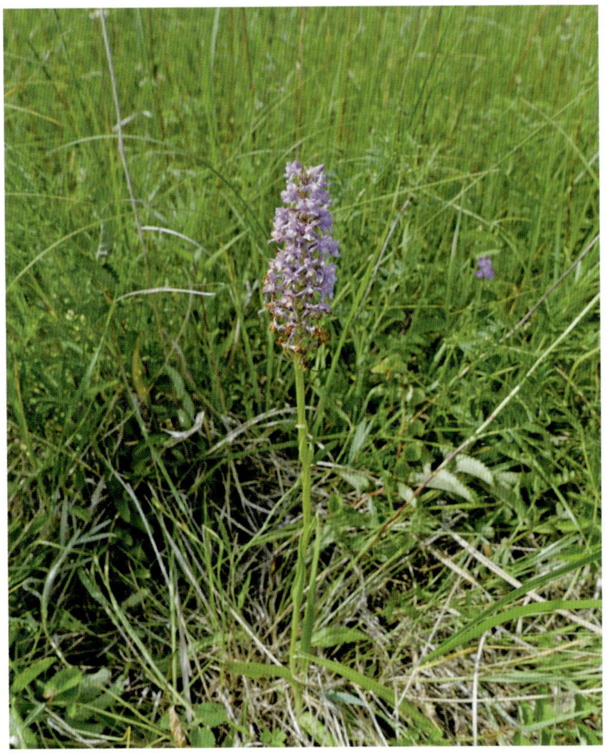

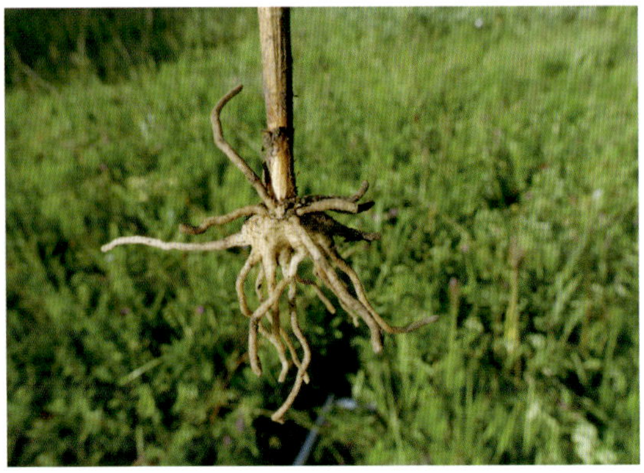

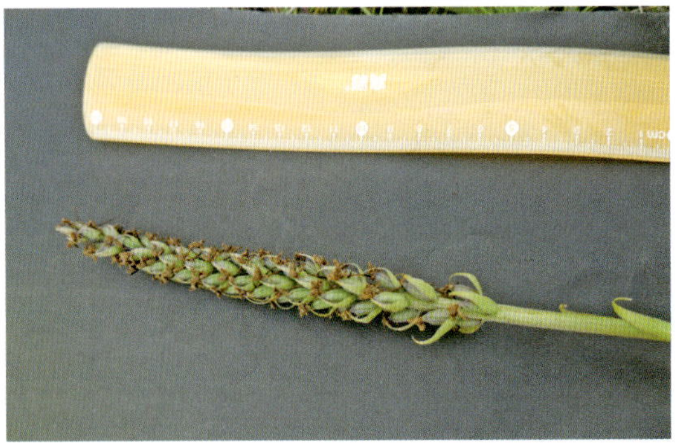

【生 活 型】多年生中生草本。

【花 果 期】花期 7~8 月。

【生　　境】生于森林带和草原带的沼泽化灌丛草甸、湿草甸、林缘草甸及海拔 1300m 左右的山坡灌丛、林下。

【功能主治】块茎（手掌参）：益肾健脾，理气和血，止咳平喘。用于久病体虚，失眠心悸，肺虚咳嗽，腰腿酸软，慢性肝炎，久泻，失血，带下，乳少，阳痿等。

【民族应用】

蒙古族

块茎（额日和藤乃 – 嘎日）：强壮，生津，固精益气。用于滑精，阳痿，久病体虚，腰腿酸痛，痛风，游痛症等。

鄂伦春族

块茎（那拉出哈）：补气益血，生津止渴。用于久病体虚，气虚血亏，肺虚咳喘，久泻，阳痿，失血，带下。

兜被兰属 *Neottianthe* (Reich.) Schltr.

陆生多年生小草本。块茎近球形，不裂。叶 1~2，基生或茎生。总状花序顶生，常具多花；花紫红色或淡红色，常偏向一侧；萼片等大，中部以下贴生，靠合成兜；花瓣条形，较萼片小，紧贴于中萼片，唇瓣位于下方，表面密生乳突，前部 3 裂，基部具距；蕊柱短，花药直立，2 室，退化雄蕊 2，较小，生于花药基部两侧，蕊喙小，三角状，花粉块 2，粉质，颗粒状，具短花粉块柄和黏盘；黏盘小，裸露，柱头 2，隆起，子房扭转，无毛。

鄂伦春有 1 种。

· 二叶兜被兰

【别名】兜被兰、鸟巢兰

Neottianthe cucullata (L.) Schltr.

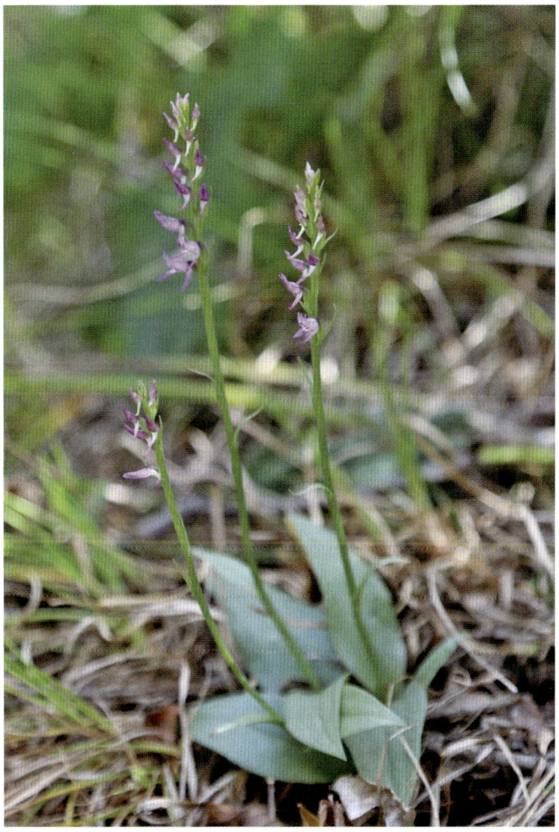

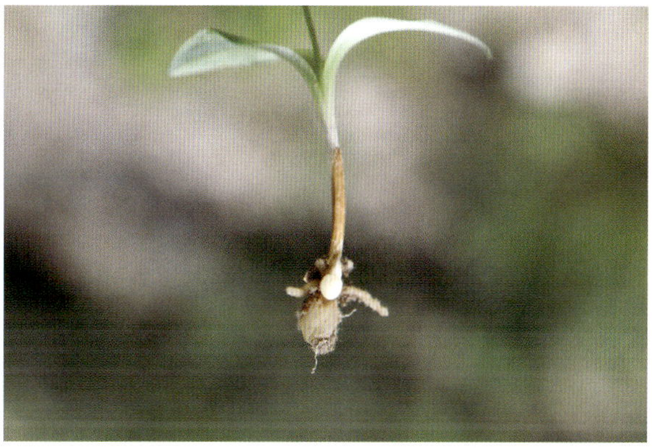

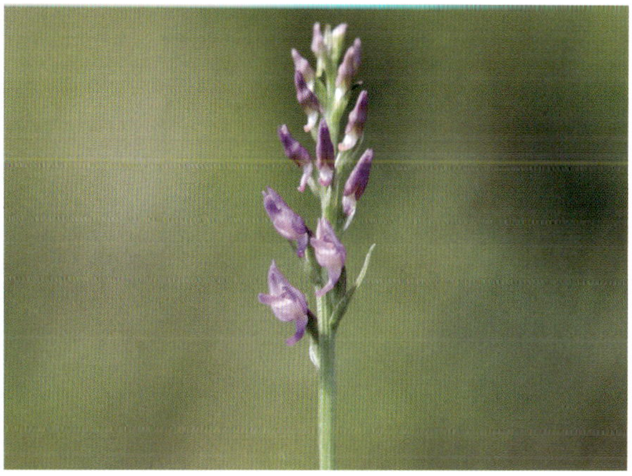

【生 活 型】多年生中生草本。

【花 果 期】花期 8 月，果期 9 月。

【生　　境】生于森林带和草原带海拔 450~1100m 的山坡林下、林缘、灌丛。

【功能主治】全草（二叶兜被兰）：醒脑回阳，活血散瘀，接骨生肌。用于外伤疼痛性休克，跌打损伤，骨折等。

角盘兰属　*Herminium* L.

陆生兰。块茎近球形，不分裂。叶 1 至数枚，互生或近对生。花序总状，顶生；花小，通常为黄绿色或绿色，常垂头，钩手状；萼片离生，近等大；花瓣通常较萼片狭小，常增厚带肉质，唇瓣位于下方，前部 3 裂或不裂，基部多少凹陷，通常无距；蕊柱极短，直立，退化雄蕊 2，显著，位于花药基部两侧，花药生于蕊柱顶端，2 室，药室并行或基部稍叉开，下部不伸长成长槽，蕊喙小，近三角状；柱头 2，隆起，分开，几为棍棒状。

鄂伦春有 1 种。

· 角盘兰

【别名】人头七、人参果

Herminium monorchis (L.) R. Br.

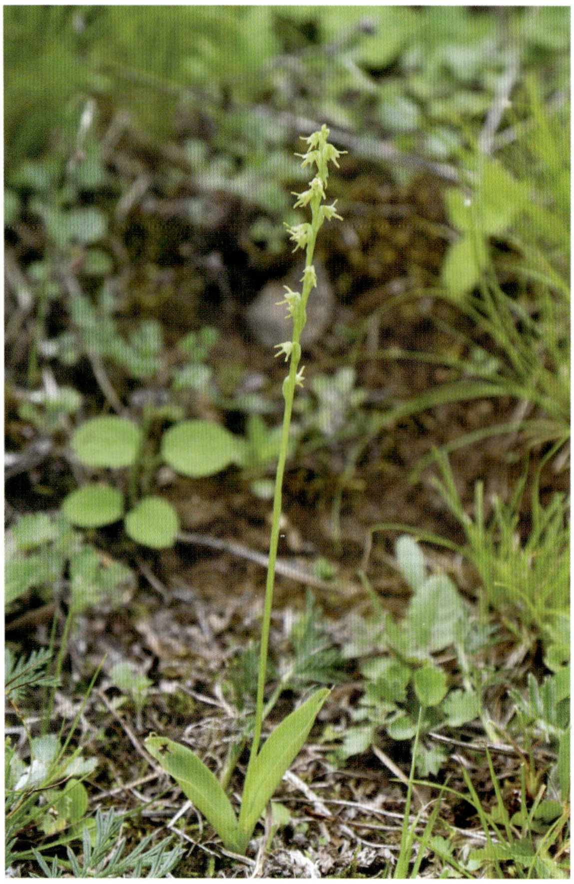

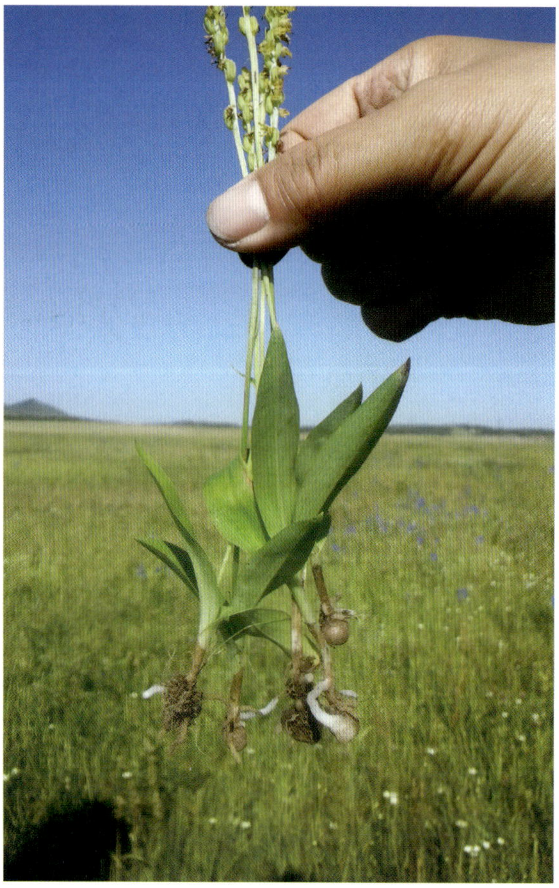

【生 活 型】中生草本。

【花 果 期】花期 6~7 月。

【生　　境】生于森林带和草原带海拔 500~2500m 的林缘草甸、林下。

【功能主治】全草（角盘兰）：滋阴补肾，健脾胃，调经。用于肾虚，头晕失眠，烦躁口渴，食欲不振，须发早白，月经不调等。

舌唇兰属 *Platanthera* Rich.

陆生兰。具指状的根茎或块茎。叶茎生或基生，互生，2至多枚。总状花序具多数花，花绿白色或黄绿色；萼片离生，中萼片与花瓣靠合成兜；唇瓣位于下方，条形或舌形，肉质，不分裂或3裂，基部有距；蕊柱粗短；花粉块2，粉质，颗粒状，具花粉块柄和黏盘，黏盘裸露，附于蕊喙基部两侧或藏于蕊喙基部末端的黏囊中，退化雄蕊2，位于花药基部两侧，蕊喙较大，基部扩大而叉开，位于药室之间；柱头常1，位于蕊喙穴下凹陷处。

鄂伦春有2种。

分种检索表

1a. 唇瓣不裂，舌状条形；黏盘裸露………………………………………**密花舌唇兰 *P. hologlottis***

1b. 唇瓣3裂，侧裂片小，三角状；黏盘藏于蚌壳状黏囊中……………**蜻蜓舌唇兰 *P. fuscescens***

· 密花舌唇兰

【别名】沼兰

Platanthera hologlottis Maxim.

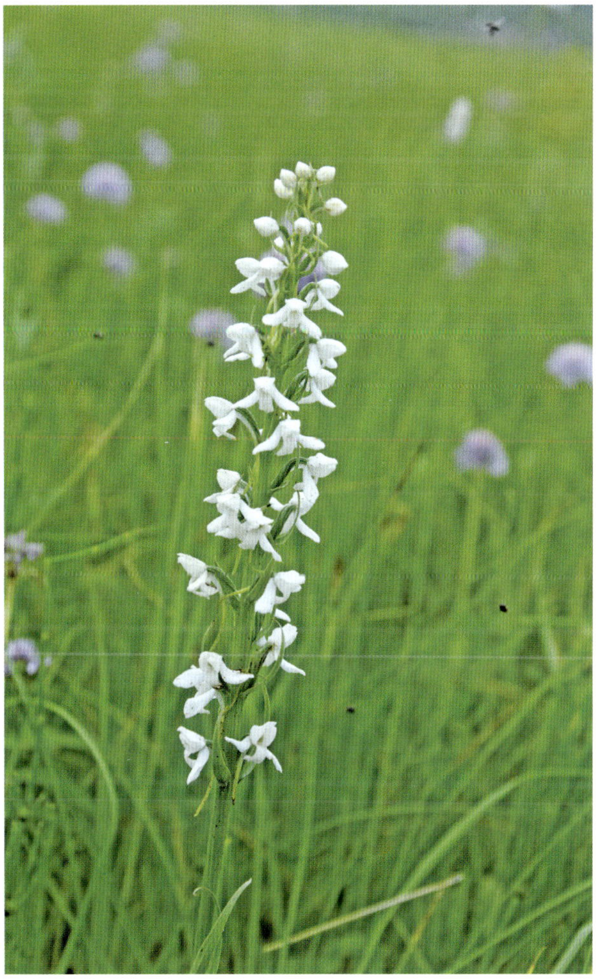

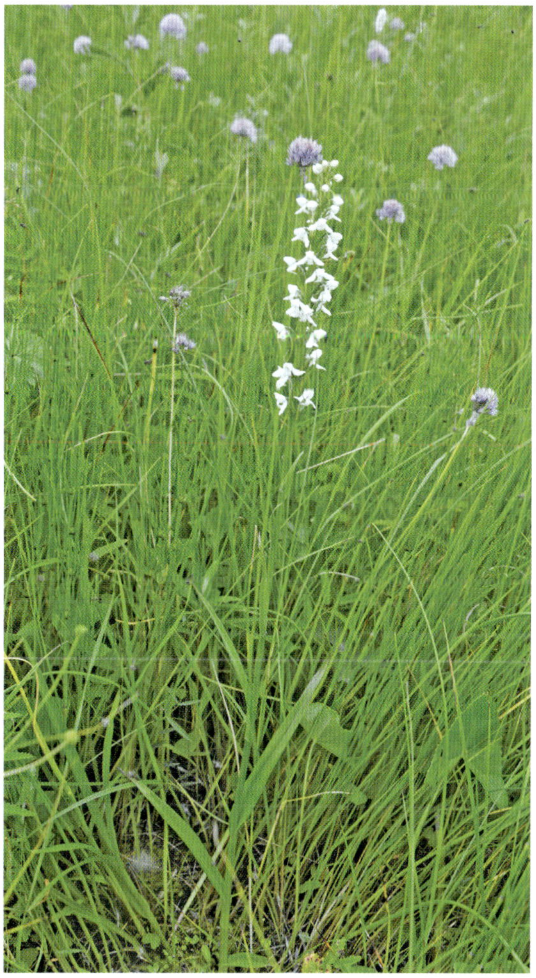

【生 活 型】多年生湿生草本。

【生　　境】生于森林带和森林草原带的沼泽化草甸、沼泽地。

【功能主治】全草（密花舌唇兰）：补肺，生肌，化瘀，止血。用于肺痨咳血，吐血，衄血，创伤，痈肿，烫火伤。

·蜻蜓舌唇兰

【别名】蜻蜓兰、竹叶兰

Platanthera fuscescens (L.) Kraenzl.

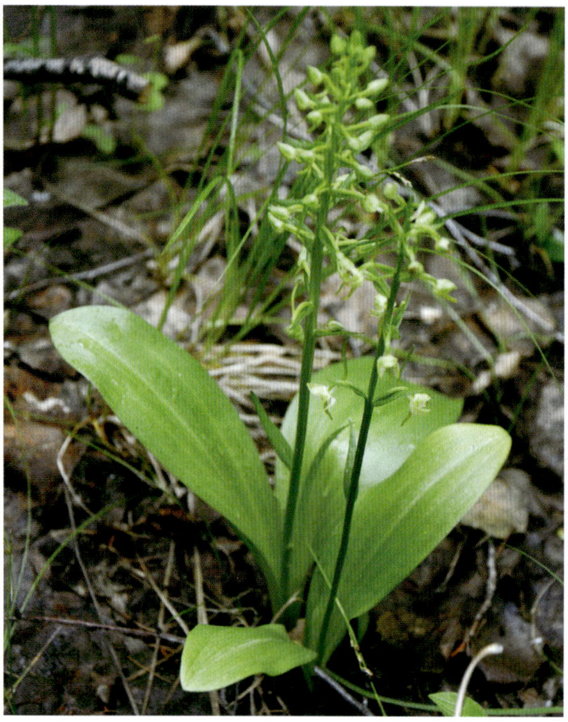
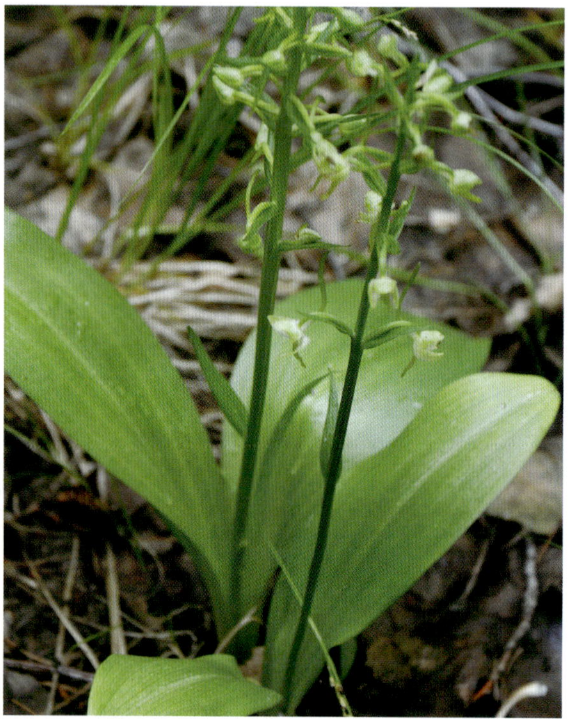

【生 活 型】多年生中生草本。

【花 果 期】花期 6 月下旬至 8 月。

【生　　境】生于森林带和森林草原带海拔 500~2800m 的山地林下、林缘。

【功能主治】

（1）全草（蜻蜓兰）：清热解毒，生肌。用于烫火伤。

（2）根（蜻蜓兰）：补肾益精。用于肾虚腰疼，病后虚弱，阳痿，遗精等。

原沼兰属　*Malaxis* Soland ex Sw.

陆生或附生兰。具假鳞茎。叶 1~3，常基生，较宽而薄，具鞘状柄。总状花序具多花，花序轴具或多或少的翅；花小，萼片离生，近相似；花瓣狭窄，丝状或条形；唇瓣通常位于上方，无距，基部常凹陷，两侧通常具耳状侧裂片，多少抱蕊柱。蕊柱甚短，常具短而宽的翅；花药位于蕊柱背面，脱落，与蕊柱的连接点较蕊喙低；花粉块 4，呈 2 对，楔形，蜡质，无花粉块柄和黏盘；蕊喙三角形，短于花药。柱头位于蕊柱前面，子房楔形，花梗扭转。

鄂伦春有 1 种。

· 原沼兰

【别名】沼兰、小柱兰、一叶兰

Malaxis monophyllos (L.) Sw.

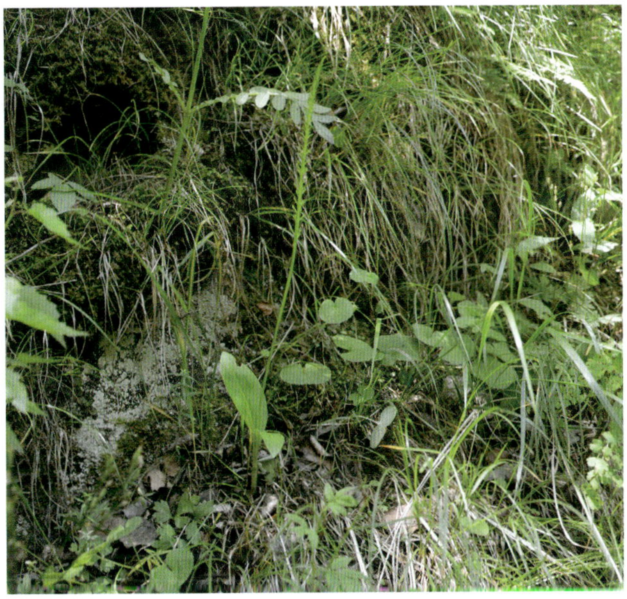

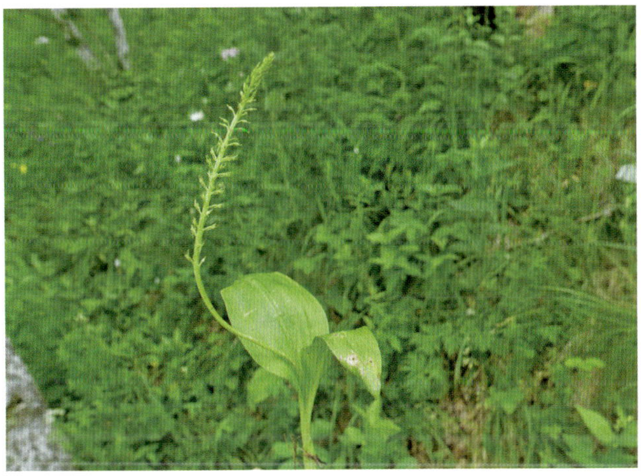

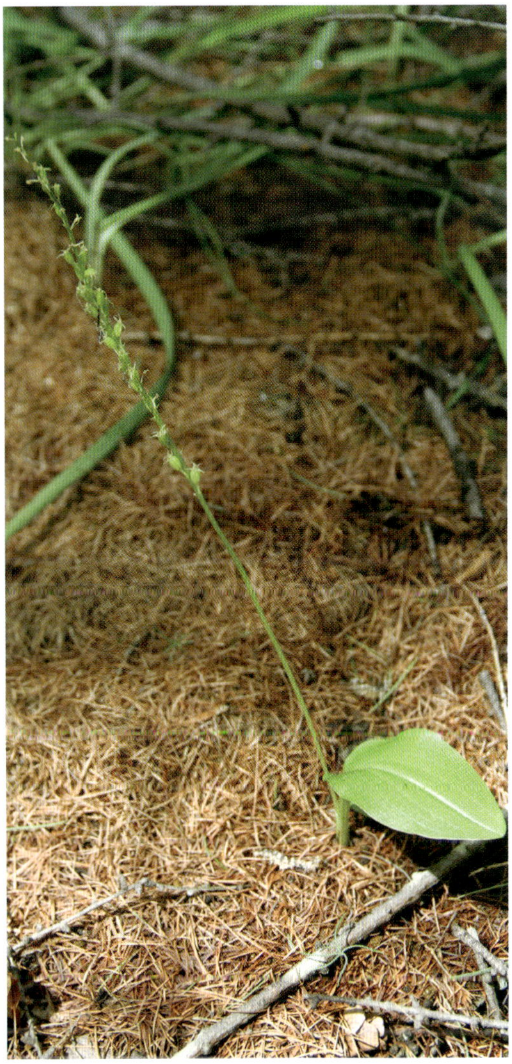

【生 活 型】多年生中生草本。

【花 果 期】花期 7 月，果期 8 月。

【生　　境】生于森林带和森林草原带海拔 400~2500m 的山坡林下、阴坡草甸。

【功能主治】全草（沼兰）：清热解毒，调经活血，消肿利尿。用于肾虚，虚劳咳嗽，崩漏带下，产后腹痛等。

一画

二画

三画

四画

五画

六画

七画

八画

九画

十画

十一画

十二画

B

C

D

E

M

N

O

T